特殊与少见骨关节病影像诊断学

（第二辑）

主　编　邓星河

副主编　陈　忠　吴政光

编　者（以姓氏笔画为序）

丁建平　丁镜波　万双林　邓星河　毛巨江　王晓红　邝思驰
叶奕兰　江　婷　刘卫敏　刘才保　刘红光　李振恒
米日古丽·沙依提　余　晖　吴政光　陈训贵　陈小启
陈　延　陈秀萍　陈金勇　陈子敏　陈　忠　孟凡青　杨智云
杨献峰　张加强　张兰慧　张锡宝　周建军　罗　琳　林云崖
赵振江　修文吉　徐和平　阎玉明　黄建军　黄耀华　曾志滨
曾鹏程　漆　平

中国协和医科大学出版社

图书在版编目（CIP）数据

特殊与少见骨关节病影像诊断学. 第2辑／邓星河主编. —北京：中国协和医科大学出版社，2014.10
ISBN 978-7-5679-0081-3

Ⅰ. ①特…　Ⅱ. ①邓…　Ⅲ. ①髋关节-关节疾病-影像诊断　Ⅳ. ①R684.04

中国版本图书馆 CIP 数据核字（2014）第090010号

特殊与少见骨关节病影像诊断学（第二辑）

主　　编： 邓星河
责任编辑： 谢　阳
文字助理： 孙阳鹏

出版发行： **中国协和医科大学出版社**
（北京东单三条九号　邮编 100730　电话 65260378）
网　　址： www.pumcp.com
经　　销： 新华书店总店北京发行所
印　　刷： 北京佳艺恒彩印刷有限公司

开　　本： 889×1194　1/16 开
印　　张： 30.75
彩　　插： 53 页
字　　数： 800 千字
版　　次： 2015 年 1 月第 1 版　　2015 年 1 月第 1 次印刷
印　　数： 1—2000
定　　价： 210.00 元

ISBN 978-7-5679-0081-3

前　言

《特殊与少见骨关节病影像诊断学》已与广大读者和同道见面两年了，根据了解，第一辑推出两年来受到国内专家和同道很高评价，广受读者欢迎。本书具有与国内一些专著不同的编写特点，以创新性手法编写，图文并茂，收录了很多影像学宝贵的病例资料，很有临床参考价值。近两年，本人在临床工作中，开展了广泛骨肌系统的影像学检查和诊断，特别是 MRI 的检查，发现很多平片和 CT 检查无法显示的病变病例，并系统地收集了大量骨骼、肌肉肌腱、韧带、关节滑囊、神经组织的病变中难得的病例资料，这些资料实属宝贵。在翻阅国内外专著时，也发现很多病例资料尚缺或不全面。作为影像学专著只有文字资料而无病例图片，这是影像学专著最大的缺陷。因此，激发了本人组编第二辑的热情——将这些资料进行全面系统地整合，用大量宝贵的图片，以更新和更丰富的内容，编写成第二辑与同道们共享。

第二辑编写内容是以解剖部位为基础，以 MRI 检查为主要影像内容，辅以平片及 CT 图像，将区域性的关节、滑膜、肌肉、肌腱、韧带及其附属组织和外周围神经组织病变进行较系统和详细地编写，对大部分病例资料进行手术病理追踪核实，对国内更多专家的宝贵资料进行收集，编写为本专著的第二辑，以期本辑内容更丰富、更具实用性。本辑编写内容中，个别病种与第一辑有所重复，但病变为少发部位，故将其收编在内，以期本辑内容更广泛、充实。

本书编写过程中，得到国内众多影像学专家无私的帮助，提供了宝贵的图像资料并参与撰写，借此致以衷心感谢！

本书作者尽管竭尽全力，但由于水平有限，缺点和错误在所难免，恳请同道和读者不吝赐教。

邓星河
2013 年 8 月
广州中山大学附属第三医院

目 录

第一章 头颈部病变

第一节 头部毛细血管瘤

一、概述

血管瘤是起源于血管的良性肿瘤，头部血管瘤归属于间叶组织肿瘤，呈突起的鲜红肿块，或仅呈暗红、紫红色斑，肉眼无包膜，呈浸润性生长，一般随身体发育而生长，大部分成年后停止增大，甚至可自行消退，但也有少数病例需进行外科治疗。本病并不常见，影像学未见报道。

二、临床表现

头部血管瘤由先天性血管增生而形成，可发生于全身任何部位，以皮肤多见，尤其好发于头面部，多见于婴儿和儿童。据统计，发生于14岁以下儿童占45.45%，而发生于14岁以上青年和成年人亦占41%，这部分患者可能与瘤体部位相对深且生长缓慢，未及早就诊有关。

三、影像学表现与病理基础

头部血管瘤在病理学上可分为毛细血管瘤、海绵状血管瘤、蔓状血管瘤、混合性血管瘤四种类型，它们的临床特点和病理表现各不相同。毛细血管瘤常在出生后1~3个月发生，3~6个月迅速生长，2岁以内可长至极限，之后停止发展。

磁共振（MRI）表现：头部毛细血管瘤在病理学是血管性病变，血流供应丰富，为MRI的影像学表现奠定了特殊的基础，T1WI显示病变区可见结节状中等信号软组织肿块影，并见一条状迂曲的低信号流空血管影进入肿块影内（图1-1-1）；T2WI肿块呈稍高信号，流空血管影显示清楚（图1-1-2）；T1增强扫描肿块呈明显强化（图1-1-3）；MRA矢状位显示基底部似紧贴颅骨表面，并见头部动脉血管进入肿块内，肿块内隐约可见微小血管影，肿块强化更为显著，头部静脉及矢状窦均明显显影（图1-1-4，5）。

四、诊断

头部毛细血管瘤临床上具有一定特征性表现，MRI表现显示较清楚，增强扫描既明显强化，MRI又能显示血管的特点，所以MRI是诊断本病最好的检查方法。

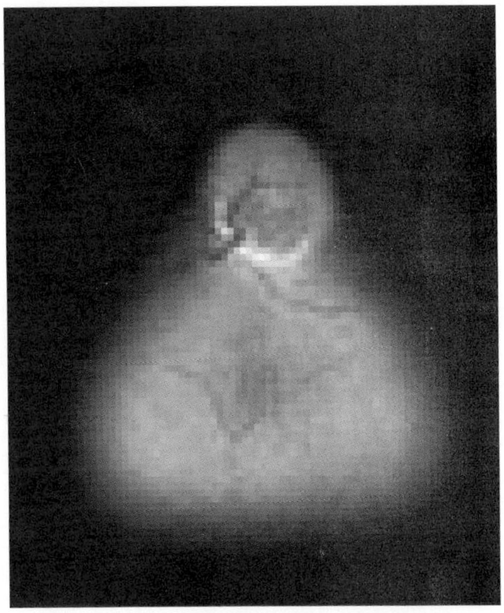

图1-1-1 T1WI显示头部结节状中等信号软组织肿块影，呈圆形等信号，并见一条状迂曲的低信号流空血管影进入肿块影内

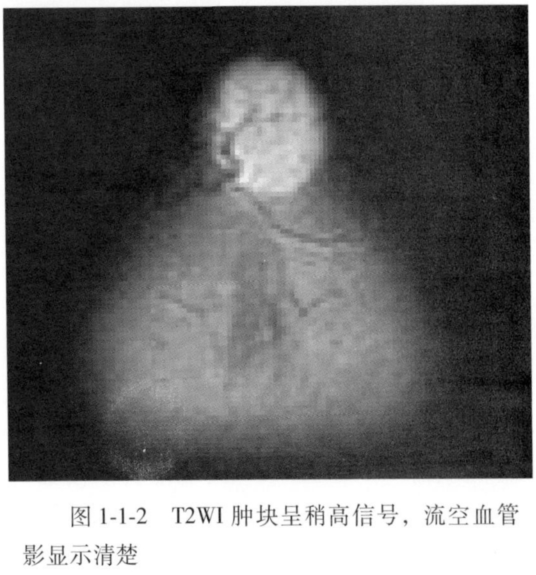

图1-1-2 T2WI肿块呈稍高信号，流空血管影显示清楚

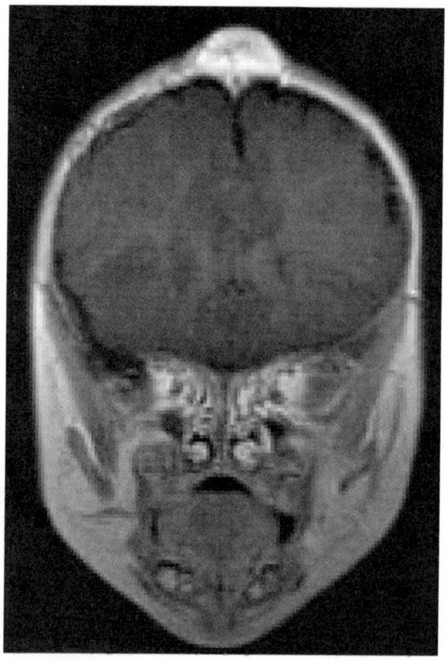

图 1-1-3　T1 增强扫描肿块呈明显强化

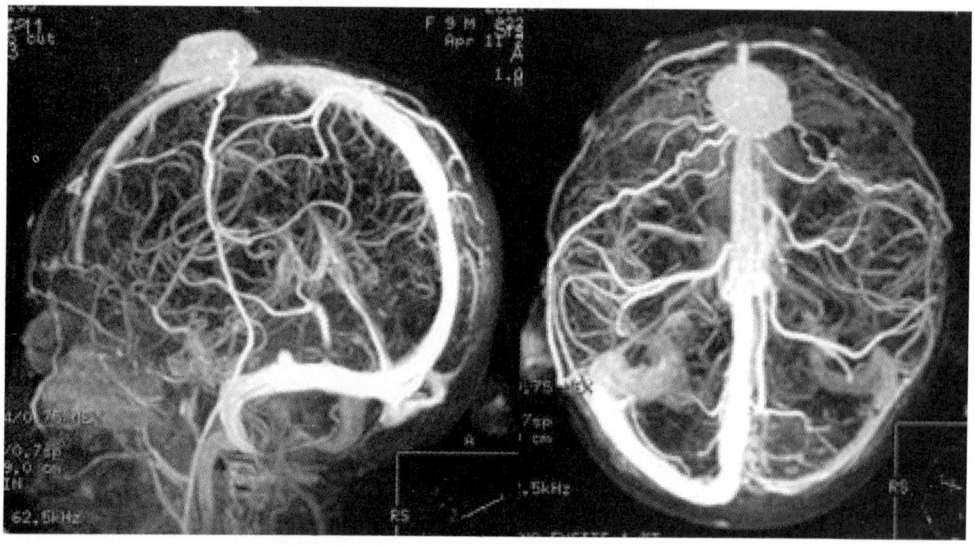

图1-1-4　　图1-1-5

图 1-1-4，5　MRA 矢状、轴位显示基底部似紧贴颅骨表面，并见头部动脉血管进入肿块内，肿块内隐约可见微小血管影，肿块强化更为显著，头部动、静脉及矢状窦均明显显影

（邓星河）

第二节　新生儿头皮血肿骨化

一、概述

新生儿头皮血肿，是产伤中较常见的一种，在新生儿中占 0.2%~2.5%，但新生儿头皮血肿骨化（neonatal ossified cephalhematoma）却较为少见，文献报道也较少。头皮血肿是由于胎儿娩出时颅骨和母体骨盆摩擦或受挤压致颅骨骨膜损伤和骨膜下血管破裂，血液积聚在颅骨与骨膜之间而形成。以往多认为与头盆不称、胎位不正、胎头下降时受产道骨性突起部位压迫以及胎头负压吸引和产钳助产有关；也有报道，产程的活跃期进展过快，容易造成新生儿头皮血肿。头皮血肿大多数在产后 2~3 天出现，一般不需特殊处理，血肿

消退较慢，常需数日才能完全吸收，血肿大的可加重新生儿黄疸，容易形成机化硬块，偶有机化者持续数年仍有痕迹。其发生机制尚不十分清楚。

二、临床表现

婴幼儿头皮血肿常见于分娩时头颅产伤，好发于婴幼儿的顶枕部，局部表现：头部包块，皮肤颜色正常，皮温正常，包块大小不等，触及有乒乓球样感或正常颅骨样硬块，部分略有波动感，边缘清楚，固定。

三、影像学表现与病理基础

婴幼儿头皮血肿绝大多数能在 4 周内完全吸收，部分骨膜下血肿吸收很慢或吸收不明显。受伤早期（一般<2 周）的血肿较有弹性，在颅外板可扪及紧密相连的包块。如血肿不能迅速吸收（2~4 周），血肿边缘骨膜下的成骨细胞开始起作用，血肿包膜逐渐出现弧形条状，蛋壳状钙化组织，血肿也逐渐失去弹性而质地变硬，形成硬性包块。血肿包膜骨化逐渐明显，呈现较厚的钙化包膜，因为年龄越小成骨细胞生长越活跃，越容易发生血肿钙化，在骨膜下隆起的血肿凸面上或在血肿的周围有新生骨形成，早期是一层薄而有韧性的新生骨，随着骨膜下成骨作用的继续，从血肿边缘开始的钙化波及整个血肿，再经过生长塑形作用，逐渐形成局部颅骨增厚外板隆起的新生颅骨，呈永久性颅骨不对称畸形。

1. X 线表现　直接征象为头颅肿物，其形态依血肿的部位、大小、张力和投照方向的不同可呈新月形、丘状或半球状隆起，以广基底与颅骨外板相接，与颅板呈锐角相交，血肿以颅缝为界，不跨越颅缝。血肿的密度与期龄有关，随着血肿期龄的增加，血肿可发生不同程度的机化和骨化，其骨化影的范围和厚度随血肿期龄的增加而增加。骨化多开始于血肿与颅板交接的边缘部位，于切线位易于显示，呈沿血肿壁翘起的“角状”影，正位像呈边缘不规则的弧线状致密影，可勾画出血肿的边缘。随着骨化范围的扩大和程度的增加，血肿密度也明显增高，其内部密度多不均匀。按照有无肉眼可见的骨化及骨化的程度把血肿分为 3 类：①无骨化；②不全骨化，即可见骨化，但骨壳不完整或不连续；③骨化完整，即形成完整的骨壳影。

2. CT 表现　局部颅骨呈双层高密度骨性密度影，其中外层呈弧形，层间呈低密度或混杂密度，其内层骨板局部低密度或骨板不连续，外层呈骨密度，由于骨化不完全，外层同样显示不连续或骨壳不完整（图 1-2-1~1-2-3）。通过头部 CT 检查

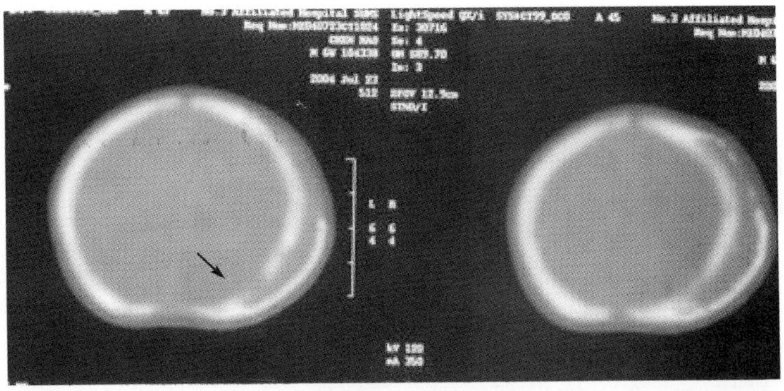

图1-2-1

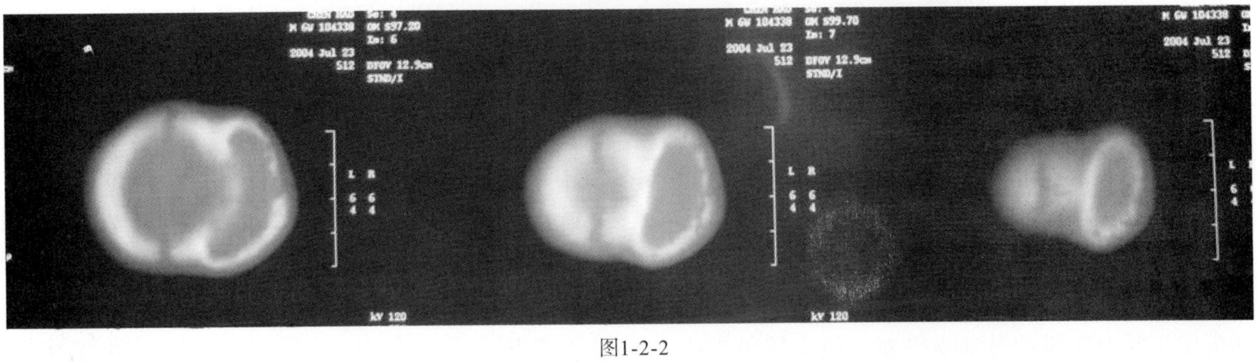

图1-2-2

图 1-2-1，2　头部 CT 平扫，显示左侧顶骨呈双层骨性密度影，颅骨部分骨质吸收欠规则，部分层面显示缺如（箭头）；外层呈弧形突起的骨壳，骨壳骨化不完全而显示断续不连续，骨壳不完整，层间呈低密度

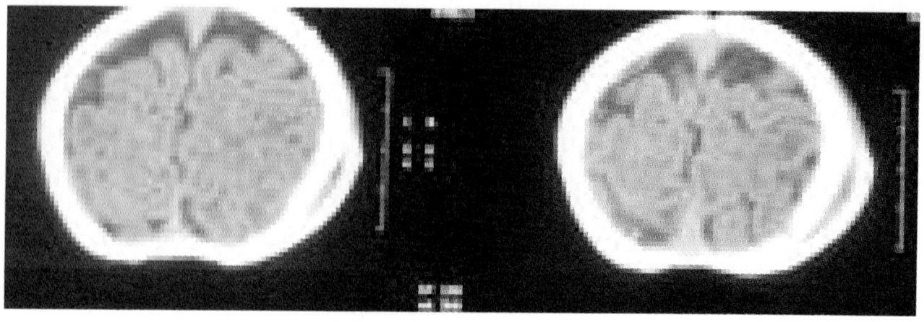

图 1-2-3 CT 显示不同层面双层较厚骨板，脑实质未见异常

发现，钙化血肿部位自身颅骨有变形，钙化血肿对自身颅骨会造成一定的压迫，或由于血肿致骨膜与颅骨分离，颅骨膜内成骨的生长形式使骨与骨膜另形成骨化区，产生新的骨板。与骨膜分离的颅骨失去骨膜骨化基础及营养供应，不能继续成骨，导致原骨板逐渐被吸收，久而久之则有形成畸形颅腔之可能。

四、诊断

婴幼儿头皮血肿常见于分娩时头颅产伤，婴幼儿头皮血肿绝大多数能 4 周内完全吸收，部分骨膜下血肿吸收很慢或吸收不明显。如果血肿不能迅速吸收（2~4 周），血肿边缘骨膜下的成骨细胞开始起作用，血肿包膜逐渐出现弧条状、蛋壳状钙化组织，血肿也逐渐失去弹性而质地变硬，形成硬性包块，即新生儿头皮血肿骨化。CT 检查显示：局部颅骨呈双层高密度骨性密度影，外层呈弧形，层间呈低密度或混杂密度，其内层骨板局部低密度或骨板不连续，外层呈骨密度，由于骨化不完全，外层同样显示不连续或骨壳不完整，可明确本病诊断。

（邓星河）

第三节 对称性顶骨凹陷症

一、概述

对称性顶骨凹陷症又称顶骨对称性凹陷症、颅顶骨萎缩症、双侧顶骨进行性变薄、颅顶骨退行性病变、双顶骨老年性骨病和双顶骨营养障碍。本病见于中年以上，好发于顶骨且多见于顶骨中后部。本病是一种较少见的颅骨病变，常无明显临床症状，多因疑有头部其他病变而被发现。国内报道，50 岁以上人群发病率 9.9‰。本病为一种进行性疾病，许多患者早期顶骨凹陷轻微，X 线平片诊断有一定限度，因而以往临床检出率低，而 CT 体层图像及较高的密度分辨力对轻度骨质异常非常敏感，对本病可明确诊断。

本病病因尚不明确。颅骨主要通过肌肉附着处的血管进入骨内供血，因顶骨缺乏肌肉附着，故供血相对不如其他部位丰富。另外，颅骨中后部头皮主要由颞浅动脉顶支供血，该支较额支小，并且 2%~6%的人可缺如。又因脑膜中动脉的后支分布于顶后区，该支又较前支小，使得颅顶骨中后部供血不如其他部位丰富，因此易受下述因素影响引起供血不足：①血管硬化：中老年人易患血管硬化，使管腔变细，血流量减少；②中年以上特别是老年，因内分泌和代谢改变，细胞、组织可发生生理性萎缩；③顶骨中部大致相当于长骨的骨干，其周围相当于骨的干骺部，该处血管较骨干丰富，故顶骨中后部血供不如周边部充足；④顶骨处于人体的最高点，因重力作用和上述因素，可加重供血不足。

二、临床表现

国内文献报道，本病多见于老年女性，亦见于中年，男女发病率之比为 1.8∶2.5。患者无明显临床症状，局部头皮毛发正常。查体有双侧顶骨凹陷变形，凹陷较重时触诊可见弹性感，局部无压痛。神经系统检查无异常。但也有报道，临床上多数患者以单侧肢体乏力或瘫痪、失语意识丧失、昏迷，部分患者多有头痛、头晕表现。甚至患者因发现颅骨凹陷就诊。

三、影像学表现与病理基础

本病是一种缓慢的进行性老年性疾病，有学者认为与老年绝经后或特发性骨质疏松、颅顶骨供血特点、组织及细胞退变、内分泌及代谢改变等有关，是一种多因素疾病。主要病理改变是颅顶骨萎缩、骨板变薄、以外板、板障骨质缺损、凹陷、消失为主，CT 显示内板常同时变薄、变平、变直，病变广泛者可累及额枕骨。双侧发病可对称、非对称或仅单侧发病。

1. X 线平片表现　X 线表现为顶骨颞上线上方中顶区上部顶骨的局限性凹陷变薄，主要为板障和外板变薄，甚至消失，一般两侧对称。本病可分为 2 型：

（1）扁平型：正位片两侧顶骨外凸部局限性异常。轻者顶骨外板平直，重者外板呈不同程度的蝶状下陷，凹陷长度 2.0~6.5cm，都在居中线顶部向两侧 2.5~4.0cm 处开始。轻者仅见局部板障变薄，外板塌陷而厚度正常。随着板障萎缩的加重，外板紧贴内板，甚至外板融合于内板之中。两侧改变的程度可稍有差别。邻近骨骼无增生、破坏或骨膜反应，病变区和正常区逐渐移行。局部软组织有不同程度的下陷，但厚度与密度正常。两侧顶骨外板和板障局限性变薄，甚至消失，而内板完整，为本病的重要特征。侧位片轻者可无明显 X 线表现，重者顶骨中后部内板不清、不规则或呈多层状，这是因为两侧骨萎缩不同或投照体位不同所致（图 1-3-1，2）。顶骨下方带状或新月状低密度区，边缘不清，为顶骨显著萎缩的典型表现，此表现可误为骨质溶解破坏或骨质缺损。侧位片看不到颅骨穿凿样的透亮缺损区。

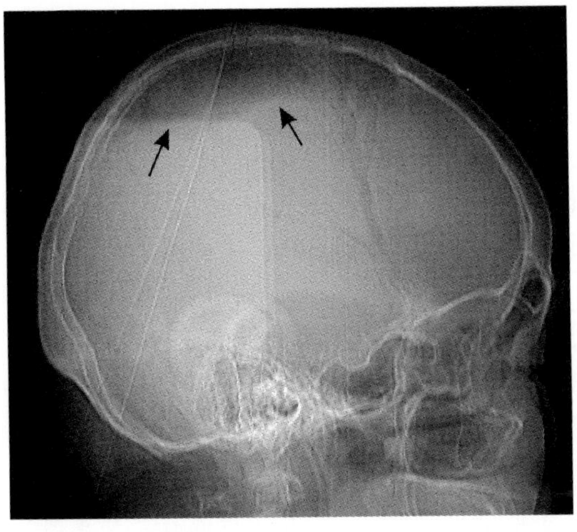

图 1-3-1　头颅 CT 扫描定位片 显示一侧顶骨低密度影边界（箭头），另一侧顶骨内、外板变薄

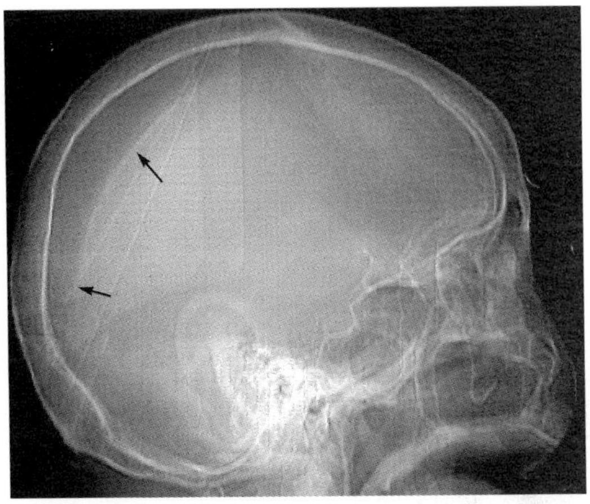

图 1-3-2　双侧顶枕骨外板变薄，另一侧显示变薄颅骨新月形低密度衬托的边缘（箭头）

（2）沟槽型：冠状面上侵犯较小，变薄，仅在颞上线上方形成一凹沟。此型比较少见。

2. CT 表现　CT 横轴面图像骨窗显示双侧顶骨外板凹陷，形态各异，可表现为弧形、平直、波浪状、切迹状，板障变薄或消失，内板可完整或密度降低、变薄，表面变平滑，CT 优势在于可显示轻度或单侧局限性顶骨凹陷（图 1-3-3 ~ 1-3-6）；脑窗显示病变部位头皮软组织及邻近颅内区

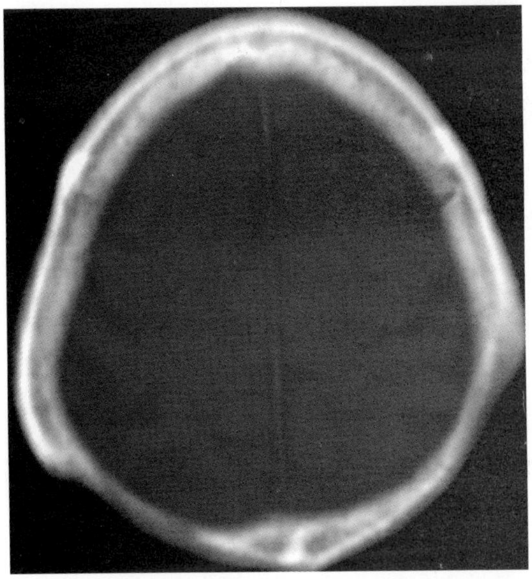

图 1-3-3　与图 1-3-1 为同一病例，显示双侧顶骨对称性内、外板萎缩变薄，骨板平直，以外板明显，局部正常板障消失，内板表面平直

域均无异常。薄层扫描后冠、矢状位重组有利于显示病变范围及形态。

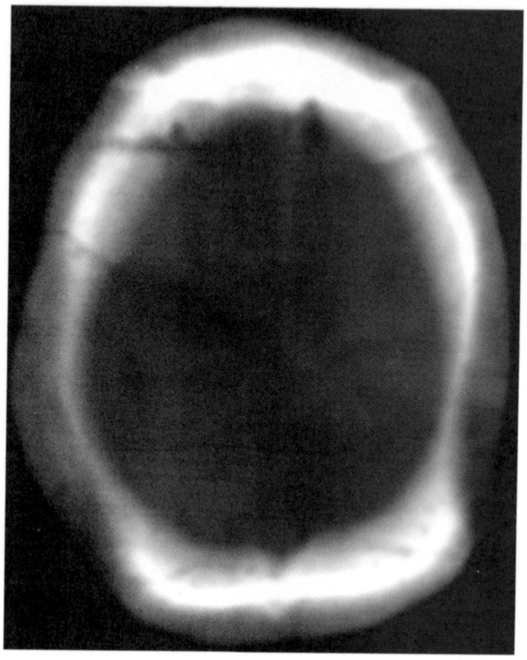

图 1-3-4　与图 1-3-2 为同一病例，双侧顶骨外板密度减低，其中右侧表面呈波浪状，表面光滑；左侧外板变薄，平直，相应部内板变光滑、变平，板障与内外板分界不清

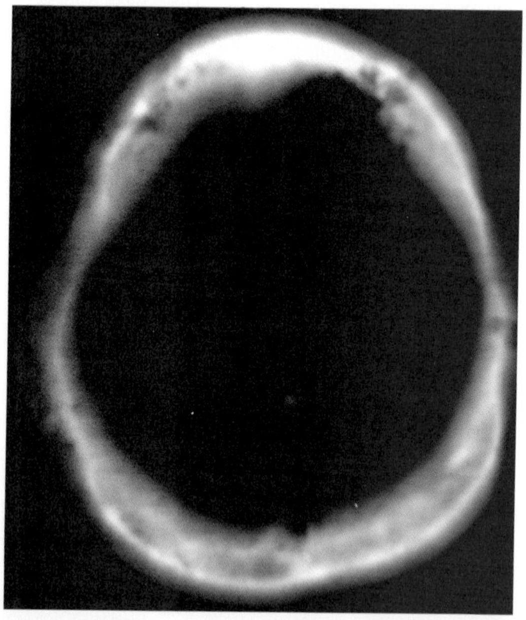

图 1-3-5　双侧顶骨内外板变薄，其中右侧外板呈波浪状凹陷切迹，部分外板似不规则缺损，板障变薄，部分消失，内板表面平滑

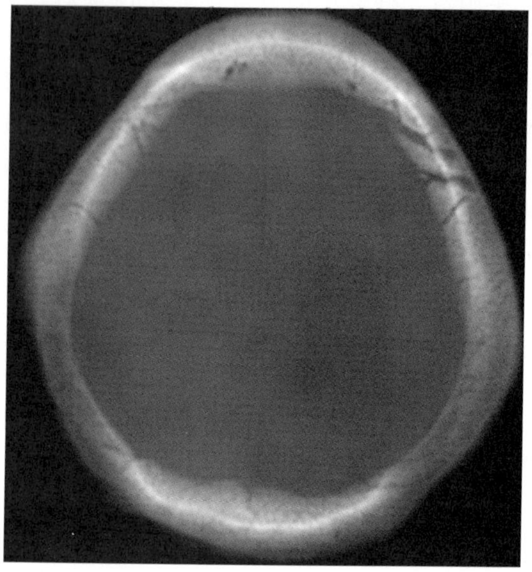

图 1-3-6　双侧顶骨内外板为薄，左侧外板表面显示薄层弧形切迹，表面光滑，板障变窄

四、诊断与鉴别诊断

本病主要依靠影像诊断，由于本病颅骨改变具有较特征性改变，只要对本病有一定认识，结合临床及体征，诊断并不困难。由于其他病变可发生于颅骨，故需与以下疾病鉴别：

1. 畸形性骨炎　好发于中年以上，男性多见，男女比例 2∶1，为全身多骨发病，颅骨改变主要是头部逐渐增大，骨破坏和骨增生同时存在，板障增厚，内外板界限不清，病变范围较弥漫，病变范围内常见散在多发团絮样、斑片状致密影；临床常有听力下降、视力障碍、咀嚼功能受限、眼突、鼻塞、心理障碍等，碱性磷酸酶明显升高。

2. 先天性对称性顶骨菲薄症　为先天性疾病，顶骨内外板及板障均受累。

3. 骨纤维异常增殖症　好发于青少年，颅骨外板与板障增厚呈磨玻璃样，可伴有不同程度骨质硬化，无颅骨变薄或凹陷发生。

4. 黄脂瘤病　多发生于 5 岁以内小儿，颅骨异常表现为多发大小不等穿凿样骨缺损，内外板同时受累，典型者呈地图样；临床患儿常有尿崩、突眼，或合并贫血、低热、关节痛、淋巴结肿大等症状。

（曾鹏程　邓星河）

第四节 颅面骨神经纤维瘤病Ⅰ型

一、概述

Ⅰ型神经纤维瘤病（neurofibromatosis Ⅰ，NFⅠ）属于神经皮肤综合征或斑痣性错构瘤病，为起源于神经嵴细胞分化异常而导致的多系统损害的一种常染色体显性遗传的错构瘤病，是人类基因突变率最高的疾病之一。德国病理学家 von Recklinghausen 于 1882 年首次描述了该病，故又称 von Recklinghausen 病。病变基因位于 17q11.2，外显率为 100%，占整个 NF 的 90%，患病率为 1/3000～1/3500，其中 30%～50%的病例为自发突变所致。常累及神经肌肉骨骼内脏皮肤等，根据临床表现及染色体基因定位分为Ⅰ型（NFⅠ）和Ⅱ型（NFⅡ）。

NFⅠ的具体发病机制仍不清楚，与基因突变、激素、端粒酶、促血管生成因子、肿瘤微环境和电生理改变等多种肿瘤促发因素有关。

二、临床表现

NFⅠ病程发展缓慢，一般幼儿期发病，也可青春期发病。其青春期、妊娠期症状明显，妊娠可以促使神经纤维的数量和体积增加，并可发生恶变。这可能与体内激素环境的改变、青春期基因突变及表达误差相对增加有关。青春期后有的可自行停止发展，但外伤等刺激可促进本病发展。本病分为周围型、中枢型和混合型，中枢型最为重要，累及中枢神经系统。肿瘤在体表的 NFⅠ患者，有比较明确的特征。临床上最主要的两大特征是皮肤牛奶咖啡色斑和多发性神经纤维瘤。在儿童期即可出现，到青春期后明显发展。大多数分布于躯干、四肢和面部。肿瘤多为结节状，有蒂或无蒂，表面光滑，一般无疼痛及压痛。位于浅表神经的神经纤维瘤可有疼痛，偶有压痛，甚至出现沿神经干的疼痛和感觉异常。肿瘤大小不一，数目不等，多在数个到数十个，多者可达数百个。且多随年龄的增长而增大、增多，可受内分泌因素影响。而特征性的骨骼损伤是 NFⅠ的一种严重的较常见的系统表现，发生率为 50%，可导致严重的临床后果，而且治疗困难。如脊柱侧凸、先天性长骨不连、骨皮质缺损、骨囊性表现、一侧肢体生长发育障碍或过度生长、颅骨改变、关节改变及椎管肿瘤等。

三、影像学表现与病理基础

NFⅠ是常染色体显性遗传病，特点是神经元和色素细胞的异向生长、分化，从而形成神经纤维瘤、牛奶咖啡斑和 Lisch 结节。典型的病理改变是由梭形细胞组成的神经纤维瘤，肿瘤成分主要是增生的神经胶质和施万细胞。NFⅠ以丛状神经瘤为特征，即以某一区域的神经干扭曲、增生过长，伴有结缔组织及神经组织增生。皮肤及皮下神经纤维瘤多位于真皮和侵入皮下，并累及结缔组织。神经纤维瘤一般不会形成神经纤维肉瘤。与 NFⅡ相比，NFⅠ颅骨发育畸形更为常见，且具有一定特征性。NFⅠ造成的骨质变化主要是由于中胚层成骨组织发育障碍导致骨骼生长发育异常，而非骨质破坏，其周围并非一定伴有神经纤维瘤存在，可以形成颅骨特征性骨质缺损或畸形。头颅 MRI T2 加权高信号病灶可能由异常的髓鞘形成和胶质化所致，是 NFⅠ特有的病变。神经纤维瘤病累及全身各器官和系统，影像表现复杂。

1. X 线平片表现 约半数以上 NFⅠ型患者由于肿瘤的累及［压迫和（或）侵袭］，造成多种骨骼系统畸形。NFⅠ最常见的骨骼畸形是蝶骨发育不良，多位于蝶骨翼。骨质吸收可能因为神经纤维瘤压迫骨组织所致，也可能因为肿瘤刺激而导致骨质膨大、吸收脱钙或侵袭，还可能与侵及骨质内的肿瘤相关。此外，脊柱侧弯侧凸也较常见，可发生于颈、胸和腰部，表现为侧凸、后凸、侧后凸和侧前凸；还可有胫骨假关节或胫骨弯曲，弯曲多位于中下段，髓腔增宽皮质变薄；此外，若瘤体组织于骨内呈膨胀性生长，相应骨骼还可表现为囊性变，多处于管状骨干骺端。骨骼 X 线检查对发现 NFⅠ型骨骼尤其是脊柱的病变有较大优势，但是显示病变不够全面，对瘤体的显示欠佳。

2. CT 表现 CT 能客观地反映出神经纤维瘤病的各种改变。颅骨改变表现为眶骨部分缺损，呈圆形，边缘清晰锐利，并可侵及眼眶、视神经孔，蝶骨部分或全部缺损，是由中胚层发育异常而来。其中蝶骨发育不全最具特征性，表现为蝶骨大小翼不同程度缺损，颞叶向眼眶内疝，致搏动性突眼，约 50%的患者尚伴有“牛眼征”，系眼前房角发育不良所致青光眼，影像学表现为眼球增大及外凸，呈"梨"形改变。可并发脑膜瘤、神经鞘瘤及胶质瘤等。胶质瘤 CT 表现为等或稍低密度，增强后轻、中度强化（图 1-4-1～1-4-5）。

3. MRI 表现　NFⅠ型累及眶部的眼睑肿物多为神经纤维瘤，沿着周围神经生长，可累及多条神经束及其分支，形成眶部丛状神经纤维瘤（PNF）。NFⅠ型的神经胶质瘤在 MRI 上常表现为长 T1 长 T2 信号，呈不均匀强化。发生于皮肤软组织的肿块多呈圆形、卵圆形、梭形，边界清晰。MRI 的 T1WI 上肿瘤信号与脊髓和肌肉相似，在 T2WI 上呈明显高信号。PNF 是 NFⅠ的特征性病变，约 53%的 PNF 出现在头颈部，以眶周最为常见，通常为单侧。其中最具特征性的是上睑肥厚及颓、颧部丛状神经纤维瘤。丛状神经纤维瘤原发于颅外，常沿生理孔裂向颅内侵犯，系神经纤维瘤沿神经干及其分支弥漫性生长所致。在颅面部常表现为皮下组织弥漫性肥大，上、下眼睑软性肥厚，颞部和颜面部结节状、索条状肿大。肿瘤组织还可直接侵犯眶内软组织造成眼外肌肥厚，泪腺肿大，视神经增粗等。Lim 等把 PNF 分类为表浅部及深层 2 类，表浅部 PNF 多数为不均匀性病变，在 T2WI STIR 上呈高信号，没有"靶征"，易沿着皮肤呈弥漫性生长，比深层 PNF 体积小；深层病变呈粗大的结节状或索条状，可见"靶征"。"靶征"是指肿瘤中心呈点状低信号，周围呈略高信号，中心的低信号可能是受累增粗的神经干，或是致密的胶原和纤维组织，周围的 T2WI 高信号是黏液基质。增强后大部分病变为轻到中度不均匀性强化。

4. 超声表现　超声声像图表现为皮肤及皮下软组织明显增厚、无明确边界、内部回声增强，病变内常见大量扩张的血管，并可见数量不等的条带状或结节状的低回声神经组织分布其中。

四、诊断

诊断标准：美国国立卫生研究院（National Institutes of Health，NIH）于 1988 年提出了统一的 NFⅠ诊断标准。包括以下 2 项或 2 项以上即可诊断为 NFⅠ：①6 个或 6 个以上的牛奶咖啡色斑：最大直径，青春期前患者≥5mm，青春期后患者≥

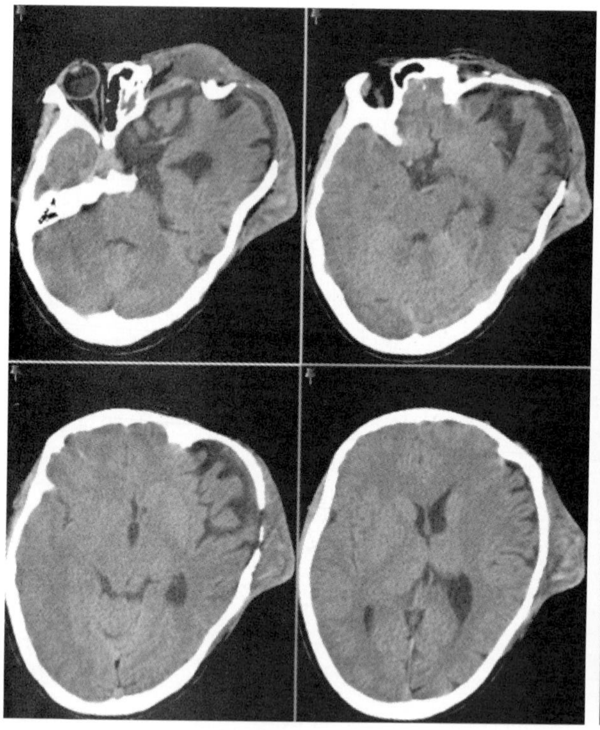

图1-4-1

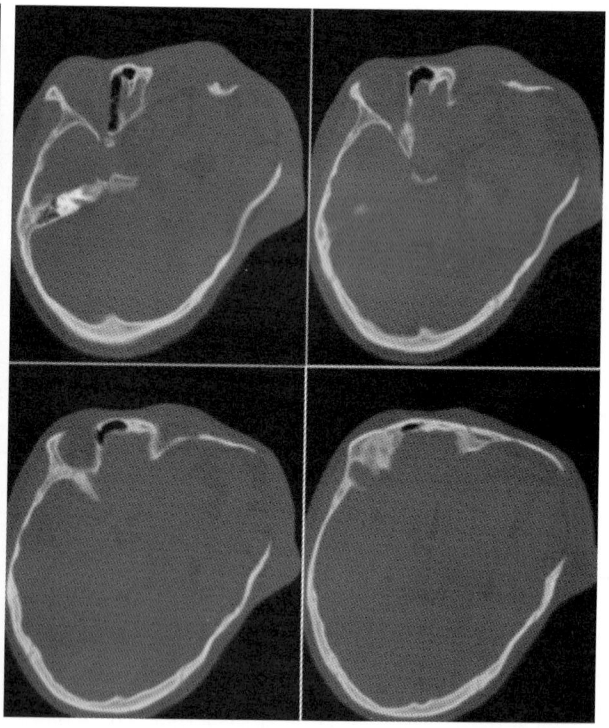

图1-4-2

图 1-4-1，2　CT 平扫横轴位软组织窗与骨窗，左侧颞骨局部骨质缺损，残存骨质受压、变薄，边缘锐利。左侧颞叶向外疝出，左侧颞部皮下软组织增厚

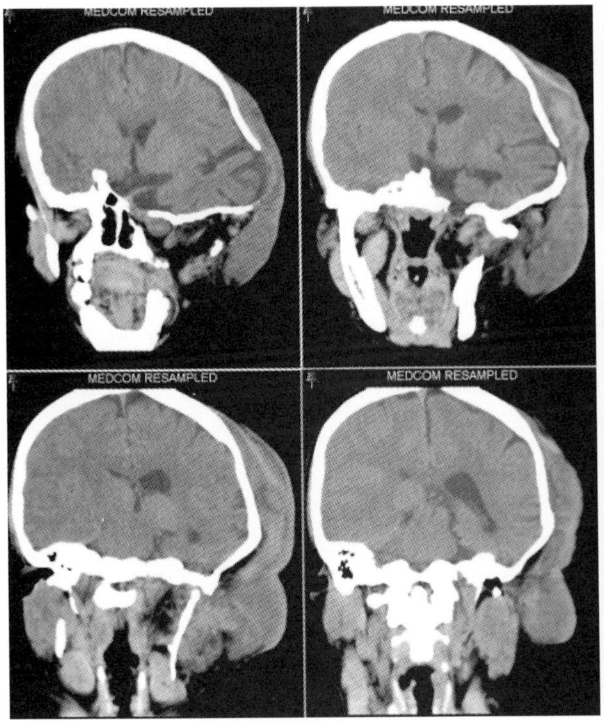

图1-4-3

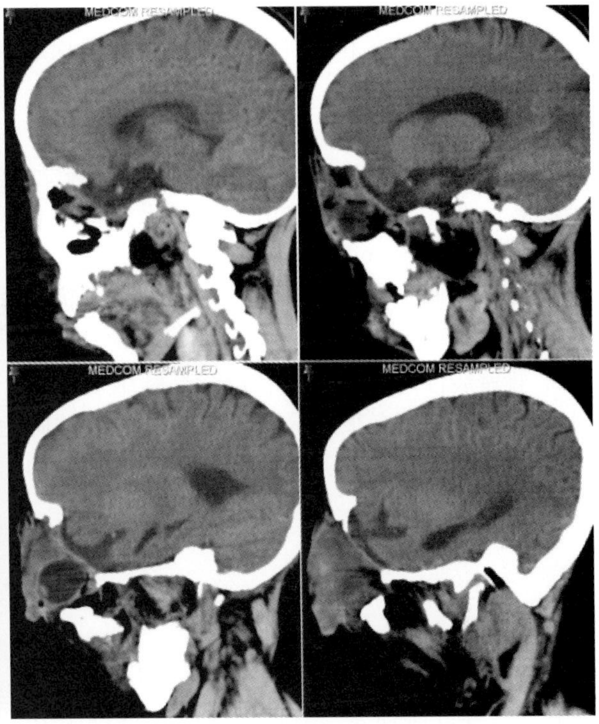

图1-4-4

图 1-4-3，4　分别为 CT 平扫冠状、矢状重组图像，见左侧颞部、眶部软组织肿块，左侧眼球受压前突

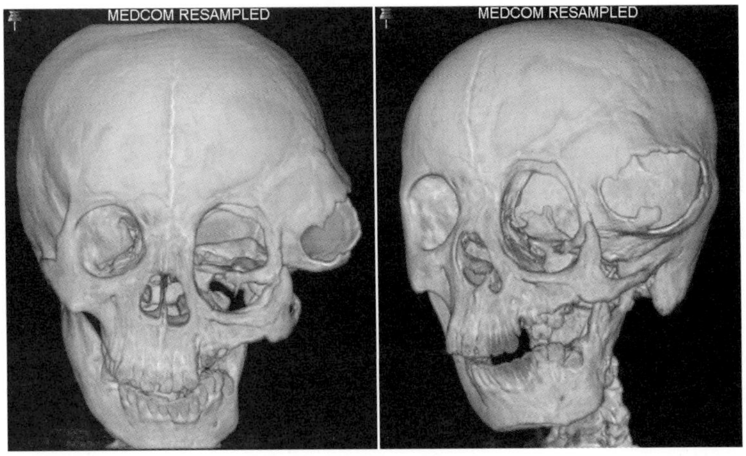

图 1-4-5　颅骨 CT 扫描三维重建，更直观地显示左侧颞骨缺损及受压变薄情况

15mm；②≥2 个任何类型的神经纤维瘤，≥1 个丛性神经纤维瘤；③腋窝或腹股沟雀斑；④视神经胶质瘤；⑤2 个或 2 个以上的 Lisch 结节（虹膜黑色素错构瘤）；⑥有特征性骨损害，如蝶鞍发育不良、长骨皮质变薄伴或不伴假性关节；⑦一级亲属（父母、子女和兄弟姐妹）患 NF Ⅰ。影像学上，NF Ⅰ最常见的骨骼畸形表现为蝶骨大翼发育不全，眶上裂扩大致脑颞叶可突入眼眶内，人字缝缺损，尤其是左侧缺损更具有特征性；脑血管发育不良可导致烟雾病和多发性脑梗死等，影像

学检查对神经纤维瘤病的诊断以重要的意义，应结合患者的临床表现，综合利用影像学手段全面显示病变侵及的器官和范围，为临床治疗和预后的判断提供充分的依据。

五、鉴别诊断

1. NFⅡ　眶部 PNF 是 NFⅠ特征性的病变，容易诊断，不过因为 NFⅠ的临床表现及影像学表现都有非常大的变异，近年来有很多伴有皮肤咖啡色斑和丛状神经鞘瘤的 NFⅡ报道，与 NFⅠ极易混淆，此时应重点观察双侧内听道有无异常。

2. 骨侵袭性纤维瘤病　骨侵袭性纤维瘤病是一种骨内生长的具有很强局部侵袭能力的良性肿瘤。典型的影像学表现：溶骨性骨质破坏，或均匀一致，或泡沫状，病灶周围有很薄的反应性骨皮质硬化带，可形成于周围软组织融为一体之软组织肿块。MRI T1WI 表现为中等信号或低信号，T2WI 表现为低信号，局部区域有高信号，并可见到大量流空信号。

3. 嗜酸性肉芽肿　NFⅠ的颅脑改变以颅面骨异常最为常见，对于单发颅骨缺损者，需与嗜酸性肉芽肿鉴别；NFⅠ骨缺损的边界清晰是其特点之一，因其骨缺损为发育畸形所致，非骨质破坏；眼眶扩大，常伴有蝶骨翼缺损，结合临床体征病史，可与眼眶肿瘤所致单侧眼眶扩大相鉴别。

（毛巨江　余　晖）

第五节　颅骨韧带样纤维瘤

一、概述

骨韧带样纤维瘤是一种起源于骨髓内的十分罕见的骨肿瘤，又称为骨的成纤维细胞性纤维瘤、硬纤维瘤、胶原纤维瘤。发病率极低，约占良性骨肿瘤 0.3%。Jaffe 最早于 1958 年将其命名为骨韧带样纤维瘤。世界卫生组织（WHO）于 1993 年对骨韧带样纤维瘤重新定义：一种具有局部侵袭性的良性肿瘤，以产生大量胶原纤维、细胞含量少、核呈卵圆形或椭圆形为特征。

到目前为止，还没有明确的韧带样纤维瘤的病因及其诱发因素的报道，文献中很少有关于韧带样纤维瘤病因的表述。有些作者认为发病可能和外伤有关，但大量患者无明显的外伤手术史。

二、临床表现

骨韧带样纤维瘤的发病率很低，有关资料统计男女发病率为 1∶1，可发生于任何年龄，但多在 30 岁以前。整个骨骼系统均可累及，长骨发病率高，主要在干骺端，据统计多发生于股骨和胫骨等长骨和颌骨。骨韧带样纤维瘤的临床表现没有特异性，且与其他很多肿瘤相似。主要临床表现为局部疼痛，多为间歇性疼痛，活动时加剧。亦有患者为持续性疼痛。局部可扪及肿块，边缘多不清，肿块多无痛感，或呈无痛性肿胀。临近关节的肿瘤，可致关节功能障碍。12%的病例在病理骨折前无症状，病理骨折后开始引起重视而就诊。部分病例碱性磷酸酶轻度升高。一般都有较长时间的病史，可由数月达 20 年。部分患者有外伤史。

三、影像学表现与病理基础

骨韧带状纤维瘤的基本病理改变是成熟的增生的纤维组织。大体标本：局部骨皮质菲薄如蛋壳，病变组织呈灰白色，质地韧呈实性无沙砾感，有弹性，可成编织样排列。肿物形态不规则，质硬如橡皮。显微镜下：肿瘤由丰富的胶原纤维和一定量分化良好的成纤维细胞构成，平行排列，细胞无异型性和核分裂象；间质内血管很少。病灶内无坏死区及钙化，周围可伴有反应性骨增生。大体标本上瘤体呈灰白色，坚韧有弹性。切割时如瘢痕组织，缺少包膜，有时肿瘤组织穿插于骨髓小梁间或从骨皮质延伸至软组织，软组织中形成假包膜。这就是构成骨影像学基本表现的病理基础。主要在骨内生长的病变则可形成蜂房状有小梁样结构的囊状膨胀，如肿瘤穿破皮质延伸到软组织，则必然见到皮质断裂和刺激骨膜形成新骨。若病变主要在骨外，则骨外的假包膜肿物则可压迫邻近骨皮质造成骨吸收。镜下所见肿瘤为增生的纤维组织，有丰富的胶原纤维束，病灶内无坏死区及钙化，这与 CT 所见的均质软组织密度血管造影为少供血区也一致。

1. X 线平片表现　骨韧带状纤维瘤的 X 线分型法较多，影像学表现多种多样，主要为骨溶解膨胀性改变或压迫性骨吸收破坏，常见不规则骨嵴，大多可见无钙化骨化的软组织肿块，大部分表现不具有特征性。大部分学者将其分为两型：

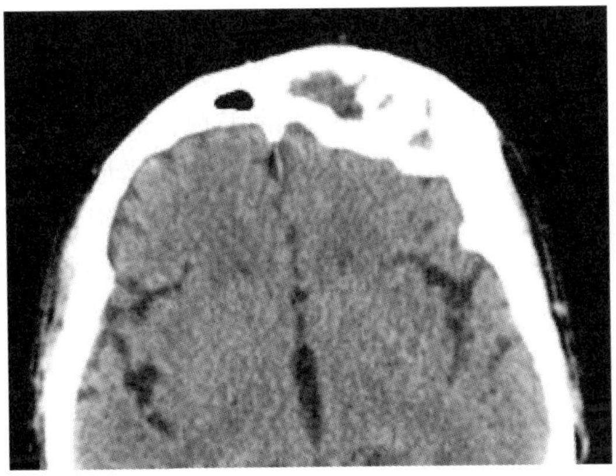

图1-5-1

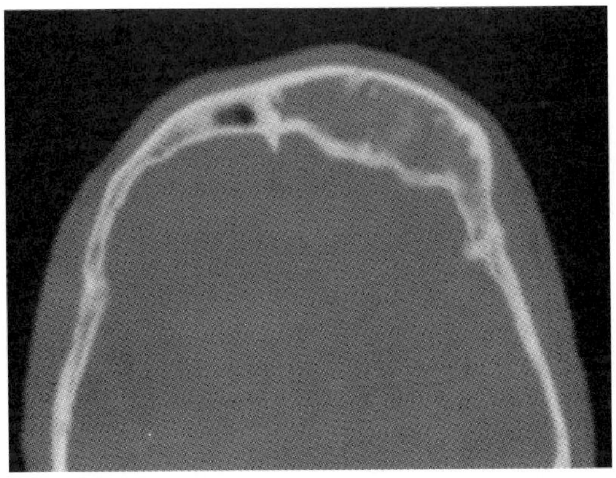

图1-5-2

图 1-5-1，2 CT 平扫见额骨左侧膨胀性骨质破坏，边缘见骨质硬化，内见小斑片状钙化及骨嵴影

中心型和边缘型。中心型呈边缘清楚的溶骨性膨胀性改变，边缘可伴有骨质硬化，一般无骨膜反应，可有骨外软组织肿块。边缘型呈局限性骨皮质压迫性吸收或推移，常伴软组织内密度增高的肿块影。王林森等将骨韧带样纤维瘤 X 线表现分 4 型：①囊样型：骨质成囊状膨胀性破坏，骨皮质变薄呈波浪状并见分叶状压迹，沿骨干长轴生长，边界清楚，边缘有硬化，内见粗细不等的骨嵴，无骨膜反应及软组织肿块；②溶骨型：具有恶性肿瘤的特征，病灶呈溶骨性骨质破坏，边界不清楚，无硬化，病灶内可见残留骨；③小梁型：病变范围大，骨质破坏主要表现为粗糙的肿瘤性骨小梁形成，骨失去正常形态呈“树根”状或“胡须”状改变，且见软组织内延伸呈“放射”状改变，伴有软组织肿块；④骨旁型：以局限性骨皮质压迫性骨质吸收及骨皮质边缘性侵袭为特征，病变周围可有不同程度骨质硬化，边缘较清楚，常伴有较大软组织肿块。

2. CT 表现 除可清晰显示骨内囊状膨胀病变外，尚可发现 X 线平片难以发现的骨皮质缺损及与骨内同质的骨外软组织肿块。CT 值为 27～46HU，呈软组织密度（图 1-5-1，2）。

3. MRI 表现 一般在 MRI 上病灶界限较为清楚，T1 加权像表现中等信号强度，T2 加权像表现混杂信号强度（图 1-5-3～1-5-8）。程勇等对 12 例骨韧带样纤维瘤影像学特点总结如下：9 例行 MRI 检查，T1 像上均显示病变区域的信号强度与周围肌肉对比呈等信号或低信号；在 T2 像上有 8 例病变组织大部分信号与周围肌肉相等或略低，高信号面积均超过病变部分面积的 75%。Mccarville 等对 17 例儿童韧带样纤维瘤患者行 MRI 图像分析，认为 MRI 对于儿童韧带样纤维瘤术后病灶残留及复发方面的诊断作用有限，但有利于疾病的鉴别和辅助治疗的检测。

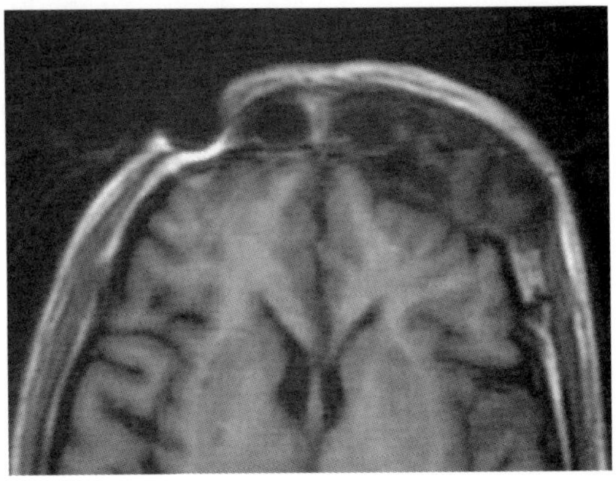

图 1-5-3 T1WI 病变信号混杂，以稍长 T1 信号为主，内见散在等信号、稍短 T1 信号

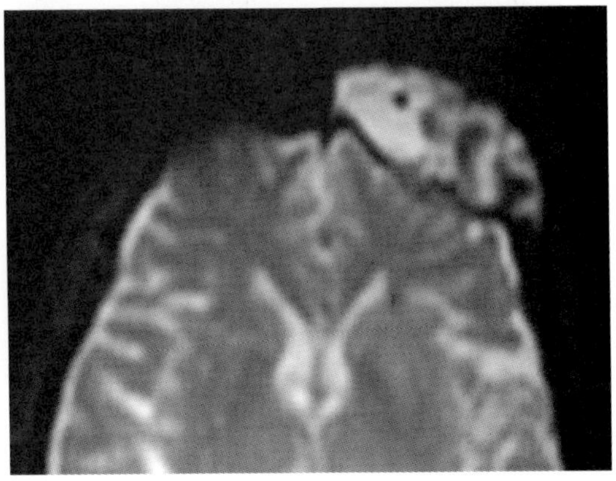

图 1-5-4 T2WI 病变区表现以长 T2 为主的高信号

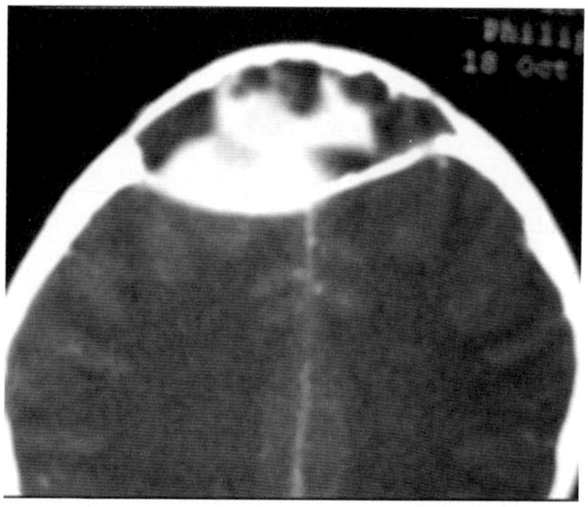

图1-6-3

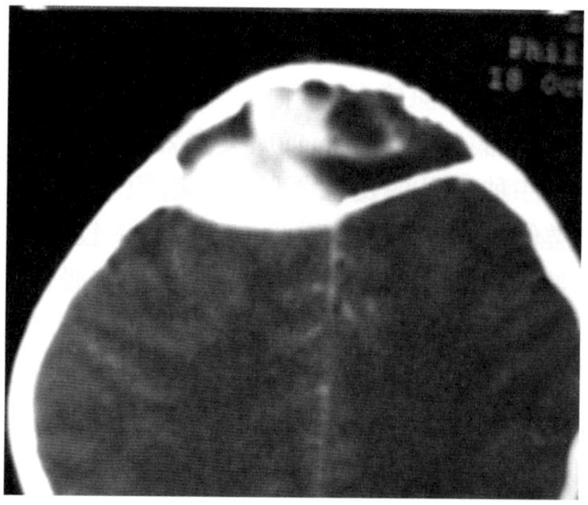

图1-6-4

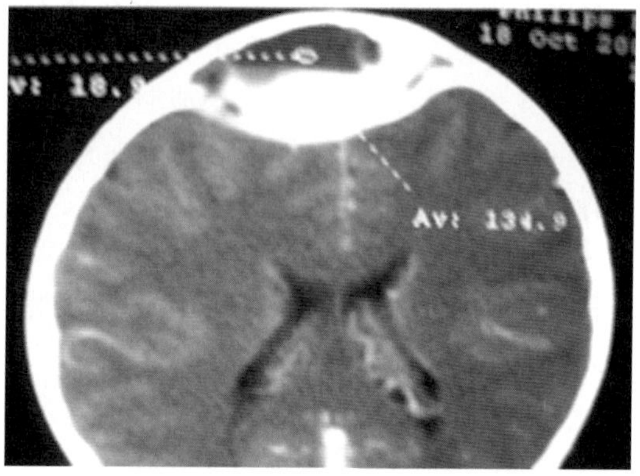

图1-6-5

图 1-6-3～1-6-5　CT 横轴位，显示顶骨膨胀性骨质破坏区，内见囊实性混杂密度影，增强扫描实性部分明显强化，平均 CT 值约 135HU；囊性部分未强化

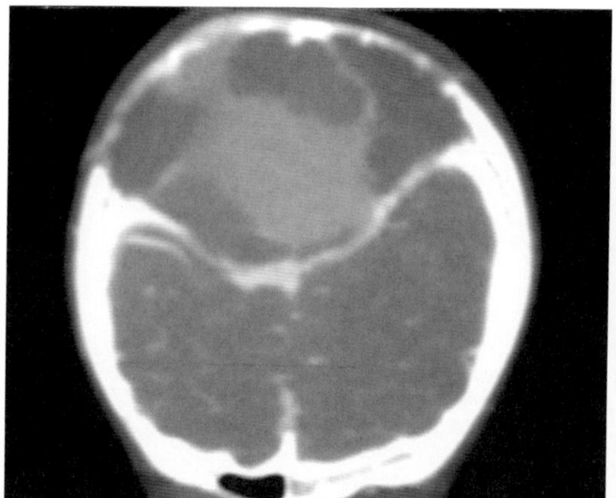

图1-6-6

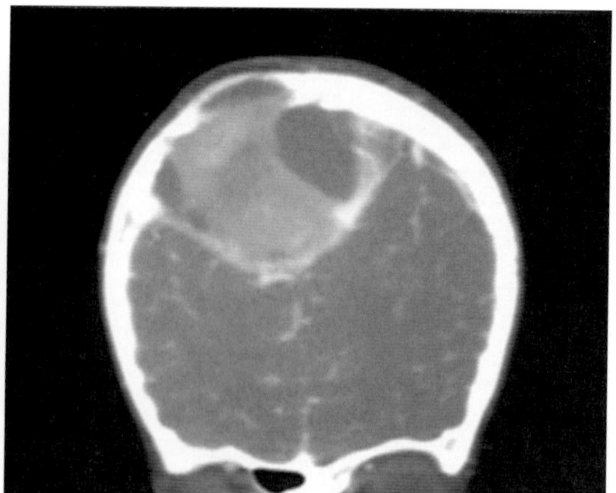

图1-6-7

图 1-6-6，7　CT 增强冠状重组图像

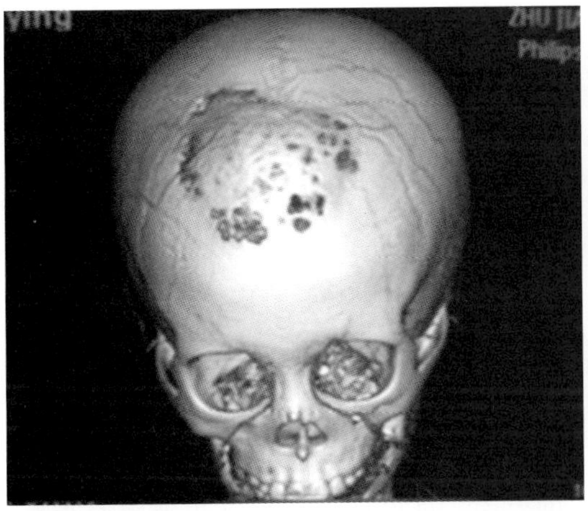

图1-6-8

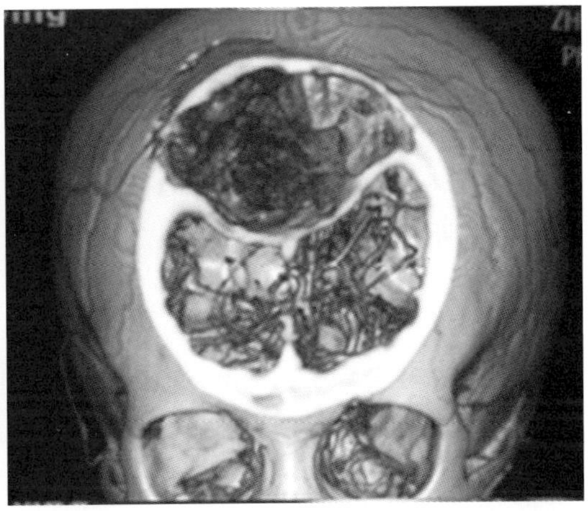

图1-6-9

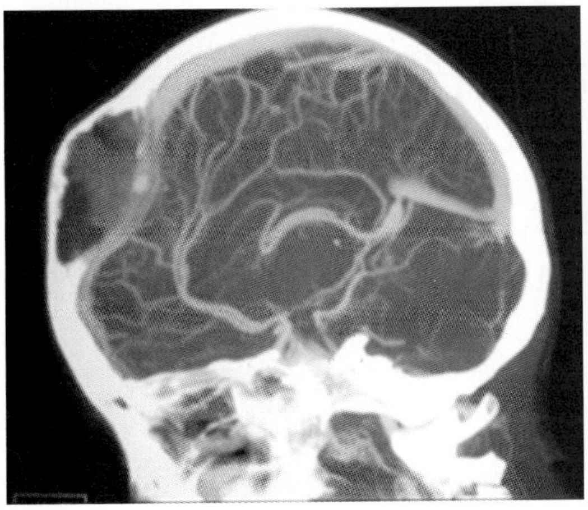

图1-6-10

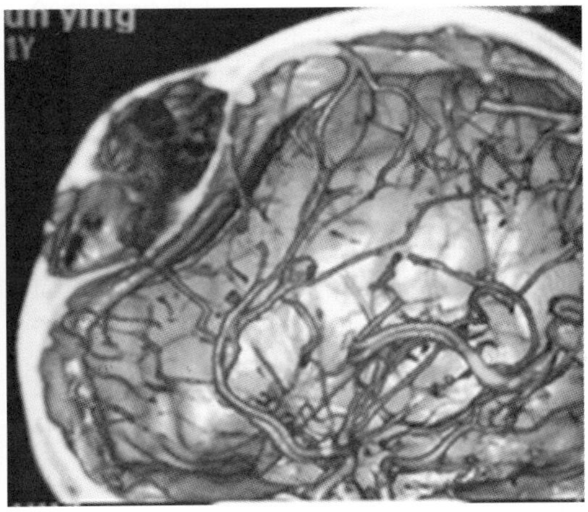

图1-6-11

图 1-6-8～1-6-11　（男，11 岁，前额部包块一年）。三维重建图像，图 1-6-10 为最大密度投影图像，显示颅骨板障膨胀性骨质破坏区，破坏区内可见片状中等密度影，颅骨板障膨胀，内外板变薄，部分破坏中断

3. MRI 表现　组织学上骨母细胞瘤由骨母细胞（成骨细胞）、骨组织、骨样组织和富含血管的纤维性间质构成。骨母细胞瘤 MRI 信号特点与其他骨肿瘤没有明显特异性。

（1）瘤内非钙化、骨化部分：在 T1WI 上为低到中等信号，在 T2WI 上呈高信号；钙化和骨化 T1WI、T2WI 均表现低信号。

（2）瘤周包壳：肿瘤表面可见均匀低信号包壳，不强化，与 X 线瘤周薄层硬化带相对应，其构成为变薄的骨皮质，或薄层反应骨，也可为钙化的骨样组织。

（3）线样间隔：T1WI、T2WI 均表现低信号，为骨样和小梁样骨组织，骨样组织可强化，因此部分间隔表现强化。

（4）易发生囊变，T1WI、T2WI 信号均高于脑脊液。肿瘤越大，囊变区越明显。瘤内可有少量灶性出血并可形成液平。

（5）增强扫描，肿瘤中度至明显强化。肿瘤囊变明显时可仅表现为间隔强化。

四、诊断

影像学上，骨母细胞瘤有一定的特点，而对于成骨性钙化的显示是区别其他骨肿瘤的较特异性征象。CT 有较高的密度分辨率，是诊断本病的重要检查方法。MRI 的诊断价值存在一定局限性，其信号特点并无明显特异性，难以显示较小的钙化或骨化。组织学上与骨样骨瘤难以区分，病灶直径大于 1.5cm 时应考虑骨母细胞瘤。尽管如此，MRI 能清楚显示病变与周围重要神经血管的关系。

因此，CT、MRI 两种检查方法的结合，将对骨母细胞瘤的诊断、治疗和随访发挥更大的作用。

五、鉴别诊断

1. 骨样骨瘤　二者均为成骨样肿瘤，组织学上二者难以鉴别。病灶的大小和瘤巢的显示是鉴别的主要依据。骨母细胞瘤呈无限制生长，直径往往大于 2cm，而骨样骨瘤相对体积较小，肿瘤生长呈一定的自限性。骨巨细胞瘤周围骨质增生硬化更明显，骨质膨胀少见。

2. 骨巨细胞瘤　骨巨细胞瘤好发年龄 20～40 岁，呈膨胀性生长，骨质破坏一般延至关节软骨下骨质，破坏与膨胀与骨的长轴垂直，周围无明显骨质增生硬化，瘤内一般无钙化骨化灶。

（毛巨江　余　晖）

第七节　成人朗格汉斯细胞组织细胞增生症

一、概述

朗格汉斯细胞组织细胞增生症（Langerhans cell histiocytosis，LCH），旧称组织细胞增多症 X（HX）。LCH 于 1865 年首次报告，有多种名称，只了解它是组织细胞增生，但不知来源，故 1953 年将各种病名合称为 HX，“X”代表不知来源。后来的研究证明，该组织细胞来源于朗格汉斯细胞，所以 1987 年将其命名为 LCH。LCH 较罕见，是一种临床经过表现各异的原发免疫缺陷性良性肿瘤样病变，病变可多发，也可自限自愈。LCH 好发于儿童及青少年，偶见于成人，不同部位及不同病程的组织学表现不同，影像学表现各异。LCH 病因不明。

二、临床表现

LCH 临床表现及预后差异很大，起病可隐匿亦可突发，因受累部位、受累器官数目及严重程度的不同而不同。儿童及青少年多急性起病，累及多系统，而成人多为慢性过程，多呈骨骼受累的单系统发病表现。LCH 可分为莱特勒-西韦病（LSD，勒-雪综合征）、汉-许-克病（HSCD，韩-薛-柯综合征）和嗜酸细胞肉芽肿（EG，嗜伊红细胞性肉芽肿）3 型，按累及范围可分为局限性和播散性两型。LSD 又称播散型 LCH，主要见于婴儿，多数<2 岁，起病急，进展快，发热及多器官受累，以骨外系统受累多见，而骨骼无明显改变，并可伴有全血细胞减少，常在一年内死亡，也称恶性 LCH。HSCD 以幼儿 2～4 岁居多，常隐匿起病，进展慢，多器官受累，典型者可伴有眼球突出、颅骨缺损及尿崩症等，死亡率低于 LSD。EG 以 5～10 岁多见，75%<20 岁，起病缓慢，在 LCH 中最多见、病程最轻，占 60%～80%，多为单骨发病，少数可多骨受累。

国内报道，成人 LCH 男女比例为 2.4∶1，国外报道发病率为（1～2）/100 万。成人 LCH 多隐匿发病，呈慢性过程，自我缓解率非常高，尤其是单发者。成人 LCH 90%侵犯头颈部。成人 LCH 发病率依次为骨（81.4%）、淋巴结和皮肤，其中以骨 EG 最为多见（75.0%）。骨骼受侵时多呈单系统发病。20 岁以上的患者，LCH 骨病变多发生于扁骨，20 岁以下的患者，可发生于任何骨部位。脊柱 LCH 以胸、腰椎多见，颈椎次之，单发者多见。长骨发病部位依次为股骨、胫骨和肱骨，好发于骨干，其次为干骺端，少见于骨骺。成人 LCH 的又一特征是原发性肺受累，多见于成年男性，尤其是吸烟者，临床表现以呼吸困难、咳嗽多见。

三、影像学表现与病理基础

LCH 基本病理变化是肉芽肿形成，主要由明显增生的朗格汉斯细胞（LC）构成，同时亦可见嗜酸性粒细胞和淋巴细胞，少见中性粒细胞和浆细胞（图 1-7-1）。LCH 免疫组化特征性表现是 S-100 蛋白和 CD1a 阳性。成人不同部位、不同病程的 LCH 影像学表现各异，主要为修复性表现。可累及全身各个系统，以骨 LCH 最多见，单灶者多见，主要表现为溶骨性病变。X 线平片主要表现为单发或多发的溶骨性骨质破坏，可有膨胀性改变及软组织肿块形成，破坏灶边缘锐利不规则，病变区内无钙化；早期病灶边缘硬化不明显，修复期病灶周边可有不同程度的硬化，甚至硬化广泛时可掩盖住病变本身。当骨盆病变时髋臼破坏灶上缘的反应性硬化是 LCH 病变的重要征象。结合 CT 和 MR 检查可以更好地显示病变区骨及骨髓的改变。

1. 头颅 LCH　典型 X 线片显示颅骨缺损呈地图样，CT 及 MRI 的表现是大小不等的规则或不规则圆形或类圆形骨缺损，亦可呈穿凿样，边缘多

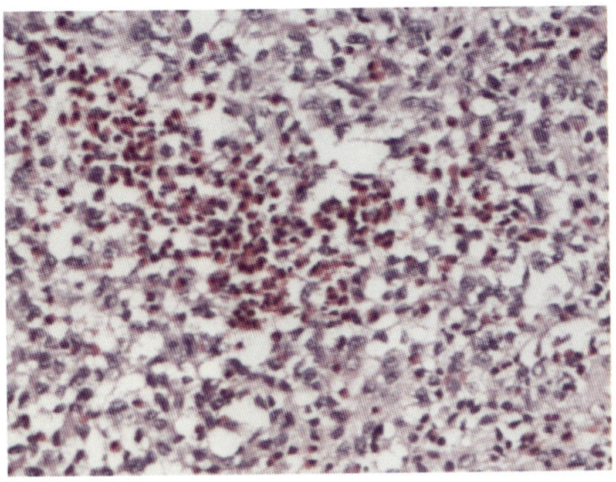

图 1-7-1 肿瘤内可见大量朗格汉斯细胞组织细胞增生及嗜酸性粒细胞浸润，朗格汉斯细胞细胞核呈分叶状或有凹痕，可见沿长轴走向的梭沟，胞质大部分呈嗜碱性（HE×40）

呈锯齿状，边界清晰，有或无硬化，可同时形成软组织肿块，病变可从板障向内外板累及，多发破坏区可融合，内可见死骨样影像表现，并且颅骨外板较内板更易受侵，病变可跨越骨缝（图 1-7-2，3）。病灶周围骨质早期 CT 表现多无异常，随病变进展可出现硬化，病变后期骨破坏区中可出现小片状致密骨质，呈“纽扣征”，为本病特征性的表现，提示病变修复。MRI 检查病变显示为 T1WI 低信号、T2WI 高信号、压脂高信号表现。

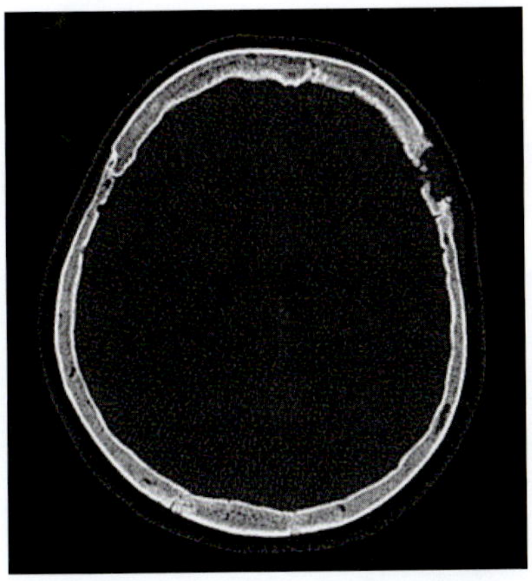

图 1-7-2 CT 骨窗显示颅骨病灶呈锯齿状，跨越颅缝，内外板受侵蚀并缺损

2. 脊柱 LCH 多累及椎体。病变椎体呈楔形或完全变扁呈钱币状，即典型的扁平椎，病变椎体密度增高，前后径增大，但椎间盘多无破坏，椎间隙保持正常，有时亦可累及附件。此种表现多见于青少年，成人较少见。成人脊柱 LCH 主要的表现是病变椎体塌陷，椎体前后径增宽，相邻椎间隙变窄。CT 显示椎体破坏多起于中央，呈溶骨性或囊状骨破坏，可累及一侧附件，椎旁软组织肿胀，病变晚期病变椎体压缩呈致密的盘状（图 1-7-4）。MRI 病变椎体的病变区 T1WI 多呈等或低信号，T2WI 呈高信号；相邻椎间盘 T2WI 呈高信号或中等信号；病灶周边 T1WI 及 T2WI 呈低信号、压脂呈高信号表现（图 1-7-5）；增强扫描病灶可明显强化。病变可累及椎弓根或形成椎旁软组织肿块，当累及多个连续性椎体时可导致脊柱后突畸形。而青少年 LCH 病灶 T2WI 则多呈等或中高信号，相邻椎间盘 T2WI 呈高信号表现。

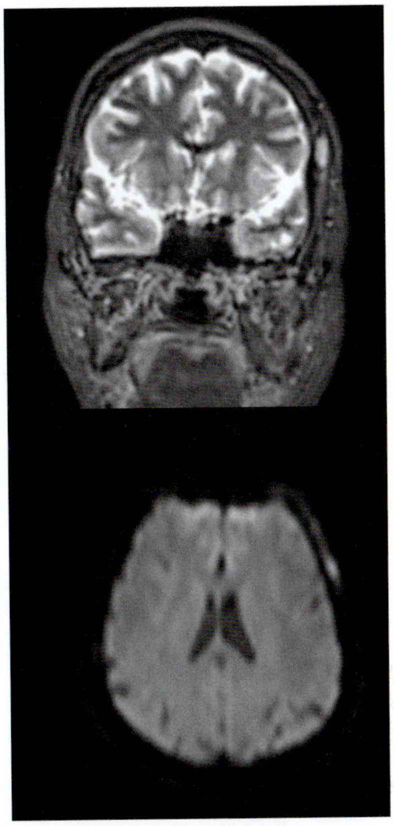

图 1-7-3 MR 冠状压脂病灶呈长 T2 信号，DWI 序列呈高信号

3. 长骨 LCH 多累及骨干，较少累及骨骺及干骺端。长骨 LCH 病变多沿骨长轴纵向扩展，范围广，局部髓腔扩大，病变自髓腔向外破坏骨皮质，呈不同程度膨胀性单房或多房溶骨性或囊状破坏，骨皮质受侵变薄，可见压迹，并常合并葱皮样或薄层状骨膜反应，骨膜反应范围较大，多超过病灶边缘。其中长骨 EG 平片常会形成洞套洞

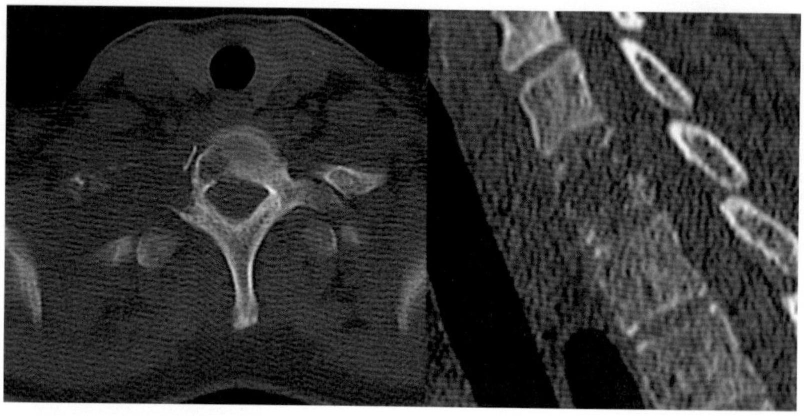

图 1-7-4 CT 示胸 1 椎体及右侧附件、相邻肋骨溶骨性骨破坏，无明确边缘硬化，重建图像示椎间隙正常

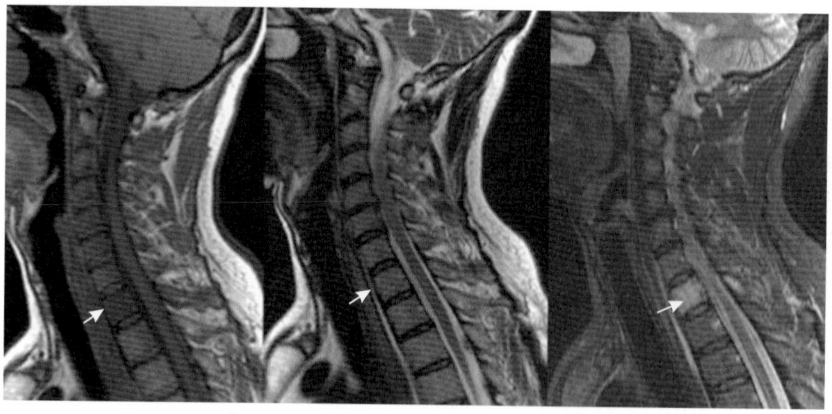

图 1-7-5 第 1 胸椎病变呈长 T1 等 T2 信号，压脂呈高信号，信号较均匀，椎间盘未受累，椎间隙正常，无软组织肿块形成（箭头）

影像，这种表现是由于病灶内部残留的骨嵴交错排列而成（图 1-7-6）。CT 可见邻近骨皮质的钻孔样骨质破坏（图 1-7-7）。病变后期骨膜新生骨与骨皮质融合，破坏区可缩小，骨干增粗。MRI 扫

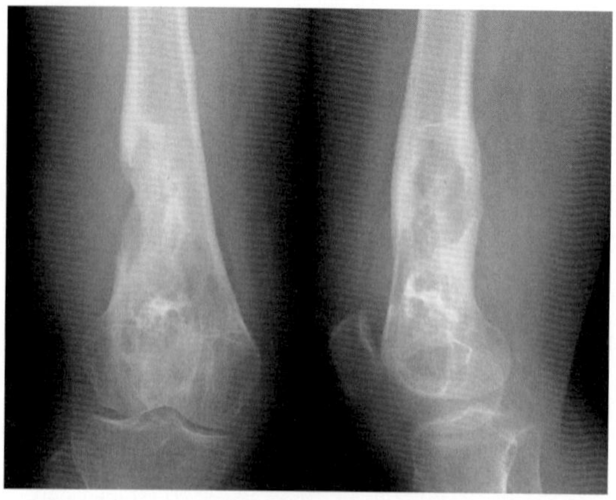

图 1-7-6 X 线平片示股骨远端多发斑片状不规则溶骨性骨质破坏，内可见多发条状高密度影相隔，病变边缘硬化，骨皮质变薄、缺损，周围软组织肿胀

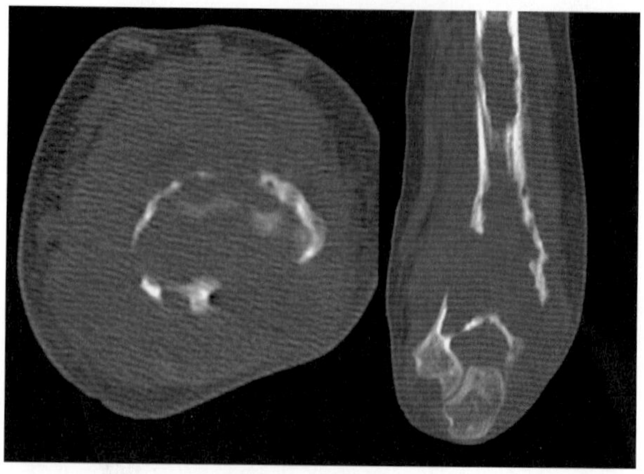

图 1-7-7 CT 显示肱骨病变区为弥漫性溶骨性骨破坏，髓腔不均匀增宽，骨皮质厚薄不均、局部缺如，骨膜反应呈花边状，周围软组织增厚

描病变 T1WI 呈低信号，T2WI 高信号、压脂呈高信号表现，并可见明确软组织肿块，增强扫描病灶有强化（图 1-7-8）。

4. 骨盆 LCH　多累及髂骨，病变骨质膨胀明显，甚至可引起关节半脱位。髂骨病变 X 线主要表现为骨内地图样或卵圆形溶骨性破坏，边缘可有不同程度的硬化，骨质可轻度膨胀，病灶亦可突破骨皮质形成软组织肿块，但少见骨膜反应。而坐耻骨 LCH 多呈虫蚀状溶骨性骨破坏，膨胀不明显，但层状骨膜反应多见，软组织肿块亦较明显，但病变边缘硬化不明显，CT 可显示病变内残留的小骨碎片。骨盆 LCH 病变 MRI 检查 T1WI 多呈等或低信号，T2WI 呈高信号，但信号可不均匀，压脂序列呈高信号。CT 或 MR 增强扫描病变的软组织肿块明显强化。

5. LCH 病变累及锁骨、肋骨　多表现为受累骨的束状膨胀性骨质破坏，病变骨骨质稀疏或呈囊状，边缘可清楚或不清晰，亦可形成软组织肿块。

6. 肺受累是成人 LCH 的特有表现　当 LCH 累及肺时 X 线片提示肺体积增大，肺野内可见弥漫性网点状的阴影，直径可从 1mm 到超过 10mm 不等，病变多位于上肺，不累及肋膈角；病变严重者则可形成囊状气肿或蜂窝状肺改变，易合并肺气肿及自发性气胸，随病变进展，可形成肺间质纤维化，但很少累及肋膈角区；若同时结合 CT 检查，病变改变就会显示更佳，更易于诊断。

7. LCH 累及腹部常损害肝、脾和淋巴结等富含网状内皮系统的组织和脏器　异常的组织细胞多浸润门静脉周围的间质，从而形成硬化性胆管炎，当损害肝细胞时则可致肝硬化，造成肝大、腹腔积液等；浸润脾脏亦可造成脾大。

四、诊断

成人 LCH 影像诊断需结合 X 线平片、CT 及 MRI 检查，有时需结合 ECT 检查，对于不典型的病例，仍需同时结合临床和实验室检查，有时亦需做病理活检确诊。

五、鉴别诊断

1. 尤文肉瘤　恶性骨肿瘤，骨膜反应不成熟，多呈葱皮状，其与骨皮质间间隙不清，有时亦可形成放射状骨针；而 LCH 骨膜反应成熟，与骨皮质间多有透亮线相隔，无放射状骨针形成。

2. 骨髓炎　LCH 病变局限，边缘多有硬化；骨髓炎多有发热、皮肤红肿等临床病史，病灶破坏不规则，增生硬化明显。

3. 骨囊肿　一般无骨膜反应。

4. 结核　患者多有结核中毒症状，骨质增生明显，可见泥沙样死骨及窦道、寒性脓肿形成，结核菌素试验呈阳性。

5. 骨转移瘤　多有临床原发病史。

6. 颅骨黄色瘤　多有突眼、尿崩及颅骨缺损三大典型临床表现。

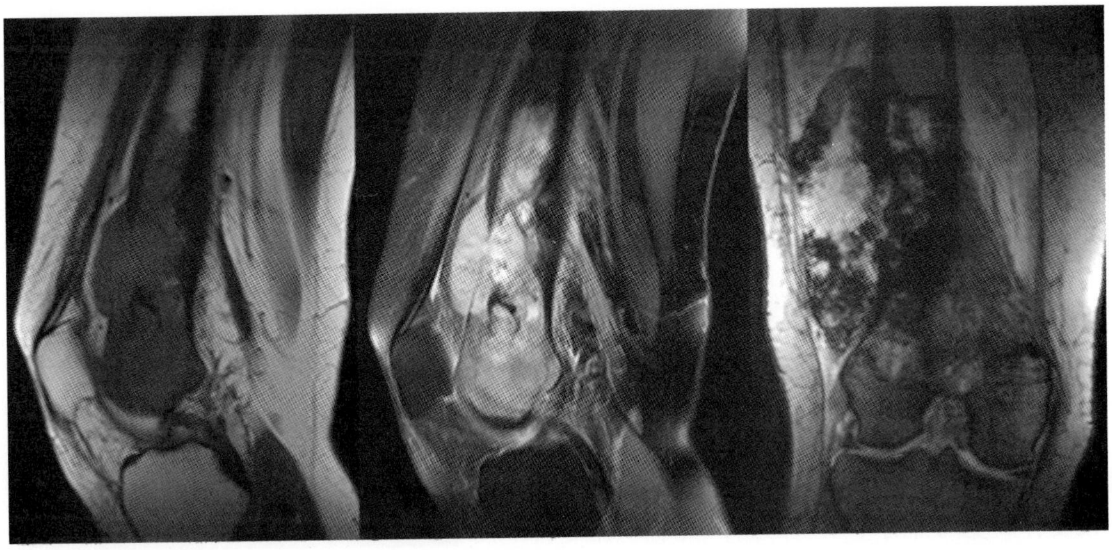

图 1-7-8　股骨病变呈不均匀长 T1 长 T2 信号，压脂呈不均匀高信号，内可见多发不规则低信号影。病变沿骨长轴蔓延，骨质破坏，形成巨大软组织肿块

（赵振江）

第八节 眶壁表皮样囊肿

一、概述

眼眶先天性皮样囊肿和表皮样囊肿常见，发病率约为8%。先天性皮样囊肿在眼眶占位性病变中发生率仅次于眼眶血管瘤，在儿童眼眶肿瘤中居首位，在眼眶良性肿瘤中居第4位。国内外报道病灶主要位于眶内，以颞上象限居多。眶额区先天性皮样囊肿和表皮样囊肿的影像学表现少见报道。头颈部皮样囊肿和表皮样囊肿主要位于眶额区的眉弓外1/3或眶上缘，眶内则以外上象限和泪腺窝居多。皮样囊肿和表皮样囊肿系胚胎发育过程中，表皮组织陷落到眶内组织或发育中的眶骨缝中，持续生长形成囊肿，如囊壁内含皮肤附件，如毛发、皮脂腺、汗腺等，称为皮样囊肿，其内容物可见毛发、油脂、液体，有些还含有脂肪和牙齿。如果囊壁仅有表皮结构，不含皮肤附件，称为表皮样囊肿，内容物为表皮角化物和胆固醇结晶，肉眼观为干酪样或豆渣样。

眼眶皮样囊肿是眼睑上较常见的先天发育异常，包括一个或多个皮肤附属结构如皮脂腺和毛囊，多位于眶颞上方，固定于额颧骨连结处，生长缓慢，但有时生长迅速，尤其在成人。囊肿的发病原理是在形成面骨的各骨芽裂时，从外胚叶游离出一些表皮成分在胚胎骨裂闭合时嵌入了上皮残屑，囊内可能呈糖浆样，脂汁或油质状，甚至全为液体，混杂些脱落的上皮残屑，也可发现脂肪酸结晶和钙化点，囊壁如有致密的结缔组织，表示有严重的炎症。

二、临床表现

本病发病年龄1~55岁，以儿童及青年多见，病程长短不一。多为偶然发现无痛性皮下肿物，病变进展缓慢。

三、影像学表现与病理基础

1. CT表现 ①位置：位于眶缘；②形状：圆形、椭圆形或半圆形；③边界：清楚；④囊肿密度：CT值差异大，可为-29~-74HU；⑤增强扫描：肿物周边部呈环行增强，内容物不强化；⑥眶壁改变：病变局部骨壁压迫凹陷，从单一层面观察呈指压痕状，多个层面像重叠，骨陷底部凹凸不平，呈核桃皮状。受压眶骨的边缘骨质增生，中央骨质吸收（图1-8-1）。表皮样囊肿的鳞状上皮层较薄，罕有钙化。

2. MRI表现 T1WI表现囊肿呈圆形，边缘清楚，为中等信号，眶壁骨质受压呈弧形缺损，皮下组织向外受压推移（图1-8-2）；T2WI呈均匀高信号，与周围组织分界清楚（图1-8-3）；T2脂肪抑制呈均匀高信号（图1-8-4）。

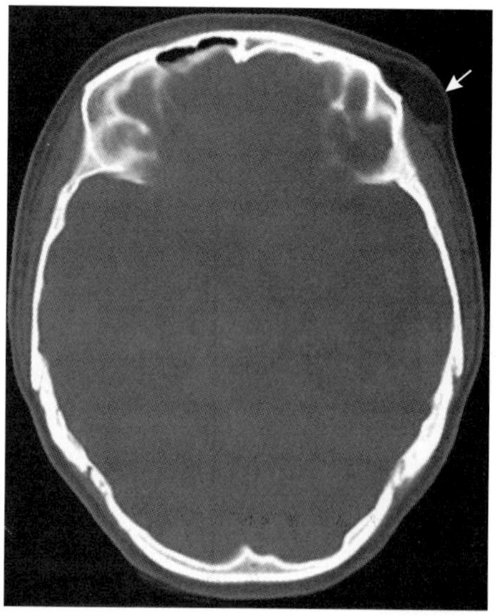

图1-8-1 女，6岁，左眼眶外上缘无痛性肿块，缓慢增大2年余。CT平扫发现左眼眶外侧皮下一梭形低密度软组织肿块影，边缘清楚，CT值为-60~-90HU，眼眶外上缘骨质呈局限性弧形受压缺损（箭）

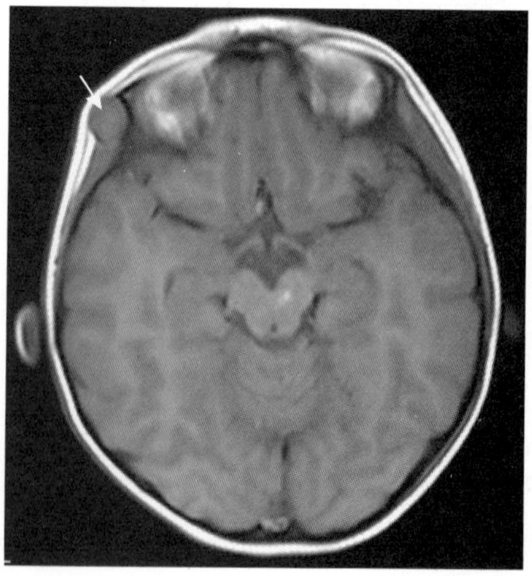

图1-8-2 女，5岁，右眼眶外上缘无痛性结节性肿块突起1年余。T1WI显示右眼眶外上缘中等信号结节影，边缘清楚，信号均匀，眼眶外侧壁骨质呈浅弧形受压缺损（箭头）

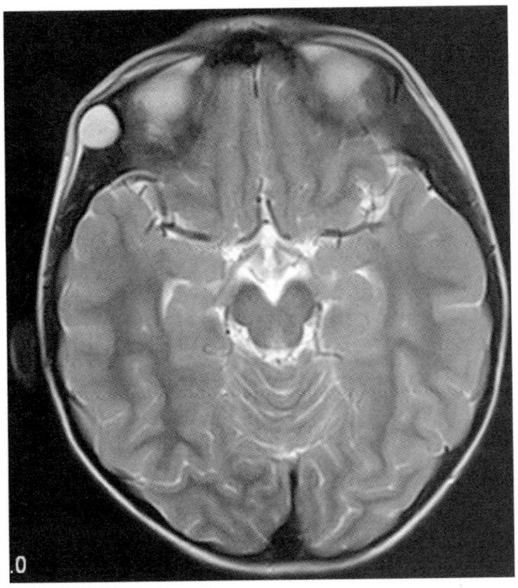

图 1-8-3　与图 1-8-2 为同一病例。T2WI 显示结节影呈均匀高信号，边缘清楚光滑，皮下组织明显受压推移

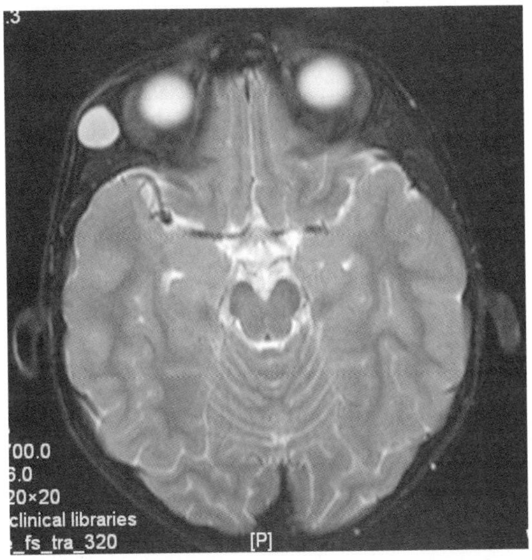

图 1-8-4　与图 1-8-2 为同一病例。T2 脂肪抑制显示结节影呈均匀高信号

四、诊断与鉴别诊断

表皮样囊肿内部密度近似水，偶见少量低密度影，与角蛋白和胆固醇所占比例有关，很少出现类似皮样囊肿内-60～-90HU 的低密度影。表皮样囊肿的鳞状上皮层较薄，罕有钙化，在 CT 增强扫描时无明显强化。皮样囊肿内因含脂肪或脂质分泌物而呈典型的脂性密度，少数皮样囊肿不含脂性密度，难与表皮样囊肿鉴别。与表皮样囊肿相比，皮样囊肿的囊壁因含皮肤附件而较厚，可有钙化，CT 增强扫描时出现强化。

（邓星河）

第九节　颞骨炎性肌纤维母细胞瘤

一、概述

颞骨炎性肌纤维母细胞瘤（inflammatory myofibroblastic tumor，IMT）是一种少见间叶性肿瘤，术前常被误诊。炎性肌纤维母细胞是一种不同于炎性假瘤的真性肿瘤。WHO 将其定义为“由分化的肌纤维母细胞性梭形细胞组成、常伴有大量浆细胞和（或）淋巴细胞的一种肿瘤”。该肿瘤多为良性，但易复发，可以恶变。常见于肺、肝脏，头颈部少见。颞骨 IMT 国内外文献中仅有数例病例报道。

IMT 病因不甚清楚，可能与外伤、手术或病毒感染有关。可能是人体对损伤的一种异常或过度的反应，直至最终发展成肿瘤。随着细胞遗传学的发展，研究证实部分 IMT 出现染色体 2p23 基因重排，支持 IMT 为一种真性肿瘤。IMT 组织学亚型有黏液型、梭形细胞密集型和纤维型。

二、临床表现

IMT 好发于青少年，临床上均有不同程度的疼痛，局部肿块。

三、影像学表现与病理基础

颞骨 IMT 骨质破坏特点多样，可表现为膨胀性骨质破坏，也可为大块的溶骨性骨质破坏，还可以破坏骨壁侵犯邻近结构及引起邻近硬膜增厚，Roberto 和 Chris Coulson 等都曾报道颞骨 IMT 或炎性假瘤侵犯脑膜、脑实质，提示肿瘤具有侵袭性，也可能是该瘤易复发、恶变的原因。有研究认为 IMT 含肌纤维母细胞成分越多，就越容易局部浸润及复发。作者收集的病例中，1 例表现为梭形细胞密集型，肌纤维母细胞较丰富，以广泛浸润性生长为主，边界不清；另1例为黏液型，梭形细胞含量较稀少，其生长方式以膨胀性生长为主，具有良性征象。免疫组化：瘤细胞 CD68（+），Vimentin（+），S-100 灶状（+），HMB45（-），Melan（-），CK（-），CD99（+），Actin（-）。

1. CT 表现　IMT 在 CT 上表现为软组织密度肿块，肿瘤较大时内可见小点状高密度残存骨嵴（图 1-9-1）。

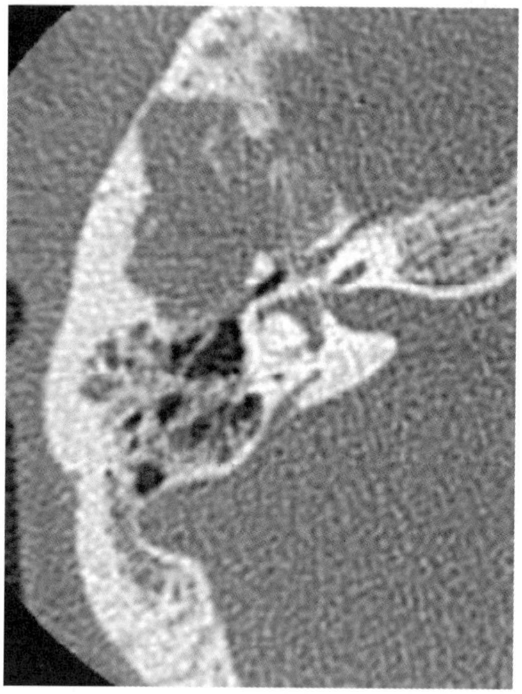

图 1-9-1　CT 平扫 右侧颞骨鳞部-前上鼓室见一不规则形骨质破坏区，边缘清楚锐利呈分叶状，颞下颌关节窝后上壁及天盖骨质吸收破坏。听小骨链破坏，残存锤骨头向内后推移（图 1-9-1～1-9-4 为同一病例）

2. MRI 表现　MRI 平扫显示骨质破坏区被软组织肿块取代，肿块信号混杂，T1WI、T2WI 上均以低信号为主，散在点、片、条状高信号影（图 1-9-2）；增强扫描肿块呈点状、条状、小结节强化，周围大片低信号区不强化，颞骨前内侧壁骨质缺损，脑膜增厚强化。乳突气房黏膜增厚，积液（图 1-9-3），这可能是本病的信号特点，有助于与其他肿瘤鉴别。这些低信号影在病理上对应为短梭形细胞或密集的纤维细胞和含铁血黄素沉积（图 1-9-4）。这些成分的多少直接影响肿瘤的

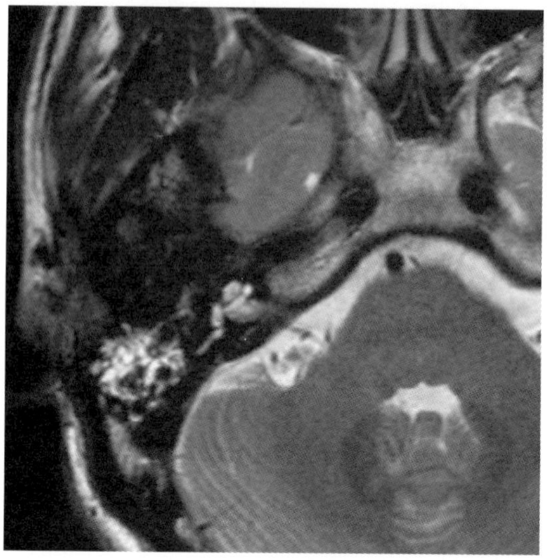

图 1-9-2　MRI 平扫骨质破坏区被软组织肿块取代，肿块信号混杂，T2WI 上以低信号为主，其内可见散在性点、片、条状高信号影

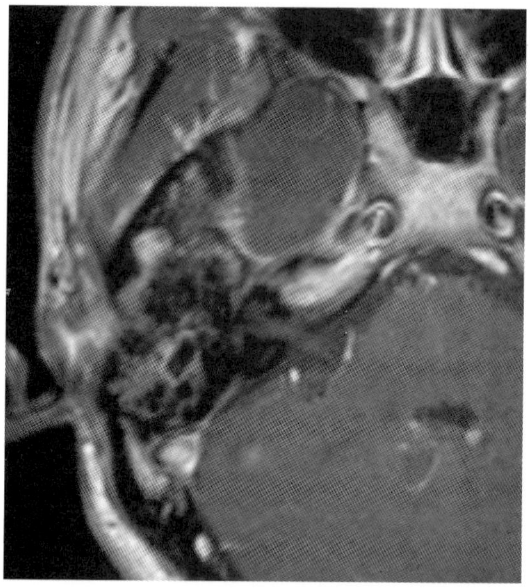

图 1-9-3　增强扫描显示破坏区呈大片低信号，肿块内可见点状、条状及小结节样强化，颞骨前内侧壁骨质缺损脑膜增厚强化。乳突气房黏膜增厚、积液

信号。IMT 肿瘤的强化形式可以多样。另外，肿瘤在 T2WI 像上还可表现与脑灰质等信号，内夹杂散在点、条状低信号影，周围见环状低信号影环绕

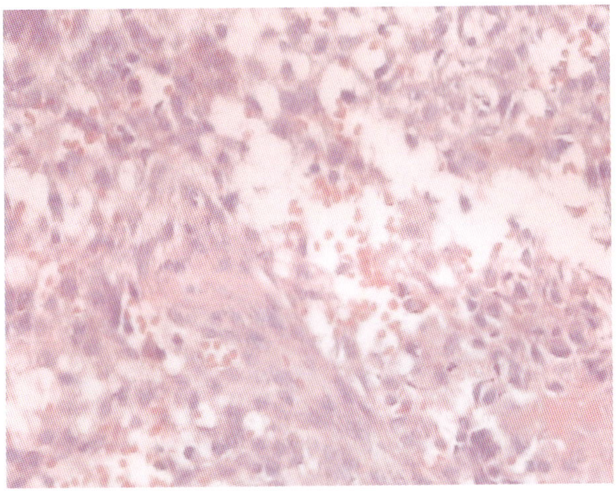

图 1-9-4 肿瘤细胞成短梭形，弥漫分布，其内可见散在性较多的多核巨细胞，肿瘤为炎性背景，并见侵犯骨质，其中见大量含铁血黄素（HE×200）

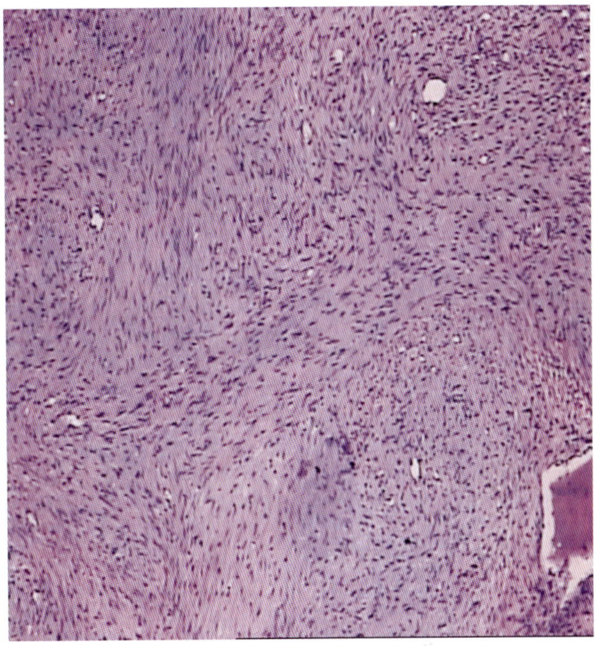

图 1-9-6 镜下显示肿瘤细胞呈梭形，短梭形间质黏液样变，呈编织、漩涡状排列，并见散在分布的炎症细胞（HE×200）

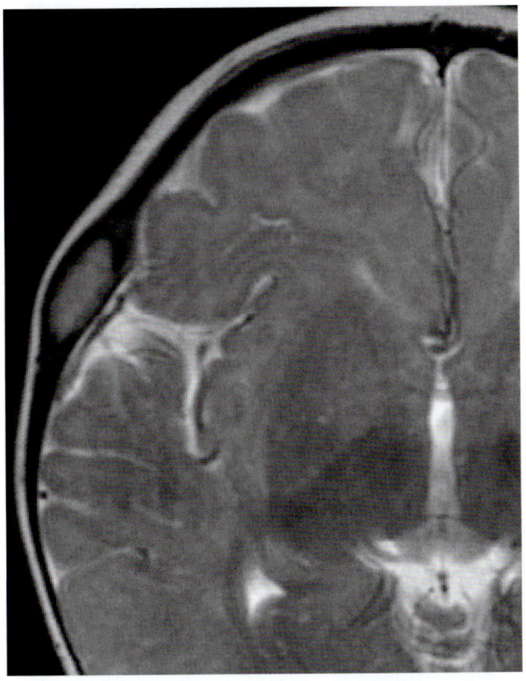

图 1-9-5 MR T2WI 肿瘤与脑灰质等信号，内夹杂散在点、条状低信号影，周围见环状低信号影环绕

（图 1-9-5）。病理可显示为肿瘤细胞呈梭形，短梭形间质黏液样变，呈编织状、漩涡状排列，并见散在分布的炎症细胞（图 1-9-6）。肿瘤 MRI 的信号强度与梭形细胞的密集程度、胶原纤维的含量、炎性细胞及黏液水肿的程度有关。理论上，梭形细胞越密集、胶原纤维含量越高，T2WI 信号越低；而炎性细胞及黏液水肿的所占比例越高，则 T2WI 信号越高。作者收集的病例中，T2WI 见肿块边缘呈环形均匀低信号，可能为致密胶原成分所形成的假包膜。

四、诊断

根据文献及作者收集的 IMT 病例的病理和影像学所见，颞骨 CT 和 MRI 上表现：小的类似良性骨肿瘤，大的可表现为侵袭性或恶性征象，肿瘤组织学表现多种多样。MRI 上信号有一定的特点：T1WI 及 T2WI 上含点、条或大块状低信号影。如具有以上征象时要考虑到 IMT 的可能，确诊依赖病理和免疫组化。

（杨智云）

第十节 乳突炎源性脑膜异常强化

一、概述

脑膜异常强化并不多见，病理学上许多疾病均可累及脑膜。国外已有报道，脑膜异常强化在不同性质病变的鉴别诊断中非常敏感，但缺乏特异性，非脑膜瘤脑膜异常强化原因较多，乳突炎源性脑膜强化是众多病因其中一种，MRI 平扫加增强扫描能够较清晰显示脑膜的异常强化，并可根据颅内外原发病变继发脑膜改变作定性诊断。

二、脑膜正常解剖及 MRI 表现

脑膜由硬脑膜、蛛网膜和软脑膜组成。硬脑膜又分为外膜层（颅骨内板的骨膜）和内膜层。软脑膜与蛛网膜统称为柔脑膜（leptomeninges）。在脑底部，软脑膜和蛛网膜广泛分离形成基底池。标准自旋回波 MR 成像时，正常脑膜表现为非连续的、薄的短线样低信号结构，但 MR 平扫对脑膜的显示仍不敏感。静脉注射顺磁性对比剂钆喷替酸葡甲胺后，脑膜强化通常见于硬脑膜反折处，如海绵窦、麦克尔腔等，也可见于脑凸面，表达为薄且不连续的线样强化，而正常柔脑膜不显示强化。

三、脑膜异常强化的病理机制与病因关系

Gd-DTPA 增强 MRI 在脑膜病变的显示和定性方面比 CT 增强扫描敏感，一方面是因为 MRI 无骨伪影，另一方面是由于 MRI 反映早期血脑屏障破坏较 CT 敏感。

就感染性脑膜炎而言，通过动物实验研究发现脉络丛及脑毛细血管内皮是炎症的起始部位，推测在脉络丛和血管内皮处的细胞可能有细菌细胞壁的特异性受体，细菌与相应的受体作用后释放炎性介质，导致毛细血管内皮细胞紧密连接开放，血脑屏障通透性上升，从而引起软脑膜广泛强化。

根据病因将脑膜病变分为三组：①肿瘤组；②脑膜炎组；③反应性组。根据强化特点将异常脑膜强化分为四种类型：①弥漫性脑膜强化（软、硬脑膜同时增强）；②弥漫性硬脑膜强化（硬脑膜增厚或结节状强化）；③局限性硬脑膜强化（局限性硬脑膜增厚）；④弥漫性软脑膜强化（蛛网膜下隙、软脑膜强化，深入脑沟）。

四、乳突炎源性脑膜异常强化 MRI 表现

1. 慢性化脓性乳突炎　一般情况下，多数表现为一侧慢性化脓性中耳乳突炎，病变侧乳突气房发育较差，气房少而小，T1WI 显示为等信号，T2WI 及 Flair 显示多个细小的小囊状高信号（图 1-10-1～1-10-3）；增强扫描乳突气房中等度强化；大脑幕及小脑天幕呈明显弥漫性硬脑膜强化、增厚，以病变乳突侧明显（图 1-10-4～1-10-8）。

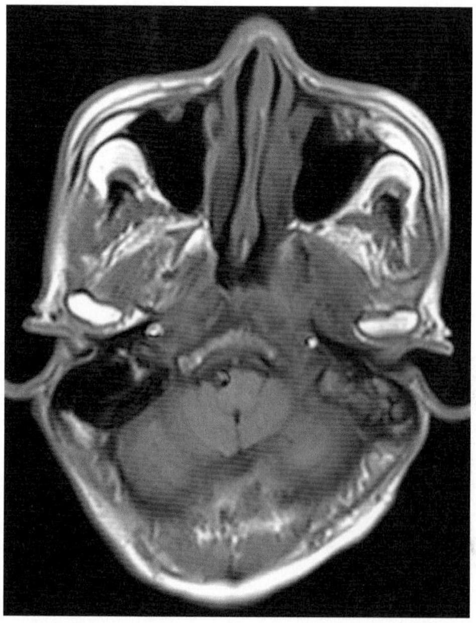

图 1-10-1　MRI T1WI 左侧慢性化脓性中耳乳突炎，乳突气房发育较差，气房少而小，T1WI 显示为等信号（图 1-10-1～1-10-8 为同一病例）

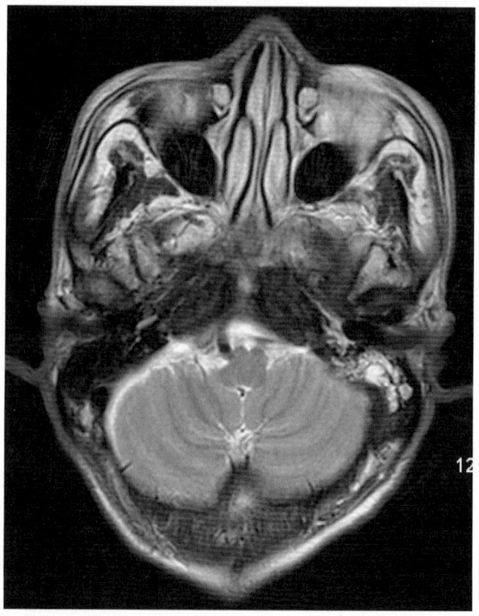

图 1-10-2　T2WI 左侧中耳乳突显示多个细小的小囊状高信号

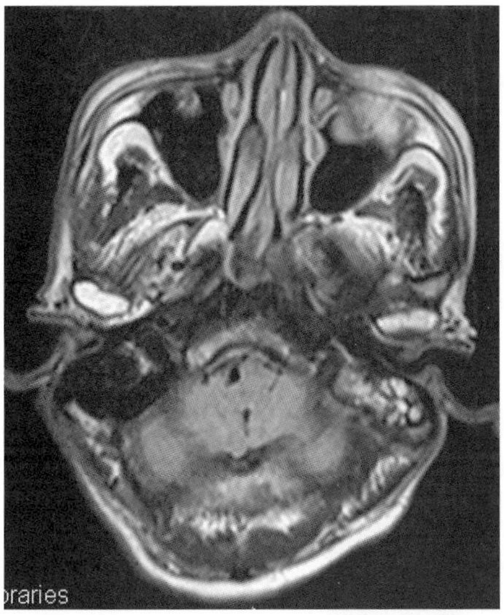

图 1-10-3　Flair 显示左侧中耳乳突显示多个细小的小囊状高信号

2. 结核性中耳乳突炎　结核性脑膜炎是脑膜强化最常见的表现，结核性中耳乳突炎所致的脑膜异常强化并不多见。MRI 扫描病变侧乳突气房结构显示不清，T1WI 呈片状等信号（图 1-10-9），T2WI 呈不均匀中等偏高信号（图 1-10-10，11），边缘明显；T2 水抑制呈不均匀稍高信号（图 1-10-12）；增强扫描显示以天幕及小脑幕薄层强化，为软脑膜强化表现，以病变乳突侧明显，乳突气房明显强化，并可显示大小不等的环形强化影（图 1-10-13～1-10-15）。

五、诊断与鉴别诊断

脑膜异常强化病因复杂，包括肿瘤性、炎症性、反应性等。研究表明脑膜强化形式有助于感染性与癌性脑膜炎的鉴别诊断，感染性脑膜炎多表现为软脑膜强化，癌性脑膜炎主要为硬脑膜强

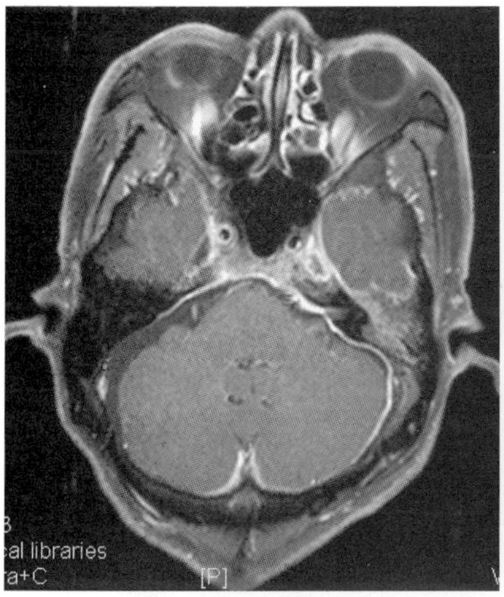

图1-10-4

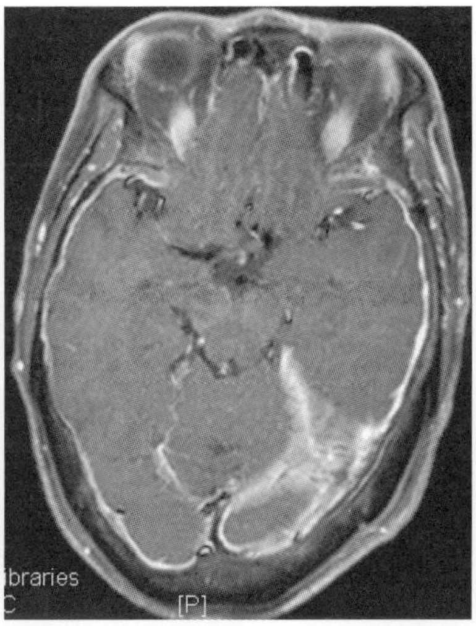

图1-10-5

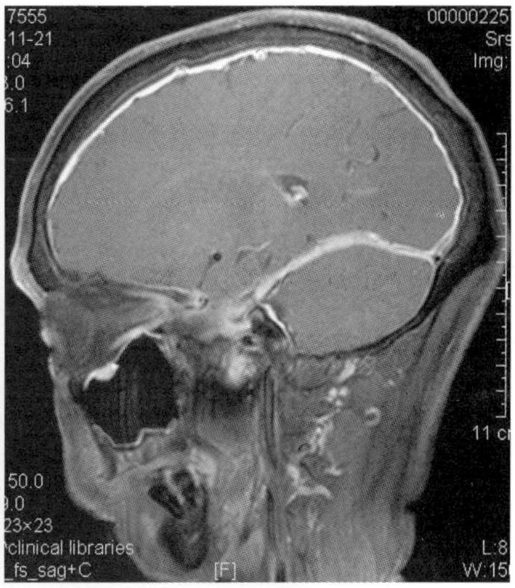

图1-10-6

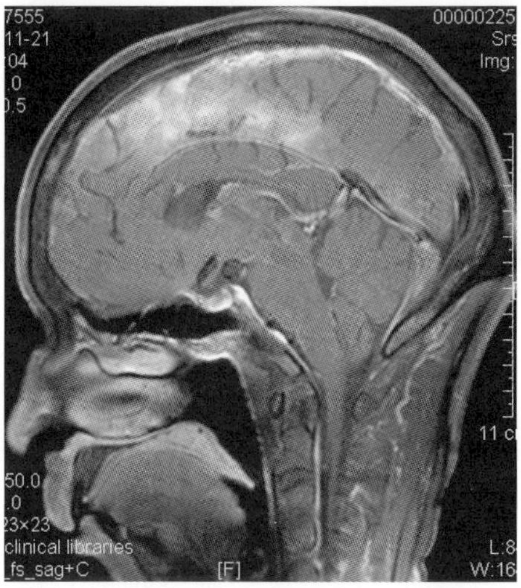

图1-10-7

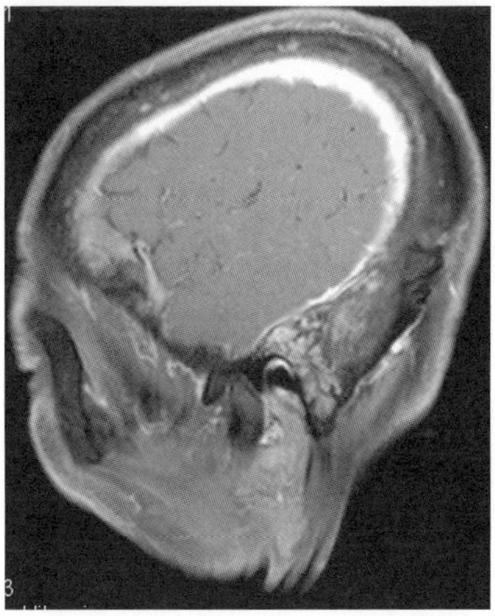

图1-10-8

图 1-10-4～1-10-8　T1 增强扫描，左侧乳突气房呈中等度强化，大脑幕及小脑天幕呈明显弥漫性硬脑膜增厚、强化，额顶部部分软脑膜薄层强化。脑膜强化以病变乳突侧明显

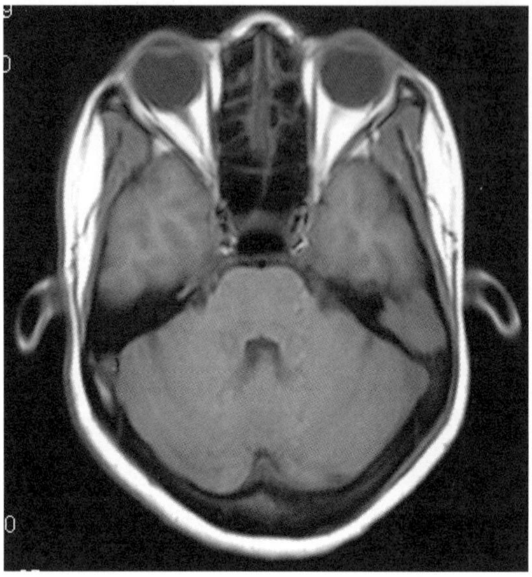

图 1-10-9　T1WI 左侧乳突呈片状等信号，乳突气房显示不清（图 1-10-9～1-10-15 为同一病例）

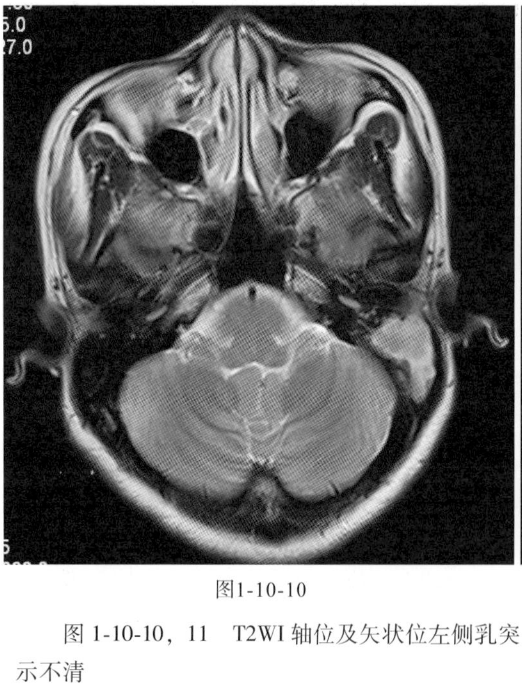

图1-10-10

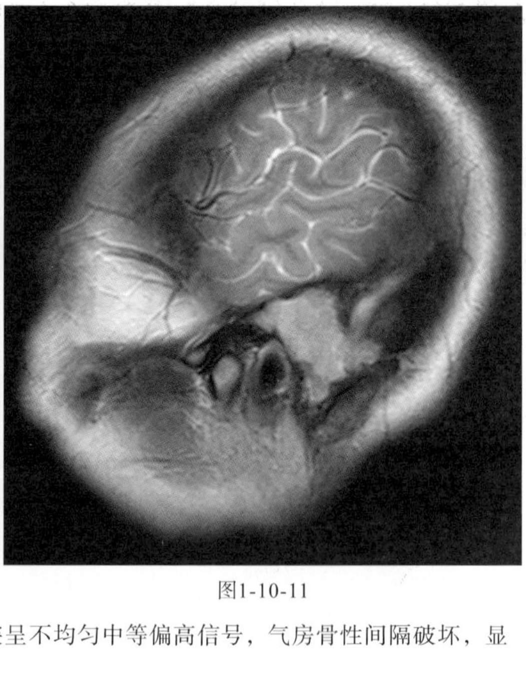

图1-10-11

图 1-10-10，11　T2WI 轴位及矢状位左侧乳突呈不均匀中等偏高信号，气房骨性间隔破坏，显示不清

化。但本文两例中，慢性化脓性中耳乳突炎感染细菌不同，病程较长，而且是脑外病变，中耳乳突炎接近硬脑膜，表现为硬脑膜增厚且异常强化明显，几乎是全脑膜受侵犯，这与炎症感染扩散规律有关。结核性中耳乳突炎与其他结核病一样，容易感染扩散，结核性脑膜炎是常见病变，小脑幕和天幕是结核性脑膜炎常发部位。所以，在诊断本病时，MRI 检查发现脑

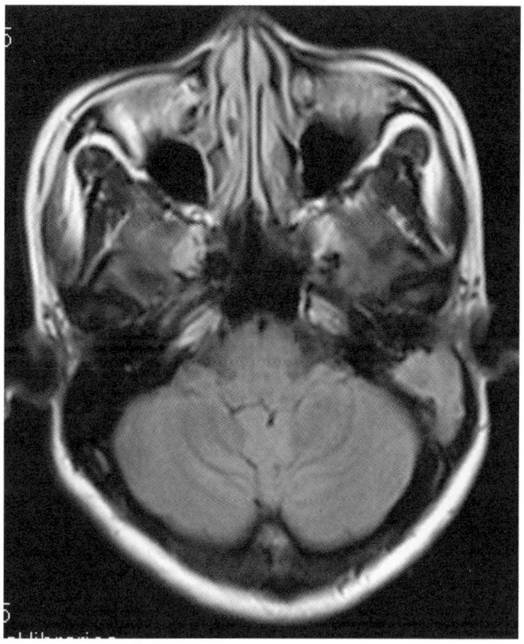

图 1-10-12　T2 水抑制显示不均匀稍高信号，边缘呈环形高信号，气房骨性间隔破坏

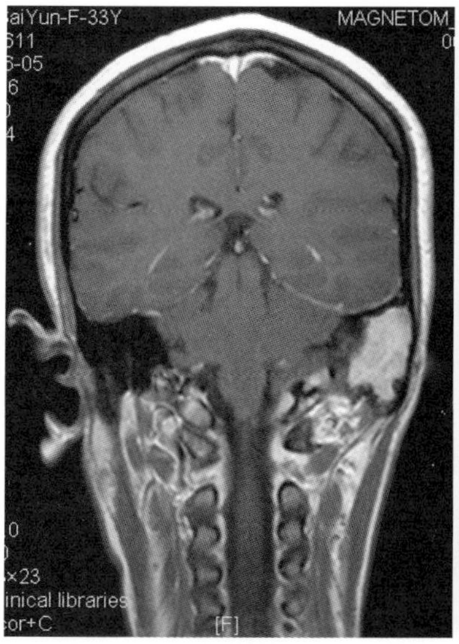

图1-10-13

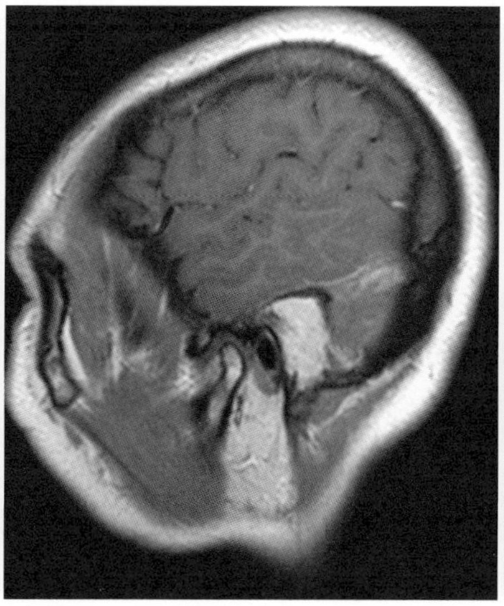

图1-10-14

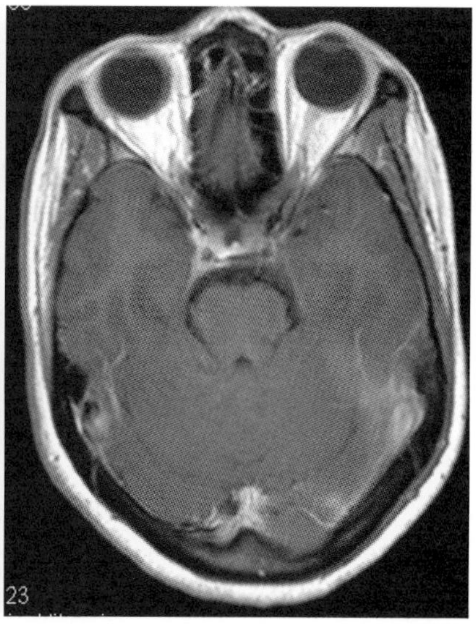

图1-10-15

图 1-10-13~1-10-15　MRI T1 增强扫描，显示乳突气房破坏，乳突气房呈明显强化，隐约可见大小不等的环形强化影，天幕及小脑幕薄层强化，为软脑膜强化表现，病变乳突侧明显

膜异常强化，即从脑内、外寻找原发病灶，特别是中耳乳突炎症，往往在诊断中被忽略，而误诊或漏诊，所以，寻找不同病因是确诊本病和定性诊断、鉴别诊断的可靠根据。

（邓星河）

第十一节　组织细胞坏死性淋巴结炎

一、概述

组织细胞坏死性淋巴结炎（histiocytic necrotic lymphadenitis，HNL）又称坏死性淋巴结炎、病毒性淋巴结炎及亚急性淋巴结炎。最早分别由日本的 Kikuchi 和 Fujimoto 提出，故又名 Kikuchi 病或 Kikuchi-Fujimoto 病，是一种非肿瘤性淋巴结增大性疾病，属淋巴结反应性增生疾病。

组织细胞坏死性淋巴结炎是一种少见的呈特殊临床病理过程的非肿瘤性自限性淋巴结疾病，以顽固性发热、区域性淋巴结肿大和一过性白细胞减少为特征，淋巴结肿大以颈部淋巴结受累最多见，累及深部淋巴结者罕见。

病因学与发病机制尚不清楚，多数学者认为病毒感染的可能性大，但并不除外多种因素诱发的超敏反应而致细胞凋亡。发生过程为受刺激后 T 细胞增生，增生到一定程度即发生凋亡，形成坏死。

二、颈部淋巴结的分区

为便于临床应用，1991 年美国耳鼻咽喉头颈外科基金学会将颈部淋巴结分区划分，文献上应用渐多趋向一致。颈部淋巴结分区划分规定如下：

第Ⅰ区（level Ⅰ）：包括颏下区及颌下区淋巴结。

第Ⅱ区（level Ⅱ）：为颈内静脉淋巴结上组，即二腹肌下，相当于颅底至舌骨水平，前界为胸骨舌骨肌侧缘，后界为胸锁乳突肌后缘，为该肌所覆盖。

第Ⅲ区（level Ⅲ）：为颈内静脉淋巴结中组，从舌骨水平至肩胛舌骨肌与颈内静脉交叉处，前后界与第Ⅱ区同。

第Ⅳ区（levelⅣ）：为颈内静脉淋巴下组，从肩胛舌骨肌到锁骨上。前后界分区同。

第Ⅴ区（level Ⅴ）：为枕后三角区或称副神经链淋巴结，包括锁骨上淋巴结，后界为斜方肌，前界为胸锁乳突肌后缘，下界为锁骨。

第Ⅵ区（levelⅥ）：为内脏周围淋巴结，或称前区（anterlor compartment），包括环甲膜淋巴结、气管周围淋巴结、甲状腺周围淋巴结，咽后淋巴结也属这一组。这一区两侧界为颈总动脉，上界为舌骨，下界为胸骨上窝。

三、临床表现

组织细胞坏死性淋巴结炎是一种自限性疾病，好发于 30 岁以下青年女性。临床表现为发热，区域淋巴结多呈轻～中度肿大，以头颈部多见（95%），少数可全身淋巴结肿大（3/53）。部分伴有压痛，抗生素治疗无效，对皮质激素敏感，多于 1～3 个月自愈，亦可延续数年，极少数复发。外周血粒细胞数量减少，红细胞沉降率加快，少数患者血中见不到典型淋巴细胞，可贫血。急性或亚急性起病，发热时间在 3 周以上，中～高热多见，热型无规律；主要累及颈后三角淋巴结，触痛，全身浅表淋巴结肿大少见，文献报道肿大淋巴结不超过 3cm。半数以上患者出现白细胞减少，可伴有肝功能损害，畏寒、食欲缺乏、体重下降、脾脏肿大、皮疹，外周血异形淋巴细胞。

HNL 临床表现具有非特异性，组织病理学形态较复杂，易与其他淋巴结炎和淋巴瘤等混淆，误诊率高达 30%～40%，故提高对本病的认识和诊断水平有重要的临床意义。HNL 主要表现为发热、淋巴结肿痛、脾大等，淋巴结以颈部受累最多见，亦可多部位同时或先后受累，广泛分布于腋下、耳前、耳后、颌下，可伴有乏力、盗汗、体重减轻、关节痛等症状。实验室检查缺乏特异性，诊断主要依靠淋巴结活检。

四、影像学表现与病理基础

HRL 组织结构变化多样，有学者根据组织学特点分为 3 个类型：①增生型：病变区主要由增生组织细胞、浆样 T 细胞、免疫母细胞、小淋巴细胞和核碎片组成，无明显坏死；②坏死型：在上述改变的基础上有明显的凝固性坏死，坏死区有较多核碎片和组织细胞吞噬核碎片；③黄色瘤样型：病变区泡沫样组织细胞占优势。也有人认为，不同的组织类型可能为病变发展的不同阶段或病因及宿主的不同反应。

1. CT 表现　本病极为少见，国内影像学尚未见报道，国外报道不多。在 CT 扫描中发现，所有患者均累及颈Ⅴ区的淋巴结，其他依次累及Ⅳ区、Ⅱ区、Ⅲ区和Ⅰ区，锁骨上窝淋巴结、腮腺区淋巴结、耳后淋巴结也有受累，大部分双侧受累的患者两侧不对称性增大，但也可为单侧受累，咽后淋巴结均未见受累。所有受累的淋巴结表现为簇状分布、轻中度肿大，呈圆形或卵圆形，受累的颈部淋巴结最大径0.5～3.5cm，平均1.62cm，可有淋巴结旁浸润，淋巴结旁浸润的表现各异，从局限性脂肪浸润到整个颈部间隙的脂肪间隙密度增高，可见淋巴结坏死，密度欠均匀。增强扫描，在一组病例中，83.3%淋巴结表现为结节状均匀强化，病变淋巴结有不强化的坏死，坏死区域非常微小、局限，淋巴结内部坏死，边缘呈环形强化，病理上可能为坏死型改变，无坏死者可能为增生型或黄色瘤样型。

2. MRI表现　双侧颈外侧深部淋巴结呈串珠状肿大，肿大淋巴结大小不一，形态各异，可为圆形或梭形肿大，呈簇状分布。T1WI呈等信号，T2WI呈稍高信号，信号均匀，边缘清楚，并延伸至锁骨上窝淋巴结，肿大的淋巴结向周围浸润，但淋巴结未见融合，受累脂肪组织间隙变窄或消失，颈动脉鞘因其淋巴结肿大程度而增宽。腮腺可见淋巴结肿大，但咽部未见淋巴结肿大（图1-11-1～1-11-4）。

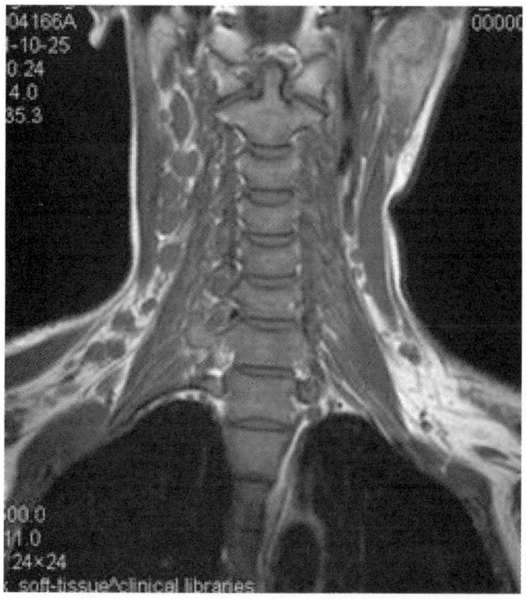

图1-11-1　女，21岁，发热及颈部淋巴结肿大1个月。T1WI冠状显示双侧颈部淋巴结呈串珠状肿大，大小不一，圆形或椭圆形，呈均匀等信号，淋巴结周围可见脂肪组织包绕

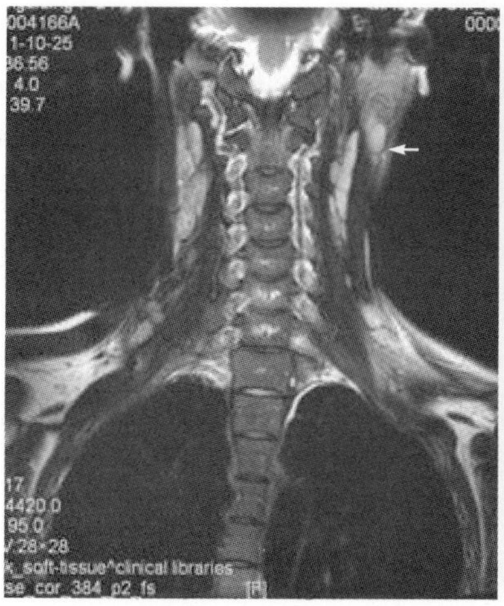

图1-11-2

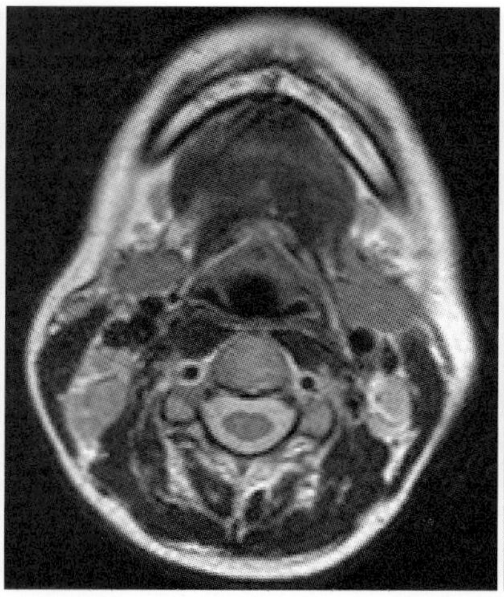

图1-11-3

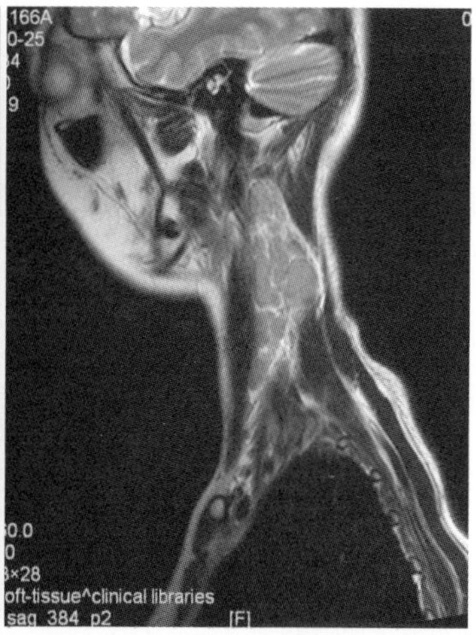

图1-11-4

图1-11-2～1-11-4　与图1-11-1同一病例。T2WI显示增大的淋巴结呈中等信号，大小不一，边缘清楚，冠状位左侧腮腺下极可见一小淋巴结肿大（箭头），增大淋巴结从上颈部至锁骨上窝，咽喉部未见淋巴结肿大

五、诊断

组织细胞坏死性淋巴结炎是一种罕见的原因不明的颈部淋巴结肿大，由于影像学报道不多，所以对本病影像学特征性表现尚缺乏较多的信息，无论是CT或MRI尚缺乏系统性。影像确诊较困难，必须结合临床特点，如发生于年轻女性，儿童病例少见，临床表现为发热，CT或MRI显示颈部区域呈簇状分布的淋巴结，轻~中度肿大，坏死程度较轻，有向淋巴结旁浸润，MRI信号均匀，病变大多发生在Ⅱ~Ⅴ区淋巴结，咽部淋巴结不受累，CT复查可自限。认识本病的各种CT及MRI表现以及随访CT的表现，可更好诊断此类疾病，但诊断该病最终主要依赖早期淋巴结活检。

六、鉴别诊断

1. 颈淋巴结结核　根据临床及影像表现，颈部淋巴结结核具有以下特点：①以青年人多见，临床表现不典型；②颈部多发淋巴结增大，部分病灶可见钙化；③增强扫描可见均匀强化、不均匀强化和厚、薄壁环形强化及分隔强化等多种强化形式，且同一患者病灶可多种强化形式共存。强化形式尤以周边不规则厚壁环形强化、中心无强化或中心呈分隔状强化最具特征性。CT、MRI平扫及增强扫描可以明确颈部淋巴结结核的部位、大小、数目、形态特征、病变周围情况，并间接反映病理改变，可为诊断提供依据。

2. 颈部淋巴瘤　颈部淋巴瘤CT平扫，病灶多位于上颈部，可单发或多发，实质密度均匀或不均匀，边界欠清；增强扫描，病灶不强化或轻度边缘性强化，病灶可囊变，囊变区边缘光整，密度近似液性低密度。头颈部淋巴瘤易侵犯咽淋巴环，扁桃体最易受侵，其次为鼻咽部、舌根部、软腭及口咽侧壁。发生于腭扁桃体和舌根的淋巴瘤，在CT和MRI图像上表现为边界清楚的类圆形软组织结节，向外呈圆形膨胀性生长，呈等密度或等信号，无钙化，少见囊变或坏死，轻中度强化。一般无咽旁间隙及相邻结构受侵。鼻咽和侧咽壁淋巴瘤表现为弥漫生长的不规则软组织肿块，与头长肌间隙较清，不侵犯颅底和相邻骨质，部分病变出现相邻骨质吸收。在CT或MRI上表现为弥漫的等密度或均匀信号肿块，增强扫描呈均匀强化。鼻咽部淋巴瘤可侵犯鼻腔、鼻窦。

（邓星河）

第十二节　颈部淋巴结结核

一、概述

结核病是常见的传染病，随着结核杆菌耐药性和人口流动性的增加，结核病的发病率出现逐年增高的趋势。颈部淋巴结结核是肺外结核病常见的发病部位，其影像学表现与多种淋巴结病变相似，容易造成误诊、误治。颈部淋巴结结核80%见于儿童及青少年，老年患者发病率较低，女性发病率高于男性。

颈部淋巴结结核与肺结核关系密切，感染途径多由结核杆菌经上呼吸道或随食物在扁桃体或龋齿等处形成原发灶并通过其黏膜下的淋巴网感染浅层及深层淋巴结，或由肺部原发性结核灶经淋巴或血行播散所致，也可由纵隔淋巴结结核经淋巴管上行感染。龋齿、扁桃体肥大、鼻腔慢性炎症可成为诱因。可单侧或双侧发病，单侧多见，发病位置最多发于颈内静脉链周围淋巴结，其次为颈后三角淋巴结、锁骨上窝区、下颌角区，最少见于颈前间隙。

二、临床表现

颈部淋巴结结核是发生于外周淋巴系统的慢性结核杆菌感染性疾病，病程发展缓慢，患者多以颈部肿块就诊，依好发部位依次为颈部、颌下、腋下、腹股沟。初期，肿大的淋巴结较硬，无痛，可推动；随着病情的继续发展，会发生淋巴结周围炎，使淋巴结与皮肤和周围组织发生粘连，各个淋巴结也可以相互粘连，融合呈团，形成不易推动的结节性肿块；晚期，淋巴结发生干酪样坏死、液化，形成寒性脓肿。脓肿破溃后，流出豆渣样或稀米汤样脓液，椎后形成一经久不愈的窦道或慢性溃疡，溃疡边缘皮肤暗红，肉芽组织苍白、水肿。同一患者各淋巴结可同时出现上述不同阶段病变。患者抗病能力增强和经过恰当治疗后，淋巴结结核病变可停止发展而钙化，重者感染颈内静脉、颈总静脉可引起严重性大出血。其他临床表现还有结核的中毒症状，潮热、盗汗、消瘦；压迫症状：吞咽、呼吸困难，声嘶，放射性疼痛等，是由于病变侵犯临近喉部、气管、食管等的神经血管周围组织所导致；部分伴有其他部位结核表现，如肺部、咽部和喉部结核等；部分伴有感染导致包块短时间长大伴疼痛，而非寒性脓肿所致。颈部淋巴结结核临床表现无特征性，甚至很多除颈部包块外，无其他任何症状，在临床诊断中除依据临床表现、病理学特点外，影像学检查显得尤其重要。

三、影像学表现与病理基础

颈部淋巴结结核病理改变特点，依据病变发展过程可分为四期：第一期为结核性肉芽肿，淋巴结未发生干酪样坏死，病理改变为病灶实质由淋巴细胞、上皮细胞及肉芽组织形成；第二期淋巴结发生坏死，形成干酪样坏死物质，淋巴结包膜尚完整，病理改变为淋巴结中心无结构的干酪坏死，边缘由淋巴细胞、上皮细胞、纤维组织及肉芽组织形成；第三期为淋巴结周围炎，淋巴结周围渗出、活动受限，与周围组织粘连，病理改变为炎性反应或结核浸润；第四期为淋巴结内干酪样坏死物质液化，包膜破坏，形成结核脓肿，部分脓肿可破溃形成窦道。

1. 超声表现　颈部淋巴结结核具有较典型的声像特征，其表现与病理改变不同阶段密切相关。疾病早期，病变淋巴结以炎性渗出为主，充血、水肿，体积增大，包膜完整，内部结构无明显破坏，回声减低，光点分布均匀，呈相对均匀的低回声。随着病变的发展，淋巴结组织增生形成大量结核结节，此时光点增粗，回声增强、不均匀，当淋巴结发生坏死液化形成脓肿时，低回声内可出现单个或数个无回声区，内常见散在弱回声光点。病程发展到干酪样坏死时，常两种以上病理改变同时存在，声像图表现也复杂多样，可见低回声、干酪样坏死的无回声区、纤维化的高回声粗光点以及钙化所致的强回声光点或光斑样强回声并存。干酪样坏死物可穿破淋巴结至周围软组织内形成脓肿或窦道。

2. CT 表现　CT 检查颈部淋巴结结核的主要目的在于明确有无肿大淋巴结，肿大淋巴结的数量、位置、有无融合，与周围解剖结构的关系，是否侵犯临近组织，尤其大血管和主要神经。有无淋巴结病变，以往报道的诊断标准多是第Ⅰ、Ⅱ区淋巴结的最大和最小横径都不超过 1.5cm 和 1.0cm，其他区淋巴结最大和最小径都不超过 1.0cm，此外淋巴结的密度是否均匀也是判断淋巴结病变的可靠指标。CT 表现也与淋巴结病理改变密切相关，病理改变第一期的淋巴结结核为淋巴结均匀强化，边缘光整，周围脂肪间隙清晰（图 1-12-1）；第二期病理改变的 CT 表现为淋巴结密度不均匀，中心为低密度区，为干酪样坏死物，增强扫描薄壁环形强化，中心为干酪样物无强化区，壁薄、均匀，为结核肉芽肿（图 1-12-2）；第三期表现为淋巴结不规则厚壁环形强化，厚壁为结核性肉芽肿，中心为干酪样坏死无强化区，淋巴结周围炎性渗出，边界模糊不清，周围软组织肿胀，与周围软组织粘连分界不清；第四期淋巴结呈不规则厚壁环形强化，环不完整，坏死物破溃至淋巴结外，周围脂肪间隙消失，多个淋巴结相互粘连、融合，形成结核性脓肿，部分脓肿可破溃形成窦道。另外，斑片状高密度钙化灶在淋巴结结核较多见。

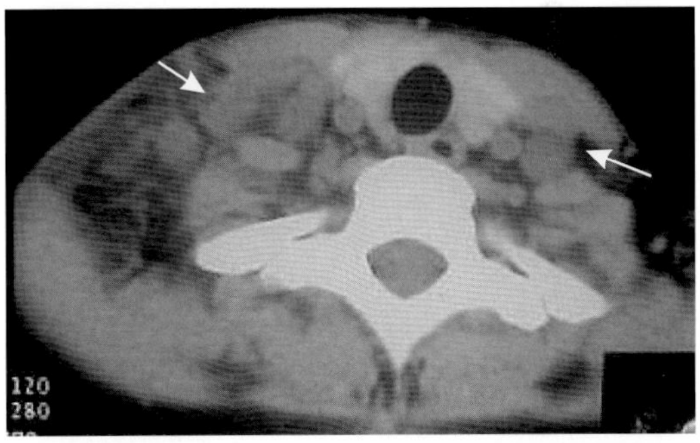

图 1-12-1　CT 平扫，双侧颈动脉鞘旁、锁骨上窝多发结节影，边界清，周围脂肪间隙存在，结节密度均匀，CT 值约 45HU（箭头）

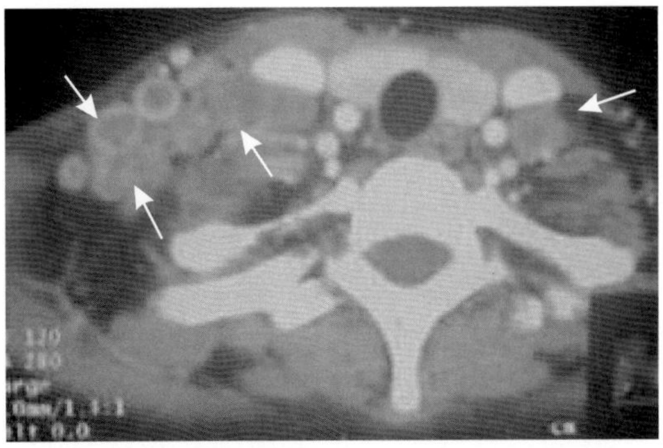

图 1-12-2　增强扫描，肿大淋巴结呈薄壁环形强化，部分融合边界不清，呈串状改变（箭头）

3. MRI 表现　MR 软组织分辨率高于 CT，发现病变较 CT 敏感，且具有多序列、多方位成像特点，各种病变的信号变化可更接近病理组织学特点，对软组织病变有良好诊断价值。MR 表现与 CT 相同，依据淋巴结结核病理不同分四期，早期表现为淋巴结炎，信号均匀，未见干酪坏死及囊壁形成，增强扫描均匀强化（图 1-12-3～1-12-7）。干酪样坏死 T2WI 信号等或稍高，肉芽肿囊壁 T2WI 呈等信号，可呈薄壁环形强化或不均匀厚壁强化，如结外炎性渗出边界不清，相互融合呈串珠状（图 1-12-8～1-12-12），壁破溃则形成窦道、脓肿，周围软组织炎性水肿。

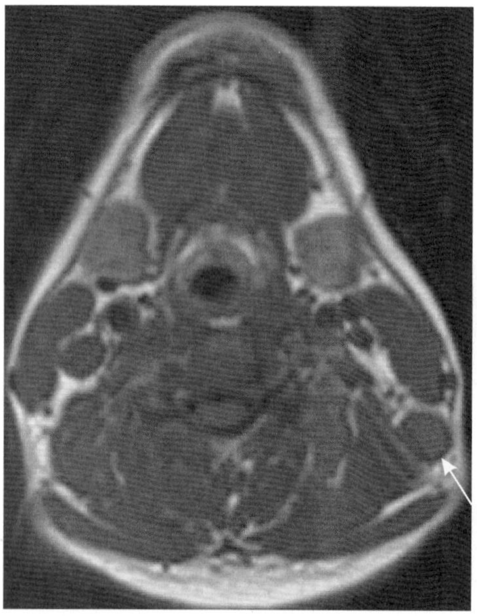

图 1-12-3　T1WI 显示左胸锁乳突肌深面、锁骨上窝见数枚肿大淋巴结，边界清，无融合，呈均匀稍长 T1 信号（图 1-12-3～1-12-7 为同一病例）

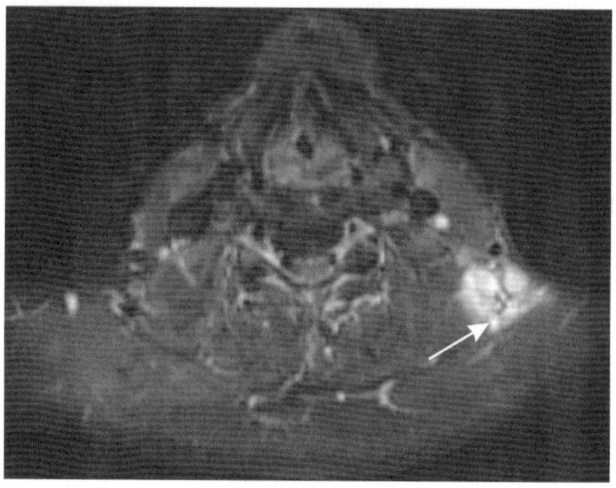

图 1-12-4　为横轴位 T2WI 压脂、左胸锁乳突肌深面、锁骨上窝见数枚肿大淋巴结，边界清，无融合，呈均匀长 T2 信号，周围可见小片状高信号水肿

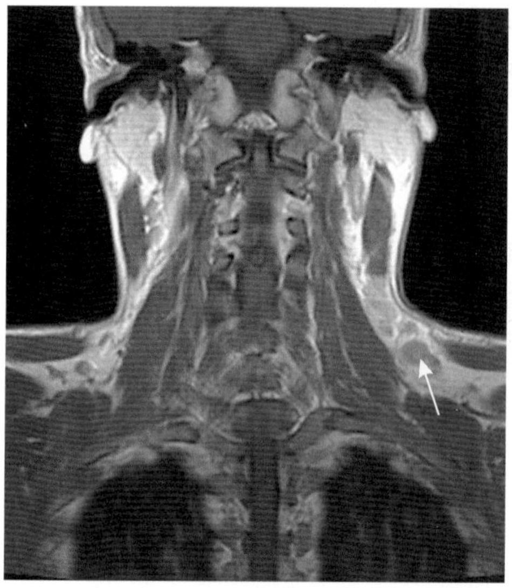

图 1-12-5　冠位 T2WI 左胸锁乳突肌深面、锁骨上窝见数枚肿大淋巴结，边界清，无融合，呈均匀稍长 T2 信号（箭头）

四、诊断

根据临床及影像学表现，颈部淋巴结结核具有一定特征性，以儿童或青少年多见，临床表现不典型，颈部多发淋巴结增大，部分病灶可见高密度钙化灶，增强扫描可见均匀强化、不均匀强化、厚壁、薄壁环形强化及分隔强化等多种强化形式，且同一患者病灶可多种强化形式共存，淋巴结肿大可呈串珠状，结外可有炎性渗出、脓肿形成。

五、鉴别诊断

1. 淋巴瘤　淋巴瘤可以累及腺样体，舌、咽扁桃体与淋巴结，但累及淋巴结时，病变淋巴结体积多较大，且受累的范围较广，常表现为簇状非坏死性淋巴结，但在治疗后可出现坏死，结合临床病史及体征一般不难进行鉴别。

2. 转移瘤　患者常有原发肿瘤病史，头颈部肿瘤多见，肿大的淋巴结质硬、生长迅速、活动度差，钙化少见，转移瘤呈均匀软组织密度时，较易与淋巴结结核鉴别。当发生液化坏死时，淋巴结转移瘤病灶内低密度 CT 值较低，平扫清晰显示坏死区与未坏死区；而淋巴结结核为干酪样坏死，CT值一般较高，平扫时坏死区与未坏死区分界不清，增强扫描显示分界清晰，淋巴结结核可融合成团，与肌肉粘连，周围脂肪间隙模糊消失，局部皮肤增厚，甚至破溃形成窦道，而淋巴结转移少见。

3. 淋巴结炎　局部有红、肿、热、痛，可伴发热、乏力等症状，肿大淋巴结常单发，无坏死时平扫及增强扫描密度均匀，坏死形成呈环形均匀强化、壁厚，且无明显壁结节和钙化；而淋巴结结核常多发，可出现分隔状强化及钙化。

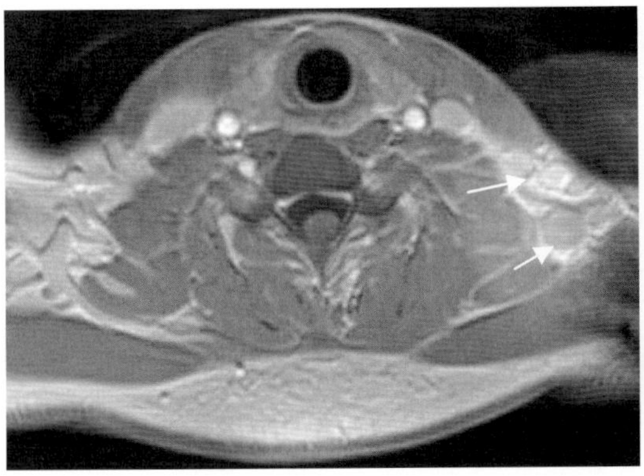

图1-12-6

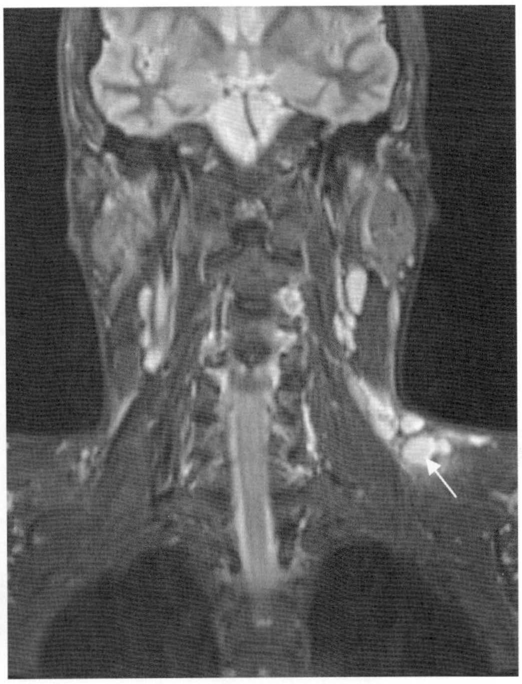

图1-12-7

图 1-12-6，7　T1WI 增强扫描显示左胸锁乳突肌深面、锁骨上窝见数枚肿大淋巴结，边界清，无融合，呈均匀强化（箭头）

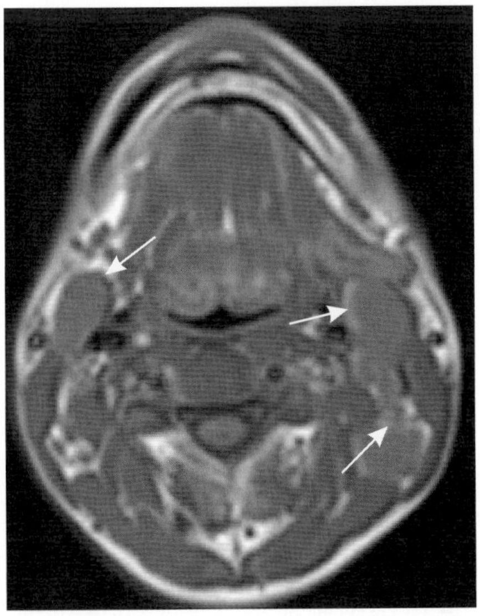

图 1-12-8　T1WI 双侧胸锁乳突肌深面、颈动脉鞘旁见串珠状肿大淋巴结，边界不清、相互融合，呈稍长 T1 信号，左侧明显

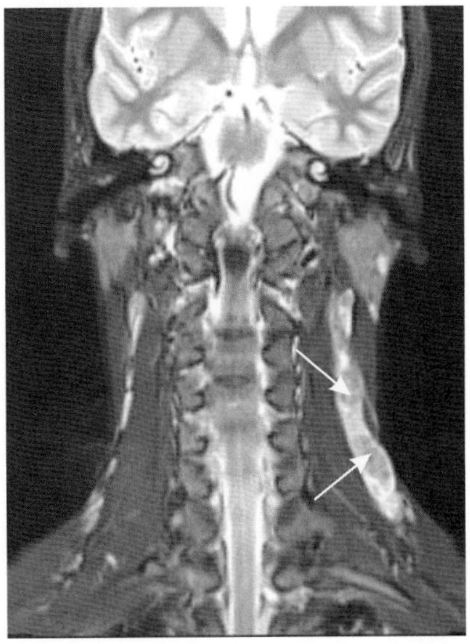

图 1-12-9　冠位 T2WI，以左侧为主的双侧胸锁乳突肌深面、颈动脉鞘旁见串珠状肿大淋巴结，边界不清、相互融合，呈稍长 T2，周围可见脂肪组织包绕

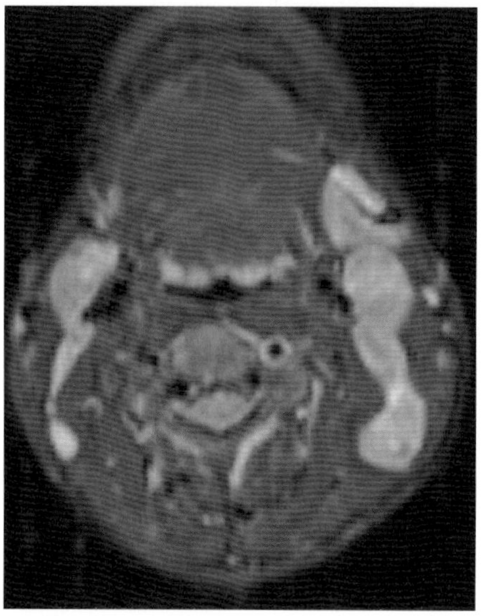

图 1-12-10　横轴位压脂 T2WI，双侧胸锁乳突肌深面、颈动脉鞘旁见串珠状肿大淋巴结，边界不清、相互融合，呈稍高信号

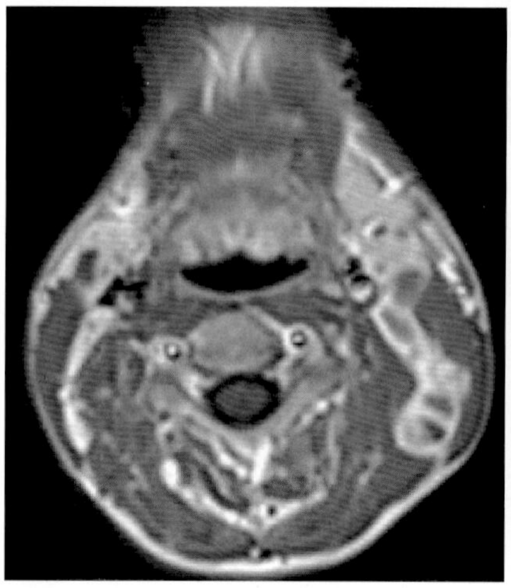

图1-12-11

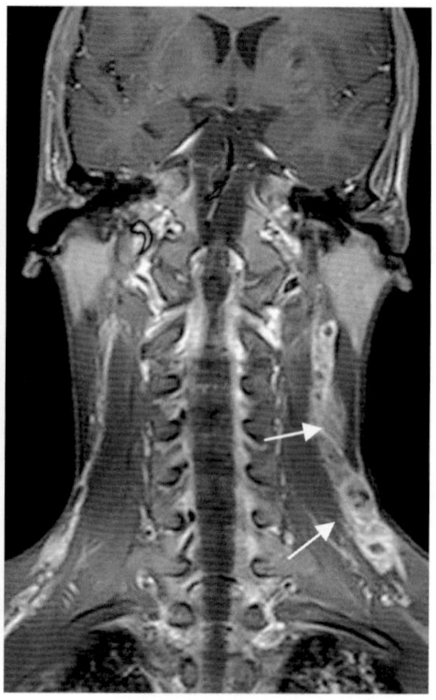

图1-12-12

图 1-12-11，12　T1WI 增强显示双侧胸锁乳突肌深面、颈动脉鞘旁见串珠状肿大淋巴结，边界不清、相互融合，增强扫描呈薄壁环形强化（箭头）

（陈　忠）

第十三节　颈部反应性淋巴结增生

一、概述

淋巴结是机体重要的免疫器官，受到多种因素包括各类病原微生物感染、化学药物、外来的毒物、异物、机体自身的代谢产物等刺激时，均可以引起淋巴结细胞成分（主要是淋巴细胞、组织细胞及树突状细胞和指突状树突细胞）的增生，导致淋巴结肿大。非淋巴结部位的淋巴组织增生也可致局部肿物形成。颌面部淋巴结反应性增生

或淋巴组织增生性疾病的发病率近年来呈上升的趋势，病因尚不十分明确，而淋巴结肿大、淋巴组织增生的临床诊断非常困难，慢性扁桃体炎可继发颈部反应性淋巴结增生。

淋巴系统广泛存在于全身各部位组织器官中，担负组织液回流、免疫调节等重要功能。许多肿瘤（如头颈部鳞状细胞癌等）主要通过淋巴系统转移，表现为淋巴结肿大。发生在淋巴系统的肿瘤如淋巴瘤大多数也首先表现为淋巴结肿大。虽然各种诊断治疗技术的应用，但淋巴结疾病在临床以及病理诊断中仍是一个难点。淋巴结反应性增生疾病在临床上并不少见，但由于发病原因不明确，是临床上误诊率极高的疾病之一，需要术后病理检查才能得出正确的诊断。目前国内有关淋巴结反应性增生的影像学报道甚少。

二、临床表现

淋巴结反应性增生是指多种疾病所致的机体免疫反应，分为局部性和全身性。在原发疾病明确的情况下诊断较为容易，作者收集一例双侧慢性扁桃体炎继发双侧颌面、颈部淋巴结反应性增生，后作颌面部淋巴结切除，病理诊断为淋巴结反应性增生。但在原发疾病不明时，诊断困难。临床由于肿大的淋巴结发生在颌下腺外侧皮下组织，局部可见肿胀隆起，发现局部淋巴结肿大。淋巴结反应性增生患者在性别及年龄上无特异性，部分患者在淋巴结肿大的前期或早期有反复低热史，淋巴结缓慢增大，并且有时大时小的现象。全身其他脏器检查无明显异常，血常规检查中白细胞计数基本正常。

三、影像学表现与病理基础

组织学检查：大体标本切面显示鱼肉样，灰红白色，质软；镜下表现为淋巴滤泡明显增生，数量增多，生发中心明显扩大、增生，淋巴窦内的网状细胞和内皮细胞增生（图 1-13-1，2）。免疫组化：CD3、CD5、CD10、CD20、CD21、PAX5、Ki67、bcl6 呈功能性表达。

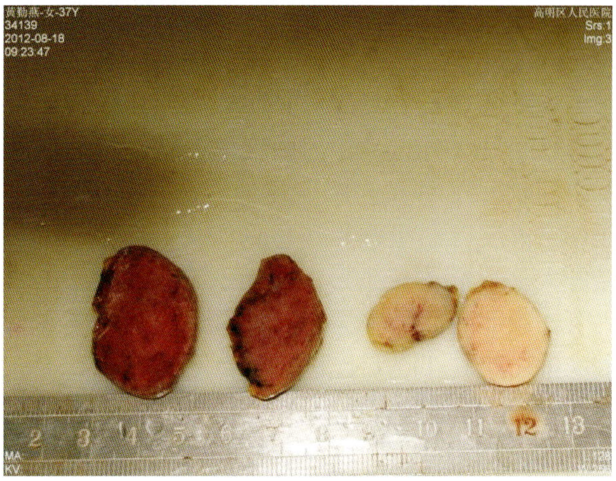

图 1-13-1　颌下淋巴结肿大大体切面鱼肉样，质呈灰红色

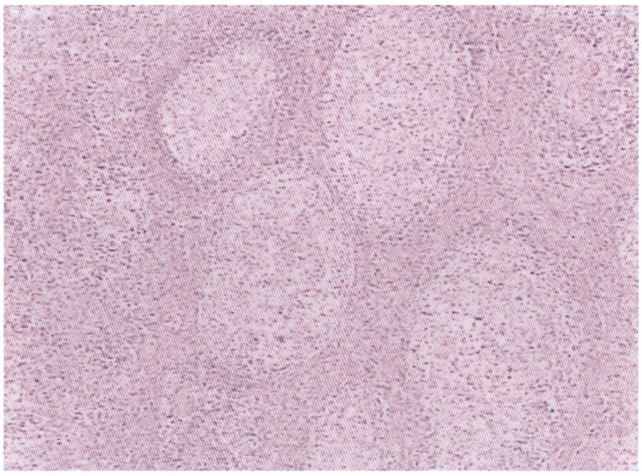

图 1-13-2　镜下见淋巴结内淋巴滤泡弥漫性增生，生发中心扩大（HE×40）

1. CT 表现　关于淋巴结增大的指标，CT 表现具有相对特征性：①淋巴结大小：目前 CT、MRI 仍以淋巴结短径作为诊断指标，测量淋巴结最大横截面的短径，以淋巴结短径≥1cm 定义淋巴结肿大。但淋巴结大小与病程、淋巴结增大缓慢有一定关系，且由于多发性淋巴结肿大，各淋巴结增大并不同步；②受侵部位及数目：受侵淋巴结数目最多的部位是颈外侧区，认为可能与颈淋巴结表浅，易于发现，以及其淋巴结引流区炎性病变易引起免疫反应性疾病较多有关；肿大的淋巴结可为单个或多个；③密度及增强特征：平扫时淋巴结密度均匀，等于或略低于邻近肌肉，增强后均匀强化、其中明显强化，密度高于肌肉者占 92%，CT 值平均增加 59.1HU，其中 60HU 以上者占 61.5%。如淋巴结中心出现局部坏死可表现环形强化，但较少见；④淋巴结强化形式及程度与病理关系：正常淋巴结强化不仅与血管数量有关，而且血流、对比剂的剂量、注射方法以及组织廓清对比剂的方式都是影响其影像学表现重要因素。反应性增生的淋巴结强化程度多为明显强化，病理显示淋巴结淋巴滤泡增大，髓索、髓窦内小血管明显增多，是部分淋巴结明显强化的病理基础。出现环状强化可能与淋巴结中心局部坏死有关。

2. MRI 表现　发生在颈深部淋巴结增生，与位置和大小有关。另外，临床表现不明显，而不被患者及临床检查发现。MRI 检查除显示在颌面部淋巴结肿大外，颈深部肿大淋巴结亦可清楚显示，同时可发现双侧腭扁桃体对称性梭形增大。颌部增大淋巴结呈圆形、弯豆形状；颈深部淋巴结肿大呈圆形及长条形，大小不等，似扩张的淋巴管，颌部淋巴结肿大、双侧腭扁桃体及颈深部肿大淋巴结在 T1WI 上呈等信号（图 1-13-3，4），T2WI 呈稍高信号，信号强度要比周围肌肉略高（图 1-13-5，6），STIR 呈明显高信号（图 1-13-7～1-13-9），增强扫描呈明显强化（图 1-13-10～1-13-12），未发现坏死及钙化，淋巴结未见包膜强化，肿大淋巴结未见融合及向周围浸润表现。但患者可见双侧扁桃体增大，信号与增大的淋巴结同步，所以，双侧颈部淋巴结增大，可能是与慢性扁桃体炎所致的淋巴结反应性增生有关。

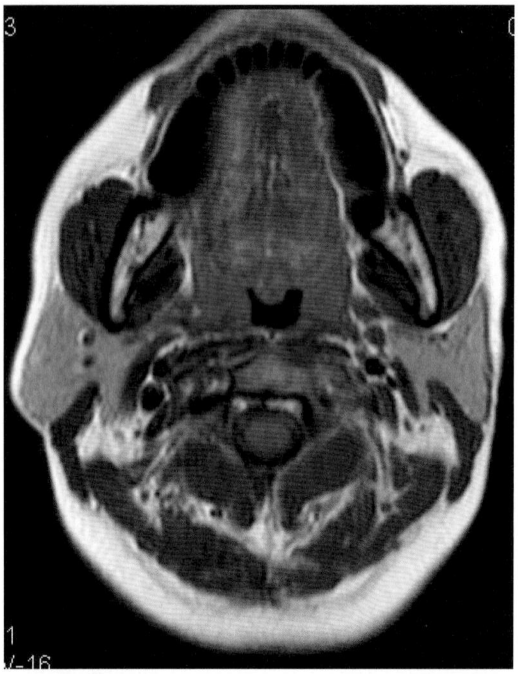

图 1-13-3　T1WI 显示双侧扁桃体对称性增大，并向咽腔突出，呈等信号

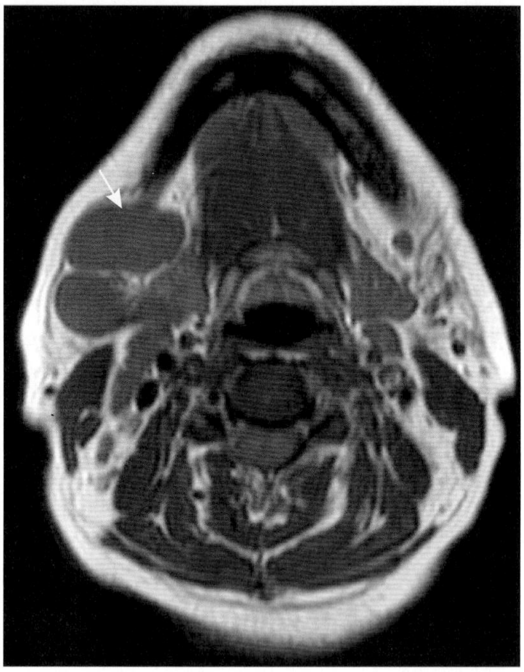

图 1-13-4　T1WI 右侧颌下皮下软组织内可见 2 个圆形及长圆形淋巴结肿大，边缘清楚，信号均匀并呈等信号（箭头）

四、诊断

目前国内有关淋巴结反应性增生的影像学表现报道甚少，定性诊断主要还是依赖病理诊断，在原发疾病明确的情况下诊断较为容易，但在原发疾病不明时，诊断困难。反应性增生的淋巴结在 CT、MRI 密度（信号）均匀，边缘清楚，少发生坏死，肿大的淋巴结无钙化及融合趋势，增强扫描呈明显均匀强化，但无包膜强化及向周围浸润是本病的影像学特征性表现。

五、鉴别诊断

颌、颈部淋巴结肿大应与口咽部淋巴瘤、颈部淋巴结结核、淋巴结转移癌鉴别。

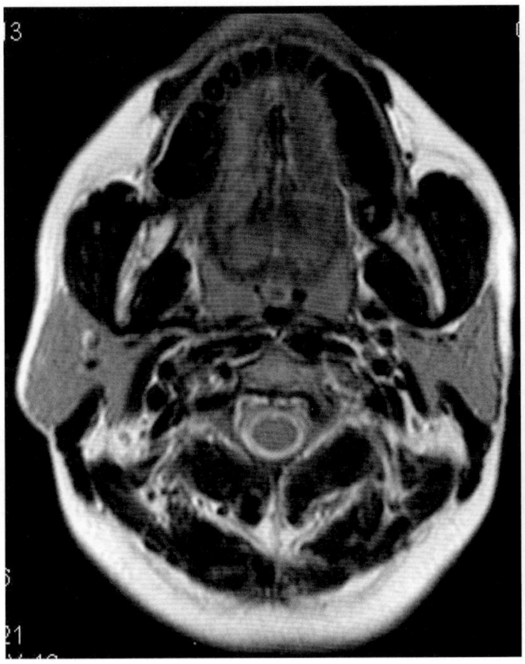

图1-13-5

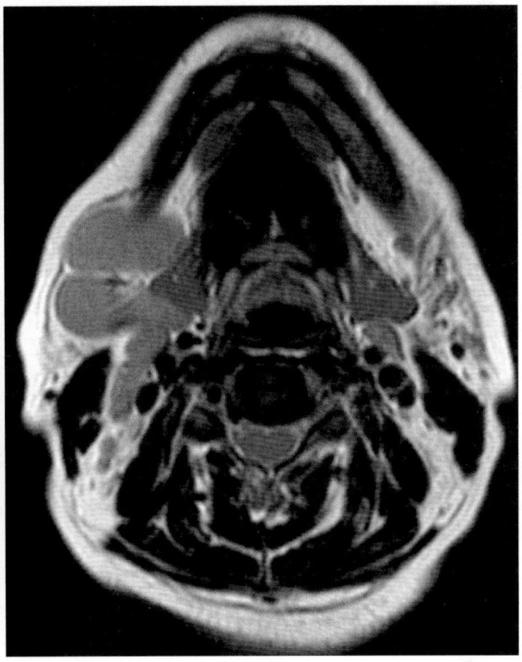

图1-13-6

图 1-13-5，6　T2WI 显示双侧增大的扁桃体及右侧颌下肿大淋巴结呈等信号

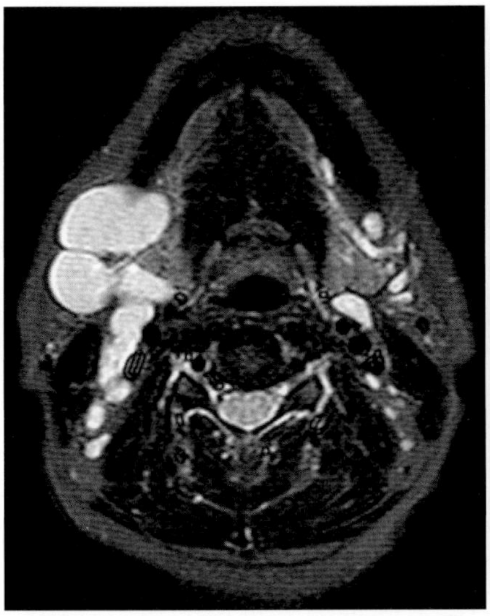

图1-13-7

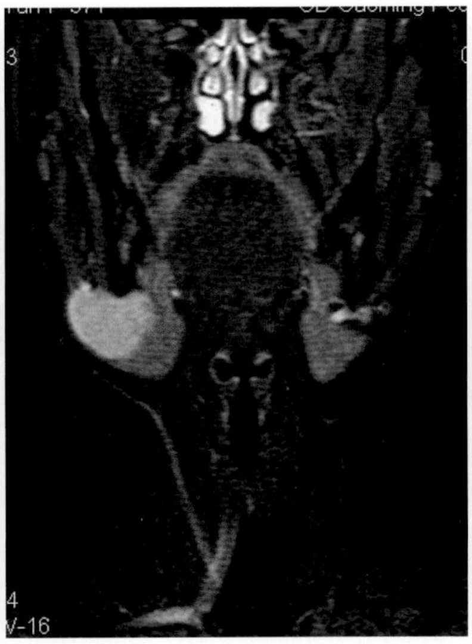

图1-13-8

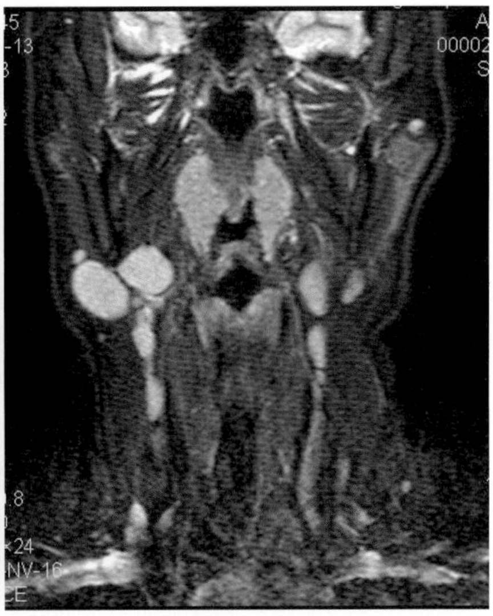

图1-13-9

图 1-13-7~1-13-9　STIR 肿大的淋巴结呈明显高信号，右颌下及双侧颈部增大的淋巴结大小形状不一，呈圆形、类圆形（图 1-13-7，8），边缘清楚，扁桃体对称性增大（图 1-13-9）

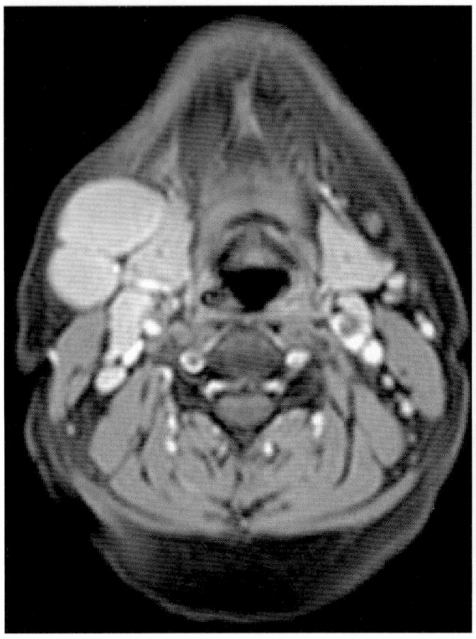

图1-13-10

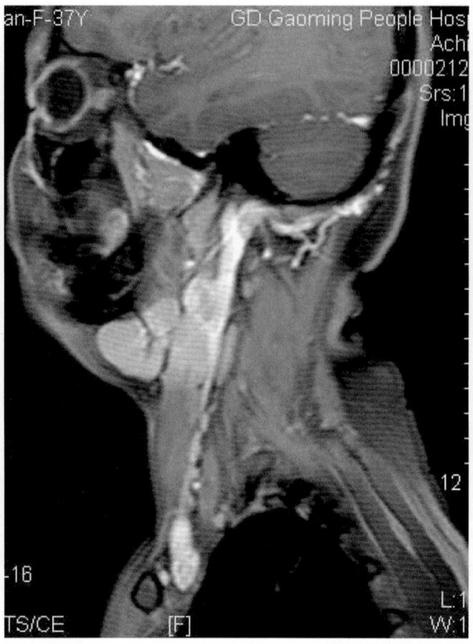

图1-13-11

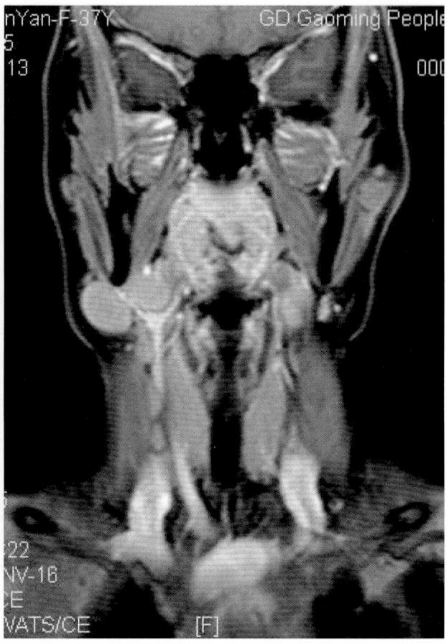

图1-13-12

图 1-13-10～1-13-12 增强扫描显示右颌、双侧颈部淋巴结及双侧扁桃体增大，呈明显强化

（漆 平 邓星河）

第十四节 Castleman 病

一、概述

Castleman 病（Castleman disease，CD）是一种少见的不明原因的慢性淋巴组织增生性疾病。又称巨大淋巴结增生症，淋巴错构瘤，血管滤泡淋巴组织增生症，淋巴组织瘤样增生等。1956 年由 Castleman 等首先报道并命名。临床上，按淋巴结的分布分为局灶型（local Castleman disease，LCD）和多中心型（multicentric Castleman disease，MCD）。病理学上，按组织学特征分为透明血管型（hyaline-vascular type，HV）、浆细胞型（plasman cell type，PC）和兼有二者特征的混合型。透明血管型占 80%～90%，临床多为局灶型，常无症状。浆细胞型占 10%～20%，临床多为多中心型，部分有全身症状。

本病病因与发病机制尚不明确。可能与病毒感染和自身免疫调节障碍有关。近年来，认为白介素-6（IL-6）过度产生是 CD 发病的关键。目前大量的临床证据表明，人类免疫缺陷病毒（HIV）的 CD 患者与人类疱疹病毒-8（human herpes virus 8，HHV-8）感染有关。目前西方国家 HIV 阳性的 MCD 患者中 HHV-8 检出率为 90%，HIV 阴性的 MCD 患者则为 50%。HHV-8 相关性 CD 患者有临床症状时外周血通常呈高病毒负荷，症状缓解或无症状期病毒负荷较低。但 CD 的发病原因是否与 HHV-8 病毒有直接关系，还有待研究。Katsume 等在转基因鼠模型中发现 IL-6 水平增高可引发一系列 CD 样症状，而 IL-6 失活则可阻止症状发展，提示 IL-6 可能是引发本病的重要细胞因子。HHV-8 与 IL-6 的关系，Menke 等发现，HHV-8 基因组序列中的 K2 片段编码的病毒 IL-6 与人 IL-6 有 24. 8% 的氨基酸同源性，能翻译出与人类同种的 IL-6。

二、临床表现

CD 多发于成人，也可影响儿童，局灶型以青年人多见，而多中心型多见于老年人。可发生于全身任何部位的淋巴组织，但以纵隔淋巴结最常见，约占 67%，其次为颈部，约占 14%，腹部和盆腔相对少见。局灶型患者大部分无明显临床症状，若肿块较大压迫邻近器官可引发相应临床症状。多中心型常伴全身症状，如皮疹、发热、乏力、消瘦和肝脾大等。

三、影像学表现与病理基础

病理学上肉眼观：淋巴结表面光滑，包膜完整，质中，切面淡粉色或浅褐色、光滑、均匀。镜检：淋巴结结构尚存，滤泡增生明显，小血管增生。透明血管型可见生发中心萎缩，见大量增生的滤泡树突细胞，小淋巴细胞围绕滤泡中心呈层状分布，排列似“同心圆”或“洋葱皮”样改变。滤泡间区增宽，滤泡间见大量毛细血管增生，伴玻璃样变或纤维化，并见散在多数淋巴细胞、浆细胞浸润。部分可见血管植入生发中心，形成典型的“棒棒糖”样结构。而浆细胞型生发中心萎缩及滤泡间区增宽不明显，无典型的“同心圆”样结构改变及血管植入现象。滤泡间区大量浆细胞浸润，可见毛细血管增生，但无明显玻璃样变。混合型介于两者之间。CD 的影像学表现与其分型及病理类型相关。

1. CT 表现　透明血管型，多表现为局灶型，CT 平扫表现为孤立的软组织肿块影，边界清楚，密度均匀，可伴有点状、分支状或簇状钙化，钙化发生率为 5.0%～20.8%。多数学者认为病变内的弧形、分支状或簇状钙化是 CD 的特点之一，且认为均见于透明血管型的局灶型。若肿块较大（>5cm），可出现中央囊变坏死。增强扫描明显均匀强化，动脉期强化明显，与动脉强化同步，且有持续强化特点（图 1-14-1）。多中心型病理上多表现为浆细胞型，CT 表现无特征性，主要表现为一组或多组淋巴结肿大，直径往往小于局灶型，密度均匀，无明显坏死，增强扫描呈轻至中度强化。

2. MRI 表现　SE 序列 T1WI 肿块呈等信号；T2WI 呈均匀性高信号，DWI 呈高信号，有时在肿块中央可见到低信号裂隙，Zhou 等研究中经病理证实为纤维组织，这被认为是该病的特征之一。肿块内或周围有扭曲扩张的流空血管影为典型表现。其强化方式与 CT 基本相同，局灶型透明细胞型强化明显，强化程度几乎与动脉同步，延迟持续中度强化（图 1-14-2）。局灶型浆细胞型由于血管成分较少，一般强化程度不如透明血管型，呈轻中度强化，缺乏特征性，术前难以明确诊断。MRI 的缺点是显示特征性的钙化不如 CT，但其多方位成像对病变定位及显示其毗邻关系较 CT 优越。多中心型 MRI 显示多组淋巴结肿大，直径小于局灶型，缺乏特征性。

四、诊断与鉴别诊断

CD 无特征性影像学表现，需与发病部位的一些常见病鉴别。①副神经节细胞瘤：与局灶型 CD 很难鉴别，前者常沿着主动脉生长，CD 则按淋巴结链分布；②转移瘤：一般年龄较大，肿大淋巴结密度可不均匀，内有坏死，增强不均匀且不及 CD 明显，有原发肿瘤史；③淋巴瘤，好发于青壮年，全身淋巴结可肿大，部分融合呈团，包埋血管，一般无钙化，增强不明显；④淋巴结结核：肿大淋巴结内有干酪坏死，呈低密度改变，伴钙化，没有 CD 分支钙化特点，增强呈环状强化，同时肺内常有结核灶；⑤发生于肺门区难以与肺癌鉴别。临床诊断需综合临床表现、实验室检查、影像学表现，确诊需穿刺或手术病理检查。

五、治疗

LCD 可通过手术切除病灶达到治愈，术后复发率较低，预后较好。MCD，如病变仅侵及少数几个部位，可选择手术切除，术后加用放疗或化疗；若病变广泛，无法手术切除，一般选择化疗，预后较差，少数病例可发生恶变转化。近几年，根据该病的可能发病机制，研究出一些新的靶向治疗药物，如抗人 IL-6 受体的人源化单克隆抗体、抑制 IL-6 自分泌的蛋白酶抑制剂硼替佐米、抗

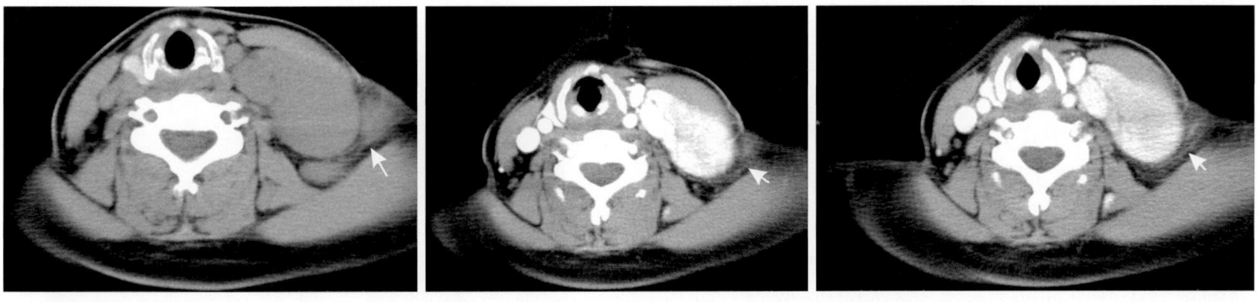

A　　B　　C

图 1-14-1　Castleman 病

A：左颈部肿块 CT 平扫，显示左颈部椭圆形软组织肿块，肿块密度均匀，边界清楚（箭头）；B、C：增强扫描动脉期明显强化，强化较均匀，与动脉强化同步，呈持续性强化（箭头）

CD20的单克隆抗体利妥昔单抗等。由于CD的病因及发病机制尚未明确，因此有效的治疗措施仍待研究。

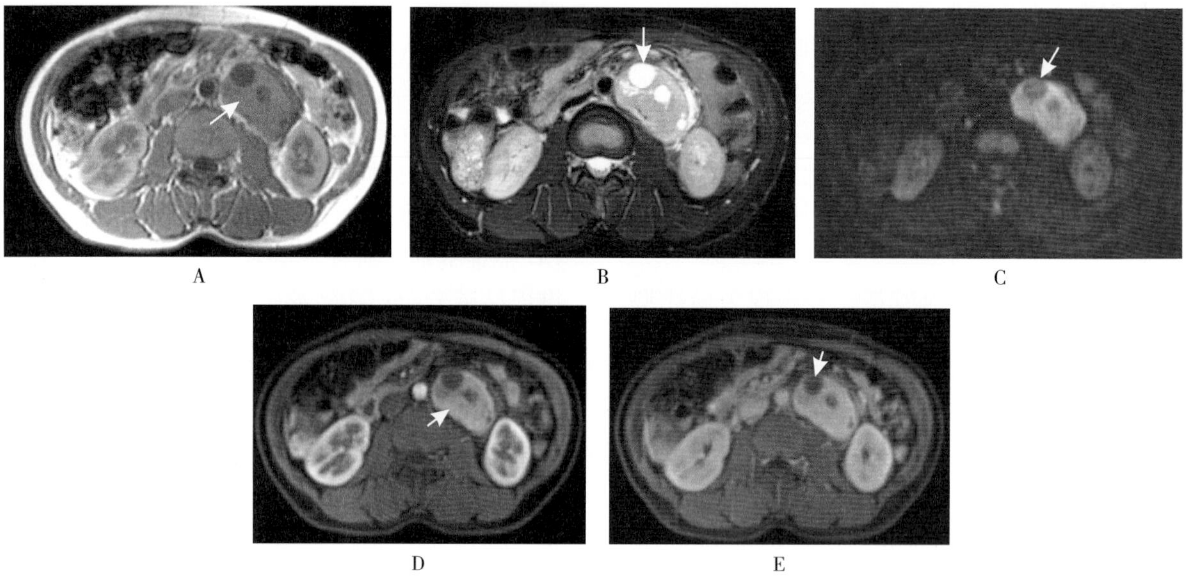

图1-14-2 Castleman病

A、B：左侧腹膜后腹主动脉旁肿物，边界清楚、光整，呈等T1、稍长T2信号，信号欠均匀，内可见多个大小不等长T1、长T2圆形液化坏死信号区（箭头）；C：DWI肿块呈高信号，坏死区仍呈低信号（箭头）；D、E：增强扫描肿物有较明显强化，呈持续强化，坏死区无强化（箭头）

（陈　忠）

第十五节　颈部幼年性黄色肉芽肿

一、概述

幼年性黄色肉芽肿，也称痣状黄色内皮瘤，发病机制尚不清楚，现认为它是一种反应性增生过程，而不是肿瘤，但组织细胞增生的刺激物不清。病理上由大量组织细胞、嗜酸性粒细胞、浆细胞、图顿巨细胞及少数泡沫细胞、成纤维细胞构成，可见少量纤维组织。

二、临床表现

幼年性黄色肉芽肿多见于皮肤，特征为黄色皮肤结节，能自然消退，约5%病例位于深部软组织（通常为肌肉）或实质性器官，多发生于幼年儿童，常见于躯干、四肢、头颈部，皮下或较深组织。

临床分为单纯皮肤型和全身型2种亚型。全身型则累及皮肤以外的1个或多个组织和器官。已报道累及的器官有肺、眼、心外膜、口腔、睾丸、肾、脑、外周神经、肝、脾、肾上腺、骨、眼眶、颌下腺、鼻腔、舌、支气管、上颌窦、肠、淋巴结。

大多数患儿随年龄增长可自愈，部分损害进行性增大压迫重要生命器官，可致残致死。

三、影像学表现与病理基础

1. CT表现　颈部等或稍低密度软组织密度肿块，形态不规则，密度不均匀，与周围组织分界不清楚；增强后呈不均匀强化，部分呈环形强化（图1-15-1）。

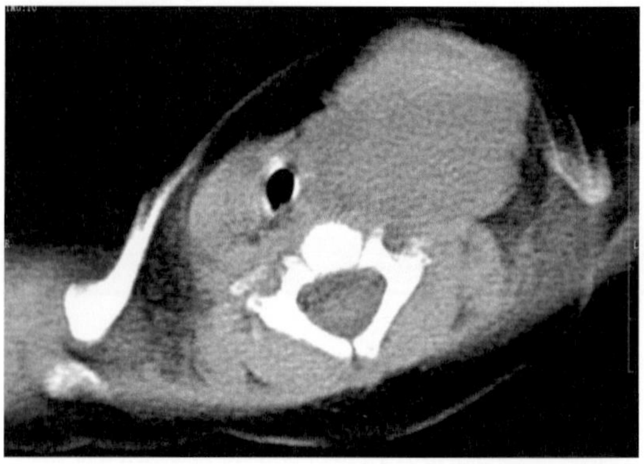

图1-15-1　CT平扫左颈外侧见一稍低密度肿块，肿块密度略欠均匀，边缘欠规则

2. MRI 表现　肿块呈混杂信号，T1WI 呈等信号，T2WI 及抑脂像呈低或稍高信号，以稍高信号为主，边界模糊，增强扫描肿块轻度不均匀强化，以肿块边缘强化明显，可见分隔（图 1-15-2～1-15-4）。另外，黄色肉芽肿可为混杂信号肿块影，边界稍模糊，内信号欠均匀，T1WI 呈低、等混杂信号，T2WI 及 STIR 序列呈等、高混杂信号。增强扫描呈不均匀性强化，条状分隔明显强化，肿块边缘欠清（图 1-15-5）。

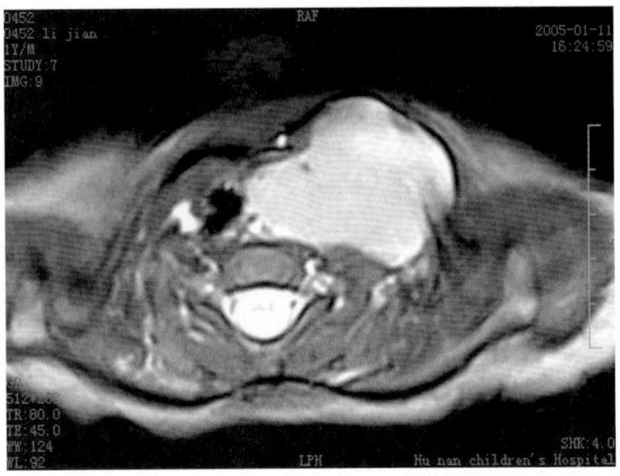

图 1-15-3　T2WI 轴位显示肿块形态不规则呈分叶状，但边缘尚光滑，肿块表现为长 T2 信号，与周围组织分界清楚

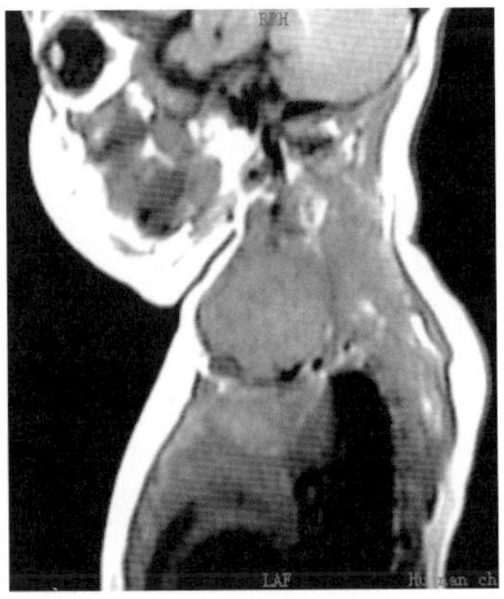

图 1-15-2　T1WI 矢状位显示左颈部肿块呈类圆形，边缘欠规则，呈等 T1 信号

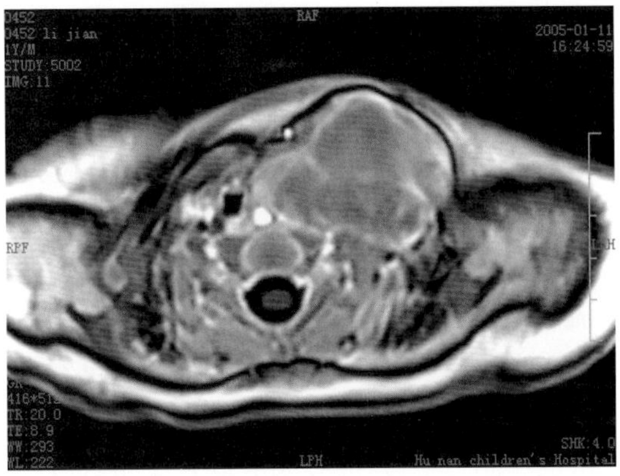

图 1-15-4　T1WI 轴位增强，增强扫描肿块呈不均匀性强化，以边缘明显，肿块内见条状强化影分隔，肿块与周围组织分界清楚，周围组织受压移位

四、诊断

幼年性黄色肉芽肿表现为颈部实性肿块，最后确诊往往依靠病理学检查。

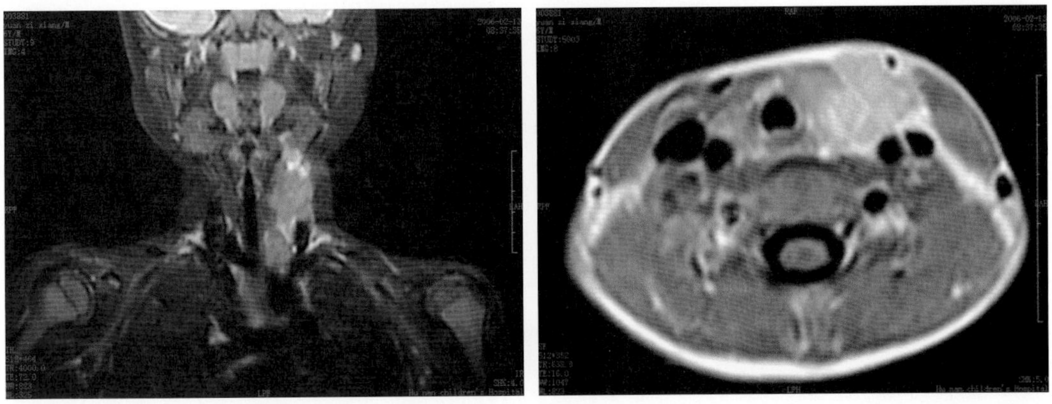

A　　　　　　　　B

图 1-15-5　颈部幼年性黄色肉芽肿，患者，男，5 个月，左颈部包块 2 个月，手术病理诊断为颈部幼年性黄色肉芽肿

A：冠状 T2WI 肿块呈等、高混杂信号，形态不规则，肿块融合成片块状；B：轴位增强扫描呈不均匀性强化，肿块内可见明显强化的条状分隔，肿块向周围浸润，边缘不清

五、鉴别诊断

1. 血管瘤　增强后明显强化，MRI 可显示内流空血管。

2. 淋巴瘤　常表现为颈部多发散在淋巴结增大、融合，增强后均匀强化。

3. 横纹肌肉瘤　常破坏周围骨质结构和侵犯邻近组织，引流区域淋巴结增大。

（徐和平）

第十六节　曼氏裂头蚴病

一、概述

曼氏裂头蚴病是曼氏迭宫绦虫（Spirometra mansoni）的幼虫——曼氏裂头蚴（plerocercoid）侵入人体引起的疾病。曼氏迭宫绦虫的中间宿主以蛙、蛇为主，人获感染的途径主要有民间用蛙或蛇的肉、皮局部贴敷伤口，裂头蚴从伤口侵入；生食或半生食蛙、蛇及转续宿主如猪等；饮用生水或游泳时误吞被感染的第一中间宿主剑水蚤。裂头蚴可侵入皮下组织形成皮下结节，也可侵犯腹腔内脏器、组织，还可穿过横膈侵犯胸腔，危害最大的是侵入眼部和中枢神经系统，可致残，甚至危及生命。

流行病学：曼氏裂头蚴病多见于东亚和东南亚各国，欧洲、美洲、非洲和大洋洲也有报道。根据检索结果，1949 年 10 月至 2010 年 7 月我国大陆地区共报道曼氏裂头蚴病 836 例，分布于 26 个省、市、自治区。报道病例数由多至少分别为广东省、吉林省、湖南省、福建省、海南省、四川省、上海市、广西壮族自治区、浙江省、湖北省、重庆市、河南省、江苏省、江西省、贵州省、安徽省、辽宁省、云南省、北京市、黑龙江省、河北省、青海省、山东省、新疆维吾尔自治区、甘肃省及宁夏回族自治区等。患者年龄为 0~80 岁，以 10~30 岁居多，男女比例约为 2∶1，各民族患者均有报道。

二、临床表现

裂头蚴寄生人体引起曼氏裂头蚴病，危害远较成虫大，其严重程度因裂头蚴移行和寄居部位不同而异。裂头蚴寄生于人体较常见的部位是眼部、四肢躯体皮下、口腔颌面部和内脏。在这些部位可形成嗜酸性肉芽肿，致使局部肿胀，甚至发生脓肿。囊包直径一般为 1~6cm，具囊腔，腔内蟠曲的裂头蚴可从 1 条至 10 余条不等。

国内报道的脑部裂头蚴病占裂头蚴病例数的 5%左右，占脑部寄生虫病的 15.4%，近年来脑部裂头蚴病例数有增多的趋势，可能与 CT 及 MRI 等检查方法的普及应用有关。中枢神经系统裂头蚴病临床表现酷似脑瘤，常有阵发性头痛，严重时

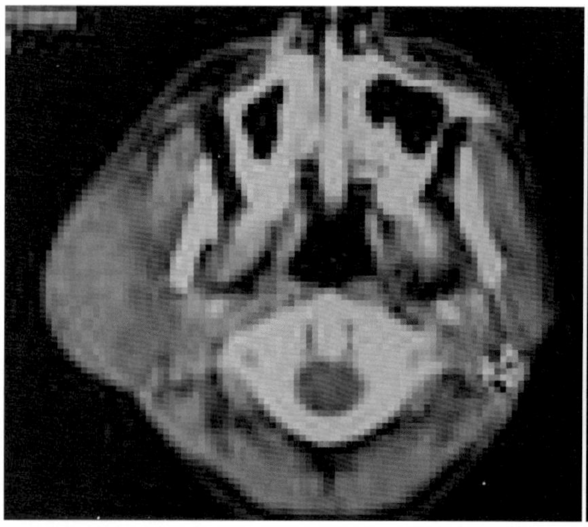

图1-16-1

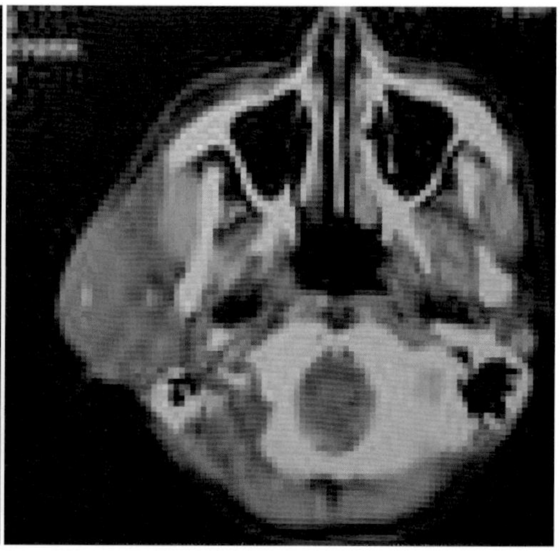

图1-16-2

图 1-16-1，2　CT 平扫显示右侧颌面部软组织肿块突起，呈不均匀中等密度，与皮肤分界不清，内侧表现边缘不规则，相邻脂肪间隙欠清（图 1-16-1~1-16-5 为同一病例）

昏迷或伴喷射状呕吐、视物模糊、间歇性口角抽搐、肢体麻木抽搐，甚至瘫痪，易与脑胶质细胞瘤、炎性肉芽肿、转移瘤及脑囊虫病相混淆。

口腔颌面部裂头蚴病占 16.39%。以颊部、口腔为多见，也发生于颌下、唇、舌、颜面或咀嚼肌等部位。患者常有在口腔黏膜或颊部皮下出现硬结或条索状肿物，直径 0.5~3.0cm，患处红肿、发痒或有虫爬感，并多有小白虫（裂头蚴）逸出史。局部肿块柔软。

三、影像学表现与病理基础

1. CT 表现　当裂头蚴在体内的寄居于皮下、眼部、口腔颌面部时，CT 提示可见双侧颌面部咬肌局部软组织肿胀，密度欠均匀，与周围组织分界尚清，由于局部软组织肿胀导致周围脂肪间隙模糊，软组织肿胀与局部皮肤分界不清。增强扫描局部软组织肿胀区强化不明显，但可显示呈多条纹状混杂密度影（图 1-16-1~1-16-4）。

寄居于会阴部皮下时，由于股部肌肉与皮下脂肪密度对比差异，局部软组织肿块在周围脂肪组织衬托下显示有明显分界，但密度欠均匀，边缘欠规则，平扫 CT 值约为 30Hu、增强扫描明显强化（CT 值约为 60HU，图 1-16-5，6）。

脑裂头蚴病根据 Chang 等报道，CT 检查如有以下三联征表现，则有助于脑裂头蚴病的诊断：①白质区不规则的低密度占位灶，伴有邻近脑室略微扩张，反映白质退行性变；②点状钙化灶；③病灶结节状或不规则增强，提示活动的感染肉芽肿。张永革等分析了 27 例脑裂头蚴患者的 CT

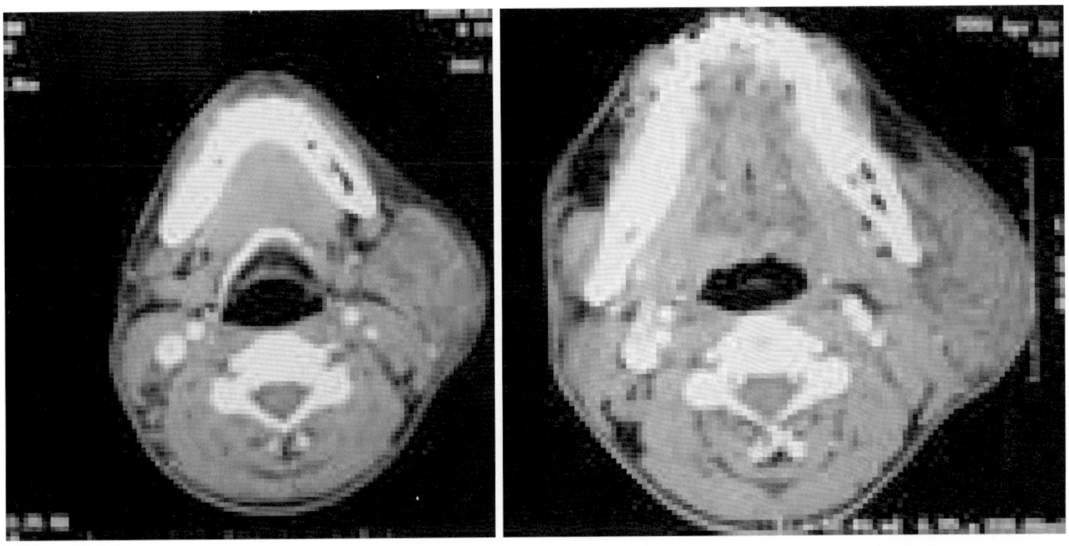

图1-16-3　　图1-16-4

图 1-16-3，4　CT 增强扫描 左侧颌面部显示软组织肿块强化不明显，但肿块内可见多条状迂曲密度影

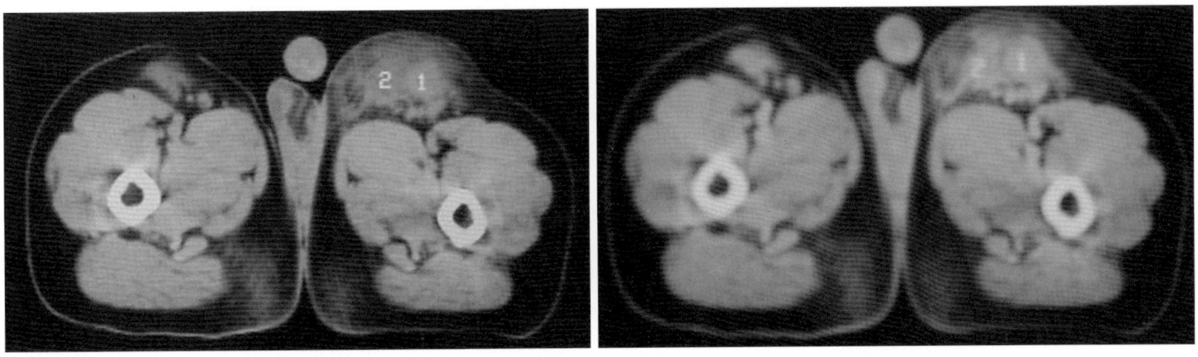

图1-16-5　　图1-16-6

图 1-16-5，6　左侧腹股沟皮下软组织肿块，密度不均，边缘欠规则，增强扫描明显强化

扫描结果，认为多数病灶表现为低密度影，高密度病灶者少见，部分病例可见细小钙化点，这与虫体死亡后变性有钙盐沉积及裂头蚴体内散在分布圆形、椭圆形石灰小体有关。病灶周围可见轻中度水肿，对诊断有一定帮助。

2. MRI 表现　颌面部的裂头蚴，表现为双侧颌面部受侵犯，可显示范围较大或局限性软组织包块，并导致一侧颌面部皮下软组织肿胀，甚至侵犯同侧腮腺及双侧咽喉部，可见咽喉部结节状增厚突起，T1WI 显示扭曲的条索样等、低信号影，其中局部可显示小条状高信号。T2WI 显示中等及不均匀小斑片状高信号，其病理改变尚不清楚，是否局部出血或肉芽组织脂肪性变有待进一步探讨。T2WI 显示不均匀小斑片状高信号为裂头蚴肉芽组织水肿反应性改变，在肿块区内可见多个小结节状软组织信号影（图 1-16-7，8）；STIR 显示不均匀小斑片状高信号，其内可见多条状扭曲的条索样及多个结节高信号影（图 1-16-9~1-16-11）；增强扫描病变区显示明显强化，但其内可见迂曲的条状低信号影，似疏松组织改变，冠状位显示与周围组织信号对比明显，双侧咽部并见对称性结节状高信号影突起，似裂头蚴侵犯所致，所见信号特点与颌面部改变大致相同（图 1-16-12~1-16-14）。

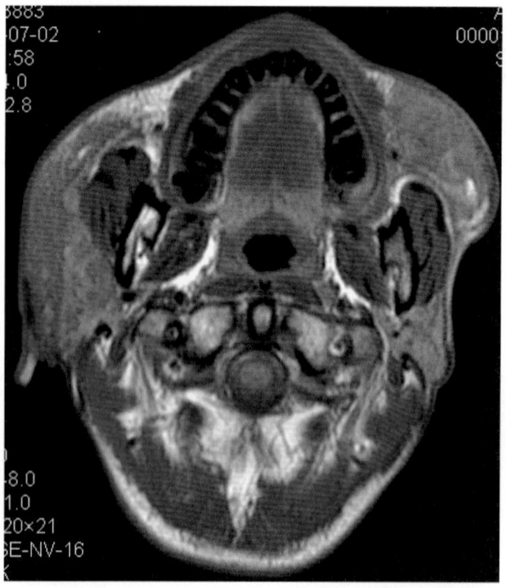

图 1-16-7　T1WI 显示双侧颌面部软组织肿块，呈中等信号，其内可见少许条状高信号（图 1-16-7~1-16-14 为同一病例）

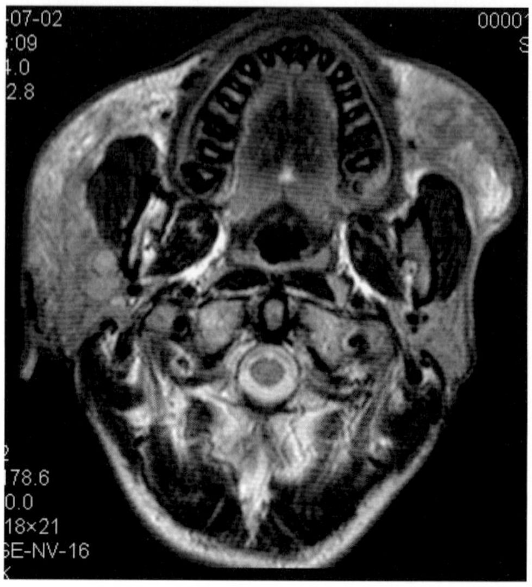

图 1-16-8　T2WI 双侧颌面部肿胀，呈中等偏高信号，其内表现为条状及结节状信号影。左侧病变区可见片状高信号影，右侧面部肌肉受压成团状

Moon 等统计了 11 例中枢神经系统裂头蚴病患者的 14 次 MRI 扫描结果，并与其中 10 例患者的 CT 扫描作了比较，认为该病在 MRI 影像学表现方面的特点：①CT 扫描上显示的白质退行性变均呈低密度影，而在 MRI 上表现为 T1WI 为低信号，T2WI 为高信号；②MRI 上变性脑组织和正常脑组织的对比明显，增强 MRI 扫描上病灶区通常显示有串珠样增强或迂曲的条索样增强，与裂头蚴形态吻合；对患者进行追踪复查，如发现病灶出现迁移或形态改变，则提示有活虫存在，对本病的诊断价值更大；③CT 上发现小点状钙化是诊断脑裂头蚴病的一条重要线索。MRI 对小钙化灶的显示则不理想。但有报道，T1WI 呈不均匀低或略低信号，T2T2WI 呈不均匀高信号，增强后表现为多个小环状强化，并不规则相套，呈“绳结状”，甚至可表现为单囊状，边缘强化。

四、诊断

裂头蚴病诊断主要依靠病史、体格检查、影像学检查及病原学诊断。裂头蚴病根据临床症状和寄生部位可分为 5 类：眼裂头蚴病、皮下裂头蚴病、中枢神经系统裂头蚴病、内脏裂头蚴病、口腔颌面部裂头蚴病，诊断方法有病原学诊断、影像学诊断和免疫学诊断。由于本病发生有其独特的病史和发病部位，结合影像学表现，可提示本病诊断。

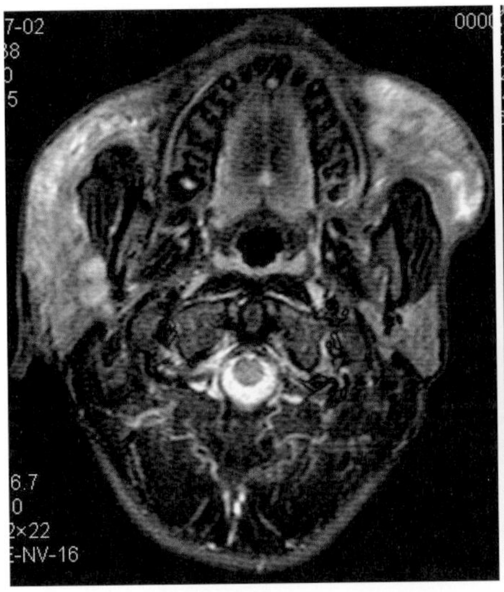

图1-16-9

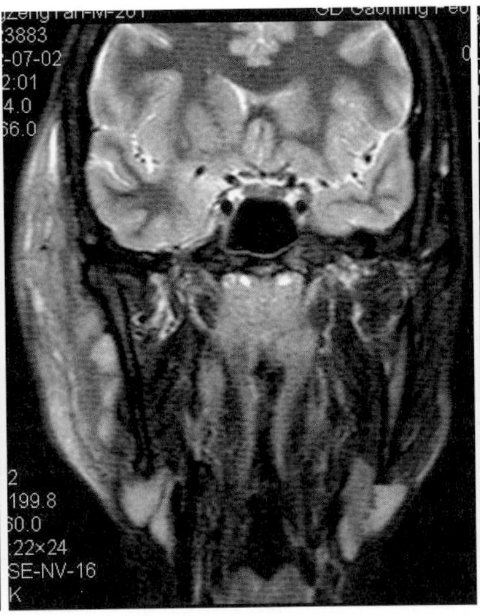

图1-16-10

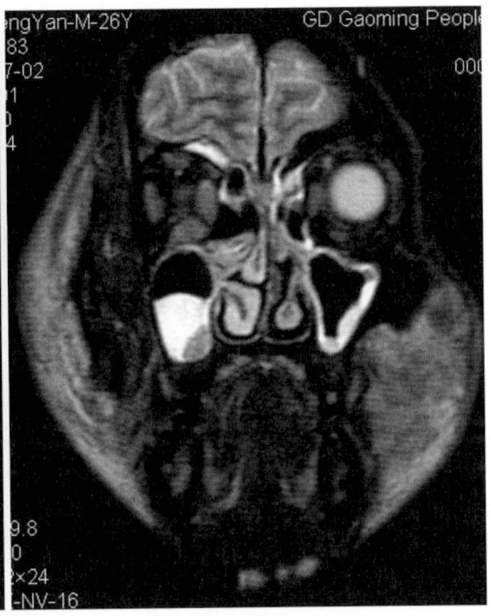

图1-16-11

图 1-16-9～1-16-11　STIR 双侧颌面部呈不均匀高信号，其中右侧肿块内侧结节信号较高，边缘清楚。左侧后部片块状影信号仍较高。右侧肿块较弥漫，左侧肿块较局限

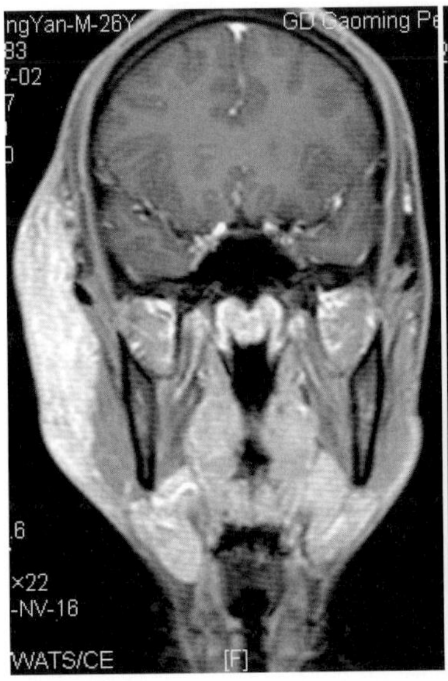

图1-16-12

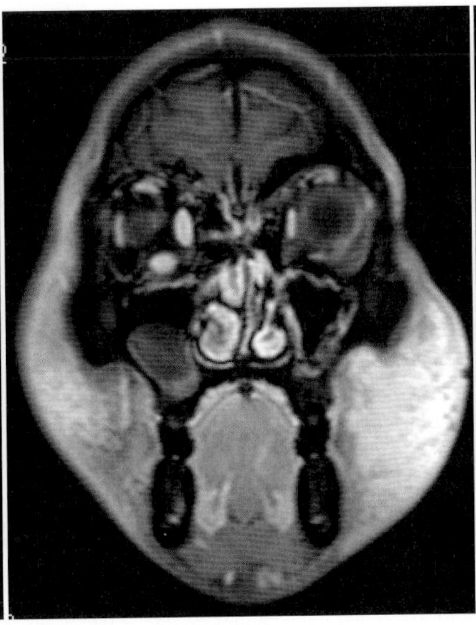

图1-16-13

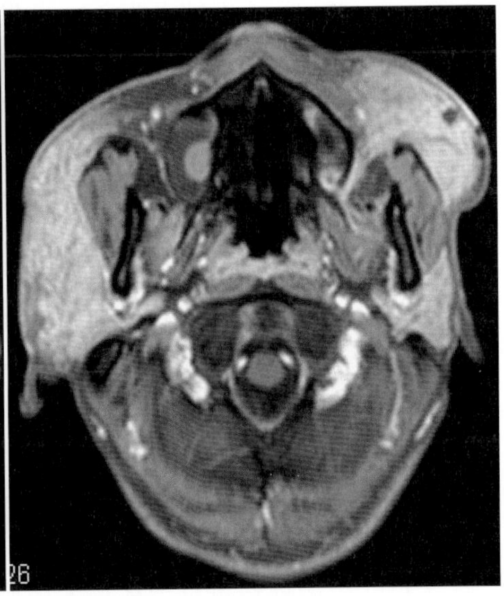

图1-16-14

图 1-16-12～1-16-14　T1 增强，双侧颌面部肿块明显强化，其内可见迂曲的条状低信号影。双侧咽部可见结节状影突出于咽喉部，其内信号亦不均匀（图 1-16-12）

（邓星河　漆　平）

第十七节　木　村　病

一、概述

木村病（Kimura disease，KD）又称嗜酸性淋巴肉芽肿（eosinophilic hyperplastic lymphogranuloma，ELG），是一种罕见的、多累及头颈部或全身软组织及浅表淋巴结的慢性肉芽肿性病变。1937 年由中国医师金显宅等首先报道，当时以“嗜伊红细胞性增生性淋巴肉芽肿”命名。1948 年日本学者木村哲二等将其描述为“不寻常性淋巴组织增生性肉芽肿”。1959 年，Lizuka 直接用木村哲二的英文名 Kimura 来命名该病，之后又有多位日本医师

引用该命名，从而使 Kimura 病这一名称得以流传。该病的其他名称还有淋巴结和软组织嗜酸性肉芽肿、嗜酸性粒细胞增生性淋巴肉芽肿、嗜酸性淋巴滤泡肉芽肿等。

本病病因不明，过敏、内分泌功能紊乱、自身免疫、寄生虫及病毒感染及炎症均可能与本病有关。文献报道，木村病患者血清中 IgE、TNF-α、L4、L5、L13 的水平增高，病变组织中大量的嗜酸性粒细胞（EOS）浸润，肥大细胞增生，EOS 释放物可抑制组胺释放，认为可能为自身免疫性疾病，为 IgE 介导的 I 型变态反应性疾病，从而导致淋巴因子的释放，出现特征性的淋巴结改变和相关性肾损害。杨丽云等通过对木村病与穿孔素基因突变的研究，得出病毒感染导致穿孔素基因突变可能是本病发病机制之一的结论。

二、临床表现

木村病罕见，好发于亚洲人群，主要见于日本、中国大陆、越南、中国香港、泰国及美国（亚裔），尤以中国及日本为著。可发生任何年龄，但以 30~40 岁为好发年龄，有明显的性别差异，男性多见，男女比例 2.5~7∶1，临床表现无明显特异性，多表现为全身各部位单发或多发的无痛性皮下软组织肿块。多数报道涎腺及头颈部软组织、淋巴结为好发部位，因缓慢生长的无痛性肿块而就诊，部分患者可有患侧局部皮肤瘙痒及色素沉着。部分患者伴有肾脏损害，可能合并肺和心脏病变。病变呈良性过程，病程较长。血常规中嗜酸性粒细胞和血清 IgE 水平升高。肾脏损害者可有蛋白尿、血肌酐异常等肾脏损害表现。

三、影像学表现与病理基础

木村病的病理特点是大体标本肉眼见单个或多个结节状、大小不等的肿块，质韧，有弹性，这些是影像学表现的病理学基础。低倍镜下见增生的淋巴滤泡伴有嗜酸性粒细胞浸润的炎性肉芽肿，中心部可见嗜酸性脓肿，高倍镜下见大量嗜酸性粒细胞浸润，混有肥大细胞及浆细胞，亦可见血管增生。文献报道木村病引起肾脏病变以微小病变性、系膜增生性和膜性肾病为多见，病情加重可与肾脏损害程度平行。

1. X 线平片表现　木村病累及纵隔、肺门淋巴结，胸片表现为肺门影增大或纵隔增宽，与其他病变累及肺门纵隔淋巴结增大无法鉴别。病变位于四肢，皮下仅见结节状、团块状软组织肿块，边缘清晰或模糊，部分结节可融合成分叶状团块（图 1-17-1），这些征象都缺乏特征性。

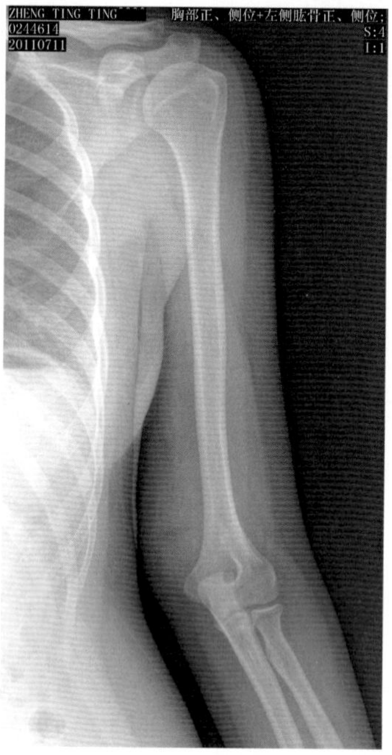

图 1-17-1　左上臂肱骨内侧见串珠样软组织肿块，密度均匀，边缘不清

2. CT 表现　发生于头颈部软组织和腮腺区的木村病，CT 扫描呈团块状软组织密度影，腮腺区病灶呈低密度（相对周围腮腺腺体），边缘不清，增强后见均匀或不均匀强化，病灶边缘模糊，部分边缘清楚，中心无明显坏死、钙化。胸部 CT 增强扫描见肺门、纵隔多发淋巴结肿大，呈均匀或不均匀强化，缺乏特征性。躯干、四肢病变区 CT 扫描表现为单发或多发结节状、团块状软组织肿块，边缘清楚或模糊，病变中心无钙化或坏死征象，与正常组织分界清楚或模糊。相邻组织可受推压移位（图 1-17-2）。

3. MRI 表现　MRI 具有良好的软组织密度分辨力，可用于检查木村病的病变大小、侵犯范围和与正常组织之间的关系。作者收集的两例病例分别累及左上肢（图 1-17-3）和颌面部腮腺区（图 1-17-4），MRI 检查病灶均呈 T1WI 等低信号，T2WI 高低混杂信号，T2WI 上部分信号与腮腺相仿，脂肪抑制序列呈高信号，增强扫描后明显不均匀强化，未见明确液化坏死或钙化灶，与周围组织分界不清，未见明显包膜。腮腺区、咽后及

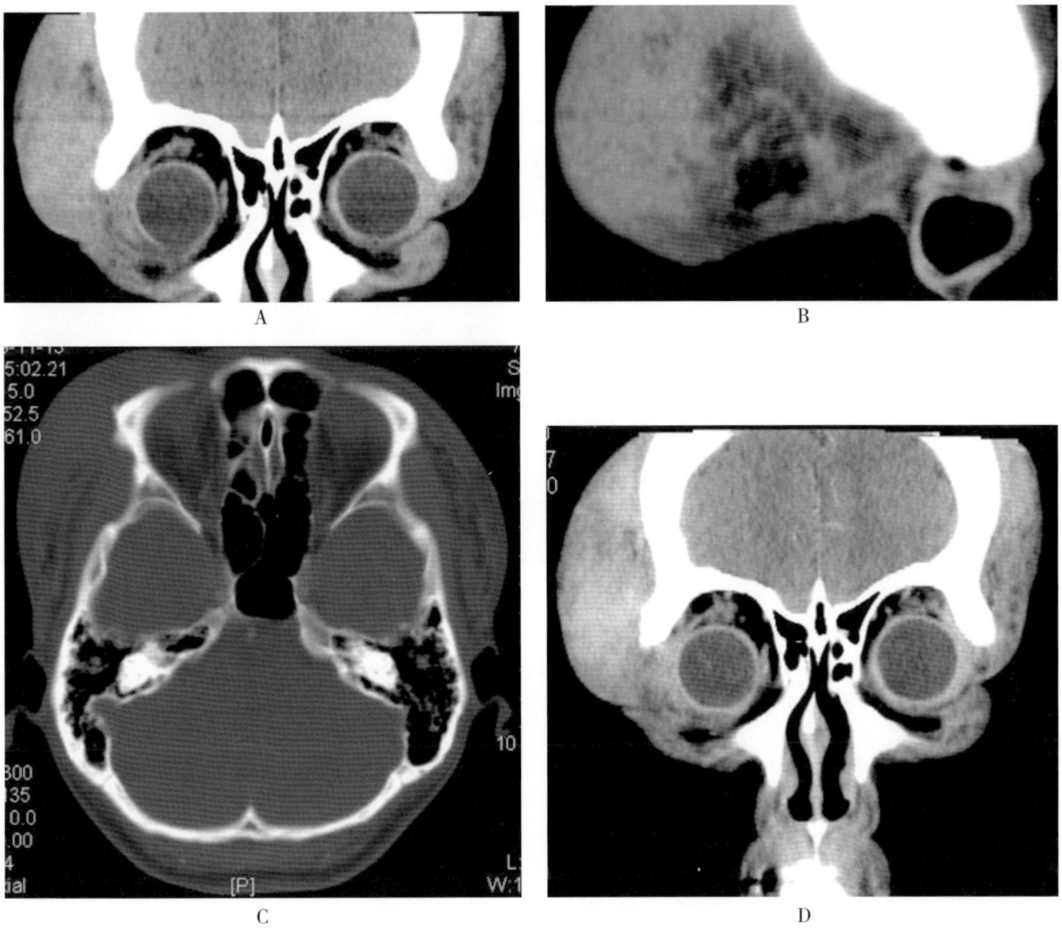

图 1-17-2　木村病 CT 表现

A、B：CT 冠状扫描显示双侧颌面部皮下弥漫性软组织肿块，以右侧明显，肿块密度不均匀，呈中、低混杂密度，边缘不清，与皮下组织分界不清。右侧眼眶外直肌及周围软组织肿胀，双侧眼眶上缘可见小块不规则软组织影；C：轴位骨窗颌面部软组织肿胀，邻近骨质未见异常；D：增强扫描，双侧颌面部肿块呈明显不均匀强化

双颈见多个淋巴结肿大，肿大淋巴结均见明显强化，部分肿大淋巴结可融合。邻近肌肉轻度受推压改变，信号未见明显异常。

4. 超声表现　未超声表现为皮下单发或多发中等回声或低回声结节、肿块，形态不规则，边界清晰或不清，内部回声不均，无完整包膜。多普勒超声（color Doppler flow imaging，CDFI）显示团块内血供较丰富，周边有少量血流。

四、诊断

KD 临床表现无明显特异性，当男性患者颌面部出现皮下软组织肿块和（或）多个无痛性结节，边界清或不清，影像学检查具有慢性炎性肿块特征（肿块边界欠清，无完整包膜等），密度、信号均匀或不均匀，常累及腮腺、耳周及颊面部，受累涎腺区、颌下区及颈淋巴结增大，无坏死、囊变，病史较长伴嗜酸性粒细胞增多，血清 IgE 升高，且经抗炎治疗无效，如上述情况存在时均应疑诊为 KD。

五、鉴别诊断

1. 皮下血管淋巴样增生伴嗜酸性粒细胞增生　好发于女性，累及皮下为主，主要表现为单发无痛性皮下小结节或红色丘疹样病变，病灶直径多<1cm，可累及淋巴结。

2. 颌面部淋巴瘤　多好发中老年人，肿块密度常均匀，增强后呈轻度强化，可见血管漂浮征为其特点，其外周血嗜酸性粒细胞数不升高，可资鉴别。

3. 颈部淋巴结结核　颈淋巴结结核常见于青

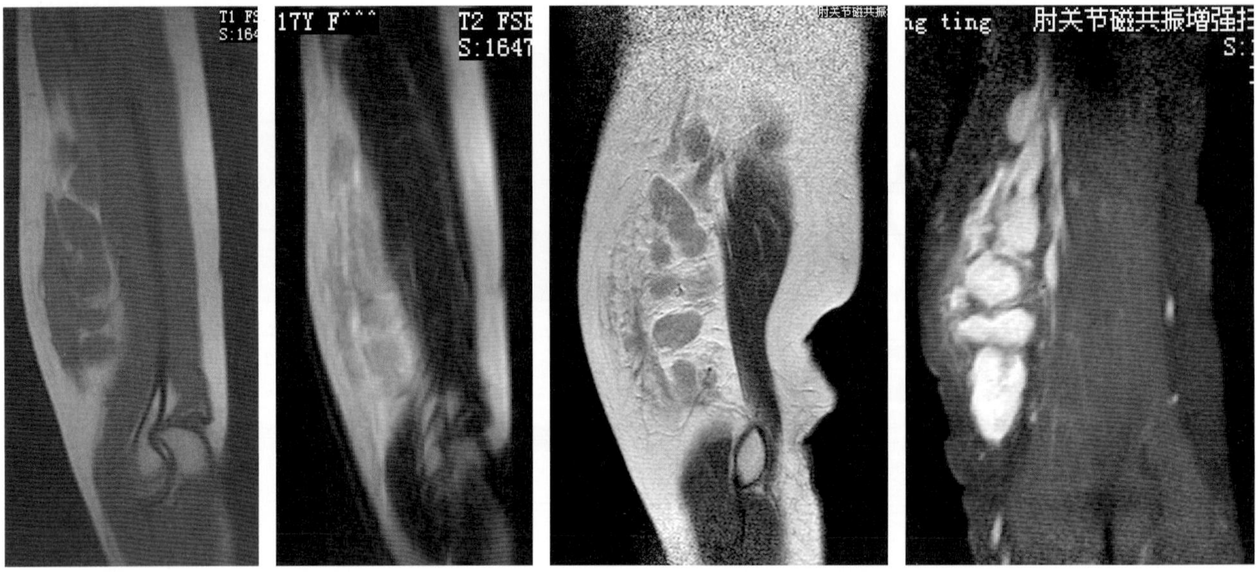

A B C D

图 1-17-3　与图 1-17-1 为同一病例。木村病 MRI 表现

A：T1WI 左上臂内侧下段见多结节样肿物，与肌肉呈等信号，周围脂肪层清楚；B：T2WI 左上臂内侧下段多发结节肿物，呈不均匀略高信号，边界不清；C：T1WI 增强，结节轻度强化，信号较均匀，边缘大致清楚；D：T2WI 增强脂肪抑制，显示结节大小不等，形态各异，边缘清楚，排列无序，呈均匀明亮高信号

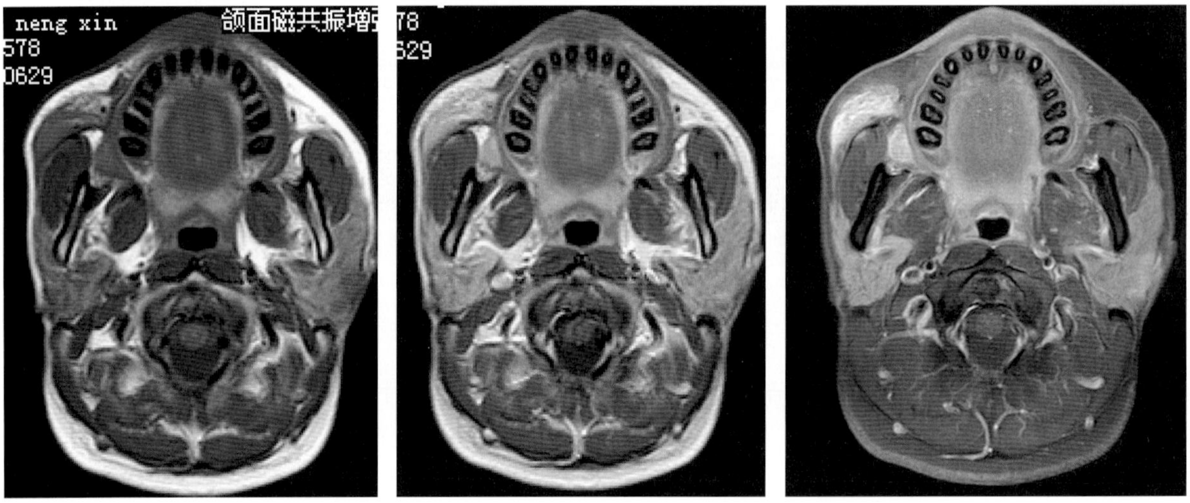

A B C

图 1-17-4　木村病 MRI 表现

A：T1WI 右颌面多发等信号软组织肿块，边缘不清；B：T2WI 显示右颌面部多发肿块，呈等、高信号，部分信号与腮腺相等；C：T1WI 增强扫描显示右颌面多发肿块，病变区明显强化

少年，常伴有肺结核病史，病灶多发，最大径常<2cm，可融合、坏死；增强后淋巴结呈环状强化。实验室检查及临床症状有助于鉴别。

4. 颈淋巴结转移瘤　多见于老年人，常有原发恶性肿瘤病史，可见融合、坏死，易于鉴别。

（吴政光　陈　延　陈秀萍）

第十八节　腮腺 HIV 相关性良性淋巴上皮囊肿

一、概述

单发性良性淋巴结上皮囊肿（BLC）是少见的腮腺病变，人群中发病率为 0.6%，但 BLC 与 HIV 阳性有明显的相关性（92%），获得性免疫缺陷综合征（AIDS）患者多发性双侧腮腺淋巴上皮囊肿的发病率为 3%～10%，囊肿可早于血清学变化之前出现。

典型发病部位在腮腺的表浅部分，多为双侧，内覆上皮，病因不明，推测 HIV 相关性淋巴上皮囊肿可能源自已有的涎腺淋巴结。

BLC 几乎特发于腮腺，其他涎腺未见累及，这可能是因腮腺内含有丰富的淋巴组织。

二、影像学表现与病理基础

多数学者认为，囊肿的形成是由于淋巴样组织增生阻塞涎腺导管引起，并非真正的囊肿，导管巨大的囊样扩张可能是导管基底细胞增生和腺体内淋巴滤泡超常增生阻塞导管的结果。病变表现为腮腺内薄壁囊肿，超声可表现为无回声或复杂回声，伴厚壁间隔，实性部分无特异性，但 CT 或 MRI 的多发性不增强囊肿能提示诊断，找到其他与 HIV 感染相关的表现如淋巴样组织增生，则有利于 HIV 相关性病变的诊断（图 1-18-1～1-18-6）。

三、诊断与鉴别诊断

无 HIV 感染时，腮腺囊肿相当少见，如果腮腺肿块伴囊肿，鉴别诊断时应想到 Warthin 肿瘤或囊性多形性腺瘤。本病常呈自限性，手术治疗多为美容目的或感觉不适时应用。一些学者建议彻底切除病变，术后复发率低。

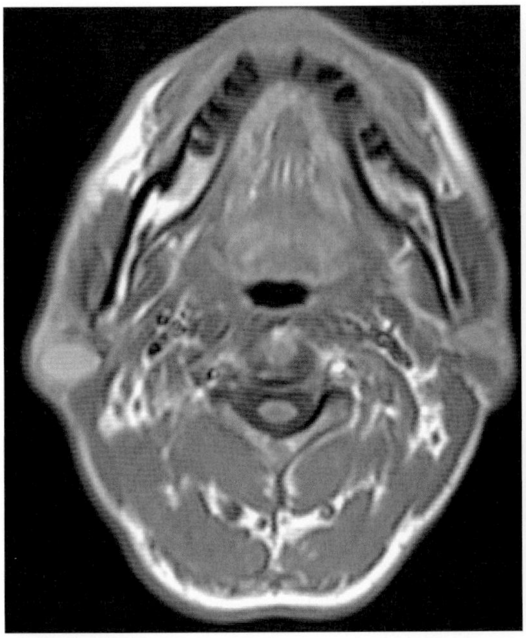

图1-18-1

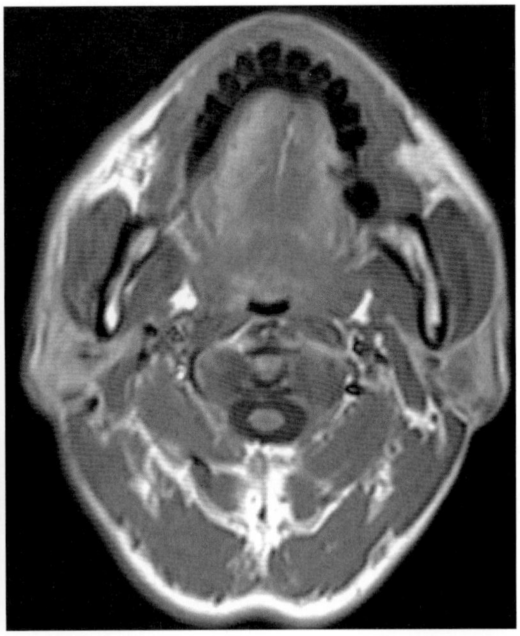

图1-18-2

图 1-18-1，2　腮腺 HIV 相关性良性淋巴上皮囊肿 MRI 表现。患者，男，50 岁，HIV 阳性，双侧腮腺肿大伴结节 1 年余。T1WI 双侧腮腺均见多个囊性异常信号影，其中右侧呈稍高信号，可能囊内含蛋白成分较多或出血，左侧呈多个大小不等的低信号小囊状影，边界清楚

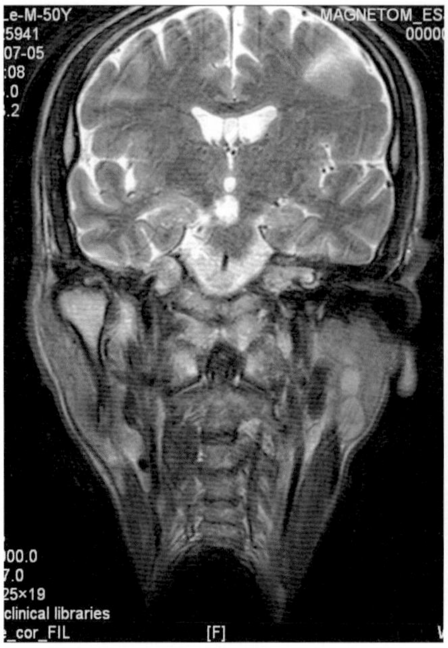

图1-18-3

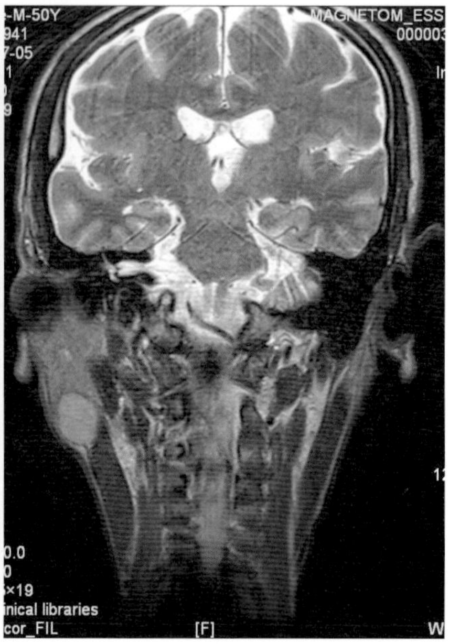

图1-18-4

图 1-18-3，4　T2WI 双侧腮腺可见多个类圆形囊性稍高信号病灶，其中左侧显示三个囊性稍高信号影

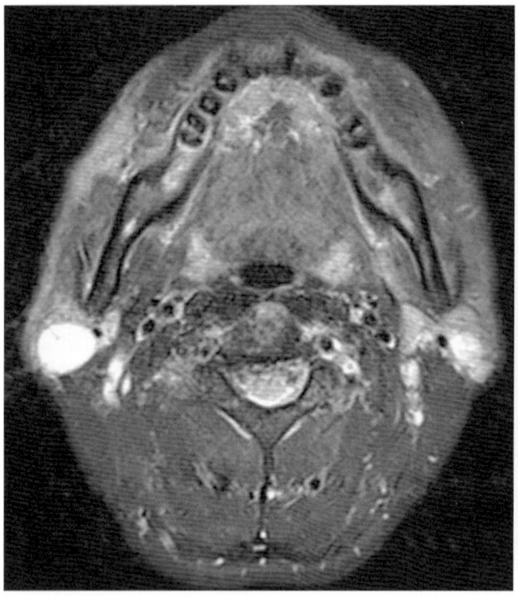

图1-18-5

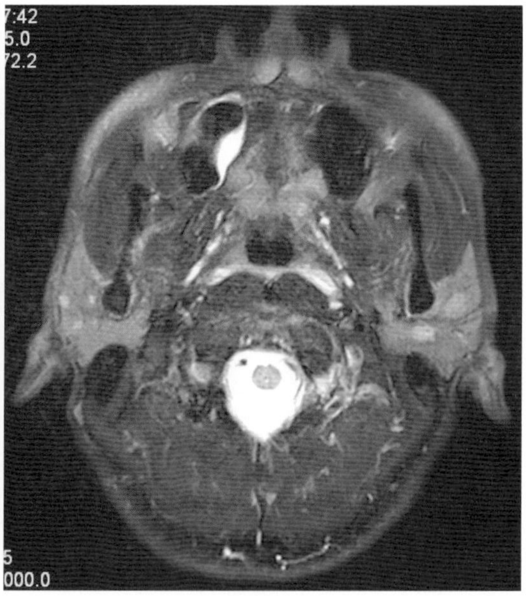

图1-18-6

图 1-18-5，6　T2 压脂双侧腮腺多发性大小不等的囊肿，呈高信号，边界清楚

（邓星河）

第十九节　变形综合征

一、概述

变形综合征（proteus syndrome，PS）又称 Wiedemann 综合征，是一种不明原因的以镶嵌式过度生长为特征的罕见疾病。1979 年由美国遗传学家 Cohen 和 Haydan 首先提出并描述该类疾病，1983 年德国儿科医生 Wiedemann 以善于改变体形逃避敌人攻击的古希腊女神普罗帝斯（Proteus）为其命名。目前全球约有 200 多例报道，均为散发病例。国内自 1992 年以来报道不超过 10 例。PS 病因及发病机制尚不明，多数认为其发生与基因突变有关。研究已表明本病属于 PTEN（phosphatase and tension homology deleted on chromosome ten）基因种

系突变。Happle 首先提出体细胞嵌合突变假说，认为 PS 是合子后突变引起，可能由于体细胞突变，引起局部组织生长因子的产生和调节发生变化所致。而 Enc 认为可能是由于第 5、7、8 对染色体发生基因突变的结果。2010 年最新研究表明，在癌症患者最常表现的等位基因缺失（loss of heterozygosity，LOH）或拷贝数目的变异（copy number variations，CNV）在 PS 中未发现。

二、临床表现

PS 男性发病率高于女性，男女之比约 2∶1，发病无种族特异性。临床表现错综复杂，包括结缔组织、脂肪组织、骨组织、内皮和外皮等多种组织过度生长的表现，1983 年 Wiedemann 归纳了 PS 的 7 种临床表现：①颅骨畸形、头大、下巴尖、右侧颜面突起，眼球突出（图 1-19-1）；②巨手和（或）巨足（图 1-19-1）；③疣状痣（表

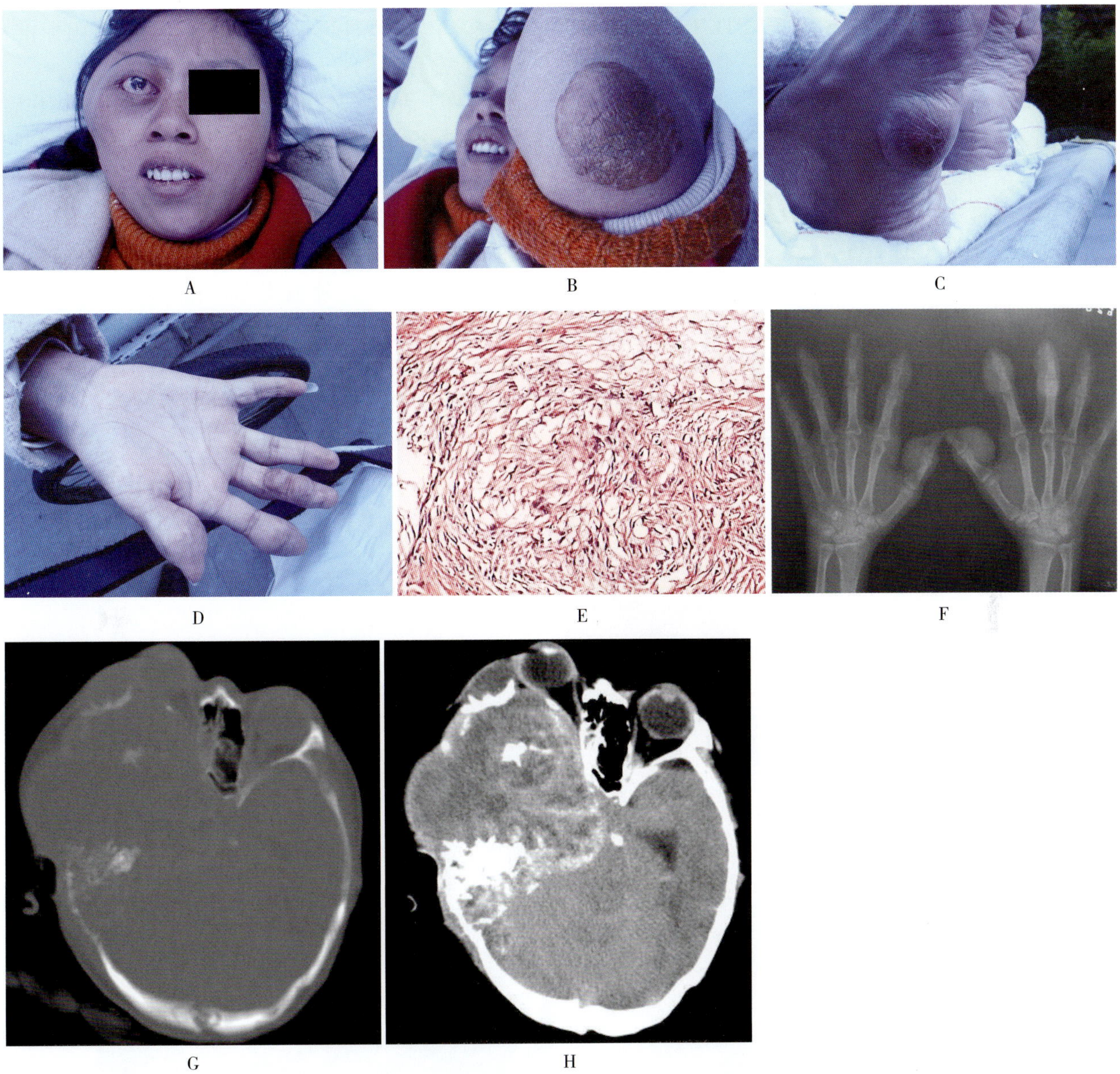

图 1-19-1　变形综合征

A：头大、下巴尖，右侧颜面突起，眼球突出；B：肘关节皮肤疣状黄褐色稍隆起增生性斑块；C：脚掌多个大小不等，质硬软组织肿块；D：手掌指关节及指端软组织肿大；E：示指掌侧结节取材活检，皮下纤维结缔组织中见散在及成簇分布的泡沫细胞，细胞核增大、深染，呈轻度异型，其间可见增生的胶原细胞（HE×100）；F：双侧掌指关节及指尖软组织结节状肿大，骨质、关节无异常；G：CT 平扫描骨窗显示右颞部巨大混杂密度占位性病变致右眼球突出；H：CT 平扫软组织窗显示右侧额、顶骨溶骨性骨质破坏，破坏区内可见不规则的高密度的钙化，肿块向外延伸至颧弓、乳突，右眼球前移，脑实质及侧脑室受压

皮痣、皮脂腺痣）：可以身体正中矢状线为界，界限清楚，部分表皮痣高起（图 1-19-2），躯干黑色素样皮肤表皮痣（图 1-19-3），鹅卵石质地，足底脑回状结缔组织痣（图 1-19-3）等；④偏侧肥大：面部不对称性发育，单侧过度生长，进行性加重；⑤皮下肿瘤：全身多处皮下脂肪瘤、血管瘤改变；⑥生长发育过快；⑦内脏异常。作者收集的 3 例病例与 Wiedemann 归纳的临床表现完全相符。

三、影像学表现与病理基础

PS 的影像学表现复杂多变。PTEN 基因种系突变所致的结缔组织、脂肪组织、骨组织、内皮和外皮等多种组织过度生长是 PS 影像学表现的病理基础，各种组织均可发生异常改变，可表现为皮下纤维结缔组织中见散在及成簇分布的泡沫细胞，细胞核增大、深染，呈轻度异型，其间可见增生的胶原细胞（图 1-19-1）。

1. X 线表现　骨骼形态改变、骨肿瘤、软组织肿块及钙化等多种改变。包括双掌指关节病变处软组织肿大，但周围骨质未见明显破坏及关节变形；可表现掌、指骨长短失比例，出现掌骨征阳性和指骨征阳性（图 1-19-1、图 1-19-3）；骨盆狭窄变形，双侧股骨颈增粗、缩短，颈干角缩小，右股骨颈下缘外生骨疣，表面粗糙不平。双股骨干、胫腓骨骨膜增生，骨干骨皮质粗糙不平。全身多处皮下脂肪瘤和血管瘤生长，双侧股、小腿皮下软组织见棉团状阴影，其中有散在斑点状、纽扣状钙化影，形成典型的血管瘤样改变，以腹壁、双下肢、双上肢多见。双髌骨外上方软组织内见团块状骨软骨组织，形态不规则，右侧显著。双足第 1 跖、趾骨增粗，各趾骨粗细不均，第 4 趾明显变细，末节趾骨变尖，趾骨周围软组织肿块，密度较均匀；脊柱可呈先天性椎体联合（阻滞椎）改变（图 1-19-3）。

2. CT 表现　PS 的 CT 检查未见报道。在作者收集的 3 个病例头颅 CT 平扫发现，颌面部偏侧肥大、一侧上颌骨增大和上颌窦腔扩大，无骨质增生或破坏征象。一侧咬肌，翼内、外肌肥大，颌、颞前外方皮下脂肪过度生长增厚，密度均匀。颅板骨不均匀增厚，外板突出，板障明显增宽但密度无明显变化，颅内大脑镰旁多发脑膜瘤，呈卵圆形高密度肿块，密度均匀，边缘清楚。除颅骨骨骼形态改变，还可显示骨肿瘤、软组织肿块及钙化（图 1-19-1，2、1-19-4）。

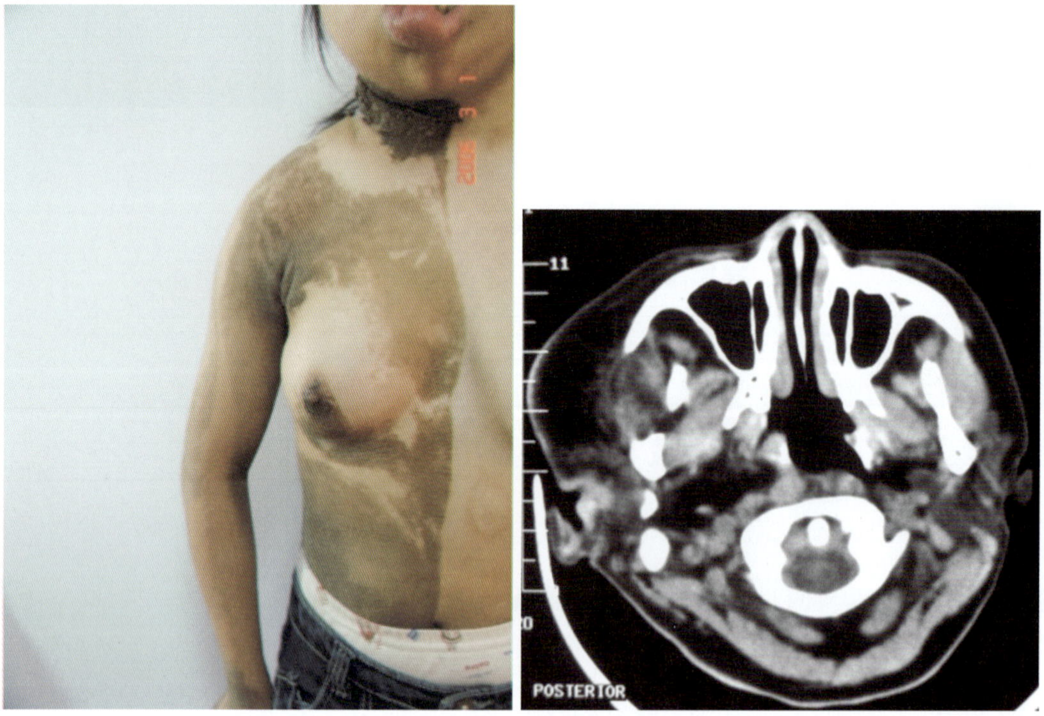

A　　B

图 1-19-2　变形综合征，女，19 岁，右半躯干褐色样皮肤表皮痣，以身体正中矢状线为界表皮痣；B：CT 平扫右上颌骨肥大，上颌窦腔扩大，颌面脂肪肥厚

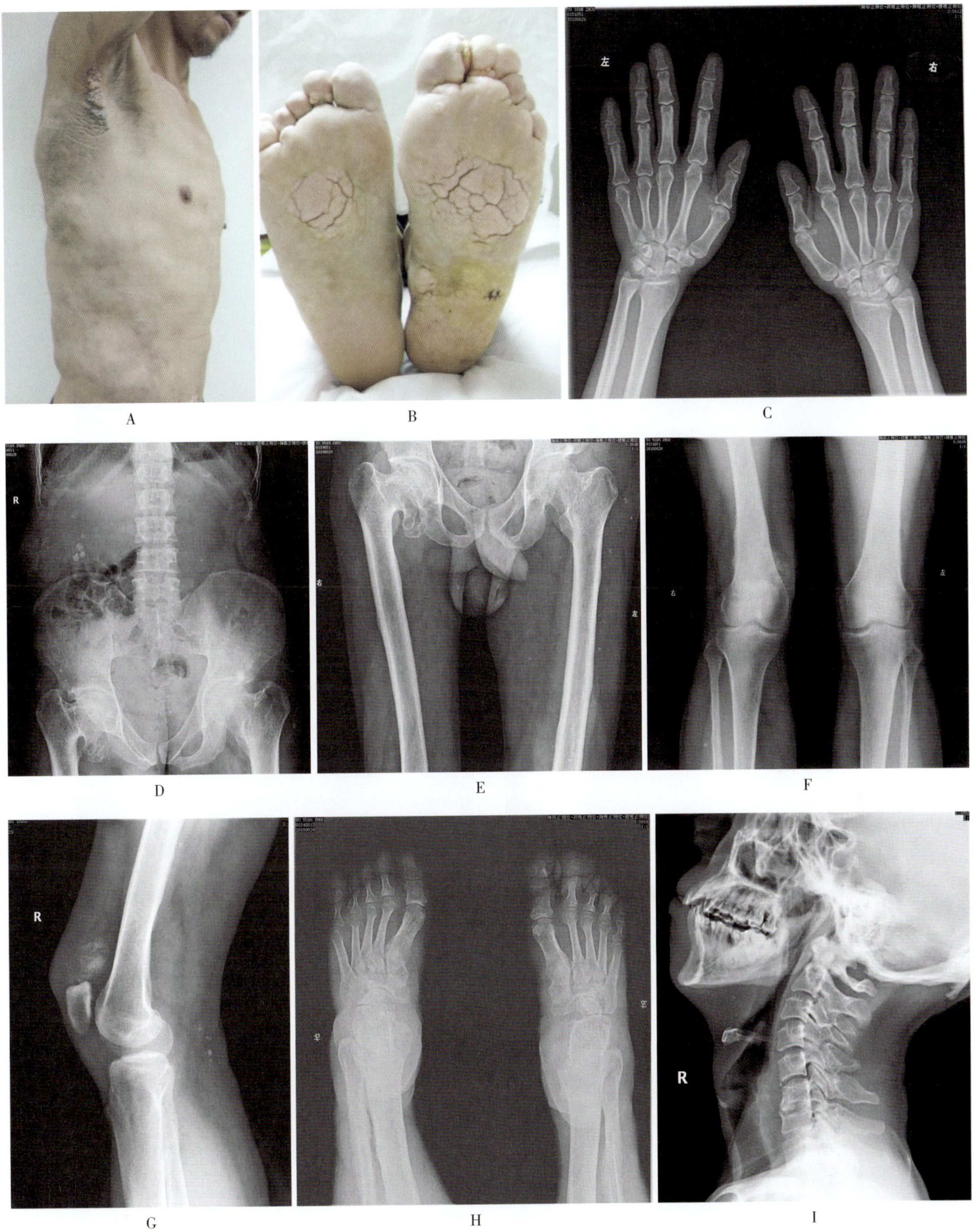

图 1-19-3 变形综合征

A：躯干右侧褐色表皮痣；B：双足底脑回状结缔组织痣；C：双侧第四掌骨缩短，掌骨征阳性；D：右腹壁血管瘤并钙化，骨盆变形；E：双侧股骨颈缩短，股骨颈下缘骨软骨瘤形成；F：右股骨下端前软组织骨化性肿块，股骨骨皮质厚薄欠均匀，外侧骨皮质旁可见少许骨膜增生反应；G：右股骨下段前软组织骨化性肿块；H：双足跖趾骨大小不一，双侧胫腓骨下段不规则骨膜反应，以腓骨明显；I：颈 7/胸 1 先天性椎体融合呈阻滞椎改变

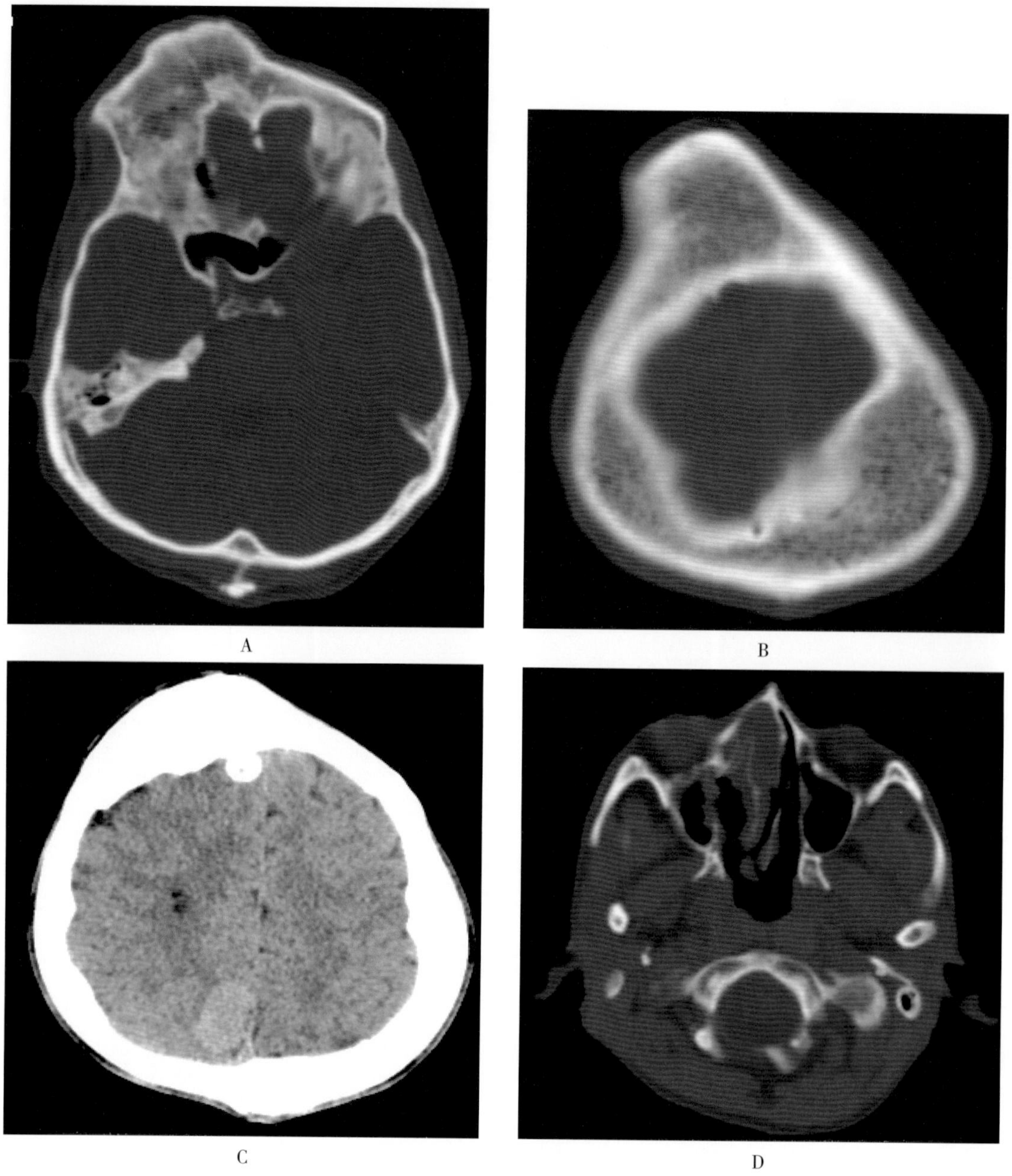

图 1-19-4　与图 1-19-3 为同一病例。CT 扫描图

A：右颅前窝额顶骨板障不规则增厚，密度不均；B：右顶骨前和左顶骨后颅板明显增厚，板障增宽；C：颅内右侧大脑镰旁卵圆形脑膜瘤，呈中等密度，颅骨不规则增厚；D：右鼻腔软组织肿块

3. 超声表现　超声用于 PS 的辅助诊断，可发现青少年特异性双侧卵巢囊性瘤和软组织血管瘤，皮下脂肪瘤等。

四、诊断

20 多年来，有关 PS 的诊断，国外学者先后推出了 3 个诊断标准。

1. 早期标准　由 Wiedemann 于 1983 年提出，他归纳了 PS 的 7 种临床表现：①巨手和（或）巨足；②疣状痣（表皮痣、皮脂腺痣）；③偏侧肥大；④皮下肿瘤；⑤颅骨畸形；⑥生长发育过快；⑦内脏异常。认为只要具备其中的 4 种表现，即可诊断 PS。这是第一个关于 PS 的临床诊断标准，使人们对 PS 的认识有了一定规范。

2. 评分标准　由美国儿科医师 Samlaska 于 1989 年提出，又于 1994 年修订（表 1-19-1）。表中 6 项临床表现的分值合计≥13 分，就可以确诊 PS。该标准进一步明确了 Ps 的主要病变特点，并给出了量化的判断指标，便于临床医师掌握和运用。

表 1-19-1　变形综合征评分标准

临床表现	分值
1. 偏侧肥大和（或）巨指（趾）症	5.0
2. 足跖和（或）手掌皮肤脑回状增生	4.0
3. 脂肪瘤和其他皮下肿瘤	4.0
4. 疣状痣（表皮痣，皮脂腺痣）	3.0
5. 巨颅和（或）颅骨多发外生骨疣	2.5
6. 其他较小的异常	1.0

3. 详细标准　由美国、加拿大、德国、南非的遗传学家与临床医师于 1999 年提出，2004 年又经 3 位美国、加拿大遗传学家修订。这是一个更为精确和严格的诊断标准，该标准要求 PS 患者必需满足“一般标准”中的全部 3 项和“特殊标准”中的 A、B 或 C 中的一类病变（表 1-19-2）。

我们认为，“评分标准”可用于粗筛和鉴别诊断，“详细标准”则可用于 PS 的最后确诊。

五、鉴别诊断

1. 表皮痣/皮脂腺痣综合征　自幼发病，可见疣状痣与骨骼畸形改变，但常有神经症状，且无明显的偏侧增生，也不伴有皮下肿瘤。

2. Klippel-Trenaunay 综合征（骨肥大静脉曲张性痣综合征）　先天发病和单侧病变。表现为胎痣、血管畸形、软组织和（或）骨组织增生等，但不随年龄增长加重。

表 1-19-2　PS 诊断详细标准

一般标准

A　病变呈嵌合性分布

B　病程呈进展性

C　人群中呈散发特殊标准

特殊标准

A 类：结缔组织痣

B 类：含有以下 3 种病变中的 2 项者，符合 B 类标准。①表皮疣（表皮痣、皮脂腺痣）；②不成比例的过度生长（具备以下一种病变）：肢体：上、下肢，手、脚、指、趾；颅骨：骨肥厚；外耳道：骨肥厚；脊柱发育不良；内脏：脾，胸腺；③<20 岁出现特异性肿瘤（双侧卵巢囊性瘤、腮腺单形性腺瘤）

C 类：含有以下 3 种病变中的全部 3 项者，符合 C 类标准。①脂肪组织不规则分布：脂肪瘤、局部脂肪缺失；②脉管畸形：毛细血管、静脉、淋巴管畸形；③面部表现型：长头，长脸，睑裂轻度下斜、轻度睑下垂，塌鼻背，宽或前突的鼻孔，静止时口张开

3. Bannayan Riley Ruvalcaba 综合征（巨颅-脂肪瘤-血管畸形综合征）　出生即发病，但有常染色体显性遗传和家族史，非散发病例。

4. Maffuci 综合征　为指（趾）内生性软骨瘤、多发静脉畸形和血管瘤，但无偏侧增生过能长。

5. 皮肤骨膜增厚症（肥大性骨关节病）　自幼发病，表现为杵状指、对称性骨关节增粗、脑回状皮肤改变及皮脂腺增生，但无偏侧生长与皮下肿瘤出现。

（韩　丹　吴政光　张锡宝）

第二十节　颈部冬眠瘤

一、概述

冬眠瘤（hibernoma）是罕见的良性软组织肿瘤，起源于胎儿残留的棕色脂肪组织，因其形态类似冬眠动物中的棕色脂肪而命名。棕色脂肪瘤由 Merkel 于 1906 年首先报道，1914 年由 Gery 命名为冬眠瘤。棕色脂肪多见于冬眠动物及少数非冬眠动物，人类胎儿自 5 个月起便可见棕色脂肪，分布在颈部、腋窝和肩胛区。新生儿出生后 8 周起逐渐减少至消失。因此，肿瘤好发于颈肩部、腋窝，也可见于股、胸壁、背部、腹股沟区、纵隔、髂腰肌旁和腹膜后，偶见于正常没有棕色脂肪的部位。冬眠瘤占良性脂肪性肿瘤的 1%~6%，约占所有含脂肪源性肿瘤的 1.1%。冬眠瘤虽然是良性肿瘤，但当肿瘤增大达到可对周围组织产生压迫，出现临床症状，一般主张手术切除。该瘤 PET 上呈 FDG 高代谢改变，容易误为恶性肿瘤，了解该肿瘤的临床及影像学特征，对正确诊断及鉴别诊断有重要意义。

二、临床表现

冬眠瘤可发生于任何年龄，发病高峰在 20~50 岁，无性别差异。最常见发病部位是头颈部、腋窝、股、躯干、上肢，个别可发生于腹膜腔、胸腔、骨内，对于发生于非常规棕色脂肪残留部位的冬眠瘤，是脂肪源性肿瘤向棕色脂肪分化，还是该部位有棕色脂肪残留，目前还不清楚。临床多表现为缓慢生长的无痛性肿块，手术切除不易复发，常表现为皮下肿物，界限清楚，质地软，活动度好，一般无压痛，但当肿物达到一定大小时可压迫临近组织，出现临床症状。

三、影像学表现与病理基础

棕色瘤的病理学特点：大体标本显示肿物为类圆形或分叶状，界限清楚，包膜完整，切面实性，灰黄色或棕色，质软，油腻感，因肿瘤血管丰富，如穿刺检查可引起出血。肿物内含脂肪组织是CT、MR显示密度（信号）的基本病理学基础。镜下增生的纤维组织中见多数带状或灶性分布的泡沫样细胞，细胞圆形或多角形，胞质丰富、嗜酸性、颗粒状，可见空泡样结构，核圆形、居中，核小，可见核仁，核分裂罕见；间质黏液样变性，间质内血管丰富（图1-20-1）。免疫组化：肿瘤细胞不同程度表达S100，部分梭形细胞成分CD34阳性。电镜检查：肿瘤细胞内有大量线粒体，形态多样，体积大而密集，基质电子密度高，嵴密集，横贯整个线粒体，胞质内有大量脂滴，包膜下有丰富的密集整齐排列的吞噬小泡。

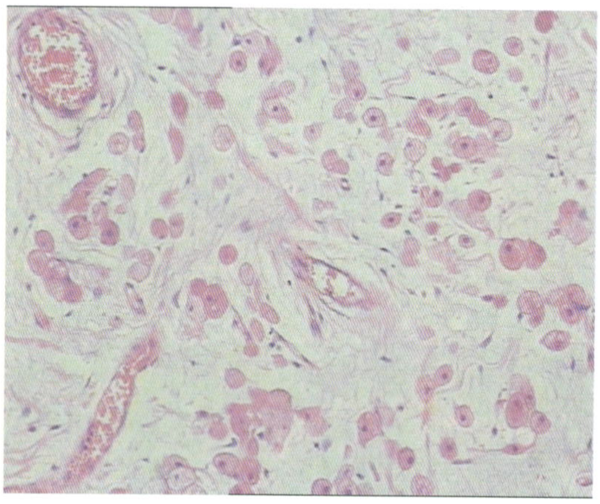

图1-20-1 镜下增生的纤维组织中见多数带状或灶性分布的泡沫样细胞，细胞圆形，胞质丰富、嗜酸性，见空泡样结构，核圆形、居中，可见核仁，核分裂罕见；间质黏液样变性（HE×100）

1. X线平片表现　X线平片对于小动脉瘤或位置深在、结构层叠较多病灶显示欠佳，部分病灶可表现为病变区内类圆形低密度影透明区，由于脂肪组织密度较低，对X线吸收少，使肿瘤与周围肌肉组织形成对比所致。由于肿瘤细胞形态及组织结构与脂肪组织极为相似，显示与正常脂肪组织密度相同的低密度，病灶由于与周围肌肉密度形成明显的对比度，阴影位于肌肉深层，境界清楚，边缘光整，并可见一薄层环状致密影（包膜）。

2. CT和MR表现　影像学角度将冬眠瘤分为脂肪瘤样冬眠瘤和非脂肪瘤样冬眠瘤，两者瘤体均边界清楚，包膜完整，形态可不规则，多沿肌间隙生长，脂肪瘤样冬眠瘤CT和MR表现有一定特征性，CT上瘤体密度类似皮下脂肪或略高于皮下脂肪，其内常见点条状血管结构，增强扫描见中度弥漫性强化，其内血管强化，细线状分隔及包膜可见强化；MRI上信号类似皮下脂肪，压脂序列瘤体信号相对皮下脂肪呈不完全脂肪抑制性降低，可见瘤体内血管结构，增强扫描肿块均匀或轻度不均匀强化，线状分隔及包膜可见强化。非脂肪瘤样冬眠瘤影像诊断困难，CT上呈软组织密度（图1-20-2），MRI上瘤体呈长T1、长T2信号改变（图1-20-3~1-20-5），增强扫描肿块均匀或轻度不均匀强化，强化较显著（图1-20-6），其余特征与脂肪瘤样冬眠瘤相似。

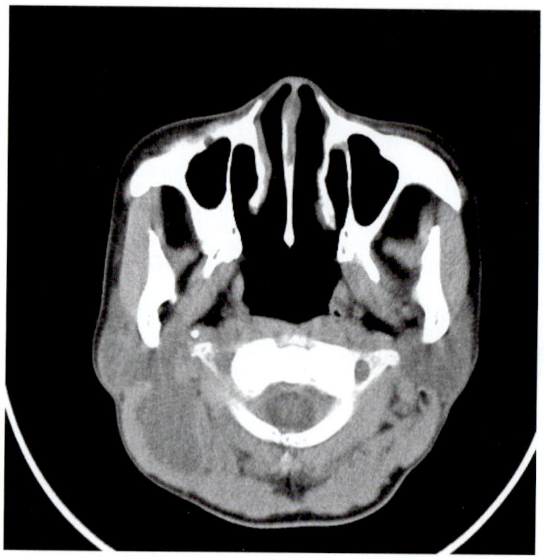

图1-20-2 CT平扫右侧斜方肌深面条状不规则低密度灶，沿肌间隙走行，边界较清，密度均匀

四、诊断

脂肪瘤样冬眠瘤为含脂肪组织特征肿物，包膜完整，边界清楚，密度或信号多较均匀，多呈类圆形或分叶状，肿块密度与正常皮下脂肪组织相同，MRI上呈短T1、长T2信号，压脂序列瘤体信号相对皮下脂肪呈不完全脂肪抑制性降低；非脂肪瘤样动脉瘤CT呈软组织密度，MRI呈稍长T1、稍长T2信号，边缘清晰，沿肌肉间隙生长，MR上强化明显且均匀，其内可见血管结构。

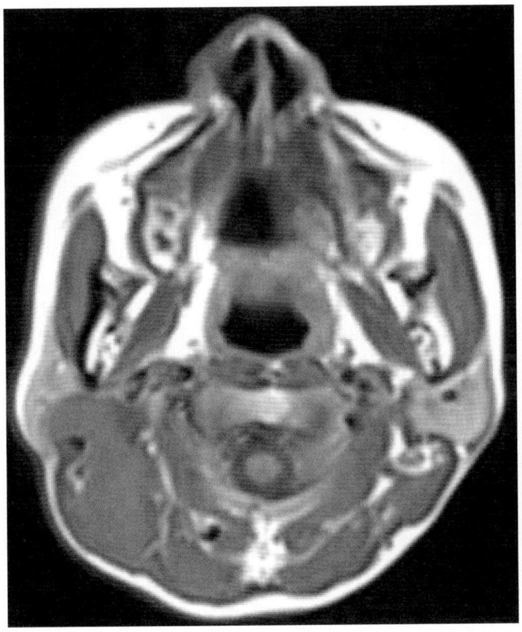

图1-20-3

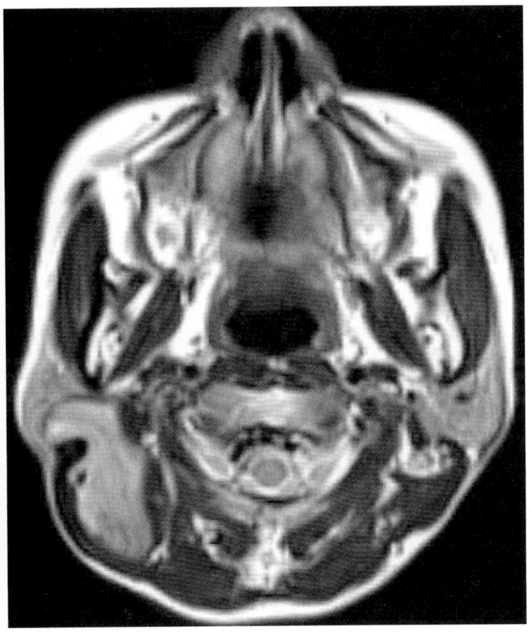

图1-20-4

图 1-20-3，4　横轴位 T1WI、T2WI 平扫肿物呈梭形长 T1、长 T2 异常信号，T2WI 信号欠均匀，内见索条状稍低信号，病灶边界清楚，沿右侧胸锁乳突肌深部间隙向前上生长

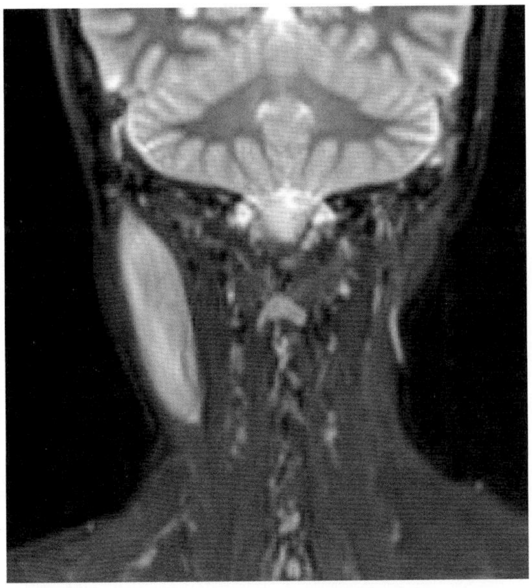

图 1-20-5　冠位 T2WI 压脂像肿物仍为高信号

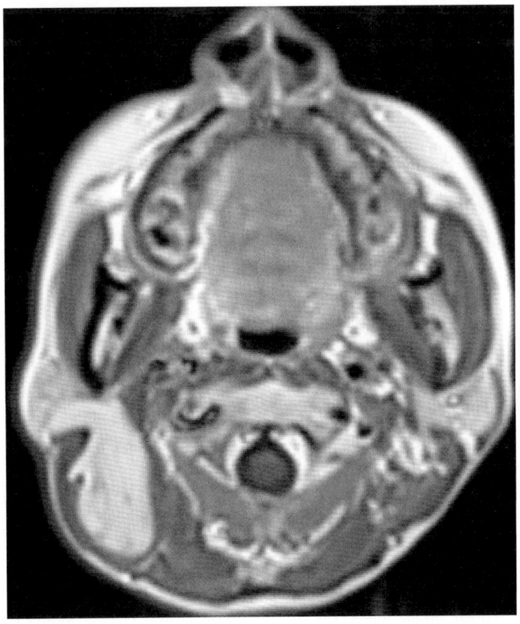

图 1-20-6　横轴位 T2WI 增强扫描肿物明显强化

五、鉴别诊断

需与脂肪瘤、脂肪肉瘤、神经鞘瘤等鉴别。

1. 脂肪瘤　CT 值为-40～-120HU，MRI 压脂扫描与无压脂扫描对比信号减低，具有特征性，与脂肪瘤样动脉瘤难以鉴别，与非脂肪瘤样动脉瘤易鉴别。

2. 脂肪肉瘤 依所含成分不同，一般边界不清，包膜不完整，密度和（或）信号不均，增强扫描有不均匀强化。

3. 神经鞘瘤 CT表现低密度、等密度或混杂密度，可变性或囊变，T2WI序列可见肿瘤中心低信号周围环绕高信号的靶征，为二者鉴别点。

（陈 忠）

第二十一节 腮腺腺泡细胞癌

一、概述

腮腺腺泡细胞癌是一种少见、低度恶性的涎腺肿瘤，约占所有涎腺恶性肿瘤17%，腮腺腺泡细胞癌约占腮腺原发恶性肿瘤30%。本病生长缓慢，病程长，曾一度被误认为良性肿瘤，称为腺泡细胞瘤，至1953年Buxton等首先提出该肿瘤具有复发性及转移的恶性肿瘤性质，Foote和Frazell等采用腺泡细胞癌的名称至今。腮腺腺泡细胞癌组织学来源不明，多数人认为来自于朝向腺泡细胞分化的终末腺管细胞的癌变，但亦已有证据表明腺泡细胞癌也可能来自正常的浆液性腺泡细胞分裂而成。

本病病因未明，但与环境和遗传因素相关，还可能与辐射，特别是甲状腺放疗，家族史，慢性木屑粉尘吸入有关。细胞遗传学没有公认特异性变化，但已有多种结构和数量上异常报道，如染色体6q缺失、Y染色体缺失和21三体等，并可有多个结构异常，提示肿瘤的多克隆性。

二、临床表现

腮腺腺泡细胞癌可发生于任何年龄，常见于中老年人，以50～60岁为多，女性多于男性。病程一般缓慢，最长可达数十年。本病多见于大涎腺，最常见于腮腺（约80%），约17%累及小涎腺，只有4%发生于颌下腺，舌下腺者不足1%。

本病好发于腮腺浅叶，单侧发病，典型表现早期为缓慢增大、实性、活动的肿块，边界清楚，多为无痛性肿块，约1/3有不明显间歇痛。肿瘤发展到一定程度，可表现为恶性特点，如肿瘤固定，边界不清，侵犯皮肤及面神经等，并可破溃出血。腮腺腺泡细胞癌可发生区域性淋巴结转移，以颈深上部淋巴结转移为多，术后肿瘤容易复发。术后多次复发或颈部淋巴结转移，提示预后不佳。

三、影像学表现与病理基础

腮腺腺泡细胞癌的病理学特点：大体标本显示为肉眼所见肿瘤直径多在1～3cm，通常为边界清楚的实性结节，有些边界可不清楚，呈多结节状，切面呈分叶状，褐色至红色，质地硬至软，实性至囊性。镜下观察肿瘤可见多种细胞类型及形态学生长类型，细胞类型为腺泡样、闰管样、空泡样、透明样和非特异腺样细胞，生长类型可为实性和（或）小叶状、微囊性和滤泡样（图1-21-1），是决定CT、MRI显示不同形态的基本病理基础。肿瘤细胞紧密接触，排列成片状、结节状或聚集形成实性和（或）小叶状，微囊型中可见大量数微米至1mm或更大囊腔，乳头状囊性型的特点是有明显的囊性腔隙，较微囊型大，部分囊中见上皮乳头状增生，此型血管可以非常丰富并出血，腔面肿瘤细胞吞噬含铁血黄素，是其显著特点。滤泡型可见多个上皮围成的囊性腔隙，充满嗜酸性蛋白样物质，呈甲状腺滤泡状。肿瘤以单一细胞和生长类型为主，但多有联合，肿瘤多以腺泡样细胞和闰管样细胞为主，其他类型少见。实性和（或）小叶状和微囊型常见，其次为乳头状囊型和滤泡型。许多腺泡细胞癌可见间质淋巴样浸润。

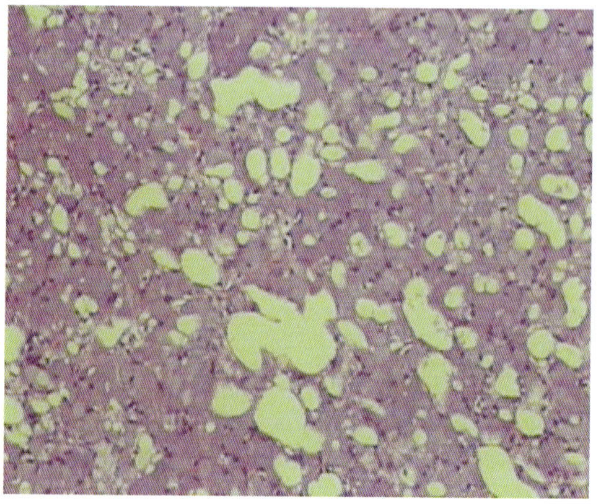

图1-21-1 光镜下：囊内见单一形态、胞质呈嗜碱性腺泡样细胞增生（HE×10）

1. CT表现 报道不多，国内罗德红报道19例腮腺恶性肿瘤中有3例腮腺腺泡细胞癌，2例位于腮腺浅叶，密度均高于颈部及椎旁肌肉密度，其中 1 例为多发结节，直径约 1cm，边缘均不规则，伴颈后三角淋巴结肿大，另外 1 例直径达 4cm，侵及嚼肌及胸锁乳突肌，与下颌后静脉无分界，手术证实侵及面神经。内部密度不均匀，有多个低密度灶。沈静娴报道 29 例腮腺上皮源性肿瘤中亦有 3 例腺泡细胞癌，边缘清楚或部分清楚，2 例形态规则，1 例不规则，3 例均明显强化，并 2 例淋巴结转移。

2. MRI 表现　报道不多，作者收集的 2 例，1 例以囊性病灶为主，内侧见一小乳头状实性附壁结节，囊性部分病灶 T1WI 呈低信号，T2WI 呈高信号，实性小结节呈等 T1、长 T2 信号，病灶边缘光滑锐利，增强后囊壁及实性小结节见中度强化。另一例为实性结节，边缘清楚、略呈分叶状，呈长 T1、长 T2 信号，信号尚均匀，增强病灶呈不均匀强化，以边缘不规则强化为主，中心见大部无强化区（图 1-21-2～1-21-7）。元建鹏等报道 43 例腮腺恶性肿瘤中有 3 例为腺泡细胞癌，1 例形态规则，2 例不规则，3 例 T2WI 均为不均匀高信号，并明显强化及有周围侵犯，最后总结腺泡细胞癌 MRI 特点为病灶内可有 T1WI 和 T2WI 均为高信号的较大囊变区，脂肪抑制序列扫描后仍呈高信号，恶性征象不明显，形状规则或不规则。Habermann 等收集 10 例腮腺腺泡细胞癌均为实性肿块，弥散系数（apparent diffusion coefficient，ADC）值为 0.79 ± 0.33（$\times10^{-3}mm^2/s$），并认为 DWI 是鉴别腮腺各种原发肿瘤的有效方法之一，但提出腮腺良恶性肿瘤间、良恶性肿瘤各亚型间的 ADC 值存在一定重叠，诊断时不应仅仅依靠 DWI 一种手段。

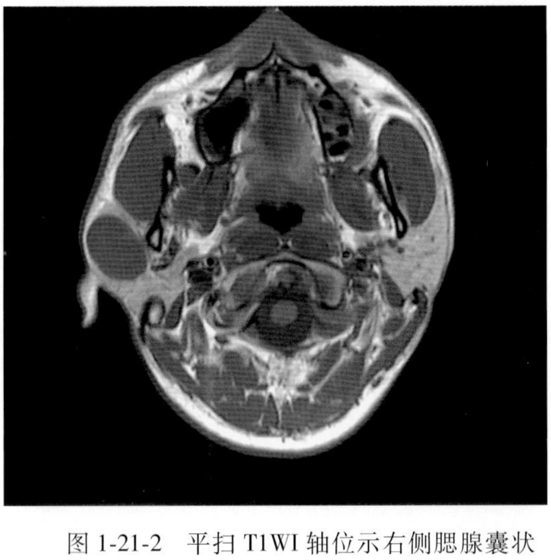

图 1-21-2　平扫 T1WI 轴位示右侧腮腺囊状低信号灶

在 DWI 的基础上联合应用磁化传递成像（magnetization transfer imaging，MTI）技术时能够改善腮腺肿瘤的诊断和鉴别诊断，尤其可以鉴别单纯应用 DWI 较难鉴别的 Warthin 瘤和腺泡细胞癌，以及肌上皮腺瘤、表皮黏液样癌和基底细胞癌。因此 Habermann 等认为，MTI 与 DWI 联合应用时可以提高 DWI 对腮腺原发肿瘤的诊断和鉴别诊断能力。Hidetake 等提出结合弥散加权成像和动态增强检查可提高腮腺腺泡细胞癌的诊断。

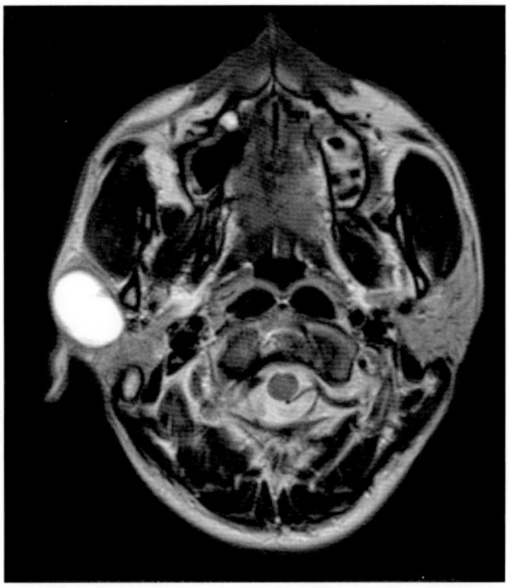

图 1-21-3　T2WI 轴位呈高信号，边缘光滑、锐利

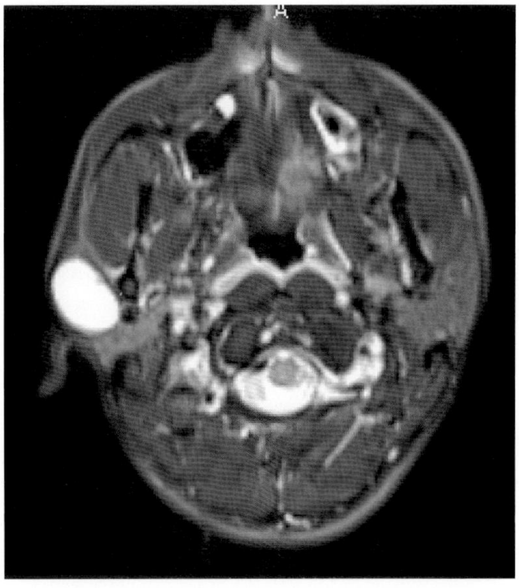

图 1-21-4　T2WI 压脂轴位病灶呈高信号

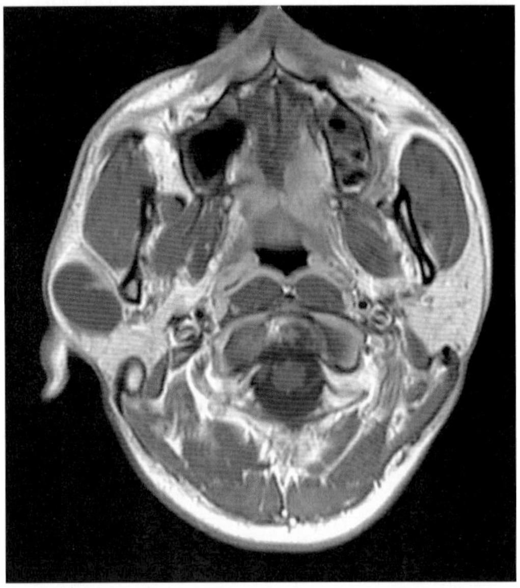

图 1-21-5 增强扫描（Gd-DTPA），T1WI 轴位示病灶囊性部分无强化，囊壁见乳头状小突起

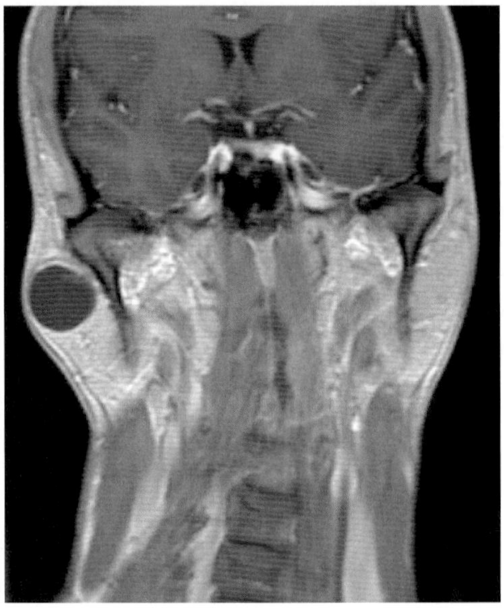

图 1-21-7 增强后 T1WI 冠状位示病灶囊内无强化

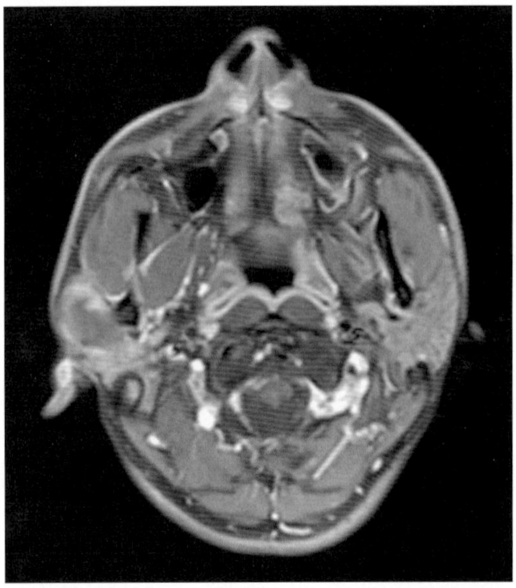

图 1-21-6 增强后 T1WI 压脂轴位示病灶囊壁及囊壁小乳头状突起轻度强化，囊内无强化

四、诊断

影像学上，腮腺腺泡细胞癌无特征性表现，多表现为腮腺单侧实性肿块，亦可为囊性肿物，囊性病灶内可见附壁结节，病灶早期一般边缘清楚，生长缓慢，增强扫描实性部分病灶可强化，晚期病灶边缘不清，可侵犯面神经及周围皮肤，并可见颈部淋巴结转移。弥散加权成像及动态增强检查对病变的良恶性诊断提供更多的帮助，但对病灶的确诊缺乏足够依据。影像学检查一般为肿瘤定位诊断，并了解病灶周围神经、血管等结构侵犯情况，以及颈部淋巴结有无转移或远处转移，为临床外科提供手术依据及方案。腮腺腺泡细胞癌的确诊仍需病理学诊断。

五、鉴别诊断

1. 腮腺多形性腺瘤　边缘清楚的腺泡细胞癌需与腮腺多形性腺瘤鉴别。多形性腺瘤是最常见腮腺良性肿瘤，具有良性肿瘤特征，一般呈膨胀性生长，呈圆形、椭圆形或结节状，包膜可完整或不完整，密度多不均匀，与其内成分不一有关，周围神经、血管可受压推移，无侵犯，动态增强呈延迟强化，无颈部淋巴结转移。

2. 腮腺腺样囊性癌　早期腮腺腺样囊性癌为局限性实性肿物，边缘清楚，可见包膜，易误诊，但腺样囊性癌多见于小涎腺，腮腺少见，且病程短（1~2 年）；腺样囊性癌病期较长，生长缓慢，肿块较硬，肿块表面黏膜发生破溃的较少，但术后易复发，具有侵犯神经血管倾向和能长期带瘤生存等特征，易血行转移。

（陈　忠）

第二十二节 口咽部非霍奇金淋巴瘤

一、概述

Waldeyer 环（Waldeyer ring），也称韦氏环、咽淋巴环，是指包括鼻咽、软腭、扁桃体、口咽、舌根及咽侧壁等组成的环状淋巴组织。非霍奇金淋巴瘤（non-Hodgkin lymphoma，NHL）常侵犯 Waldeyer 环，Waldeyer 环以 NHL 最常见，也是 NHL 最高发病部位之一。口咽部淋巴组织丰富，除散在的淋巴结外，集中的淋巴组织集落形成扁桃体样组织，组成咽淋巴环。口咽与鼻咽是最常见的头颈部结外 NHL 发病部位，而发生在扁桃体的 NHL 在头颈部结外 NHL 中约占半数，且大多为 B 细胞来源。

二、Waldeyer 环解剖与引流和淋巴瘤组织病理学

Waldeyer 环由内环和外环组成，内环前为舌扁桃体，外侧为腭扁桃体，顶部为咽扁桃体（即腺样体、咽鼓管扁桃体），其余为沿咽弓在软腭的后面到咽隐窝的淋巴组织组成的侧束；外环由咽鼓管、鼻咽、口咽和喉的淋巴组织构成一连续的淋巴管网，直接与邻近的咽后淋巴结、下颌角淋巴结及颌下淋巴结联合并互相沟通，并与颈部诸多的淋巴结群相连通。这些淋巴管网是体液的反流通道，吸收组织内通过动脉毛细血管壁渗出的一部分液体进入淋巴管网系统，再注入颈根部的大静脉（大部分组织中的体液借静脉毛细血管吸收），右侧的淋巴液注入右侧颈根部的静脉角（颈内静脉与右锁骨下静脉合流处），而左侧的注入胸导管，再进入左侧颈根部的静脉角。肿瘤细胞很容易沿 Waldeyer 环淋巴管网的滤过向颈部淋巴结转移或浸润。

显微镜下组织内正常淋巴结构消失，大淋巴细胞呈弥漫性高度增生，B 细胞型淋巴瘤肿瘤组织免疫酶标记 CD20（L26）呈阳性；大体标本显示切面组织呈鱼肉状，质硬，镜下见淋巴结结构完全破坏，淋巴瘤细胞弥漫性生长，瘤细胞偏大有异型性并见病理性核分裂象（图 1-22-1）。T 细胞型淋巴瘤肿瘤组织免疫酶标记呈阳性，这可与其他来源的肿瘤区别。大体标本肿块切面鱼肉样，质软；镜下见淋巴结结构完全破坏，淋巴瘤细胞弥漫性、异型性增生，瘤细胞中等偏大、核大深染，可见 1～2 个核仁，有较多病理性核分裂象（图 1-22-2），免疫组化：瘤细胞 CD3$^+$，CD45RO$^+$，CD5$^+$，bcl-2$^+$，CD20$^-$，CD79α$^-$，CD10$^-$，PAX-5$^-$，Ki67（+，>50%），CD21 可见破坏的滤泡树突状细胞（FDC）网。

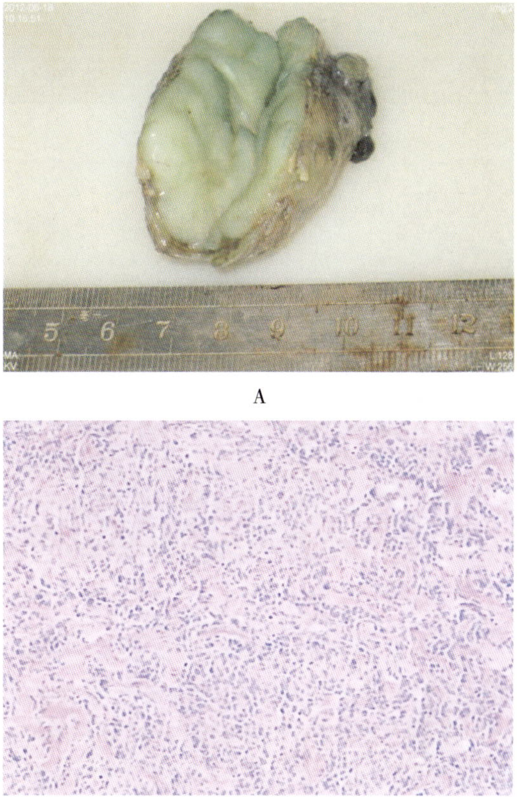

A

B

图 1-22-1 大 B 细胞 NHL

A：大体标本显示切面组织呈鱼肉状，质硬；B：镜下淋巴结结构完全破坏，淋巴瘤细胞弥漫性生长，瘤细胞偏大有异型性，并见病理性核分裂象（HE×40）

三、影像学表现与病理基础

根据文献报道，大部分口咽部淋巴瘤病例可同时累及整个 Waldeyer 环的淋巴结，口咽部淋巴瘤病变范围广，常累及 2 个或 2 个以上解剖部位，CT 和 MRI 均能清楚显示其特有的影像学特征，并同时累及同侧或双侧淋巴结，Waldeyer 环淋巴瘤的分布各有其影像学特点：淋巴瘤呈多个中心改变，可能咽淋巴环之间有诸多的淋巴管相通，肿瘤易沿黏膜淋巴管向周围蔓延，使得病变累及范围广。

1. 腭扁桃体淋巴瘤 最常见，在形态上表现

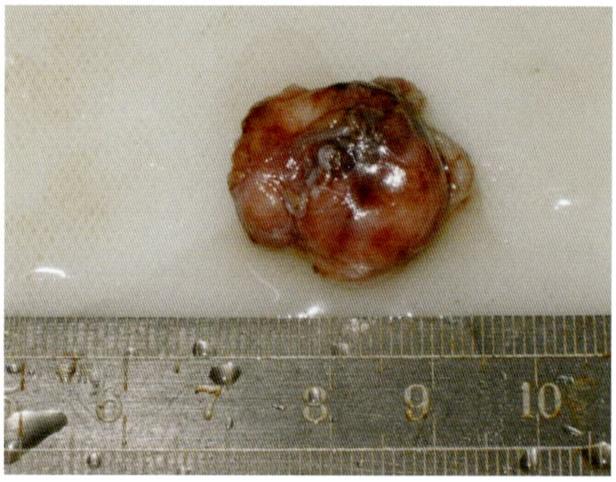

A

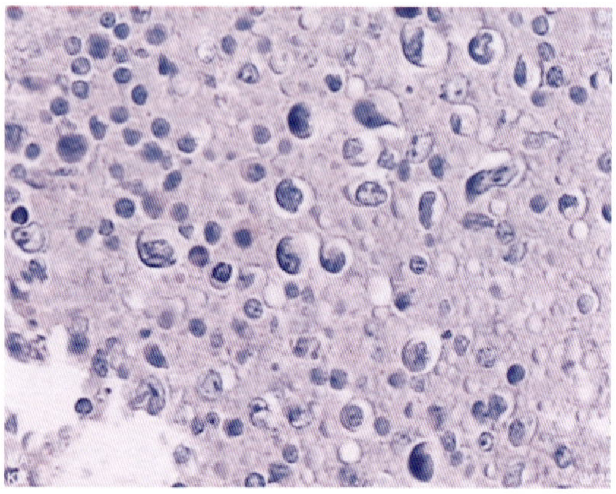

B

图 1-22-2　T 细胞 NHL

A：大体标本肿块切面鱼肉样，质软；B：镜下见淋巴结结构完全破坏，淋巴瘤细胞弥漫性、异型性增生，瘤细胞中等偏大、核大深染，可见 1～2 个核仁，有较多病理性核分裂象（HE×200）

较具有特征性，根据 Waldeyer 环与颈部淋巴结群引流特点，位于舌腭弓和咽腭弓之间的深窝（扁桃体窝）内。腭扁桃体淋巴瘤边界清楚，表现为类圆形的软组织肿块，向外凸向口咽腔生长。发生于腭扁桃体的淋巴瘤 CT 和 MRI 表现具有特征性。CT 表现为类圆形等密度软组织肿块，密度均匀，无钙化、囊变或坏死，向口咽腔突出生长，肿块轮廓规整，增强扫描可轻度强化（图 1-22-3～1-22-6），一般无咽旁间隙及相邻结构受侵犯。MRI 扫描大部分肿块在 T1WI 上呈等或略低均匀信号；在 T2WI 上呈等或稍高信号，边界较为清楚，冠状位显示呈对称性梭形软组织肿块，由于肿块突出明显导致口咽腔变窄；STIR 呈明显高信号；DWI（B=0）呈明显的高信号、（B=1000）呈稍高信号；ADC 值与肌肉相等，呈等信号；增强后结节轻-中度不均匀强化，且边缘（包膜）呈薄层环形强化（图 1-22-7～1-22-18）。

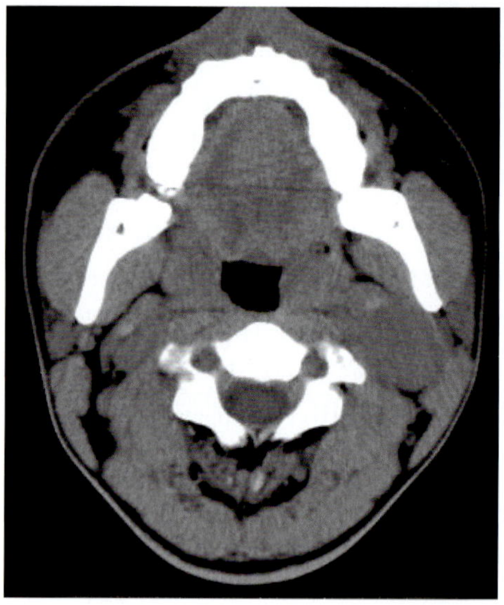

图 1-22-3　与图 1-22-1 为同一病例，CT 平扫显示双侧腭扁桃体类圆形等密度软组织肿块，密度均匀，无钙化、囊变及坏死，向口咽腔突出，肿块轮廓规整，左侧颈部淋巴结肿大

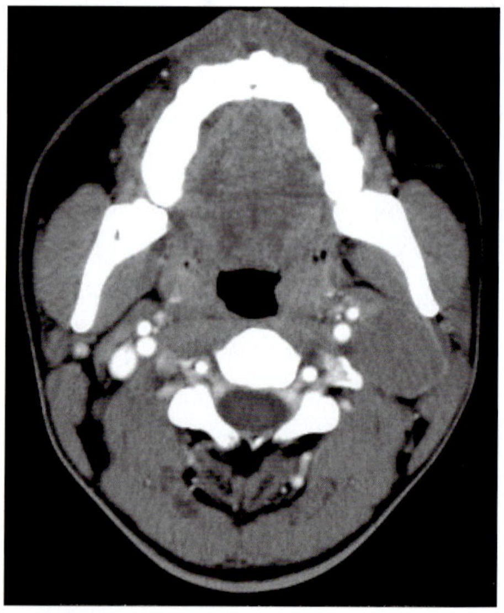

图 1-22-4　与图 1-22-1 为同一病例，增强扫描轻度强化，淋巴结肿大可见包膜轻度强化

2. 鼻咽淋巴瘤　是 Waldeyer 环中仅次于腭扁桃体的第二好发部位，但鼻咽淋巴瘤发病率远较鼻咽癌低。淋巴瘤发生在鼻咽顶壁咽扁桃体和咽鼓管扁桃体附近黏膜内集聚的淋巴小结，它沿鼻咽腔的表面蔓延，甚至向口咽、鼻腔延伸。鼻咽

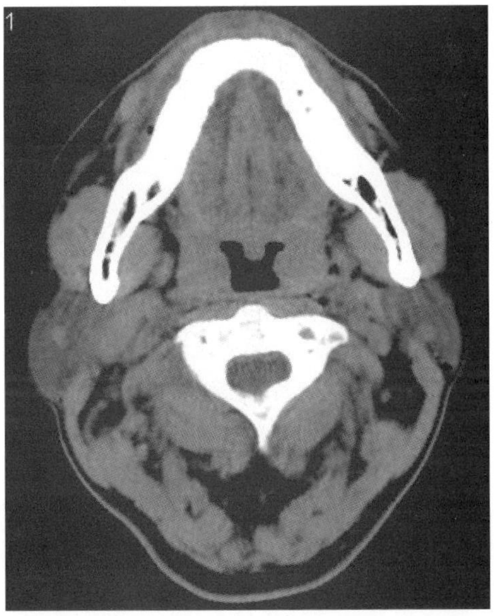

图 1-22-5　CT 平扫显示双侧腭扁桃体类圆形等密度软组织肿块，密度均匀，无钙化、囊变及坏死，向口咽腔突出，肿块轮廓规整

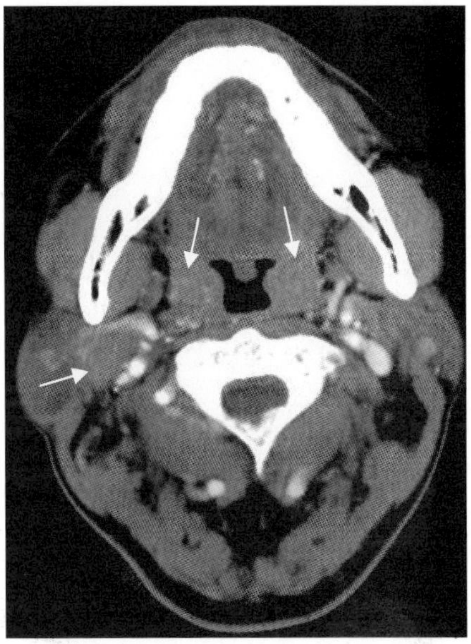

图 1-22-6　与图 1-22-5 为同一病例，增强扫描肿大的双侧腭扁桃体及右侧颈部肿大的淋巴结轻度强化（箭头）

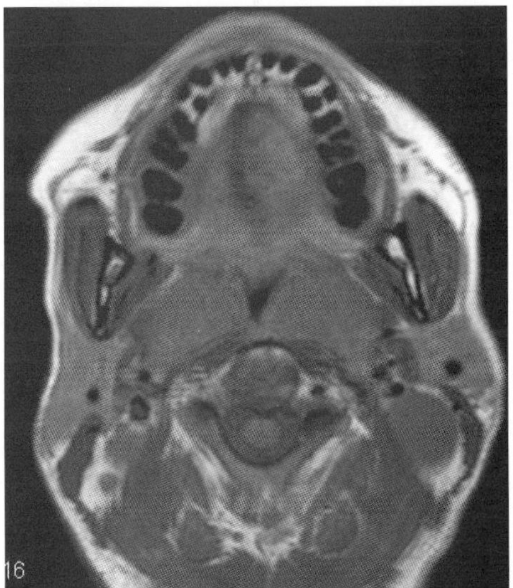

图 1-22-7　T1WI 双侧腭扁桃体类圆形软组织肿块，呈均匀等信号，突入咽腔，咽腔明显变窄，（图 1-22-7～1-22-12 为同一病例）

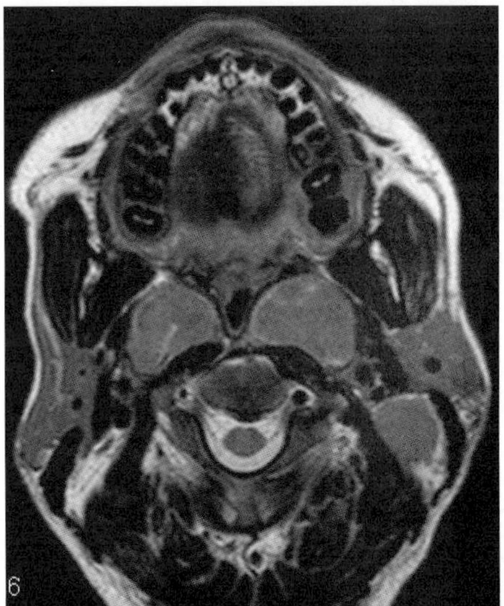

图 1-22-8　T2WI 双侧腭扁桃体类圆形软组织肿块呈稍高信号，边界较清楚

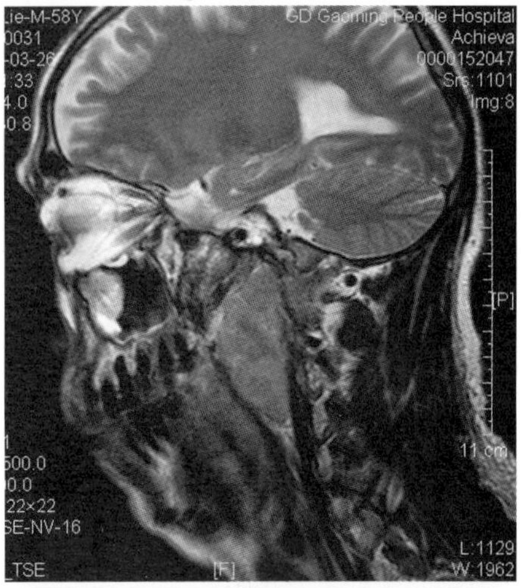

图 1-22-9　T2WI 矢状位显示腭扁桃体梭形软组织肿块突出，呈稍高信号，其内可见条状低信号（坏死）

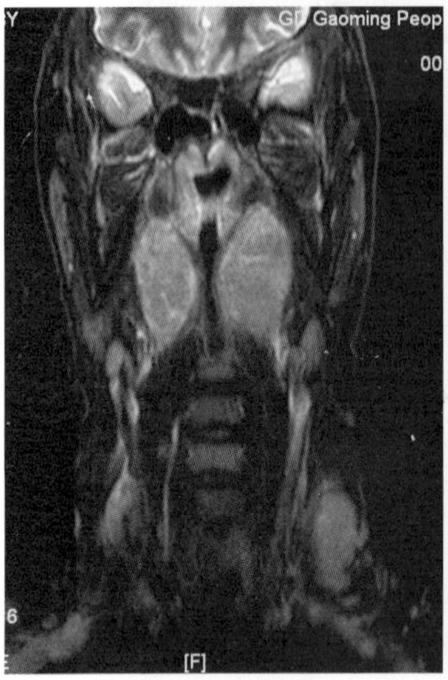

图1-22-10

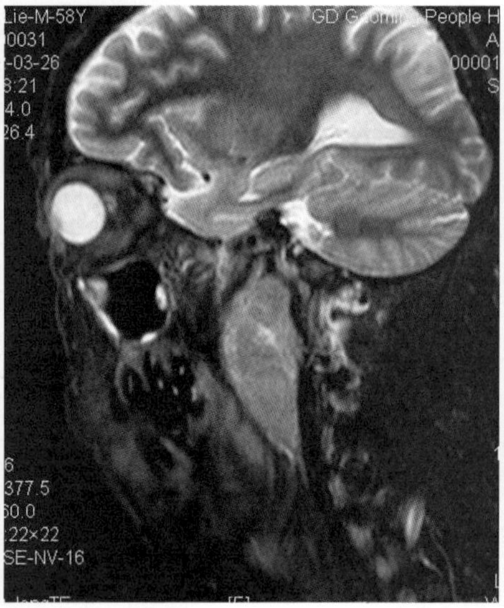

图1-22-11

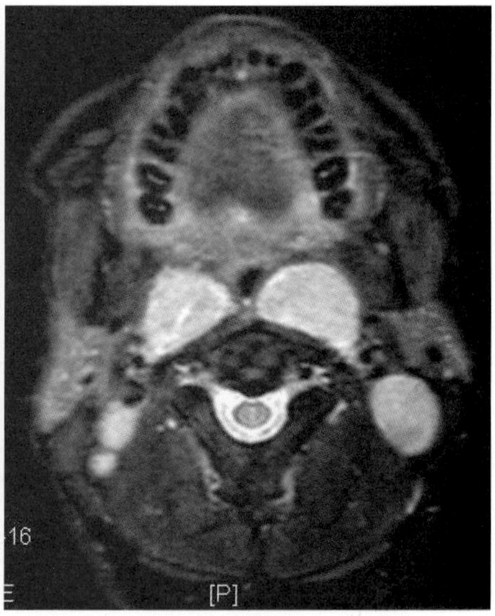

图1-22-12

图 1-22-10～1-22-12　冠状、矢状、轴位影像。冠状位显示呈对称性梭形软组织肿块，肿块突出明显，导致口咽腔变窄，STIR 显示肿块对称性呈高信号，矢状位肿块内可见条状高信号（坏死灶），颈部淋巴结肿大（图 1-22-12）

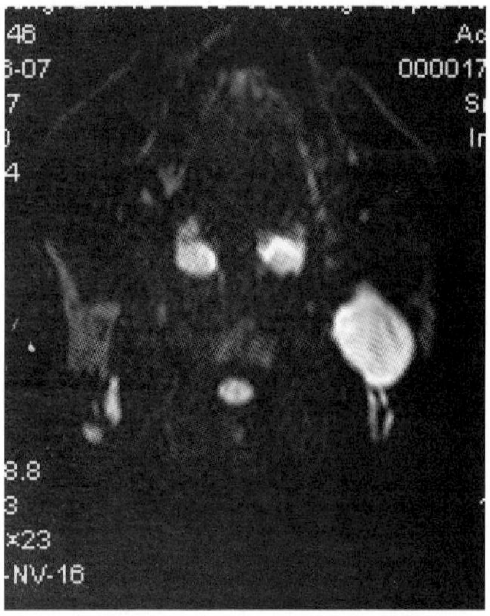

图 1-22-13　DWI（B＝0）呈明显的高信号（图 1-22-13～1-22-18 为同一病例）

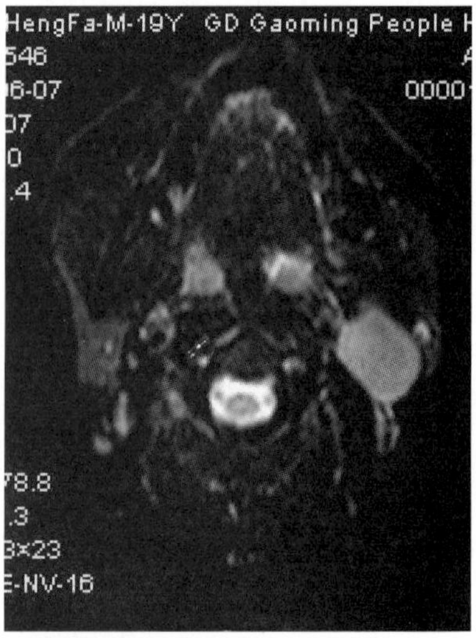

图 1-22-14　DWI（B＝1000）呈高信号

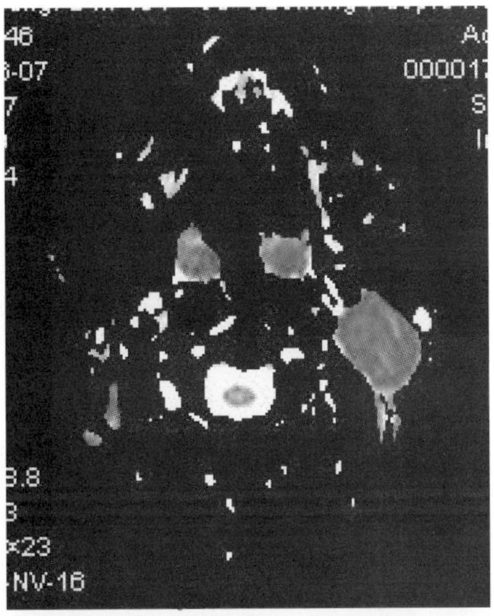

图 1-22-15　ADC 值呈等信号，左颈部淋巴结肿大，与腭扁桃体信号相同

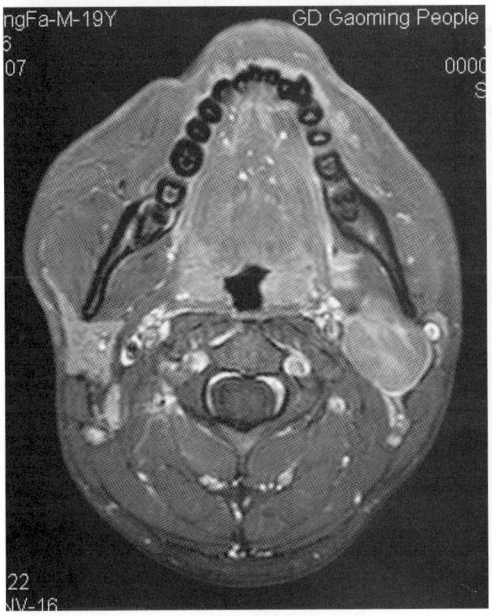

图1-22-16

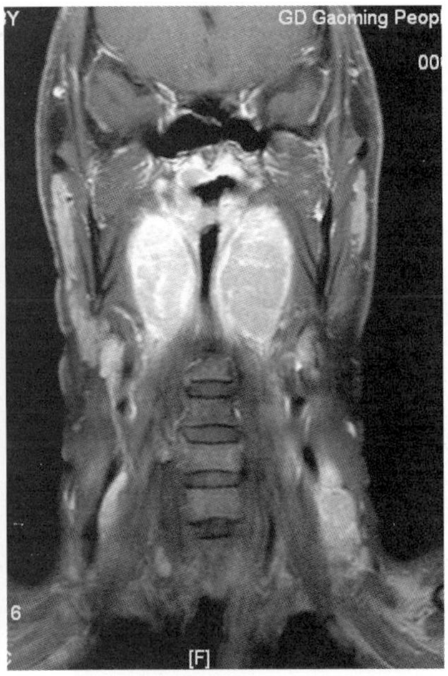

图1-22-17

图 1-22-16，17　增强扫描后结节轻~中度不均匀强化，腭扁桃体及左颈肿大淋巴结边缘（包膜）呈薄层环形强化，肿块内可见多条高信号强化影

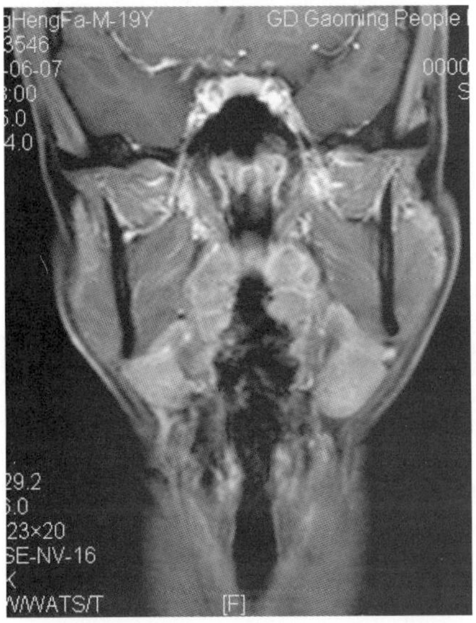

图 1-22-18　增强扫描冠状位显示腭扁桃体、咽部结节影，外缘呈分叶状，边缘呈薄层环形强化

和侧咽壁淋巴瘤的 CT 表现为不规则软组织肿块，病变范围较大，可向周围呈弥漫性生长，但无颅底和相邻骨质破坏，深层结构很少侵犯，相邻肌肉组织形态及结构正常。侧咽壁淋巴瘤可累及软腭、扁桃体窝和对侧咽壁。MRI 表现肿块在咽顶及两侧壁生长向后鼻孔部突出，表面光滑但欠规则，边界较为清楚，T1WI 呈等或略低均匀信号，在 T2WI 上呈等或稍高信号，STIR 呈高信号，增强扫描呈明显均匀强化，但肿块与相邻头长肌分界清楚，信号对比较明显，而咽后壁黏膜增厚，表面欠光滑，增强扫描强化与咽顶部肿块相同（图 1-22-19～1-22-25）。

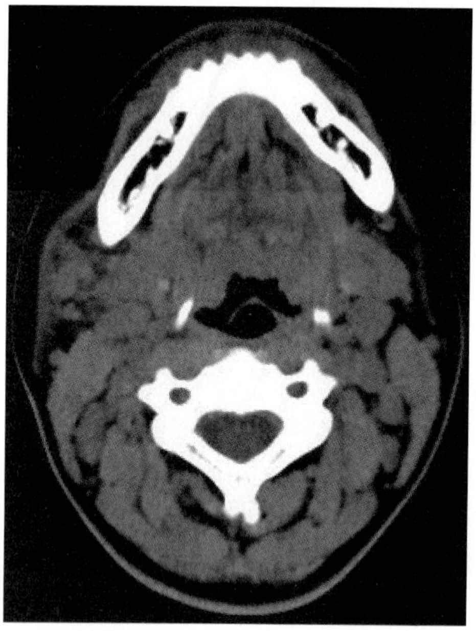

图 1-22-19　CT 表现为鼻咽部不规则软组织肿块，病变范围较大，向侧咽壁周围弥漫性生长（图 1-22-19～1-22-25 为同一病例）

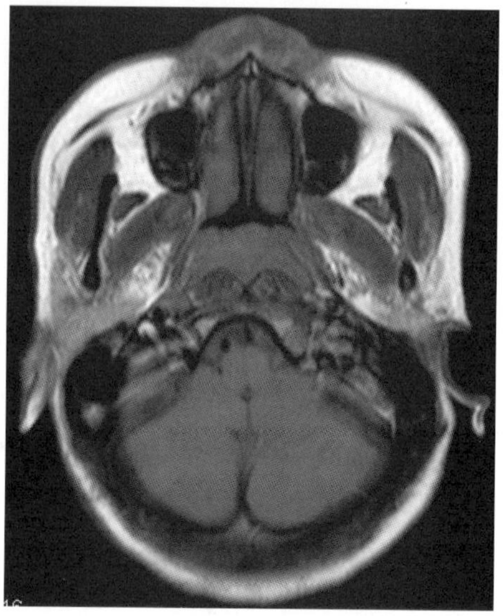

图 1-22-20　MRI 表现肿块在咽顶及两侧壁生长向后鼻腔部突出，表面光滑但欠规则，边界较清楚，T1WI 呈等或略低均匀信号

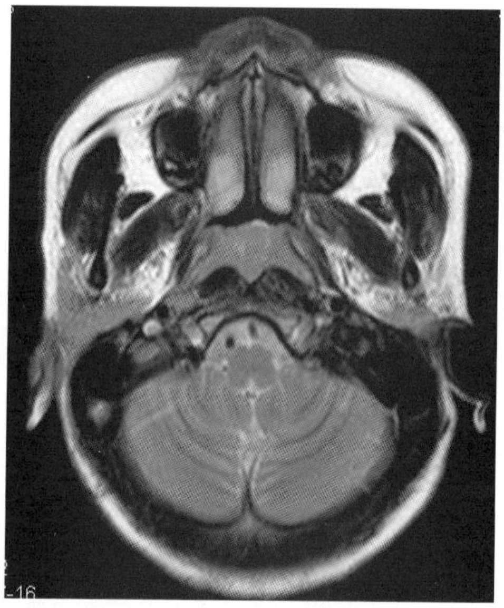

图 1-22-21　T2WI 显示咽顶部肿块呈等或稍高信号

3. 咽侧壁淋巴瘤　咽侧壁含有丰富的网状淋巴系统，它连接咽部的许多结构，如腭扁桃体、软腭、舌根、鼻咽等，构筑呈环状的淋巴管网（Waldeyer 环）；咽侧壁淋巴瘤不像位于陷窝内的腭扁桃体淋巴瘤和舌根部扁桃体淋巴瘤呈半球形外凸生长，它像鼻咽淋巴瘤一样沿着咽壁向四周弥漫性扩展，伸入上鼻咽和下咽，晚期可堵塞咽腔，造成呼吸和吞咽困难。CT 检查时发现咽壁明显不规则增厚，可累及软腭、扁桃体窝和对侧咽壁，增强扫描肿块呈轻度强化（图 1-22-26～1-22-33）。MRI T1WI 呈等信号，T2WI 为稍高信号，STIR 呈高信号，增强扫描肿块呈均匀强化，包膜相互粘连，淋巴结周围浸润，且可见融合（图 1-22-34～1-22-37）。

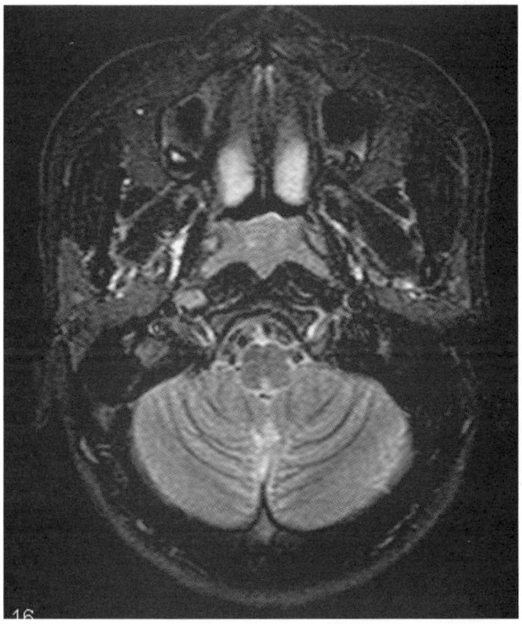

图 1-22-22　T2 压脂咽顶部呈稍高信号

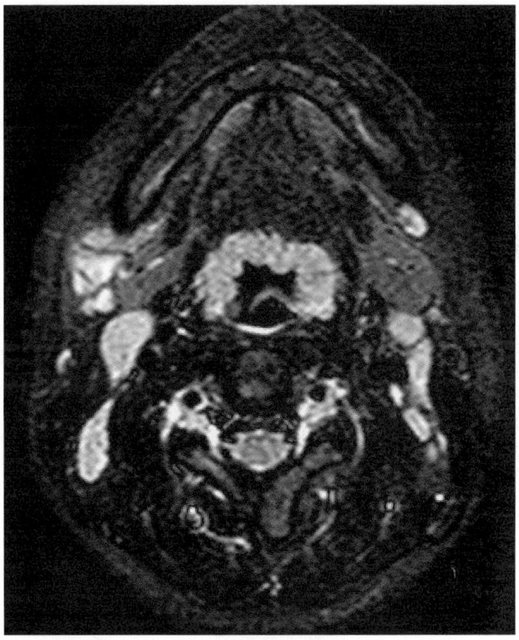

图 1-22-23　STIR 呈高信号，肿块沿咽顶侧侧壁延伸，表面欠规则，双侧颈部可见信号相同的淋巴结肿大

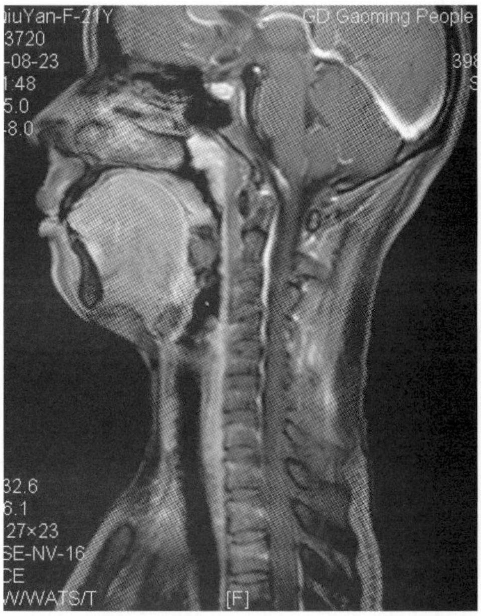

图1-22-24

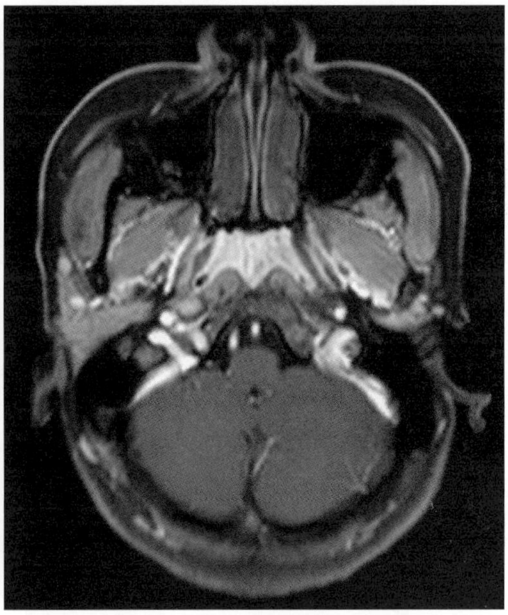

图1-22-25

图 1-22-24，25　增强扫描肿块呈明显均匀强化，但肿块与相邻头长肌分界清楚，信号对比较明显，而咽后壁黏膜增厚，表面欠光滑，增强扫描强化与咽顶部肿块相同

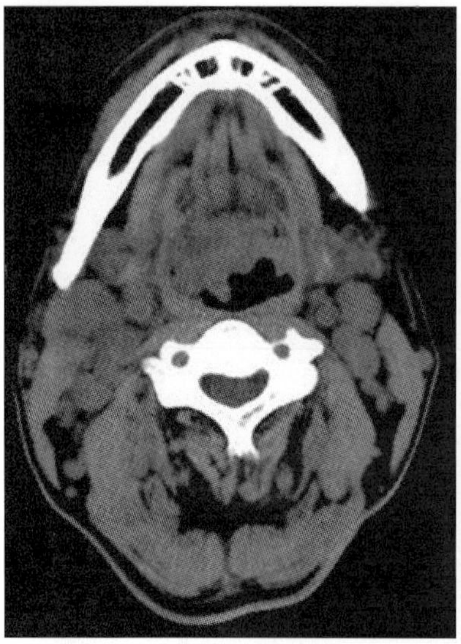

图1-22-26

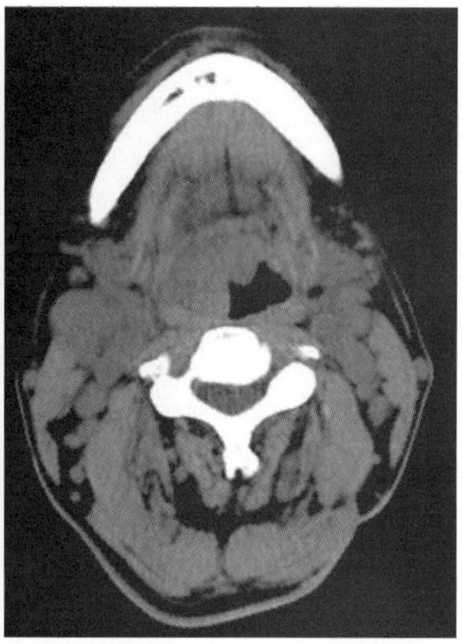

图1-22-27

图 1-22-26，27　CT 平扫显示咽部肿块突出，并沿着咽壁向四周弥漫性生长，表面呈分叶状突起（图 1-22-26～1-22-33 为同一病例）

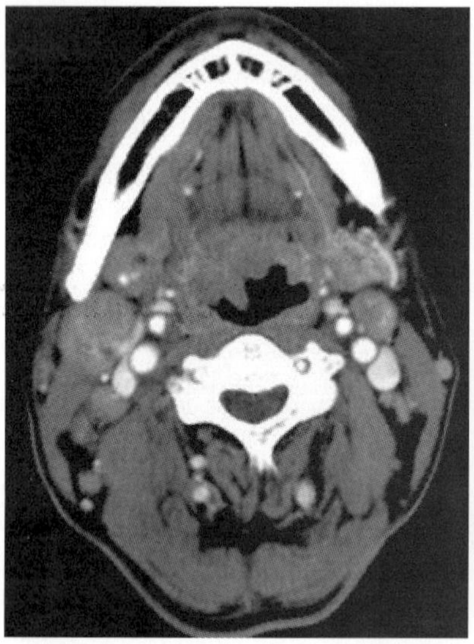

图1-22-28

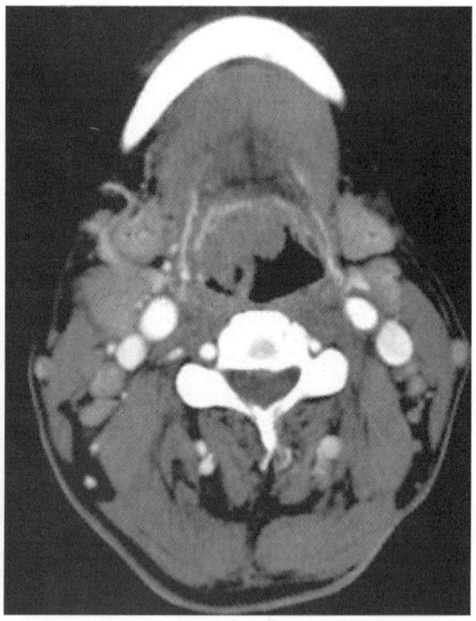

图1-22-29

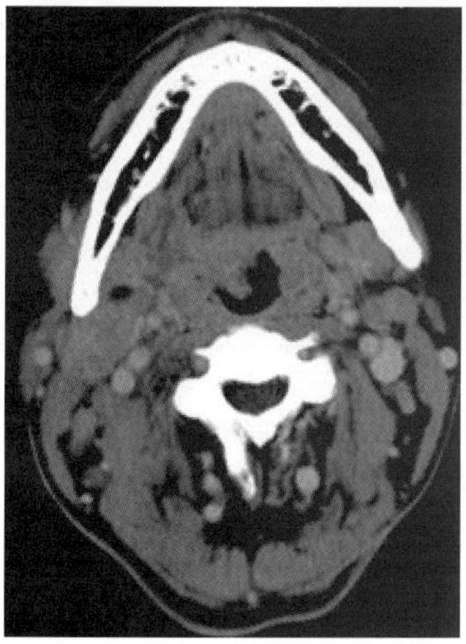

图1-22-30

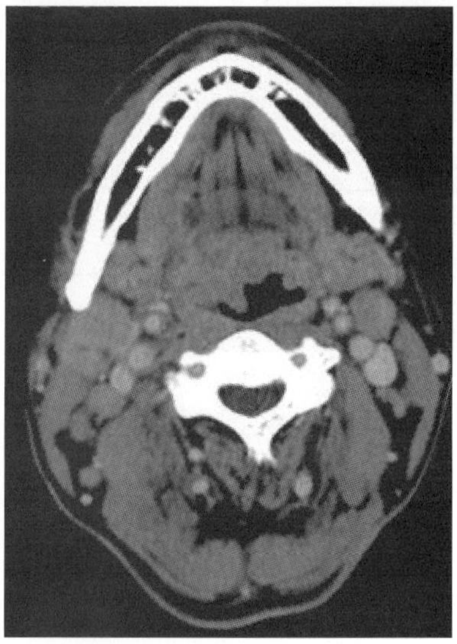

图1-22-31

图 1-22-28～1-22-31　CT 增强扫描动、静脉期肿块呈轻度强化

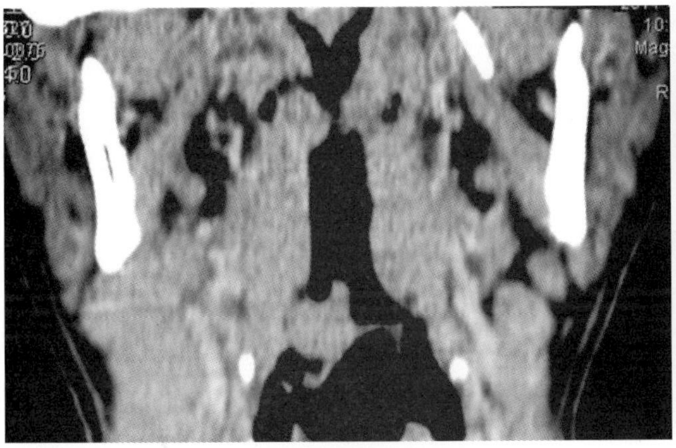

图1-22-32

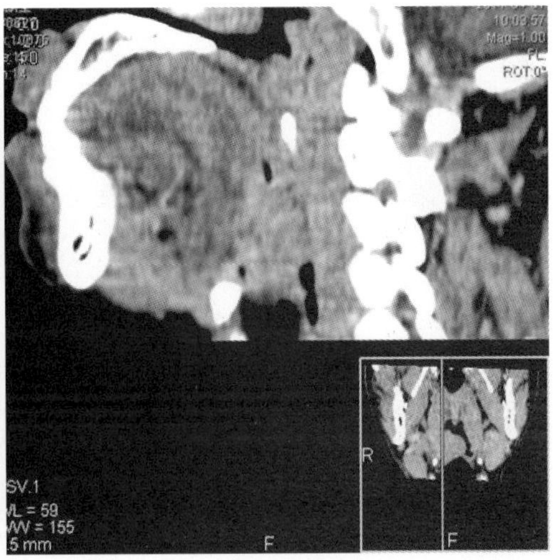

图1-22-33

图 1-22-32，33 冠状及矢状重建 双侧咽部肿块向咽腔突出，肿块向上鼻咽、下咽和舌根部生长，右侧舌根部可见不规则软组织结节影突出。肿块向下累及会厌，表现为舌会厌皱襞增厚

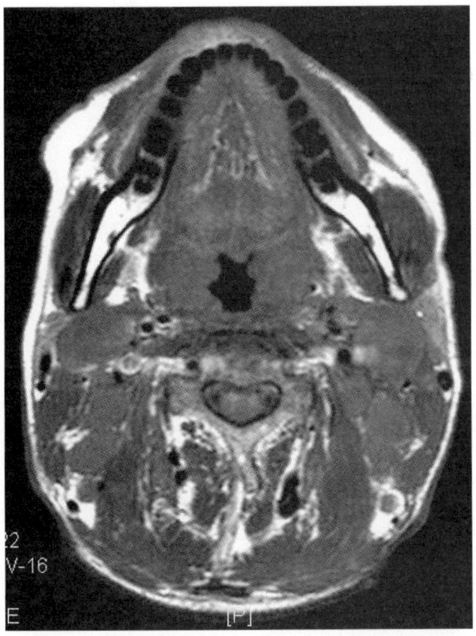

图 1-22-34 T1WI 显示双侧咽侧壁对称性肿块及颈部肿大淋巴结呈等信号（图 1-22-34~1-22-37 为同一病例）

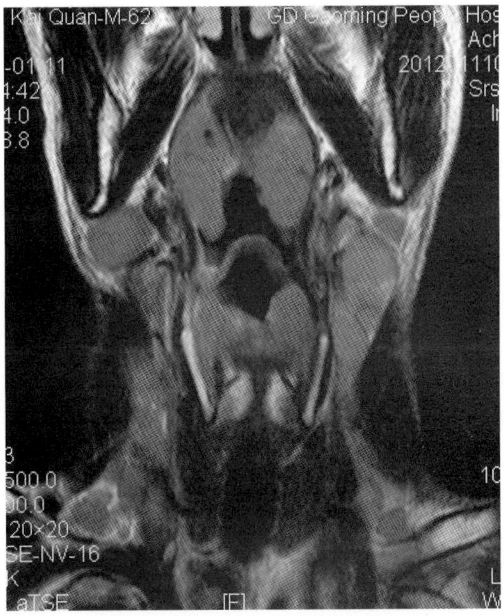

图 1-22-35 冠状位 T2WI 显示双侧咽侧壁对称性肿块及颈部肿大淋巴结呈中等偏高信号

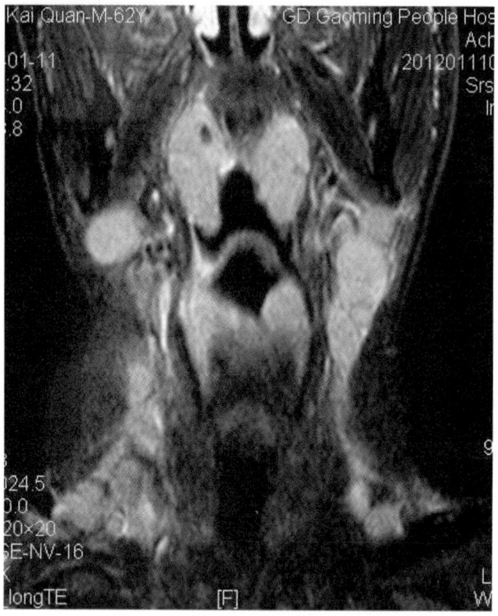

图 1-22-36　冠状位 STIR 显示双侧咽侧壁对称性肿块及颈部肿大淋巴结呈明显高信号

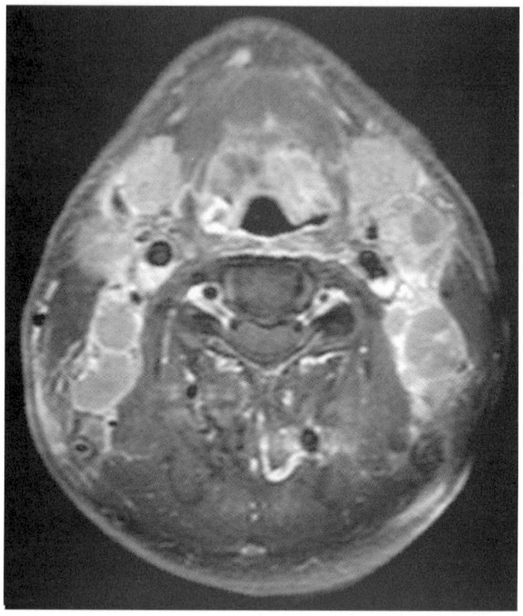

图 1-22-37　增强扫描显示肿块及双侧颈部肿大淋巴结呈均匀强化，以淋巴结包膜明显（薄层强化）可见部分淋巴结融合并向周围浸润

4. 舌扁桃体淋巴瘤　舌扁桃体是舌根部固有膜内不规则的淋巴小结聚集，其表面黏膜覆盖复层扁平上皮。舌扁桃体淋巴瘤位于舌根与会厌舌面之间，向上方突入口咽腔，边界较锐利，较大者可堵塞口咽腔，妨碍呼吸和吞咽，CT 扫描可见肿块呈等密度（图 1-22-38），可有轻度强化。MRI T1WI 呈等信号，T2WI 呈稍高信号，STIR 呈高信号，DWI 呈明显的高信号，ADC 值与肌肉相等，呈等信号，增强呈明显强化（图 1-22-39 ~ 1-22-43）。

5. 口咽部淋巴瘤　可为多个中心改变，病变可能是咽淋巴环之间有诸多的淋巴管相通，肿瘤易沿黏膜淋巴管向周围蔓延，使得病变累及范围广，常累及 2 个或 2 个以上，甚至整个咽淋巴环是其特点。大多数表现为不规则软组织影，呈弥漫浸润性生长，轮廓不清。部分合并舌根或腭扁桃体受累时表现为混合型，肿块与弥漫浸润相并存。此型累及范围更广，口咽腔明显变窄，肿块常向下累及会厌，表现为舌会厌皱襞增厚。口咽部 NHL 肿块 CT 平扫密度均匀，一般无囊变、坏死或钙化。作者收集的多个病例及资料报道，T 细胞型淋巴瘤病例较为明显，显示整个淋巴环均受累，MRI 大部分在 T1WI 上呈等或略低均匀信号，在 T2WI 上呈等或稍高信号，边界较为清楚，口咽部

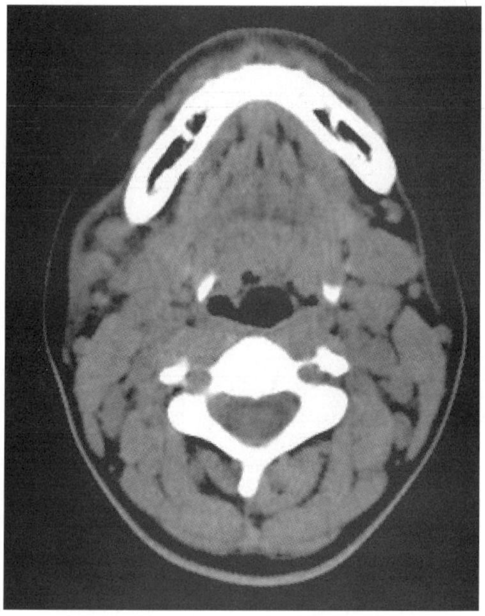

图 1-22-38　CT 平扫显示舌根部不规则肿块向咽部突出，咽腔变窄（图 1-22-38 ~ 1-22-43 为同一病例）

多发性肿块及颈部淋巴结转移，STIR 肿块与淋巴结信号相同呈高信号，增强后轻度均匀强化（图 1-22-44 ~ 1-22-46）。

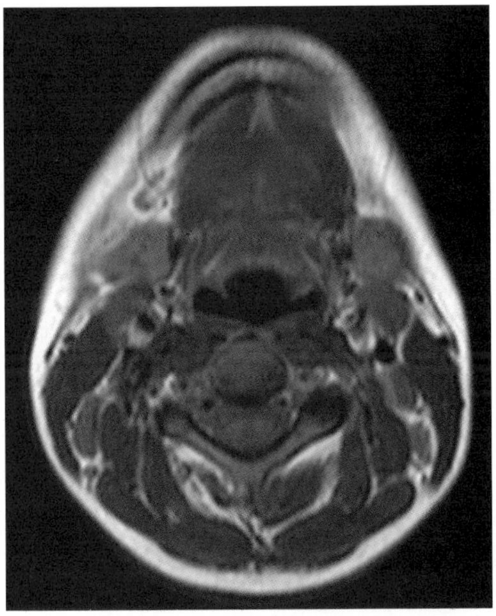

图 1-22-39　T1WI 舌根部不规则肿块呈等信号

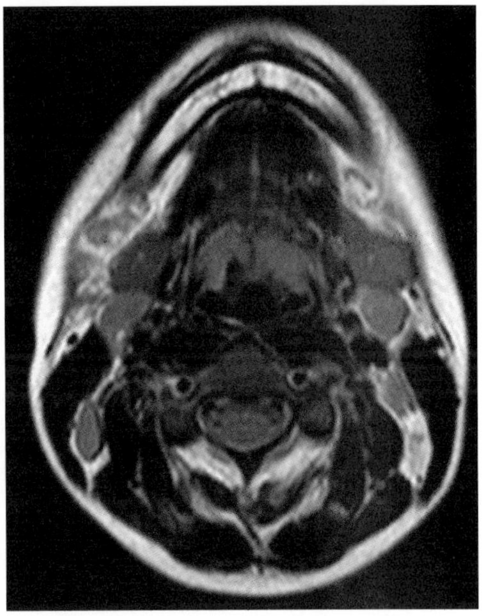

图 1-22-40　T2WI 显示舌根部及颈淋巴结肿大呈稍高信号

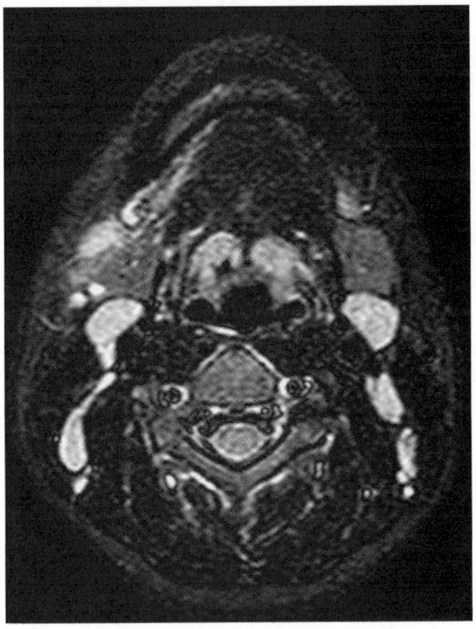

图 1-22-41　STIR 舌根部及颈淋巴结肿大呈高信号

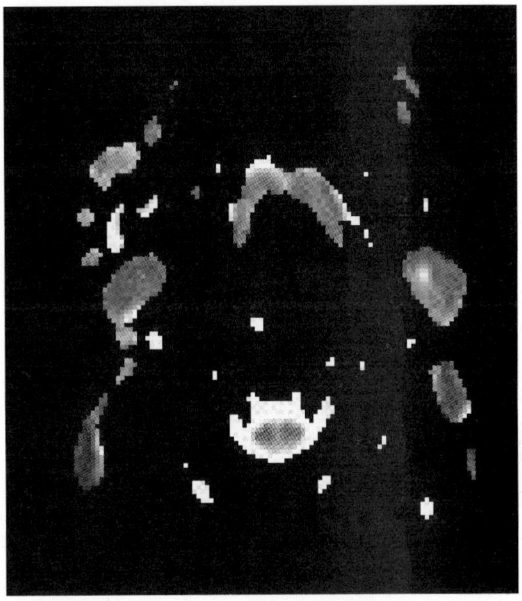

图 1-22-42　舌根部肿块及颈淋巴结肿大 ADC 值呈等信号

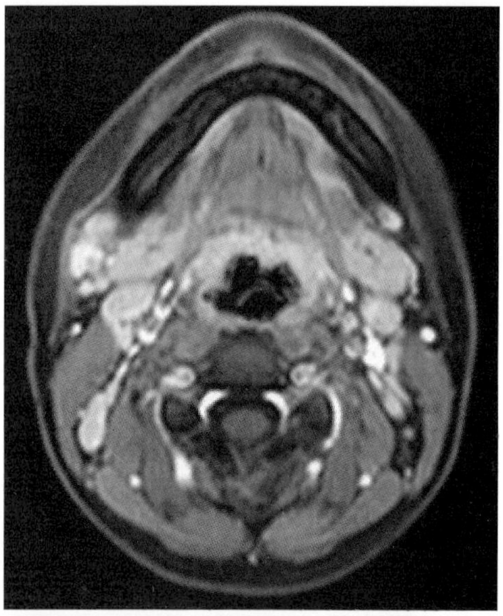

图 1-22-43　显示舌根部肿块及颈肿大的淋巴结，增强呈明显强化

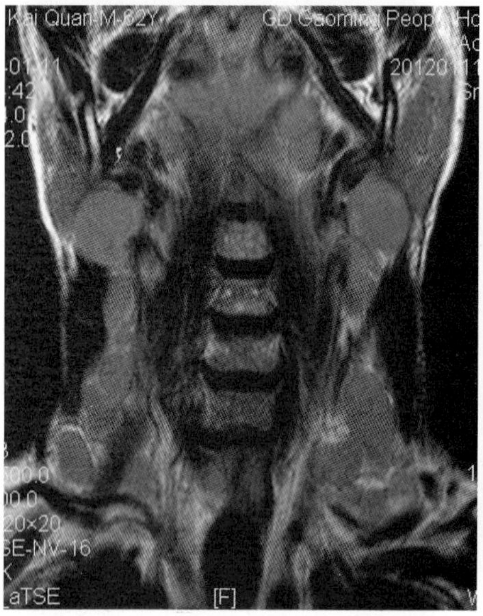

图1-22-44

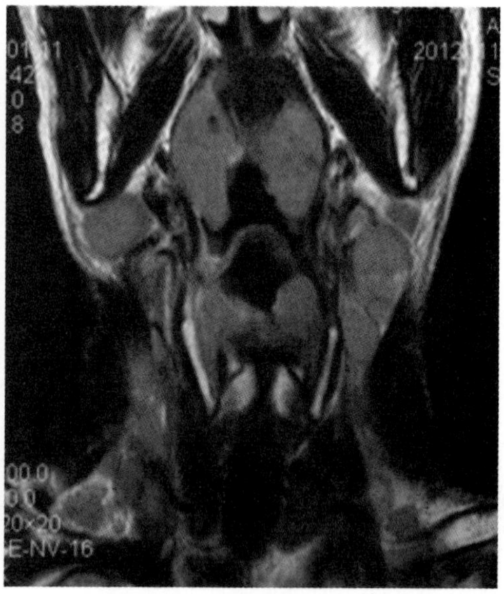

图1-22-45

图 1-22-44，45　冠状位 T1WI、T2WI 显示咽部、腭扁桃体、咽侧壁及舌根部均见软组织肿块突出，双侧颈部多个淋巴结转移，信号与肿块相同（图 1-22-44~1-22-46 为同一病例）

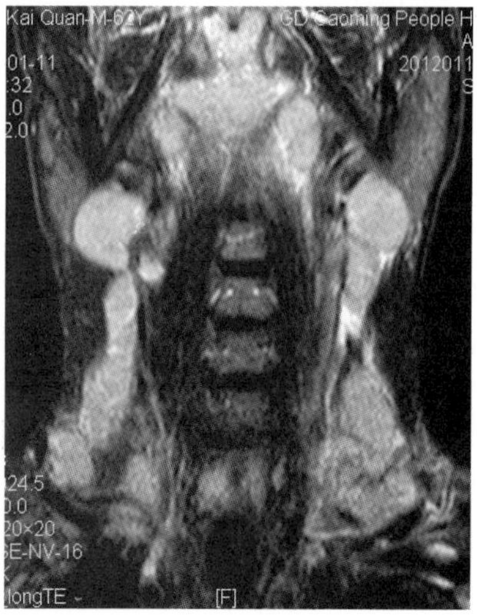

图 1-22-46　口咽部多发性肿块及颈部淋巴结肿大，STIR 肿块与淋巴结信号相同，呈高信号

四、口咽部恶性淋巴瘤的淋巴结转移

淋巴瘤颈部淋巴结转移，由于咽淋巴环有诸多的淋巴管网相连通，并通过淋巴管道与颈部 5 大群淋巴结（颏下、颌下、颈前、颈浅和颈深淋巴结群）相连。淋巴瘤颈部淋巴结转移多数为多发，少数为单发。咽侧壁淋巴瘤很容易向四周弥漫侵犯，常累及腭扁桃体窝、软腭等结构，并可沿咽部淋巴管网向双侧外环和颈淋巴结链弥漫性转移。多数可发现颈深部淋巴结肿大，肿大淋巴结的形态、密度（信号）改变与原发病灶相仿，CT 及 MRI 淋巴结包膜于增强扫描可呈薄层环形强化，病理示为淋巴结包膜受肿瘤浸润所致（图 1-22-47～1-22-50）。

头颈部其他恶性肿瘤颈部淋巴结转移多有边缘强化伴中心坏死的征象；而淋巴瘤颈部淋巴结转移多不具有这种征象，具有轻度强化，一般无中心坏死的特征，个别肿块较大时，MRI 上可偶见少许条状坏死信号。

五、诊断

发生在咽淋巴环的恶性淋巴瘤 CT 和 MRI 表现具有特征性，软组织肿块均表现为类圆形等密度（等信号），密度（信号）均匀，无钙化、囊变或坏死，向口咽腔突出生长，肿块轮廓规整，可轻度强化，一般无咽旁间隙及相邻结构受侵犯，多数可发现同侧颈深部淋巴结肿大，肿大淋巴结的形态、密度（信号）改变与原发病灶相仿。这与腭扁桃体和舌根鳞癌的 CT 和 MRI 表现不同，腭扁桃体和舌根鳞癌肿块表面多不光整，呈不均匀强化，肿块多有坏死，囊变，可侵犯咽旁间隙和舌根部肌层。而咽侧壁恶性淋巴瘤 CT 和 MRI 表现为咽侧壁增厚，可见不规则软组织肿块，病变范围较广，可向周围弥漫性生长，无颅底和相邻骨质破坏，周围结构很少侵犯；鼻咽和咽侧壁癌病变多局限，易侵犯周围结构，颈部转移淋巴结多呈不均质强化，有坏死囊变。当发现咽部病变范围广泛，咽壁弥漫肿胀，咽腔变形缩小，合并颈部淋巴结肿大，要考虑恶性淋巴瘤。

六、鉴别诊断

1. 口咽癌　口咽癌绝大部分为单发肿物，边缘多不规则、向外侵犯明显。口咽癌血供丰富，增强扫描后多有不同程度的强化且内部密度（信号）多不均匀，呈大片样坏死，MRI T1WI 为低信号，T2WI 为高信号。而淋巴瘤多为双侧病变，边缘相对清晰，强化不明显，内部信号相对均匀，T2WI 信号比口咽癌低。同时 NHL 颈部淋巴结转移坏死少，少融合。

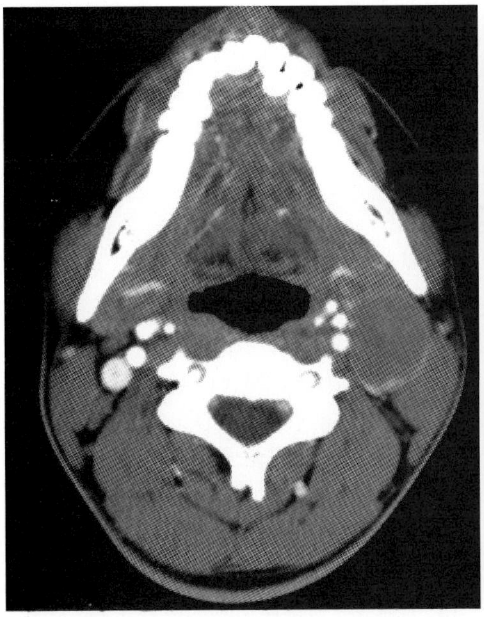

图1-22-47

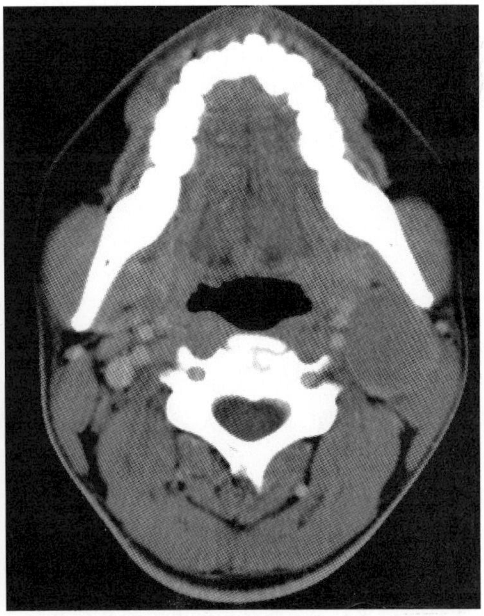

图1-22-48

图 1-22-47，48　CT 增强扫描：动、静脉期显示左侧颈部淋巴结转移，包膜呈环形强化，以动脉期明显（图 1-22-47、48、49 为同一病例）

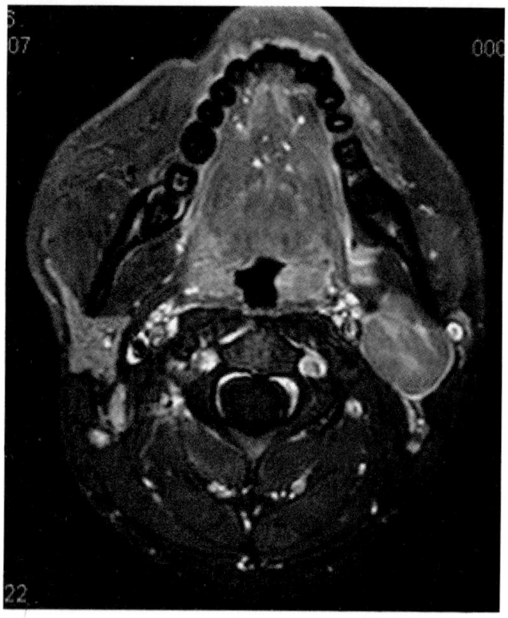

图 1-22-49 MRI 增强显示双侧腭扁桃体肿块向口咽腔突出，左侧颈部可见一肿大的淋巴结，边缘包膜呈明显环形强化

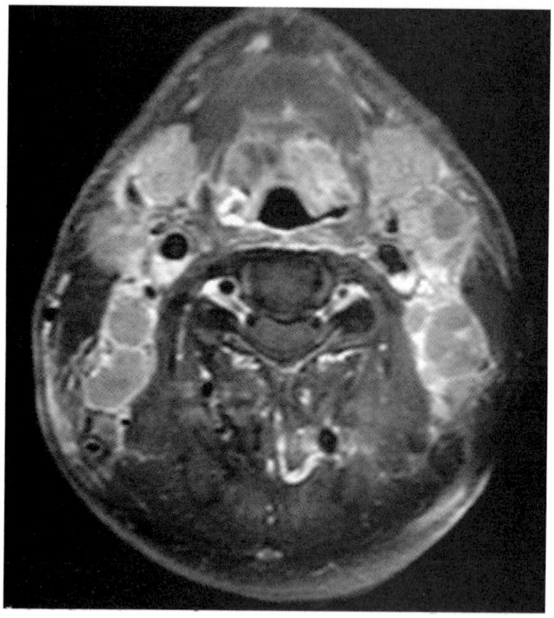

图 1-22-50 MRI 增强扫描 显示舌根部肿块及双侧颈部多发性淋巴结转移，肿大淋巴结包膜呈环形强化

2. 扁桃体脓肿 扁桃体脓肿一般有明显的临床病征，口咽也是咽部感染的好发部位。扁桃体脓肿常表现为黏膜下肿块，在 CT 上典型表现为中心呈液化坏死的低密度区，外周呈较规则的环形强化，不难与弥漫大 B 淋巴瘤相鉴别。在感染尚未形成脓肿时，则需结合临床病史，仔细观察病变区黏膜，病变密度及强化特点。对较难鉴别的病例，只能依靠病理检查。口咽部慢性炎症时扁桃体常呈对称均匀肿大，但明显向腔内突出的肿块或结节少见，与咽部 NHL 有所区别，结合临床鉴别不难。

3. 颈部其他淋巴结病变 参阅本章有关内容。

（谭坚毅 邓星河）

参 考 文 献

1. 李志强，陈卫国，郭国炳，等. 头皮血管瘤的临床分析. 临床外科杂志，2004，12：250
2. 王幕逖. 儿科学. 第 5 版. 北京：人民卫生出版社，2000，13
3. 阎晓琴，李慧聪，韦德华，等. 新生儿头皮血肿与产程的关系. 郑州大学学报（医学版），2003，38（3）：420-421
4. 夏佐中，李映良，梁平，等. 小婴儿头皮血肿及合并症的诊断和治疗. 四川医学，2002，23（7）：666-667
5. 吴琼. 头皮血肿外缘骨化 1 例. 中国保健杂志，2006，14（21）：129
6. 徐小彤. 婴幼儿头皮血肿钙化 8 例临床分析. 现代中西医结合杂志，2009，18（32）：3984
7. 段华汛. 婴儿头皮血肿早期骨化 1 例. 中国神经精神疾病杂志，1997，23（1）：25
8. 周建军，梁平，李映良，等. 新生儿头皮血肿骨化的临床特点. 重庆医科大学学报，2010，35（12）：1891-1893
9. 曹来宾. 实用骨关节影像诊断学. 济南：山东科学技术出版社，1998，599-600
10. 邢焕英. 对称性顶骨凹陷症 1 例. 中国医学影像技术，2005，21（12）：1898
11. 周桂林，李小明，马小军，等. 对称性顶骨凹陷症 1 例报告. 实用放射学志，2005，21（6）：671-672
12. 张在沛，胡兵，谢纯平，等. 颅顶骨萎缩症影像学诊断（附 3 例报告）. 中国医学影像技术，2001，17（10）：957

13. 王集科. 颅顶骨对称性变薄5例报告. 广西医学，1996，18（5）：387-388
14. 曹庆选. 颅顶骨对称性凹陷症4例报告. 临床放射学杂志，1989，8（1）：36
15. 何亚奇，张雪林，唐秉航，等. 对称性顶骨凹陷症的CT诊断. 放射学实践，2007，22（3）：286-288
16. 柯屹峰，郝瑞. Ⅰ型神经纤维瘤病的基因学研究进展. 眼科研究，2010，28（2）：184
17. Garcia MJ，Dean FA，Alamillos GF，et al. Gingival neurofibroma in a neurofibromatosis type 1 patient. Med Oral Paehol Oral Cir Bucal，2007，12（4）：287-291
18. Yohay KH. The genetic and molecular pathogenesis of NF1 and NF2. Sem in Pediatr，2006，13：21
19. No authors list. Neurofibromattosis. NCH Consens statement online，1987，6（12）：1-7
20. 洪伟，李宇杰，贾宗良，等.24例神经纤维瘤病临床分析. 现代肿瘤医学，2012，20（7）：1447-1450
21. 陈贵敏，许建华. 头颈部Ⅰ型神经纤维瘤病23例临床分析. 东南国防医药，2009，4（11）：118-120
22. Drappier JC，Khosrotehrani K，Zeller J，et al. Medical management of neurofibromatosis 1：across-sectional study of 383 patients. J Am Acad Dermatol，2003，49：440-444
23. 王桂龙，罗志勇. Ⅰ型神经纤维瘤病的诊断与治疗. 癌症进展杂志，2007，5（4）：362-365
24. 郑家伟，孙坚，张志愿. Ⅰ型神经纤维瘤病诊治进展. 上海口腔医学，2007，16（6）：561-569
25. 何柳，庞大勇. 颅脑部神经纤维瘤病的CT评价. 辽宁中医学院学报，2005，7（5）：484
26. 范庆忠，杨学华. 神经纤维瘤病Ⅰ型的头颈部CT和MRI表现. 临床放射学杂志，2009，28（9）：1210-1214
27. 高建华，李涛，崔英. 眼眶神经纤维瘤病的CT表现. 中国医学影像学杂志，2004，12：180
28. 周青，陈琴，岳林先. 神经纤维瘤病超声表现1例. 中国超声医学杂志，2011，27（7）：671
29. Lim R，Jaramillo D，Poussaint TY，et al. Superficial neurofibroma：A lesion with unique MRI charactristics in patievts with neurofi-bromatosis type l. AJR Am J Roentgenol，2005，184：962-968
30. Bourne JT，Mangaleskar SR，Meis-Kindblom JM，et al. Recurrent plexiform，neurofibromatosis of the foot with extensive bone destruction. J Pediatr Orthop B，2009，18：176-178
31. 付琳，王振常，鲜军舫，等. 神经纤维瘤病Ⅰ型累及眶部的MRI表现. 中华医学杂志，2012，92（29）：2042-2045
32. 张伟，杨学华，江波，等. 神经纤维瘤病Ⅰ型的头颈部CT和MRI诊断价值. 中国实用医刊，2009，36（2）：6-11
33. Apaydin M，Gelal F，Avci A，et al. Desmoplastic fibroma in humerus. J Med Imaging Radiat Oncol，2008，52：489-490
34. Inwards CY，Unni KK，Beabout JW，et al. Desmoplastic fibroma of bone. Cancer，1991，68：1978-1983
35. Berthe JV，Lorea P，De Prez C，et al. A case report of desmoid tumor of the finger. Chir Main，2003，22（6）：312-314
36. Juergens KU，Bullmann V，Link TM，et al. Desmoplastic fibroma in the thoracic spine：an Unusual localization of a rare primary bone tumor. Eur Radiol，2001，11（7）：273-275
37. 张德钧，章伟敏，陈伟，等. 骨韧带样纤维瘤28例综合报道. 临床放射学杂志，1992，11（6）：307-309
38. 史洪平，戴洪修，杜云. 骨韧带样纤维瘤的X线诊断（附6例报告）. 实用放射学杂志，2002，18（8）：709-710
39. 王林森，张培功，孙鼎元，等. 骨韧带样纤维瘤（附15例分析）. 中华放射学杂志，1995，29（10）：695-697
40. 孙凤霞，闫瑞芳，李玉侠，等. 骨韧带样纤维瘤的X线特征分析. 新乡医学院学报，2009，26（3）：302-304
41. Greenspan A，Unni KK. Case report 787：desmoplastic fibroma. Skeletal Radiol，1993，22（4）：296-299
42. 程勇，牛艳坤，廖昕等. 骨韧带状纤维瘤的影像学表现分析（附12例报告）. 中国医学影像技术，2006，22（1）：125-128
43. Mccarville MB，Hoffer FA，Adelman CS，et al. MRl and biologic behavior of desmoid tumors in children. Am J Roentgonol，2007，189（3）：633-640
44. 齐保闯，唐辉，吕乾，等. 骨韧带样纤维瘤的研究进展. 西南国防医药，2009，9（10）：1054-1056
45. 肖喜刚，韩雪，赵殿江. 颅骨嗜酸性肉芽肿的X线、CT、MRI诊断. 中国医学影像学杂志，2004，4：284-285
46. 麦春华，蔡泽银，程晓光. 骨母细胞瘤的影像学表现和诊断价值. 中国CT和MRI杂志，2012，10（3）：88-90
47. 梁碧玲. 骨与关节疾病影像诊断学. 北京：人民卫生出版社，2006，390-391
48. Ehlinger M，Cognet JM，Chiffolot X，et al. Epiphyseal tibial osteoblastoma：Report of a rare localization and review of the literature. Rev Chir Orthop Reparatrice Appar Mot，2003，89：266-271
49. Miller AS，Rambo HM，Bowser MW，et al. Being osteoblastoma of the jaws：Report of three cases. J Oral Sur，1980，38（9）：694-697
50. Schajowicz F，Lemos C. Malignant osteoblastoma. J Bone

Joint Surg Br，1976，58（2）：202-211
51. Li YM，Ding YQ，Xu L. Clinicopathological stud of osteoblastoma. Chin J Orthop，1997，17（12）：757-759
52. 连海英，张雪林，张水，等. 中国医学影像技术，2004，20（12）：1916
53. 李亦民，丁彦青，徐莉. 骨母细胞瘤临床病理学研究. 中华骨科杂志，1997，17（12）：757-759
54. 麦春华，蔡泽银，程晓光. 骨母细胞瘤的影像学表现和诊断价值. 中国 CT 和 MRI 杂志，2012，10（3）：88-90
55. 陈基明，张锡龙，陈方满，等. 骨嗜酸性肉芽肿放射学表现（附 28 例分析）. 实用放射学杂志，2001，17（3）：203-205
56. Madrigal-Martinez-Pereda C，Guerrero-Rodriquez V，Guisado-Mova B，et al. Langerhans cell histiocytosis：literature review and descriptive analysis of oral manifestations. Med Oral Patol Oral Cir Bucal，2009，14（5）：E222-228
57. Aslan V，Alay OM，Durak B，et al. Langerhans cell histiocytosis with transformation to acute leukemia showing 45，X，t（8；21），5q-，-Y karyotype. Leuk Lymphoma，2002，43（8）：1683-1685
58. Robak T，Kordek R，Robak E，et al. Langerhans cell histiocytosis in a patient with systemic lupus erythematosus：a clonal disease responding to treatment with cladribine，and cyclophosphamide. Leuk Lymphoma. 2002，43（10）：2041-2046
59. 吴颖，陈捷. 成人朗格汉斯细胞组织细胞增生症. 临床血液学杂志，2006，19（5）：284-286
60. García de Marcos JA，Dean Ferrer A，Alamillos Granados F，et al. Langerhans cell histiocytosis in the maxillofacial area in adults. Report of three cases. Med Oral Patol Oral Cir Bucal，2007，12（2）：E145-150
61. 邓家栋，杨崇礼，杨天楹，等. 邓家栋临床血液学. 上海：上海科学技术出版社，2001，1142-1152
62. 陈烨，张雪林，金科，等. 脊柱嗜酸性肉芽肿的 MRI 表现. 临床放射学杂志，2005，24（10）：900-902
63. 余红，程影，凌波，等. 朗格汉斯细胞组织细胞增生症 38 例. 实用儿科临床杂志，2008，23（3）：211-213
64. 段承祥，王晨光，李健丁. 骨肿瘤影像学. 北京：科学出版社，2004，300-307
65. 杜斌捷，魏海峰，肖建如，等. 青少年和成人脊柱嗜酸性肉芽肿的影像学表现，临床骨科杂志，2005，8（5）：385-387
66. 黄兆民，肖官惠，陈君录，等. 骨嗜酸性肉芽肿的放射学诊断（附 60 例分析）. 中华放射学杂志，1995，29（6）：397-400
67. 冯仕庭，孟俊非，黄兆民，等. 长骨嗜酸性肉芽肿的影像分析. 放射学实践，2006，21（5）：514-516
68. Ling CH，Ji C，Raymond DP，et al. Uncommon features of pulmonary Laugerhans' cell histiocytosis：analysis of 11 cases and a review of the literature. Chin Med J（Enql），2010，123（4）：498-501
69. Gervais DA，Whitman GL，Chew FS. Pulmonary eosinophilic granuloma. AJR Am J Roentqenol，1993，161（6）：1158
70. 何彦津，宋国祥，丁莹. 3476 例眼眶占位性病变的组织病理学分类. 中华眼科杂志，2002，38：396
71. Jung WS，Ahn KJ，Park MR，et al. The radiological spectrum of orbital pathologies that involve the lacrimal gland and the lacrimal fossa. Korean J Radiol，2007，8：336
72. 张长河，钟建胜，李兵，等. 眼眶皮样囊肿及表皮样囊肿的 CT 表现. 中国医学影像技术，2003，19：1016
73. 刘杰，樊忠. 颌面骨缝皮样囊肿——附 10 例报告及文献复习. 中国耳鼻咽喉颅底外科杂志，2005，11：106
74. Swain RS，Tihan T，Horvai AE，et al. Inflammatory myofibroblastic tumor of the central nervous system and its relationship to inflammatory pseudotumor. Hum Pathol，2008，39（3）：410-419
75. Arber DA，Kamel OW，van de Rijn M，et al. Frequent presence of the Epstein-Barr virus in inflammatory pseudotumor. Hum Pathol，1995，26：1093-1098
76. Coffin CM，Patel A，Perkin S，et al. ALK1 and p80 expression and chromosomal rearrangements involving 2p23 in inflammatory myofibroblastic tumor. Mod Pathol，2001，14：569-576
77. Gasparotti R，Zanetti D，Bolzoni A，et al. Inflammatory myofibroblastic tumor of the temporal bone. Am J Neuroradio，2003，24：2092-2610
78. Coulson C，George A，Biswas A，et al. Pseudotumour of the temporal bone：an unusual cause of otorrhoea and facial palsy. Eur Arch Otorhinolaryngol，2008，265：733
79. Lee JH，Jung MK，Song CE，et al. Concomitant inflammatory pseudotumor of the temporal bone and lung：A case report. Ear Nose Throat J，2007，86：614-616
80. Meltzer CC，Fukui MB，Kanal E，et al. MR imaging of the meninges. Part Ⅰ：Normal anatomic features and nonneoplastic disease. Radiology，1996，201：297
81. Philips ME，Ryals TJ，Kambhu SA，et al. Neoplastic vs inflammatory meningeal enhancement with Gd-DTPA. J Comput Assist Tomogr，1990，14：536
82. Rodesch G，Van Bogaert P，Mavroudakis N，et al. Neuroradiologic findings in leptomeningeal carcinomatosis：the value interest of gadolinium-enhanced MR I. Neuroradio logy，1990，32：26-32
83. Kioumehr F，Dadsetan MR，Feldman N，et al. Postcontrast MRI of cranial meninges：Leptomeningitis

versus pachymeningitis. J Comput A ssist Tomogr，1995，19：713
84. Quagliarello V，Scheld WM. Bacterialmeningitis：Pathogenesis，patho-physiology，and progress. N Engl J Med，1992，327：864
85. Tunkel AR，Wispelwey B，Scheld WM. Bacterialmeningitis：Recent advance in pathophysiology and treatment. Ann Intern Med，1990，112：610
86. 刘文，蔡宗尧，于新华，等. 脑膜病变致脑膜强化的MRI表现及其临床意义. 临床神经病学杂志，1999，12（3）：341-343
87. 汤群峰，沈钧康，钱铭辉，等. 不同病因致脑膜异常强化MRI分析. 临床放射学杂志，2002，21（9）：848-851
88. 张焱，程敬亮，高剑波，等. 非脑膜瘤所致脑膜异常强化的MRI研究. 实用放射学杂志，2007，23（3）：293-295
89. 余永强，李松年，张诚，等. 非脑膜瘤脑膜异常强化的M RI与病因对比研究. 中华放射学杂志，1997，31（8）：528-531
90. Lin HC，Su CY，Huang SC. Kikuchi's disease in Asian children. Pediatrics，2005，115：92-96
91. 朱梅刚. Kikuchi淋巴结炎病理学新进展. 中华病理学杂志，2000，29：306
92. 宋兰英，赵彤. Kikuchi病研究的若干进展. 诊断病理学杂志，2001，8：232
93. Tsang WY，Chan JK，Ng CS. Kikuchi's lymphadenitic morphologic analysis of 75 cases with special reference to unusual features. Am J Surg Pathol，1994，18：219
94. Ura H，Yamada N，Torii H，et al. Histiocytic a necrotiring lymphadenitis（Kikuchis'disease）：The necrotic appearrance of the lymph node cells is caused by apoptosis. J Dermatol，1999，26：385
95. 张鹏，李秀忠，张锦，等. 组织细胞坏死性淋巴结炎38例分析. 宁夏医学杂志，2011，33（4）：336-337
96. 朱惠荣，王丽琼，刘大刚，等. 组织细胞坏死性淋巴结炎9例. 临床肿瘤学杂志，2005，10（2）：201-203
97. 张丽芝，王恩华. 组织细胞坏死性淋巴结炎29例临床病理分析. 中国医科大学学报，2006，35（1）：77-78
98. 高嵩，许凯声，郝兵. 颈部组织细胞坏死性淋巴结炎1例临床表现与鉴别诊断. 中华医学研究杂志，2007，7（3）：229-2301
99. 张建新，杨晓棠，杨继虎，等. 头颈部淋巴瘤的影像特征及临床病理分析. 山西医药杂志，2012，41（1）：8-10
100. 谷京城，王雪峰. 耳鼻喉头颈外科诊断学. 北京：人民军医出版社，2008，150-151
101. 朱晓军，许已凯. 多层螺旋CT对颈部淋巴结结核的诊断价值. 广东医学，2010，31（2）：207-209
102. Castelijns JA. Diagnostic radiology of head and neck oncology. Curr Opin Oncol，1991，3（3）：515-518
103. Madison MT，Remley KB，Latchaw RE，et al. Radiologic diagnosis and staging of head and necksquamouscell carcinoma. Radio Clin NorthAm，1994，32（1）：163-181
104. 任永芳，杨利霞，贾文霄. 颈部淋巴结结核的CT诊断. 中国CT和MRI杂志，2010，8（5）：9-11
105. 任永芳，李辉，陈杰，等. 颈部淋巴结结核的影像诊断分析. 临床误诊误治，2011，24（1）：54-55
106. 徐启怀，王丰富，徐晓剑，等. 颈部淋巴结结核的CT诊断和鉴别诊断. 医学影像学杂志，2007，17（9）：928-931
107. 于晓霞，张艳萍. 细针穿刺细胞性检查颈部肿大淋巴结156例病例分析. 中国误诊学杂志，2010，10（1）：128-129
108. 张建芬，陈晓丽. 颈部淋巴结结核的超声表现. 临床肺科杂志，2011，16（3）：481-482
109. 胡晓光，孙洙逸，程晓兵，等. 淋巴结反应性增生临床研究. 实用口腔学杂志，2003，19（6）：604-606
110. 陈荣恒，曾志超，林中矫. 淋巴结反应性增生的临床诊断和病因研究. 实用预防医学，2009，16（1）：187-188
111. 丁莹莹，李鹍，汪永平. 淋巴结反应性增生的CT诊断. 实用放射学杂志，2006，22（5）：584-586
112. Castleman B，lverson L，Menendez VP. Localized mediastinal lymphnode hyperplasia resembling thymoma. Cancer，1956，9（4）：822-830
113. Soulier J，Grollet L，Oksenhendler E，et al. Kaposi's sarcomaassociated herpesvirus-like DNA sequences in multicentric castleman's disease. Blood，1995，86：1276-1280
114. Parravinci C，Corbellino M，Paulli M，et al. Expression of virusderived cytokine，KSHV vIL-6，in HIV-seronegative castleman disease. Am J Pathol，1997，6：1517-1522
115. Katsume A，Saito H，Yamada Y，et al. Anti-interleukin 6（IL-6）receptor antibody supperesses castleman's disease like symtoms emerged in IL-6 transgenic mice. Cytokine，2002，20：304-311
116. Menke DM，chadbum A，Cesarman E，et al. Analysis of the human herpesvirus 8（HHV-8）genome and HHV-8 VIL-6 expression in archival eases of castleman disease at low risk for HIV infection. Am J Clin Pathol，2002，117：268-275
117. McAdams HP，Rosado-de-christenson M，Fishback NF，et al. Castleman disease of the thorax：radiologic features with clinical and histopathologic correlation. Radiology，1998，209：221-228

118. 王仁贵，宾怀有，那佳，等. 胸部castleman病的X线和CT表现与病理对照. 临床放射学杂志，2002，21（8）：605-608

119. 杨春山，李惠民，肖湘生. 巨大淋巴结增生症的临床，病理及影像学表现. 实用放射学杂志，2004，20（5）：477-481

120. Zhou L P，Zhang B，Peng WJ，et al. Imaging findings of Castleman disease of the abdomen and pelvisl. Addom Imaging，2008，33（4）：482-488

121. Janssen D，Harms D. Juvenile xanthogranuloma in childhood and adolescence：A clinicopathologic study of 129 patients from the kiel pediatrictumor registry. Am J Surg Pathol，2005，29：21-28

122. 徐和平，高雅君. 颈部幼年性黄色肉芽肿二例. 中华放射学杂志，2008，42：546

123. 赵慰先. 人体寄生虫学. 第2版. 北京：人民卫生出版社，1994，636-637

124. 郭耀平，扬学良，汪文胜，等. 脑裂头蚴病的CT和MRI诊断（附5例报告）. 影像诊断与介入，2003，12（3）：137-139

125. Chang KH，Chi J G，Cho SY，et al. Cerebral sparganosis：Analysis of 34 cases with emphasis on CT features. Neuradiology，1992，34（1）：128

126. 张永革，李刚，张宏远，等. 曼氏迭宫绦虫脑裂头蚴病1例报告及文献复习. 实用放射学杂志，2005，21（8）：894-896

127. 邓治国. 口腔（齿槽）曼氏裂头蚴病1例. 中国人兽共病杂志，2000，16（1）：144

128. 陈磊. 口腔颌面部裂头蚴病与青蛙. 现代医药卫生，2006，22（23）：3424

129. 陈树华，邓瑞典. 口腔颌面部裂头蚴病31例报告. 中国人兽共患病志，1998，14（1）：80

130. Moon WK，Chang KH，Cho SY，et al. Cerebral sparganosis：MR imaging versus CT featurea. Radiology，1993，188（11）：751-757

131. Liu C，Hu W，Chen H，et al. Clinical and pathological study of Kimura's disease with renal involvement. J Nephrol，2008，21：517-525

132. 武忠弼. 中华外科病理学. 北京：人民卫生出版社，2006

133. 杨丽云，丁瑰，赵怡雯，等. 木村病与穿孔素基因突变的研究. 武警医学. 2010，21（1）：51-54

134. 陈丽君，陈卫国. 颌面部木村病的CT、MRI表现. 医学影像学杂志，2011，21（9）：1328-1331

135. Kim HT，Szeto C. Eosinophilic hyperplastic lymphogranuloma，comparison with Mikulicz's disease. Chin Med J，1937，23：699-700

136. Kimura T，Yoshimura S，Ishikaura E. On the unusual granulation combined with hyperplastic changes of lymphatic tissue. Trans Soc Pathol Jpn，1948，37：179-180

137. 杨智云，赖英荣，冯崇锦，等. 颌面区Kimura病CT和MR诊断. 临床放射学杂志，2006，25（11）：1016-1018

138. Chong WS，Thomas A，Goh CL. Kimura's disease and angiolymphoid hyperplasia with eosinophilia：Two disease entities in the same patient. Case report and review of the literature. Int J Dermatol，2006，45（2）：139-145

139. 陆磊，陈仁贵，李小秋，等. Kimura病和上皮样血管瘤的临床病学观察. 中华病理学杂志，2005，34：353-357

140. 丁峰，刘春红，李兴福，等. 木村病12例临床分析. 中华风湿病学杂志，2007，11：225-228

141. Zhang R，Ban XH，Mo YX，et al. Kimura's disease：The CT and MRI characteristics in fifteen cases. Eur J Radio，2010，36：1016-1025

142. Gopinat A，Jan TY. Tan. Kimura's disease：Imaging patterns on computed tomography. Clin Radiol，2009，64（10）：994-999

143. 袁小平，黄莉，黄穗乔，等. 头颈部木村病的临床特点和MRI表现. 中国实用医药，2010，34：25-27

144. Finfer MD，Scinella RA，Rothstein SG，et al. Cystic parotid lesions in patients at risk for the acquired immunodeficiency syndiome. Arch Otolaryngol Head Neck Surg，1988，114：1290-1294

145. Holliday RA，Cohen WA，Schinella RA，et al. Benign lymphoepithelial parotid cysts and hyperplastic cervical adenopathy in AIDS-risk patients：A new CT appearance. Radiology，1988，168：439-441

146. Mayer M，Haddad JJr. Human immunodeficiency virus infection presenting with lymphoepithelial cysts in a six-year-old child. Ann Otol Rhinol Laryngol，1996，105：242-244

147. Schrot RJ，Adelman HM，Linden CN，et al. Cystic parotidgland enlargement in HIV disease. The diffuse infiltrative lymphocytosis syndrome. JAMA，1997，9：166-167

148. Soddon BM，Padley SP，Gazzard BG. Differential diangnosis of parotid masses in HIV positive men：report of five cases and review. Int J STD AIDS，1996，7：224-227

149. Som PM，Brandwein MS，Silvers A. Nodal inclusion cysts of the parotid gland and parapharyngeal space：a discussion of lymphoepithelial，AIDS-related parotid，and branchial cysts，cystic Warthn's tumors，and cysts in Sjogren's syndrome. Laryngoscope，1995，105：1122-1128

150. Leon B，John W，Peter R，et al，刘红刚，高岩，主译. 头颈部肿瘤病理学和遗传学. 北京：人民卫生出

版社，2006，4

151. 元建鹏，梁碧玲，谢榜昆，等. MRI征象在腮腺肿瘤定性诊断中的价值及其病理基础. 癌症，2003，22（5）：514-519
152. Habermann CR，Arndt C，Graessner J，et al. Diffusion-weighted echo-planar MR imaging of primary parotid gland tumors：is a prediction of different histologic subtypes possible? AJNR Am J Neuroradiol，2009，30：591-596
153. Hidetake Y，Yoshio M，Takeshi K，et al. Parotid gland tumor：can addition of diffusion-weighted MR imaging to dynamic constrast-enhanced MR imaging improve diagnostic accuracy in characterization? Radiology，2008，249：909-916
154. 陈福进，杨安奎，李秋梨，等. 腮腺腺泡细胞癌29例临床分析. 癌症，2001，20（6）：649-650
155. Lester DR. Salivary gland acinic cell carcinoma. Ear Nose Throat J，2010，89（11）：530-532
156. 罗德红，石木兰，王佳玉. 腮腺原发恶性肿瘤的CT表现. 临床放射学，2002，21（1）：23-26
157. 沈静娴，范卫君，吕衍春，等. 上皮源性腮腺恶性肿瘤的CT征象与病理对照研究. 癌症，2007，26（7）：762-766
158. 陆江阳，王晓虹，刘茜，等. Proteus综合征临床病理观察. 诊断病理学杂志，2007，14（5）：339-343
159. 罗素菊，冯义国，彭振辉. Proteus综合征. 国际皮肤性病学杂志，2006，32（3）：159-161
160. 刘玉环，王锡智，蔡在龙，等. PTEN基因突变与遗传性癌症综合征及其相关疾病的研究进展. 第二军医大学学报，2005，26（1）：90-92
161. Biesecker LG，Happle R，Mulliken JB，et al. Proteus syndrome：diagnostic criteria，differential diagnosis，and patient evaluation. American Journal of Medical Genetics 1999，84：389-395
162. Cohen MM Jr，Hayden PW. A newly recognized harmartomatous syndrome. In O'Donnell JJ，Hall BD，editors. Penetrance and variability in malformation syndromes. Birth Defects，1979，15（5B）：291-296
163. Wiedemann HR，Burgio GR，Aldenhoff P，et al. The Proteus syndrome，partial gigantism of the hands and/or feet，nevi，hemihypertrophy，subcutaneous tumors，macrocephaly，skull anomalies and possible accelerated growth and visceral affections. Eur J Pediatr 1983，140：5-12
164. Sayama K，Hato N，Matsuda O，et al. Proteus syndrome. Dermatology，1994，189：392-395
165. Zhou X，Hampel H，Thiele H，et al. Association of germline mutation in the PTEN tumour suppressor gene and Proteus and Proteus-like syndromes. Lancet，2001，358：210-211
166. Cremin BJ，Viljoen DL，Wynchank S，et al. The proteus syndrome：the magnetic resonance and radiological features. Pediatr Radiol，1987，17：486-488
167. Darmstadt GL，Lane AT. Proteus syndrome. Pediatr Dermatol，1994，11：222-226
168. DeLone DR，Brown WD，Gentry LR. Proteus syndrome：craniofacial and cerebral MRI. Neuroradiology，1999，41：840-843
169. DelRosario Barona-Mazuera M，Hidalgo-Galvan LR，dela Luz Orozco-Covarrubias A，et al. Proteus syndrome：new findings in seven patients. Pediatr Dermatol，1997，14：1-5
170. Guidera KJ，Brinker MR，Kousseff BG，et al. Overgrowth management in Klippel-Trenaunay-Weber and proteus syndromes. J Pediatr Orthop，1993，13：459-466
171. Happle R，Steijlen PM，Theile U，et al. Patchy dermal hypoplasia as a characteristic feature of proteus syndrome. Arch Dermatol，1997，133：77-80
172. Baskurt E，Padgett DM，Matsumoto JA. Multiple hibernomas in almonth old female Infant. AJNR Am J Neuroradiol，2004，25（8）：1443-1445
173. Furlong MA，Fanburg-Smith JC，Miettinen M. The morphologic spectrum of hibernoma：a clinicopathologic study of 170 cases. Am J Surg Pathol，2001，25（6）：809-814
174. Ritchie DA，Aniq H，Davies AM，et al. Hibernoma-correlation of histopathology and magnetic-resonance-imaging features in 10 cases. Skeletal Radiol，2006，35：579-589
175. Colville J，Feigin K，Antonescu CR，et al. Hibernoma：report emphasizing large intratumoral vessels and high T1 signal. Skeletal Radiol，2006，35：547-550
176. 正敏，陆书昌，主编. 现代耳鼻咽喉科学. 北京：人民军医出版社，2001，76-78
177. Menarguez J，Mollejo M，Carrion R，et al. Waldeyer ringlymphomas：A clinicopathological study of 79 cases. Histopathology，1994，24：13-22
178. 罗德红，石木兰，徐震纲，等. 颈部转移淋巴结的CT、B超扫描与病理对照研究（转移淋巴结的诊断标准）. 中华放射学杂志，1997，31（9）：601
179. 夏淦林，冯峰. 扁桃体淋巴瘤与扁桃体癌的CT表现. 临床放射学杂志，2008，27（7）：885-888
180. 黄永础，汪林，杨子江. 原发性腭扁桃体淋巴瘤CT诊断. 医学影像学杂志，2007，17（3）：250-252
181. 庄奇新，朱莉莉，李文彬. Waldeyer环淋巴瘤的CT和MRI表现. 中华放射学杂，2005，39（8）：822-825
182. 胡雨田，主编. 咽科学. 上海：上海科学技术出版社，2000，24-34

183. 郑石芳，张孔志，陈英. 咽淋巴环非霍奇金淋巴瘤的CT诊断（附76例分析）. 中国临床医学，2000，31：287-291
184. 罗德红，石木兰，徐震纲. 颈部转移淋巴结的CT、B超扫描与病理对照研究. 中华放射学杂志，1997，31：608-613
185. 罗德红，石木兰，李复. 甲状腺癌淋巴结转移的CT表现. 中华放射学杂志，2002；36：36-39
186. 庄奇新，顾一峰，朱莉莉，等. 口咽部恶性淋巴瘤的CT和MRI诊断. 中国医学计算机成像杂志，2004，10（3）：166-169
187. 欧鸿儒，贾红明，张水兴，等. 口咽部非霍奇金淋巴瘤的CT和MRI表现. 中国医学影像学杂志，2011，19：446-449

第二章　肩关节病变

第一节　肩袖损伤

一、概述

肩关节慢性疼痛是常见病、多发病，病因较多。大多数慢性肩关节疼痛是肩袖在肩峰处反复撞击所致。早期表现为肩袖的局部水肿、出血，继之发展为肌腱炎，并伴局部纤维化。如撞击因素长期存在，最终导致肩袖撕裂。其他的原因尚有肩关节周围炎、肩关节不稳、骨性关节炎及外伤等。肩袖撕裂是肩部疼痛和功能障碍的常见原因。磁共振作为一种无创伤性检查手段，具有较高的软组织分辨力，能够多平面显示肩袖损伤情况，并能够反映其相关病理变化，在肩袖损伤诊断中具有十分重要的价值，已广泛应用于临床。

二、肩关节的功能解剖、病因和病理改变

肩袖由冈上肌、冈下肌、小圆肌和肩胛下肌的肌腱组成，呈帽状止于肱骨头的大小结节，包绕关节盂和肱骨头，对肩关节的活动、稳定起主要作用。肩关节是一个多轴运动的球凹关节，相对较浅的关节盂、较大的球形肱骨头及宽阔的关节内容积造成了韧带和关节囊的松弛。肩关节运动的解剖和生物力学使之成为一个自然的不稳定关节，完全依靠周围软组织结构维持其正常解剖位置。肩袖损伤除了极少数由外伤引起，95%的肩袖病变是肩峰撞击综合征所致。最常见的类型是肩峰弓对冈上肌腱的慢性撞击，这种撞击可因喙肩弓和肩袖之间的间隙狭窄或内容物体积的增大等解剖异常，肩袖损伤后出血、水肿、滑囊炎症肿大、喙肱韧带肥厚和肱二头肌长头腱脱位等导致的内容物体积增大。另外，由于运动方式不当，以及一些长期进行过顶运动的人群，也可以诱发撞击综合征的发生。所以，肩袖撕裂的原因包括喙突肩峰出口的撞击综合征、外伤、退行性变、反复损伤、关节失稳和某些全身性疾病，如糖尿病、风湿性关节炎、糖皮质激素药物的应用和吸烟等。

三、机制

肩袖撕裂可表现为肩袖全层撕裂或部分撕裂，部分撕裂可分为部分关节面和部分关节滑囊面撕裂，前者比后者更常见。肩袖撕裂最常发生在离冈上肌腱止点约 1cm 处，此区域常被认为缺血危险区。肩袖撕裂的患病率随年龄增长而增加，>50 岁的无症状患者约 40%患有肩袖全层撕裂，>60 岁的无症状患者局部和全层撕裂的患病率均>60%。Neer 把肩袖疾病分成 3 个阶段。阶段Ⅰ包括肩袖水肿和出血，尤其是冈上肌肌腱；阶段Ⅱ是一个炎性浸润到纤维变性的过程；阶段Ⅲ为肩袖肌纤维撕裂。

四、影像学检查

1. X 线平片　X 线平片是肩关节影像学检查的首选方法，可对骨关节异常改变如骨折、脱位、关节炎及破坏性骨改变等提供直观图像，作为肩峰撞击征、肩袖撕裂的辅助检查手段，可显示肩峰形状、肩峰下间隙的距离、肩峰下骨赘及异常钙化等病理改变。肩关节正常外旋时，正位 X 线片上肩峰下缘与肱骨头的距离<7mm 时几乎所有患者均有肩袖撕裂。所以观察 MRI 时需结合 X 线片，后者能更好地显示骨的继发改变。

2. CT 或 CT 关节造影　可以清楚显示关节盂及关节盂唇的改变，尤其是伴有骨性改变，如肩胛骨上、下盂唇的骨折成为重要。缺点是不能直接显示肌腱和韧带的影像，不能反映肩袖内组织病理的发展过程。

3. 关节造影　主要用于肩袖完整性的定性检查，对肩袖完全撕裂的诊断有较高的敏感性，还具有提供肩袖的厚度、损伤的大小、位置和残端退变情况等优点，可了解关节软骨退变情况。对肩袖不全撕裂，尤其是滑膜面或肌腱内的撕裂难以显示，且不能反映肩袖组织的病理变化过程，并且其为侵袭性检查方法。

4. MRI 检查　因其具有较高的软组织分辨率，能够多平面成像，可直接显示肩袖损伤部位及相关病理改变。MRI 作为一种无侵袭性、

无放射性的有效检查手段，已广泛应用于临床。由于肩关节结构较复杂，MRI既可以观察关节骨质，又可以清楚分辨关节周围肌肉与骨关节的关系，有利于肩关节各种病变的诊断与鉴别诊断。

五、肩袖撕裂的MR表现与分级

肩袖的局部撕裂包括关节侧撕裂、滑囊侧撕裂和肌腱内撕裂，其中关节侧撕裂最常见。其特征是在T2WI图像上显示肌纤维的不连续，充满液性信号，其他征象包括肌腱表面的磨损或肌腱厚度的改变。研究显示常规MRI成像对其敏感性、特异性、准确性分别为35%～44%、85%～97%、77%～87%。肌腱内撕裂的特征为T2WI图像上肌腱内的液性信号，并没有蔓延到滑囊面或关节面。在关节镜或开放手术中因为肌腱表面未受损可能很难显示，需要认真探查肌腱的异常。滑囊侧局部撕裂引起肌腱的不连续并延伸到其上表面，伴有关节外间隙的积液，关节面并未受损。当肩峰下囊出现积液时撕裂就很容易显示，尤其在T2WI或压脂图像上。

冈上肌腱远端是肩袖损伤最好发的部位，根据Zlatkin和Huber等的研究，MRI诊断肩袖撕裂的标准分级如下：0级，正常的肌腱显示正常的信号强度和形态；Ⅰ级，肌腱信号增强但厚度和形态正常；Ⅱ级，肌腱信号增强并伴有形态改变，如肌腱变薄或不规则；Ⅲ级，肌腱不连续，并伴有肌腱破裂部位的信号增强，在T2WI抑脂图像显示最好。

肩袖的局部撕裂根据肌腱受累程度分为3级：Ⅰ级损伤累及肌腱的厚度<25%（<3mm）；Ⅱ级损伤累及25%～50%（3～6mm）；Ⅲ级损伤累及超过50%（>6mm）。肩袖的全层撕裂为肌腱的连续性中断、撕裂，从关节面延伸到滑囊面。根据撕裂的面积可以分为小撕裂（<1cm）、中等撕裂（1～3mm）、大撕裂（3～5mm）和巨大撕裂（>5mm）。肩袖全层撕裂特异性表现是肌腱的不连续，许多学者认为肩峰下-三角肌下囊积液是全层撕裂的敏感信号，但对全层撕裂诊断并不特异。在T2WI图像上肩袖撕裂显示为液性信号强度，需要注意的是对于一些小的全层撕裂，常规MRI成像可能被认为局部撕裂，而MRI关节造影可以准确显示。此外，肌腱回缩、肱骨头上移并伴有肩峰下表面的骨再塑、肩锁关节囊肿等都可能提示肩袖撕裂的存在。

部分性肩袖撕裂

肩袖撕裂可分为部分撕裂和完全撕裂。部分撕裂通常是指撕裂不累及全层，仅累及肌腱的关节面或滑膜囊面，但以关节面更多见。

MRI冠状位和矢状位最易显示肩袖的部分撕裂。关节腔或滑膜囊内液体扩散至肌腱内是诊断肩袖部分撕裂的重要征象。肩袖部分撕裂其特征是在T2WI或质子图像质子（PD）脂肪抑制序列可显示肌腱内高信号灶（图2-1-1～2-1-3）。若仅见斑点状信号增高而无肌腱边缘形态变化，并没有蔓延到滑囊面或关节面还应考虑到严重的退行性改变和肌腱炎的可能。MR关节造影已被作为提高MRI诊断部分肩袖撕裂敏感性的一种检查方法。

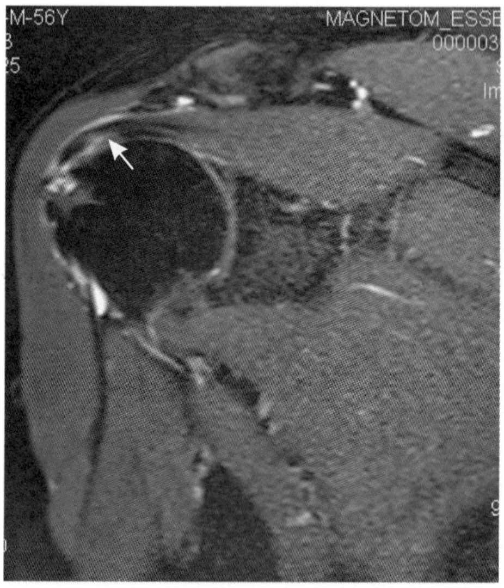

图2-1-1 PD冠状脂肪抑制显示冈上肌关节面撕裂，局部表现为高信号（箭头）

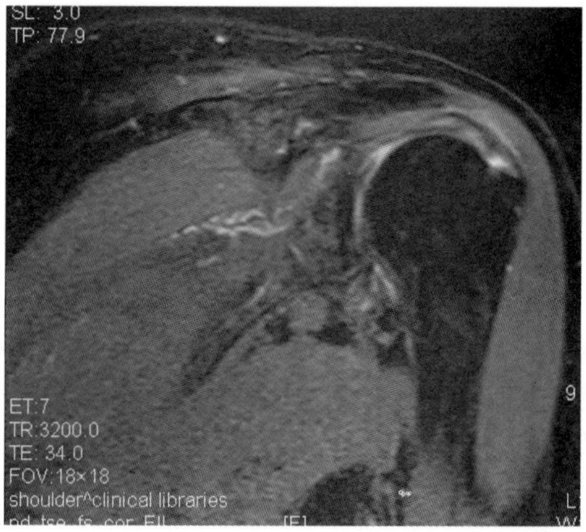

图2-1-2 PD冠状压脂显示冈上肌肌腱内撕裂、肿胀，肌腱内信号增高

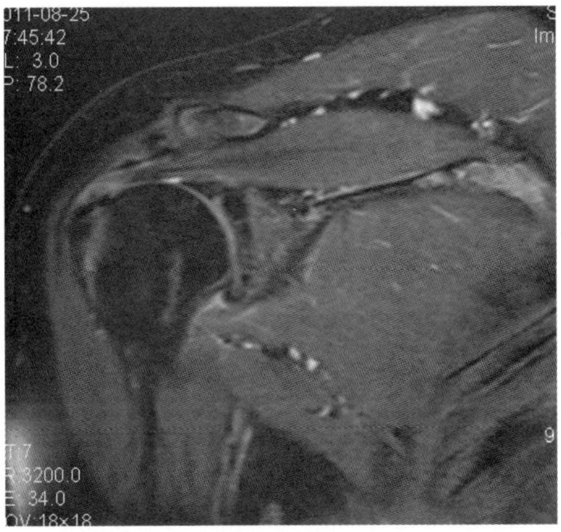

图 2-1-3　PD 脂肪抑制显示冈上肌肌腱内撕裂，撕裂部呈高信号，部分延伸至滑囊层

完全性肩袖撕裂

1. 概述　肩袖全层撕裂为垂直于肌腱长轴的肌腱完全性横行断裂，即撕裂从肌腱的关节面延伸至肌腱的滑膜囊面。肩袖撕裂可继发盂肱（肩）关节内积液、肩峰下-三角肌下滑膜囊积液、肌腱形状不规则、肌腱内点状高信号和滑膜囊周围脂肪带影消失，但这些继发征象不具诊断特异性，不一定每个患者都同时出现，有时也可见于无症状患者。

2. MRI 表现　完全性肩袖撕裂主要 MRI 特征为肌腱的连续性完全中断、肌腱挛缩及断裂间隙内积液，也可表现为肌腱缺失，后者常见于慢性撕裂，肌肉萎缩并脂肪异位也与慢性撕裂有关。这种改变以 T1WI 最易显示，表现为肌肉内弥漫性条状高信号。MRI PD 脂肪抑制序列可清楚显示冈上肌腱断裂表现，同时，冈上肌腱完全撕裂常合并冈上肌腱向近端挛缩和冈下肌腱前部撕裂，由于肌腱断裂可导致肱骨上移，肱肩间距变窄或消失，如是慢性肌腱撕碎，可导致远端瘢痕、肉芽组织和纤维组织形成，PD 脂肪抑制序列表现为中等信号。肩袖撕裂可继发盂肱（肩）关节内积液、肩峰下-三角肌下滑膜囊积液（图 2-1-4~2-1-10）。

3. 诊断　据报道，在显示肩袖撕裂的特征性表现方面，目前认为 MR 关节造影较常规 MRI 检查敏感性更高，特别是对部分性肩袖撕裂患者。MR 关节造影是指向关节内注入适量稀释的二乙三胺五乙酸钆双葡甲胺（Gd-DTPA）后行 MRI 扫描，注入对比剂后需立即行 3 个方位的 T1 加权脂肪抑制序列扫描。Tirman 等采用上肢外展外旋位（ABER）扫描，可使对比剂在肌腱关节缘松弛处积聚而形成更好对比，以提高肩袖撕裂的检出率并更易发现其特征性改变。MR 关节造影除可更好地显示常规 MRI 检查所见的某些特征外，更易于辨认对比剂通过撕裂处从盂肱关节向肩峰下-三角肌下滑囊内流注，是诊断肌腱全层撕裂的可靠方法。但良好的 MRI 检查序列对肌腱断裂也可清楚显示。

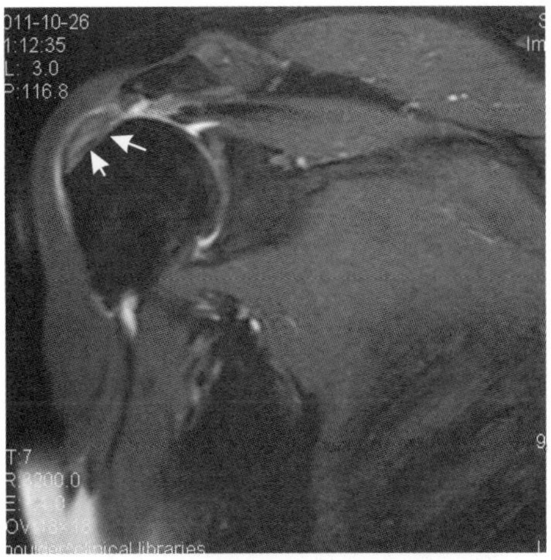

图 2-1-4　右冈上肌腱完全断裂，近断端回缩，远端肉芽组织和纤维组织形成（箭头），断裂间隙内积液呈高信号，肱骨头上移，肱肩间距缩小，几乎与关节面接触，肩峰下-三角肌下滑囊少许积液

冈上肌腱和冈下肌腱完全撕裂

1. 概述　当肩袖撕裂（冈上、下肌腱完全断裂）时，常导致盂肱关节内积液，盂肱关节内液体可通过撕裂口进入邻近的肩峰下滑膜囊。若肩锁关节囊因严重的骨关节炎受损，则滑膜囊液体还可进入退行性病变的肩锁关节内。盂肱关节和肩锁关节的持续交通可致肩锁关节囊扩张并最终导致囊肿形成，囊肿可根据积液的多少而不同。所以，肩锁关节骨关节炎与肩袖全层撕裂同时存在可导致肩锁关节滑膜囊肿形成，冈上肌腱和冈下肌腱完全撕裂合并肩锁关节骨关节炎及 Geyser 征，肩锁关节滑膜囊肿形成是常见的 MRI 表现。

2. MRI 表现及诊断　肩锁关节囊囊肿的形成通常表示肩袖撕裂较明显，持续时间较长，并出现 Geyser 征（盂肱关节内的液体流注至肩锁关节

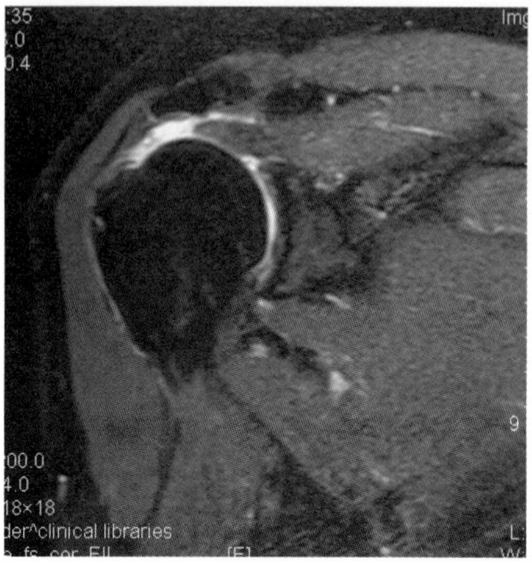

图 2-1-5　冈上肌完全断裂，断端回缩，断裂间隙内积液呈高信号（图 2-1-5~2-1-9 为同一病例）

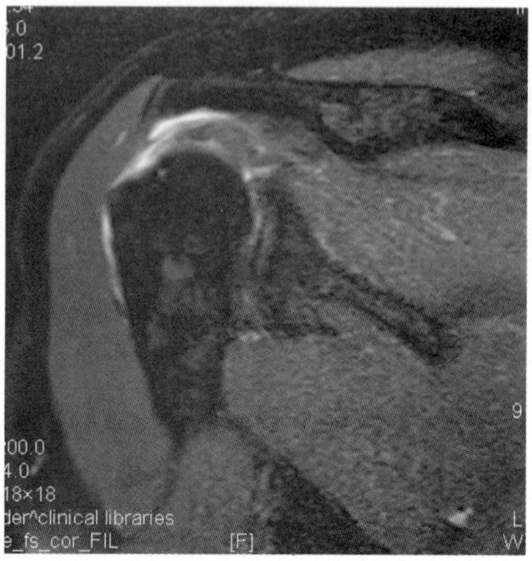

图 2-1-6　冠状位冈下肌腱断裂，断端回缩、屈曲，局部增粗，断裂间隙内积液呈高信号，肌纤维结构模糊，肩峰下-三角肌滑囊少许积液

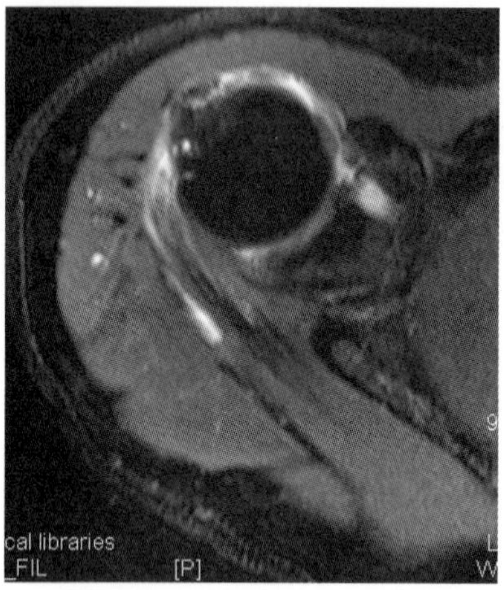

图 2-1-7　轴位显示冈下肌腱撕裂，断端肌纤维呈高信号

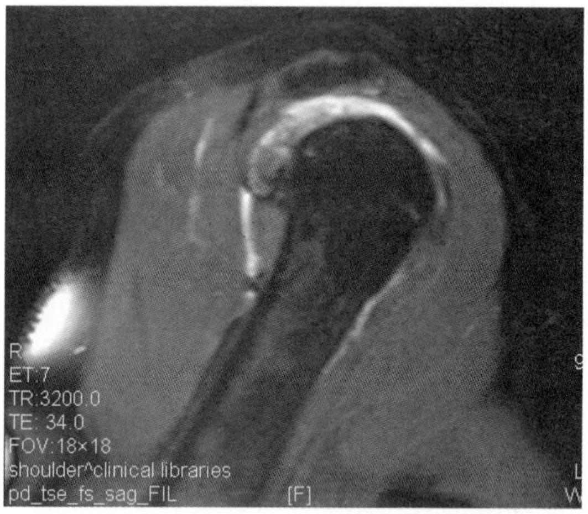

图 2-1-8　斜矢状位，显示冈上肌断端回缩、水肿，信号欠均匀，肩峰下关节囊内可见高信号积液

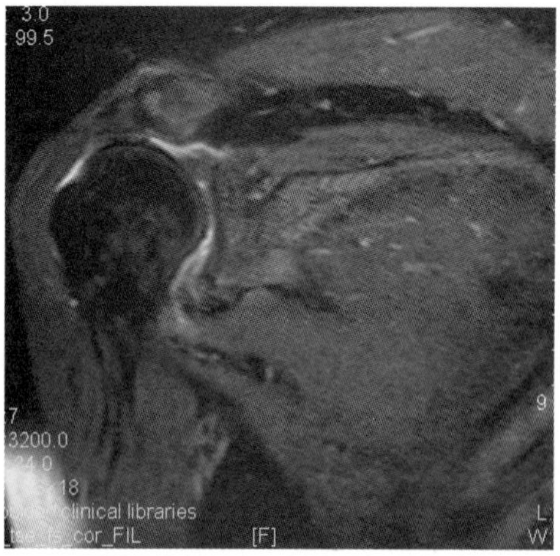

图 2-1-9　冈上肌腱断裂，明显萎缩，肱肩间距几乎消失

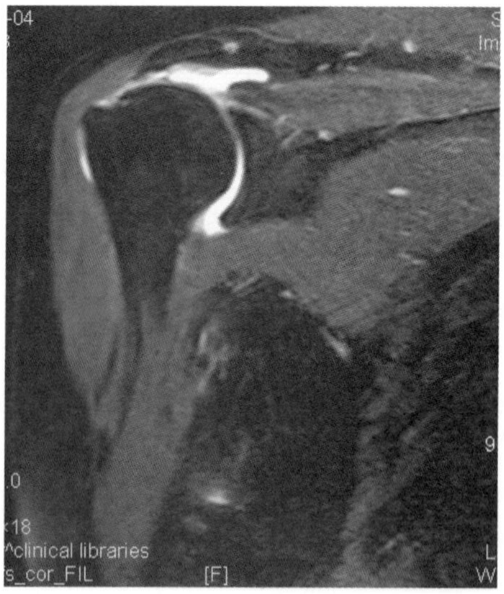

图 2-1-10　冈上肌完全断裂，肱肩间距几乎消失，显示肩峰下-三角肌下滑囊及关节囊积液

称为 Geyser 征）。该征象描述了对比剂从盂肱关节通过肩峰下滑膜囊进入肩锁关节完整而持续的轨迹。典型的 Geyser 征及肩锁关节囊肿可通过 MRI 脂肪抑制序列显示积液量，传统的关节造影或 MR 关节造影亦可显示。MRI 通常以冠状位和矢状位 T2WI 或 PD 脂肪抑制序列显示，其中 PD 脂肪抑制序列最清楚。若伴有肩锁关节囊肿，通常为多发性且可向肩锁关节外延伸一定距离。因囊肿很容易在体表被触摸到，故常可在早期囊肿较小时被发现。另外，肩袖撕裂可同时合并肩胛下肌损伤、肌腱鞘膜积液。由于是肌腱慢性撕裂，可导致远端肉芽组织和纤维组织形成，肱骨头上移，肱肩间距缩小或消失，与关节面接触，断裂间隙内积液呈高信号（图 2-1-11）。

肱二头肌腱撕裂

1. 概述　肱二头肌腱长头起源于肩胛骨的盂上结节和上盂唇。肌腱向前、外、下方延伸绕过肱骨头附着于肱骨大、小结节之间的肱二头肌沟。正常肌腱在肱骨结节平面横切位 MRI 上可清楚地显示，表现为肱二头肌沟内卵圆形低信号影。肌腱的缺失和移位在此平面的 MRI 上可清楚地显示。该段肌腱位于关节内，故正常情况下肌腱周围可有少量液体，特别是在关节腔有渗出时更明显。在肱二头肌沟的远端，肌腱从关节内穿出被滑膜鞘包绕并与盂肱关节相交通。肱二头肌沟内侧的

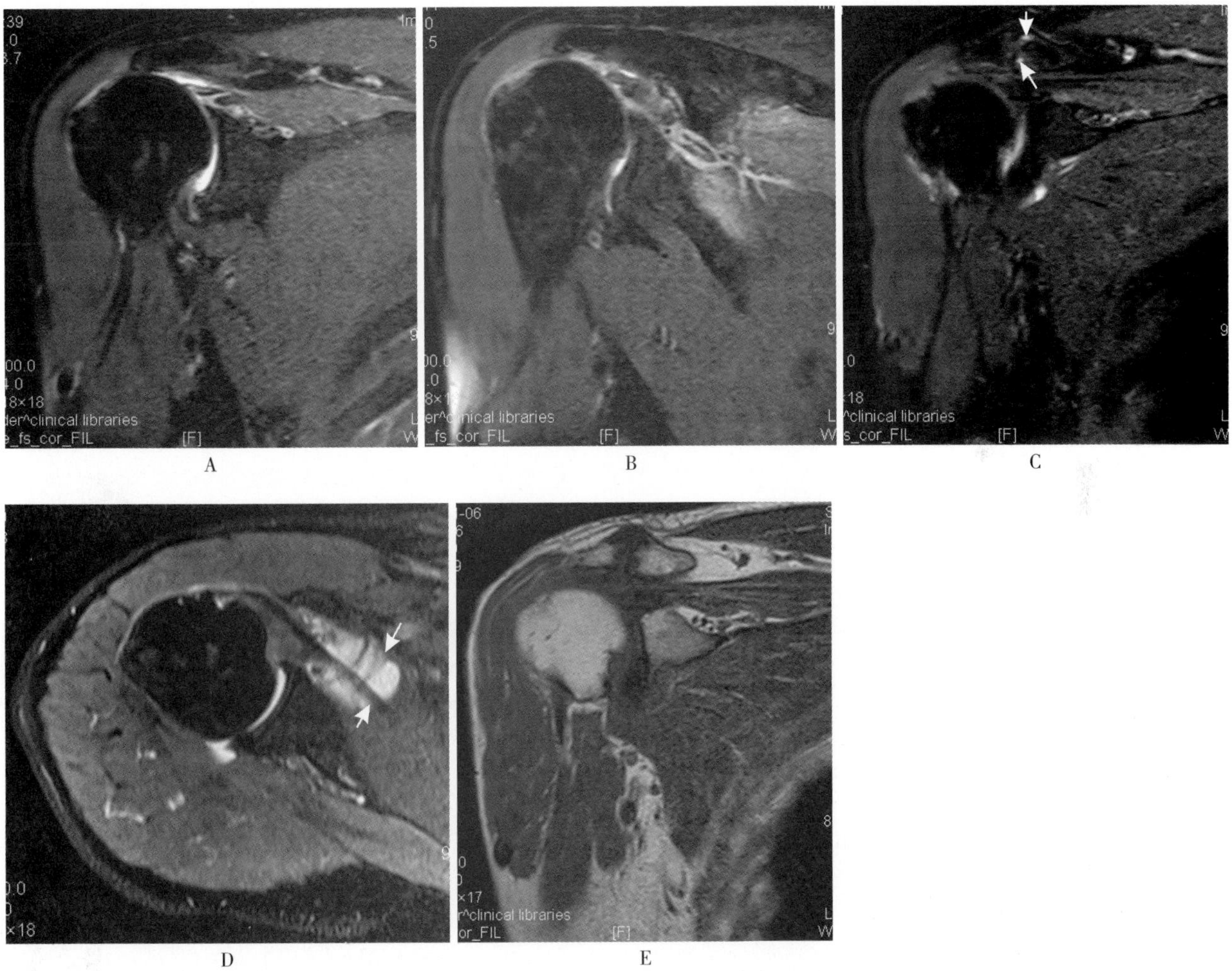

图 2-1-11　冈上、下肌腱完全撕裂

A：PD 冠状位脂肪抑制，冈上肌腱完全断裂，远端萎缩并鞘膜积液，肱骨头上移，肱肩间距消失，肱肩关节面接触，盂肱关节腔积液；B：PD 冠状位脂肪抑制，显示冈下肌腱完全断裂，断裂萎缩，呈稍高信号；C：冈上肌腱断裂萎缩，肩锁关节慢性损伤性关节炎，关节囊少许积液（箭头）；D：合并肩胛下肌肌腱损伤、肌鞘积液，囊肿形成（箭头）；E：T1WI 显示冈上肌可见条状脂肪性变，肩锁关节慢性损伤性关节炎，关节面不规则，关节间隙模糊，并见明显骨质增生硬化，向上突起

喙肱韧带可约束肱二头肌腱，该韧带与肩胛下韧带一起附着于肱骨小结节。肌腱远端主要被镰状韧带所限制，肱骨横韧带起辅助作用，镰状韧带为胸大肌的胸肋附着部分扩展而成。

2. MRI 表现与诊断　肌腱创伤引起的肌腱半脱位或脱位常伴随有肩袖撕裂，特别是肩胛下肌腱或喙肱韧带的撕裂。肱二头肌腱撕裂可分为急性或慢性，通常伴有肩袖撕裂，常发生于肌腱起始部，其次为肌腱从关节囊穿出部。当肌腱撕裂后黏附在二头肌沟内时会造成诊断困难。二头肌腱长头撕裂的 MRI 表现包括滑膜腱鞘增厚和扭曲、腱鞘内积液、腱鞘内肌腱缺失和肌腱退缩，慢性撕裂时可见肌腱萎缩和挛缩（图 2-1-12）。

肱二头肌长头腱向内侧脱位

1. 概述　肱二头肌长头腱脱位可能会是肱二头肌长头腱向内侧脱位唯一的发现，但实际上几乎所有患者均与其限制结构的破裂有关，特别是肩胛下肌腱和内侧喙肱韧带的破裂。引起脱位的其他因素还包括肱二头肌的发育异常，以及关节囊或韧带的发育不良。由于施加在肱二头肌长头肌腱上力量的方向是恒定的，所以肱二头肌腱长头脱位均导致肌腱向内侧移位于小结节的上方或内侧。

脱位的肱二头肌腱可位于肩胛下肌腱的表面或深部，这取决于肩胛下肌腱是否撕裂和其小结节附着处是否分离。当肩胛下肌腱撕裂时，脱位的二头肌腱通常位于肩胛下肌腱的深部。若肌腱进一步向内侧脱位，可位于盂肱关节前面，因其在此处易受到撞击，可出现类似前盂唇撕裂的症状。若肩胛下肌腱完整，而肱二头肌腱附着处与小结节分离，则可发生关节内脱位，此时，肩胛下肌腱在小结节处的附着部分已撕脱，但在大结节处的附着部分仍是完整的。若肩胛下肌正常，脱位的肱二头肌腱可位于肩胛下肌腱的表面并保持在关节内，这时肱骨横韧带或喙肱韧带常断裂。

2. MRI 表现与诊断　MRI 可清楚显示肱二头肌腱的脱位常合并肩袖撕裂，由肩袖病变引起的疼痛可掩盖二头肌腱脱位的症状，临床检查常易漏诊。横切位扫描是评价肱二头肌沟与肱二头肌腱关系的最佳方法，可以显示肌腱及其支持结构的所有形态学变化。MRI 扫描 PD 脂肪抑制序列可明确显示肱二头肌长头腱向内侧脱位，肱二头肌沟空虚、积液，冈上、下肌腱，肩胛下肌腱撕裂及腱鞘囊肿的高信号以及周围积液表现（图 2-1-13～2-1-16）。

钙化性肌腱炎

1. 概述　钙化性肌腱炎指钙盐沉着于肌腱中，最常见于肩关节的肩袖肌腱，多见于 30～50 岁运

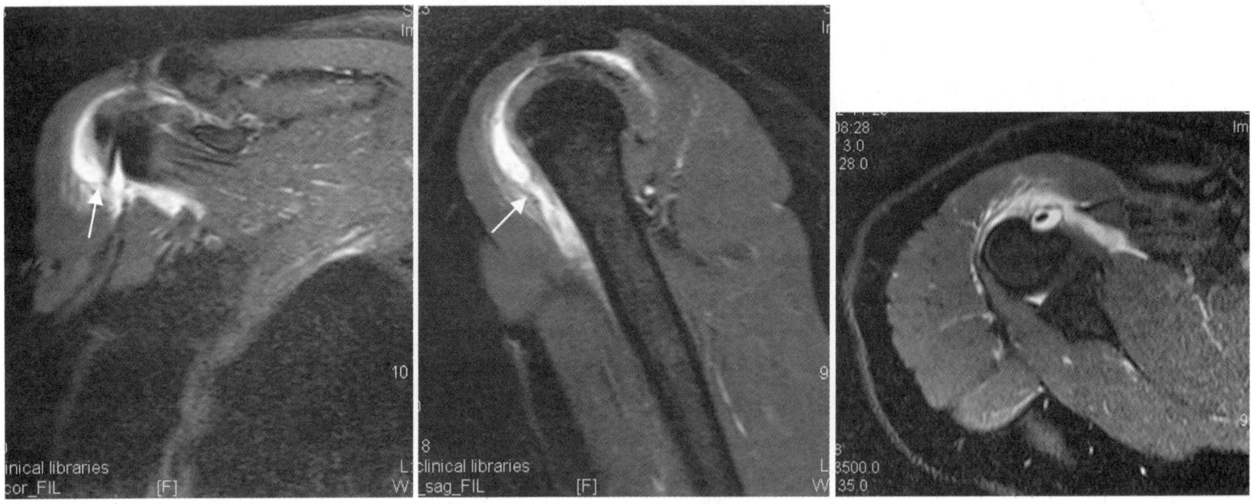

A　B　C

图 2-1-12　肱二头肌腱撕裂

A、B：PD 冠、矢状脂肪抑制显示肱二头肌腱从关节囊穿出部撕裂，肌腱腱鞘不连续合并鞘膜高信号积液（箭头），三角肌损伤合并三角肌下滑囊积液；C：PD 轴位脂肪抑制显示肱二头肌长腱腱鞘积液，肩胛下肌腱上部分撕裂并鞘膜积液形成，三角肌前部部分损伤、水肿

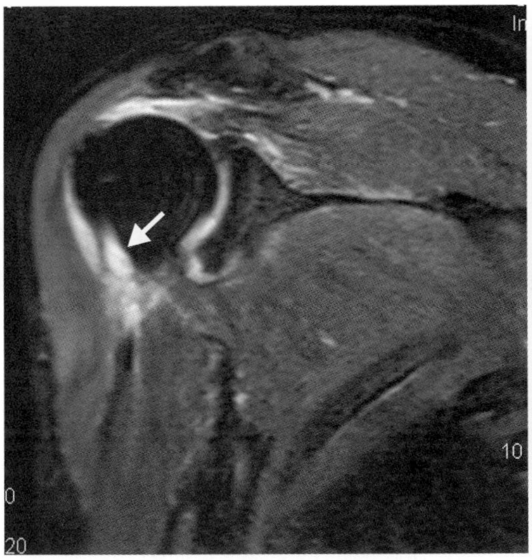

图2-1-13

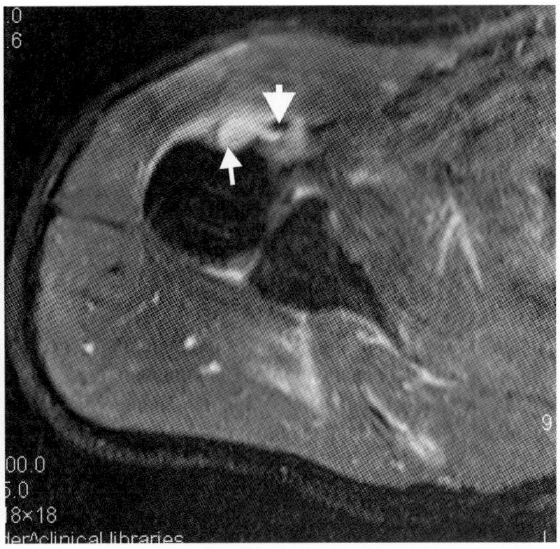

图2-1-14

图 2-1-13，14　PD 冠状位脂肪抑制序列显示肱二头肌沟空虚，局部可见囊肿样高信号（长箭头），肱二头肌腱向内侧脱位（粗箭头）。图 2-1-13 显示合并冈上肌完全断裂、萎缩，腱鞘积液

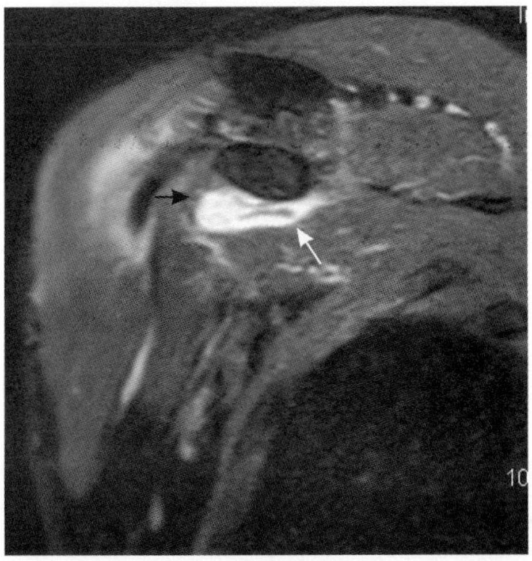

图 2-1-15　肱二头肌腱回缩，增粗（黑箭头），邻近三角肌损伤水肿呈高信号，并可见喙突下滑囊积液（白箭头）

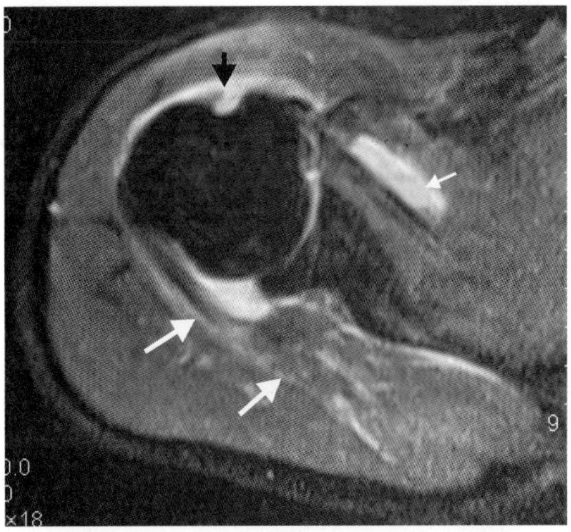

图 2-1-16　PD 轴位脂肪抑制序列除显示肱二头肌空虚外（黑箭头），并可见冈下肌腱撕裂（粗白箭头），肩胛下肌腱撕裂合并腱鞘囊肿形成（细白箭头）

动人群，糖尿病患者的发病率较高。钙化性肌腱炎并不一定会引起症状，出现疼痛时 1~4 周后大多可缓解。

引起钙盐沉着的原因目前尚不清楚，可能与肌腱退行性变、缺血、缺氧、局部压力增高等因素有关。钙化性肌腱炎有一定的病理过程，可分为钙化前期、钙化期、钙化后期三个时期。在钙化前期，肌腱中血供相对较少的地方可发生纤维软骨性转化，此期患者一般没有症状；钙化期，钙质逐渐沉积，软骨逐渐被替代、侵袭，之后可进入病变静止阶段，患者无任何临床症状。静止阶段时间长短不一，直至钙盐开始吸收，死腔由肉芽组织填充、吸收阶段可出现极度疼痛。病变静止期钙盐沉着仅限于肩袖肌腱实质内，而后可向外蔓延进入滑膜囊底部（滑膜囊下破裂期），病变进一步发展可进入滑膜囊内（滑膜囊内破裂期）。在钙化后期，肉芽组织转变成为成熟的胶原组织，重新形成肌腱，此期患者也可出现疼痛。后期阶段包括粘连性关节周围炎期和骨骼内囊状改变期，前者常伴有滑膜囊炎，后者为晶体沉着侵袭邻近骨骼所致。

2. 影像学表现与诊断

（1）X线平片表现：肩部肌腱钙盐沉着依据传统X线片很容易诊断，平片表现为典型的卵圆形钙化灶，一般位于大结节旁的邻近部位（图2-1-17），但不同肌腱钙化部位略有不同。冈上、下肌腱和小圆肌腱钙化都在大结节附近，但后两肌腱钙化偏后下方，内旋位易显示。肩胛下肌腱钙化在小结节前面，腋位投照可显示。钙化可随旋袖破裂进入肩峰下滑囊，也可扩展至三角肌下区。

（2）MRI表现：钙化性肌腱炎在MRI所有序列上均呈低信号，由于多角度扫描，可显示肌腱钙化的部位。发生滑膜囊炎时，钙盐以半液体状态沉着，表现为低信号病灶内不均匀高信号。尽

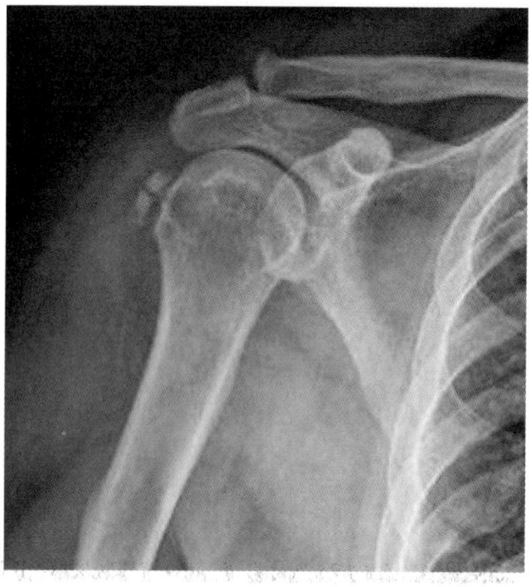

图2-1-17　X线平片显示右肩关节相当于冈上肌腱高密度钙化

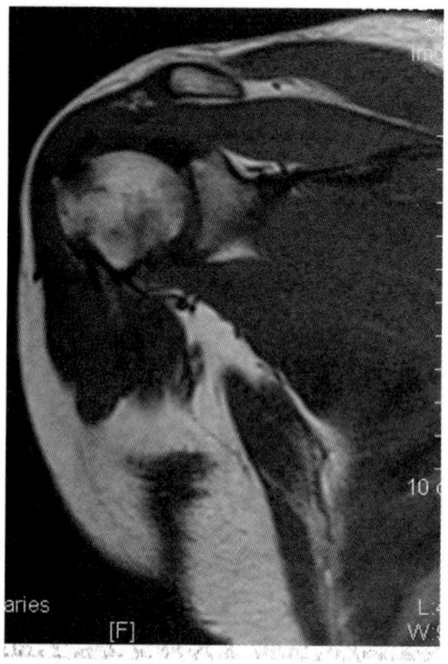

图2-1-18　T1WI显示冈上肌腱大结节附着处低信号钙化影，肱骨结节间沟下骨质呈小片低信号影（图2-1-18～2-1-21为同一病例）

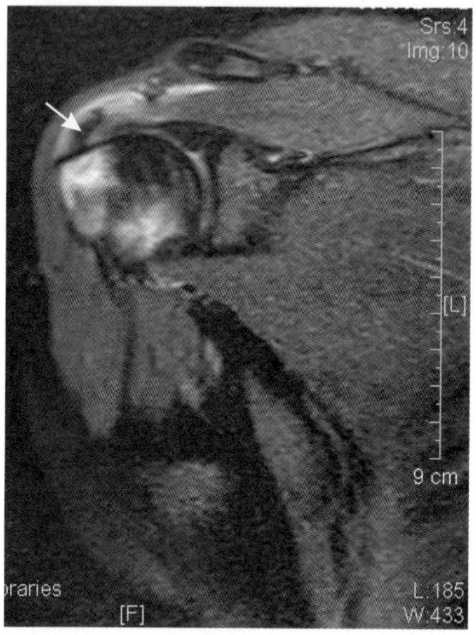

图2-1-19　肩关节冠状位显示冈上肌腱低信号钙化（箭头），肩峰下-三角肌下滑囊少许积液，并可显示冈上肌腱肩峰下撞击综合征，局部受压水肿，肱骨结节间沟下骨质受侵蚀，肱骨头见大片状高信号水肿

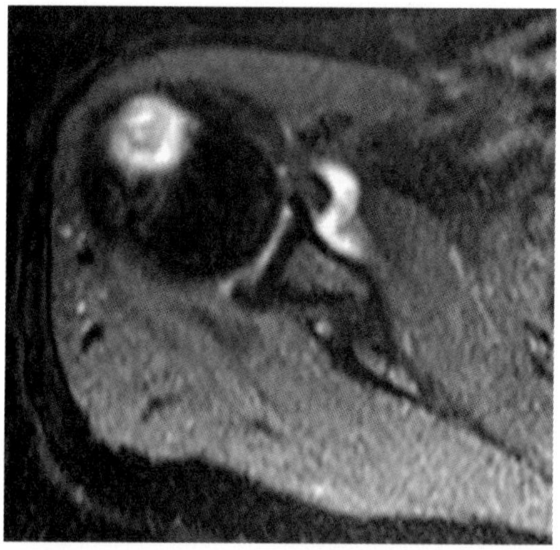

图2-1-20　轴位PD脂肪抑制序列显示肱骨结节间沟下骨质受侵蚀，显示局部呈不均匀高信号，前缘可见肩胛下肌水肿

管梯度回波序列可显示钙化，但单纯的肌腱内钙羟磷灰石沉着所致的低信号与无钙盐沉着的肌腱增厚仍很难鉴别。滑膜囊和邻近软组织急性炎症可导致关节周围水肿和滑膜囊积液，很容易在MRI上显示。PD脂肪抑制序列除可显示肌腱钙化外，还可显示钙化肌腱高信号水肿，肩峰下-三角肌下滑囊积液等，如粘连性关节周围炎期和骨骼内囊状改变期，前者常伴有滑膜囊炎，后者为晶体沉着侵蚀邻近骨骼所致（图2-1-18~2-1-21）。

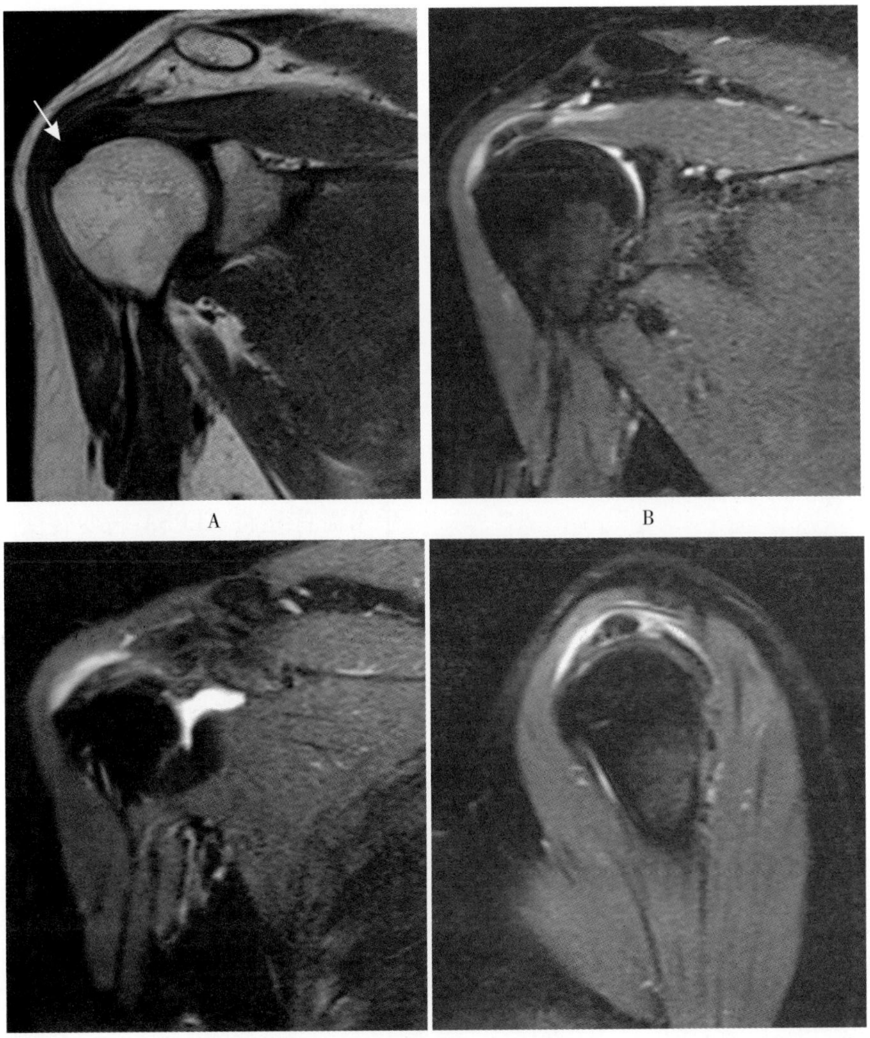

图2-1-21　钙化性肌腱炎继发肩峰下-三角肌下滑囊炎：患者，女，48岁，肩部疼痛约5年
A示T1WI显示冈上肌腱肱骨大结节处条状低信号钙化影（箭头）；B~D，PD脂肪抑制显示冈上肌腱钙化低信号，肩峰下-三角肌下滑囊、喙突下滑囊及关节腔高信号积液

（邓星河）

第二节　肩关节脱位继发病变

肱骨头Hill-Sachs骨折、Bankart病合并腱鞘囊肿形成

一、概述

肩关节失稳是指肱骨头相对于关节盂窝的运动不正常，可引起相应的临床症状，其失稳的程度从轻度半脱位到完全脱位。关节失稳可根据脱位的程度、方向、病因和时间进行分类。矫形外科医师常将关节失稳分为创伤性单向失稳和非创伤性多向失稳。在急性创伤性肩关节脱位中，前下方脱位最为常见。脱位期间引起的病变包括前

下盂唇的撕裂和撕脱、下盂肱韧带的撕裂、前下关节盂缘的骨折（Bankart 病）和肱骨头后上方的压缩性骨折（Hill-Sachs 骨折）。

二、MRI 表现与诊断

MRI 检查时，横切位扫描是评价前盂唇和前下关节盂是否异常的最佳方法，特别是在关节腔有液体渗出时，关节盂缘、盂唇或前下关节囊的撕脱均可依据横切位 MRI 进行识别。盂唇软骨撕裂时，T2WI 可见线状或点状高信号。Hill-Sachs 骨折在 MRI 横切位 PD 脂肪抑制上也很容易诊断，可见肱骨头后外侧最上方形态不规则局限性凹陷，严重时向下凹陷 2cm 左右，为 Hill-Sachs 骨折表现。由于撞击导致关节前盂唇下方骨折，骨碎片向前内侧移位，为 Bankart 病改变。由于关节囊多量积液（或血肿）而扩张，骨碎片游离于扩张积液的关节囊内，PD 脂肪抑制表现为高信号。损伤较重者，可合并冈下肌和肩胛下肌肌腱的撕裂出血、腱鞘积液或囊肿形成（图 2-2-1～2-2-6）。

骨 Hill-Sachs 骨折不应与肱骨头后外侧的正常解剖沟相混淆，正常解剖沟位于肱骨头顶部的下方 20～32cm。

文献报道，MR 关节造影，特别是采用外展外旋位扫描能更准确地显示上述病变，特别是在关节腔有积液时。

前盂唇韧带骨膜袖撕脱并盂肱关节前脱位致 Hill-Sachs 畸形

一、概述

盂肱关节前脱位时可继发前下盂唇撕裂，除合并典型的 Bankart 病变以外，尚有几种变异类型与盂肱关节前部失稳有关，前盂唇韧带骨膜袖撕脱（ALPSA）病是其中之一。典型的 Bankart 病变为前盂唇韧带复合体结构从前关节盂缘撕脱伴前关节囊和骨膜断裂，从而使韧带与关节盂缘分离。ALPSA 病变则为前关节囊和骨膜与肱骨头完整分离，牵引撕脱的盂唇韧带复合体向下移位，并在肩胛颈处向内下方旋转，导致盂唇和关节囊不能愈合于正常解剖位置，造成下盂肱韧带功能不全及反复的肩关节脱位。ALPSA 病与典型的 Bankart 病的鉴别有助于前关节囊修复术的方案制定，因为这两种病变的外科治疗方法不同。手术需首先将 ALPSA 病变转变为 Bankart 病，从而使韧带复位，然后重建前关节囊的软组织支持结构。

二、MRI 表现

可见肱骨头后外侧最上方形态不规则或变平、凹陷，严重时向下凹陷 2cm 左右。T1WI 显示局部骨皮质明显变平或凹陷致 Hill-Sachs 畸形，呈小片

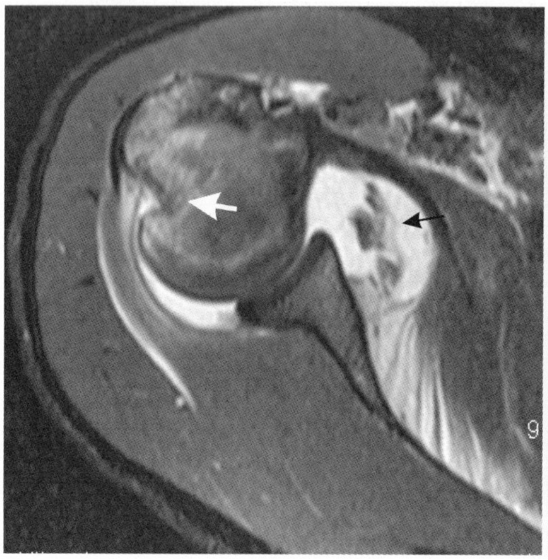

图2-2-1

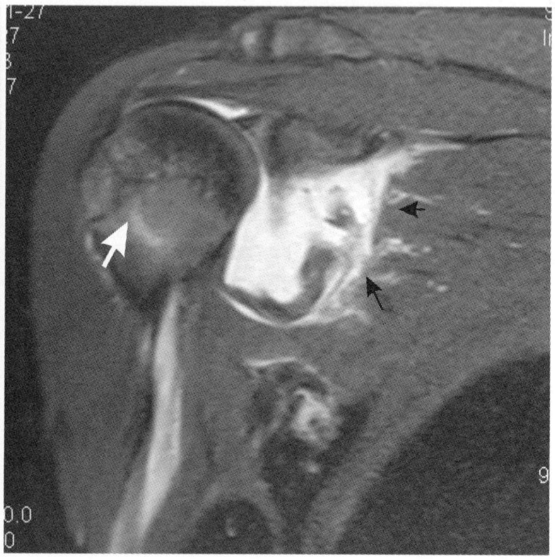

图2-2-2

图 2-2-1，2　轴位及冠状位 PD 脂肪抑制显示肱骨头后上方不规则压缩、凹陷，为 Hill-Sachs 骨折（白箭头），肱骨头表面欠规则，周围骨质可见片状高信号水肿，关节盂前下方骨折（Bankart 病），骨碎片向前内方移位（黑箭头），关节囊可见多量积液。冈下肌及肩胛下肌损伤呈不规则羽毛及片状水肿的高信号，肩胛下肌腱鞘囊肿形成

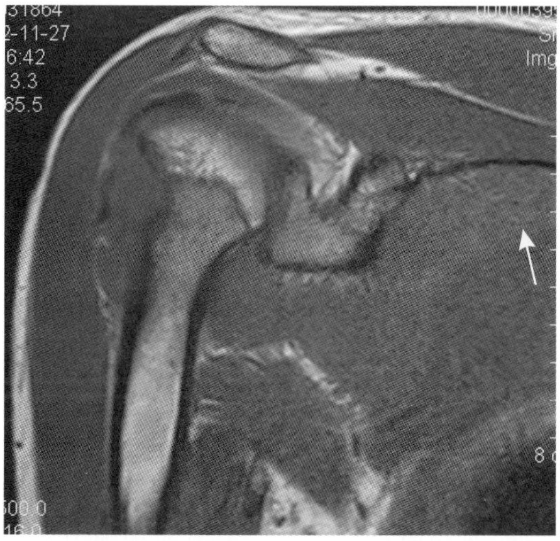

图 2-2-3　冠状 T1WI 显示肱骨头后上方干骺端外侧大片状与周围肌肉信号相似影（Hill-Sachs 骨折），冈下肌前下部肌腱可见条片状不均匀稍高信号影，为出血所致（箭头）

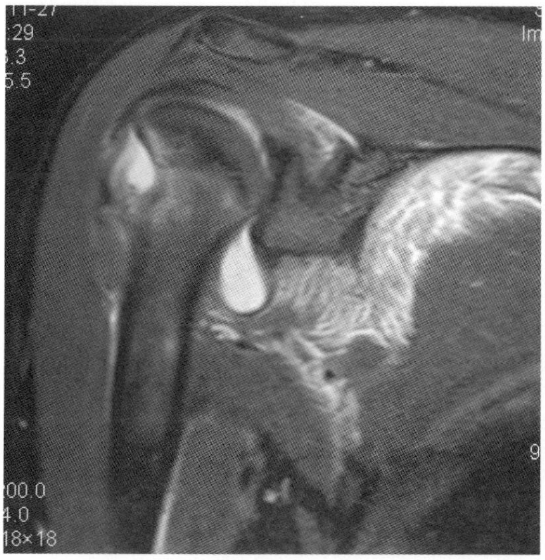

图 2-2-4　冠状 PD 脂肪抑制肱骨头后上方不规则压缩、凹陷（Hill-Sachs 骨折），外侧缘可见混杂信号（血肿），盂下关节囊积液，肩胛下肌损伤及大片羽毛状高信号水肿，冈下肌水肿、出血呈高信号

不均匀低信号（图 2-2-6）。

PD 脂肪抑制除显示肱骨头后外侧最上方形态不规则或变平、凹陷处呈不均匀高信号外，并可见前关节盂缘撕脱伴前关节囊和骨膜断裂，关节囊积液及周围肌肉损伤（图 2-2-7～2-2-9）。

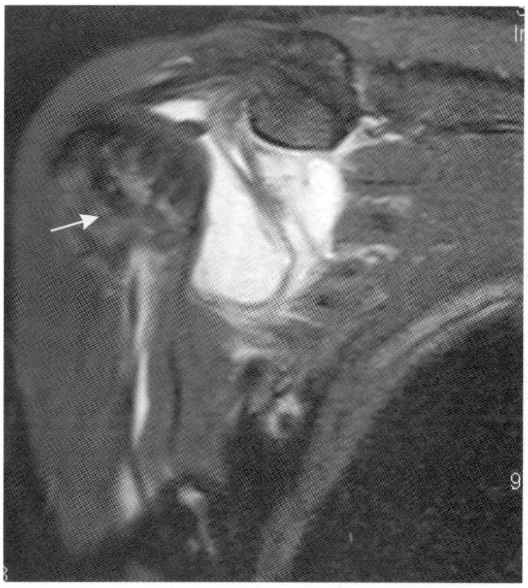

图 2-2-5　PD 脂肪抑制显示盂下及喙突滑膜囊积液（囊肿形成），肩胛下肌损伤，肱骨头外侧凹陷的 Hill-Sachs 骨折，呈片状高信号水肿（箭头）

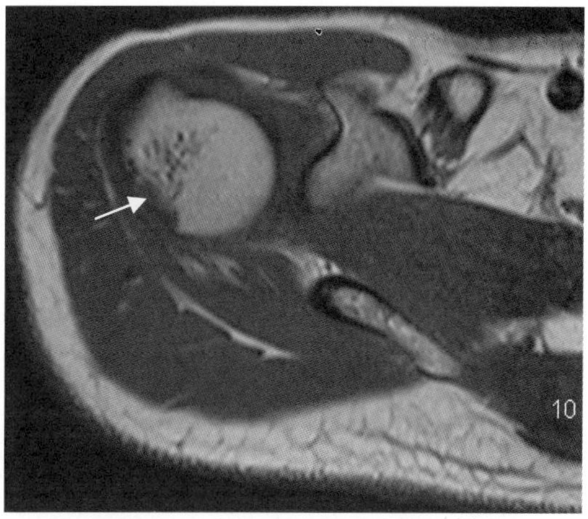

图 2-2-6　T1WI 轴位显示肱骨头后外侧最上方骨质凹陷，Hill-Sachs 畸形（箭头），呈小片不均匀低信号

肩关节后脱位导致反 Hill-Sachs 骨折

一、概述

肱骨头向后移位可挤压后下关节盂缘，导致肱骨头前上部骨折，称为沟槽骨折或反 Hill-Sachs 病。若为后上盂缘骨折，则通常称为反 Bankart 病。盂肱关节后脱位远较前脱位少见，仅占所有肩关节脱位的 2%～4%。后脱位多由于电击伤或癫痫导致的猛烈肌肉收缩，或上肢外展或内旋时

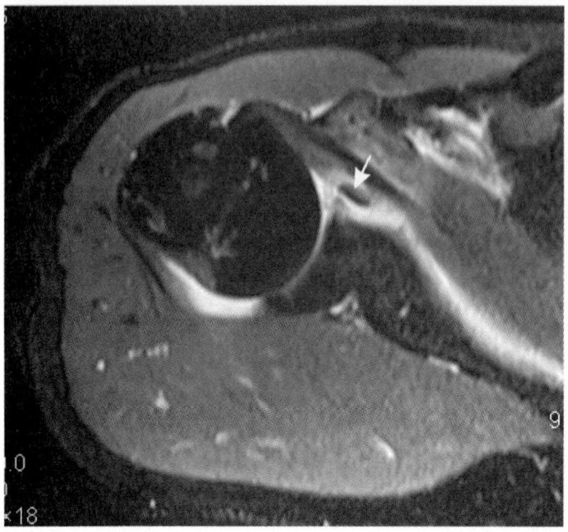

图 2-2-7 PD 脂肪抑制轴位显示肱骨头后外侧最上方骨质凹陷，呈小片高信号，Hill-Sachs 畸形（黑箭头），并可见前关节盂缘撕脱（ALPSA），呈小块低信号影（白箭头），关节囊少量积液，肩胛下肌腱损伤及腱鞘积液

有关。

二、影像学表现

传统 X 线片和 CT 扫描可显示这些病变，而 MRI 在诊断与关节后脱位有关的关节囊、韧带和盂唇损伤方面起着重要作用。PD 脂肪抑制可显示肱骨头前内侧上部骨折、塌陷（沟槽骨折或反 Hill-sachs 病）改变（图 2-2-10），肩胛下韧带附着处明显撕裂，呈高信号（图 2-2-11）。盂唇前下缘可见骨质撕脱、分离，即为 Barkart 病（图 2-2-12，13）。后关节囊撕裂可表现为正常关节囊连续的低信号影中断或不规则，也可发生肱骨表面或近表面处的后关节囊撕裂。当关节腔内有大量积液或行关节造影时，关节囊损伤更容易辨认。液体可沿关节腔内并通过后盂唇、关节囊和冈下肌之间向后延伸突出，形成关节腔及关节囊积液。与后脱位有关的其他软组织损伤还包括肩胛下肌、冈下肌及小圆肌肌腱和肌肉内的水肿和出血（图 2-2-14~2-2-16）。

后上盂唇损伤的诊断较关节囊和韧带损伤更困难。后上盂唇磨损性撕裂导致正常三角形后盂

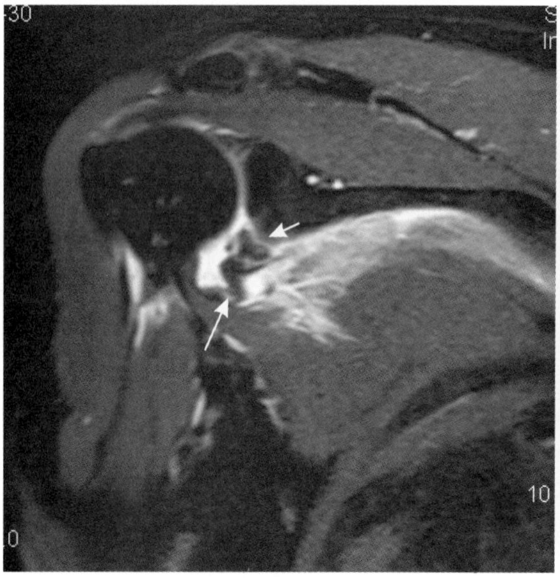

图2-2-8

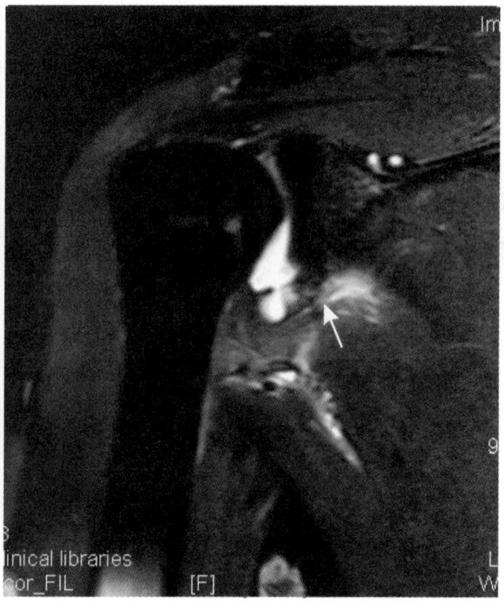

图2-2-9

图 2-2-8，9 PD 脂肪抑制冠状位显示前下关节盂缘撕脱（ALPSA），伴前下关节囊和骨膜断裂（箭头），关节囊积液及肩胛下肌损伤水肿，呈羽毛状高信号（图 2-2-8）

受到的过度外力所致。当肩关节外展时，下盂肱韧带的后带是肩关节后脱位的主要限制结构。后脱位时，后关节囊和后盂唇可能发生撕裂造成永久性后部不稳。几种骨骼病变与肩关节后脱位

唇形态不规则或局部缺损及盂唇内异常液体信号，盂唇可与关节盂完全分离。MR 关节造影可提高后盂唇局限性撕裂或不伴移位撕裂的检出敏感性。

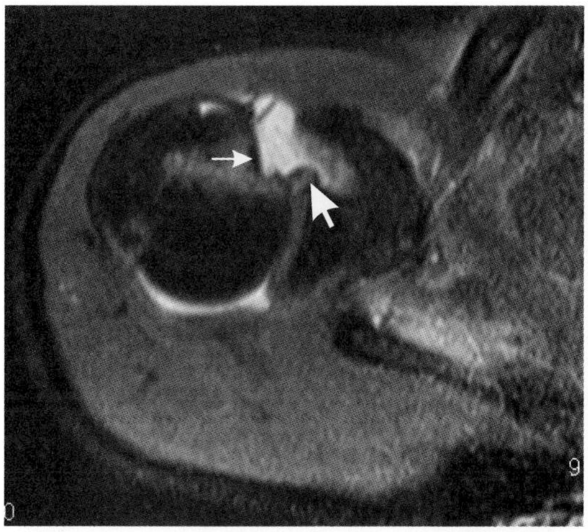

图 2-2-10　患者，23 岁，肩关节后脱位复位 1 天。轴位 PD 脂肪抑制显示肱骨头前内侧上部骨折，塌陷（沟槽骨折或反 Hill-Sachs 病）改变（细箭头），肩胛下韧带附着处呈片状高信号水肿（粗箭头）（图 2-2-10~2-2-16 为同一病例）

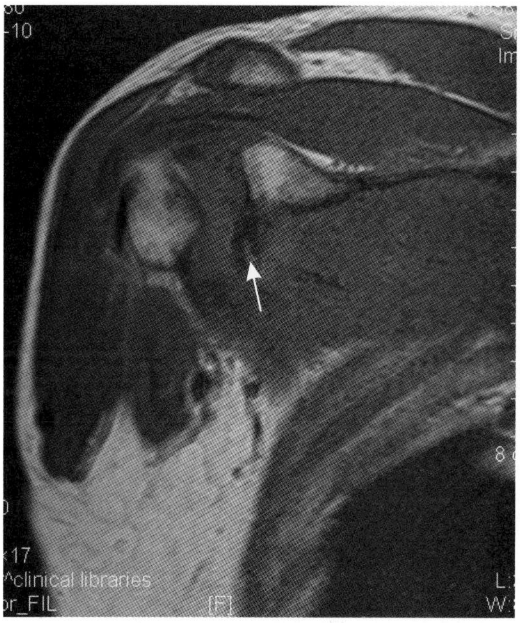

图 2-2-12　T1WI 冠状位显示下盂唇小块骨碎片撕脱分离（箭头）

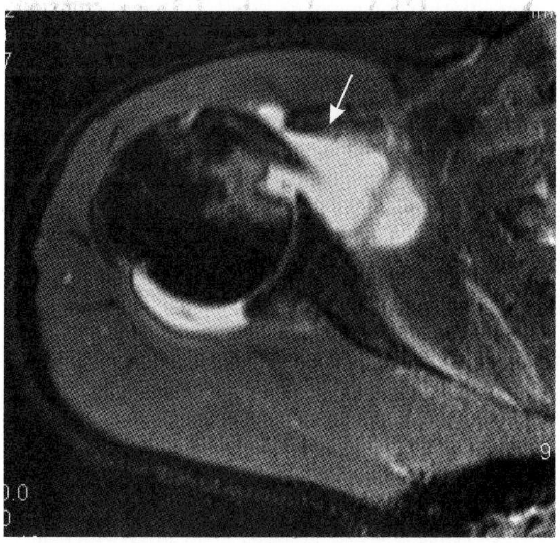

图 2-2-11　PD 轴位脂肪抑制显示肩胛下韧带撕裂，腱鞘多量积液、囊肿形成（箭头），关节盂下滑囊积液

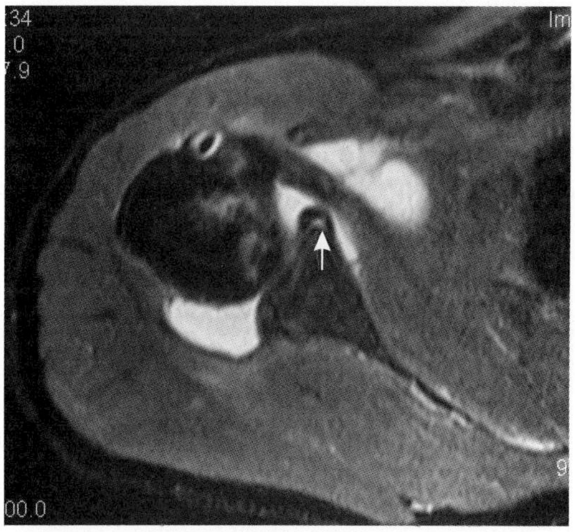

图 2-2-13　PD 脂肪抑制显示下盂唇撕裂呈弧形高信号（箭头），肩胛下肌腱撕裂合并腱鞘囊肿形成，关节囊可见高信号积液，肱二头肌长头腱腱鞘积液

前下盂唇撕裂

一、概述

盂唇单纯撕裂的早期诊断很重要，因这些撕裂不仅引起相应症状，而且有发展为关节失稳的倾向。关节盂唇为环形纤维性组织，围绕肩胛骨整个关节盂的边缘，主要作用为加深关节盂并作为盂肱韧带的附着部位。关节盂唇外周因有关节囊和盂肱韧带附着，形成唇囊复合体。盂唇可分为 6 各区域：①上部盂唇；②前上部盂唇（中盂切迹上方）；③前下部盂唇；④下部盂唇；⑤后下

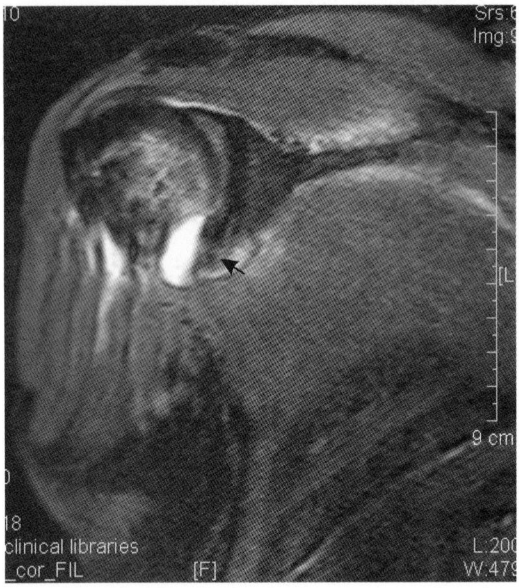

图 2-2-14 PD 冠状位脂肪抑制显示冈下肌、肩胛下肌、肱二头肌长腱损伤，信号增高，肩胛下盂唇撕裂（箭头）

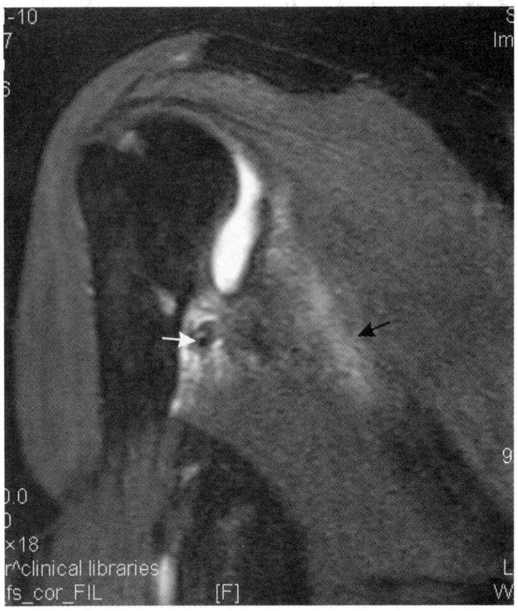

图 2-2-15 PD 冠状位脂肪抑制显示小圆肌（黑箭头）及关节囊韧带（白箭头）损伤，呈小片状不均匀高信号，关节囊积液

部盂唇；⑥后上部盂唇。前下盂唇是损伤的最常见部位，该部位撕裂时可以（但并非所有）合并关节失稳。盂唇单纯撕裂可引起肩部疼痛但不伴有任何肩关节失稳的临床体征。

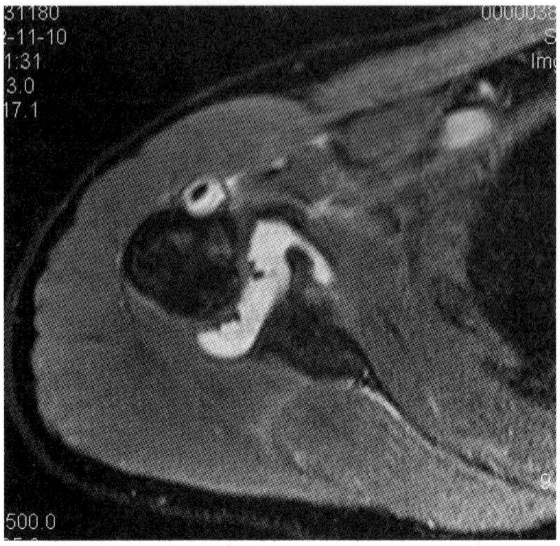

图 2-2-16 PD 轴位脂肪抑制显示液体沿关节腔内并通过后盂唇、关节囊和冈下肌之间向后延伸突出，形成关节腔及关节囊积液，肱二头肌长头腱腱鞘积液及轻度脱位

二、MRI 表现

常规 MRI 对盂唇撕裂的敏感性和特异性分别为 44%～95% 和 67%～86%。正常纤维性盂唇环绕关节盂缘的周围，在所有序列上均呈低信号。在横切位图像上，前后关节盂的交界部分通常为三角形或略圆形，盂唇前上区域可显示几种解剖形态变异。该部关节盂的盂唇可以不附着于骨骼，而被一正常盂下隐窝将其和骨骼分开。

MRI 盂唇撕裂的形态异常包括盂唇（局部）缺损、缩小和正常的光滑表面显示不规则。当盂唇内有明显异常信号时，可诊断为盂唇撕裂。T1WI 或质子密度加权像盂唇中等信号也可由于盂唇的黏液变性或魔角伪影所致。T2WI 或 PD 脂肪抑制，PD 压脂显示盂唇高信号常提示存在盂唇撕裂，撕裂骨碎片分离特别是在高信号的囊肿包绕下，可于积液的盂唇内显示出中等信号骨碎片影，此外，前盂唇撕裂常可合并肩胛下肌损伤和肩胛下韧带撕裂（图 2-2-17～2-2-20）。盂唇周围囊肿也是盂唇撕裂的重要诊断依据，即使看不到盂唇的其他异常也可确诊。

无移位大结节骨折并肩胛下肌腱部分性撕裂和肌腱内血肿形成

一、概述

肱骨大结节骨折可由多种机械性损伤所致，

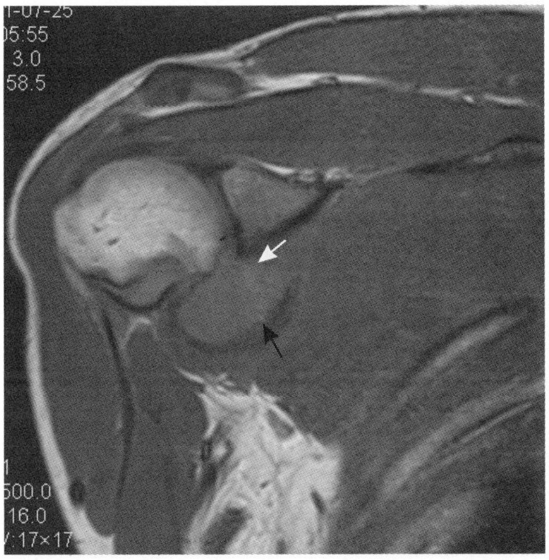

图 2-2-17 T1WI 冠状位显示关节囊等信号的囊肿形成（黑箭头），而在囊肿内隐约显示前下盂唇撕裂的中等信号碎骨片游离（白箭头）

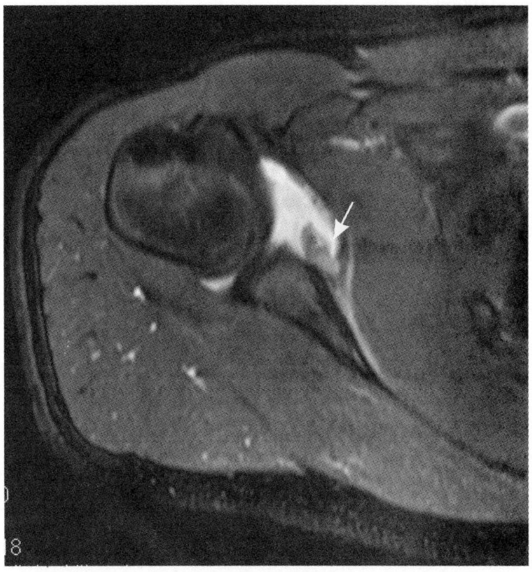

图 2-2-19 PD 轴位脂肪抑制显示前盂唇在积液的衬托下小块游离撕脱性骨碎片（箭头）

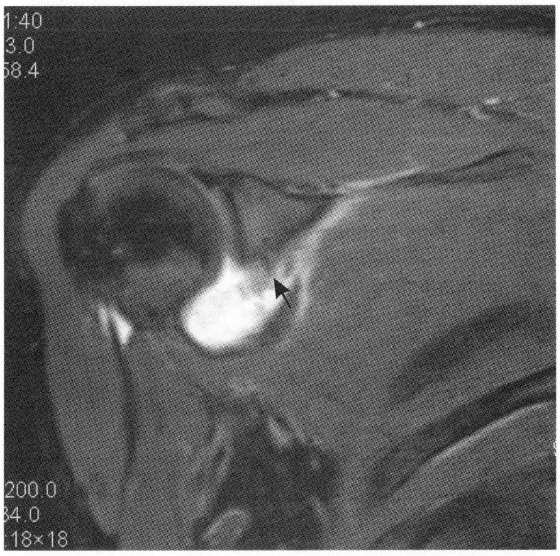

图 2-2-18 PD 冠状位显示关节囊内高信号积液，可见下盂唇与囊肿边缘小片撕裂的中等信号游离骨碎片（黑箭头）

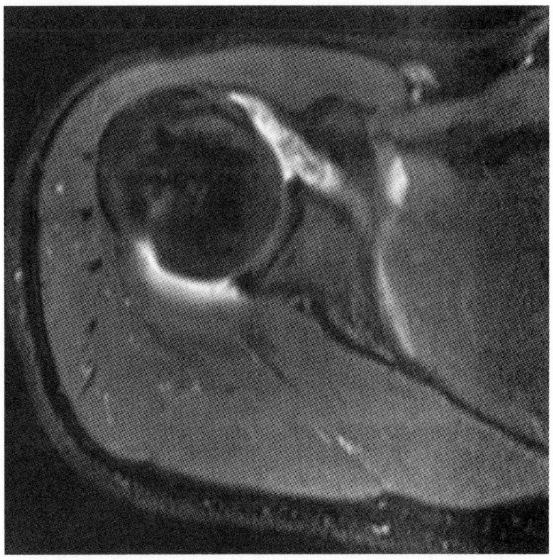

图 2-2-20 PD 轴位脂肪抑制显示肱骨头前缘肩胛下韧带撕裂后不规则等信号，边缘可见少许高信号液体围绕，肩胛下肌边缘部撕裂呈高信号

最常见的原因为摔倒时直接外力撞击或通过肩袖施加于大结节上的间接牵拉力所致。40 岁以下肩部急性创伤患者发生大结节骨折者多于肩袖撕裂。其临床表现为肩部疼痛，且不易与肩袖撕裂症状相区别。

大结节骨折时也可以合并肩袖水肿、出血或肌腱部分性撕裂，但较少见到肩袖的全层撕裂，老年人骨骼损伤伴发肩袖撕裂似乎更多见。

二、MRI 表现

无移位大结节骨折骨折线有时很细微，普通 X 线片易漏诊，特别是在患者上肢不能外旋时难以显示，肌肉、肌腱损伤更无法显示。若为压缩型骨折，水肿范围较大，撕脱性骨折则水肿较局限。但这些骨折可通过 MRI 得到明确诊断。T1WI 表现为大结节骨折内片状或线状影，邻近骨折线处骨髓可见不同程度水肿，呈低信号影。对于肌腱增厚和信号增高者应注意观察肩袖。伴随急性大结节骨折时所出现的肩袖内 T2WI 高信号影的意义很难判断，但采用 PD 脂肪抑制可清楚显示局部骨折和水肿改变，肌腱撕裂或肌腱内血肿在 T2WI 或 PD 压脂均可产生异常高信号（图 2-2-21～2-2-24）。但肌腱的形态学改变如边缘不规则或肌腱变薄则提示撕裂的可能性大，二者的鉴别非常重要。若肌腱仅表现为增厚则需行进一步检查和判断，以避免漏诊继发于骨折的肩袖撕裂。

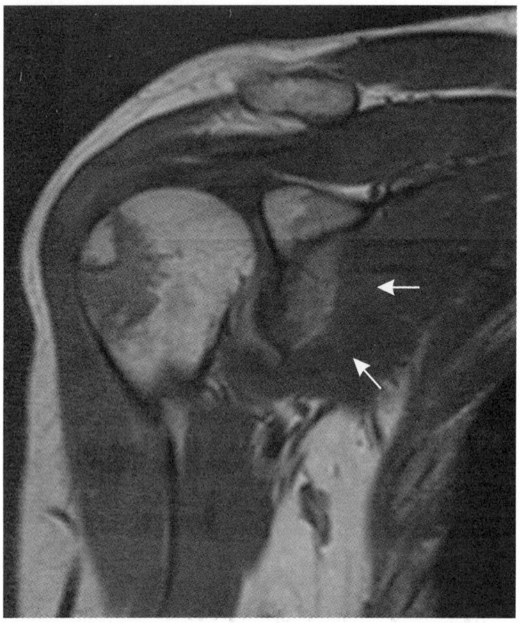

图 2-2-21 肩部外伤 3 小时，T1WI 显示肱骨大结节骨折（无移位），骨折周围骨髓可见片状不规则低信号水肿，肩胛下肌关节盂旁可见片状稍高信号血肿影（箭头）

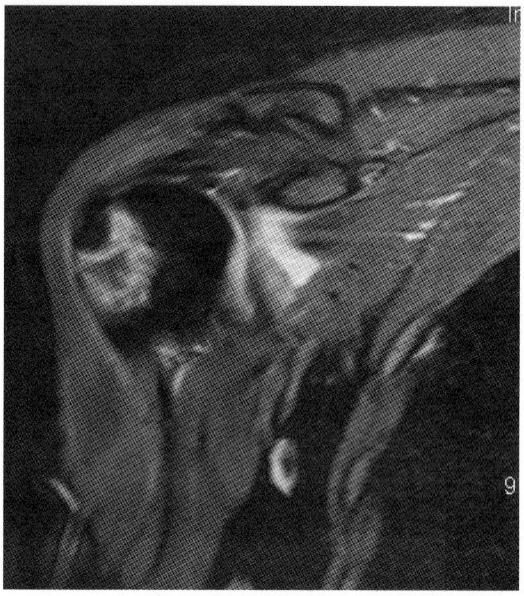

图 2-2-22 冠状 PD 脂肪抑制显示肱骨大结节骨折，周围骨髓呈片状不均匀高信号水肿，肩胛下肌关节盂旁可见片状高信号血肿及水肿影

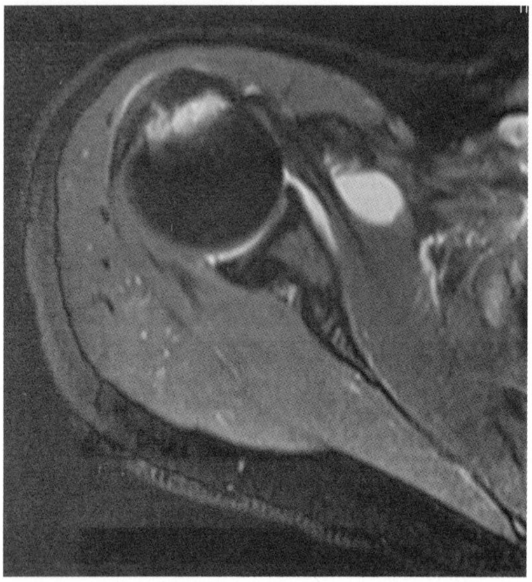

图 2-2-23 PD 轴位显示肱骨大结节骨折处片状高信号水肿，肩胛下肌撕裂合并肌肉内血肿形成

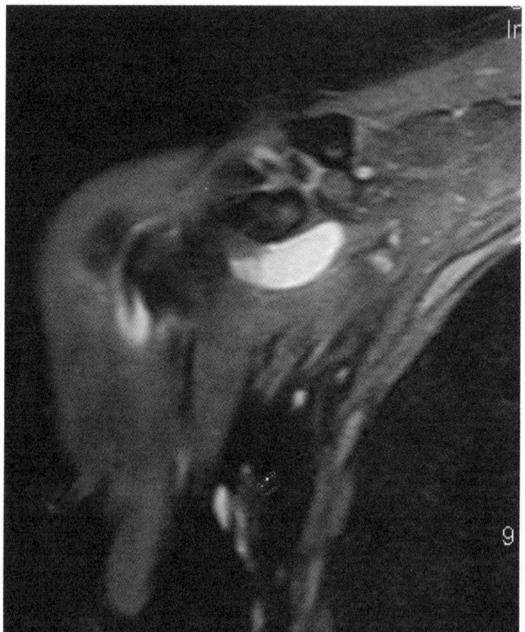

图 2-2-24 PD 冠状位显示肩胛下肌撕裂合并肌肉内血肿形成

（邓星河）

第三节　肩锁关节损伤

一、概述

肩锁关节脱位（acromioclavicular dislocation，ACD）是临床上较为常见的脱位之一，约占整个肩部损伤的12%，约占全身关节脱位的3.2%。肩锁关节周围无丰厚的软组织保护，直接和间接暴力很容易导致肩锁关节损伤，出现肩锁关节脱位。肩锁关节（acromioclavicular joint，ACJ）的损伤机制多为直接暴力由上向下撞击肩峰而发生脱位，或间接暴力过度牵引肩关节向下而引起脱位，或上肢贴于胸壁跌倒，肩端前面或后面撞击地面，其力作用于肩峰端，使肩胛骨向前、向下或向后错动，引起肩锁关节脱位，同时造成关节周围韧带及肌肉损伤。损伤轻者，仅有关节头撕裂、无畸形移位；重者肩锁韧带、喙锁韧带等撕裂，锁骨外端因斜方肌的作用而向下向内移位，肩锁关节出现畸形。临床上往往根据患者受伤程度分级情况来选择适当的治疗方法。

二、肩锁关节解剖

肩锁关节属微动关节，由锁骨肩峰的关节面端与肩峰的关节面端组成，借助关节囊、肩锁韧带、三角肌、斜方肌腱附着部和喙突韧带（锥状韧带及斜方韧带）等连接而成。肩锁关节本身就存在不稳定，只是依靠韧带的限制而保持完整。静止的稳定性由肩锁韧带、喙锁韧带和喙肩韧带所组成的。活动的稳定性是由三角肌和斜方肌组成的。

三、肩锁关节脱位分型

肩锁关节脱位按Rockwood分型共分为6型：Ⅰ型，肩锁韧带损伤，喙锁韧带完整；Ⅱ型，肩锁韧带断裂，喙锁韧带损伤，肩锁关节半脱位；Ⅲ型，肩锁、喙锁韧带全断裂，肩锁关节全脱位；Ⅳ型，肩锁关节全脱位。同上，脱位的锁骨远端，穿透固定于斜方肌肌肉内；Ⅴ型，肩锁关节全脱位。肩锁、喙锁韧带全断裂，肩峰与锁骨严重分离；Ⅵ型，肩锁关节全脱位。肩锁、喙锁韧带全断裂，锁骨远端移位至喙突下、联合腱之后。

根据临床评估和普通放射学相互结合，MRI表现主要为以下各方面的损伤和改变程度：肩锁韧带、喙锁韧带形态完整性；关节囊的完整性和积液程度；周边肌群及锁骨附件的完整性；锁骨置换程度及移位；肩锁间距、喙锁间距的大小改变分级。

四、影像学表现

对于大多数人而言，X线平片上肩锁关节间隙宽度1~3mm，随着年龄的增长而变窄。当肩锁关节间隙男性>7mm，女性<6mm，即可诊断为肩锁关节脱位。但其正常范围很大，可0.5~7mm，甚至在很多正常人中可见到锁骨骑跨。正常时喙锁间隙宽度11~13mm，应力片正常可有1~3mm的增宽，但两侧对称。受力后增宽4mm者提示肩锁关节不完全脱位即Ⅱ级损伤。若间隙增加且>5mm以上者，提示肩锁关节全脱位，即Ⅲ级损伤。

（一）分级及MR表现

对于大多数病例，平片双侧对比检查方便，结合临床查体和病史，能够对一些损伤进行正确的损伤分型，但临床尚无统一的X线诊断标准。李峰等认为，应力X线平片可以对肩锁关节损伤提供更多、更可靠的诊断信息。当低度损伤和正常变异不确定时，MR在鉴别方面很有价值；当临床查体和平片表现不是很明确，MRI成像是十分有价值的帮助。

1. Ⅰ级　肩锁韧带部分损伤，肩锁韧带保持完整，肩锁关节稳定，病理上少量纤维撕裂，X线平片表现正常。在MRI T1WI上可见肩锁韧带上部增厚，T2WI表现为肩锁韧带上部的高信号撕裂影，可伴有关节盘损伤。肩锁韧带下部和喙锁韧带正常，关节囊完整，肩锁关节形态基本正常（图2-3-1）。

2. Ⅱ级　肩锁韧带完全损伤，关节囊损伤，肩锁关节发生水平方向前后不稳定，垂直方向稳定；X线平片表现为关节增宽，锁骨可能轻度半脱位（图2-3-2）。Ⅱ级损伤MRI表现为T1WI上肩锁韧带上、下部均增厚，T2WI上肩锁韧带上、下部见撕裂的高信号，喙锁韧带扭伤或部分撕裂呈局限性信号增高，以锥形韧带最常见，损伤可延伸到达关节盘，同时伴有关节囊内积液。断裂的肩锁韧带邻近软组织肿胀，脂肪间隙消失。关节端邻近的骨髓水肿，肩锁关节间隙增宽，锁骨内侧端可轻度上抬，喙锁间距可正常或者轻度增加，锁骨走行多正常。当锁骨远端向上移位小于锁骨宽度的一半，可认为肩锁韧带完全性撕裂，伴喙锁韧带撕裂，引起半脱位，即Ⅱ级肩锁关节损伤

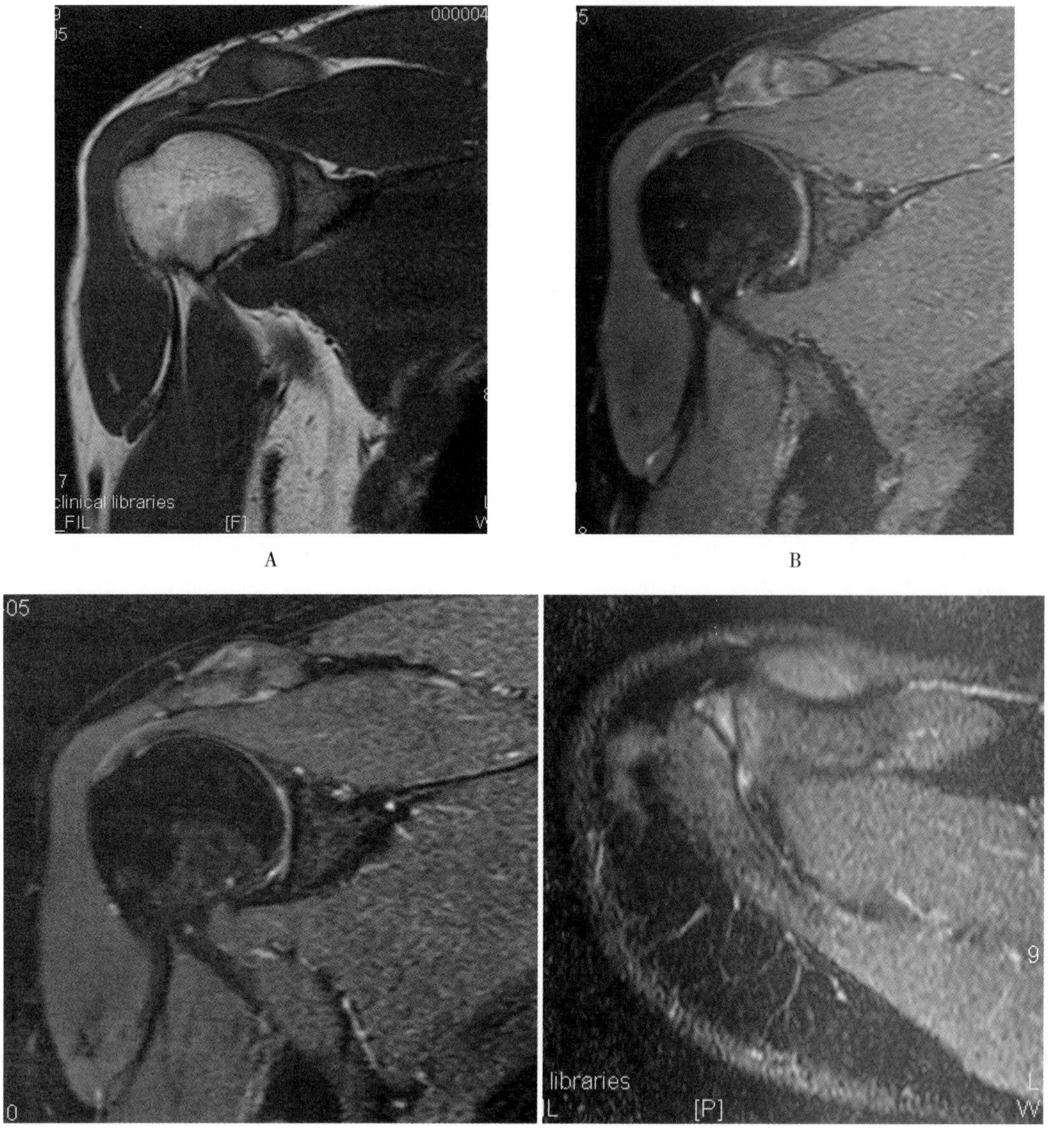

A　B　C　D

图 2-3-1　肩锁关节Ⅰ级损伤

A：T1WI 可见肩锁韧带上部增厚，局部隆起呈低信号，关节面欠光滑；B：T2WI 表现为肩锁韧带上部的高信号撕裂影，可伴有关节盘损伤，肩锁韧带下部正常，关节囊完整，肩锁关节形态基本正常；C：冠状位压脂肩锁上韧带损伤，部分撕裂，肿胀，信号增高，关节囊少许积液；D：轴位压脂显示肩锁关节双侧关节面下骨质呈小片高信号水肿

(图 2-3-3)。

3. Ⅲ级　肩锁韧带与喙锁韧带均受损伤，X 线平片显示肩锁关节全脱位，锁骨外端翘起（图 2-3-4，5），Ⅲ级损伤大多伴有锁骨肩峰端的骨折和锁骨移位。MRI 斜冠状位上可见肩锁韧带和喙锁韧带同时撕裂的高信号影。Alyas 等应用 MRI 检查肩锁关节脱位时发现喙锁韧带的损伤撕裂。在锥状韧带和梯状韧带出现撕裂的异常高信号（图 2-3-6，7），正常喙锁韧带分界的白线状影被液体信号所取代。

4. Ⅳ级　X 线平片显示锁骨远端或肩峰骨折，骨远端向后方移位进入或穿过斜方肌，锁骨远端向上方移位。MRI 损伤处信号呈长 T1、长 T2 信号改变。

5. Ⅴ级　锁骨远端向上方明显严重移位，此型 X 线平片可明显有皮肤典型的隆起。并显示喙锁间隙比正常侧增加 100%～300%，可见出血、水肿、骨挫伤和肿胀，损伤处 MR 信号明显增高，呈长 T1、长 T2 信号改变。

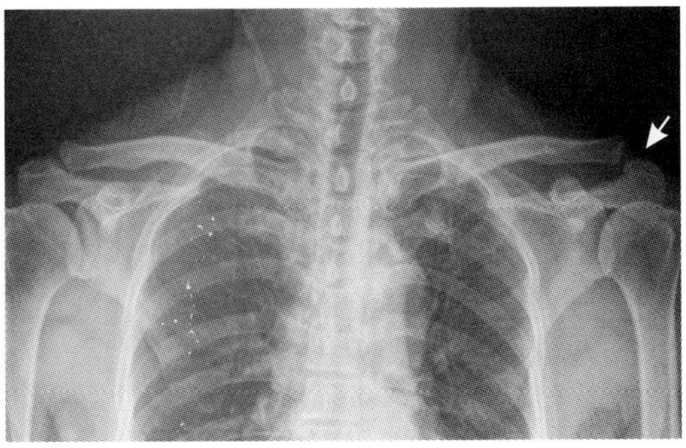

图 2-3-2 肩锁关节Ⅱ级损伤

男性，62 岁，高处坠下，左肩部着地后疼痛，行双肩正位应力对比照片。负重照片，左侧肩锁关节锁骨端轻度向上移位，喙锁关节间隙稍宽（箭头）

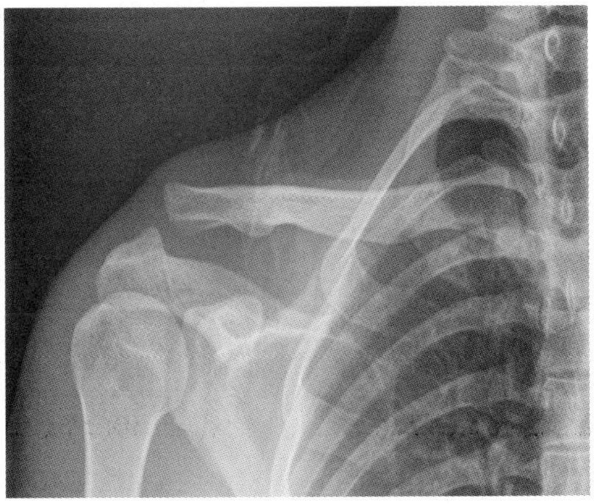

图 2-3-3 肩锁关节Ⅱ级损伤

男性，24 岁，车祸后右肩撞击地面后隆起，肿痛，右肩部皮肤明显向上隆起。X 线平片显示右锁骨远端脱位上移 1/2，喙锁间隙明显增宽

6. Ⅵ级　锁骨喙突下半脱位和肩锁韧带撕裂与肩锁关节损伤相关的骨折，肩锁关节脱位，锁骨向肩峰或喙突下方移位，喙锁间隙小于正常侧：三角肌和斜方肌从锁骨远端分离。内散在片状长 T1、长 T2 信号，部分伴长 T1、短 T2 信号，边界不清，STIR 序列显示不均一高信号影。

急性损伤时，韧带损伤 MRI 表现不同程度增粗，但韧带连续性存在，正常低信号内出现不规则高信号；韧带撕裂 MRI 表现为损伤的韧带明显增粗，呈弥漫性高信号，当韧带的连续性部分或完全中断时，韧带走行异常。

（二）肩锁关节慢性损伤的 MRI 表现

肩锁韧带或喙锁韧带增厚和信号减低则是 ACJ 慢性损伤的特点。慢性期，由于出血、水肿已消退，同时由于纤维瘢痕的桥接有时可与正常的韧带相似。MRI 可表现为肩锁关节囊破坏，肩锁韧带撕裂表现韧带增粗和水肿、信号增高，欠均匀，并且连续性中断，慢性表现肩锁韧带、喙锁韧带不规则低信号和增厚；肩锁关节间隙增宽，外侧锁骨的轻度抬高，喙锁关节间隙增宽，肩锁关节对应关节面软骨欠规则，正常形态消失，并可见软骨下囊变，软骨面下骨髓水肿和周围软组织肿胀，T1WI 呈低信号，囊变区 T2WI 信号稍高，PD 压脂像上呈混杂不均匀高信号，韧带水肿，形态显示欠清（图 2-3-8，9）。这些改变为慢性损伤关节脱位继发关节退行性变所致。MRI 检查还可发现锁骨肩峰端和肩胛骨肩峰端骨质增生。

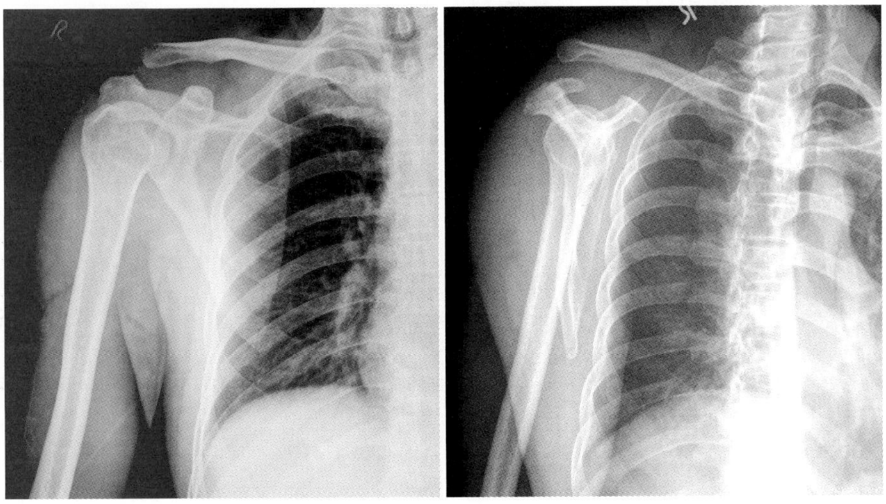

A　　B

图 2-3-4 肩锁关节Ⅲ级损伤

男性，45 岁，车祸后右肩撞击地面后隆起，肿痛，右肩部皮肤明显向上隆起。X 线平片显示右锁骨远端全脱位上移，肩锁及喙锁间隙明显增宽

五、诊断与鉴别诊断

肩锁关节损伤诊断，急性损伤可根据X线平片表现，可发现关节间隙及其关系改变，是否合并骨折，即可作出初步诊断。MRI可观察周围韧带损伤和撕裂的程度。诊断ACJ损伤时有时可能出现假阳性，发生假阳性的原因可能是由于韧带内出现嗜伊红变性，或黏液样变性，或者将喙锁韧带内的脂肪误认为韧带内的异常高信号，或由于成像因素原因不能很好地显示正常的韧带。此外，非外伤性累及关节滑膜的炎性病变，也可出现少量关节囊积液，因而单纯凭关节囊积液，很容易出现假阳性。而关节变性是ACJ慢性损伤的结果，需要结合其他征象进行鉴别。

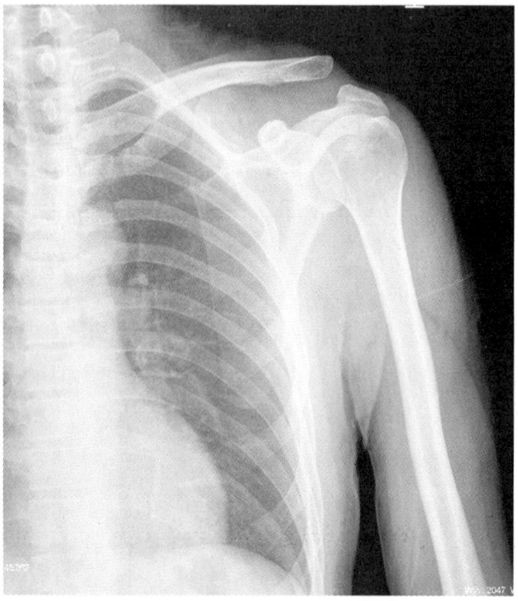

图2-3-5　肩锁关节Ⅲ级损伤

男性，52岁，车祸受伤后左肩肿胀，疼痛，锁骨肩峰端明显隆起。左肩X线平片，肩锁关节全脱位，锁骨外端向上移位翘起，肩锁及喙锁间隙明显增宽，喙锁间隙比正常增宽约100%

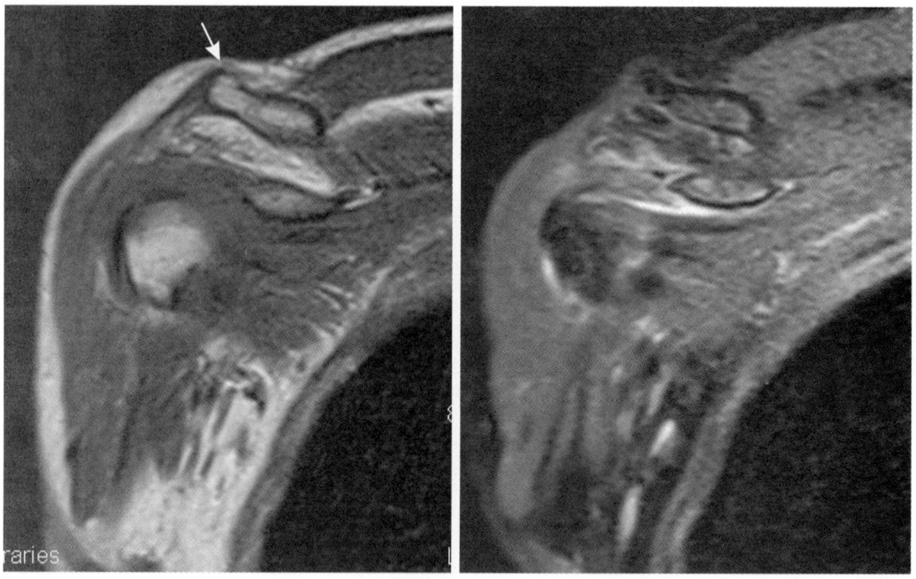

A　　B

图2-3-6　肩锁关节Ⅲ级损伤

女，50岁，右肩部跌伤1年余，肩部疼痛，活动受限，自觉肩部皮肤局限性隆突，肩锁关节陈旧损伤脱位。A：T1斜冠状显示右锁骨远端明显向上翘起，局部皮肤明显隆突（箭头），喙锁间隙明显增宽，为肩锁关节陈旧损伤脱位；B：冠状脂肪抑制显示右锁骨远端明显向上翘起，喙锁间隙明显增宽，喙锁韧带显示欠清，为陈旧损伤撕裂萎缩所致，周围软组织肿胀，结构欠清，呈长T1、长T2信号改变

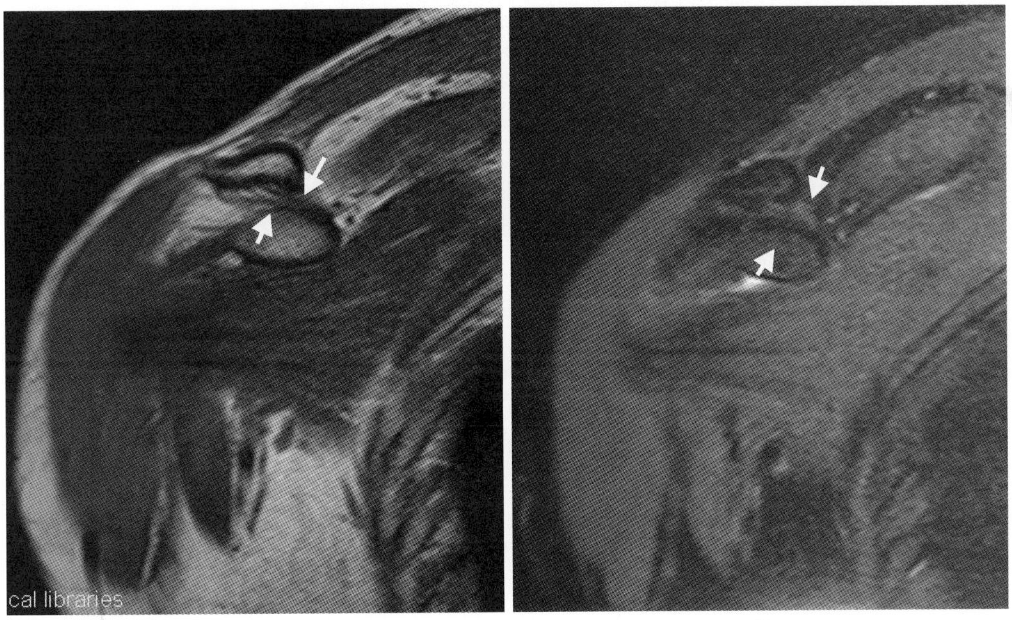

A　　B

图 2-3-7　肩锁关节Ⅲ级损伤

肩锁关节损伤所致的锥状韧带（粗箭头），梯状韧带（细箭头）损伤水肿呈高信号，呈长 T1、长 T2 信号改变，喙突下滑囊少量积液

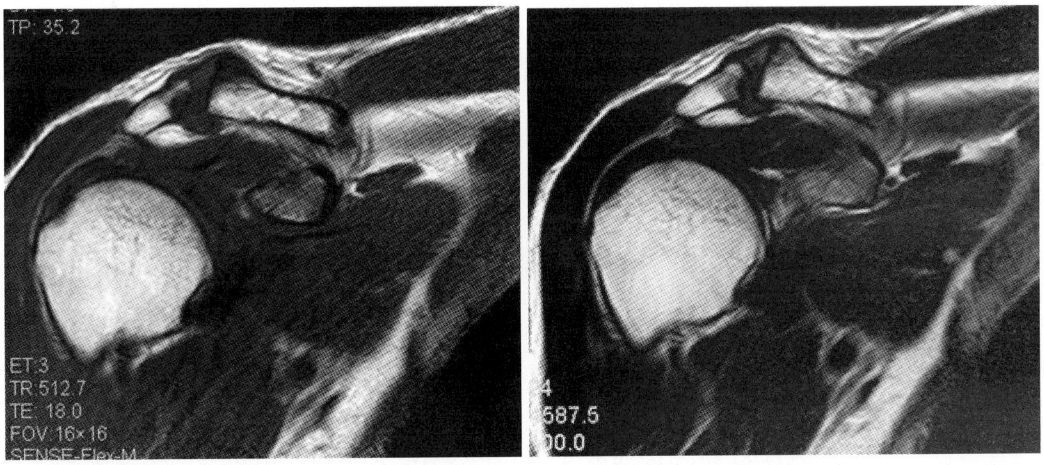

A　　B

图 2-3-8　肩锁关节损伤

A：T1WI 显示肩锁关节分离，肩锁韧带中部信号稍低，肩锁关节面欠光滑，肩峰侧可小囊状低信号区，上缘骨质增生变尖，肩锁韧带上部增厚，关节间隙增宽，软组织增厚突起；B：T2WI 肩锁韧带上下部增厚，呈等信号，上部分呈稍高信号

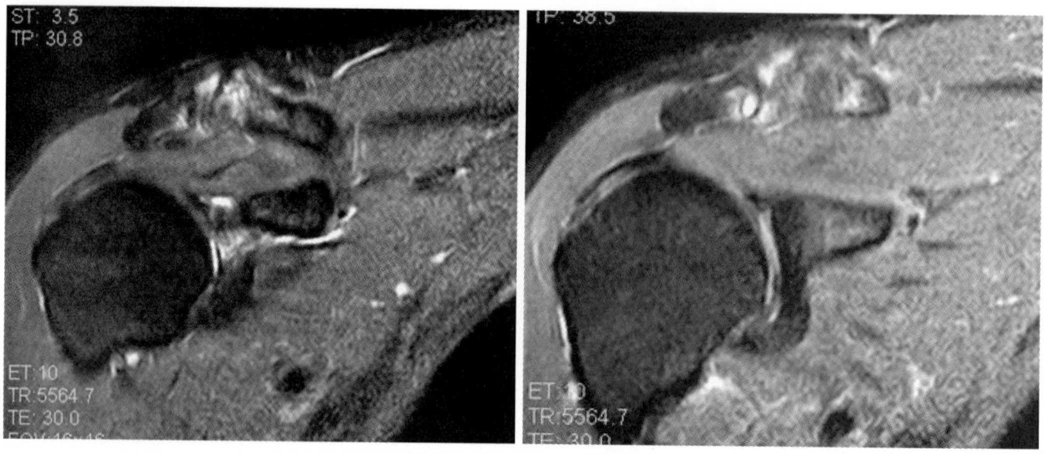

A　　B

图 2-3-9　肩锁关节损伤

PD 压脂显示肩锁韧带信号不均匀，呈高信号，锁骨端向上移位，肩锁关节双侧软骨下显示小片高信号水肿，肩峰侧可见小囊状高信号影，关节间隙增宽，关节盘损伤呈不均匀高信号，喙锁间隙明显增宽。肩锁关节周围结构紊乱

（邓星河　曾志滨　丁镜波）

第四节　胸锁关节脱位

一、概述

胸锁关节脱位极为少见，当跌倒时肩着地而发生胸锁关节损伤脱位，可为前或后脱位。前脱位更常见，锁骨内侧端（胸骨端）移位至胸骨柄前方；后脱位（胸骨后脱位）局部疼痛较前脱位严重，常合并骨折。

二、临床表现

胸锁关节脱位多见于青壮年，男性多于女性。胸锁关节后脱位局部疼痛较前脱位严重，患肢在任何方向的主动及被动活动均引起胸锁关节处疼痛加剧。胸锁关节空虚，严重者移位的锁骨内端可压迫气管、食管及血管，甚至出现胸膜贯通伤等，引起呼吸困难或窒息、吞咽困难、胸部紧迫感、颈静脉充血、患侧上肢循环减少，甚至休克。由于上胸部交感干神经节的一部分节后纤维分布到食管、气管等，当锁骨近端压迫刺激这部分交感神经纤维时，通过神经反射引起面部交感症状，详细机制尚不清楚。因胸锁关节系平面关节，关节内软骨盘损伤的干扰及肩臂重量的杠杆作用，使复位过程变得更复杂、更棘手。

三、影像学表现与病理基础

胸锁关节后脱位多为间接暴力引起。当暴力作用于肩部后外侧而向前旋转时，因杠杆作用锁骨内端向胸骨后方撬起，锁骨移位到胸骨的后方，形成胸锁关节后脱位。这种间接暴力是造成胸锁关节后脱位最常见的原因。

当疑有胸锁关节后脱位时，除拍常规 X 线片外，最好行 CT 检查，CT 能更好地判断脱位方向、与邻近组织的关系等。

1. X 线平片　X 线平片常不能有效诊断胸锁关节损伤脱位，但平片可根据胸锁关节解剖关系。当双侧锁骨近端位置不在一平面时，应考虑脱位可能（图 2-4-1），此时，CT 检查是确诊胸锁关节最好方法。

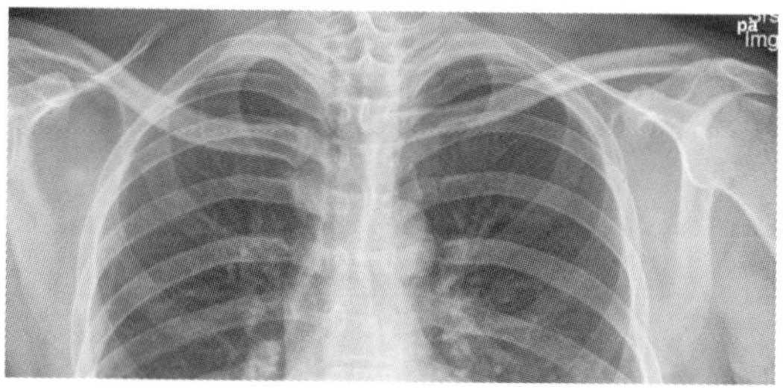

图 2-4-1　平片双侧胸锁关节不对称，左侧锁骨近端明显向上移位，内侧与脊柱重叠

2. CT 表现　脱位侧锁骨近端向胸骨后下方移位，并明显突向前纵隔软组织，此时必须注意锁骨内下对纵隔血管、气管、食管、神经损伤出现相应的症状，特别是大血管的损伤出血（图 2-4-2~2-4-5），当发现穿破时，要及时提供有关信息给临床医师以便及时处理。

四、诊断

胸锁关节脱位诊断并不难，但要仔细观察 X 线平片的胸锁关节是否对称，一旦不对称，即采用 CT 扫描检查即可明确诊断。

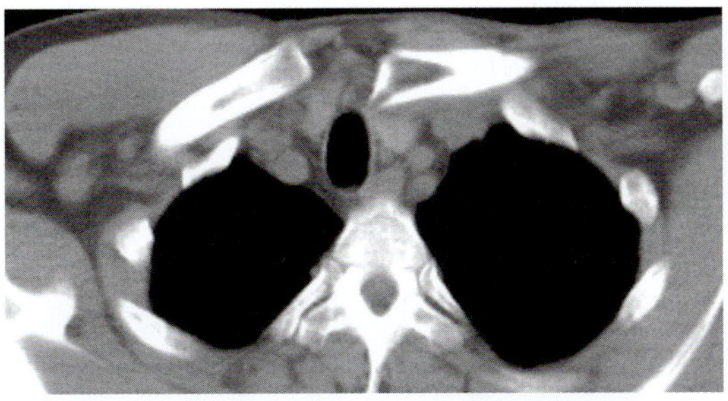

图2-4-2

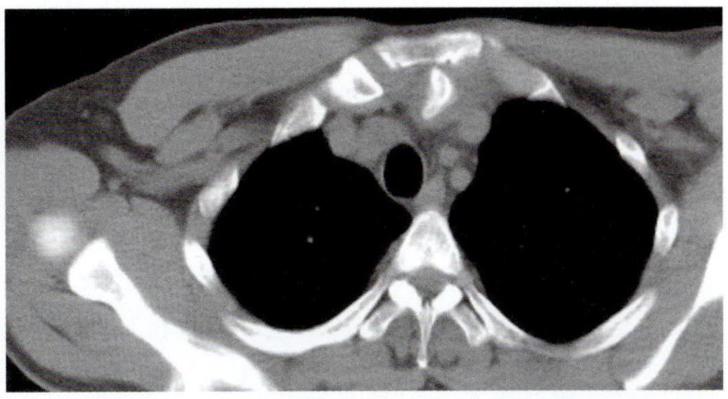

图2-4-3

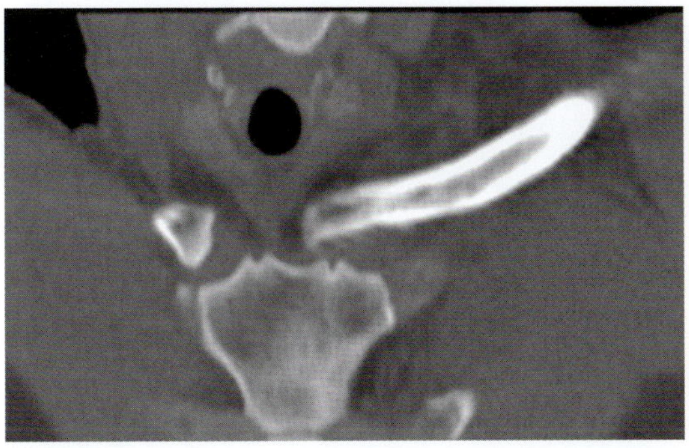

图2-4-4

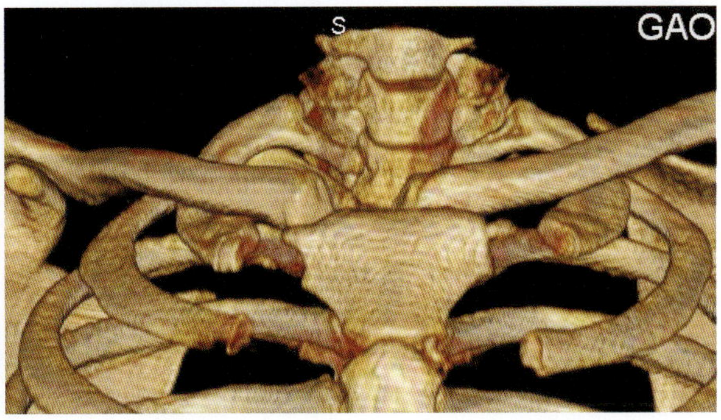

图2-4-5

图 2-4-2~2-4-5　CT 显示左侧锁骨近端后脱位，锁骨近端移至胸骨中后部，气管及大血管未受影响

（邓星河）

第五节　胸锁关节骨软骨炎

一、概述

胸锁关节骨软骨炎（骨缺血性坏死）是少见部位的病变，影像学报道极少，骨软骨炎（osteochondritis）以骨骺部骨软骨的局部缺血坏死为特征，多发生于长、短管骨或扁骨的骨骺、骨突，原发或继发性骨化中心均可发生，以股骨头骨骺、胫骨前结节多见，发病年龄以儿童多见。常规 X 线对骨软骨缺血坏死中晚期诊断有重要价值。而胸锁关节骨软骨炎偏向于成年人发病。胸锁关节骨软骨炎临床上并不少见，由于解剖部位特殊，组织结构重叠较多，X 线平片检查一般无异常表现，临床一般少作影像学检查。CT 扫描可显示关节软骨改变，但临床应用也较少。MRI 检查对显示胸锁关节骨软骨炎有较大的临床诊断价值，是诊断本病的最好的方法。

二、临床表现

患侧胸锁关节局肿胀，突起，严重者局部红肿，压痛明显。

三、影像学表现

1. CT 表现　CT 检查可显示病变侧关节软骨呈砂粒状碎裂骨块，关节面下骨质密度增高，关节面凹凸不平，关节间隙增宽（图 2-5-1）。

2. MRI 表现　T1WI 胸锁关节间隙呈片状低信

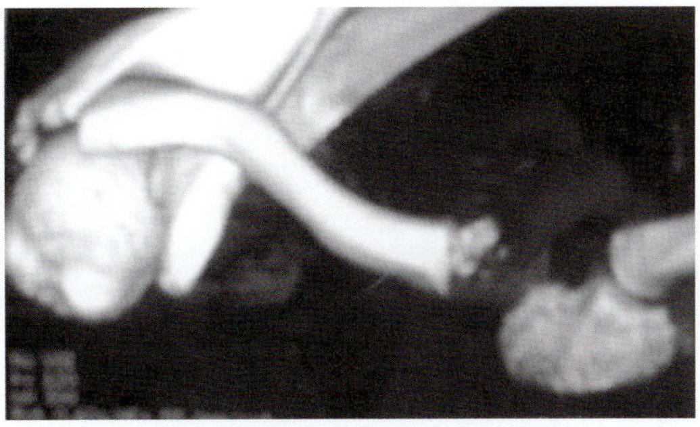

图 2-5-1　CT 扫描重建显示右侧胸锁关节锁骨端关节面见多块大小不等的碎骨影游离，胸骨关节面变平，胸锁关节间隙增宽

号，关节面尚光滑，间隙周围肿胀，T2WI 胸锁关节胸骨端软组织肿胀，呈不均匀稍混杂信号，T2 压脂双侧关节面下显示片状不均匀高信号水肿，关节面可表现为不规则缺损，并可见小块碎裂骨块影，关节旁可见少量高信号积液（图 2-5-2~2-5-8）。

四、诊断与鉴别诊断

由于本病临床表现有其特征性，CT 及 MRI 表现与一般关节炎改变有所不同，当病变严重时，CT 显示关节软骨呈砂粒状碎裂骨块游离，关节面凹凸不平。MRI 显示关节面软骨缺损及关节面下骨质水肿，周围软组织肿胀，是诊断本病的可靠根据。本病应与胸锁关节结核鉴别。

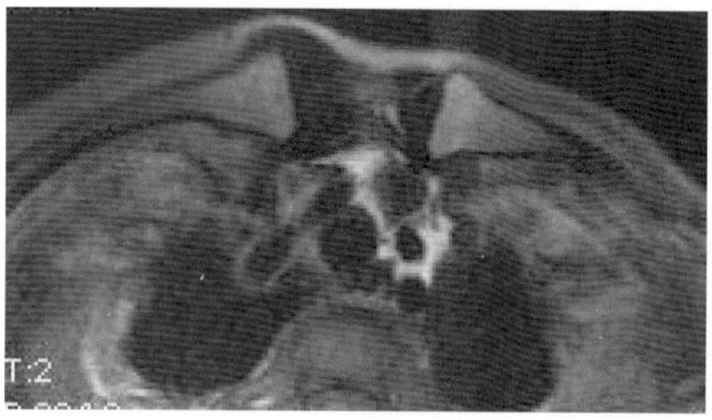

图 2-5-2　T1WI 右侧胸锁关节间隙呈片状低信号，关节面尚光滑，前缘软组织肿胀，局部软组织隆突（图 2-5-2~2-5-5 为同一病例）

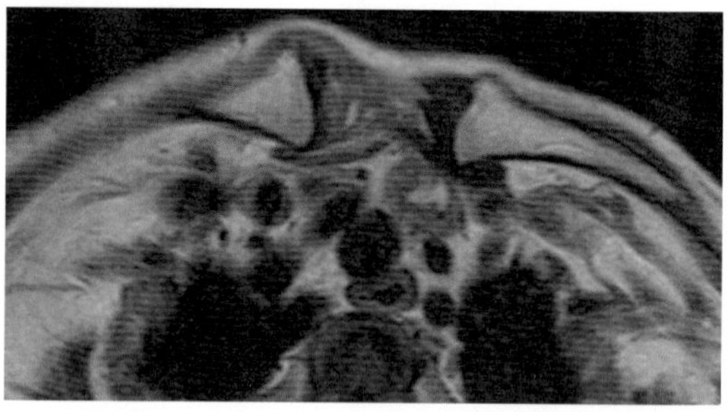

图 2-5-3　T2WI 胸锁关节胸骨端软组织肿胀，呈不均匀稍高混杂信号

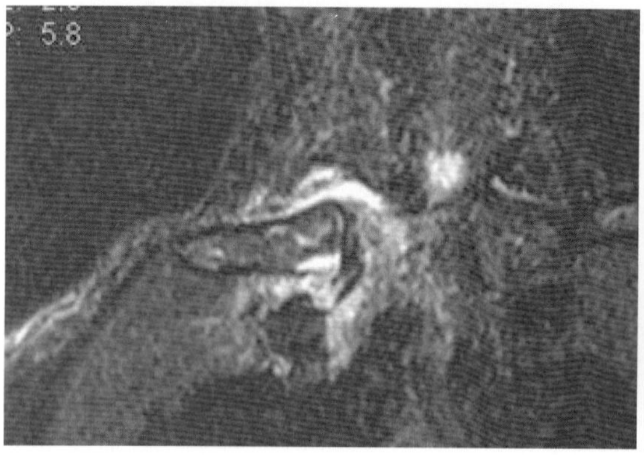

图2-5-4

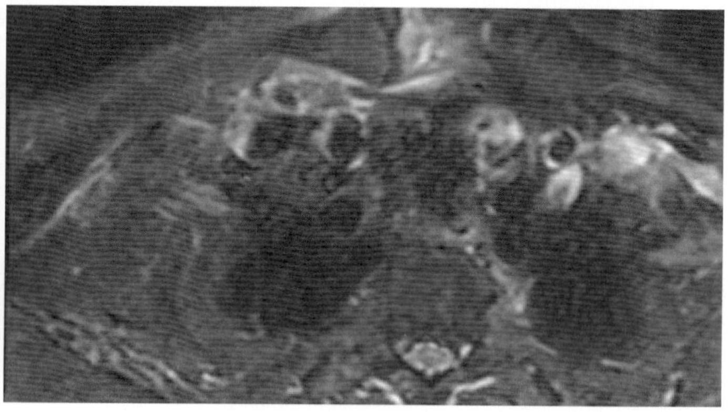

图2-5-5

图 2-5-4，5　T2 压脂右侧关节面下显示片状不均匀高信号水肿，关节面可表现为不规则缺损，关节前后缘软组织肿胀，信号增高

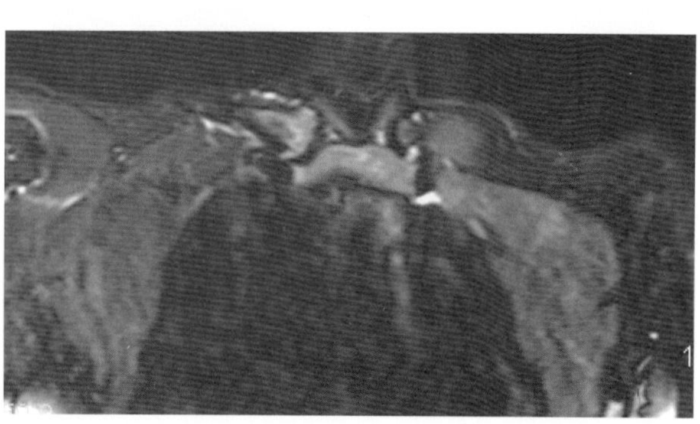

图 2-5-6　与图 2-5-1 为同一病例。右侧胸锁关节锁骨端关节面凹凸不平，关节面下片状高信号水肿

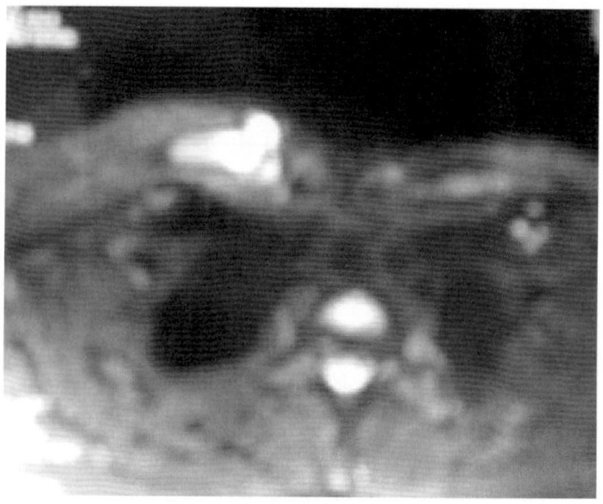

图 2-5-7　与图 2-5-1 为同一病例。锁骨关节面下可见小块游离碎骨

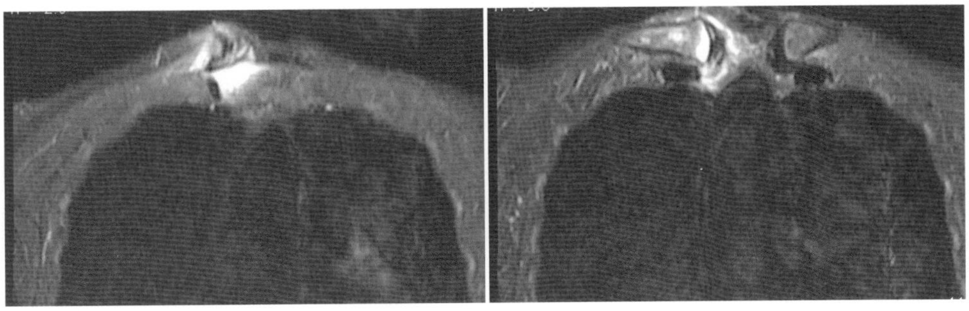

A　　B

图 2-5-8　T2 压脂显示右侧胸锁关节双侧关节面下骨质呈小片高信号，关节软骨可见条状高信号水肿，关节前后缘软组织肿胀，呈高信号

（邓星河）

第六节　胸锁关节滑膜囊肿

一、概述

滑囊又称滑液囊、滑膜囊或黏液囊，为一结缔组织扁囊，少数与关节相通，多数独立存在。直径由几毫米到几厘米。滑囊壁分为两层，外层为薄而致密的纤维结缔组织，内层为滑膜内皮细胞，起源于原始间叶组织，有分泌滑液的功能。囊腔为裂隙状，内含少量滑液，滑囊多存在于体内坚韧结构的两个摩擦面之间，滑囊有增加润滑、减少摩擦、减轻压力、促进运动灵活的功能。根据滑囊存在的部位可分为皮下滑囊、肌腱下滑囊、肌肉下滑囊、筋膜下滑囊、韧带间滑囊、关节滑囊。关节滑膜炎是一种无菌性炎症性疾病。发生在胸锁关节的滑囊炎实属罕见，由于炎症渗出液积聚于滑膜囊内，导致滑膜囊肿形成。

二、临床表现

胸锁关节滑囊炎一般无临床症状，体检主要是在胸锁关节旁软组织局限性突起，无压痛，压之局部柔韧感。

三、MRI 表现与诊断

MRI 检查可明确显示囊肿的位置、大小及信号特点。T1WI 显示胸锁关节旁囊肿表现为类圆形、均匀的低信号影，边缘清楚；T2WI 呈均一高信号，边缘可见一环形低信号环包绕；STRI 呈更明亮的高信号（图 2-6-1）。胸锁关节未见异常，周围软组织信号正常。

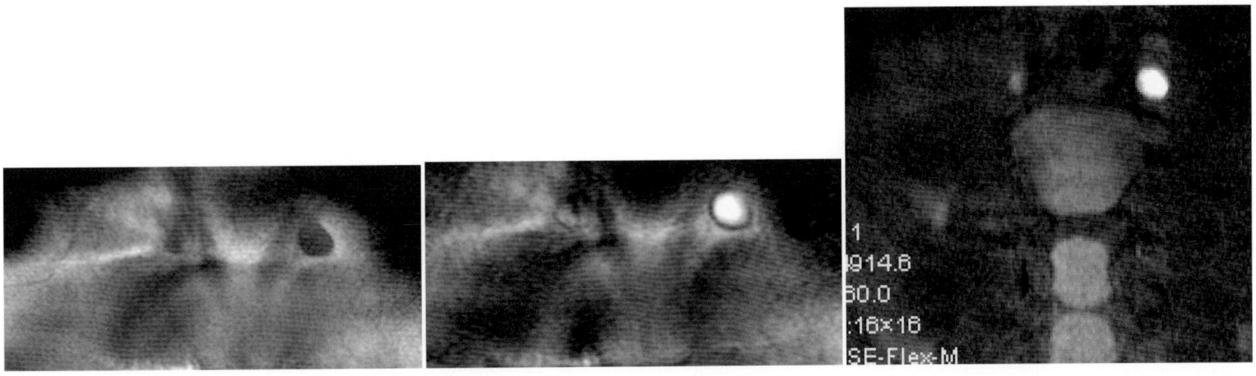

A　　B　　C

图 2-6-1　胸锁关节滑膜囊肿

A：T1WI 显示左胸锁关节旁可见一类圆形、边缘光滑、信号均匀的低信号影；B：T2WI 显示左胸锁关节旁囊性影呈高信号，边缘可见一薄层低信号包绕；C：STRI 显示囊状影更强的高信号

（邓星河）

第七节 胸骨结核

一、概述

胸骨结核很少见。胸骨是结核最不易累及部位之一，仅占骨结核1%。胸骨结核可因肺门淋巴结结核直接蔓延引起，也可由血行或淋巴结播散所致结核引起干酪样坏死和液化，使胸骨内形成脓腔，并向周围软组织扩散引起脓肿。

骨关节结核是由结核杆菌侵入骨关节引起的化脓性破坏性病变，起病缓慢，临床可分为滑膜型结核和骨型关节结核。一般认为骨结核多为继发性，多继发于肺结核或肠结核。其发病机制一般认为是结核杆菌随血液到达骨关节后，易停留于血运较丰富的松质骨或骨膜，骨结核多发生于负重大、活动多、易创伤和慢性劳损的部位。可出现在原发性结核的活动期，但大多数发生于原发灶已静止，甚至痊愈多年后而发生于胸骨的，多为肺结核或胸膜结核直接浸润所致。其病理改变一般分为增生型和干酪型，往往两型混合存在而以某一型为主。

二、临床表现

单纯胸骨结核全身症状少见，临床主要表现为胸骨前无痛性的软组织肿胀和顽固的脓窦。主要出现上胸部软组织包块、压痛，此为胸骨结核的典型临床表现。

三、影像学表现

1. X线平片表现　X线平片常以胸骨侧位片观察，由于胸骨呈扁平状，显示病变受限，平片可隐约显示病变胸骨体及关节骨质破坏，前缘软组织弥漫性肿胀（图2-7-1）。

2. CT表现　密度分辨率高，能清晰显示骨破坏的程度、范围、部位，有无死骨、冷脓肿及其流注方向。CT检查显示病变广泛，呈多囊状膨胀性骨破坏，破坏区内可见多数小死骨，有软组织肿块向胸前突出。可无肺部或其他脏器结核病史，但影像学表现典型。

3. MRI表现　MRI T1WI显示病变区呈中等偏高信号，但欠均匀，可见胸骨破坏穿破骨皮质并向胸骨前缘皮下组织延伸（图2-7-2），T2WI及压脂显示病变区信号较T1WI高，但欠均匀，呈弥漫性肿胀（冷脓肿形成），与胸骨前缘皮肤组织分界部分欠清（图2-7-3，4）；增强扫描病灶前缘可见薄层不规则强化（图2-7-5，6），但脓肿未见强化。

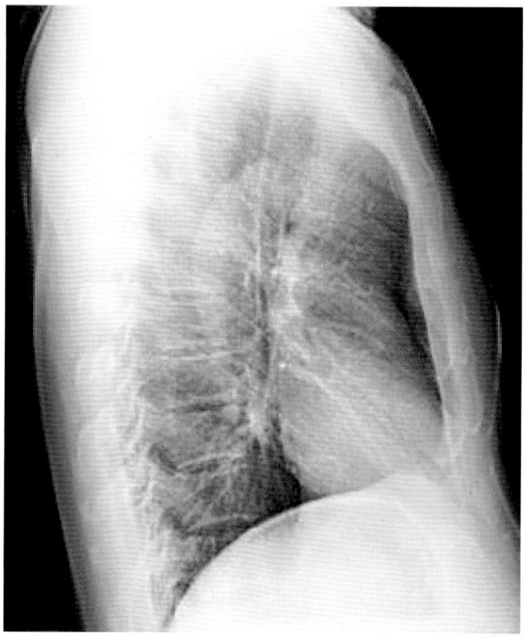

图2-7-1　胸部侧位平片，胸骨体前缘骨皮质模糊，胸骨前缘软组织肿胀，胸骨后隐约可见梭形软组织肿胀影

四、诊断

胸骨结核病变局限或较广泛，常呈密度不均的空洞样骨质破坏，可呈多囊状膨胀性骨破坏，亦可表现为偏心性破坏，严重者，病骨可以全部消失，不留任何痕迹。在破坏区，有时可见有多数小死骨或残存的边缘性骨皮质，周围软组织肿胀，可见寒性脓肿向胸骨前或后方突起。胸骨结核的诊断，要根据临床症状和体征以及影像学检查，但最终须依靠病理检查确诊。病灶中发现结核性干酪肉芽肿，抗酸杆菌及结核杆菌培养呈阳性，可作为诊断的参考依据。CT、MRI检查可以清楚显示病变范围、骨质破坏程度及软组织肿胀（冷脓肿），对确诊本病更有帮助。

五、鉴别诊断

胸骨结核主要应与胸骨恶性肿瘤和骨髓炎鉴别。

1. 胸骨恶性肿瘤　多呈膨胀性或溶骨性骨质破坏，边缘多较模糊，骨质破坏及软组织包块多较明显，疼痛和压痛明显，有钙化者多为不规则斑点状瘤软骨钙化。

2. 胸骨骨髓炎 可由血运或手术切口感染而引起，X线表现为骨质疏松破坏，呈现虫蚀状小透亮区并有死骨形成。

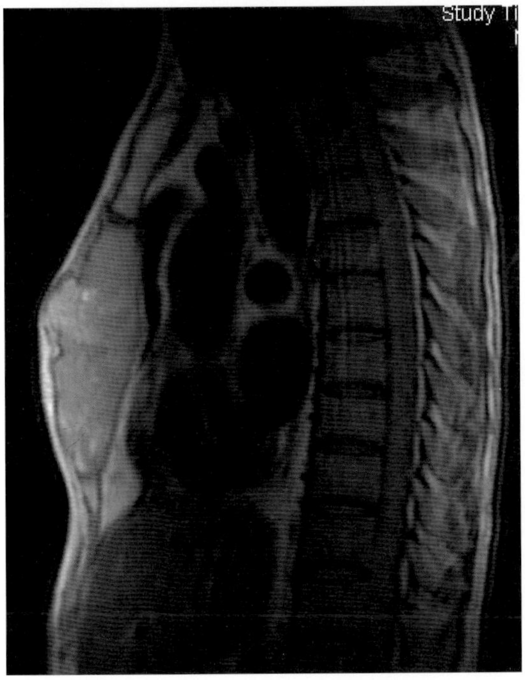

图 2-7-2 MRI T1WI 胸骨体呈膨胀性梭形中等信号，外缘呈波浪状，前上部骨皮质穿破突向胸骨前皮下组织

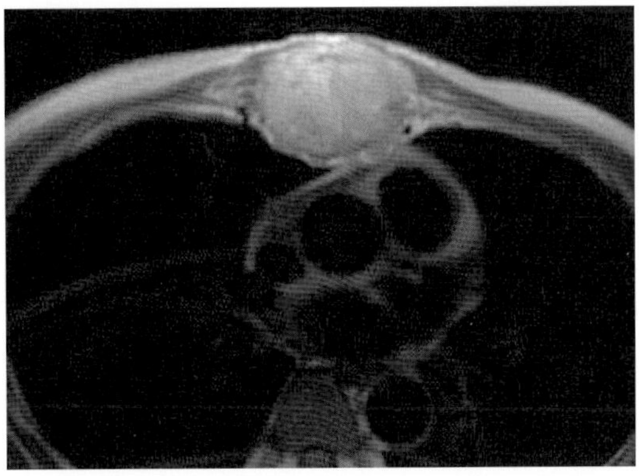

图 2-7-3 T2WI 胸骨破坏区呈膨胀性，病变区内呈中等偏高信号，信号欠均匀

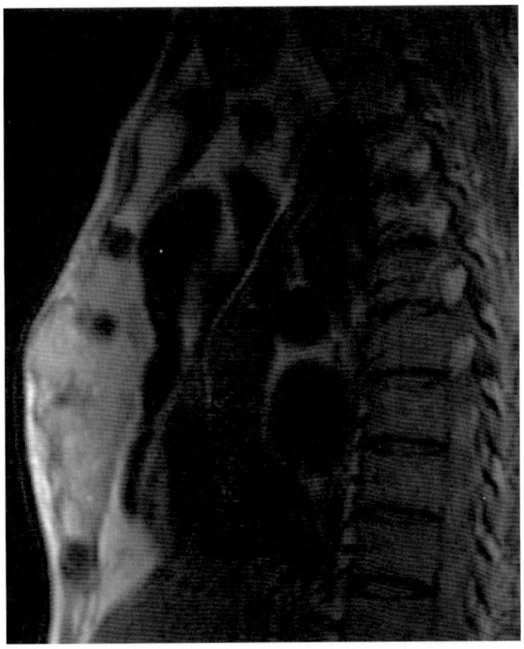

图 2-7-4 T2 压脂破坏区呈不均匀等信号

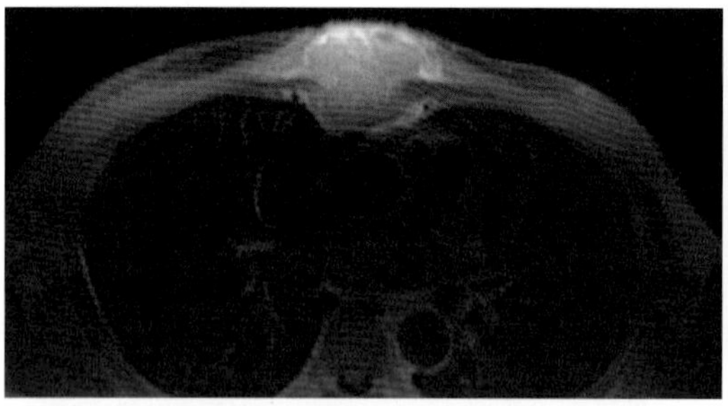
图2-7-5

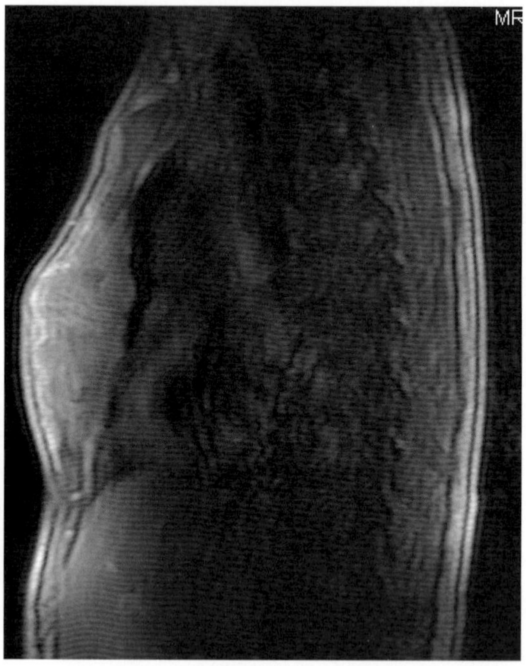
图2-7-6

图 2-7-5，6　T1 增强病变区前缘可见薄层不规则强化，轴位显示破坏区两侧软组织肿胀

（邓星河）

第八节　肩峰下滑囊炎

一、概述

肩峰下滑囊又名三角肌下滑囊，分为肩峰下和三角肌下两部分，两者中间可能有一薄的中隔，但大多数是相通的。滑囊将肱骨大结节与三角肌、肩峰突隔开，使肱骨大结节大致在肩峰下面发生摩擦。肩峰下滑囊炎可因直接或间接外伤引起，但大多数继发于肩关节周围组织的损伤和退行性变，尤以滑囊底部的冈上肌腱的损伤、退行性变、钙盐沉积最为常见。肩峰下滑囊由于损伤或长期受挤压、摩擦等机械性刺激，使滑囊壁发生充血、水肿、渗出、增生、肥厚、粘连等无菌炎症反应。

二、临床表现

肩部疼痛、运动受限和局部压痛是肩峰下滑囊炎的主要症状。疼痛位于肩部深处，常涉及三角肌止点，亦可向肩胛部、颈、手等处放射。肩部运动受限，随着滑囊壁的增厚、粘连，肩关节活动度逐渐减小，活动肩部时疼痛加重，尤以外展外旋时为著。肩峰下有压痛，如果滑囊肿胀，则整个肩部均有压痛。晚期可见肩带肌萎缩。X 线检查有时可见冈上肌钙盐沉积。

二、MRI 表现

在肩关节慢性损伤的患者中，MRI 常表现为肱骨大结节处骨质增生，表面凹凸不平；冈上肌肌腱损伤、断裂，冈下肌肌腱损伤、变性；肩峰下-三角肌下滑囊积液、喙突下滑囊积液（图 2-8-1，2）。后期由于冈上肌腱钙化，形成钙化性肌腱炎，常合并肩峰下和三角肌下滑囊炎、积液（图 2-8-3）

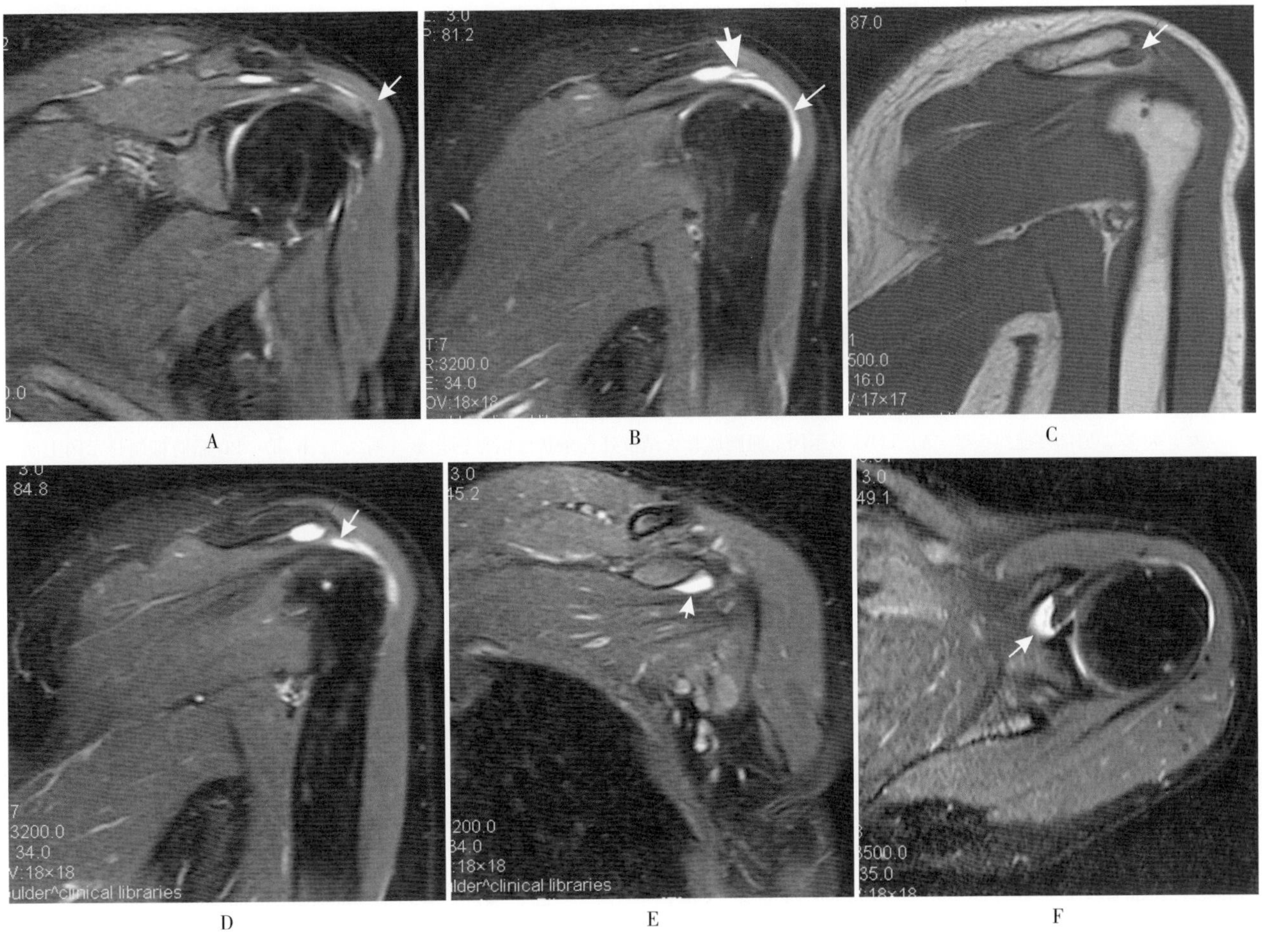

图 2-8-1　女，34 岁，左肩反复疼痛一年余，活动受限

A：PD 冠状位压脂显示冈上肌肌腱肱骨大结节处肿胀，边缘模糊，信号增高（箭头）；B：PD 冠状位压脂显示肩峰下（粗箭头）-三角肌下滑囊炎（细箭头），积液；C：T1WI 显示肩峰下滑囊炎，呈小囊状低信号积液（箭头）；D：PD 冠状位压脂显示肩峰下滑囊炎，呈小囊状高信号积液（箭头）；E、F：喙突下滑囊积液（箭头）

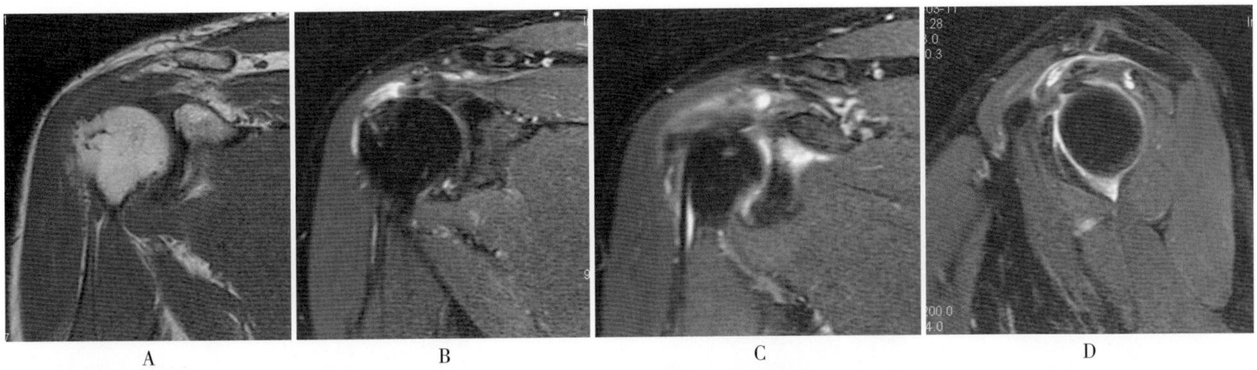

图 2-8-2　肩峰下-三角肌下滑囊炎

女，68 岁，肩关节反复疼痛 10 多年，活动受限。A：T1WI 显示肱骨大结节处骨质增生，表面可见小骨刺状突起，冈上肌腱断裂，近端回缩，大结节附着处呈片状中等信号，冈上肌远端形态不清楚；B～D：PD 脂肪抑制显示冈上肌断裂，近端回缩，冈下肌腱损伤、变性；肌腱鞘膜、肩峰下-三角肌下滑囊积液、关节腔、喙突下及肱二头肌长头腱鞘膜均见高信号积液

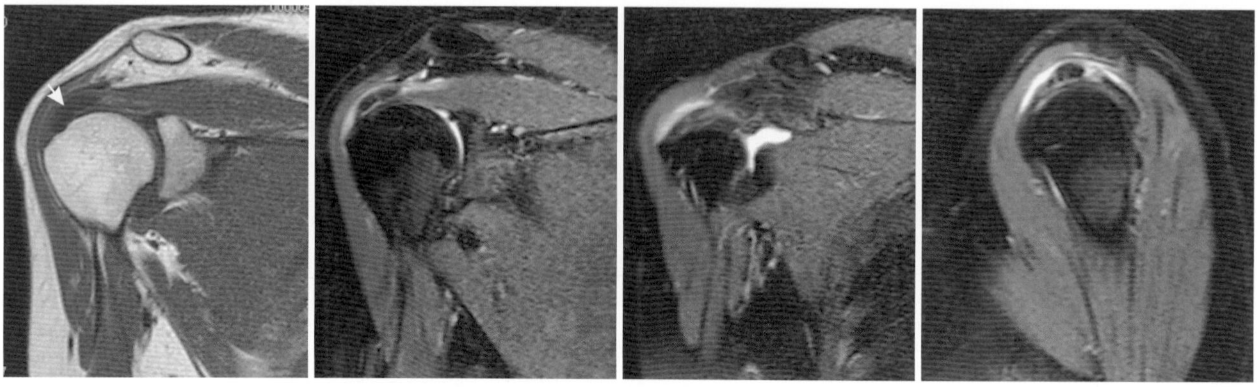

A　　B　　C　　D

图 2-8-3　钙化性肌腱炎继发肩峰下-三角肌下滑囊炎

女，48 岁，肩部疼痛约 5 年。A：T1WI 显示冈上肌腱肱骨大结节处长条状低信号钙化影（箭头）；B～D：PD 脂肪抑制显示冈上肌腱钙化低信号，肩峰下-三角肌下滑囊、喙突下滑囊及关节腔高信号积液

（邓星河）

第九节　锁骨嗜酸性肉芽肿

一、概述

骨嗜酸性肉芽肿属于朗格汉斯细胞组织细胞增生症，是一种以骨质破坏、组织细胞增生和嗜酸性粒细胞浸润为主要特点的疾病，占朗格汉斯细胞组织细胞增生症的 60%、骨瘤样病变的 1%，病因不明。发生于锁骨者较少见。

二、临床表现

本病好发于 20 岁以下的青少年，男女比例2：1。临床主要表现为局部疼痛、压痛，软组织肿块或肿胀，全身症状较少而轻微。实验室检查可有红细胞沉降率加快，嗜酸性粒细胞增多。全身骨骼的任何部位均可发生嗜酸性肉芽肿，常见于颅骨、脊柱、长骨和骨盆等，发生于锁骨者报道不多。

三、影像学表现与病理基础

1. X 线平片表现　锁骨骨质呈膨胀性溶骨性破坏，破坏区可见小囊状透亮影，外观如蜂窝状改变，骨皮质变薄（图 2-9-1，2）。骨质破坏的原因可能是嗜酸性组织样细胞增生，对骨质侵蚀所致。镜下可见散在的多核巨细胞，组织水肿，血

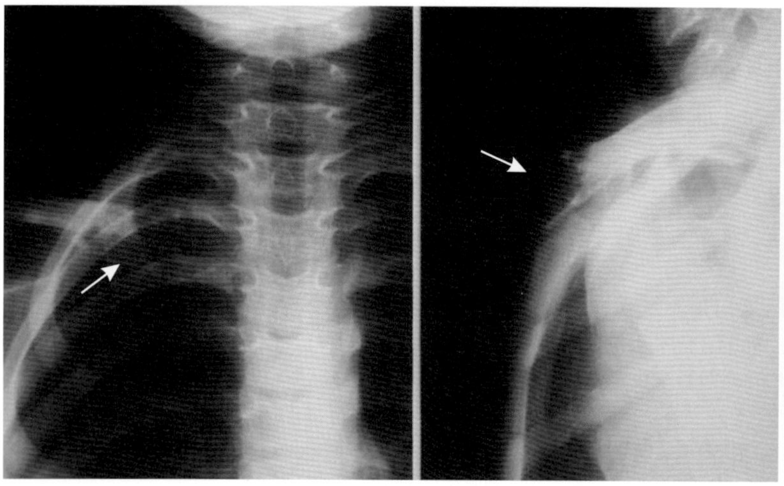

图2-9-1

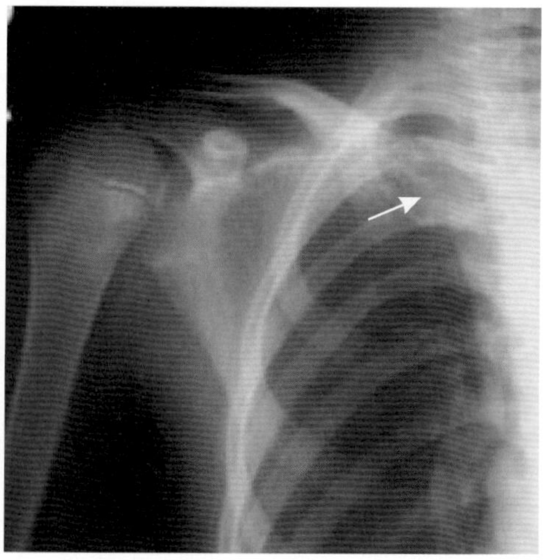

图2-9-2

图 2-9-1，2　锁骨 X 线平片　右锁骨胸锁关节端隐约可见膨胀性骨质破坏，内见不规则条状骨性影分隔，骨皮质变薄，骨膜反应不明显（箭头）

管扩张，另有较多的中性粒细胞，及嗜酸性粒细胞浸润。

2. CT 表现　由于锁骨位置特殊，与胸部其他组织重叠较多，平片对病灶观察受影响。文献报道，CT 扫描并重建对观察病灶和周围软组织肿胀较清楚，对诊断有较大帮助。

四、诊断

锁骨嗜酸性肉芽肿影像学表现为病变骨呈梭形膨大，骨皮质增厚或变薄，局部断裂，骨质破坏较轻微，大多伴有少许层状骨膜增生。当穿破骨皮质向外侵犯，病变局部可见软组织肿胀或肿块，部分病例骨质破坏严重者可合并病理性骨折。锁骨嗜酸性肉芽肿的平片和 CT 表现，对诊断有较大的帮助。

五、鉴别诊断

骨嗜酸性肉芽肿应与囊状骨结核、骨囊肿、骨纤维异常增殖症、骨巨细胞瘤、Brodie 骨脓肿、Hand-Schülle-Christian 病相鉴别。

（邓星河）

第十节　大块骨溶解症

一、概述

大块骨溶解症（massive osteolysis）又称 Gorham 综合征、Gorham Stout 综合征（病）、大块骨质溶解（massive osteolysis）、消失骨病（disappearing bone disease）、鬼怪骨（Phaniom bone），是一种进行性的以受累骨渐进性吸收为特征的慢性疾病。是一种罕见的综合征，Jackson 于 1838 年首次报道，迄今报道近 200 例。1954 年 Gorham 等提出将此病作为一种独立性骨病，认为系发生于血管瘤；也有人认为是由于血管瘤与淋巴管瘤并发所致；或可能与血管、淋巴管增生有关。1974 年 Thompson 则认为系骨内血管畸形所致。

本病发病原因不明，病因有遗传、肿瘤和辐射。一般认为可能与家族遗传、外伤、感染、无菌性坏死、中枢神经系统疾患、牛皮癣性关节炎及血管瘤或淋巴管瘤等有关。约半数患者有外伤史，外伤常可使其病变加重。目前多数学者认为与先天遗传性或血管发育畸形有关。也有人认为是血管瘤样病变，或与血管淋巴管增生有关，与内分泌紊乱或代谢障碍无关。

二、临床表现

本病好发于儿童和青年，但发病年龄可从婴儿期到 75 岁以上的老人，无性别差异。可发生于全身任何骨骼；多为单发，亦可多发。主要累及颌骨、锁骨、肩胛骨、肱骨、骨盆、肋骨、股骨、胫骨和腓骨、脊椎等。起病隐匿，常有局部损伤作为诱因，临床表现多样，主要取决于受累部位。可有受累部位钝痛、乏力，患部功能障碍，病理骨折是常见的症状和合并症。累及大血管引起大出血；颅骨破坏导致其附近神经受累；侵及下位肋骨、胸椎可导致胸导管损伤，形成大量的乳糜胸；病变发生于胸椎者，还可因病理骨折合并截瘫导致死亡。

病变发展缓慢、病程长，可历时数十年，部分患者有自限性。累及脊椎的病例常有神经系统的后遗症，病变若累及重要脏器预后较差，大部分累及胸腔骨骼后数年内死亡。

三、影像学表现与病理基础

大块骨溶解症的基本病理改变是蔓延增生的异常毛细血管和淋巴管导致邻近的骨组织溶解消失，引起大块骨质溶解。血管内皮细胞生长不活跃，无细胞异型性。大量纤维化完全或部分替代了骨组织，有时见少量坏死灶及淋巴细胞浸润。病变向外扩展可继发性地累及邻近的骨、软组织和器官，骨和软组织溶解消失处被血样液体充填。镜下见有丰富的毛细血管纤维组织增生，呈血窦状（有人认为是血管瘤病），骨组织被溶解、吸收，未见破骨细胞，无骨组织增生，其中有淋巴细胞浸润。但不像原发性血管瘤，有些像动静脉瘘的毛细血管增生，并由骨内部向骨外部发展。

1. X 线平片表现　主要表现为多发性大量骨溶解，早期多侵犯单一骨骼，仅见受累骨轻度吸收、破坏，骨皮质下及髓腔内出现类似骨质疏松的密度减低区。X 线检查不易发现。随着病程发展病变范围逐渐扩大，病变部骨质呈大块溶骨性骨质吸收，皮质骨向中心皱缩，骨干变细，皮质变薄。最后骨质完全溶解破坏。大块骨质吸收后呈现骨质缺损，残端呈尖削状。有残存疏松的萎缩骨，无新生骨，无骨膜反应，无软组织肿块。可发生病理性骨折。病变可跨越关节侵犯相邻骨质。累及肋骨、胸椎常出现胸腔积液（图 2-10-1，2）。

2. CT 表现　受累骨外形呈削尖状或不规则

状，边缘有或无类似骨皮质的不规则密度硬化，周围无明显软组织密度结构。病变骨亦可局部或大部分消失，呈现小于原骨外形的异常软组织结构，类似肌肉密度；局部消失者，相邻的残存骨也多呈削尖状或不规则变小，病骨周围肌肉多有不同程度萎缩（图 2-10-1）。

3. MRI 表现　MRI 扫描 T1WI 及 T2 压脂所见骨质信号基本正常（图 2-10-2）。

四、诊断

本症以骨质大量溶解吸收为 X 线特点。受累骨无骨膜反应，无新生骨形成，软组织无肿胀，无肿瘤骨，这是区别于其他骨病的特征。锁骨、肩胛骨、肱骨、乳糜胸、神经损害、骨损害附近的血管瘤或淋巴管瘤，是诊断本病的重要线索。

五、鉴别诊断

1. 恶性骨肿瘤　恶性肿瘤多表现为界限不清的肿块，溶骨性骨质破坏伴肿瘤骨形成和软组织肿块，骨膜增生可被破坏，常伴有局部疼痛、感觉消退或消失，而溶骨症无此症状。与骨转移瘤的骨质破坏相鉴别，后者有原发肿瘤。

2. 骨髓炎　早期骨髓炎常有肿痛及血象改变；慢性骨髓炎常有死骨形成，有骨膜反应。

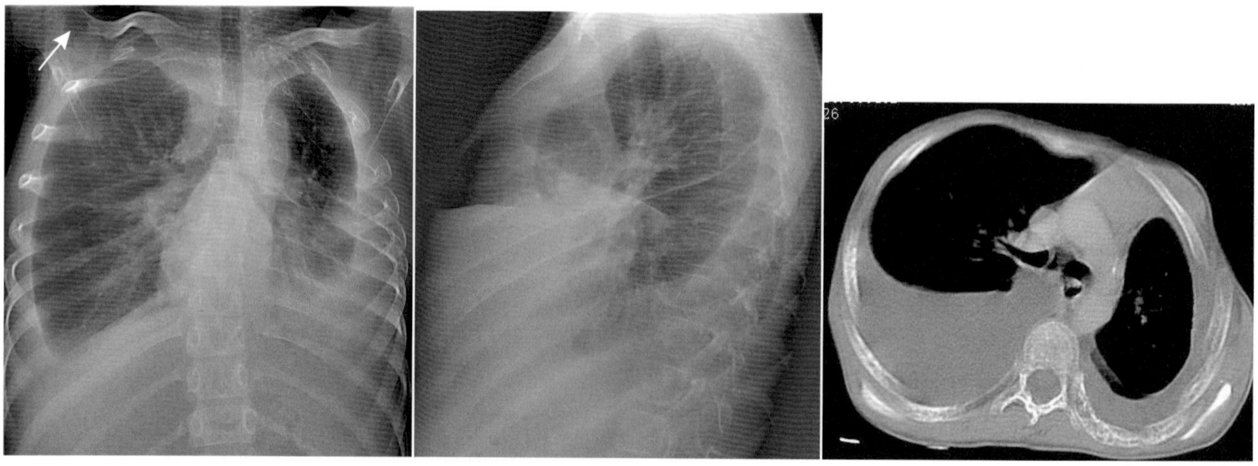

A　　B　　C

图 2-10-1　大块骨溶解症

女，5 岁 6 个月，胸部畸形伴体重减轻 4 个月。A、B：平片示右侧锁骨肩峰端溶骨性骨质破坏（箭头），残端锐利，无骨膜增生及新生骨形成。双侧胸腔积液和两肺片状渗出病变；C：胸部 CT 骨窗示肋骨、椎体斑点状骨质破坏和双侧胸腔积液

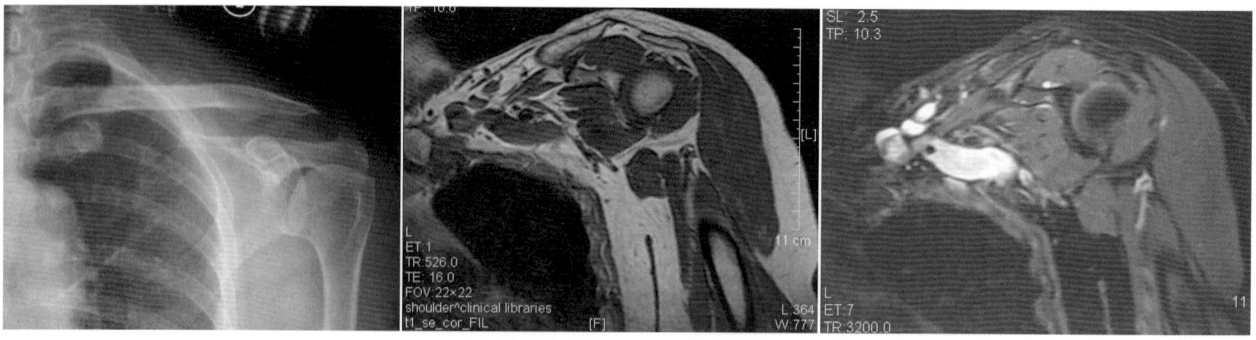

A　　B　　C

图 2-10-2　大块骨溶解症

左肩关节疼痛不适半年，活动欠佳。A：左肩关节平片示锁骨远端骨质吸收变尖，骨皮质表面无骨膜反应及骨质增生硬化，肩锁关节间隙明显变宽；B：T1WI 显示锁骨远端变尖，骨质信号正常，周围软组织无肿胀；C：T2 压脂显示骨皮质及骨髓信号正常，周围软组织未见肿胀

（徐和平　邓星河）

第十一节 原始神经外胚叶瘤/尤因肉瘤

一、概述

原始神经外胚叶瘤（primitive neuroectodrmal tumors，PNET）和尤因肉瘤（Ewing sarcoma，EWS）是儿童、青少年常见的软组织和骨的高度恶性肿瘤，二者关系密切，有共同的神经外胚层起源，形态相似，都有（t11；22）（q24；q22）特征性染色体易位，属PNET/EWS家族肿瘤，包括骨尤因肉瘤（ESB）、骨外尤因肉瘤（EOE）、外周原始神经外胚叶瘤（pPNET）、Askin瘤以及其他有争议的肿瘤。EWS常发生于骨，且由Ewing首先报道；Askin瘤系Askin首先提出，生长部位特殊。因这二者首次报道时肿瘤起源未定，所以用人名命名，但这二者本质及起源均属PNET类，EWS是未分化的PNET，Askin瘤是部位特殊的PNET，都属于周围神经系统肿瘤类。

二、临床表现

ESB常发生于长骨骨干或干骺端，并可穿透骨皮质浸润周围软组织。EOE与pPNET相似，多见于躯干、椎旁、下肢和腹膜后的深部软组织，好发于青少年，平均年龄20岁，男性稍多。EOE不出现ESB洋葱皮样放射学征象，若累及神经或脊髓，可产生进行性感觉或运动障碍。预后较pPNET稍好，有报道3年生存率EWS为60%，而pPNET仅45%。

三、影像学表现与病理基础

根据传统病理学分为PNET、EOE、EWS和Askin瘤。PNET主要发生在躯干，尤其是椎旁区、四肢和腹膜后；EWS常发生于骨，但也可原发于软组织，原发于软组织的常见部位同PNET；Askin瘤常位于胸肺区。共同的病理特点是肿瘤为卵圆、分叶状或不规则形，呈浸润性生长，无完整包膜，易侵犯骨组织。切面呈灰白色，实性，质脆或软，鱼肉样，有出血坏死。镜下主要由小至中等大小圆形细胞构成，由多少不等的纤维结缔组织分隔呈片状或巢状，有多少不等的片状或灶状坏死。

（一）原始神经外胚叶瘤（PNET）

PNET可分中枢性和外周性两类，中枢型主要发生于小脑，外周型可发生在骨或软组织，好发于躯干和四肢，尤其是椎旁区、胸壁、肢体和腹膜后，也见于实质脏器。多位于深部软组织内，偶见于皮下。肿块实性，无包膜，侵袭性生长，极易坏死囊变，可见出血。恶性程度高，易早期转移，以血行转移为主，转移部位好发于骨骼、肺、肝，淋巴结转移不常见，预后极差。

1. CT表现 CT大多表现为形态不规则的软组织肿块，边界不清，密度不均匀，坏死囊变区呈更低密度；钙化少见，呈斑点状，增强后强化程度不一，实质成分多呈轻中度强化，多房间隔样改变及网格状强化较具特征性，坏死囊变区不强化。侵犯邻近脏器组织，包绕、侵犯血管，血管受压移位、变形（图2-11-1~2-11-4）。

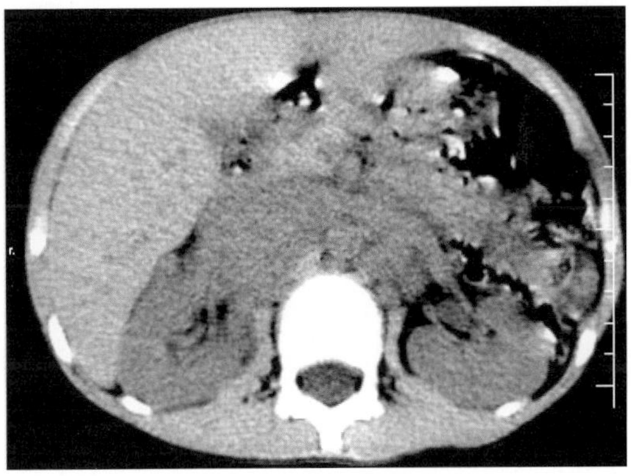

图2-11-1 原始神经外胚叶瘤

男，8岁10个月，发现左颈部肿块伴疼痛1个月。左侧颈部肿大淋巴结活检诊断为原始神经外胚叶瘤转移至淋巴结。CT示腹膜后可见不规则肿块影，边界不清楚，密度略欠均匀，肿块影右上方边缘见斑点状钙化灶

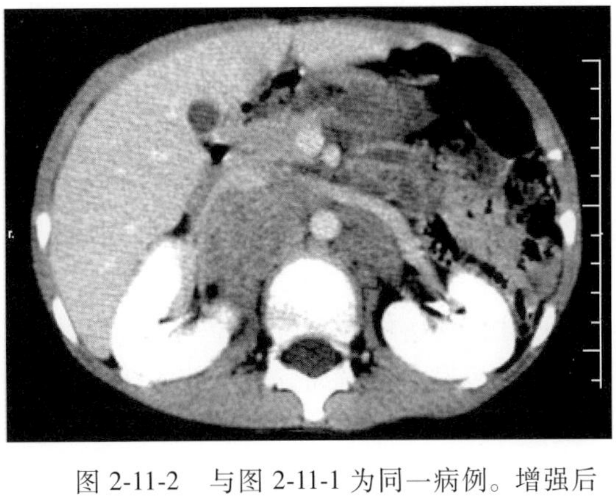

图2-11-2 与图2-11-1为同一病例。增强后轻度强化，肿块包绕腹主动脉、下腔静脉和右肾血管块影，右肾盂肾盏轻度扩张

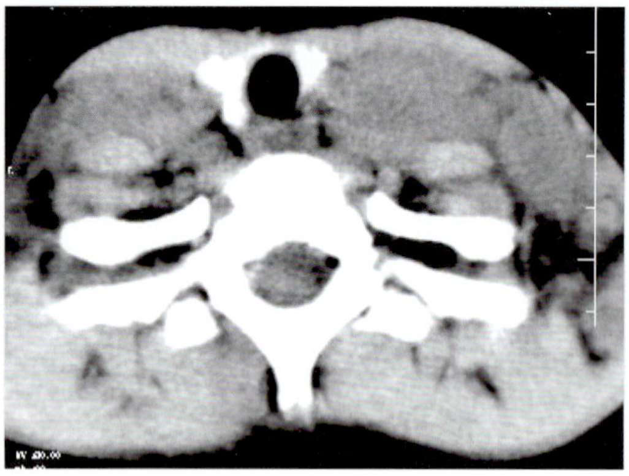

图 2-11-3 与图 2-11-1 为同一病例。双侧颈部胸锁乳突肌后方可见多个结节状软组织影，形态不规则，边界不清，部分融合成团，未见钙化灶

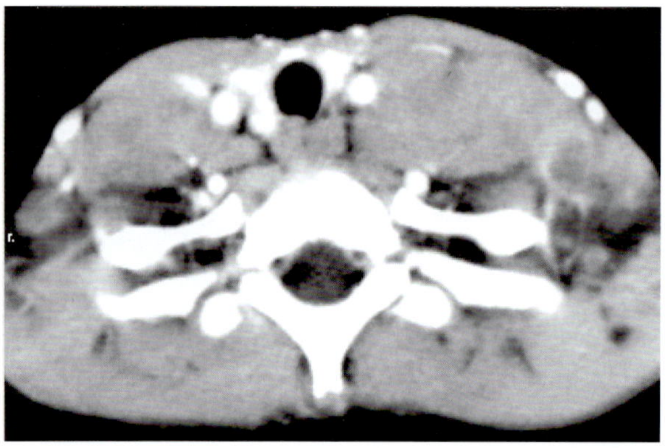

图 2-11-4 与图 2-11-1 为同一病例。增强扫描大部分块影中度强化，部分环形强化，主要分布在颈动脉、颈外动脉和颈静脉之间

2. MRI 表现 躯干或四肢不规则软组织块影，T1WI 为较低信号，T2WI 为较高信号，其内可见长 T1、长 T2 信号坏死囊变区，合并出血呈短 T1 信号。增强扫描实性成分强化，囊变和出血区无强化。

（二）尤因肉瘤（EWS）

EWS 占所有原发性恶性骨肿瘤的 6%~8%，是儿童期第二位常见的原发性恶性骨肿瘤，最早在 1921 年由 Sir James Ewing 首先报道。多见于 5~30 岁，90% 发生于 30 岁之前，好发于股骨，其次为骨盆和肱骨，发病年龄小者多位于管状骨，20 岁以上发病者多发生于扁骨。疼痛和局部肿胀是最常见的症状。

1. X 线平片表现 显示为虫蚀状、小片状或较大范围的溶骨性骨质破坏，可有点片状骨质硬化和“葱皮样”或放射状骨膜反应和软组织肿块。

2. CT 表现 EWS 起源于骨髓内的小圆细胞，是恶性非成骨性骨肿瘤，与原发性神经外胚层肿瘤（PNET）相似或属于 PNET（图 2-11-5）。发生在长骨，病变骨见骨质硬化，骨皮质变薄、破坏，骨髓腔内被软组织影充填，周围被软组织肿块包绕，内见放射状骨针形成，增强扫描明显强化。发生在不规则骨则呈溶骨性骨质破坏，破坏区内及周围可见软组织肿块，中央可见低密度坏死区。如发生于锁骨，CT 示右锁骨呈不规则骨质破坏，骨髓腔密度不均匀增高，内可见多发点片状低密度影，破坏区边缘可见放射状及层状骨膜反应，病变周围可见小的软组织肿块影（图 2-11-6）。

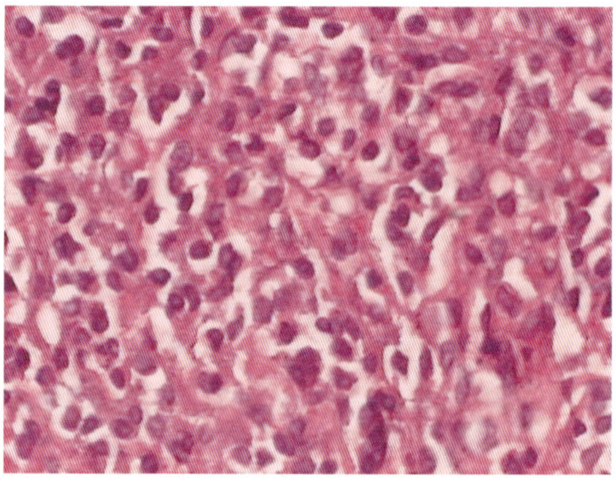

图 2-11-5 病理示肿瘤细胞呈形态较一致的圆形或多角形，胞质少，胞核呈大小较一致的圆形或椭圆形，分布较均匀，核分裂象多见，环状排列的瘤细胞形成“假菊形团”结构（HE×100）

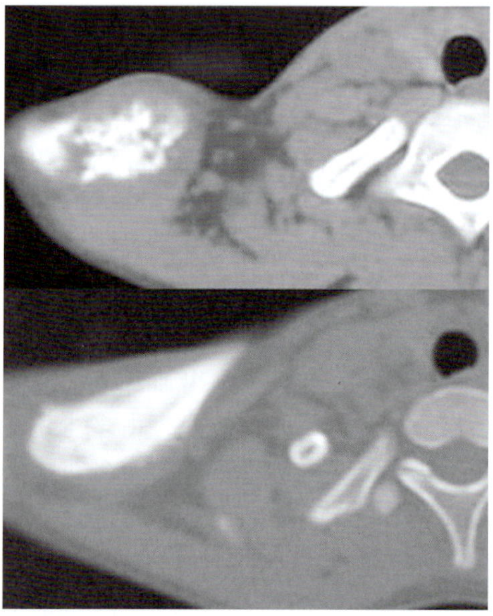

图 2-11-6 CT 示右锁骨远端不规则骨质破坏，骨髓腔密度不均匀增高，内可见多发点片状低密度影，边缘可见放射针状及层状骨膜反应，病变周围可见小的软组织肿块影

3. MRI 表现 病变骨正常骨髓信号消失，代之以不规则软组织信号，TlWI 呈低信号，T2WI 呈高低混杂信号，内可见点片状出血、坏死区。瘤周水肿 T2WI 表现为高信号。增强扫描病灶呈不均匀强化，出血、坏死区无强化（图 2-11-7~2-11-12）。

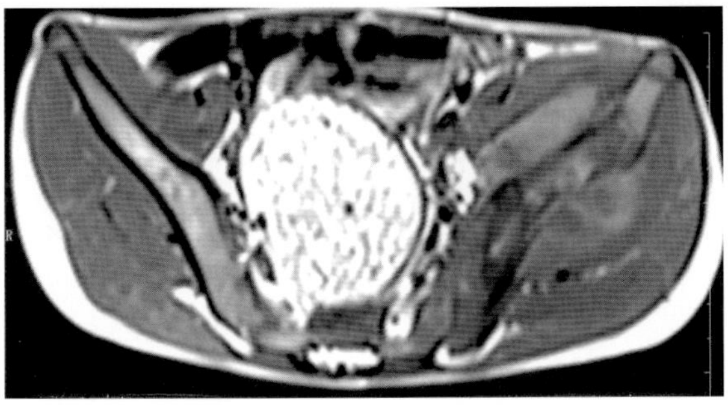

图 2-11-7 尤因肉瘤（EWS）

患者，男，7 岁 10 个月，左下肢乏力跛行 8 天，左臀部肿痛伴发热 3 天，手术病理证实为左髂骨尤因肉瘤。T1WI 轴位，显示左髂骨翼至髋臼顶呈不规则骨质破坏，破坏区呈长 T1 信号，髂骨内外缘可见不均匀信号的软组织肿块（图 2-11-7~2-11-12 为同一病例）

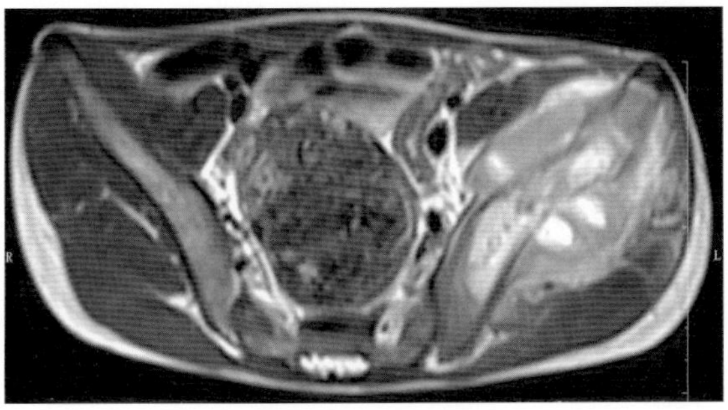

图 2-11-8 T2WI 轴位，示左髂骨翼至髋臼顶呈不规则骨质破坏，破坏区信号异常，其内可见以高为主合并低的混杂信号，破坏区周围可见软组织肿块，其内可见多处高信号影，为囊变坏死灶

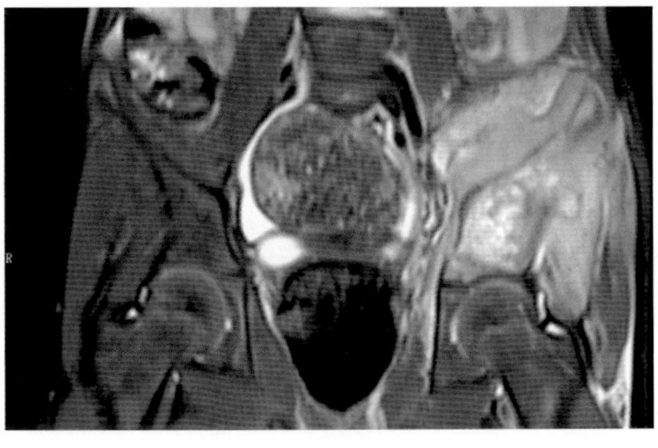

图 2-11-9 T2 冠状位脂肪抑制，破坏区呈不均匀斑点状高信号，周围软组织包块呈稍高信号

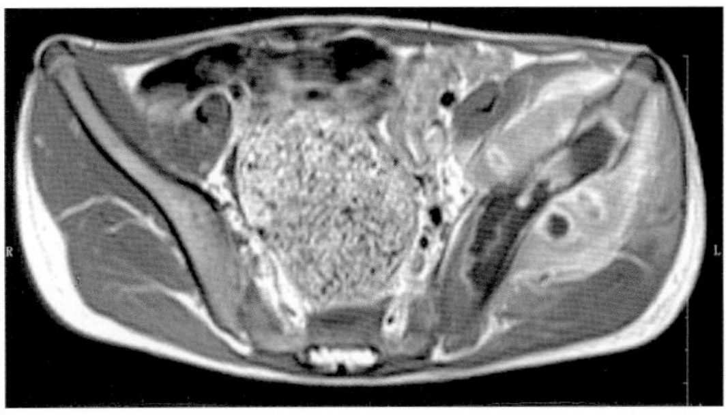

图 2-11-10 T1WI 轴位增强，注射 Gd-DTPA 增强后髂骨破坏区边缘可见薄层不规则强化，软组织肿块内见多个环形强化，其内强化不明显

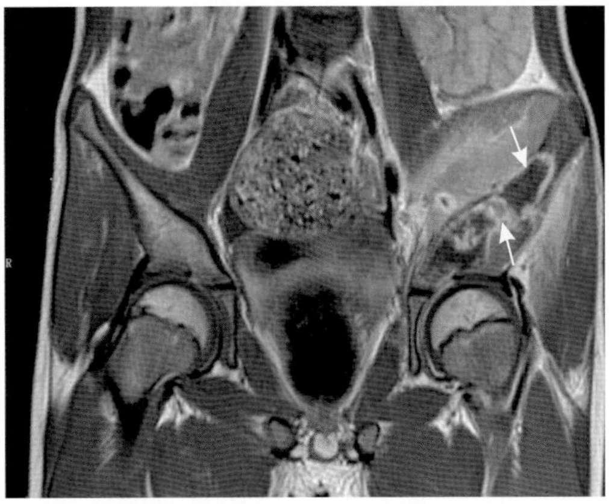

图 2-11-11 T1WI 冠状位增强，髂骨周围见等 T1、稍长 T2 信号块影，内见小囊状更长 T1、更长 T2 信号影，破坏区边缘可见薄层强化（箭头）

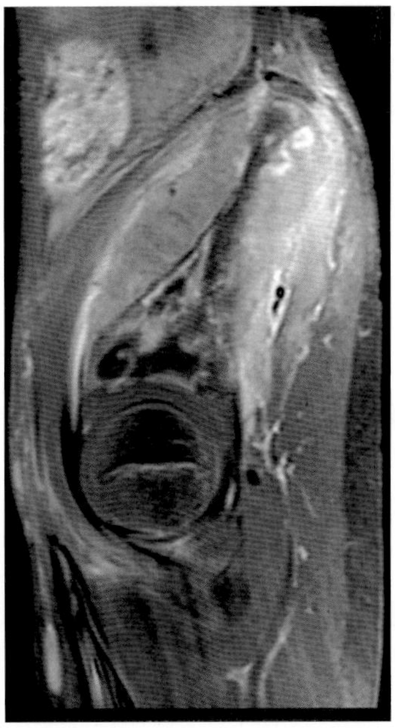

图 2-11-12 T1WI 矢状位增强后髂骨破坏区及软组织块影不均匀强化，肿块内小囊状影呈环形强化，左髋关节未见异常

（三）骨外尤因肉瘤（EOE）

EOE 是一类少见的可能起源于中枢和交感神经系统外神经嵴的小圆细胞高度恶性肿瘤。1969 年首次被认为是一种较明确的小细胞性肿瘤，过去认为本瘤仅发生于骨内，近来发现软组织内亦可发生组织形态与骨内尤因肉瘤相似的肿瘤，称为骨外尤因肉瘤。

EOE 可发生于任何年龄，但大多主要发生在儿童和青少年，较骨内尤因肉瘤年龄为大，平均年龄为 20 岁。发病率极低，约占所有软组织肉瘤的不足 1%。肿瘤生长部位多位于胸壁及椎体旁软组织中，其他部位如盆底、腹膜后及下肢均较少见到，偶有原发于子宫、肺、膀胱、肾脏及卵巢等器官的报道。大约 75% 患者表现为软组织肿块，肿瘤位置较深，很少位于浅表部位，症状为局部肿胀伴剧烈疼痛，若肿瘤侵犯周围的脊髓和神经，可以出现感觉及运动障碍。肿瘤生长速度快，侵袭性强，恶性程度高，多数患者早期即可发生血行转移，最常见的部位是肺。

1. X 线平片表现　EOE 因为少有直接侵犯骨质，且无明显钙化，X 线征象表现为缺少钙化的骨外软组织阴影，而且没有 ESB 特有的洋葱皮样放射学特征。单纯局部软组织肿块而无骨质破坏，X 线平片诊断较困难。但在作者收集的一例中，早期表现为软组织肿块及钙化，肿块邻近骨皮质可受压并显示浅弧形压迹，局部可见少许骨质增生反应。软组织肿块切除术 4 年后，原受波及的骨质表现为多囊状膨胀性骨质破坏，内见不规则骨嵴及大小不等分房状影，呈皂泡状，骨皮质菲薄，部分骨皮质破坏缺如，但局部未见软组织肿块，骨皮质未见骨膜反应（图 2-11-13~2-11-16）。

2. CT 表现　为软组织密度肿块，多数因出血、坏死而强化不均匀，偶尔可在肿块中心出现无强化的低密度区，肿块可向周围组织浸润，局部骨质可有吸收（图 2-11-17~2-11-20）。

3. MRI 表现　外周型 PNET T1WI 呈不均匀低信号，T2WI 呈不均匀高信号。根据复旦大学附属中山医院一组病例 T1WI 多呈等信号或略低信号，T2WI 大多数呈略高信号，信号均匀或不均匀。不同外周型 PNET 囊变和坏死差异很大，可能与肿瘤成分处于不同发育阶段的神经上皮组织有关：分化较好的 pPNETs 内神经组织相对成熟，与神经鞘瘤类似，容易变性，导致坏死囊变；而分化不良或未分化肿瘤为典型小细胞肿瘤，信号相对均匀，坏死囊变不明显。pPNETs 肿瘤实体部分的 T1WI 和 T2WI 信号与肌肉相似，与小细胞肿瘤细胞密集，富含水分的间质成分较少有关，为小细胞来源肿瘤的特点之一，对诊断和鉴别诊断有一定提示性。MR 偶可见肿瘤分隔，与病理方面散在分布的纤维间隔有关。

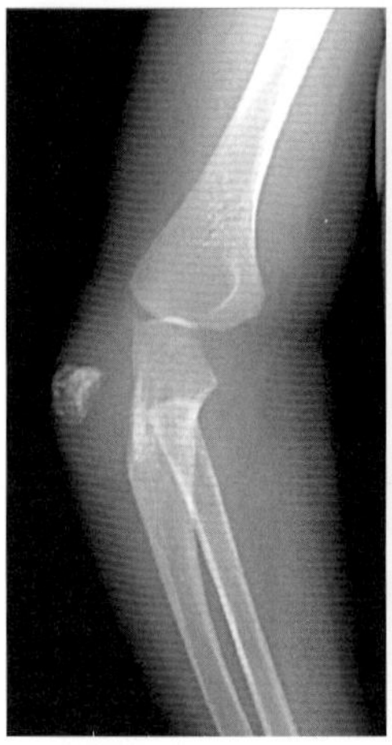

图2-11-13

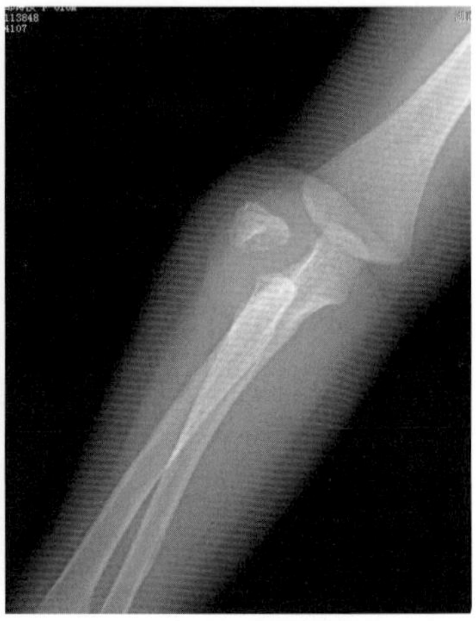

图2-11-14

图 2-11-13，14　骨外尤因肉瘤（EOE）

患者，女，10 个月，右肘部肿块 2 个月，手术病理为骨外尤因肉瘤。4 年后右肘部和前臂出现肿痛，手术病理诊断为右尺骨尤因肉瘤。平片示右尺骨上段内后方见一软组织密度块影，内见团块状钙化，邻近尺骨皮质受压，尺骨骨皮质表现破坏缺损，邻近骨髓可见小片状骨质增生，密度增高，但未见骨膜增生反应（图 2-11-13~2-11-16 为同一病例）

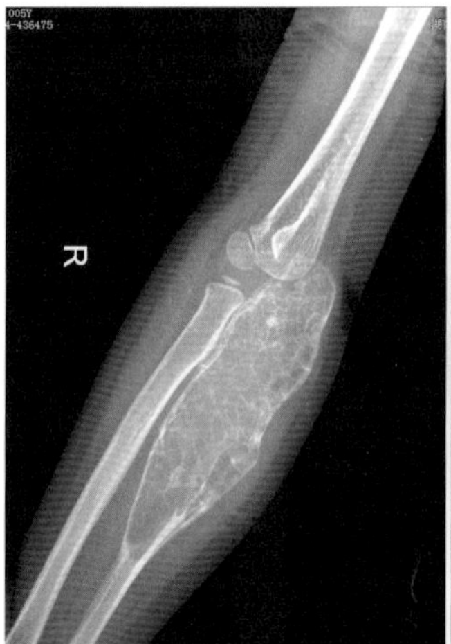

图2-11-15

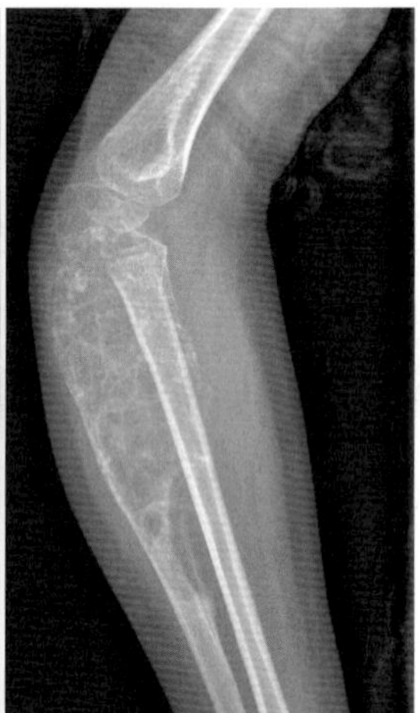

图2-11-16

图 2-11-15，16　4 年后照片右尺骨中上段膨胀性骨质破坏，呈皂泡状，病灶大小约 10.4cm×3cm×3.2cm，内见条状骨嵴呈分房状改变，骨皮质菲薄，中段前方骨皮质破坏，骨皮质无骨膜反应，邻近软组织结构模糊

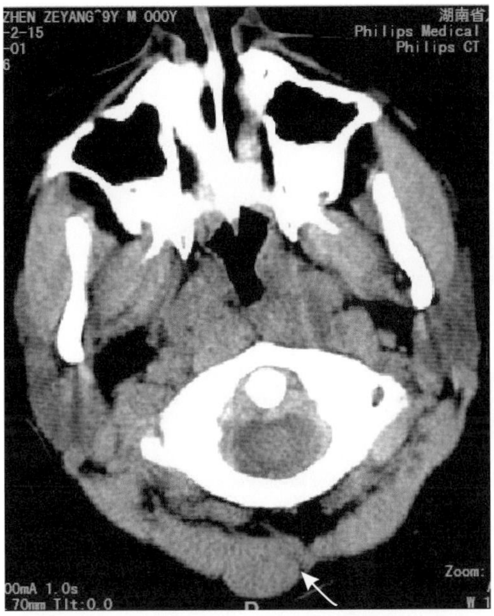

图 2-11-17　骨外尤因肉瘤

患者男，10 岁，发现颈后部肿块 2 个月，手术病理诊断为骨外尤因肉瘤。CT 平扫，示 C1 平面项部稍偏右皮下见一椭圆形软组织结节影（箭头），约 2.0cm×1.0cm，密度中等、均匀，外缘光滑，未见钙化和脂肪密度影，结节与右侧斜方肌边界不清楚

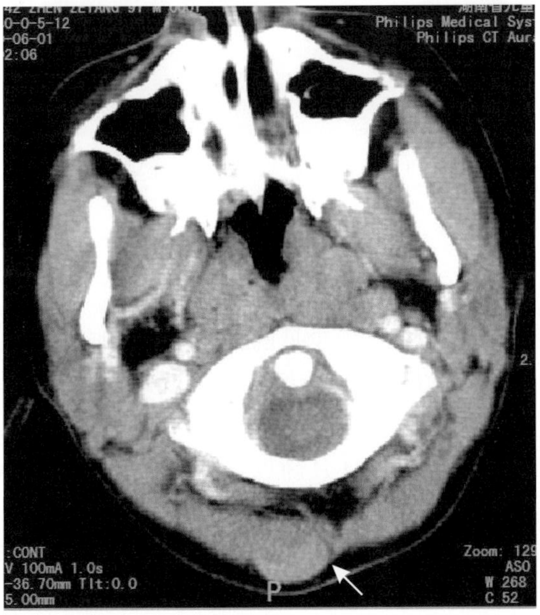

图 2-11-18　与图 2-11-17 为同一病例。CT 增强后肿块中度强化（箭头）

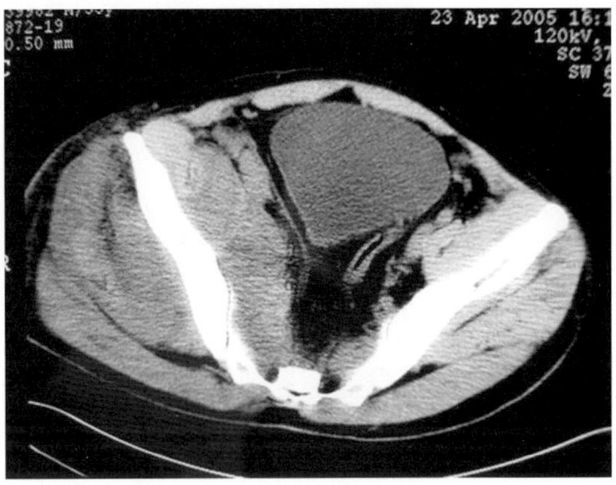

图 2-11-19　CT 平扫显示右侧盆壁的外周型 PNET，显示右侧盆壁巨大软组织肿块，坏死囊变显著，肿瘤密度与肌肉相仿，境界不清，骨质破坏和骨膜反应不明显

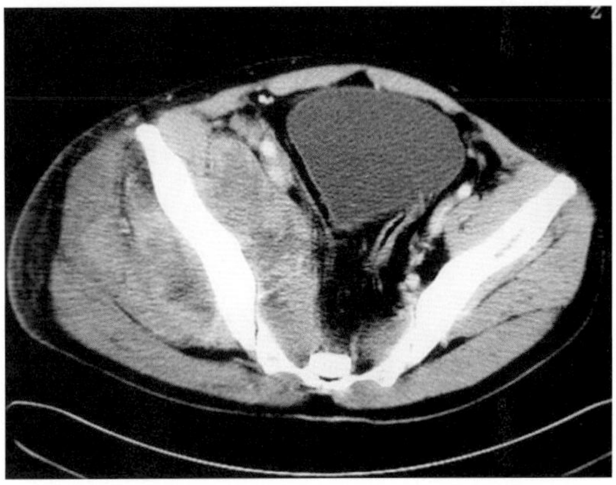

图 2-11-20　增强扫描病灶呈中等程度强化，病灶内可见明显坏死囊变，境界不清，类似炎症

增强扫描的影像学表现：增强后 pPNETs 都有不同程度的强化，强化不均匀。复旦大学附属中山医院一组外周型 PNET 病例均有中等程度以上强化，动态增强呈进行性延迟强化，强化较肌肉淋巴瘤明显；坏死及囊变区不强化；肿瘤实质成分 MR 增强较 CT 强化明显。该组病例中，囊变坏死明显的肿瘤强化更显著，而密度和信号相对均匀的肿瘤强化不及前者，可能与肿瘤成分处于不同发育阶段的神经上皮组织有关，分化较好的神经组织类似于神经源性肿瘤，强化明显，强化程度与神经鞘瘤相仿；而分化不良或未分化肿瘤为典型小细胞肿瘤，细胞密集，间质成分少，强化不明显，强化程度类似于小细胞源性肿瘤。增强扫描有利于显示肿瘤境界、坏死和囊变，不仅有助于肿瘤的定性，还有助于确定肿瘤的生长范围（图 2-11-21～2-11-24）。

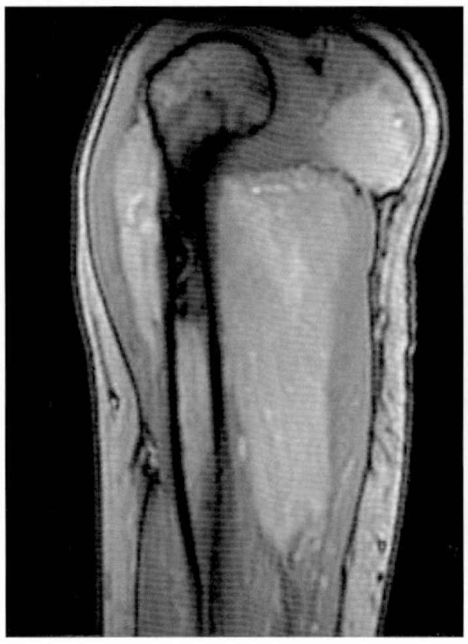

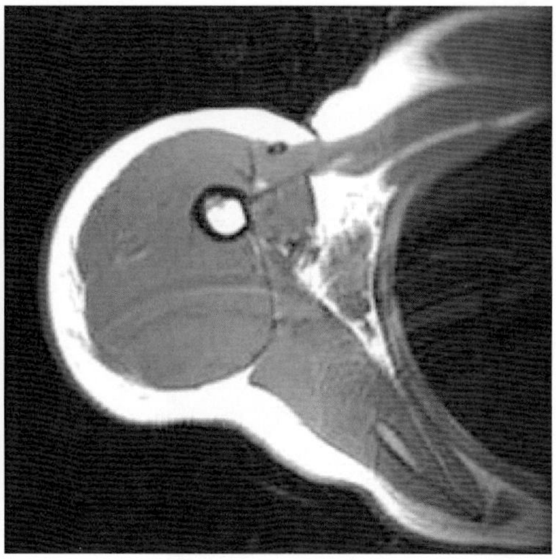

图 2-11-21　MRT1WI 右肱骨上段外周型 PNET，病灶与肌肉呈等信号，信号均匀，骨破坏范围小

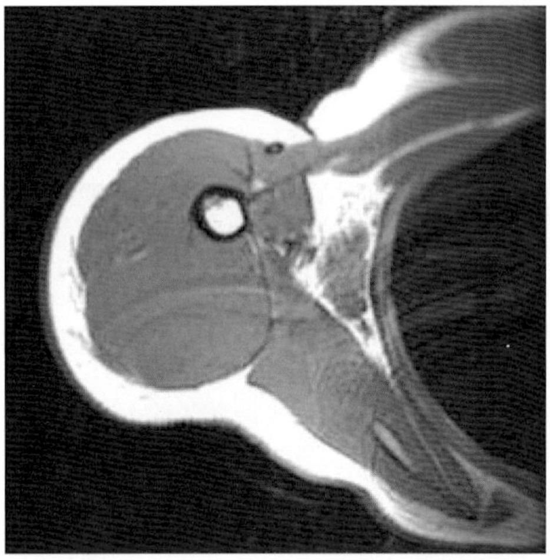

图 2-11-22　T2WI 显示形态不规则呈地图样高信号影，瘤肌交界边界不清，可见正常肌组织伸入；骨髓腔信号增高

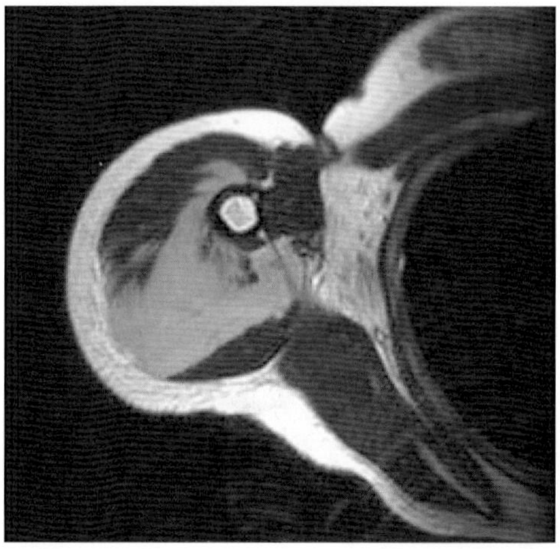

图 2-11-23　增强扫描，动脉期病灶呈中度强化

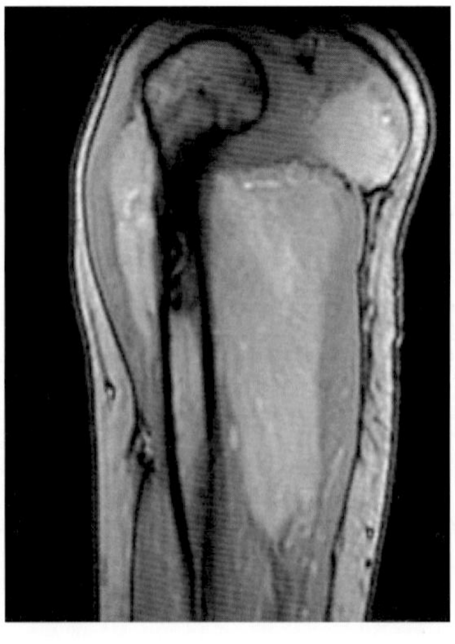

图 2-11-24　静脉期冠状位病灶持续强化，肱骨上段病灶仍呈低信号无强化破坏区

（四）Askin 瘤

Askin 瘤是一种少见的，发生于胸肺区的高度恶性的胸壁 PNET，好发于胸壁，侵犯肋骨和肺边缘，但不位于肺内。由 Askin 等于 1979 年首先报道并命名。肿瘤具有高度恶性倾向，生长迅速，侵袭力强，易复发和转移，临床预后差。多见于儿童和青年。常以胸痛为突出症状，呈间歇性或持续性疼痛，程度与肿瘤大小及是否侵及肋骨、胸膜有关。若侵及肺与胸膜时，可有相应的呼吸道症状。一般全身症状轻微，少有发热。

1. X 线平片表现　胸部软组织肿块及肋骨骨质破坏，多为成骨性（图 2-11-25，26）。

2. CT 表现　胸壁及胸膜巨大肿块可占据整个胸腔。肿瘤较小时密度均匀，较大者内见散在大小不等的液化、坏死低密度区或高密度出血灶，钙化不明显。局部肋骨骨质不规则吸收破坏。增强后不均匀强化，大部分为轻、中度强化，也可部分明显强化，内见扩张迂曲向肿瘤供血的血管。增大的肿瘤侵犯胸膜及压迫肺组织，可表现为肺不张、胸腔积液及阻塞性炎症。

3. MRI 表现　胸壁及胸膜巨大肿块，形态不规则，可呈分叶状，肿块内信号不均匀，T1WI 以等信号为主，内见坏死、液化低信号区和高信号出血灶；T2WI 呈高信号，坏死区呈更高信号，增强后不均匀强化（图 2-11-27～2-11-30）。

四、诊断

PNET/EWS 临床及影像学无特征性，与其他软组织恶性肿瘤难以鉴别，如发生于青少年、快速增大、浸润性生长的肿块，血供丰富而易坏死囊变、多房间隔及网格状强化、少钙化等，高度提示 PNET 可能。儿童和青年胸壁巨大软组织肿块伴肋骨骨质破坏应考虑 Askin 瘤可能。长骨 EWS 的浸润性骨质破坏伴葱皮样和袖口状骨膜反应，周围软组织肿块是本病较特征性表现。骨外尤因肉瘤软组织肿块无特征性，影像学定性诊断较困难。

五、鉴别诊断

PNET/EWS 须与淋巴瘤、胚胎性横纹肌瘤、未分化滑膜肉瘤、神经母细胞瘤、圆细胞脂肪肉瘤及骨肉瘤等进行鉴别，但其临床和影像学均缺乏特异性的特征，手术前诊断困难。CT 和 MRI 能较好显示病变内部结构，明确病变范围与邻近结构关系，有助于术前分期、手术方案的确定及远处转移和治疗效果评价，但确诊必须依靠病理学检查。

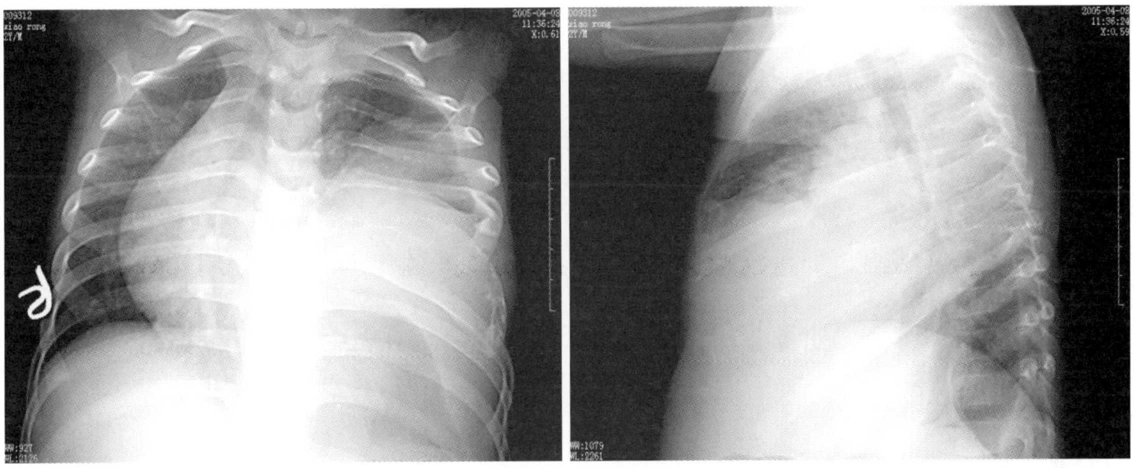

图2-11-25　　图2-11-26

图 2-11-25，26　Askin 瘤

男，1 岁 7 个月。发热，发现左胸部肿块 10 余天。肿块穿刺活检诊断为左胸壁 Askin 瘤，平片示左中下肺致密，胸部见巨大肿块，大部分边界欠清楚，肿块基底部紧贴胸壁，肿块内可见多条低信号分隔。左肺受压，纵隔右移，左膈面显示不清；左第 6 肋骨增宽，呈溶骨和成骨性骨质破坏，肋间隙增宽（图 2-11-25～2-11-30 为同一病例）

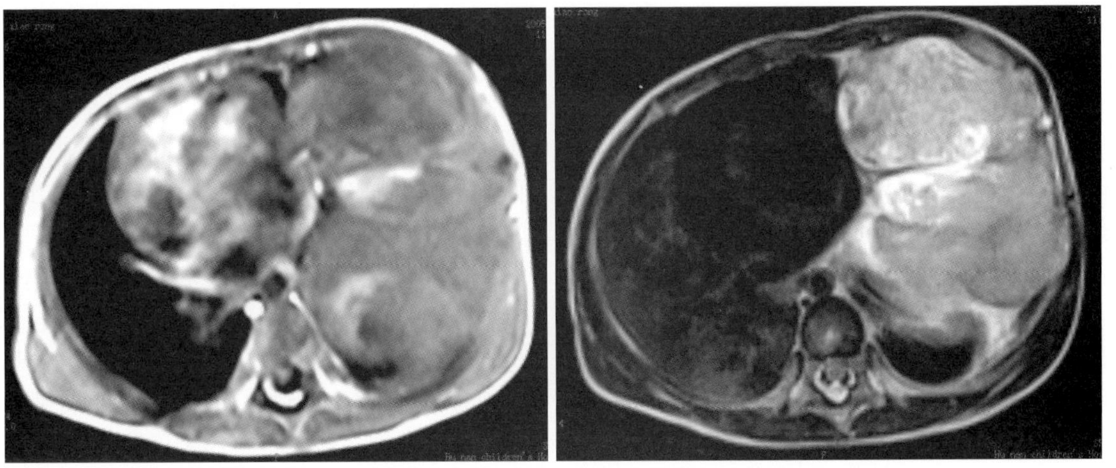

图2-11-27　　图2-11-28

图 2-11-27，28　T1WI 显示肿块以等信号为主并有少许高、低的混杂信号，左侧胸壁内侧巨大肿块向胸腔内突出，边缘欠规整，约 9.9cm×6.4cm×9.7cm

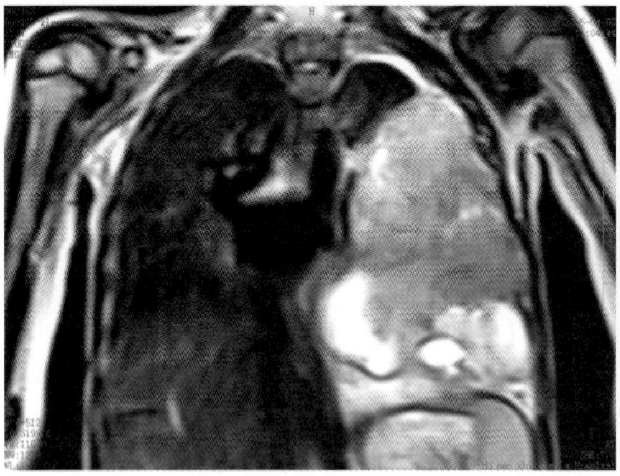

图2-11-29

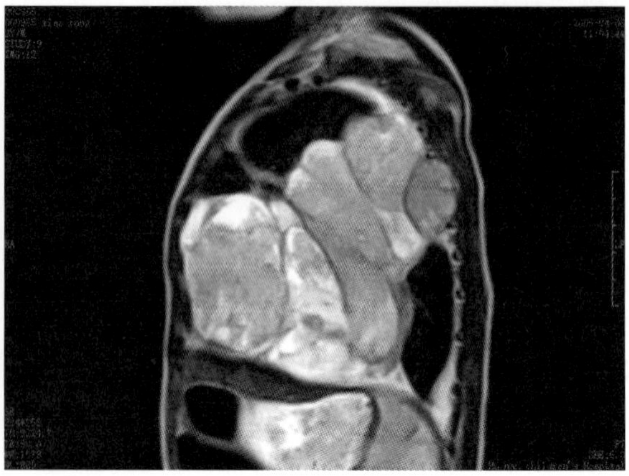

图2-11-30

图 2-11-29，30　T2WI 显示肿块呈不规则，外缘呈分叶状，肿块以高信号为主，脂肪抑制病灶仍为高信号，病变边界清楚，其内见多个分隔，肿块可见高、等混杂信号间隔，纵隔向右侧移位；左侧第 6 肋骨可见骨质破坏；左侧胸壁外侧皮下软组织未见异常

（徐和平　周建军　赵振江）

第十二节　锁骨、髌骨动脉瘤样骨囊肿

一、概述

动脉瘤样骨囊肿（aneurysmal bone gyst，ABC）曾称骨化性骨膜下血肿、良性骨动脉瘤及出血性囊肿等。Jaffe 等 1942 年对本病作了详细分析，认为是一独立性骨疾病，并根据其外形似动脉瘤样的囊状膨出，命名为动脉瘤样骨囊肿。多数学者认为系骨病变局部静脉血栓形成，或动静脉交通，产生了局部持久性血流动力学障碍，引起静脉压持续性极度升高，血管扩张，受累骨吸收并发生继发性反应性修复而形成囊肿。

二、临床表现

ABC 主要见于儿童期，76%的病例发生在 20 岁以下，女性稍多。长骨干骺端是好发部位，骨干、扁平骨、短管状骨，特别是锁骨、髌骨甚至脊柱为少见部位。骨盆占所有扁平骨病灶的 50%。当脊柱受侵时，病灶常位于附件（椎弓），椎体也可以发生。此时，偶见病灶横过椎间盘，波及多个椎骨。位于脊柱的病灶，常有病灶相邻的结构（脊髓或神经根）受压或病理性骨折。在长管状骨内，最常见的症状是病变部位疼痛和局部肿胀。少见部位的动脉瘤样骨囊肿常有下述特点：①病灶多位松质骨内（为髓内型），呈中心性生长；②病变呈肥皂泡样改变，骨皮质连续完整；③病灶内小梁样结构纤细清晰无硬化；④病灶周边骨质硬化不明显。

三、影像学表现与病理基础

肉眼观察，髌骨动脉瘤样骨囊肿大小不一，与周围骨分界清楚。囊内壁为一层反应性薄的囊状骨壳，向外膨胀。囊肿由大小不等的分房血腔所组成，腔内含血凝块，但互相交通。切面呈蜂窝状血窦，囊内为不凝固的暗红色血液，囊腔内壁光滑，肿物常波及周围软组织，但其外面仍然多由骨外膜所包绕。光镜下所见：病变主要由大小不等的海绵状血窦构成，窦内为血液，亦可有血块。窦的间隔由纤维结缔组织组成，其中有时见有少量纤维性骨小梁。含铁血黄素沉积较明显，因此有时囊内液为棕黄色或棕红色。间隔壁上有内皮细胞。在出血区有体积较小的多核巨细胞，亦可有吞噬细胞。电镜下所见的间质细胞可分为成纤维细胞型和组织细胞型间质细胞（图 2-12-1）。上述两种细胞的数量不等、分布不均，细胞间常见有胶原纤维。

1. X 线平片表现　从 X 线平片上将动脉瘤样骨囊肿分为骨内型及骨外型两种。骨内型起于骨内，骨外型起于附近软组织。动脉瘤样骨囊肿具有典型表现时，诊断多无困难。但本病在发展过程中，X 线表现可多种多样，差异较大，易误诊。邹仲等根据本病在发展过程中不同时期的特点，将其分为三个阶段：①溶骨期，表现为骨局部边缘出现单纯的骨质破坏和轻微膨胀，房间隔部明显，此期应注意观察，易发生误诊；②囊肿期，此期X线表现典型，病变明显呈偏心性膨胀，病变区内可见房间隔，外缘可形成薄层骨壳包绕，并向外生长突向邻近软组织；③钙化或骨化期，此期常见于病变晚期和放射治疗后。病变区可见散在的斑点状、小斑块状钙化或骨化现象。但发生于髌骨的ABC并不具有以上典型的X线表现，平片所见在病变位于髌骨的一侧（偏心）的囊性骨质破坏区，边缘清楚，因破坏区位于骨髓内，膨胀性生长不典型，其内骨性间隔不明显（图2-12-2）。

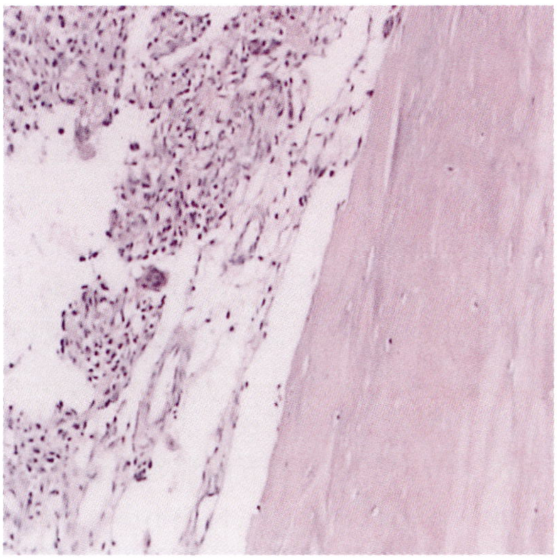

图2-12-1　光镜下囊肿壁为骨小梁组织，囊内出血，局部散在骨巨细胞（HE ×100）（图2-12-1，2，5为同一病例）

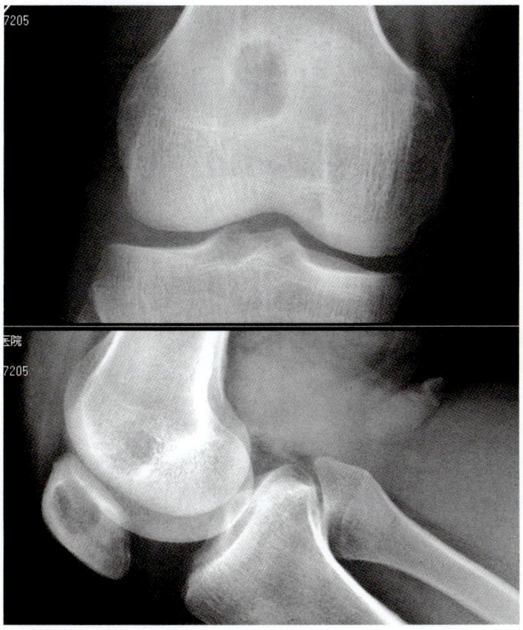

图2-12-2　X线片示右髌骨内一类圆形低密度区，其内未见钙化，周围可见轻度骨质硬化

ABC的X线片表现为中心性囊状透光区，呈膨胀及溶骨性改变，边界清楚，骨皮质菲薄，病变区正常骨分界清楚，并可有硬化边，病灶可位于骨干的中央，也可偏心生长（图2-12-3）。如发生在髌骨的病变，由于髌骨体积较小，病变膨胀生长较明显，病变骨皮质容易被破坏而穿破。因为其解剖上特殊性，上缘有股四头肌肌腱，下缘有髌韧带牵拉，再加上髌骨活动较多，而容易发生病理性骨折，两断端容易受股四头肌肌腱，髌韧带牵拉而向两端分离（图2-12-4）。

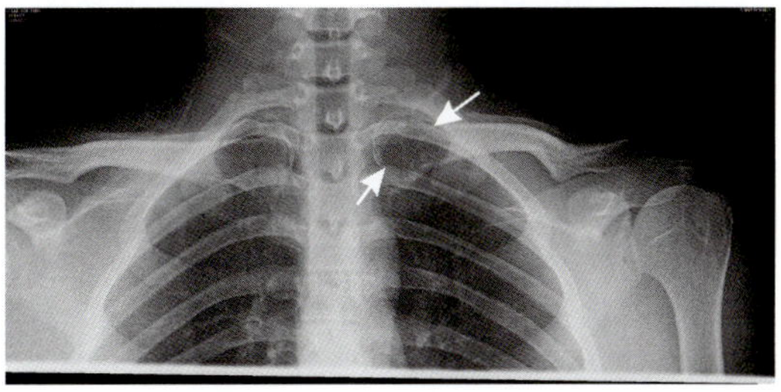

图2-12-3　锁骨动脉瘤样骨囊肿，锁骨近端呈囊性膨胀性骨破坏，骨皮质菲薄，破坏区与正常骨分界尚清楚（图2-12-3与2-12-6为同一病例）

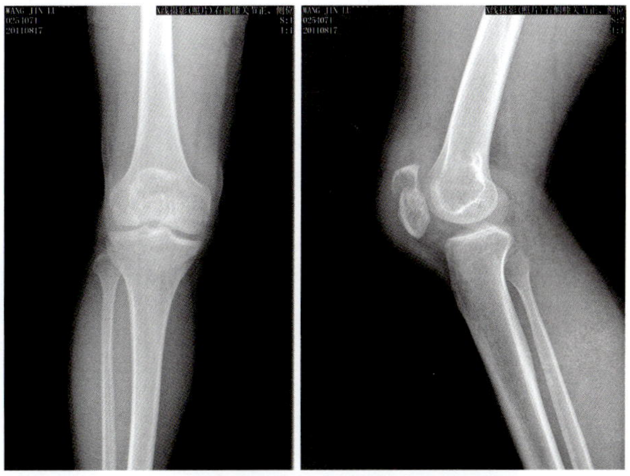

图2-12-4　髌骨动脉瘤样骨囊肿合并病理性骨折

注：X线平片示髌骨见局部骨质透亮区，破坏区内隐约可见骨小梁分隔成小囊状，边界尚清楚，边缘有薄层硬化带；合并病理骨折，断端分离并向上下移位，髌前及髌上囊软组织肿胀

2. CT表现　为了确定该病变，特别是当病灶位于较复杂的骨解剖区域（如骨盆）时，CT优于X线平片。CT除了能显示骨外肿块与相邻组织间有锐利的界面外，也能很好地显示包围在ABC周围的皮质壳或骨膜壳，以及软组织的蔓延范围。CT也可以显示出骨性壁上的嵴，它与病理学上发

现的骨嵴相吻合；但在平片上，该嵴被描述为间隔形成。病变的 CT 值 20~78HU，也可见液-液平面，认为液-液平面代表了囊腔内红细胞与血清的沉降。为显示该现象，在扫描前患者必须保持不动 10 分钟以上，并且扫描方向必须与液平面垂直。但发生在髌骨的 ABC 的 CT 表现，主要在囊性骨质破坏区，内分隔不明显，但部分边缘略欠规则，边缘清楚部分骨质增生硬化（图 2-12-5）。

3. 核素骨显像　骨骼闪烁成像偶尔有助于诊断，因为它可以反映出该病变的血管特性。一些学者发现 ABC 周围放射性核素吸收可呈环状增加，这种表现对 ABC 是非特异性的，因为在其他病变中也会出现，如单纯性骨囊肿、骨梗死等，但它可以更进一步证实 X 线片上的表现。Hudson 用 ^{99m}Tc-MDP 和 ^{99m}Tc-焦磷酸盐骨扫描研究了 25 例 ABC，发现病变的组织学特点、囊肿内所含液体的数量和类型与闪烁成像的表现形式或吸收的浓度无相关性。

4. MRI 表现　MRI 的表现更具特征性，常可作出 ABC 的特异性诊断，表现：病灶边界清楚，分叶状轮廓，囊腔内有信号强度不同的液-液平面，有多个间隔，有环绕病灶的低信号边缘，该边缘已被描述为菱形病变过程的一个指标。偶尔自囊壁长出的憩室样突起。在 T1 和 T2 加权像上，囊内信号强度变化较大，因为血液的降解产物沉积和囊内有不同时期出血。MRI 表现可明确显示破坏区内液-液平面，还可显示边缘不规则，呈凹凸不平花边状（图 2-12-6）。

四、诊断

发生在髌骨和锁骨的 ABC 表现除 MRI 外，平片和 CT 表现并不典型，无明确的骨性分隔和液-液平面，确诊断尚有困难，MRI 检查可明确病变内的液-液平面，是影像对 ABC 诊断较为可靠的根据，也是 ABC 的主要影像学特征，但最后一定要临床、影像、病理三者紧密结合，才能获得更为准确的诊断。

五、鉴别诊断

1. 孤立性骨囊肿　多见于四肢长骨，常为中心型，呈对称性轻度膨胀的骨破坏，周围为致密硬化带。囊肿外缘光滑整齐，内缘光整。随骨骼生长渐渐移向骨干，常因病理性骨折检查而发现。骨折时骨片陷入征是骨囊肿的特征性征象，MRI 表现囊肿内信号较均匀，如无骨折，一般无液-液平面。

2. 巨细胞瘤　发病年龄较大，病变多位于长骨骨端的关节面下方，关节面常为肿瘤的部分轮廓。由于肿瘤纵行、横行生长差不多，故肿瘤多呈球形。瘤内有皂泡样阴影，骨化及反应性骨硬

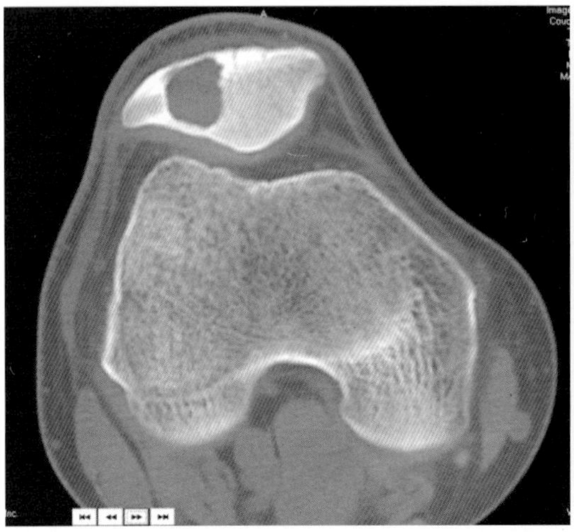

A

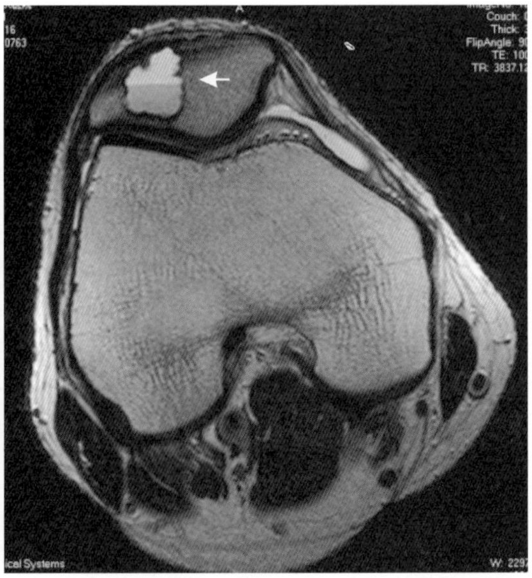

B

图 2-12-5　A：CT 平扫示髌骨内一不规则轻度膨胀性骨质破坏，约 1.6cm×1.3cm，前缘骨皮质明显变薄，内部密度较均匀，CT 值 36HU，边缘清楚部分硬化；B：轴位 T2WI 病灶呈高信号，其内可见分层液液平面，边缘欠规则，呈花边状（箭头）

化现象少见。而动脉瘤样骨囊肿发病年龄较轻，病变多位于干骺端，很少侵犯骨骺。常有不同程度的骨硬化现象。除非合并动脉瘤样骨囊肿，否则一般无液-液平面表现。

3. 非骨化性纤维瘤　为原发于骨皮质病变，沿骨干蔓延，呈分叶状，内可见不规则骨嵴分隔，边缘可见骨质增生硬化表现。有时边缘不完整，甚至有骨皮质断裂。

4. 软骨黏液样纤维瘤　多见于青少年，偏心生长，分叶状，并呈分房样。突入软组织时多无包壳。破坏区内有斑点状及斑片状钙化。

5. 其他　还应与骨血管瘤、良性骨母细胞瘤、骨嗜酸细胞肉芽肿及脊柱附件结核等相鉴别。

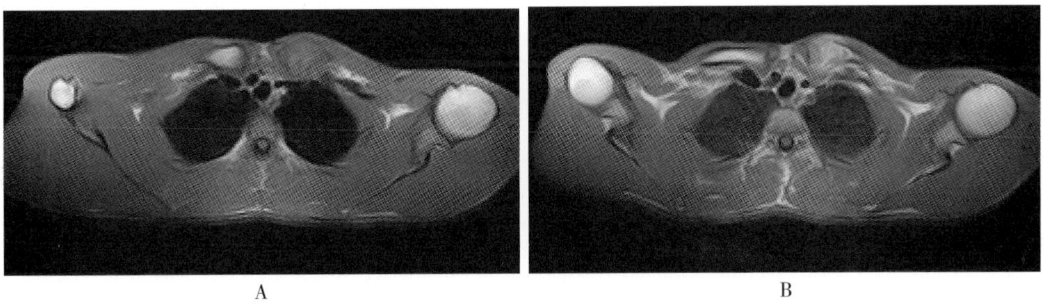

图 2-12-6　MRI 示左锁骨头多囊状膨胀性骨质破坏，破坏区呈长 T1、长 T2 信号，囊内隐约可见多个液-液平面（B）

（陈金勇　陈秀萍　吴政光）

参 考 文 献

1. Hinterman B, Gachter A. Arthroscopic findings after shoulder dislocation. Am J Sports Med, 1995, 23 : 545-551
2. Uri DS. MR imaging of shoulder impingement and rotator cuff disease. Radiol Clin North Am, 1997, 35 : 77-96
3. 陆志华，姚伟武，瞿楠，等. 肩袖损伤的 MRI 诊断比较研究. 放射学实践，2008，23：189-193
4. Kassargian A, Beneardin J T, Palmar WE. MR imaging of the rotator cuff. Magn Reson Imaging Clin N Am, 2004, 12 : 39-60
5. 王丰哲，潘诗农. 肩袖撕裂的 MR 影像分析. 中国临床医学影像杂志，2008，19：282-284
6. Chaipat L, Palmer WE. Shoulder magnetic resonance imaging. Clin Sports Med, 2006, 25 : 371-386
7. Waldt S, Bruegel M, Mueller D, et al. Rotator cuff tears : assessment with MR art hrography in 275 patient s withart hroscopic correlation. Eur Radiol, 2007, 17 : 491-498
8. Lee JC, Guy S, Connell D, et al. MRI of t he rotator interval of the shoulder. Clin Radiol, 2007, 62 : 416-423
9. Waldt S, Bruegel M, Mueller D, et al. Rotator cuff tears : assessment with MR art hrography in 275 patient s withart hroscopic correlation. Eur Radiol, 2007, 17 : 491-498
10. Lee JC, Guy S, Connell D, et al. MRI of the rotator interval of the shoulder. Clin Radiol, 2007, 62 : 416-423
11. Zlatkin MB, Dalinka MK, Kressel HY. Magnetic resonance imaging of the shoulder. Magn Reson Q, 1989, 5 : 3-22
12. Huber DJ, Mueller E, Heribers A. Oblique magnetic resonance imaging of normal st ructures. AJR, 1985, 145 : 843-846
13. Balich SM, Sheley RC, Brown TR, et al. MR imaging of the rotator cuff tendon: interobserver agreement and analysis of interpretation errors. Radiology, 1997, 204 : 191-194
14. Gart sman GM. Combined art hoscopic an opent reatment of tears of the rotator cuff. J Bone Joint Surg Am, 1997, 79 : 776-783
15. Resnick D, Kang HS. Shoulder. In: Resnick D, Kang HS, eds. Internal derangements of joints. Philadelphia: WB Saunders, 1997, 197-209
16. Otis JC, Jiang CC, Wickiewicz TL, et al. Changes in the moment arms of the rotator cuff and deltoid muscles with abduction and rotation. J Bone Joint Surg Am, 1994, 76 : 667-676
17. Tirman PF, Steinbach LS, Belzer JP, et al. A practical approach to imaging of the shoulder with emphasis on MR imaging. Orthop Clin North Am, 1997, 28 : 483-515
18. Resnick D, Kang HS. Shoulder. In: Resnick D, Kang HE, eds. Internal derangements of joints. Philadelphia:

WB Saunders, 1997, 188-213
19. Feller JF, Timan PFJ, Steinbach LS, et al. Magnetic resonance imaging of the shoulder, review. Semin Roentgenol, 1995, 30：224-240
20. Craig EV. The acromioclavicular joint cyst: an unusual presentation of a rotator cuff tear. Clin Orthop, 1986：189-192
21. Resnick D, Niwayama G. Internal derangements of joints. In: Resnick D, Niwayama G, eds. Diagnosis of bone and joint disorders, 3rd ed. Philadelphia: WB Saunders, 1996, Chapter70
22. Craig EV. The geyser sign and torn rotator cuff: Clinical significance and patahomechanics. Clin Orthop, 1984：213-215
23. Hayes CW, Conway WF. Calcium hydroxyapatite deposition disease. Radiographics, 1990, 10：1031-1048
24. Rogers LF, Hendrix RW. The painful shoulder. Radiol Clin North Am, 1988, 26：1359-1371
25. Resnick D, Niwayana G. Calcium hydroxyapatite crystal deposition disease. In: Resnick D, Niwayama G, eds. Diagnosis of bone and joint disorders. 3rd ed. Philadelphia: WB Saunders, 1996, Chapter 45
26. Beltran J, Noto AM, Herman LJ, et al. Tendons: high-field-strength. surface coil MR imaging, Radiology, 1987, 162：735-740
27. Ptasznik R, Hennessy O. Abnormalities of the biceps tendon of the shoulder: sonographic findings. AJR, 1995, 164：409-414
28. Curtis AS, Snyder SJ. Evaluation and treatment of biceps tendon pathology. Orthop Clin North Am, 1993, 24：33-43
29. Erickson SJ, Fitzgirald SW, Quinn SF, et al. Long bicipital tendon of the shoulder: normal anatomy and pathologic findings on MR imaging. AJR, 1992, 158：1091-1096
30. Petersson CJ. Spontaneous medial dislocation of the tendon of the long biceps brachii: an anatomic study of prevalence and pathomechanics. Clin Orthop, 1986, (211)：224-227
31. Chan TW, Dalinka MK, Kneeland JB, et al. Biceps tendon dislocation: evaluation with MR imaging. Radiology, 1991, 179：649-652
32. Resnick D, kang HS. Shoulder. In: Resnick D, Kang HS, eds. Internal derangements of joints. Philadelphia: WB Saunders, 1997, 99-305
33. Tirman PF, Palmer WE, Feller JF. MR arthrography of the shoulder. Magn Reson Imaging Clin N Am, 1997, 5：811-839
34. Resnick D. Shoulder imaging. Perspective. Magn Reson Imaging Clin N Am, 1997, 5：661-665
35. Resnick D, Kang HS. Shoulder. In: Resnick D, Kang HS, eds. Internal derangements of joints. Philadelphia: WB Saunders, 1997, 228-282
36. Beltran J, Rosenberg ZS, Chandnani VP, et al. Glenohumeral instability: Evaluation with MR arthrography. Radiographics, 1997, 17：657-673
37. Neviaser TJ. The anterior labroligamentous periosteal sleeve avulsion: a cause of anterior instability of the shoulder. Arthroscopy, 1993, 9：17-21
38. Stoller DW. MR arthrography of the glenohumeral joint. Radiol Clin North Am, 1997, 35：97-116
39. Hottya GA, Tirman PF, Bost FW, et al. Tear of the posterior shoulder stabilizers after posterior dislocation MR imaging and MR arthrographic findings with arthroscopic correlation. AJR, 1998, 171：763-768
40. Beltran J, Rosenberg ZS, Chandnani VP, et al. Glenohumeral instability: evaluation with MR arthrography. Radiographics, 1997, 17：657-673
41. Tirman PF, Palmer WE, Feller Jf. MR arthrography of the shoulder. Magn Reson Iaging Clin N Am, 1997, 5：811-839
42. Stoller DW, Wolf EM. The shoulder. In: Stoller DW, ed. Marnetic resonance imaging in orthopedics and sports medicine. 2nd ed. Philadelphia: Lippincott-Raven Publishers, 1996, Chapter 9
43. Gross ML, Seeger LL, Smith JB, et al. Magnetic resonance imaging of the glenoid labrum. Am J Sports Med, 1990, 18：229-234
44. Cvitanic O, Tirman PF, Feller Jf, et al. Using abduction and external rotation of the shoulder to increase the sensitivity of MR arthrography in revealing tears of the anterior glenoid labrum. AJR, 1997, 196：837-844
45. Zanetti M, Weishoupt D, Jost B, et al. MR imaging for traumatic tears of the rotator cuff: high prevalence of griater tuberosity fractures and subscapularis tendon tears. AJR, 1999, 172：463-467
46. Mason BJ, Kier R, Bindleglass DF. Occult fractures of the greater tuberosity of the humerus: radiographic and MR imaging findings. AJR, 1999, 172：469-472
47. Palmer WE, Levine SM, Dupuy DE. Knee and shoulder fractures: association of fracture detection and marrow edema on MR images with mechanism of injury. Radiology, 1997, 204：395-401
48. Rockwood C A, Jr, Williams G, Young C. Injuries to the acromioclavicular joint In: Rockwood C A, Jr, Green D, BucholR, eds. Fractures in adults. Philadelphia: Lippicott Raven, 1996, 1341-1414
49. 徐德洪，方智敏，程华煜，等. 锁骨钩钢板治疗锁骨远端

骨折和肩锁关节脱位. 实用医学杂志，2006，22（8）：937-938
50. 卢巧华，吴国贞，毛兆光. 钩钢板治疗肩锁关节损伤. 实用骨科杂志，2003，9：469
51. 胥少汀，葛宝丰，徐印坎. 实用骨科学. 北京：人民军医出版社，2005，411-412
52. Bruce DB，王学谦主译. 创伤骨科学. 天津：天津科技翻译出版公司，2007，1593-1598
53. 郝长胜，曹智辉，王秀荣，等. 喙锁韧带的影像学分析. 实用放射学杂志，2009，25：1793-1795
54. 马新荣，张永贵，蔡蕴. MRI 在肩锁关节损伤中的临床应用价值. 医学影像学杂志，2010，20（11）：1692-1696
55. 李峰，袁允邦，张丽. 肩锁关节脱位 X 线投照方法的探讨. 医学研究生学报，2004，17（6）：522-524
56. 陈良，李凤琪，郑屹锋，等. MRI 对肩锁关节损伤的诊断及对其临床治疗的指导价值. 浙江创伤外科，2011，16（6）：849-852
57. Saifudheen K，Anoop TM，Mini PN，et al. Primary tubercular osteomyelitis of the sternum. Int J Infect Dis，2010，14：164-166
58. Boh JA，Janner D. Mycobacterium tuberculosis sternal osteomyelitis presenting as anterior chest wall mass. Pediat Infect Dis J，1999，18：1028-1029
59. Mohammadi A，Howell JM. Sternal tuberculosis. J Emerg Med，2009，36：342-344
60. 张俊勇，唐小峰，黄兴文. 原发性胸骨结核影像学表现一例. 中华临床医师杂志（电子版），2011，5（2）：641-643
61. 陆裕朴，胥少汀，葛宝丰，等主编. 实用骨科学. 北京：人民军医出版社，1991，1289-1294
62. 程爱国，黄绍光，李林. 职业性外伤性滑囊炎的诊断和治疗. 工业卫生与职业病，1987，13（1）：19
63. International Labour Organisation. Encyclopaedia of Occupational Health and Safety. Genava：ILO，1983，313-345
64. Beancousin M. Occupational beat conditions（excluding beat knee）. Universite de ParisV I，Faculte deM edecine Broussais. Hotel Dieu Paris，1977，57（In French）
65. Kuzelova M，Simko A，Kivarik J. et al. Bursitis and epicondylitis in glass cutters in East Bohemia. Prague，1980，32（1）：23-25（In Czech）
66. David R，Oria RA，Kumar R，et al. Radiologic features of eosinophilic granuloma of bone. AJR，1989，153：1021
67. 陈炽贤主编. 实用放射学. 北京：人民卫生出版社，1993，1008
68. 吴献华，朱纪吾. 骨嗜酸性肉芽肿的影像学分析. 临床放射学杂志，2003，22：51
69. 刘强，钟志伟，刘杰，等. 锁骨嗜酸性肉芽肿一例. 临床放射学杂志，2004，23：1095
70. Escande C，Schouman T，Francoise G，et al. Histological features and management of a mandibular Gorham disease：a case report and review of maxillofacial cases in the 1itemture. Oral Surg Oral Med Oral Pathol Oral Radiol Endod，2008，106：30-37
71. 张雷，郁万江，李子彦. 大块骨溶解症 1 例. 中国医学影像技术，2010，26（12）：2407
72. 何晓东，夏维波，姜艳. Gorham 病的发病机制. 国际内分泌代谢杂志，2009，29（增刊）：69-72
73. 张智弘，范钦和，徐天蓉，等. 外周原始神经外胚叶瘤/尤因肉瘤临床病理学. 临床与实验病理学杂志，2001，17（4）：306-309
74. 莫蕾，江新青，古杰洪，等. 腹部外周性原始神经外胚层肿瘤的临床及 CT、MR 诊断. 中国医学影像技术，2010，26（10）：1915-1918
75. 梁丽宁，成官迅，张静，等. 尤文氏肉瘤的影像学诊断. 南方医科大学学报，2008，28（8）：1402-1404
76. El Weshi A，Allam A，Ajarim D，et al. Extraskeletal Ewing's sarcoma family of adults analysis of 57 patients from a single institution. Clin Oncol，2010，22（5）：374-381
77. 王宏伟，陆江阳，王晓虹，等. 骨外软组织 Ewing 肉瘤的临床病理学分析. 中国癌症杂志，2007，17（1）：54-57
78. 黄智邦，梁伟雄. 骨外尤文氏肉瘤诊疗进展. 岭南现代临床外科，2007，7（6）：464-466
79. 邱大胜，陈宪，孔祥泉. Askin 瘤影像与临床（附 4 例报告）. 临床放射学杂志，2009，28（2）277-278
80. 张卫东，吴沛宏，崔春燕，等. 八例 Askin 瘤的影像诊断. 中华放射学杂志，2007，41（11）：1173-1175
81. Tanida S，Tanioka F，Inukai M，et al. Ewing's sarcoma/peripheral primitive neuroectodermal tumor（pPNET）arising in the omentum as a multilocular cyst with intracystic hemorrhage. J Gastroenterol，2000，35（12）：933-940
82. Ibarburen C，Haberman JJ，Zerhouni EA. Peripheral primitive neuroectodermal tumors. CT and MRI evaluation. Eur J Radiol，1996，21（3）：225-232
83. 龚向阳，章伟敏. 髌骨骨肿瘤 4 例报告. 中华放射学杂志，2001，35（5）：399-400
84. Woertler K，Brinkschmidt C. Imaging features of subperiosteal aueurysmal bone cyst. Acta Radiol，2002，43（3）：336-339
85. 赵建，朱瑾，郭志萍，等. 动脉瘤样骨囊肿的影像学分析. 实用放射学杂志，2008，24（1）：81-88
86. Ly JQ，Lagatta LM，Beall DP. Calcaneal chondroblsdtoma with secondary ancurysmal bone cyst. AJR，2004，182（1）：130
87. Asauni J，Konouchi H，Hisatomi M，et al. MR features of ancurusmal bone cyst of the mandible and characteristics

distinguishing it from other lesions. Eur J Raadiol，2003，45（2）：108-112

88. Yamamoto，Marui T，Akisue，T et al. Solid aneurismal bone cyst in the humerus. Skeletal radiology，2000，29（8）：470-473

89. 余爱玉，洪加源，练克俭，等. 右锁骨动脉瘤样骨囊肿1例报告. 中国矫形外科杂志，2002，9（2）：208

90. 于宝海，李玉清，刘杰，等. 锁骨肿瘤和肿瘤样病变临床及影像学分析. 实用放射学杂志，2011，27（1）：92-95

91. 孟俊非，陈应明，郭燕，等. 锁骨肿瘤和瘤样病变的平片、CT 分析. 中华放射学杂志，2005，21（4）：446-447

第三章　脊柱病变

第一节　垂体性侏儒症

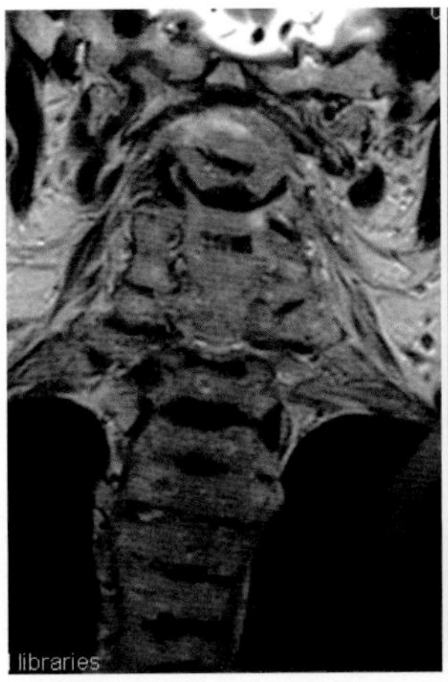

图3-1-1

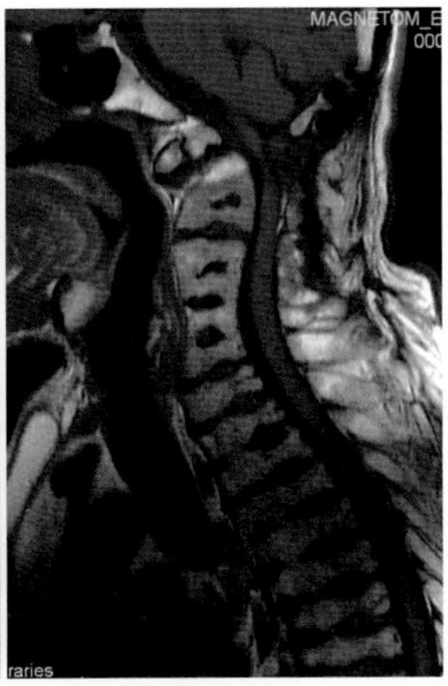

图3-1-2

图 3-1-1，2　男，49 岁，从小发育生长减慢，身材矮小，身高 110cm，智力正常，近几年因双下肢无力并渐进性行走困难，行 MRI 检查。MRI T1WI 显示：冠状、矢状位显示枢椎齿状突发育不良，并见“齿突样小骨”游离。寰、枢椎正常形态消失，呈“寰椎全同化”表现，矢状位椎体呈锥形变。颈 3~6 椎体融合呈连椎畸形，胸椎发育不良，椎体形态不规则，呈横置花瓶和子弹状；蝶鞍较细，垂体影较小（图 3-1-1~3-1-5 为同一病例）

一、概述

垂体性侏儒症是指在出生后或儿童期起病，因生长激素缺乏或不敏感而导致生长缓慢，身材矮小，但比例匀称。根据病因分为原发性和继发性两类，前者原因不明，后者继发于垂体周围病变，包括肿瘤（如颅咽管瘤）、感染（如结核病）、垂体柄阻断及外伤等。影像学检查的病例极少，难以发现全身骨骼改变。

二、临床表现

临床主要表现为生长发育迟缓，出生时体重、身高正常，但随后生长减慢，身材矮小但各部比例相称；骨骼发育迟缓，骨骺延迟融合甚至终生不愈合；性腺发育不全，成年后仍保持儿童面貌及童音，智力发育正常，可伴有心理障碍。实验室检查可为单一的生长激素缺乏，可伴有腺垂体其他激素如甲状腺素和性激素的缺乏。

三、影像学表现与病理基础

作者收集 1 例垂体性侏儒症患者颈胸椎 MRI 检查，MRI T1WI、T2WI 显示蝶鞍明显细小，鞍底下陷，垂体及神经垂体高信号影显示不清；鞍隔从后向前倾斜，垂体蒂居中。

寰、枢椎发育异常，显示齿突样小骨及寰椎同化、局部骨质较大，脊髓受压后移、变细、变性，局部呈高信号。颈椎多个椎体呈不全性骨性融合，颈椎缩短，形态异常，椎间盘失去正常形态，椎间盘信号减低。胸椎椎体不规则，呈横置花瓶和子弹状，且前缘呈子弹头状变尖，且相互接触，椎间隙前缘明显变窄，椎体后缘圆钝变小。脊柱骨质疏松，T1WI、T2WI 及 T2 压脂信号大致相同，椎间盘信号减低（图 3-1-1~3-1-5）。

文献报道，骨盆正位 X 线片示骺板清晰可见，雄性外生殖器幼稚，阴囊小。头颅侧位 X 线片示脑颅略小、形态正常，面颅相对更小，蝶鞍容积小，周围骨质未见异常。骨骼改变，是生长发育障碍与生长激素、甲状腺素和性腺激素缺乏有关。生长激素促进长骨的纵向增长，甲状腺素促进骨组织的新陈代谢和骨成熟，性激素促进骨骼成熟和骨骼愈合。下丘脑或腺垂体病变可引起以上激素不同程度分泌不足，从而导致一系列病理生理变化及相应临床表现，尤其是骨骼系统。影像学表现主要为全身骨骼发育迟缓和鞍区异常。

四、诊断

确立本病的诊断，需要满足以下标准：①身材矮小，较同族、同龄、同性别身高均值低 2 倍标准差（*SD*）以上；②每年身高增长速率<4cm，年幼儿身高增长速度为正常的 2/3 以下；③体态匀称性矮小、幼稚，智力正常，部分伴有尿崩症；④两种药物生长激素激发试验，峰值均低于 10μg/L；

⑤骨龄较正常实际年龄小2岁以上；⑥除外先天性甲状腺功能低下、染色体畸变和慢性肝肾疾病；⑦头颅MRI显示腺垂体缩小。

本病诊断并不困难，临床主要表现为全身骨骼发育短小、骨龄晚及骨骺延迟愈合等。即使单一部位的X线片有上述表现，也应考虑到本病的可能性。

五、鉴别诊断

1. 家族性矮小　父母身高均矮，年增长>4cm。骨龄和年龄相称，智能和性发育正常。

2. 体质性青春期延迟　男性多见，在1~2岁后生长迟缓、骨龄落后和青春期推迟，但最终身高属正常范围。

3. 骨骼发育障碍　各种骨、软骨发育不全等都有特殊体态及外貌，影像学检查可见骨骼尤其是骨骺形态及密度的异常。

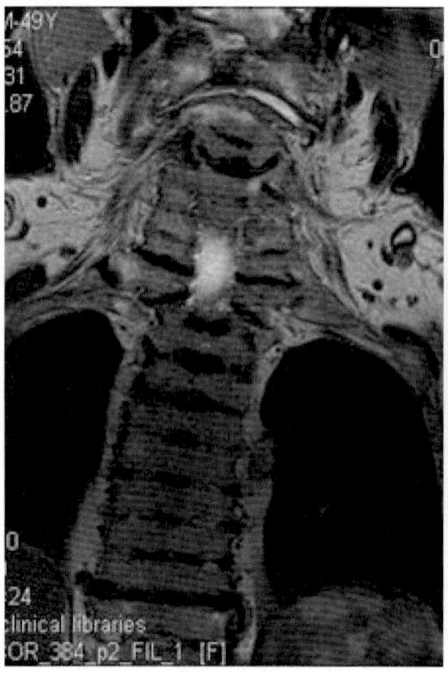

图3-1-3

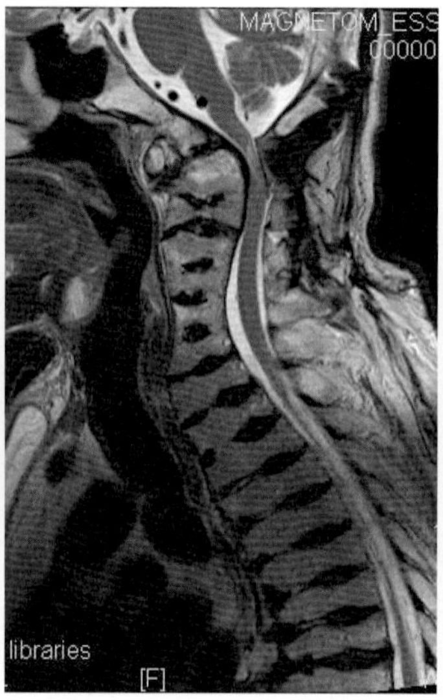

图3-1-4

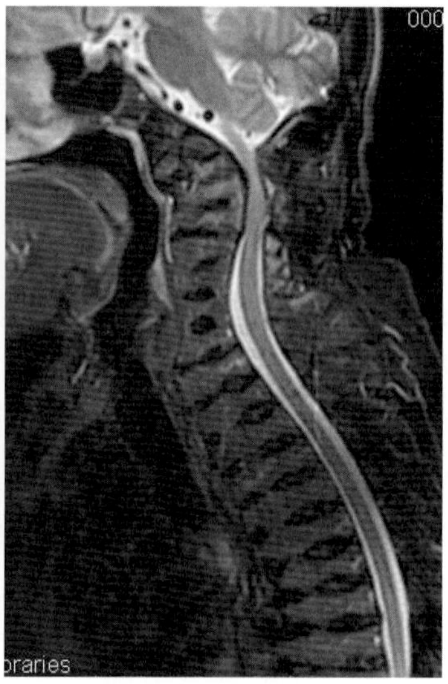
图3-1-5

图3-1-3~3-1-5　T2WI及T2压脂同化，枢椎较大，脊髓受压后移、变细，脊髓受压变性、水肿

（邓星河）

第二节　齿突样小骨

一、概述

齿突样小骨（os odontoideum）为一独立的骨性成分，X线平片上位于枢椎上方，常取代正常齿状突。通常认为齿突样小骨是齿状突的一个独立内化中心，未与椎体融合。但von Torklus和Gehle（1987年）对此有争议，他们认为是齿状突发育不良合并单独的齿突样小骨所致，来源于终末小骨的错误发育和齿状突尖部的不规则分节。因此，推定此小骨存在时，齿状突发育程度变异较大，可表现为完全缺失、部分残留或短小畸形。

齿突样小骨可很小，有时仅能在体层片上发现；大者类似正常齿状突。除大小改变外，尚有位置的改变，可直立位或异位。直立位齿状突样骨占据正常齿状突位置，异位者多靠近斜坡。

二、影像学表现

齿突样小骨虽可用X线平片、CT及MRI检查发现，但平片由于位置关系，只有在良好的张口位或体层摄影方可显示。CT是显示最好的检查方法，CT可通过多个位置重建将寰枢关节显示非常清楚，并将齿状突样小骨的大小及位置清楚显示（图3-2-1~3-2-3）。MRI有其独特的优势，因为齿状突样小骨与正常寰枢关节失去正常的关系，齿突样小骨不稳向前移位，颈椎活动时会导致脊髓受压损伤并出现临床症状。所以，当X线平片或CT发现齿突样小骨时，MRI检查除发现齿突样小骨外，能清楚显示脊髓慢性损伤改变（图3-2-4~3-2-7）。

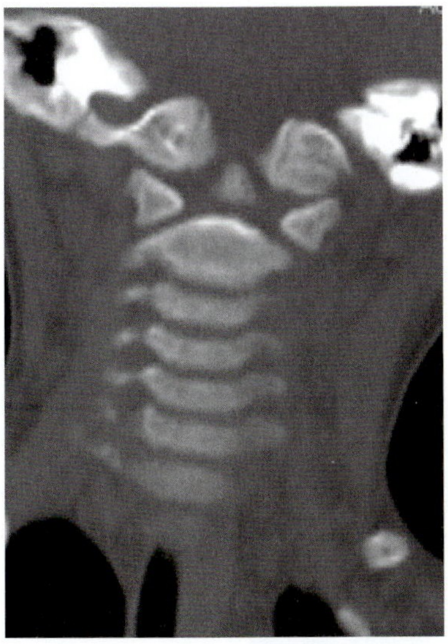

图 3-2-1　颈椎 CT 扫描冠状重建显示游离三角形齿突样小骨，枢椎前缘呈圆锥状，表面光滑

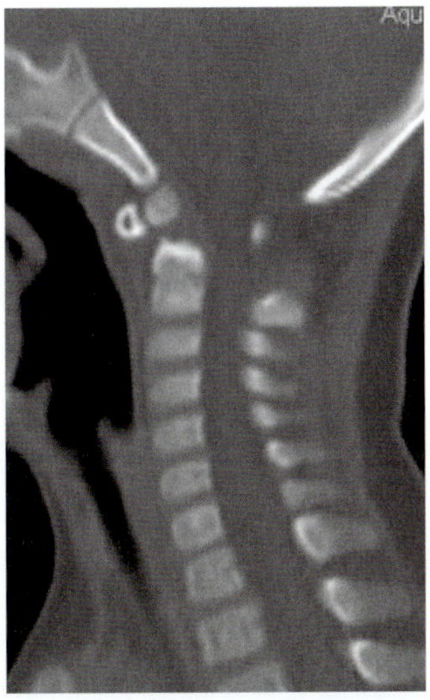

图 3-2-2　矢状重建齿突样小骨向前移位，与寰椎前弓相接近，寰椎前弓、齿突样小骨与枢椎上缘向后成角，斜坡与鞍背间可见一低密度影间隙，蝶鞍较小

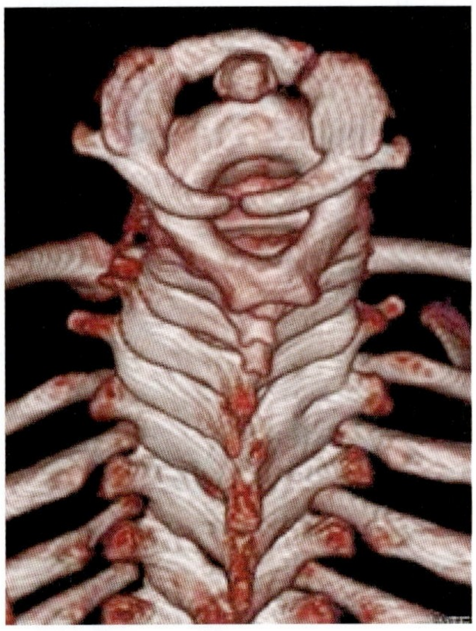

图 3-2-3　颈椎 CT 扫描重建显示齿突样小骨与寰枢椎关系

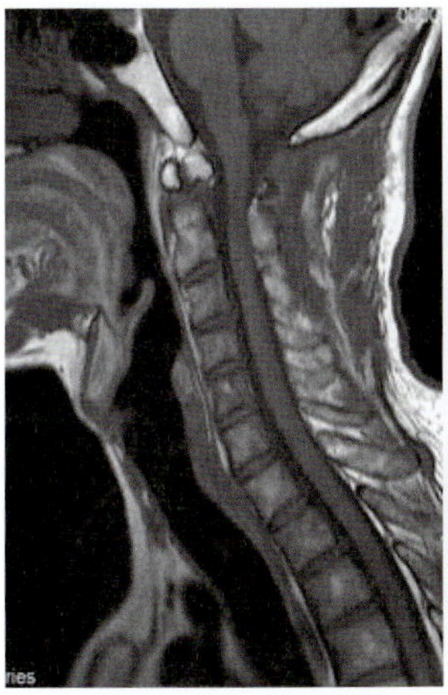

图 3-2-4　MRI T1WI 显示寰、枢椎后缘软组织增厚，局部脊髓受压后移、变窄，脊髓中央处可见条状低信号

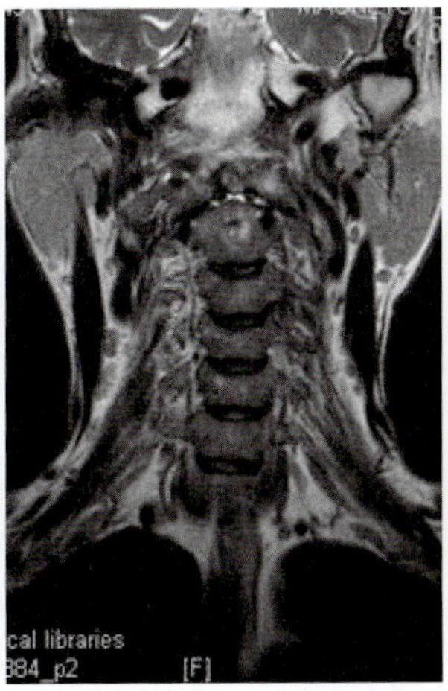

图 3-2-5　MRI T2WI 冠状位显示游离齿突样小骨，与枢椎上缘有一条状横行高信号影分隔

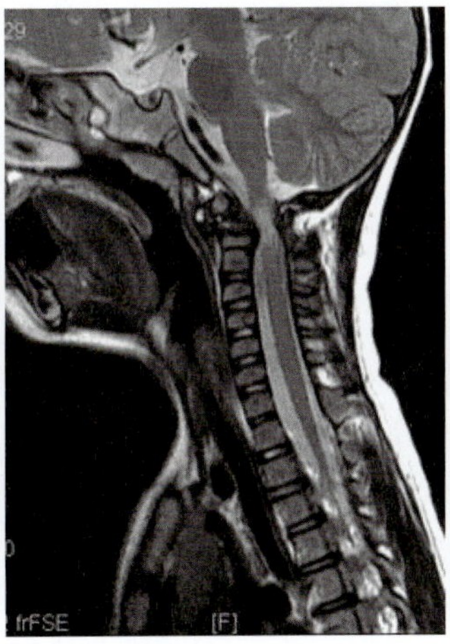

图3-2-6

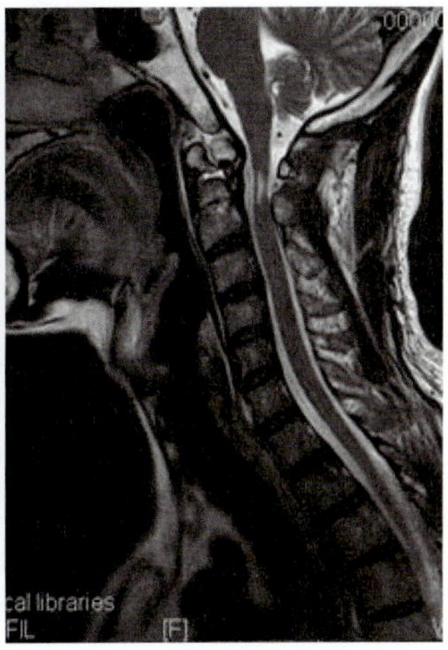

图3-2-7

图 3-2-6，7　MRI T2WI 显示寰枢椎后缘脊髓局限性小条片状高信号，为脊髓损伤变性改变

（邓星河）

第三节　寰椎同化

在颅底凹陷病变中，寰椎同化（assimilation of the atlas）为颅颈交界区最为常见的畸形之一，其发生率为 0.25%～0.40%。尽管寰椎同化无临床症状，但却属颅颈交界严重畸形，常伴有重枕骨发

育异常。寰椎同化应归类于枕骨发育异常。寰椎同化分为两型：寰椎完全同化和寰椎部分同化。

多数寰椎同化伴以下畸形：①颅底凹陷；②各类型枕椎；③相邻椎体融合（阻滞椎）。除完全融合外，还可见不同程度的部分性融合，特别是齿状突与寰椎前弓的融合，（Geipel，1955 年；Wackenhein Dirheimer，1974 年）；或齿状突发育不良，单侧寰枢椎同化是一种罕见的分化异常（图 3-3-1，2）。

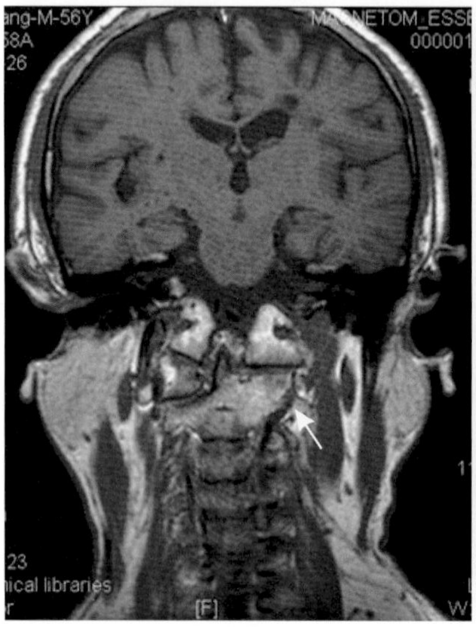

图3-3-1

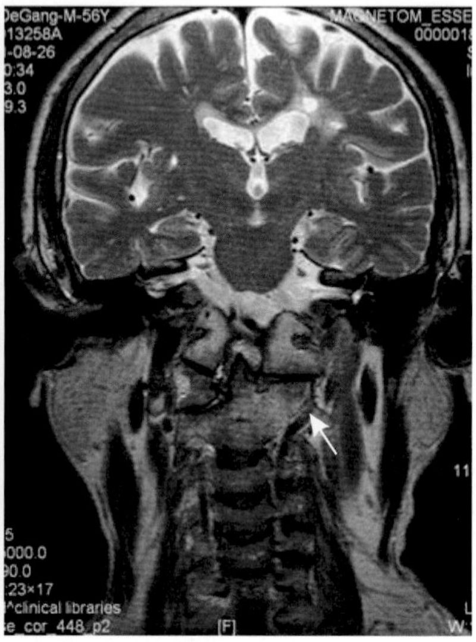

图3-3-2

图 3-3-1，2　MRI T1WI、T2WI 显示左侧单侧寰、枢椎融合（箭头），齿状突与一侧侧块融合，齿状突发育不良

（邓星河）

第四节　颈 6 左侧椎弓峡部裂合并椎体滑脱

一、概述

脊椎峡部裂是脊椎关节突峡部的缺损，可能为继发于急性骨折的后天性异常，或来自慢性疲劳（疲劳骨折），后者更为常见。峡部先天性缺损造成的不连罕见。脊椎滑脱的名称是 Killian 于 1854 年提出的，其定义为脊椎年有或部分结构相对于其下部稳定的脊椎滑动，这类异常主要见于腰椎（90%），最常发生于腰 4～腰 5，腰 5～骶 1 椎弓峡部。事实上，众多的腰椎峡部裂并没有明确的外伤史。颈椎椎弓峡部裂非常少见。

二、临床表现

常规的腰椎平片，尤其是腰椎双斜位摄片较容易检出椎弓峡部裂，临床症状常表现为腰痛、颈部不适。当椎弓峡部裂导致脊椎滑脱时，对相应椎体神经根受压，即可出现相应的颈痛、手麻或腰痛及坐骨神经痛等。

三、影像学表现

1. X 线平片表现　颈椎侧位片可显示椎弓峡部不连的线状低密度影，椎体向前滑脱移位（图 3-4-1）。

2. CT 表现　CT 扫描可清楚显示椎弓峡部不连，可见明确的裂隙，由于峡部裂导致小关节不稳，椎体随颈椎活动前后滑动，关节面对合不良，可导致关节面的慢性磨损，骨质增生硬化，关节面欠光滑（图 3-4-2）。

3. MRI 表现　T1WI 及 T2WI 均可清楚显示椎弓峡部不连间隙的低信号影，相应椎体向前滑脱移位（图 3-4-3～3-4-6）。

四、诊断与鉴别诊断

颈椎向前、后移位是颈椎病的常见表现，病因可以是峡部裂的真性滑脱或椎体小关节退行性变导致的假性滑脱表现，后者最为常见，由于病因不同可采用不同手术治疗方法。由于颈椎峡部裂极少见，特别是在 MRI 检查发现颈椎移位时，要注意有否峡部裂改变，可作为诊断与鉴别诊断的依据。

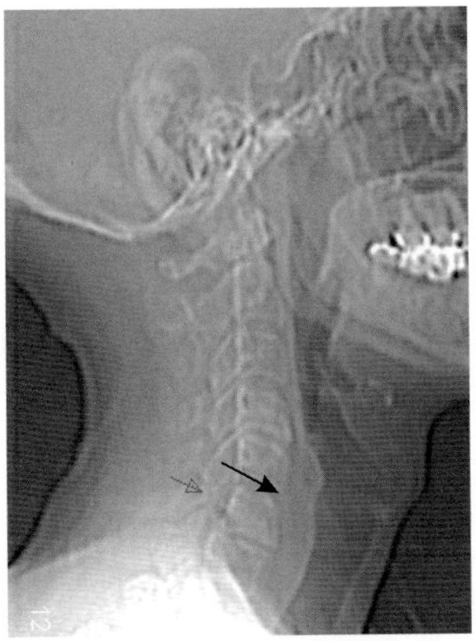

图 3-4-1　颈椎侧位 X 线平片显示颈 6 椎弓部不连，峡部可见一透明裂隙（箭头）

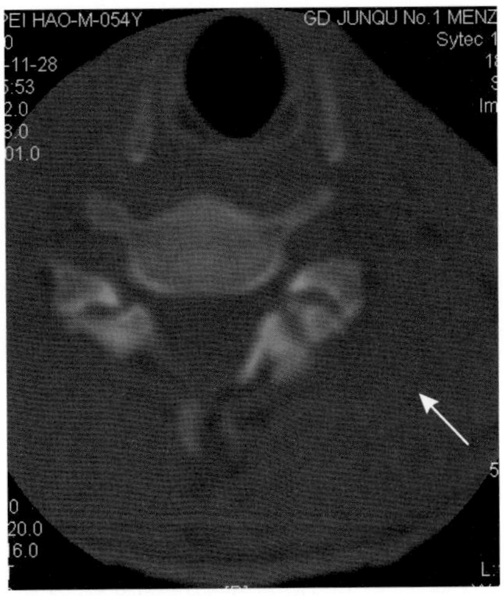

图 3-4-2　CT 轴位扫描显示左侧椎弓峡部裂，峡部可见一透明裂隙（箭头），关节面磨损并假关节形成，密度增高，右侧小关节错位

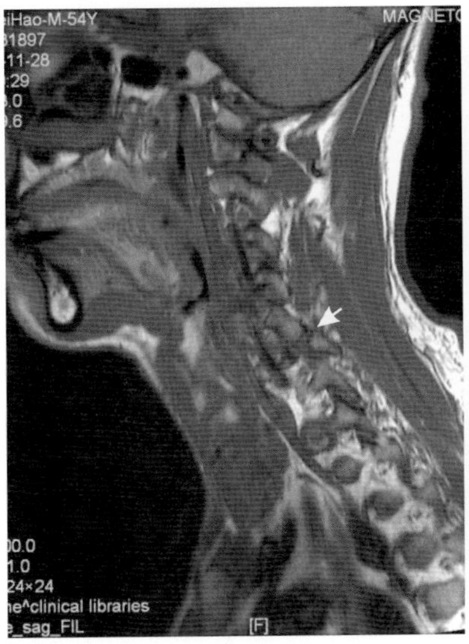

图3-4-3

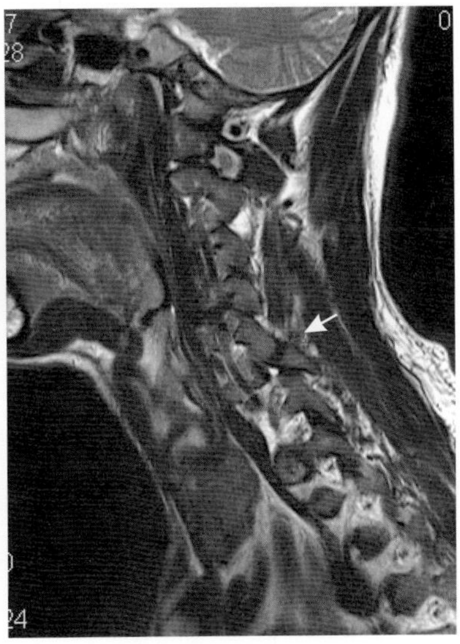

图3-4-4

图 3-4-3，4　T1WI 及 T2WI 颈 6 左侧椎弓峡部不连，可见一低信号裂隙（箭头）

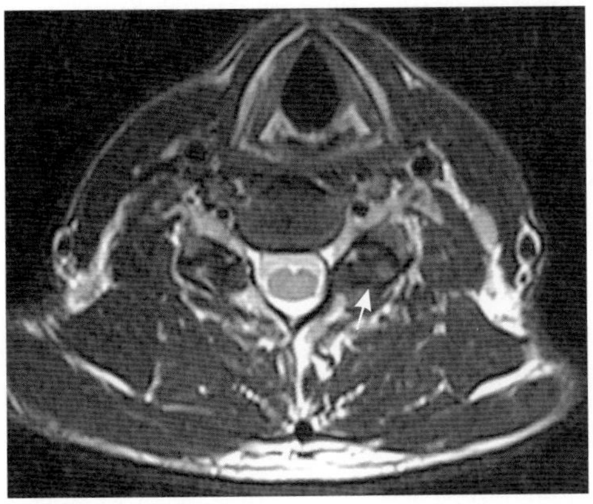

图 3-4-5　T2WI 轴位显示左侧峡部不连，局部骨质呈低信号（箭头），椎小关节骨质增生硬化

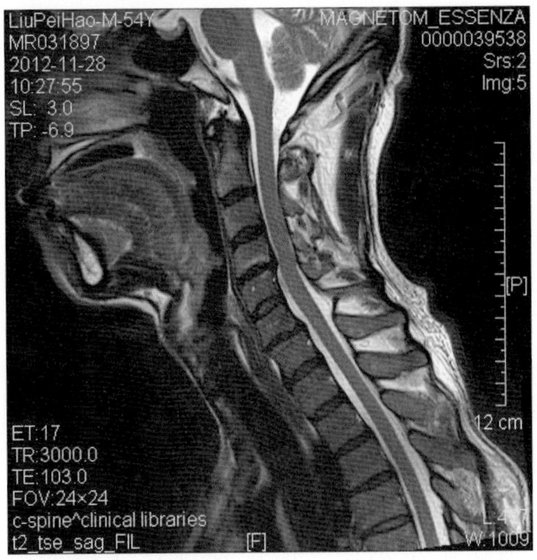

图 3-4-6　T2WI 矢状位，显示颈 6 以上椎体向前滑脱移位

（邓星河）

第五节　晚发型脊椎骨骺发育不良

一、概述

晚发型脊椎骨骺发育不良（spondyloepiphyseal dysplasia tarda，SEDt）是一类累及脊椎椎体和骨骺的骨软骨发育不良性疾病，具有高度的遗传异质性。晚发型脊椎骨骺发育不良是由SEDL基因突变引起的罕见的X连锁隐性（XR）遗传病。临床上，主要表现为短躯干性侏儒，但智力正常，无头面部畸形。本病发病较晚，故称为晚发型脊椎骨骺发育不良。目前认为本病病因和发病机制可能为原胶原蛋白Ⅱ基因突变所致，该致病基因位于X染色体的短臂末端。X连锁晚发型脊椎骨骺发育不良通常是男性发病（图3-5-1、图3-5-2），女性只携带致病基因而表型正常。致病后软骨成骨受到影响，从而导致脊椎骨骺及长骨骨骺的不发育或发育落后，形成了短躯干侏儒的典型身材、脊椎骨的驼峰状改变。

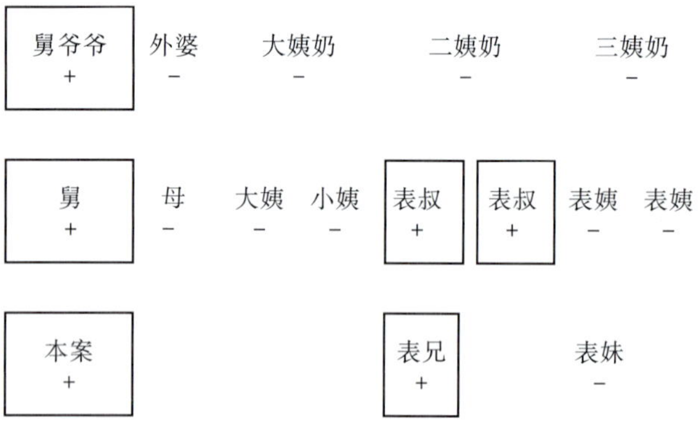

图3-5-1　X连锁晚发型脊椎骨骺发育不良发病家系（+发病者，-未发病）

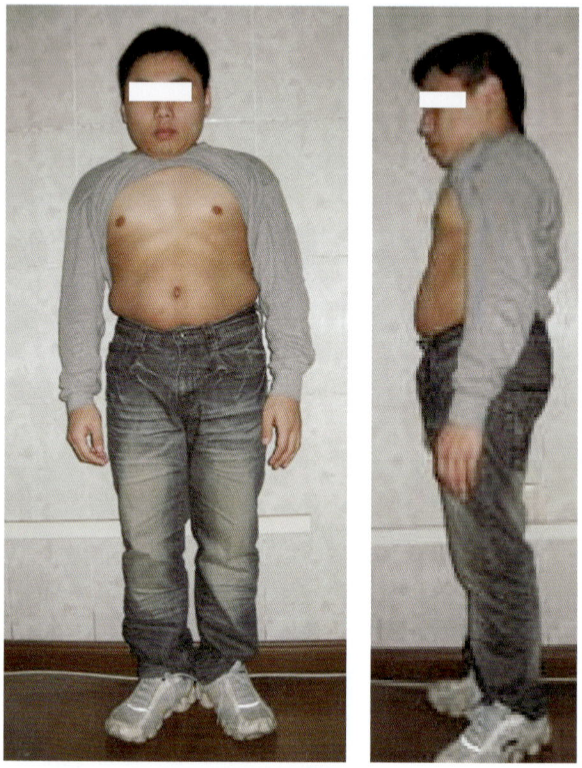

图3-5-2　男、23岁，身材矮小，呈短躯干侏儒，颈短、驼背

二、临床表现

本病均有不同程度腰背及髋、膝疼痛和活动受限。共同体征：颈短肩高，桶状胸，步态蹒跚，智力正常的短躯干型侏儒；血液生化检查均正常。身材矮小是本病临床特征之一，一方面由于软骨发育障碍，椎体变扁，椎间隙及关节间隙均变狭窄，造成患者身材矮小；另一方，由于软骨发育障碍，软骨下骨化异常，造成骨发育受限。虽然本病的确切机制不详，但骨发育异常是本病患者身材矮小的另一个主要原因。

三、影像学表现与病理基础

1. X线平片及CT表现　脊椎表现，由于软骨发育不良的主要病理改变为软骨的过度增生和成熟障碍，造成关节软骨持续性退化、丢失和骨破坏，骨密度下降，其结果是长骨的骨端进行性膨大及骨质增生，关节间隙逐渐狭窄；椎体变扁，二次骨化中心形成障碍，从而影像上早期出现明显骨关节退行性改变，使椎体呈横置花瓶状和子弹头状改变，胸椎中段及腰椎明显，椎间隙明显变窄，脊柱侧弯。由于椎体软骨发育异常，椎间盘与椎体的连接不稳定，椎间盘容易发生疲劳损伤导致椎间盘变性，椎间隙变狭窄，椎体表面终板凹凸不平，并可出现多个凹陷切迹，为史莫结节改变，椎间隙内可出现低密度影（真空征），双侧肋骨表现后肋窄小，前段宽呈飘带状（图3-5-3～3-5-8），但椎弓根显示正常。

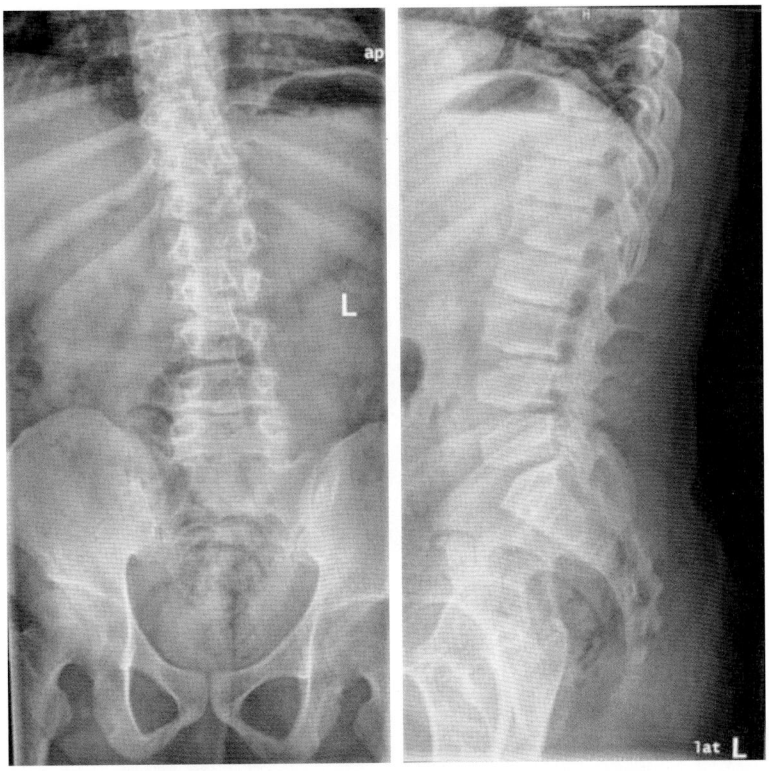

图 3-5-3 腰椎正侧位：腰椎侧弯，椎体形态欠规则，前窄后宽呈横置花瓶状，椎间隙明显变窄，椎弓根正常

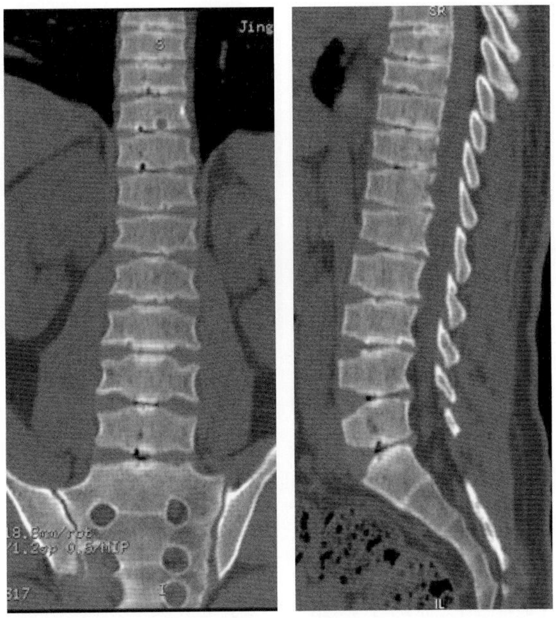

图 3-5-4 胸下段及腰椎 CT 扫描冠状及矢状重建，椎体形态不规则，冠状位显示中间突、两侧扁窄，矢状位腰椎后缘突起呈“驼峰状”，椎体表面终板凹凸不平，密度增高，部分椎体可见多个史莫结节形成，多个椎间隙内可见低密度影“真空征”，椎间隙明显变窄

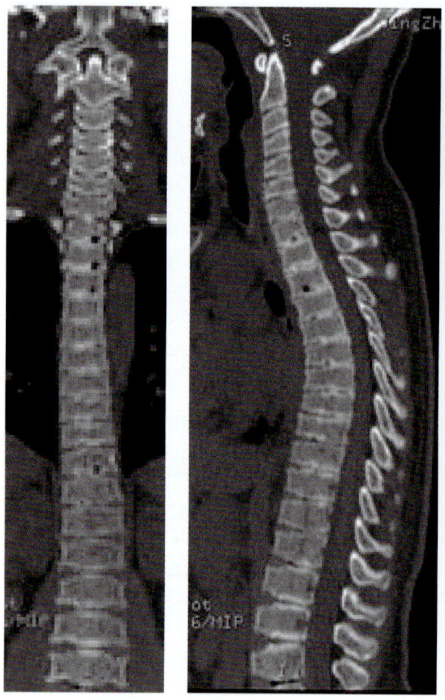

图3-5-5

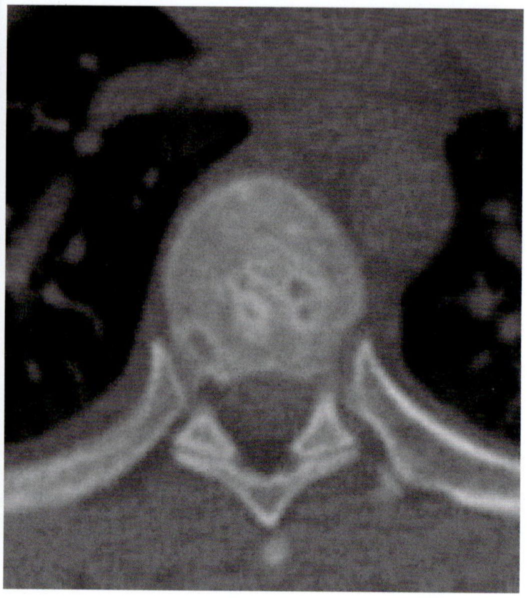

图3-5-6

图 3-5-5，6　颈胸腰段冠、矢状重建及轴位，显示脊柱胸段侧弯，胸段过度后突（驼背），椎体普遍变扁，椎体表面密度增高，可见多个椎体史莫结节形成及真空征

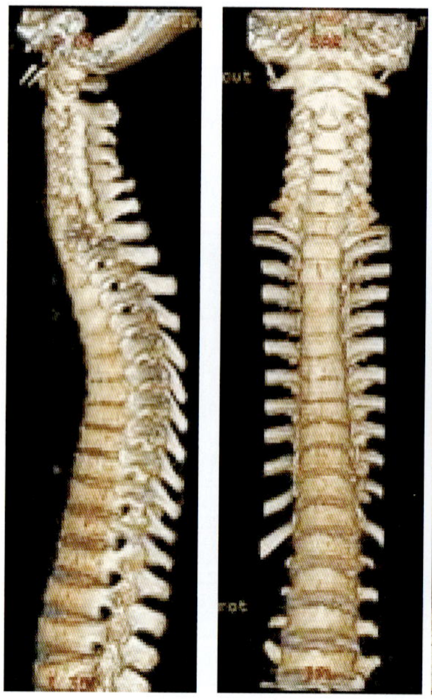

图3-5-7

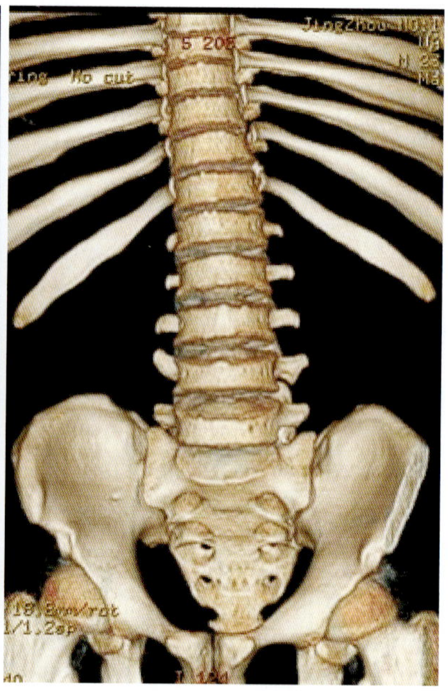

图3-5-8

图 3-5-7，8　脊柱表面重建改变，双侧肋骨表现后肋窄小，前段宽呈“飘带状”

X 线片上①骨盆改变主要表现为骨盆狭小，髂骨和骶骨发育小，骶骨耳部发育不良，坐耻骨支相对增大呈直立状，坐骨大切迹上缘呈直角状，闭孔增大；②髋关节改变，表现为髋臼外上缘发育不良，变浅，髋臼角加大，关节面不规整及硬化；③股骨头发育小且扁，关节面欠光滑，股骨颈粗短，颈干角小，髋内翻（图 3-5-9）；④四肢大关节主要表现为关节发育不良导致较早地发生退行性改变。膝关节改变，股骨两髁平坦，髁间窝变浅，胫骨髁间隆突变平甚至消失，膝关节关节面失去其自然弧度，关节间隙变窄（图 3-5-10，11）。

2. MRI 表现　除显示上述形态改变外，椎体中后部上下缘呈驼峰状突起，脊椎骨呈驼峰状椎体表现，以腰段椎体明显。脊椎骨质表现为疏松

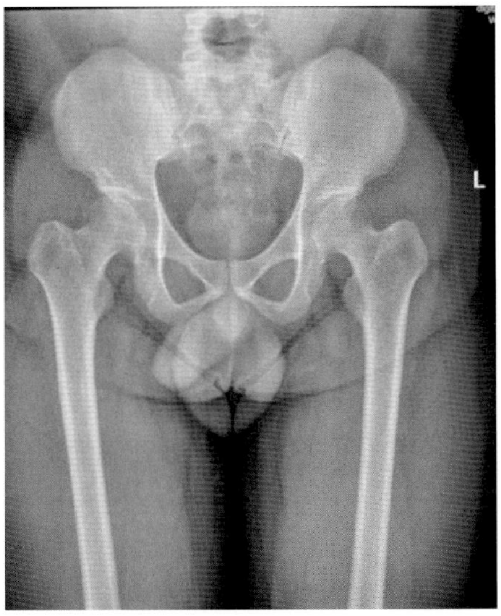

图 3-5-9 髋关节改变，表现为髋臼外上缘发育不良，变浅，髋臼角加大，关节面不规整及硬化。股骨头发育小且扁，关节面欠光滑，髋内翻

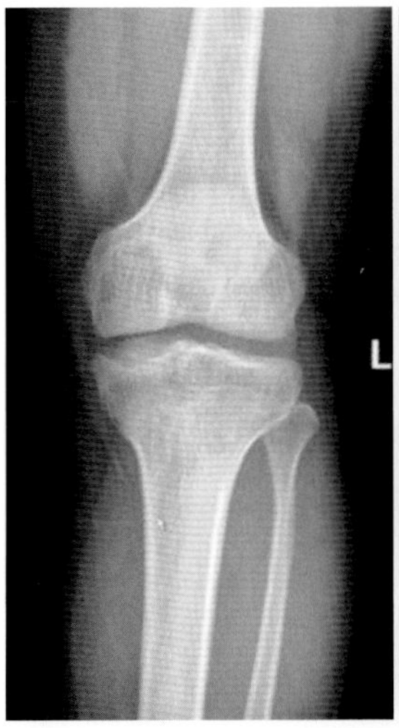

图3-5-10

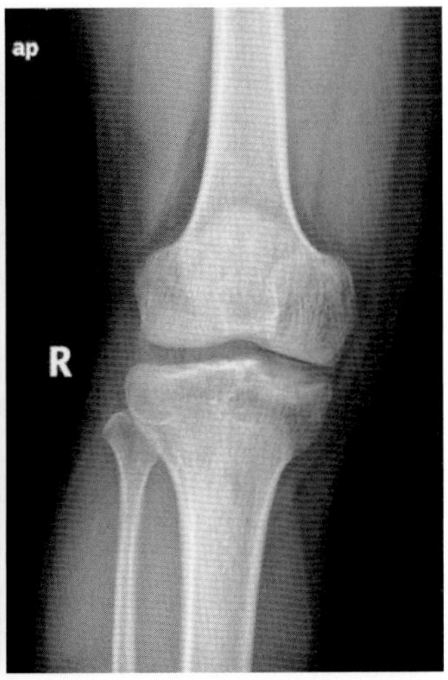

图3-5-11

图 3-5-10，11 双膝关节正位，股骨两髁平坦，髁间窝变浅，胫骨髁间隆突变平甚至消失，膝关节关节面失去其自然弧度，关节间隙变窄

信号，T1WI、T2WI 呈低信号；椎间盘变薄，形态不规则并有不同程度向后突出，椎间盘纤维环和髓核结构不能分辨，椎间盘信号减低，T1WI、T2WI 均呈低信号；个别椎体终板可出现终板骨软骨炎改变；胸、腰椎后纵韧带及黄韧带不同程度增厚，压迫硬膜囊及脊髓，椎管明显狭窄（图 3-5-12，13）。

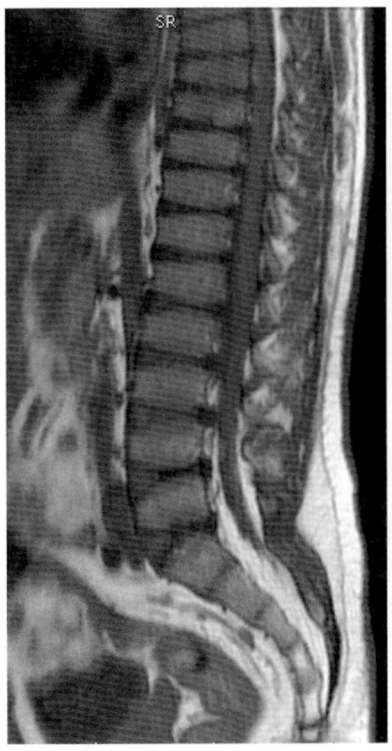

图3-5-12

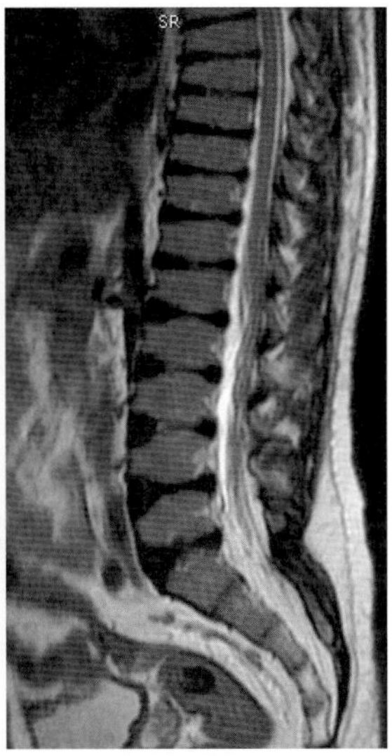

图3-5-13

图 3-5-12，13 MRI T1WI、T2WI 显示椎体骨质信号减低，椎体形态不规则，呈横置花瓶状，腰下段椎体中部隆突呈驼峰状改变，椎间隙明显变窄，腰段部分中间椎体面紧贴，椎间盘几乎消失，椎间盘信号减低，T2WI 更为明显，腰段椎间盘向后突，脊膜囊受压

四、诊断

本病为性连锁隐性遗传，男性 5 岁以后发病，短躯干侏儒，小骨盆。脊椎和髋有典型改变：普遍性椎体变扁，椎间隙狭窄，下胸部和腰椎椎体中后部上下缘驼峰状突起，椎间盘真空征，椎间盘多发性史莫结节形成；髋臼发育不良，股骨头小、扁及有囊变；膝关节改变，股骨两髁平坦，髁间窝变浅，胫骨髁间隆突变平甚至消失，关节面失去其自然弧度，关节间隙变窄。本病很少累及手足等小关节。结合典型的临床表现、X 线表现和家族谱系分析，可对晚发型脊椎骨骺发育不良做出明确诊断。

五、鉴别诊断

主要需与脊柱骨骺发育不良伴进行性骨关节病加以鉴别，后者是一种常染色体隐性遗传疾病，与性别无关；其次还应与莫基奥综合征、软骨发育不全及多发性骨骺发育不良等相鉴别。

（图 3-5-1～3-5-13 由湖北省荆州市第一人民医院放射科余文利医师提供）

第六节　脊髓纵裂畸形

一、概述

1837 年 Ollivier 首先发现并报道脊髓纵裂（split cord malformation，SCM），这是一种罕见的先天性脊髓发育畸形，是脊髓或马尾被纵向的骨性、软骨性或纤维性间隔分成对称或不对称的两半，其发病率占先天性脊髓畸形的 4%～9%，女性多见。SCM 好发于胸腰段，可局限于脊髓的某个节段，也可累及脊髓全长，常合并其他脊髓、脊椎发育障碍和畸形，如脊髓栓系、脊髓空洞、脊髓低位、脂肪瘤、蝴蝶椎、半椎体、脊膜膨出和脊髓脊膜膨出、脂肪瘤、皮样囊肿和表皮样囊肿等。

脊髓纵裂的发病原因不完全清楚，与胚胎发育异常有关，目前多认为胚胎早期中央管闭合时神经管时发生异常，形成间隔，即形成两个神经管。部分学者认为与妊娠期受到射线、病毒、药物等的影响有关。

二、临床表现

脊髓纵裂本身不引起症状，但伴发其他脊髓畸形时可能引起症状，如感觉减退、下肢无力、步态不稳等。

三、影像学表现与病理基础

脊髓纵裂分型名称较多，有学者认为按硬膜管形态与脊髓的关系分为两型，即双管型和单管型。双管型特征：病变区硬膜囊是两个独立的次管，其内有各自分裂的半脊髓；单管型特征：病变区硬膜囊呈扩大的单管状，其内包容两个“镜影状”分裂脊髓。

Pang 将所有的双脊髓畸形统称为脊髓分裂畸形，并分为两型：Ⅰ型指 2 条半脊髓被骨性或软骨性间隔所分隔，位于各自的硬脊膜囊内，两个硬脊膜囊合成一个鞘；Ⅱ型指 2 条半脊髓被纤维间隔所分隔，位于同一个硬脊膜囊内。目前这种分类方法已被广泛采用。影像学检查是诊断 SCM 的有效方法。

1. X 线平片表现　脊柱骨质结构形态异常，包括脊柱侧弯和后突畸形、椎板裂开和（或）椎弓根间隙增宽、椎体和（或）椎板形态失常，表现为半椎体畸形、椎体裂、椎骨融合、椎间隙狭窄以及肩胛骨高位等畸形（图 3-6-1）。如出现椎管中央的骨性间隔，其长径与纵轴一致，对诊断具有特征性意义；但软骨性和纤维性间隔则不能显示。因脊柱常伴有其他畸形，而且平片不能发现椎管内病变，因此价值有限。

2. CT 表现　可以清楚地显示病变区椎体、椎管形态，以及骨性间隔的部位、形态、长度，但对非骨性间隔以及脊髓改变显示不佳。

3. MRI 表现　分裂半脊髓呈圆形或椭圆形，常对称，也可不对称。双管型有骨、软骨或纤维组织结构由前向后将椎管完全分开，骨性骨嵴形

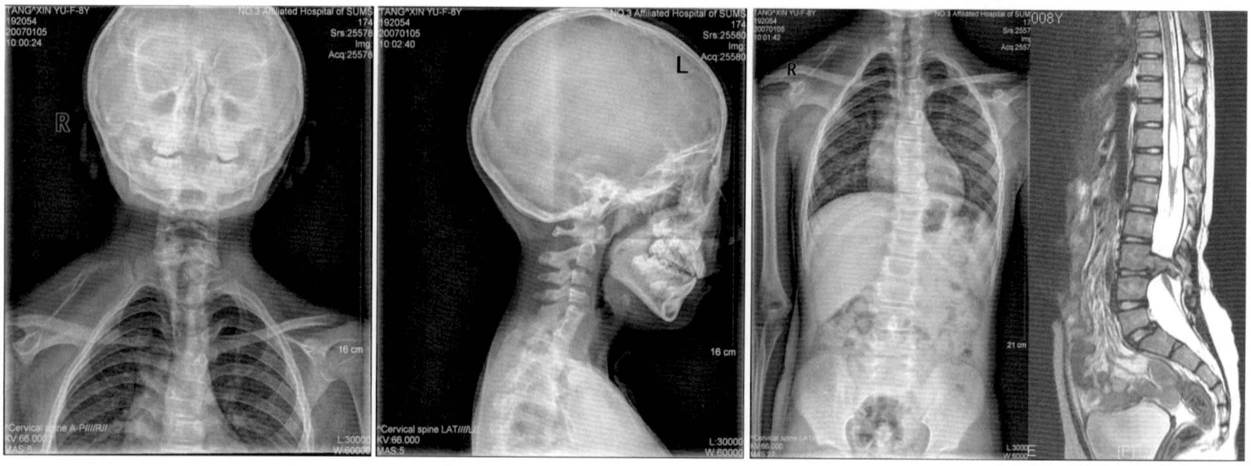

A　　B　　C

图 3-6-1　脊髓纵裂畸形 X 线平片

A、B：颈椎正侧位平片，肩胛骨畸形、变小，上缘位于第 7 颈椎横突上缘，与第 7 颈椎右侧横突形成假关节，颈 6～胸 1 椎体联椎畸形，颈椎正常生理弯曲消失，下段颈椎崩裂；C：脊柱正位平片 显示脊柱弯曲畸形，脊柱棘突显示不清，唯腰 3 可见一棘突样骨性组织存在。右肩胛盂明显变小、变浅，肩峰呈骨性融合

似象鼻子，每个半脊髓有其独立的硬膜囊，在轴位像上显示双管型，呈熊猫面形状。纵裂间隔大部分起自椎体后缘，且多贯穿椎管与椎板相连，部分后端游离，脊髓低位及脊髓空洞形成，腰段脊膜囊增宽等（图 3-6-2）。由于 MRI 软组织分辨率高，且能多方位成像，MRI 不仅可以明确脊髓纵裂的位置、形态、长度、脊髓改变，还可以发现伴随病变。纵裂间隔多由椎体后缘向椎板延伸，部分游离，MRI 可以很好地显示非骨性纵裂间隔，是诊断 SCM 的最好方法。MRI 与 CT 的联合应用，可充分显示脊髓纵裂及脊髓、周围软组织情况，准确判断脊髓纵裂畸形的类型。

四、诊断及鉴别诊断

脊髓纵裂 MRI 表现很具有特征性，分裂半脊髓呈圆形或椭圆形，常对称，也可不对称。双管型有骨、软骨或纤维组织结构由前向后将椎管完全分开，每个半脊髓有其独立的硬膜囊，纵裂间隔大部分起自椎体后缘，且多贯穿椎管与椎板相

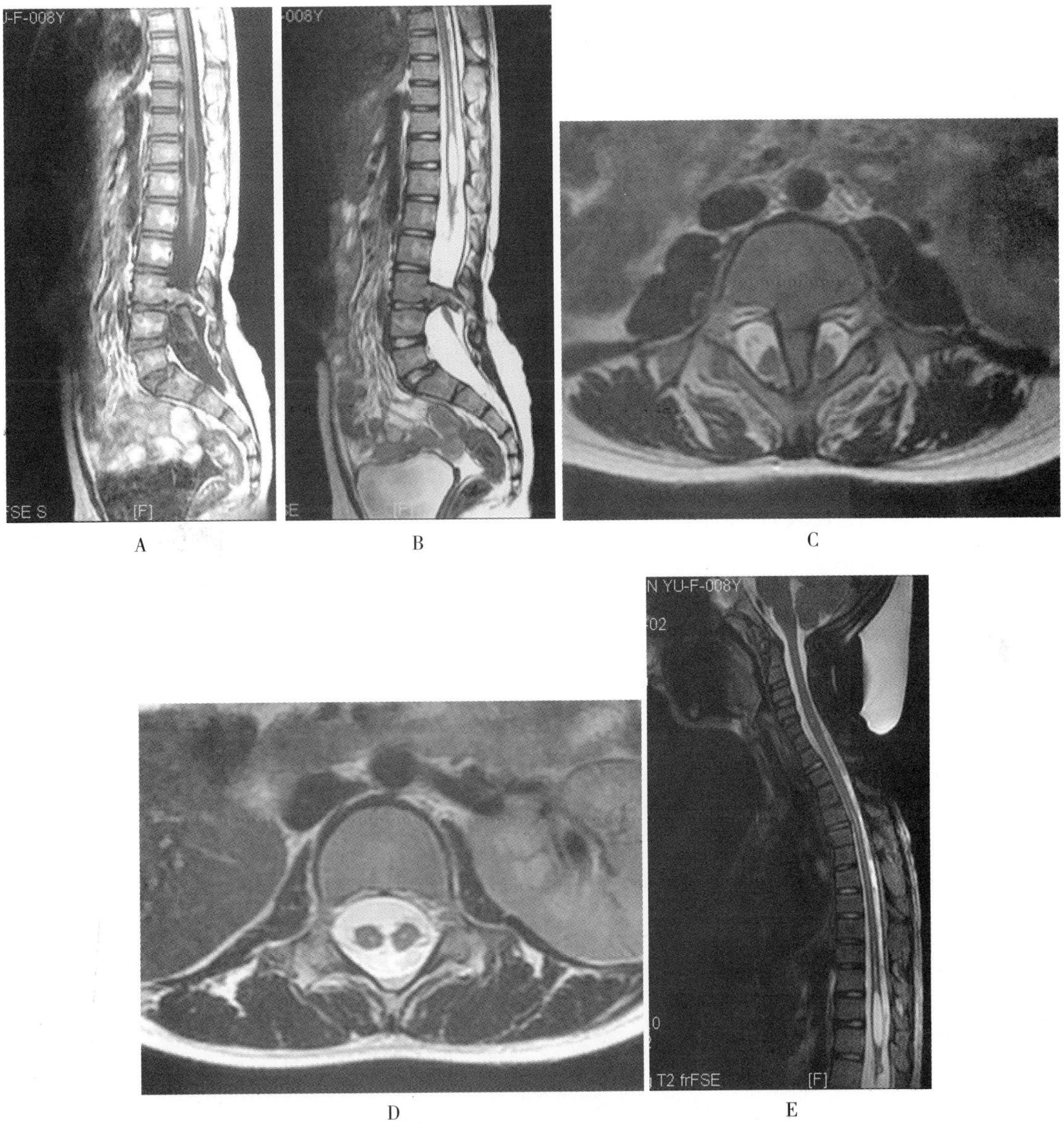

图 3-6-2　脊髓纵裂畸形 MRI 片

A：T1WI 矢状位显示下段脊髓内条状低信号影，其中胸下段呈一长梭形状低信号，位于腰 3 后缘可见一骨性棘突样赘生物向后突起，拟将脊膜囊拦腰截断；B：T2WI 矢状位显示下段脊膜囊增大，脊膜囊拦腰截断状更明显，但下半部可见少许低信号脊髓影，显示脊髓低位，脊髓下段呈长条状高信号脊髓空洞征；C：T2WI 轴位，腰 3 后缘骨性棘突样赘生物向后延伸，形似象鼻子，并将脊膜囊分开两半，呈“双管型”征，正常棘突变小并分叉；D：T2WI 轴位脊髓分隔形似“熊猫眼”信号特征性表现；E：T2 压脂矢状位显示颈胸椎多个椎体连椎及发育畸形，脊髓末段可见长条状高信号空洞形成，其余胸段脊髓中央管扩张

连，部分后端游离，极少数起自椎板。单管型脊髓纵裂含有两个半脊髓置于同一个硬膜囊内，其间无纤维间隔，仅在其背侧可能有纤维脂肪组织相隔。约91%的脊髓纵裂两个半脊髓在椎管下部又合二为一，脊髓纵裂常合并其他脊髓、脊椎发育障碍和畸形，如脊柱侧弯、脊髓低位、脊髓积水、蝴蝶椎、半椎体、脊膜膨出和脊髓脊膜膨出等。

（修文吉　邓星河）

第七节　脊髓、脊膜结核

一、概述

结核杆菌引起的脊膜、脊髓结核，多继发于颅内结核，是结核性脑膜炎向下播散引起的并发症，其次是椎体结核向椎管内蔓延。患者多伴有肺结核，还可有淋巴、肠、骨、肾结核等。

二、临床表现

脊膜和脊髓结核患者多有结核性脑膜炎、脊椎结核病史，可有盗汗、低热、消瘦等全身表现，有肢体疼痛、麻木乏力、活动障碍、截瘫伴尿便失禁等症状。实验室检查提示脑脊液蛋白含量增加，糖和氯化物降低，白细胞计数正常或轻度增高，以单核细胞或淋巴细胞为主。

三、影像学表现和病理基础

脊膜、脊髓结核的病理学特征与结核性脑膜炎、结核性脑炎相似，主要表现为脊膜、脊髓和脊髓血管受侵，发生显著的广泛性炎症、充血、水肿，形成结核性肉芽肿、粟粒样结节和结核性脊髓炎。慢性期可有纤维组织及血管增生，脊膜增厚并椎管内蛛网膜与硬膜、软膜、脊髓或（和）神经根粘连，压迫脊髓；当脊髓内的小动脉内膜发生炎症反应，使内膜增厚、闭塞，可产生血栓和脊髓梗死、软化等缺血性损害。

1. X线表现　不能显示脊膜、脊髓情况，仅合并脊椎结核时可有阳性表现；CT的软组织分辨率不高，对诊断价值有限。

2. MRI表现　能够显示X线和CT所不能显示的早期脊膜、脊髓炎性改变，以及椎体结核改变。①结核性脊髓炎：表现为脊髓水肿、增粗，其内可见不规则等及长T1、长T2信号，信号均匀或欠均匀，有强化（图3-7-1）；可合并髓内结核瘤形成，即干酪样坏死灶，增强后明显环形强化（图3-7-2）；②脊膜结核：脊膜均匀或不规则性增厚，蛛网膜下隙变形或消失，表现为T1WI上低信号或等信号，T2WI上稍高信号，增强后脊膜明显环状强化（图3-7-3，4）；有时，平扫可表现正常，增强扫描可见局部脊膜增厚和强化，因此增强检查对于脊膜结核诊断非常重要；③结核粟粒样结节：主要为硬脊膜外结核性肉芽肿，弥漫性分布，T1WI低信号或等信号，T2WI表现为高信号，增强病灶明显强化（图3-7-5）；④其他：合

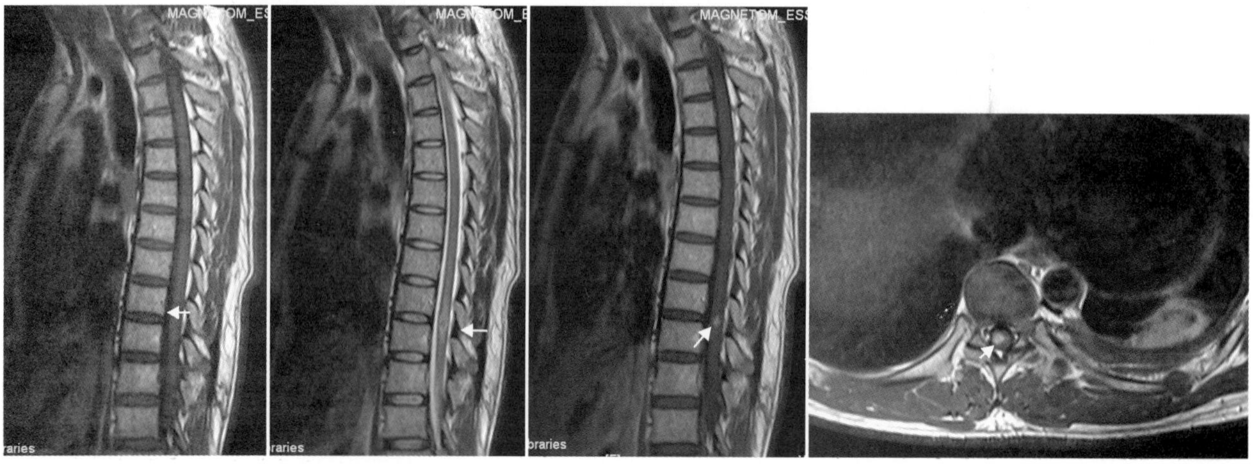

A　　B　　C　　D

图3-7-1　脊髓结核，本例MRI显示脑内结核性脑膜炎

A：T1WI显示胸11、12后缘脊髓局限性稍低信号影（箭头）；B：T2WI显示胸11、12后缘脊髓局限性结节状低信号，上下缘呈梭形片状稍高信号；C、D：增强扫描可见结节状强化（箭头）

并脊髓梗死、脊髓空洞症等（图 3-7-6）。

四、诊断

MRI 表现为上述的脊膜增厚、脊髓水肿并异常信号，脊膜环形强化、硬膜外肉芽肿支持脊膜脊髓结核的诊断。

五、鉴别诊断

1. 脊髓结核性肉芽肿应与髓内肿瘤鉴别　髓内肿瘤患者无结核症状，强化方式多样，可表现为结节状或环状强化，病灶周围伴水肿及脊髓空洞表现，强化后病灶边缘多较清楚。

2. 脊膜结核应与化脓性脊膜炎鉴别　二者影像表现类似，但结核发病相对较慢，化脓性脊膜炎还可形成局限性硬膜外脓肿；脑脊液检查对二者有鉴别意义；如伴有邻近脏器和组织的活动性结核性病变，多提示为结核。

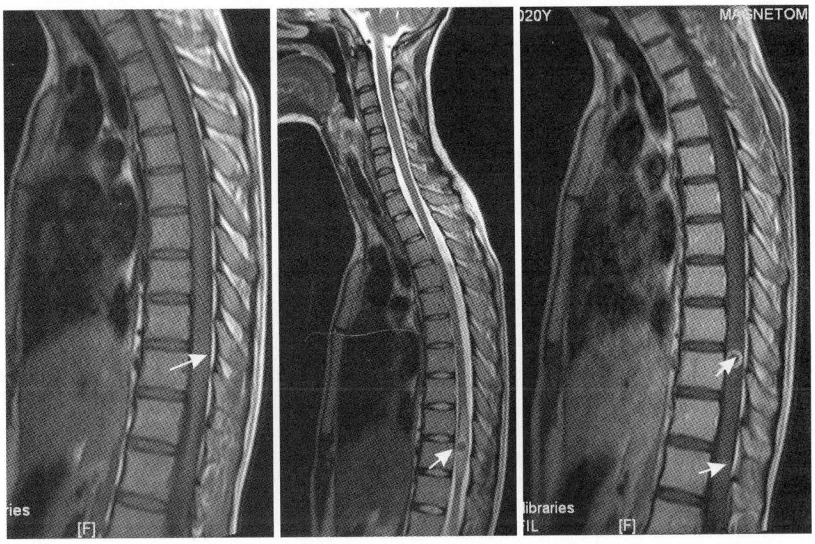

A　　B　　C

图 3-7-2　脊髓结核

A：T1WI 显示胸 10 后上缘脊髓可见结节状低信号，周围可见薄层环形稍高信号影（箭头）；B：T2WI 显示脊髓内结节状低信号，其上下缘表现为梭形稍高信号；C：增强扫描显示局部结节呈低信号，周围可见明显的薄层环形强化（粗箭头），胸 12 后缘脊髓内可见小点状强化（箭头）

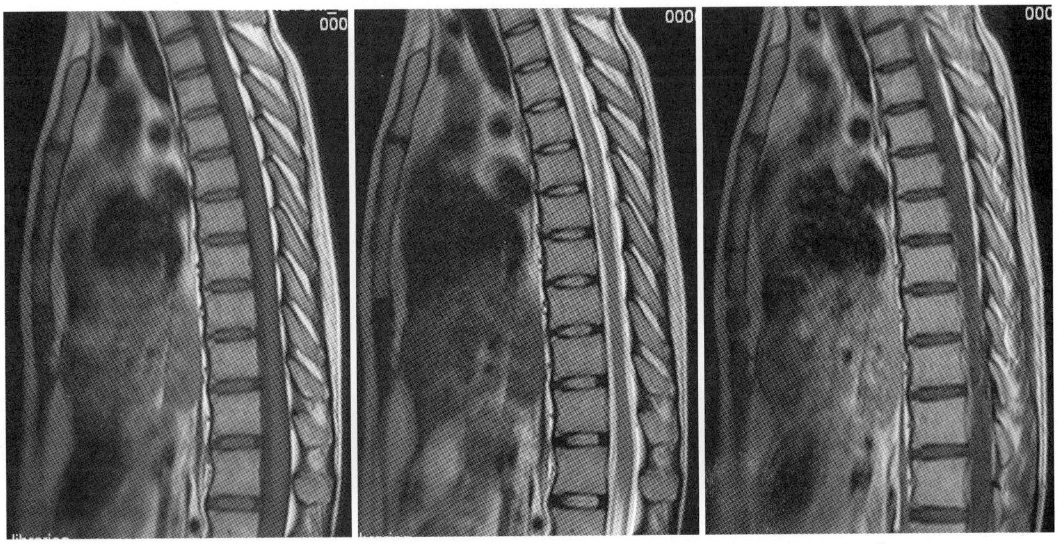

A　　B　　C

图 3-7-3　结核性脊膜炎

A：T1WI 显示脊柱后缘硬脊膜增厚，呈低信号；B：T2WI 显示硬脊膜不规则增厚，呈浅波浪状凹凸不平，增厚的脊膜呈高信号，脊髓中央管扩张，呈稍高信号；C：增强扫描显示脊膜不规则点状及条状中等度强化

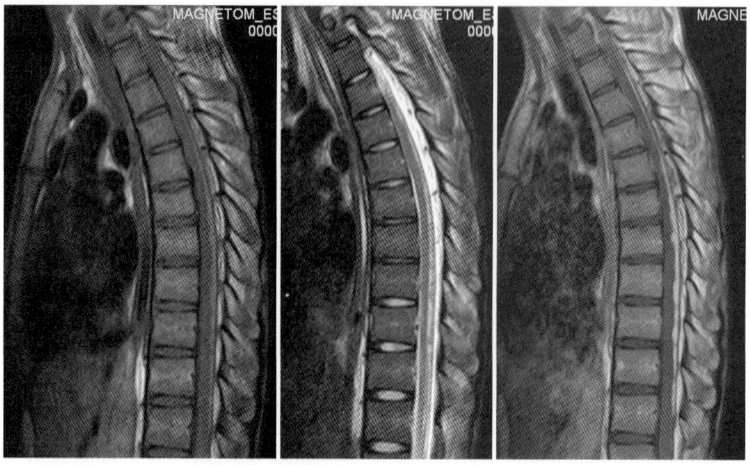

A　　B　　C

图 3-7-4　脊髓结核

A：T1WI 显示脊柱后缘硬脊膜不规则增厚，呈中等信号；B：T2WI 显示硬脊膜不规则增厚，呈高信号；C：增强扫描显示脊膜不规则增厚呈波浪状，强化明显

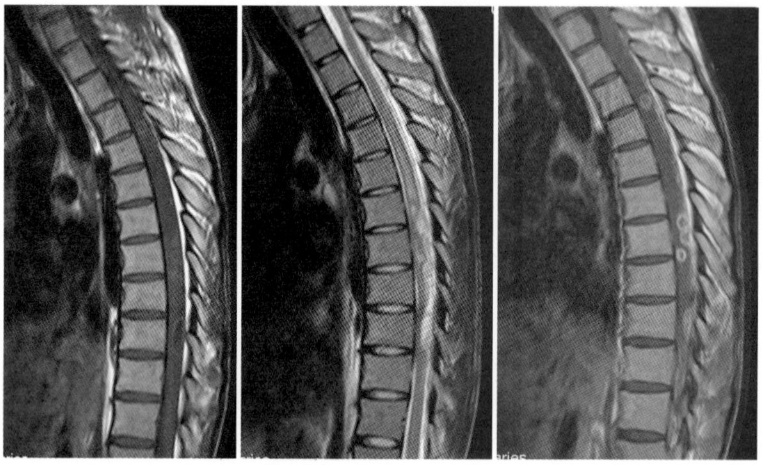

A　　B　　C

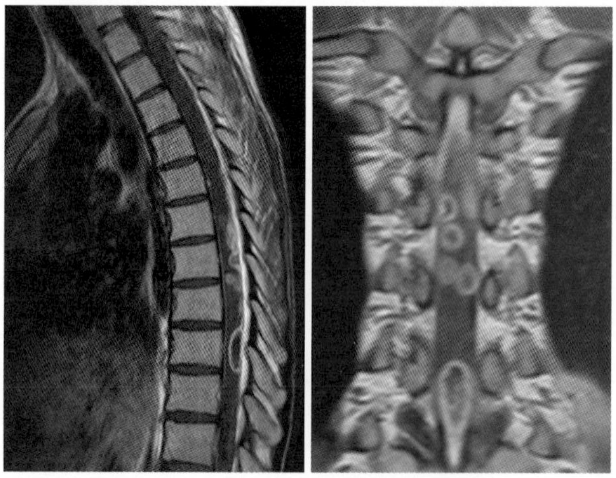

D　　E

图 3-7-5　脊髓多发性结核球

A：T1WI 显示脊髓内多个小结节状低信号影，结节边缘可见稍高信号的薄层环形信号；B：T2WI 显示脊髓内多发性结节影为不均匀高信号，脊髓中央管扩张；C～E：增强扫描显示脊髓结节边缘明显环形强化，中央呈低信号，并可见脊膜增厚及不均匀强化

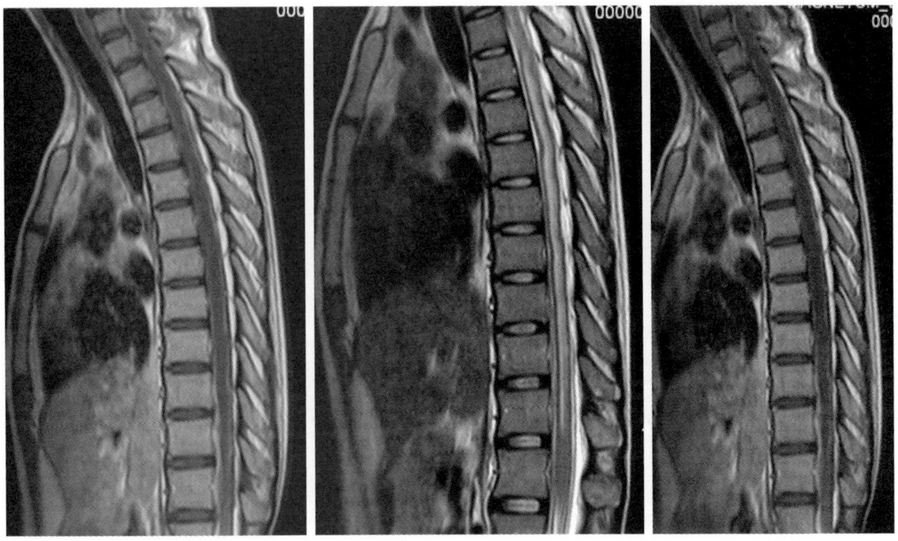

图 3-7-6　脊髓脊膜结核合并脊髓空洞形成

A：T1WI 显示脊膜不规则增厚，脊髓中央呈条状更低信号影；B：T2WI 显示脊髓长条状宽窄不一的高信号，为脊髓空洞形成，脊膜明显增厚，信号增高；C：T1 增强扫描显示脊膜不均匀增厚呈中等度强化，脊髓未见强化

（修文吉　邓星河）

第八节　脊膜囊肿

一、概述

1938 年 Tarlov 首先报道了脊髓脊膜囊肿，但至今病因仍不明确。多数学者认为，各种原因导致神经根处的神经外膜及束膜粘连，局部脑脊液流通障碍，形成囊肿；脊膜囊肿多发生在腰骶椎水平，颈、胸椎少见。

二、临床表现

脊膜囊肿多无明显症状，骶管内脊膜囊肿的症状多与腰椎间盘突出症、椎管狭窄等类似，除腰腿痛外，还常出现骶丛神经受压的表现，如骶尾部疼痛、会阴部烧灼感、尿便障碍等。

三、影像学表现及病理基础

多数学者认为脊膜囊肿是先天性的，是由于硬脊膜的先天性发育缺陷，当腹压增加或血流搏动时，脑脊液压力增高，并通过蛛网膜的薄弱处不断进入先天性缺损处，形成囊肿；也有学者认为脊膜囊肿可能是后天性的，如外伤造成的硬膜囊局部损伤后，局部蛛网膜薄弱或缺陷，形成脊膜囊肿并与蛛网膜下隙相通，随脑脊液搏动而逐渐扩大。

按部位及形态学改变，1988 年 Nabors 等将脊髓脊膜囊肿分为三型：分别为Ⅰ型硬脊膜外脊膜囊肿，其内无神经根纤维，又分Ⅰa 型椎管内硬膜外脊膜囊肿，T1WI 囊肿边界清楚，囊液与脑脊液信号相似的低信号，T2WI 及 T2 脂肪抑制均呈高信号，由于椎管空间较窄，且囊肿可从后向一侧生长扩大，压力不断增大，脊膜囊受压移位，并造成椎体一侧后缘骨质受压呈弧形缺损（图 3-8-1，2）；Ⅰb 型骶管内脊膜囊肿，囊肿多位于骶 1～3 区段，骶管囊肿可位于一侧或双侧的骶孔；可单发或多发，由于骶管狭窄，前缘骨质常呈弧形压迫缺损（图 3-8-3）。Ⅱ型硬脊膜外脊膜囊肿，内含神经根纤维（Tarlov 囊肿，图 3-8-4～3-8-6）；Ⅲ型为硬脊膜下脊膜囊肿，即硬脊膜下蛛网膜囊肿（图 3-8-7～3-8-9）。Ⅰ型可发生在脊膜囊任何部位；Ⅱ型多发生在骶神经根袖套，神经根位于囊内或囊壁上；Ⅲ型多发生在脊髓蛛网膜下隙背侧，目前认为与神经根粘连有关。

CT 检查可表现为腰骶椎局部椎管扩大，可见边界清楚的低密度灶，邻近骨质受压变薄、硬化，病变可单发也可多发。

MRI 检查是显示脊膜囊肿的最好方法，表现为椎管扩大，并可见卵圆形、串珠状的长 T1、长 T2 囊性灶，囊壁菲薄，与邻近的神经根纤维关系

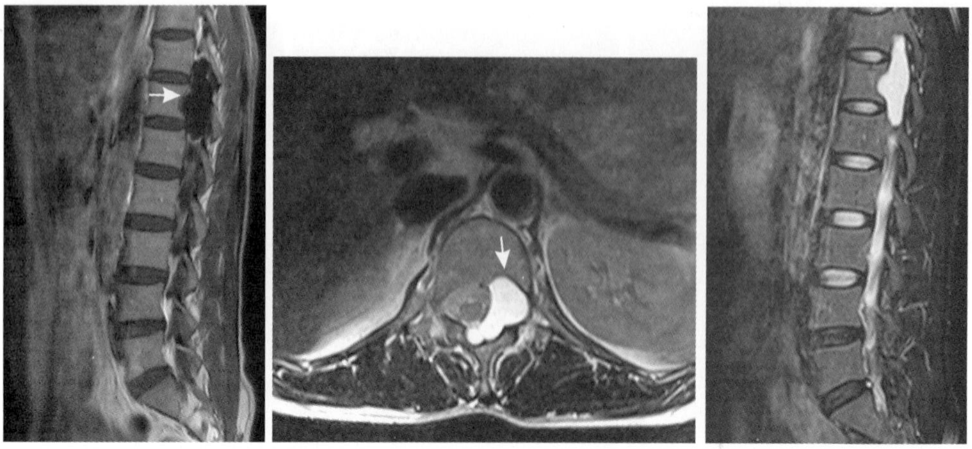

A B C

图 3-8-1 椎管内硬膜外脊膜囊肿

A：T1WI 显示胸 11~12 后缘脊膜囊肿，边界清楚，囊液与脑脊液信号相似的低信号，椎体后缘骨质受压局限性凹（箭）；B：T2WI 轴位显示呈高信号，囊肿从后向一侧生长扩大，脊膜囊受压移位，椎体一侧后缘骨质受压呈弧形缺损（箭）；C：T2 脂肪抑制呈长梭形高信号，前缘可见局部突起压迫椎体后缘呈浅弧形缺损

亦可明确显示，增强后病灶的囊壁、囊液均无强化。

四、诊断

椎管内脊膜囊肿的影像学检查通常包括腰骶部 X 线片、CT、脊髓造影和 MRI。腰骶部 X 线片作为常规检查，很少有诊断价值的阳性发现；脊髓造影对本病有重要的诊断价值，可以显示囊肿与蛛网膜下隙之间的交通情况，但为有创造影检查，易发生如腰痛等并发症，不作为常规检查；CT 对囊肿相邻骨质结构的改变显示清晰，判断囊肿对椎管骨壁的压迫性骨质吸收优于 MRI；MRI 具有分辨率高、软组织成像好、无损伤等优点，不仅可以发现囊肿所在的部位、形态和大小，而且可以做出定性诊断，可与椎管内其他占位病变加以鉴别。MRI 表现特点：囊肿呈均匀一致的信号影，类圆形或长椭圆形，T1WI 呈低信号，T2WI 呈高信号，信号特征与脑脊液一致，袁雁雯等认为“分叉征”及“脑脊液喷射征”对硬膜外蛛网膜囊肿的定性诊断有较大价值，同时可确定裂孔与蛛网膜相通。

五、鉴别诊断

脊膜囊肿需与囊性神经鞘瘤、表皮样囊肿、

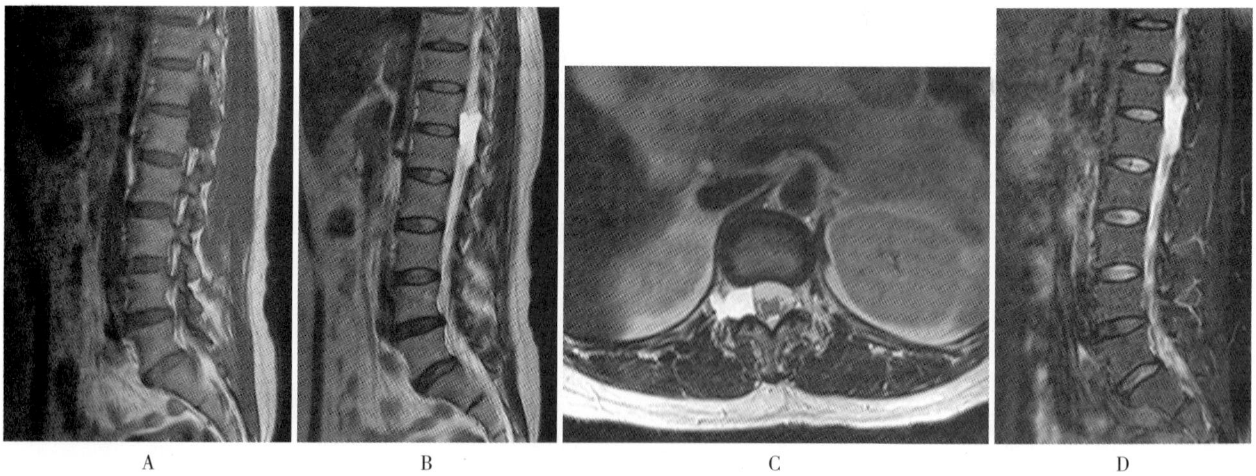

A B C D

图 3-8-2 胸 12~腰 1 椎管内硬膜外脊膜囊肿

A：T1WI 矢状位显示胸 12~腰 1 椎管内硬膜外脊膜囊肿，外缘光滑呈长条状低信号影，信号与脑脊液相同；B：T2WI 呈长条状高信号，上缘略呈分叉；C：T2WI 轴位显示囊肿位于椎管右侧并沿椎间孔向外延伸，略呈哑铃状并轻度分叉征；D：T2 压脂，囊肿呈高信号

肠源性囊肿鉴别。①神经鞘瘤可发生于椎管内任何节段，完全囊变少见，囊壁通常较厚并可强化；②表皮样囊肿好发于腰段椎管内，其信号多不均匀，T1WI上信号较脑脊液高；肠源性囊肿位于脊髓腹侧，囊液蛋白含量高，多位于颈胸段，T1WI上信号较脑脊液高。

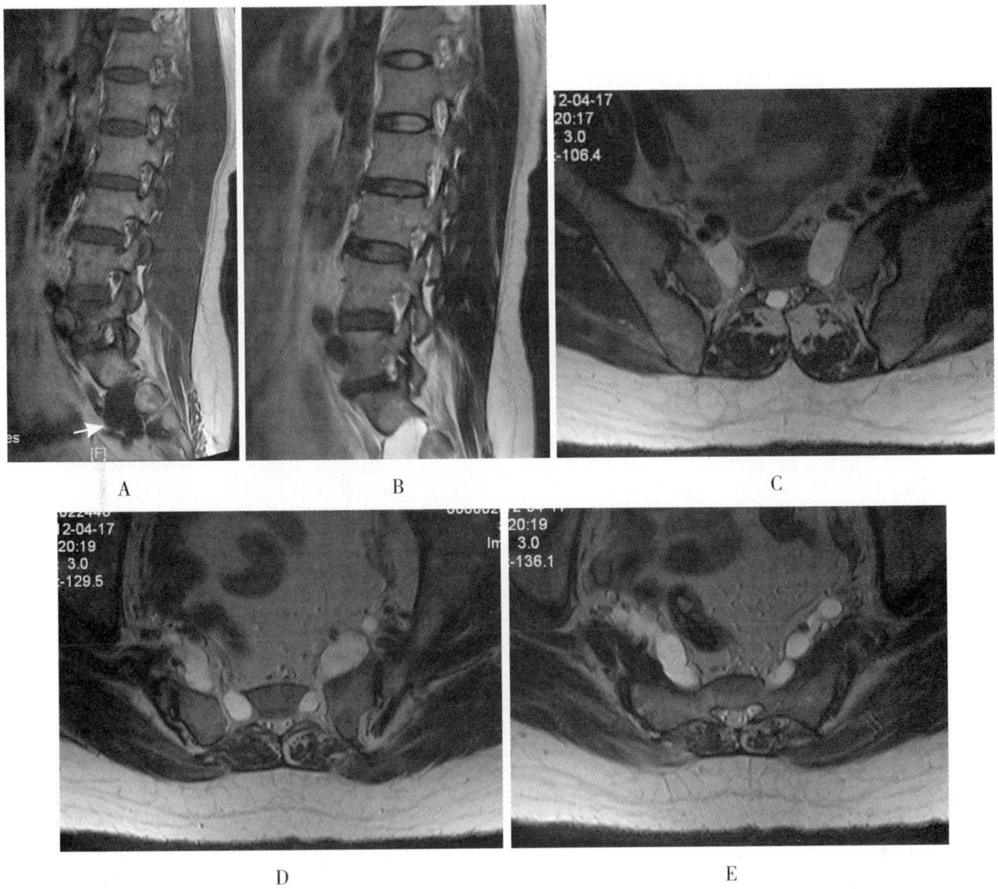

图 3-8-3　骶 1、2 骶管囊肿（双侧）

A：T1WI 显示骶 1、2 神经孔突出的囊性骶低信号（箭头）；B：T2WI 显示囊肿呈高信号；C～E：T2WI 轴位显示沿骶 1、2 双侧神经孔呈大小不一的串珠状囊性高信号影

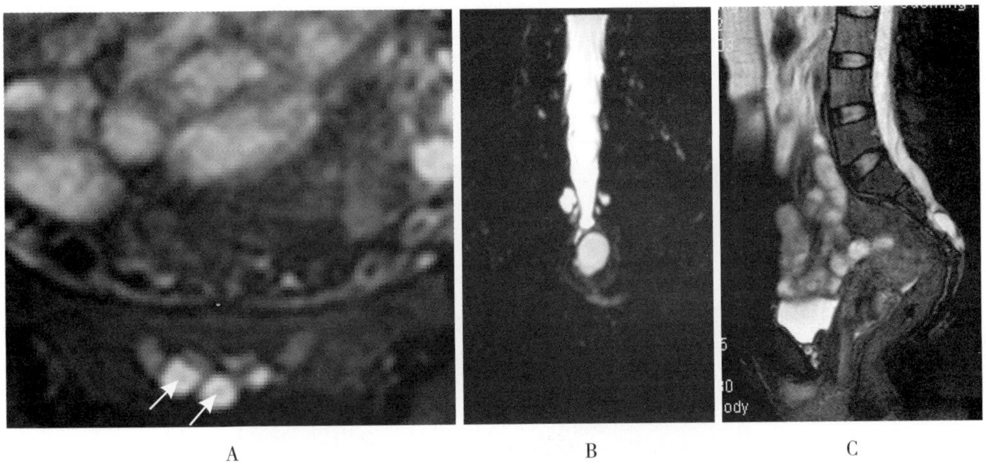

图 3-8-4　骶骨椎间孔的硬脊膜外脊膜囊肿（神经根鞘膜囊肿）

A：T2 压脂显示骶管囊肿，囊肿内可见小圆点状等信号影的神经纤维，脊神经根穿过硬脊膜形成袖套状包裹（箭头）；B、C：脊髓水成像显示骶 1 双侧沿神经根走向的囊肿形成（神经根鞘膜囊肿），骶管末端可见一稍大的脊膜囊肿

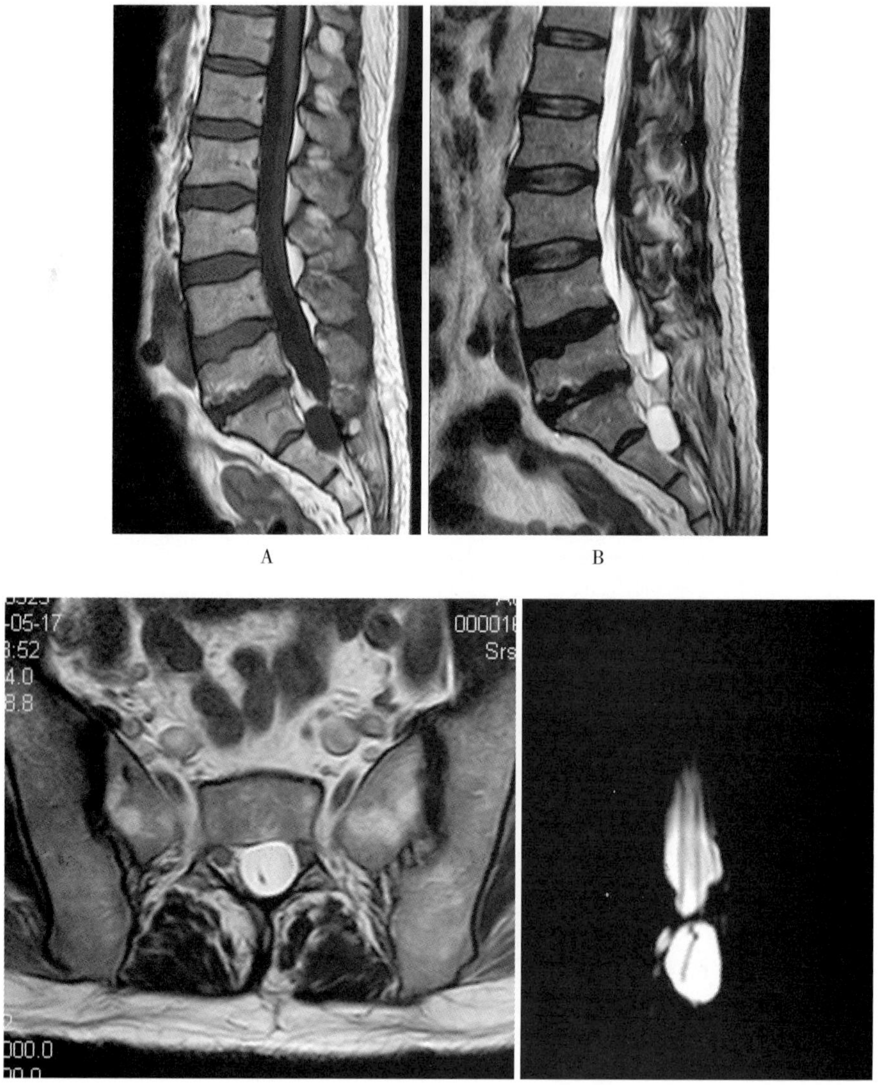

A B

C D

图 3-8-5　骶管硬脊膜外脊膜囊肿（神经根鞘膜囊肿）

A：T1WI 骶管 1、2 间类圆形低信号，上下缘与脊膜之间有脂肪组织相隔，骶 2 椎体后缘轻度受压；B：T2WI 显示高信号囊肿影；C：T2WI 轴位，显示高信号囊肿内点状低信号神经根的横切面影；D：脊髓水成像在高信号的囊肿内清楚显示脊神经根穿过硬脊膜形成袖套状被包裹于囊内

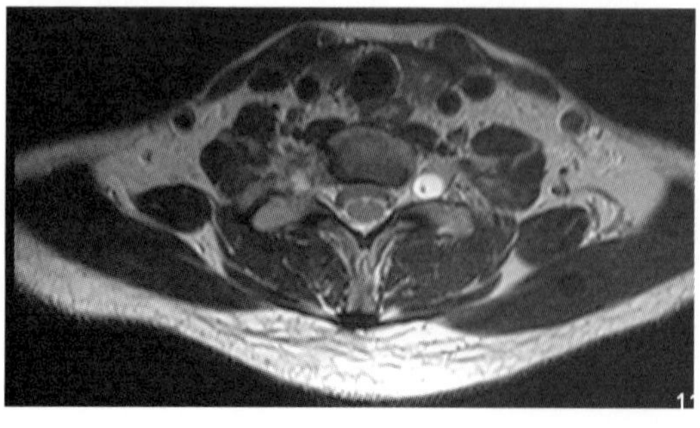

图 3-8-6　颈神经根鞘囊肿，左侧神经根鞘出口外可见一囊性高信号影，其内可见小点状神经根轴位呈低信号

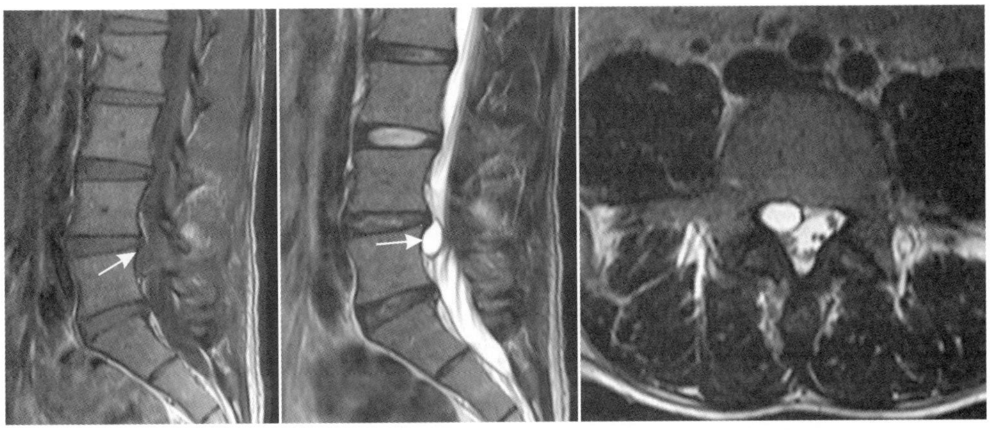

A　　B　　C

图 3-8-7 硬脊膜下蛛网膜囊肿

A：T1WI 腰 5 后缘脊膜囊内可见一梭形低信号影（箭头）；B：T2WI 腰 5 后脊膜腹侧显示一梭形高信号影，上缘逐渐变窄，并可见一小管与脊膜囊相连（箭头），右侧神经根受压；C：T2WI 轴位显示脊膜囊内右侧类圆形高信号

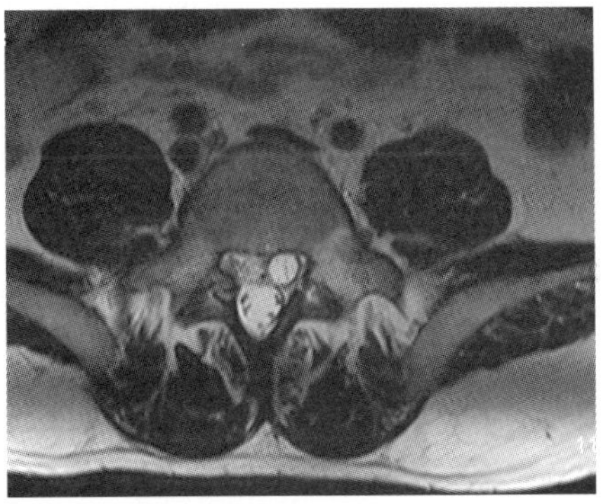

图 3-8-8 T2WI 轴位显示椎管脊膜囊内类圆形高信号（脊膜下蛛网膜囊肿）

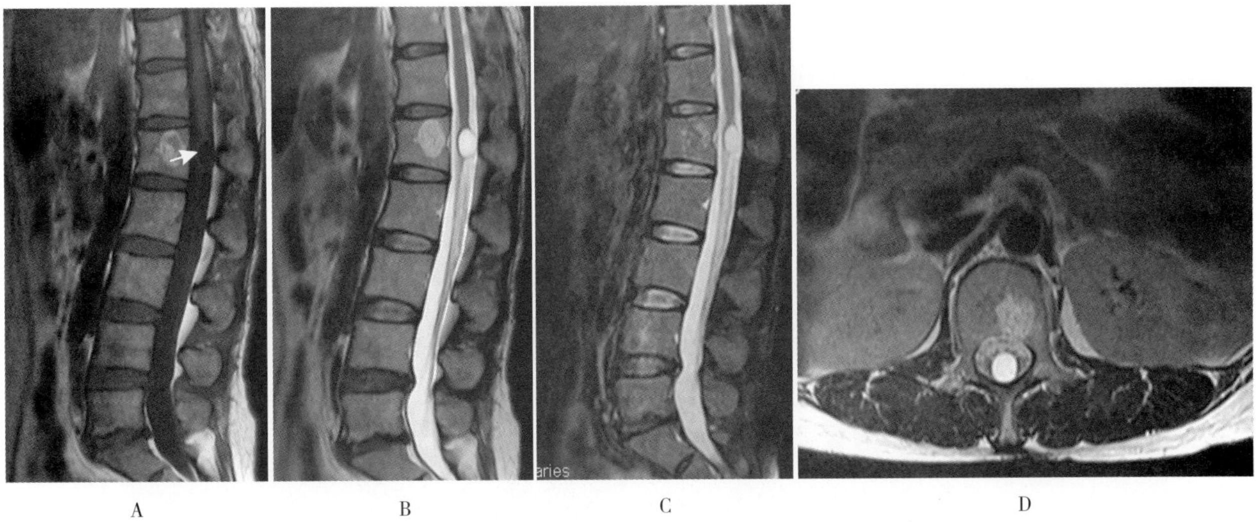

A　　B　　C　　D

图 3-8-9 硬脊膜下蛛网膜囊肿

A：T1WI 矢状位腰 1 椎体后缘脊膜囊背侧可见一圆形低信号影，边缘隐约可见一中等信号环包绕（箭头）；B：T2WI 矢状位显示圆形囊性高信号影，与脑脊液信号相同，边缘清楚，脊髓受压向前移位；C：T2 脂肪抑制囊肿显示呈高信号；D：T2WI 轴位清楚显示脊膜囊后缘内呈圆形高信号，脊髓组织受压向前移位

（修文吉　邓星河）

第九节 椎小关节滑膜囊肿

一、概述

滑膜囊肿主要见于腕、膝、踝、足等关节，椎管内滑膜囊肿临床上少见，易被忽视。脊椎滑膜囊肿最多发生于腰椎，偶见于胸椎和颈椎。腰椎关节突关节滑膜囊肿多见于男性（70%），最好发于腰4、5节段（61%~90%），腰3、4和腰5~骶1节段（5%~17%）次之，通常与临近的关节突关节相交通，提示其发生可能与上述节段的活动量大有关。关节突关节的退行性改变和创伤可能使关节囊变得薄弱或出现缺损，关节内容物疝出，导致囊肿形成。

二、临床表现

本病好发于腰椎，以腰4、5最多（70%），腰5~骶1次之（20%）。椎小关节突关节滑膜囊肿患者的症状和体征与囊肿大小及发生部位有关，临床表现没有特征性。因本病发生在椎小关节外后方较多，可无明显临床症状，如突入椎管，可压迫神经根、硬膜囊，并产生腰背痛、下肢疼痛、麻木等症状，极少数合并马尾综合征，与椎间盘突出引起的症状无法区分。

三、影像学表现及病理基础

椎小关节滑膜囊肿病因尚不明确，目前多数学者认为由于退行性变、微小创伤导致椎小关节囊薄弱、缺损，致使松弛的滑膜囊自薄弱处疝出形成囊肿，易与椎间盘脱出等混淆，影像学检查可很好地显示病灶及其他伴随病变。与其他滑膜关节的滑膜囊肿类似，椎小关节滑膜囊肿为滑膜包裹的囊性灶，为浆液性或胶冻样液体，胶冻样液体为黏液样变性、含铁血黄素沉积及钙化等成分，囊壁由结缔组织、胶原纤维及弹力纤维构成，常见炎性细胞及多核巨细胞。

1. X线平片表现 平片不能显示椎小关节囊肿，但可见不同程度的椎体骨质增生，椎小关节面骨质增生，关节间隙狭窄、模糊，以及椎体前、后移位不稳等退行性变表现。

2. CT表现 平扫及三维重建可观察到腰椎椎小关节旁的囊状低密度影，边界较清楚，囊壁密度稍高，可钙化，囊内容物密度均匀；常伴椎小关节骨质增生、关节面凹凸不平；如病灶位于椎管内，可使邻近的硬膜囊受压，但对神经根的压迫显示不如MRI。

3. MRI表现 MRI能够很好地显示椎小关节突旁囊肿；在小关节外后方可表现为边界清楚的囊性病灶，大小不一，囊壁在T1WI低信号、T2WI高信号，囊内容物可接近脑脊液信号。增强扫描见囊壁可有强化，囊内容物不强化。囊肿如突向椎管，可显示硬膜囊和（或）神经根受压的表现；另外，还常见椎小关节退行性变的表现，横断面见椎小关节骨质增生，关节面凹凸不平，关节间隙不均匀狭窄，并可见椎小关节面下骨质的水肿、炎症、积液等（图3-9-1~3-9-5）。

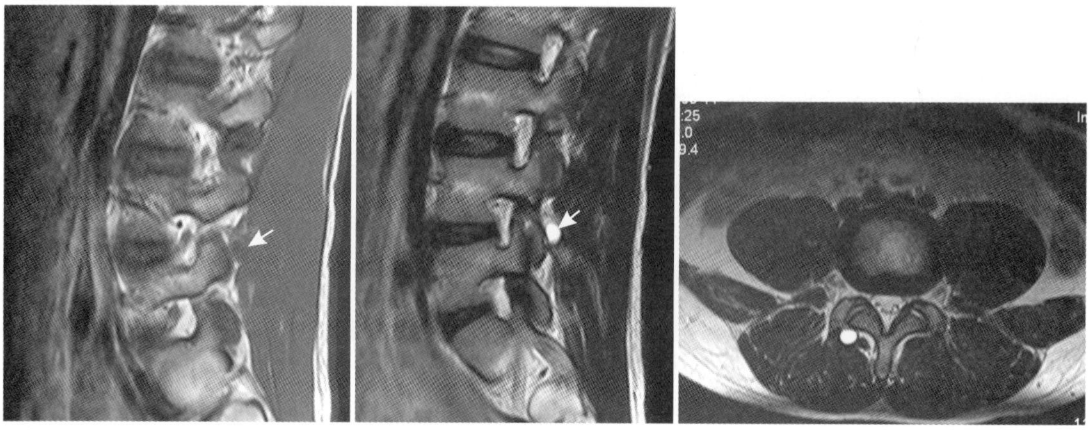

A B C

图3-9-1 腰椎椎小关节滑膜囊肿

A：T1WI矢状位显示腰4、5小关节后缘滑膜囊肿，呈圆形低信号（箭头）；B：T2WI矢状位显示小囊肿呈高信号（箭头）；C：T2WI轴位显示右侧小关节间隙后缘高信号小囊肿，双侧小关节间隙少量高信号积液

三、诊断

由于MRI广泛用于临床，椎小关节滑膜囊肿的确诊概率越来越高，本病常发生于椎小关节退行性变的基础上，囊肿发生在椎小关节后外侧关节旁滑膜，有时可见一小管状高信号影与关节间隙的积液相连，如向脊膜囊突出，即见脊膜囊弧形受压，并与脊膜囊有一低信号影分隔。

四、鉴别诊断

椎小关节滑膜囊肿须与神经根袖鞘囊肿、椎管内脊膜下囊肿、黄韧带囊肿鉴别。

1. 神经根鞘囊肿　多见于颈椎神经根，常见囊肿位于神经根出口外的小囊性高信号，内可见被包裹神经根。

2. 椎管内脊膜下囊肿　囊肿位于硬脊膜囊内的囊性高信号影，脊膜囊一般无受压，可发生在脊膜囊侧缘或后缘。

3. 黄韧带囊肿　该囊肿少见，但由于其发生部位在黄韧带与硬脊膜囊之间，与脊膜囊有一低信号分隔，与椎小关节囊关系不密切。

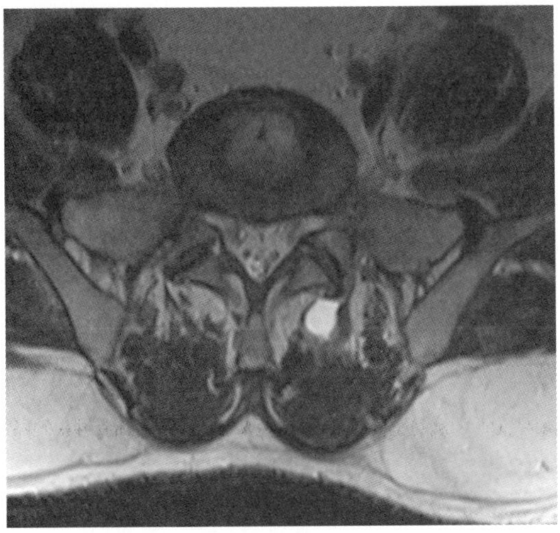

图3-9-2　T2WI轴位显示双侧小关节增生、硬化，左侧小关节后缘显示有一小管状影与关节囊相通的囊状高信号影

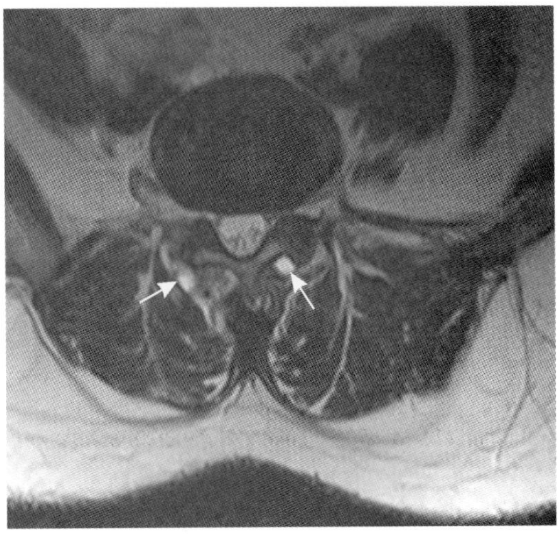

图3-9-3　T2WI轴位显示双侧小关节后缘关节旁小囊状高信号影，双侧小关节增生，硬化，关节面显示不清（箭头）

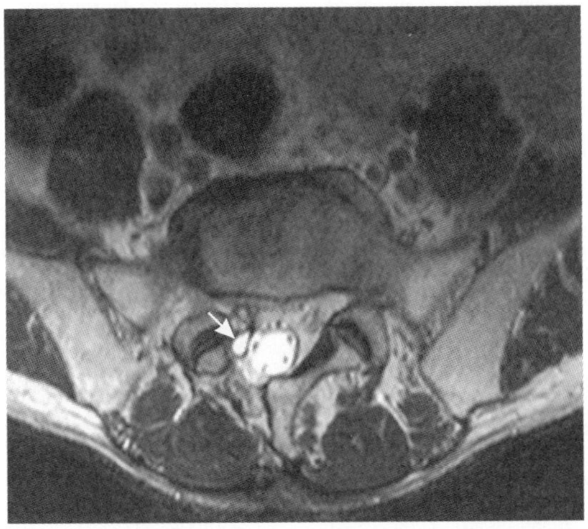

图3-9-4　腰5~骶1右侧小关节内侧滑膜囊肿，囊肿呈小囊状高信号向椎管内突出，脊膜囊受压，与脊膜囊有一低信号影分隔（箭头）

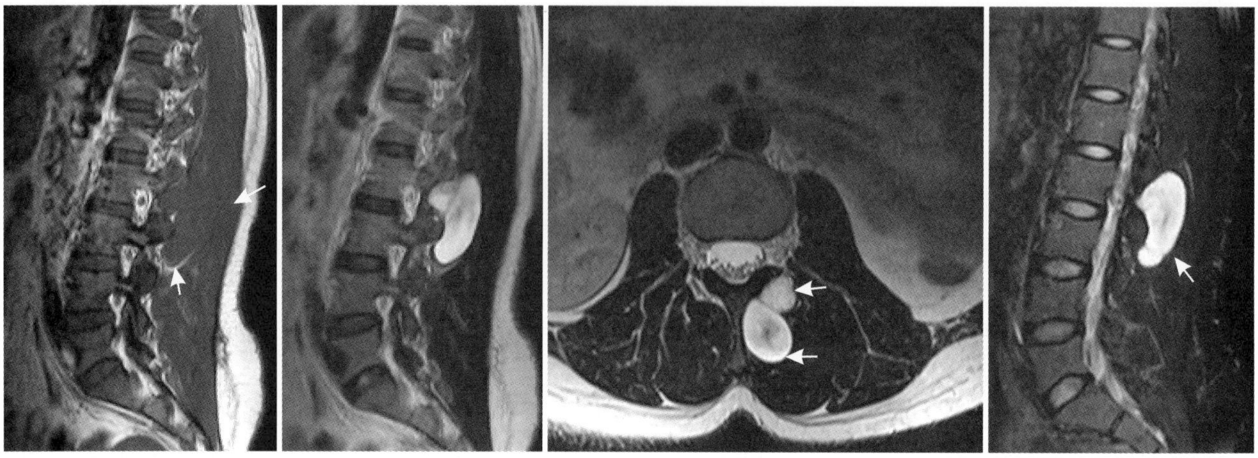

A　　　B　　　C　　　D

图 3-9-5　椎小关节滑膜囊肿

A：T1WI 显示腰 2、3 椎小关节后缘可见弯月形低信号影，边缘隐约可见，下缘可见薄层脂肪组织分隔（箭头）；B：T2WI 显示腰 2、3椎小关节后缘病灶呈囊性高信号，边缘清楚，但信号欠均匀；C：囊肿位于左侧小关节椎弓后缘，囊肿较大，可见分隔呈两个囊状影（箭头）；D：T2 压脂呈高信号，下部可见低信号影将囊分隔成两个（箭头）

（修文吉　邓星河）

第十节　黄韧带囊肿

一、概述

腰椎退行性改变可伴发囊性变，大部分关于椎管内囊肿的报道是关节旁囊肿（滑膜囊肿和腱鞘囊肿）。黄韧带囊肿是一种较罕见的疾病，首例由 Moiel 等在 1967 年报道。该疾病的发病机制及自然转归仍不明确。黄韧带囊肿无特征性临床表现，可因神经根或脊髓受压，引起神经症状，绝大部分有症状的囊肿通常表现为神经根病，如腰椎囊肿患者中坐骨神经痛，可表现出与腰椎间盘突出相似的症状。

大部分椎管内囊肿的病例报道是关于关节旁囊肿，它最早是 Kao CCAL 等使用，包括滑膜囊肿和腱鞘囊肿。滑膜囊肿表现为与关节突关节腔相通，假复层柱状上皮，囊内充满透明浆液，腱鞘囊肿与关节不相通，无滑膜层，腔内含有胶状黏性物，与关节旁囊肿相反。黄韧带囊肿的文献很少，发病机制仍不明确。黄韧带囊肿病例中很多涉及下腰段，说明黄韧带囊肿的病因可能与相应节段过度活动引起的微小损伤及脊柱的退行性改变有关。黄韧带囊肿的形成可能是黄韧带退变过程的一部分。

二、临床表现

本病通常发生在 50 岁老年人，常累及下腰段（腰 4、5 及腰 5～骶 1 水平），也可见于颈椎和颈胸椎连接处。黄韧带囊肿无特征性的临床表现。常在椎间盘病变合并发生本病，通常表现为下腰段疼痛，同时因神经根或脊髓受压，引起神经症状。绝大部分有症状的囊肿通常表现为神经根病，如腰椎囊肿患者中坐骨神经痛，可表现出与腰椎间盘突出相似的症状。当脊髓受压时，可出现中央型腰椎管狭窄症状。Wildi 等的研究中，97%患者有神经根痛，39%活动障碍，55%有感觉异常，18%反射异常，33%直腿抬高试验阳性。本病例中黄韧带囊肿对神经根压迫不明显，根据 MRI 检查在椎间盘病变合并脊髓压迫而出现相应症状。

三、影像学表现

MRI 表现为腰 4、5 水平椎管内囊性病变，在 TlWI 上囊肿为略低信号，在 T2WI 上为高信号，于轴位图上可明确显示囊肿位于黄韧带内侧，基底宽并紧贴于黄韧带边缘上，外缘圆隆向脊膜囊内突出，与脊膜囊之间可见一薄层低信号影分隔（脊膜囊边缘），矢状位亦可显示后缘脊膜囊受压边缘（图 3-10-1）。

黄韧带囊肿还有其他一些次要的影像学表现。腰椎 X 片仅可表现为椎体及小关节退行性改变；

在脊髓造影中病变表现为椎管内硬膜外肿块；CT脊髓造影表现为邻近韧带的模糊囊肿，CT表现通常有诊断意义，可显示关节旁囊肿壁的钙化，腰椎小关节有退变的表现。相反黄韧带囊肿壁一般无钙化。

四、鉴别诊断

椎管内及周围的囊肿有多种，包括脊膜囊肿、小关节滑膜囊肿、黄韧带囊肿等，具体各病变表现及鉴别请参阅本章有关各节。

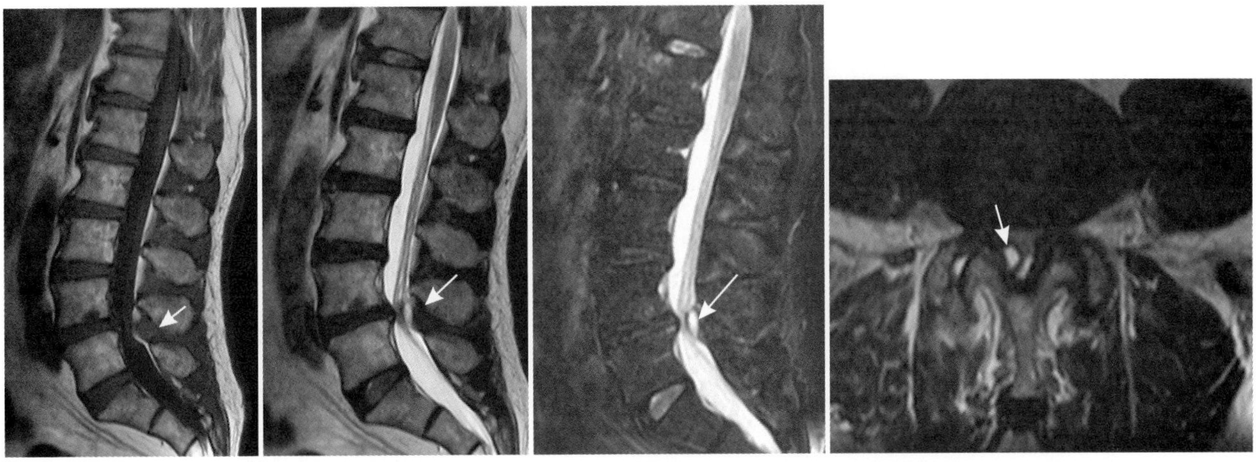

A　　B　　C　　D

图 3-10-1　腰 4、5 椎体平面黄韧带囊肿

A：T1WI 显示腰 4、5 椎体平面硬膜囊后缘低信号局限性弧形压迹（箭头），腹侧相应部椎间盘突出；B、C：T2WI 及 T2 压脂均显示梭形高信号小囊肿影，脊膜囊受压（箭头）；D：在 T2WI 轴位压脂图上可明确显示囊肿位于黄韧带内侧，基底宽并紧贴于黄韧带边缘上，外缘圆隆向脊膜囊内突出，与脊膜囊之间可见一薄层低信号影分隔（硬脊膜囊信号），脊膜囊呈弧形受压变形（箭头），双侧椎小关节退行性变，右侧小关节间隙积液

（邓星河）

第十一节　脊椎骨内腱鞘囊肿

一、概述

骨内腱鞘囊肿（intraossenous ganglion）又名邻关节骨囊肿（juxta-articular bone cyst），是一种少见的骨的良性肿瘤样病变。影像学上表现为边界清晰、边缘有骨硬化带的溶骨性病变。本病发病机制尚不清楚，但病理表现与软组织腱鞘囊肿完全相同。

二、临床表现

骨内腱鞘囊肿多发于青壮年（20~40 岁），男女发病率无明显差异。病变部位以胫骨上下端、髋臼和腕骨多见，少见部位有尺骨鹰嘴、距骨、跟骨、手足短管状骨、肩关节周围及颞颌关节、椎体附件等，发生于椎体，实属罕见。

根据囊肿形成的原因不同，可将其分为穿透型和特发型，前者是指由骨外腱鞘囊肿穿透至骨内，在骨内形成囊肿，常伴有软组织腱鞘囊肿形成，此型少见；后者指病变仅见于骨内，无邻近软组织腱鞘囊肿形成。

三、MRI 表现

MRI T1WI 上病灶内呈现较均匀的略低于肌肉的液体信号，其周边可见较薄的低信号窄带；在 T2WI 及压脂上呈明显的高信号，以 T2 压脂明显，病变区内信号较均匀，轴位 T2WI 上可见一薄层环形高信号影，囊肿后缘可见一小管状高信号裂隙影与脊膜囊相通（图 3-11-1）。

四、鉴别诊断

骨内腱鞘囊肿应注意与单纯性骨囊肿、动脉瘤样骨囊肿、骨关节病性假囊肿鉴别。

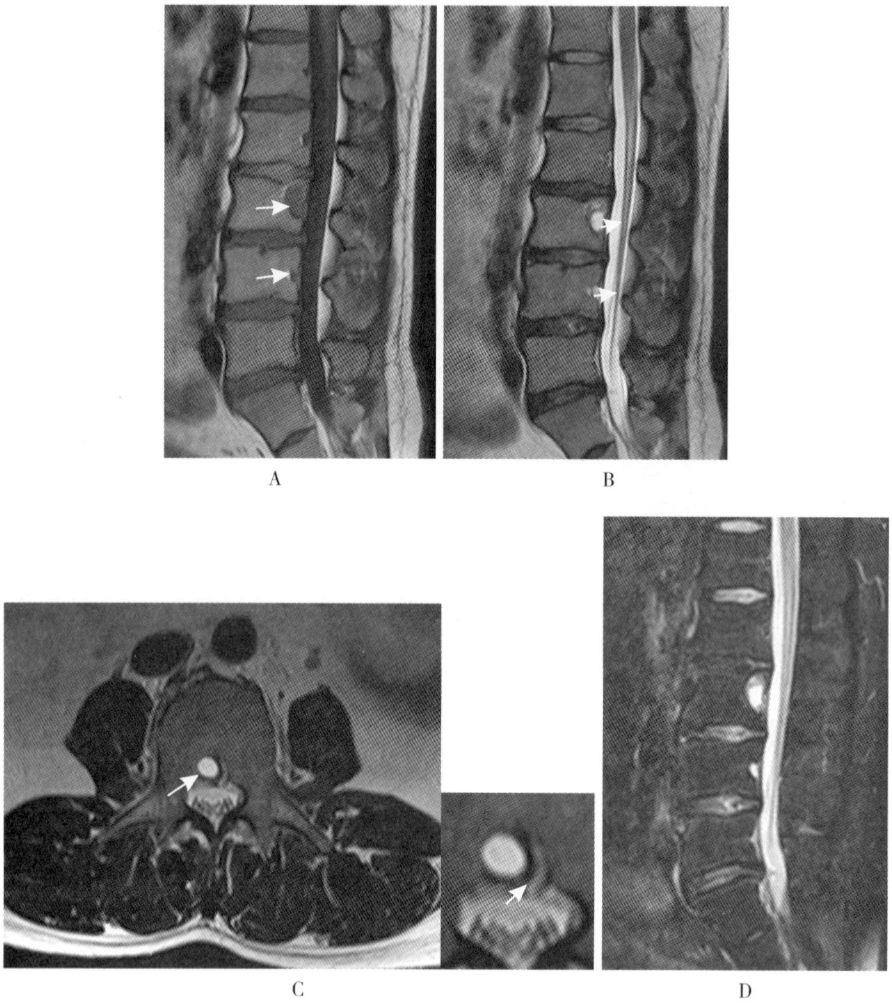

图 3-11-1　脊椎骨内腱鞘囊肿

A：T1WI 显示腰 3、4 椎体后缘各见一大（腰 3）、一小（腰 4）囊性低信号影（箭头），以腰 3 明显，其中腰 3 上缘可见一薄层弧形高信号影，下半可见一薄层低信号；腰 4 后缘中部显示一小囊性低信号，前缘可见小点状高信号影，为局部脂肪沉积；B：T2WI 显示腰 3 病灶呈分层高信号，下缘高信号，上缘稍高信号；腰 4 病灶呈稍高信号（箭头）；C：T2WI 轴位大、小图（小图局部放大）显示椎体后缘一圆形囊性分层混杂信号，外缘为一厚层更高信号，内层为稍高信号影，其中左侧缘可见薄层弧形高信号，（放大图）囊肿左后缘可见一裂隙稍高信号与脊膜囊相连（箭头）；D：T2 矢状压脂显示腰 3 病灶呈分层高信号，下缘高信号，上缘呈斑点状稍高信号；腰 4 病灶呈小囊状高信号

（邓星河）

第十二节　腰椎终板骨软骨炎

一、概述

椎体终板骨软骨炎（end-plate osteochondritis）简称椎体终板炎，是一种发生于软骨的无菌性炎症。骨软骨炎又称骨软骨病、骨缺血性坏死等，与外伤、营养、体质等多种因素有关。其好发部位为股骨头骨骺、胫骨结节、（跖）骨、腕关节月骨、足舟骨等四肢骨，亦可发生于椎体终板。

二、临床表现

椎体终板骨软骨炎多发生于中老年人，可发生脊柱任何节段。发生于颈椎者，主要症状有颈项僵硬、头痛、头晕、上肢麻木；发生于胸椎、腰椎者，主要症状有腰背部疼痛、活动受限，伴下肢放射性疼痛、麻木、无力等。发病部位以腰段较多见，由于往往伴有椎间盘病变，临床症状较明显。MRI 检查是明确和诊断本病的可靠根据。

三、MRI 表现、分型及病理基础

椎体终板是位于软骨下紧贴着椎间盘的一层薄的密质骨，它与纤维环及髓核一起组成椎间盘。1988 年 Modic 提出将终板邻近骨髓信号的变化分为 3 型，此后被临床广泛接受，关于其发生率、影像表现、自然转归及其与椎间盘退变及下腰痛的关系等方面的研究近些年屡有报道。国内学者将终板骨软骨炎分为 4 型。

Ⅰ型：T1WI 表现为沿终板及相邻椎体内的带状或斑片状低信号，T2WI 表现为高信号，T2 压脂呈低信号，对比剂增强检查 T1WI 有明显强化。此型 MRI 表现符合终板破裂，邻近椎体的骨髓内形成富于血管的纤维组织，是血管化的过程，提示病变处于活动期。典型的部位为椎体前上或前下角呈三角形，或沿椎体边缘呈横行带状，终板邻近椎体内血管化并骨髓水肿（图 3-12-1～3-12-3）。

Ⅱ型：T1WI 为高低混杂信号，T2WI 为混杂信号或高信号，抑脂序列信号强度与皮下脂肪同步衰减。反映血管化与脂肪化并存，是炎症自活动期向稳定期过渡的阶段，病变处于移行期（图 3-12-4～3-12-6）。

Ⅲ型：T1WI 为高信号，T2WI 为低信号或较低信号，脂肪抑制成像呈明显低信号，是邻近椎体内的红骨髓被黄骨髓或脂肪组织取代的结果，是病变脂肪化的过程，提示病变处于稳定期（图 3-12-7，8）。

Ⅳ型：T1WI、T2WI 均为低信号，是骨硬化的结果，提示病变进入痊愈期（图 3-12-9～3-12-11）。

椎间盘退变可伴发中心性髓核脱出（Schmorl 结节），椎体松质骨内透明软骨增生，并经过结节及邻近骨质血管化、骨髓水肿和脂肪变的过程，痊愈期骨质硬化，其不同阶段的 MRI 表现与终板骨软骨炎相似（图 3-12-12～3-12-15）。有学者根据 Schmorl 结节伴周围 Modic 改变，将其分 Schmorl 结节型。

四、诊断

椎间盘退变常伴发终板骨软骨炎，并引起颈腰背部疼痛。对颈腰痛患者的 MRI 检查中，由于对其临床意义认识不足，检查者往往将注意力集中在椎间盘突出、椎小关节肥大、韧带肥厚等脊柱退行性病变上，因而在影像检查中常被忽略。MRI 是检查本病的最佳方法，在临床工作中，根据以上 MRI 表现特点及分型，诊断并不困难，注意终板骨软骨炎的存在及其临床意义，将为颈腰痛疾病的诊治提供有益的帮助。

五、鉴别诊断

终板骨软骨炎需与椎间盘感染、脊柱结核和化脓性脊椎炎鉴别。

1. 椎间盘感染　终板骨软骨炎常发生在椎间盘退变的基础上，完全退变的椎间盘在 T1WI、

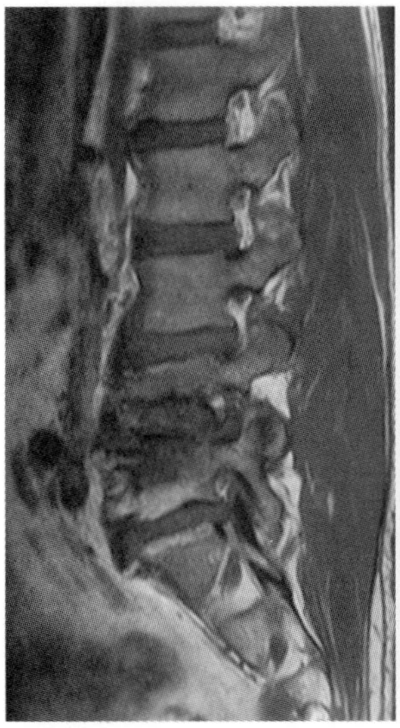
图3-12-1

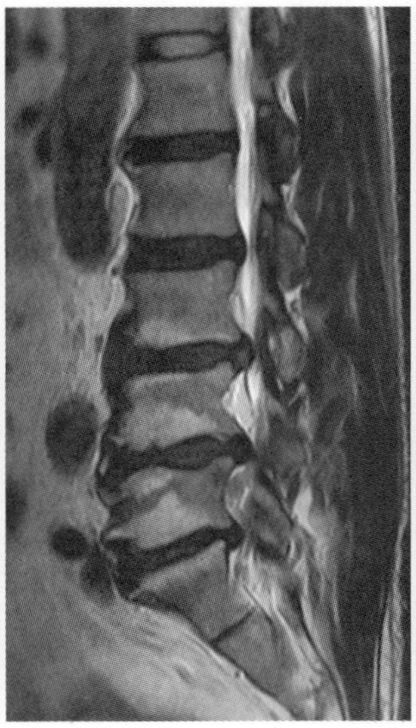
图3-12-2

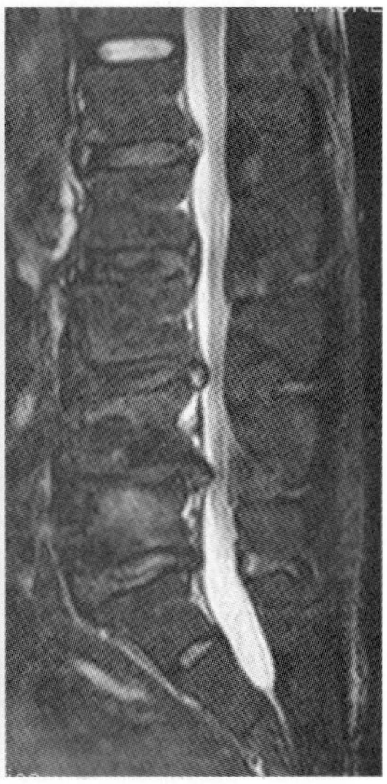
图3-12-3

图 3-12-1～3-12-3　终板炎Ⅰ型。3-12-1 显示腰 3、4 椎体下缘、腰 4、5 椎体上缘带状或斑片状低信号；3-12-2 T2WI 相应椎体表现为高信号；3-12-3 T2 压脂呈低信号，其中腰 5 上缘可见片状高信号，提示为活动期水肿表现。腰 5/骶 1 T1WI 为高信号，T2WI 为高信号，压脂为低信号，为终板炎Ⅱ型改变

T2WI 上均为低信号。在终板骨软骨炎中，终板及邻近椎体的信号异常区与正常椎体的界限清楚，且无椎体骨皮质破坏；而椎间盘感染的病变多起自椎体，伴皮质破坏，椎间盘 T2WI 信号明显升高。

2. 脊柱结核和化脓性脊柱炎 脊柱结核和化脓性脊柱炎中的骨破坏明显，前者伴有椎间隙变窄、消失，后者多有较重的全身中毒症状，通常不难鉴别。

3. 伴发于椎间盘退变的 Schmorl 结节也可见于少年性驼背（脊柱骨骺板骨软骨病）中，多见于少年，同时多伴有椎体前方上下缘切迹状发育不良、椎体楔状变形、脊柱后突和侧弯。

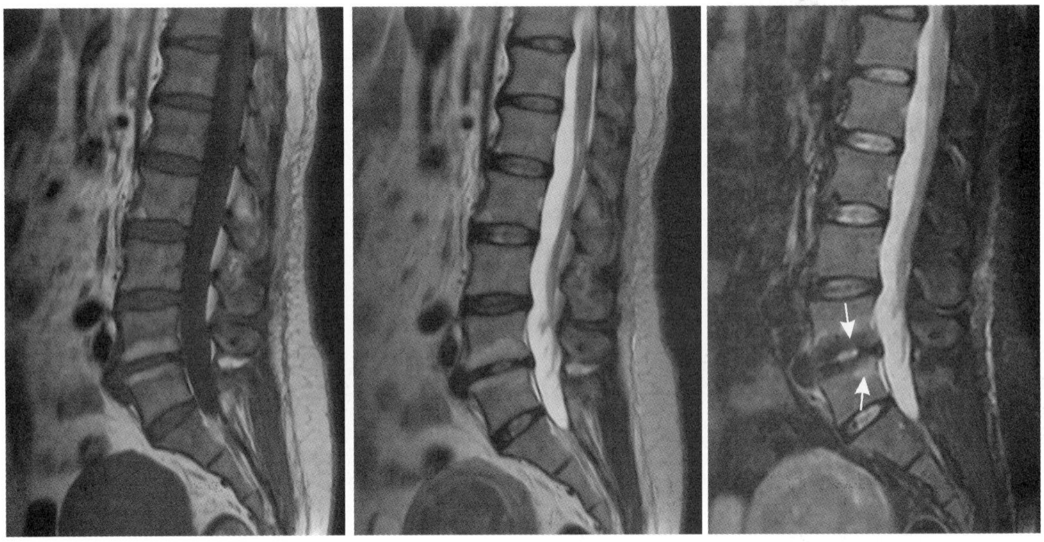

图3-12-4 图3-12-5 图3-12-6

图 3-12-4~3-12-6 终板炎Ⅱ型。3-12-4，5 显示腰 4 下缘、腰 5 上缘带状高信号影；3-12-6 T2 压脂呈带状低信号，其边缘可见薄层不规则高信号水肿影（箭头）

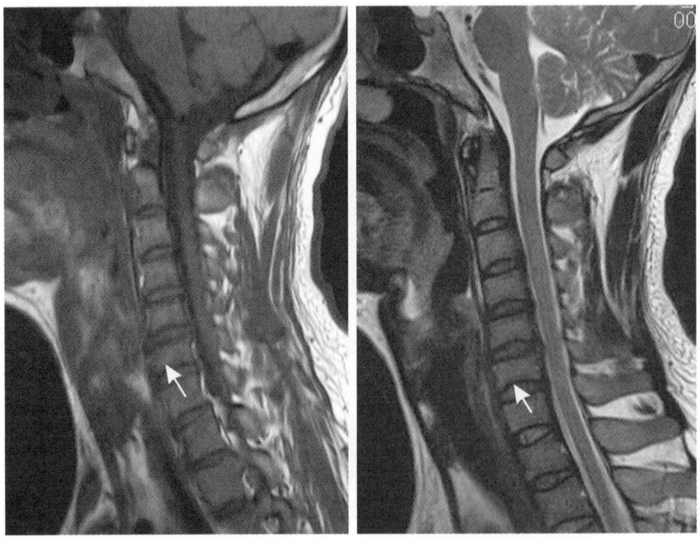

图3-12-7 图3-12-8

图 3-12-7，8 终板炎Ⅲ型。T1WI 为高信号，T2WI 为低信号（箭头）

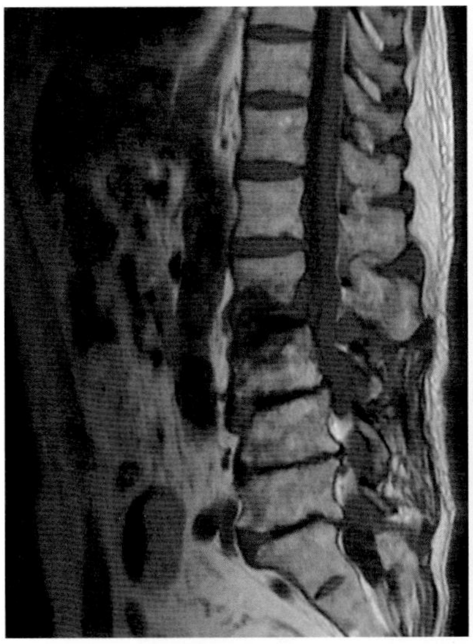
图3-12-9

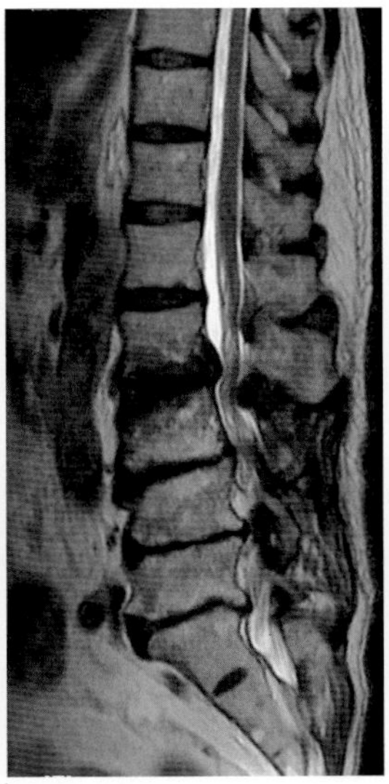
图3-12-10

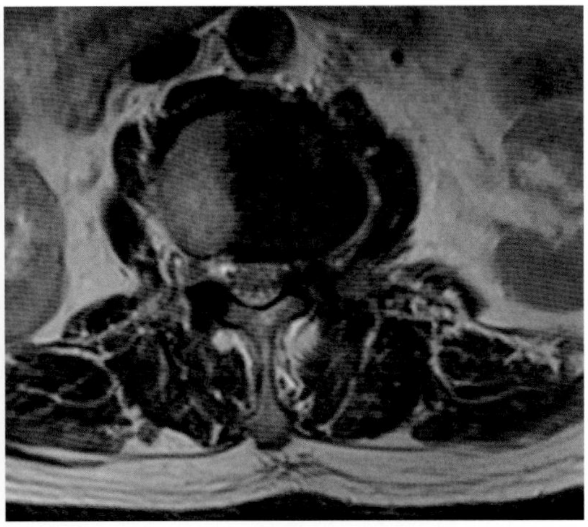
图3-12-11

图 3-12-9～3-12-11 终板炎Ⅳ型。腰 4 下缘终板炎，T1WI（图 3-12-9），T2WI（图 3-12-10，11）均为低信号

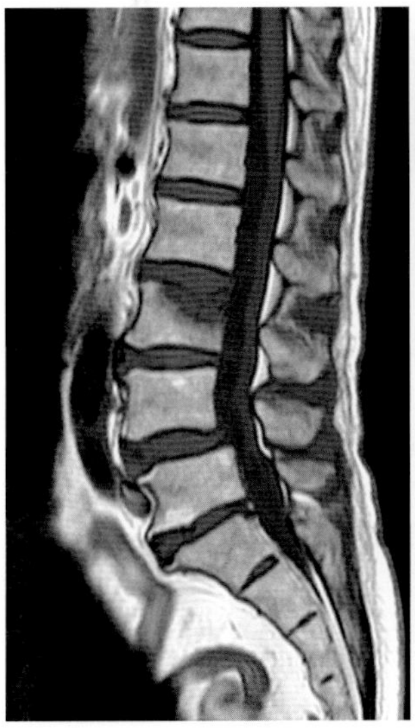
图3-12-12

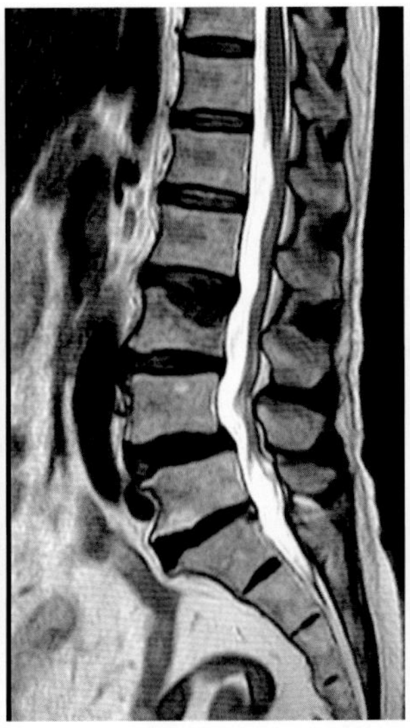
图3-12-13

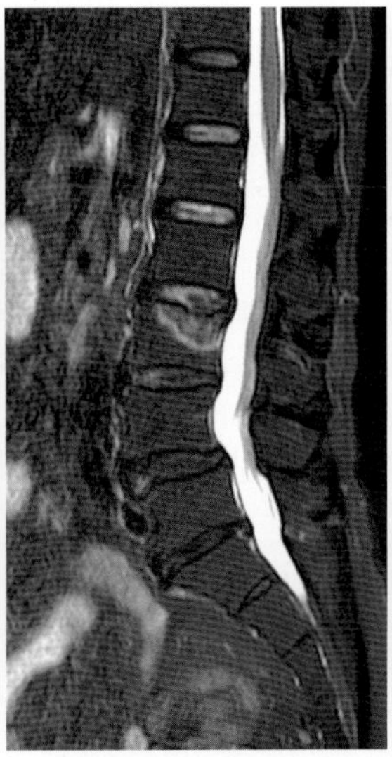
图3-12-14

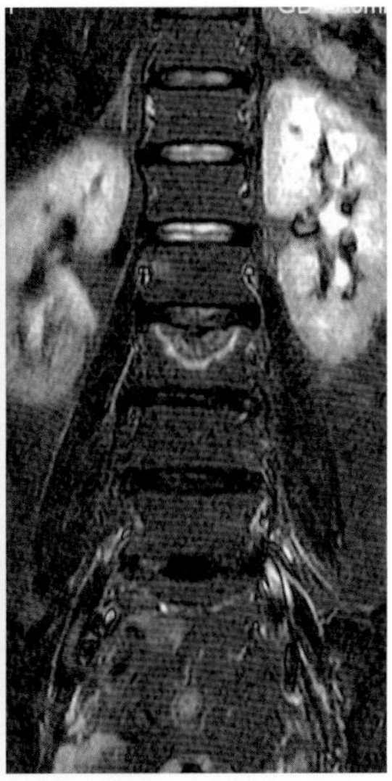
图3-12-15

图 3-12-12～3-12-15 中心性髓核脱出（Schmorl 结节）。3-12-12，T1WI 显示腰 3 上缘中心性髓核脱出（Schmorl 结节）形成，椎体上缘中、后部可见局限性低信号，上缘可见局限性凹陷性缺损；3-12-13，T2WI 椎体上缘中、后部可见局限性低信号；3-12-14，15 T2 压脂，显示腰 3、4 椎间盘中心性髓核脱出，向腰 3 上缘突入，椎体上缘呈片状稍高信号，边缘可见一半环形薄层更高信号影

（邓星河）

第十三节 椎体棘突间骨关节炎

一、概述

椎间骨软骨炎或脊柱过度前凸时，椎间盘高度明显变窄，导致棘突间距变窄，尤其易见于腰椎中段，可引起棘突相互接触，棘突接触面发生磨损和硬化，形成反应性新生骨和软骨形成。临床出现疼痛症状，产生所谓的 Basstrup 综合征。

二、影像学表现与病理基础

MRI 表现：由于腰段椎体过度前突，腰椎棘突间隙明显变窄，并相互接触，长期腰部运动，棘突间似假关节样而产生磨损，棘突骨质增生表面粗糙，且呈凹凸不平状。T1WI 显示呈中低混杂信号；T2WI 棘突表面信号稍高，其棘突间隙可见条状稍高信号，腰椎前上下缘可局限性小片状高信号，椎间盘信号减低；T2 压脂显示腰 4、5 棘突间隙内可条片状高信号积液（图 3-13-1）。另外，腰椎段过度前突，加上椎小关节劳损，形成假性滑脱（不稳），也会出现磨损，棘突骨质慢性退行性变，骨质增生硬化。此时，T1WI 显示棘突表面呈低信号，骨皮质下出现低信号滑膜囊肿形成；T2WI 呈等信号，小囊肿呈稍高信号；T2 压脂呈高信号，棘突间滑膜增厚，呈条状高信号影（图 3-13-2）。

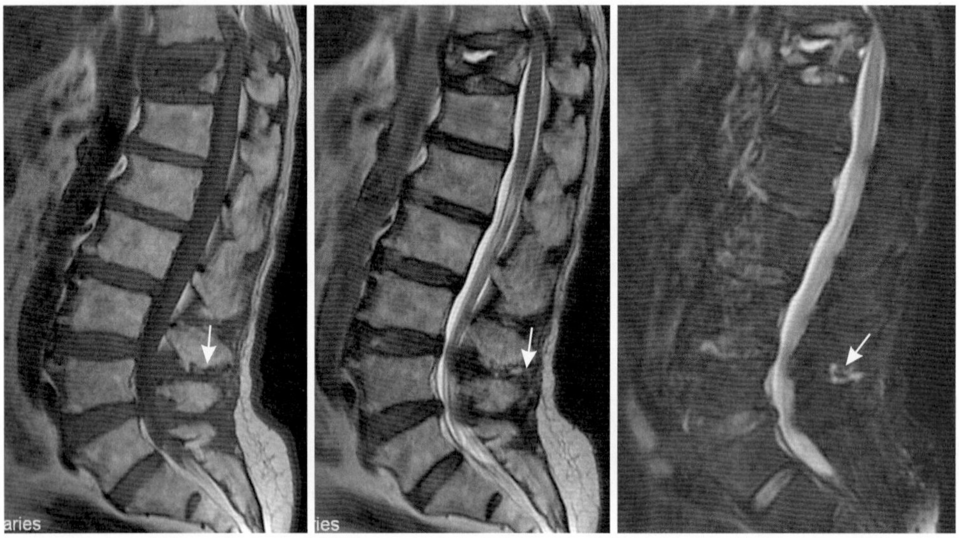

A　　B　　C

图 3-13-1　椎体棘突间骨关节炎

A：T1WI 显示腰椎过度前突，腰 4、5 棘突间距明显变窄棘突骨质增生，表面粗糙，且呈凹凸不平状，呈中低混杂信号（白箭头），棘突间距明显变窄；B：T2WI 棘突表面信号稍高，其棘突间隙可见条状不规则稍高信号，腰椎前上下缘可局限性小片状高信号，椎间盘信号减低（白箭头）；C：T2 压脂显示腰 3、4 棘突间隙内可条片状高信号积液，其中腰 3 棘突下呈小片高信号影（白箭头）

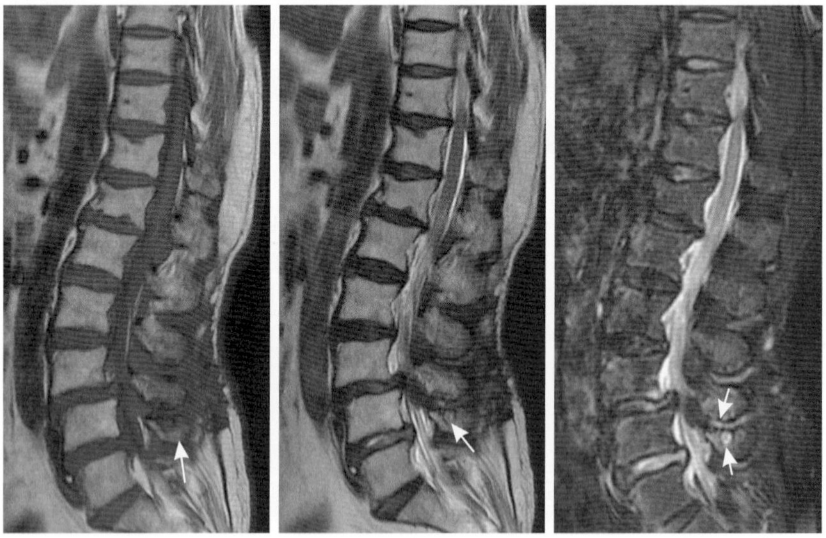

A　　B　　C

图 3-13-2　椎体棘突间骨关节炎

A：T1WI 显示腰 2、3 及腰 4 椎体棘突表面凹凸不平，呈低信号，棘突间距明显变窄，其中腰 3 棘突下缘，腰 4 椎体棘突上缘骨皮质下出现低信号滑膜囊肿形成（箭头），棘突水肿，腰 3 以上椎体向前滑脱移位（不稳）；B：T2WI 显示小囊肿呈稍高信号，边缘可见薄层环形低信号（箭头）；C：T2 压脂小囊肿呈高信号，其中央可见小点低信号影，棘突间滑膜增厚，呈条状高信号影（箭头）

（邓星河）

第十四节　腰骶部皮下滑囊炎

一、概述

腰骶部皮下滑囊炎是软组织性下背部疼痛的原因之一。背部皮下组织深层可继发形成滑囊结构。脊椎背部皮下滑囊国内名称较多，如棘突滑囊、棘上滑囊、棘上韧带滑囊、棘上韧带后滑囊、棘突皮下滑囊和脊柱后突畸形处皮下滑囊等。文献报道，MRI 检查发现，脊椎背部皮下滑囊炎在腰（骶）部最为常见。考虑到骶椎棘突退化融合成骶正中嵴、下腰段缺乏棘上韧带、骶椎没有棘上韧带，将本病命名定义为下背部皮下滑囊炎，亦可称为腰（骶）背部皮下滑囊炎。但在作者收集的大量病例中，发病部位基本上位于腰骶部，所以，作者认为将其命名为腰骶部皮下滑囊炎更恰当。

病因和发病机制：腰骶部负重载荷和活动范围大，先天变异和发育缺陷发生率高，容易出现退行性改变，受到损伤的机会多，故急性和慢性损伤是腰骶部皮下滑囊炎的主要原因。有多种机制可引起腰骶部皮下滑囊炎：①长期弯腰工作、腰背屈伸活动过多、下背部软组织薄弱、腰椎后突畸形、腰椎失稳等情况下，滑囊结构受到来自腰椎棘突、骶正中嵴、腰椎棘上韧带、竖脊肌（腱）和腰背筋膜后层的异常磨损、挤压和牵拉，滑膜增生、肥厚、充血、水肿、分泌增多或渗出，使滑囊积液膨胀；②外伤、手术等致滑囊结构急性损伤，囊壁充血、水肿、渗出、过度分泌，使囊腔充盈扩大；③局部反复多次按摩、针刺或异物存留等也可直接刺激滑囊结构而发生炎性反应，致使囊腔液体聚集；④滑膜内皮细胞随着年龄增大而发生绒毛增殖，引起滑液过度分泌，导致滑囊积液膨大；⑤在作者观察的病例中，肥胖腰骶脂肪较多的患者也较常见，这类病例 MRI 常表现为滑囊不规则。

二、临床表现

该病主要见于成人，以中老年居多，女性发病率略高于男性，病程从数天至数年不等。主要表现为腰骶部正中区域酸痛、压痛，弯腰时加重，病变较大时出现局部隆起并可触及囊性肿物，一般皮肤无红肿及发热现象。

三、MRI 表现

正常情况下，腰骶部滑囊在 MRI 上显示不清楚，只有出现滑囊炎时，可显示滑囊炎的表现。本病在 MRI 腰椎检查可明确本病发病部位、范围及程度。MRI 可有如下表现：①位于腰（骶）段背侧中部浅筋膜深层，皮肤与腰椎棘上韧带和（或）腰背筋膜后层之间；②矢状位和横轴位表现为条带状、长梭形或分房状囊性病变，急性期边缘欠清，慢性期边缘较清；③病变范围不一，两侧对称或不对称，少数向上或向下延伸超出腰（骶）段，或向正中部蔓延；④滑囊内呈长 T1、长 T2 水样信号，在滑囊炎 MRI 序列中，以 T2 或 PD 脂肪抑制序列显示最佳；在不同的滑囊炎中，滑囊可显示规则或欠规则，边缘光滑或欠光滑，如近期腰部外伤，可为血性积液信号；⑤多伴有腰（骶）椎其他相关结构病变；⑥在不同的病例中，滑囊炎程度及滑囊炎表现不同，在肥胖患者中滑囊炎表现不规则；体型较瘦，皮下脂肪小者范围较大，呈长条状，且较光滑（图 3-14-1～3-14-5）。

四、诊断

MRI 诊断腰骶部皮下滑囊炎，随着 MRI 检查的广泛应用，发现腰骶部皮下滑囊炎较为常见。MRI 具有良好的软组织分辨率，多方位、多序列成像能够清晰显示腰骶部皮下滑囊炎的部位、范围、形态、信号和毗邻情况，是检出和诊断腰骶部皮下滑囊炎及多种腰（骶）部其他病变的最佳影像学方法。MRI 对腰骶部皮下滑囊炎可做出明确诊断。

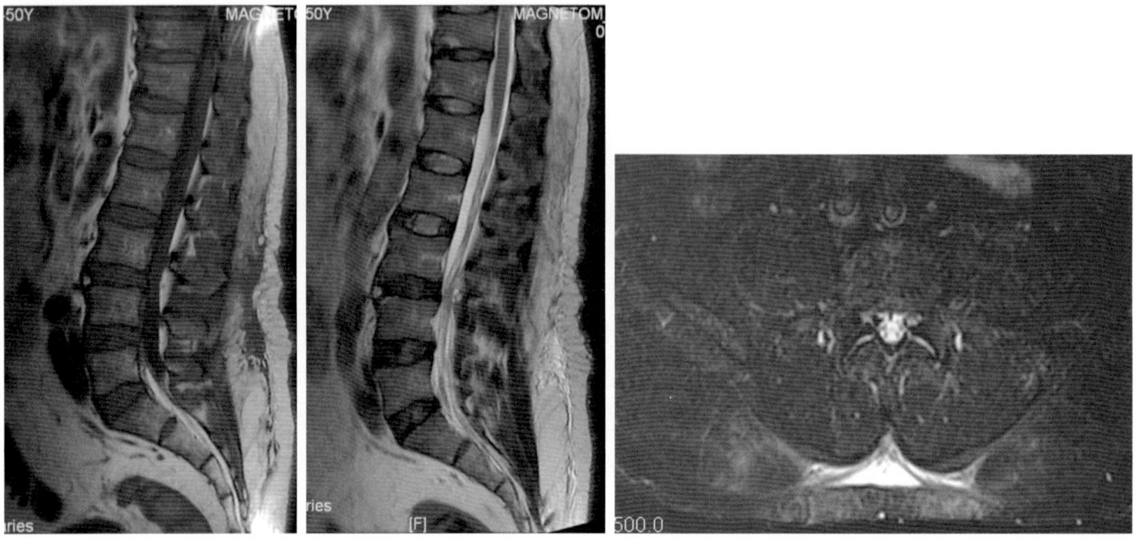

A　　B　　C

图 3-14-1　腰骶部皮下滑囊炎

A：T1WI 矢状位显示以腰 3~5 棘突后缘皮下滑囊不规则低信号影，从腰部至骶部均可显示不规则条状低信号，腰骶部脂肪组织较多；B：T2WI 显示滑囊内不规则高信号；C：T2 轴位脂肪抑制显示两侧滑囊高信号影并向正中部滑囊蔓延呈三角形状高信号积液

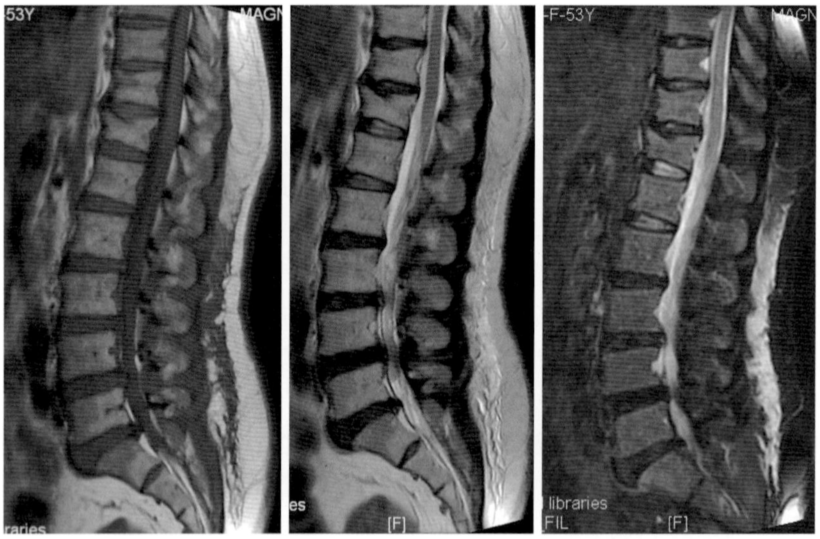

A　　B　　C

图 3-14-2　腰骶部皮下滑囊炎

A：T1WI 矢状显示腰 1 水平后缘~骶 3 平面皮下滑囊可见长条状不规则，边缘欠光滑的低信号影，腰骶部脂肪组织较多，本病例有腰部陈旧外伤史，胸 12 陈旧骨折；B：T2WI 腰骶部皮下滑囊可见不均匀高信号影；C：T2 脂肪抑制显示腰骶部皮下囊长条状，边缘欠规则，信号欠均匀的高信号

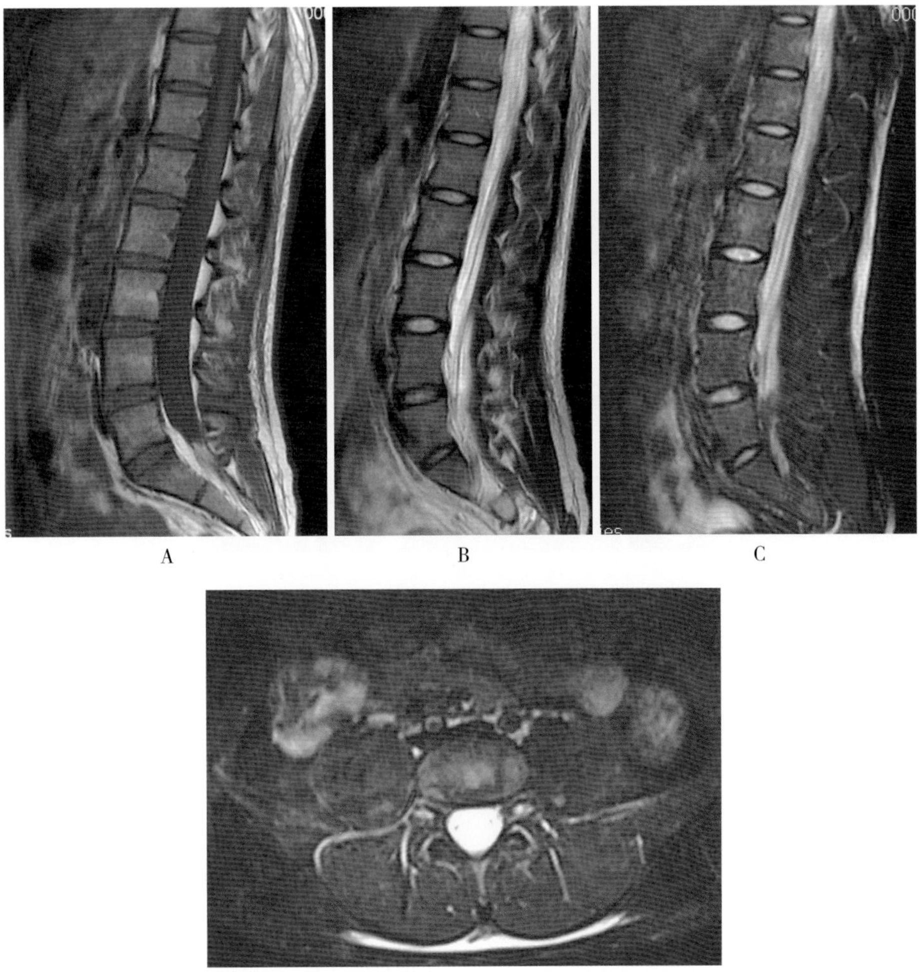

A　B　C

D

图 3-14-3　腰骶部皮下滑囊炎

A：T1WI 显示腰 1~5 平面皮下可见长条状低信号影，患者皮下脂肪组织较薄；B：T2WI 显示腰 1~5 平面皮下可见长条状不均匀高信号；C：T2 脂肪抑制呈条状均匀高信号；D：T2 轴位压脂显示腰部皮下滑囊炎，呈均匀高信号，并向正中部滑囊蔓延呈条带状高信号

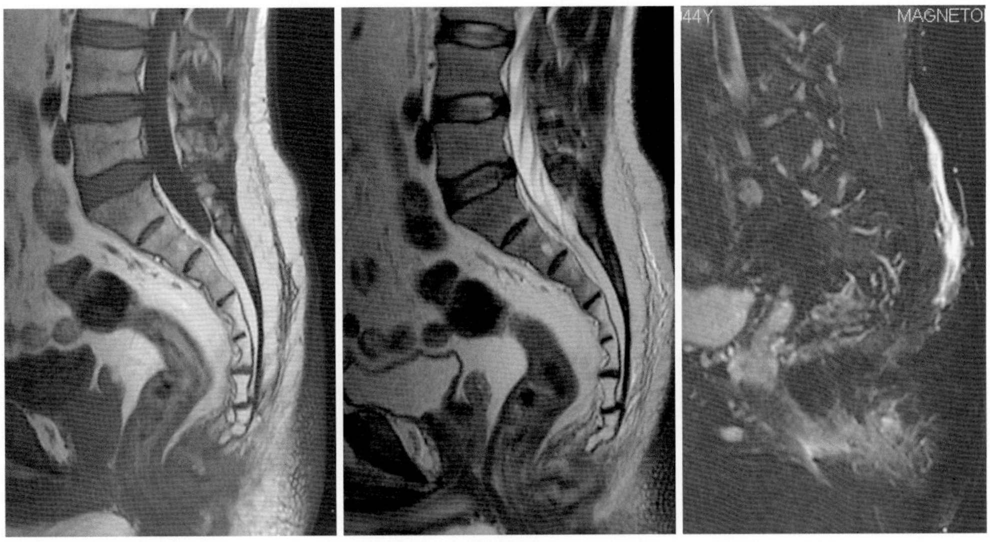

A　B　C

图 3-14-4　腰骶部皮下滑囊炎

A：T1WI 显示骶 1~尾椎皮下可见长条状不均匀低信号；B：T2WI 显示线条状不规则高信号影；C：T2 压脂显示骶尾部长条状不均匀高信号，下部信号不均匀，边缘欠规则

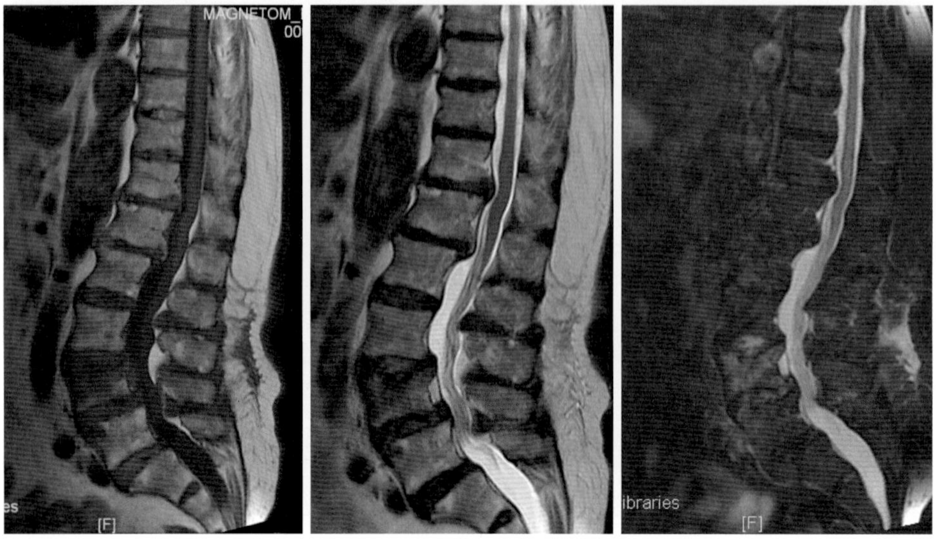

A B C

图 3-14-5 腰部跌伤 3 天，腰骶部疼痛，腰 4 压缩性骨折

A：T1WI 矢状位显示腰 3~5 平面皮下见条片状低信号影，腰 4 椎体压缩变扁，椎体呈低信号；B：T2WI 显示腰 4 椎体呈中、低混杂信号，腰部皮下滑囊呈不均匀小片低及点状稍高信号影；C：T2 脂肪抑制显示腰 4 椎体压缩变扁呈高信号，相应腰部皮下滑囊呈片状不均匀高信号

（王晓红 邓星河）

第十五节 石 骨 症

一、概述

石骨症（osteopetrosis）又称大理石骨（marble bone disease）、原发性脆性骨硬化（osteosclerosis generalisata fragilis）、先天性骨硬化症（congenital osteosclerosis）和粉笔样骨（chalky bone）。最早由 Albers Schonberg 于 1904 年报道，因此又得名 Albers Schonberg 病。本病是一种少见的骨发育障碍性疾病，其特征为钙化的软骨持久存在，引起广泛的骨质硬化，骨骼脆硬，重者髓腔封闭，造成严重贫血。本病常为家族性，遗传方式可分为常染色体隐性遗传及常染色体显性遗传两种，临床表现在不同的遗传方式有很大区别。

二、临床表现

1. 常染色体隐性遗传的恶性石骨症（malignant osteopetrosis，MOP） 在婴幼儿期发病，进展快、存活率低，因此又称为恶性婴儿型石骨症（infantile malignant osteopetrosis）。特点为进行性贫血、血小板减少、肝脾肿大、淋巴腺病、脑积水和自发性骨折。由于颅底畸形可出现脑神经压迫症状，常有失明。患者对感染的抵抗力减低。病程进展快，常因严重贫血、脑积水和反复感染等原因早期死亡。少数可生存至儿童期。患儿生长迟缓，智力和性发育不良，常伴发佝偻病、龋齿和骨髓炎。

2. 常染色体隐性遗传的中间型石骨症（intermediate autosomal recessive osteopetrosis，IROP） IROP 患者通常在 10 岁左右因意外骨折得以诊断，四肢短、身材矮小，常有反复骨折史，可伴有下颌骨髓炎、牙齿发育异常等。轻度到中度贫血，肝脾无肿大或轻度肿大。患儿通常可以存活至成年，血钙、血磷、碱性磷酸酶正常，酸性磷酸酶显著升高。

3. 常染色体显性遗传的石骨症（autosomal dominant osteopetrosis，ADOP） 多见于成人，与幼儿型相比发病较晚较轻，病情稳定，预后良好，因而又得名“良性石骨症”（benign osteopetrosis）。这类石骨症近一半患者无自觉症状，1/4 的患者可出现腰部骨痛，常因自发性骨折或体格检查时被发现。患者常有脑神经压迫受累、下颌骨骨髓炎等症状。贫血及肝、脾肿大罕见，常有髋内翻、股骨前外侧弓形等骨畸形。

三、影像学表现与病理基础

石骨症病因不明，可能与遗传因素有关。认为由于正常的破骨细胞明显缺乏或功能缺陷，主要变化为骨样组织过度钙化而缺少真正的骨化，使钙化的软骨基质及原始的骨小梁重吸收变慢，以致骨中缺少骨板层及成骨细胞，失去弹性，骨小梁结构不良，使骨质脆易断。由于大量钙化的软骨基质的存在，骨髓腔明显缩小，甚至闭塞，骨皮质和松质硬化，二者之间不能分辨。骨皮质增生，骨松质致密而出现全身骨骼X线的特征性改变。全身各骨均可受累，各部受累程度与生长速度一致，长骨脆性增加易骨折，颅骨硬化增生，颅底骨变小，影响脑脊液环流产生脑积水或压迫脑神经使其萎缩麻痹。由于骨髓腔变小而消失，发生骨髓硬化性贫血，继而出现髓外造血代偿性增生，表现为肝、脾、淋巴结肿大及外周血中出现幼稚粒细胞、红细胞。由于骨髓造血障碍及脾功能亢进致继发性血小板计数下降，引起出血倾向。

1. X线平片表现　①基本X线表现：广泛均匀，骨密度增高硬化，骨小梁变粗、模糊，皮质增厚，髓腔变窄，甚至闭塞。骨密度增高有特别的对称性，尤其在四肢长骨、骨盆及肋骨，无论患者骨质增生程度如何，这种对称性均存在；②骨中骨：可见于掌指、跖趾及肋骨等。骨中骨表现为境界分明的致密骨岛。骨中骨的形成与骨生长方式有关；③夹心椎，又称夹心蛋糕征（图3-15-1）。其形成是由于椎体上、下软骨板富于血管，在钙吸收不足的情况下，该部适于增多的类骨质沉着。类骨质对破骨细胞有明显抑制作用，而椎体中部缺乏上述类骨质，故而被破骨细胞侵袭，形成椎体上下高密度而中间低密度，形如三明治，在尾椎呈倒置宝塔样；④髂骨翼年轮样改变，射线可透过带是较正常骨区域，而致密带存在大量不起作用的破骨细胞；⑤颅骨穹隆颅底均增厚硬化。颅底骨质增生固然明显，而颅顶骨、枕骨等亦明显增生形如“鞋底”。

2. CT表现　全身大部分骨骼密度增高，骨硬化、成型异常和骨中骨。典型表现为“骨中骨”、“夹心椎”及髂骨翼“年轮状”。颅骨骨板增厚，板障消失，颅底骨及颅盖骨密度增高，内外板增厚，蝶骨、乳突致密，蝶鞍变小，是特殊的“面具骨”征；椎体上下缘密度明显增高，中间密度相对较低，呈“夹心蛋糕样”；骨盆密度增高，坐骨、耻骨密度呈均匀一致性增高，髂骨翼呈“年轮样”改变；股骨密度增高，髓腔几乎消失，股骨颈干角减少。CT观察石骨症的总体效果不如X线平片。

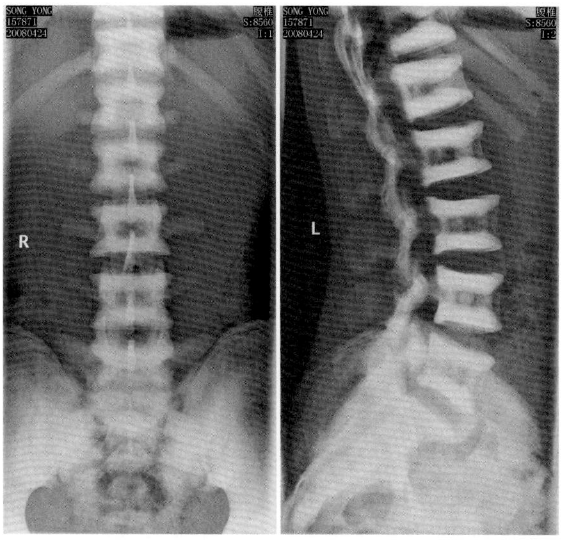

图3-15-1　椎体上下缘密度增高，呈典型的“夹心蛋糕”状及髂骨翼“年轮”状

3. MR表现　颅骨硬化、脑室扩张、扁桃体突出、眼球突出、后天性脑膨出、硬脑膜静脉窦狭窄、视神经鞘扩张、视神经萎缩、视神经管狭窄、中耳分泌液，以及特异性的颈内动脉、椎动脉狭窄和髓外造血导致的肝脾大。

四、诊断

本病确诊依靠X线检查，典型的X线表现具有特征性，诊断不难。恶性型石骨症患儿具有贫血、肝脾大、全身普遍性骨硬化及塑型差的X线特征，骨髓活检显示骨髓腔严重狭窄，造血细胞显著减少，据此可明确诊断恶性型石骨症。良性型石骨症主要见于成人，临床症状轻，特征性的X线表现为广泛性骨质硬化，有典型的“夹心椎”及髂骨“同心圆”征。

五、鉴别诊断

早期病变不明显或局限时，应与其他骨质硬化性疾病鉴别诊断。

1. 骨内分泌代谢性硬化性疾病　如硬化性畸形性骨炎，多见于老人，为多发性骨硬化，常伴有骨质疏松，典型者X线表现为头部增大，颜面较小，脊柱后弯，下肢变粗并弯曲畸形，且碱性磷酸酶水平增高有助于鉴别。更重要的是畸形性骨炎一般不会对称性发病，而石骨症多为对称性发病。

2. 骨先天性发育硬化性疾病　如骨斑点症、

纹状骨病、蜡油状骨病等，骨质硬化常为局限性，病变范围及程度不如石骨症明显，脊椎很少受累，无“夹心蛋糕”征。

3. 骨感染性硬化性疾病　如硬化性骨髓炎、骨梅毒等，临床上有感染史，可查到病原菌，X线上可有皮质增厚、骨膜增生，部分病灶可见死骨，硬化区外有骨质疏松。

4. 骨中毒性硬化疾病　如铅、磷、氟、铋及放射性元素中毒，此类患者骨硬化范围比较局限，且均有职业病史及中毒的相应症状。

5. 恶性肿瘤骨转移性硬化　此类病变累及范围不如石骨症广泛，且临床上多有恶性肿瘤相应症状。

（陈秀萍　吴政光）

第十六节　腰3横突综合征

一、概述

腰3横突综合征（third lumbar trans-verse process syndrome）是因腰3横突尖端的急慢性损伤而引起的腰痛或腰骶部疼痛，是较长的第三腰椎横突受到反复牵拉损伤而引起的局限性压痛及一系列综合征。

腰3横突综合征的病理形成是一个综合性因素。①第3腰椎横突在5个腰椎中最长，受肌肉牵拉的力臂大、弯度大，活动广泛，易于损伤，倘若一侧腰背筋膜和肌肉紧张收缩时，轻者可以致肌肉、筋膜、腱膜撕伤，造成出血和浆液性渗出，产生致痛物质，重者可产生横突的撕脱骨折；②腰椎横突上附着许多肌肉，在前侧有腰大肌、腰方肌，在横突尖端有横架于棘突与横突之间的横突棘肌，在横突与横突之间有横突间肌，在横突背侧有骶棘肌，还有腹内斜肌及腹横肌借助腰背筋膜起于第1~4腰椎横突。当第3腰椎横突受到上述这些肌肉牵拉造成慢性损伤时，可产生无菌性炎症反应，炎性渗出可产生致痛物质；③臀上皮神经自腰椎1~3椎间孔发出穿过横突间韧带骨纤维孔之后要穿过横突尖部的筋膜裂孔才能向下行，当此筋膜裂孔因受牵拉或炎性反应变形时会卡压其所通过的神经，产生向臀部放射性疼痛。

横突过长、过大或伴有纤维织炎，能使该神经受累并出现股外侧皮神经痛。此病变波及附近的闭孔神经甚至于股神经时，疼痛也可出现于髋部或股部。横突越长，发病率越高，以单侧多见。

二、临床表现

患者多为青壮年，常有腰扭伤或劳损史，腰痛或腰臀部疼痛，活动时加剧。部分患者可有沿同侧竖脊肌（骶棘肌）向股部放射痛；或伴膝上痛，但少有超过膝关节向小腿放射痛者；少数表现股内侧痛或下腹痛，但无压痛。

患侧竖脊肌痉挛，腰3横突尖端有明显的局限压痛。早期臀肌丰满，内收肌痉挛（由腰2~4闭孔神经支配）；重者，晚期可见臀肌痉挛，臀中肌可触及索条状物，有压痛。

三、影像学表现与病理基础

第3腰椎横突较长或两侧横突不对称，以致附着于此处的肌肉、筋膜、韧带能有效地保持脊柱的稳定性及正常的活动，较长的横突又能增强肌肉的杠杆作用，肌肉收缩牵拉机会多，拉力最大。当这些组织异常收缩时，横突末端首当其冲，这种解剖特点构成末端易受损伤的基础，往往因劳损而引起横突末端周围的纤维织炎。

1. X线平片表现　正位片可见第3腰椎横突较长并两侧不对称、形态不一，患侧较健侧略细长，末端尖而略弯曲，或合并腰椎侧弯（图3-16-1）。

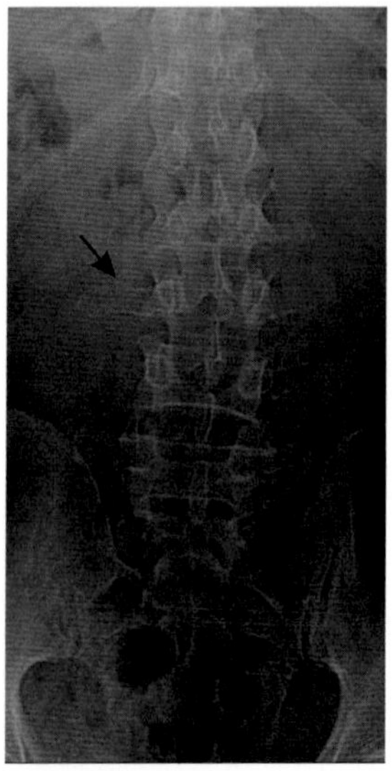

图3-16-1　腰椎正位平片，显示腰3双侧横突不对称，左侧短粗，右侧长而弯曲，远端较细（黑箭头），腰椎侧弯

2. CT 表现 CT 扫描重建可清楚显示腰椎横突的形态，明显不对称，患侧长而弯曲，远端变尖（图 3-16-2）。

3. MRI 表现 腰 3 横突综合征临床上极少采用 MRI 检查，所以影像学表现资料为空白，作者对一例临床症状和体征典型的病例行腰椎平片、CT 及 MRI 检查发现，MRI 检查以 T2WI 及脂肪抑制序列能显示出于患侧横突肌肉附着点局部呈小片不规则高信号水肿（图 3-16-3～3-16-6），相邻肌间隙模糊，其余未发现异常。

四、诊断

腰 3 横突综合征除临床根据症状和体征诊断外，结合 X 线平片、CT 及 MRI 表现可作为影像学诊断依据。

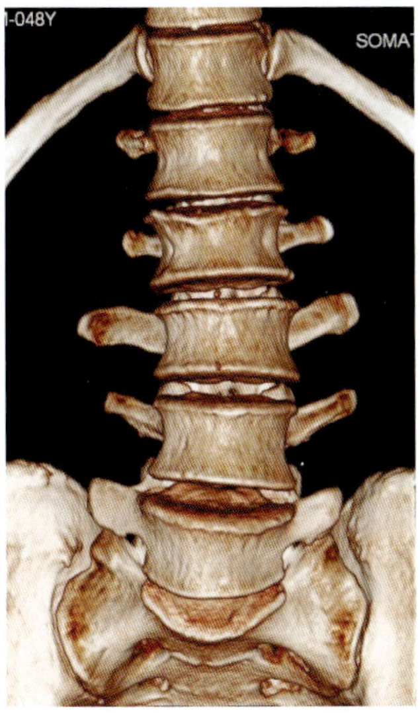

图 3-16-2 CT 扫描重建显示腰 3 双侧横突不对称，右侧长而弯曲，远端变尖

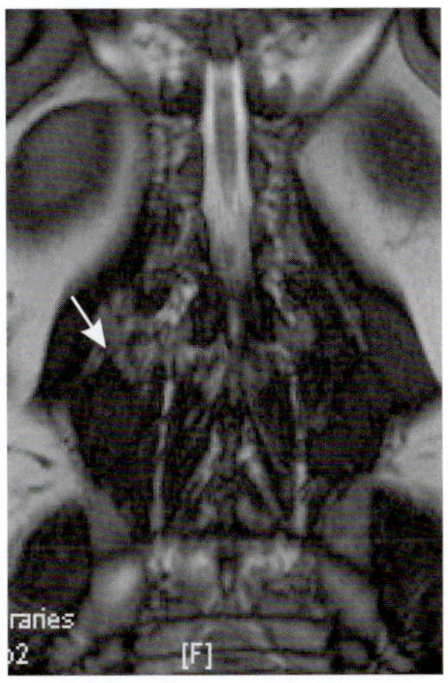

图 3-16-3 MRI T2WI 显示腰 3 右侧横突末端周围软组织小片不规则中等偏高信号（箭头）（图 3-16-3～3-16-6 为同一病例）

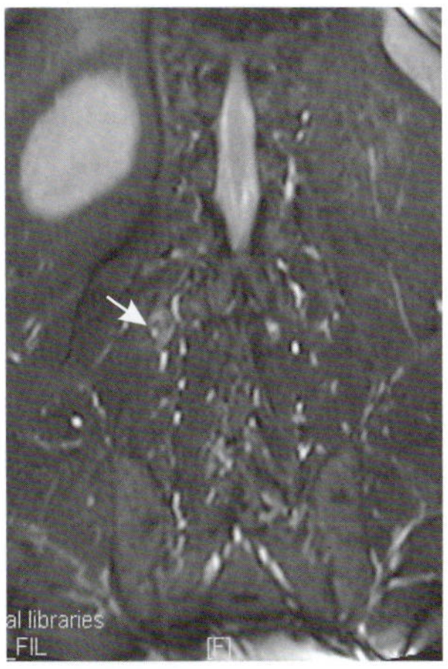

图 3-16-4 脂肪抑制显示腰 3 右侧横突末端肌肉局限性小片高信号水肿（箭头）

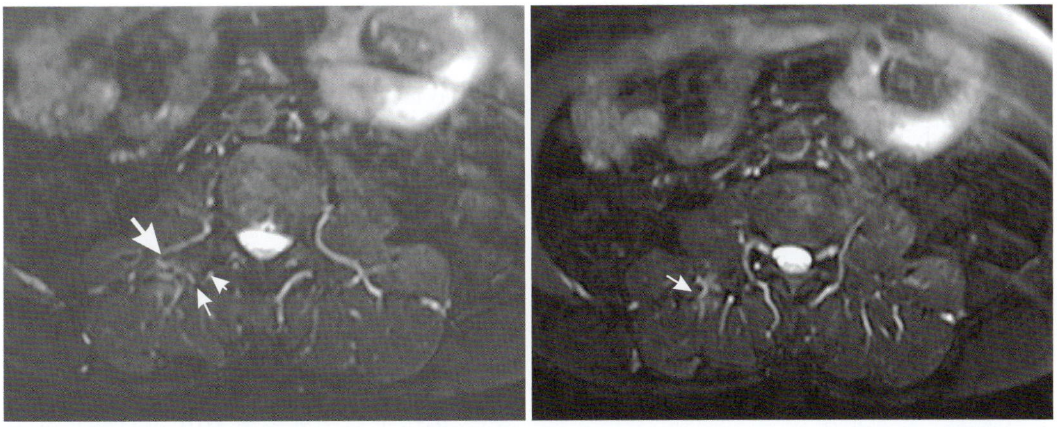

图 3-16-5，6 脂肪抑制显示腰 3 右侧横突表面及肌肉附着点小片不均匀高信号水肿（粗箭头示为横突、细箭头示为肌肉），为腰 3 右侧横突及肌肉附着点纤维织炎所致

（邓星河）

第十七节　创伤后骨质溶解症

一、概述

创伤后骨溶解症（post-traumatic osteolysis，PTOL）比较少见，Dupas 于 1936 年首先报道。此后陆续有小宗病例报道，国内影像学报道较少。本病是一种单骨或多骨同时发病的疾病，其发病与急性创伤或运动性损伤有关，手术后创伤骨质溶解更为罕见。骨溶解症临床主要表现为损伤部位的持续性疼痛。该病以不同程度的骨质溶解、消失为特点，早期 X 线表现无异常，典型 X 线表现为溶骨性改变，晚期表现为局部骨溶解。PTOL 骨质溶解多发生在外伤后数月到数年。

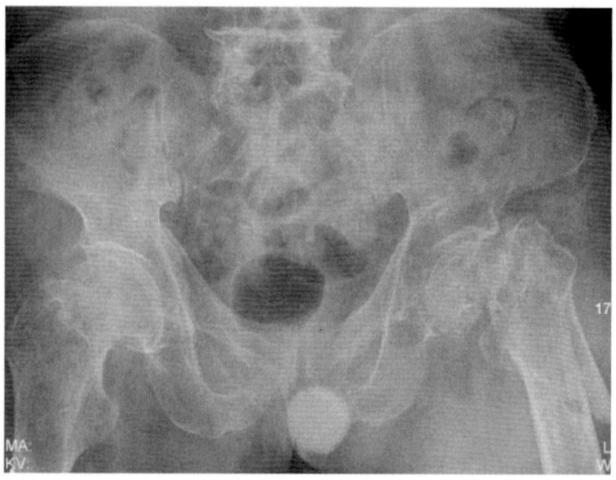

图 3-17-1　左股骨颈骨折后半年，X 线平片表现为正常股骨颈骨质缺如，股骨头缩小，股骨大粗隆向外上移位，骨折端重叠

此病病因目前尚不明确，但与创伤有直接关系。病理机制尚不完全明了，许多学者认为与脉管瘤样改变、关节软骨盘损伤和局部出血后积血压迫等有关系。

二、临床表现

患者有外伤或手术史，临床主要表现为局部疼痛，功能受限，软组织肿胀，局部疼痛或行走困难。此病发病无明显男女差异，中青年和儿童均可发病，肩关节发病率最高。

三、影像学表现与病理基础

1. X 线平片表现　X 线表现患骨进行性骨质溶解，以至完全消失，相邻骨也可受到侵袭破坏，断端错位明显（图 3-17-1），局部软组织无肿块。病理上主要表现为病灶区广泛充血，关节面周围骨吸收，软骨下骨再塑形，关节滑膜充血、骨坏死、软骨下骨微骨折、破骨细胞活跃增生、纤维化。文献报道，早期在骨皮质及其下方的髓腔内可见散在的界限不清的骨小梁吸收区（密度减低区），呈小孔状透亮区，逐渐融合扩大，伴骨皮质变薄、吸收；进一步发展骨小梁吸收、溶解、扩大，同时变薄的骨皮质向髓腔塌陷，残端变细、消失，呈“笔尖样”病变；最后发生骨组织溶解消失、缺损。其特点是大量骨质溶解，无骨质增生硬化，无骨膜反应，无软组织肿块，无新骨、瘤骨形成。

2. CT 表现　骨折断端骨质坏死、吸收，断端可见薄层骨质增生硬化，断端可出现游离骨块，类似“死骨”，或可能为骨折碎骨片残存，断端周围可见软组织无肿块（图 3-17-2，3）。在脊柱金属螺钉内固定手术后的椎体中，术后短期内可出现大片状骨质溶解、吸收。病理上可能由于病者年龄较大，骨质疏松，椎体退行性变，骨质缺血，当金属螺钉植入后，术区广泛充血而导致骨质吸收溶解改变（图 3-17-4～3-17-6）。

3. MRI 表现　T1WI 显示椎体正常形态消失，椎体大部分呈低信号，椎体骨质表面欠规则，椎板信号消失，T2WI 椎体破坏区呈稍高信号，椎间盘呈低信号（图 3-17-7，8）。

四、诊断

X 线检查是本病的主要检查方法，早期在骨皮质及其下方的髓腔内可见散在的界限不清的骨小梁吸收区（密度减低区），呈小孔状透亮区，逐渐融合扩大，伴骨皮质变薄、吸收；进一步发展骨小梁吸收、溶解、扩大，同时变薄的骨皮质向髓腔塌陷，残端变细、消失，呈“笔尖样”病变；无软组织肿块，无新骨、瘤骨形成，这与炎症或恶性肿瘤所引起的溶骨性破坏改变不同。

CT 扫描可从横断面显示病变局部骨质溶解缺损处为软组织密度，有时可见内有少量残留骨组织。近年来有国外报道 MRI 可早期诊断 PTOL，尤其对外伤后局部慢性疼痛持续不能缓解而 X 线表现阴性或不清者优势更明显。T1WI 和 T2WI 显示病变处正常骨髓信号被异常信号所取代，强度随病变组织成分不同而有所差别。早期 T1WI 呈与肌肉信号相邻的低信号；T2WI 呈明显的高信号，注射 Gd-DTPA 后，T1WI 强化明显，提示病灶内血管丰富。晚期由于纤维组织取代血管组织，T1WI 和 T2WI 均呈低信号。

五、鉴别诊断

PTOL 应与溶骨性转移性肿瘤、原发溶骨性骨肿瘤鉴别，创伤病史是 PTOL 的发病特点。本病发病部位于骨折端或骨端，主要是骨质溶解、吸收，无骨质增生及骨膜反应，病变区周围无软组织肿块。CT 扫描更能显示骨质改变及软组织改变，MRI 对显示局部骨质改变可提供更多的信息，对与溶骨性转移性肿瘤、原发溶骨性骨肿瘤鉴别有较大价值。

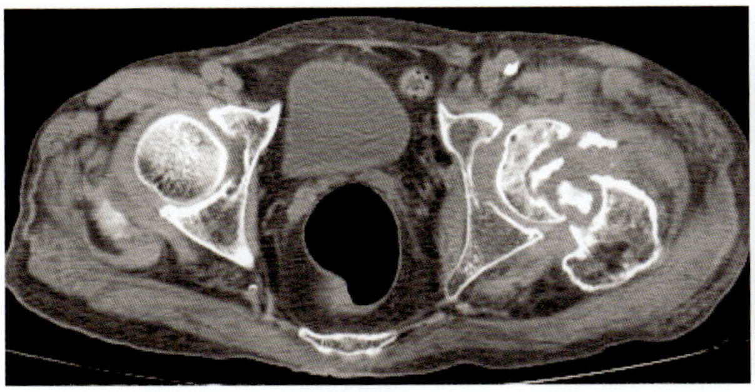

图3-17-2

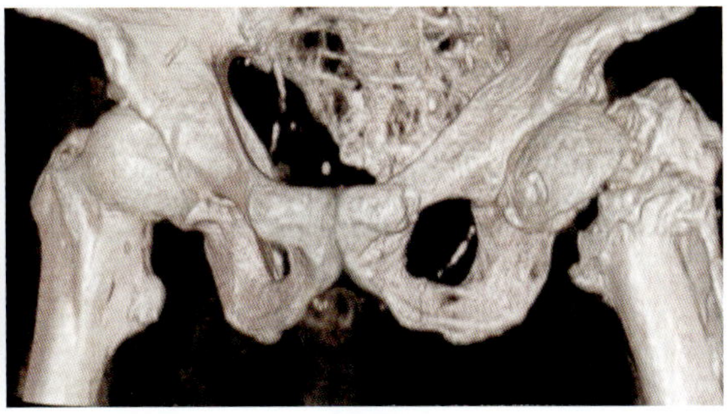

图3-17-3

图 3-17-2，3　CT 轴位及 3D 重建 轴位显示股骨颈骨质吸收，消失，股骨头骨质吸收变小，骨端锐利并见薄层骨质硬化，周围骨质疏松，骨折端可见游离骨块

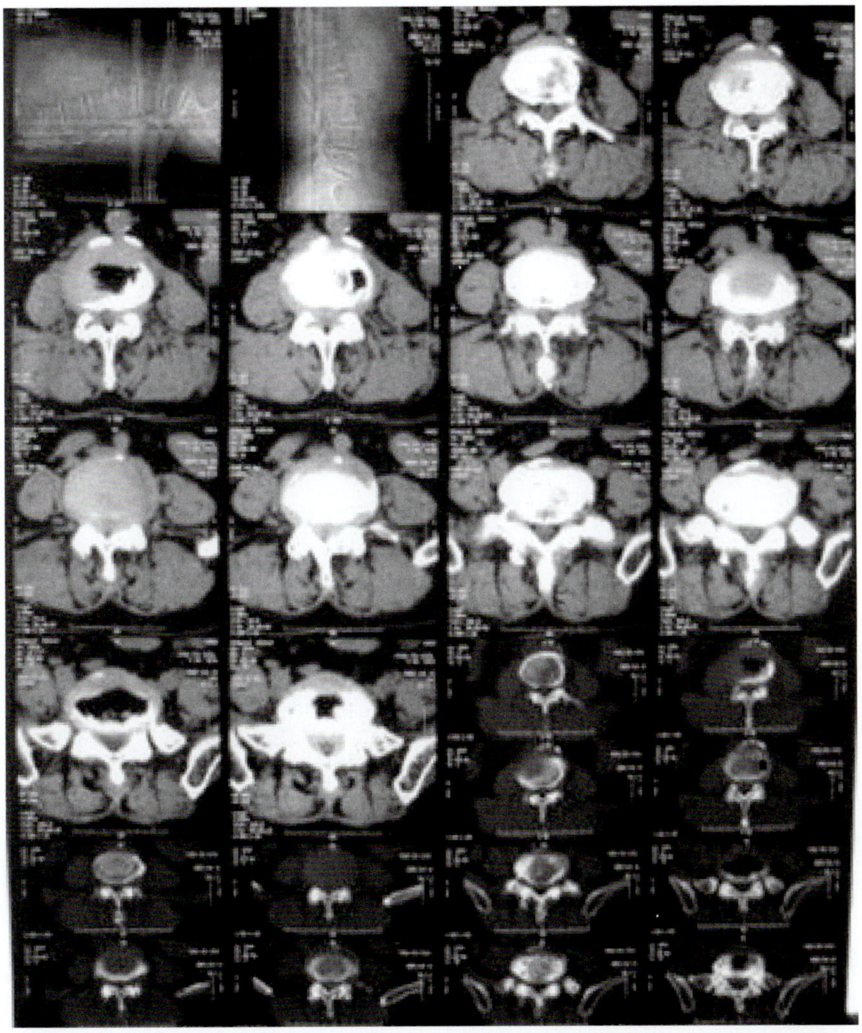

图 3-17-4　腰椎术前腰 4、5，腰 5~骶 1 CT 表现为骨质疏松，椎间盘可见低密度影（真空征）

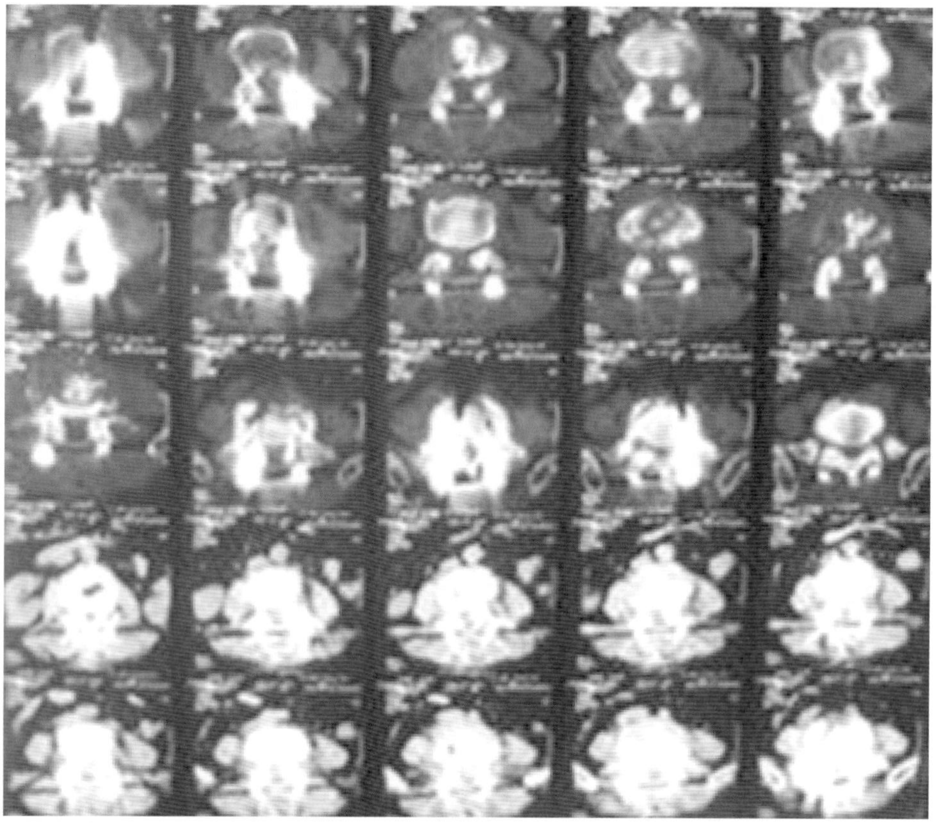

图 3-17-5　腰椎金属内固定术后 1 个月，腰 4~骶 1 椎体骨质密度减低

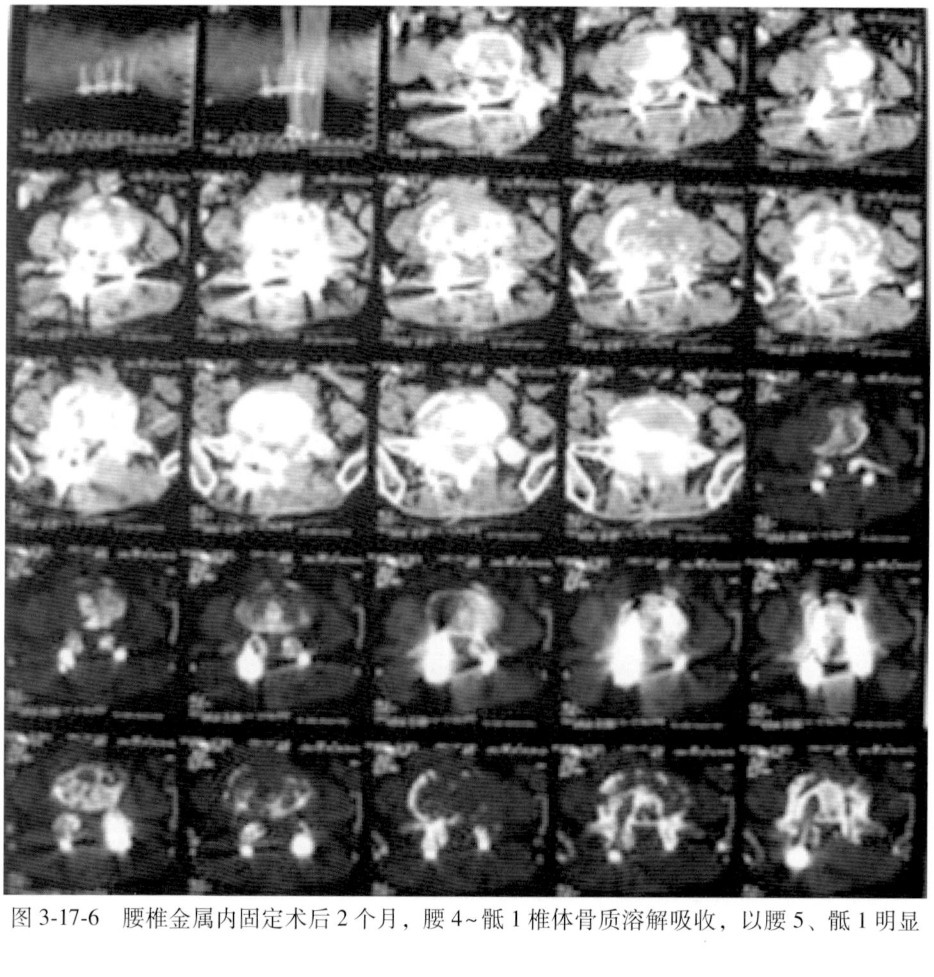

图 3-17-6　腰椎金属内固定术后 2 个月，腰 4~骶 1 椎体骨质溶解吸收，以腰 5、骶 1 明显

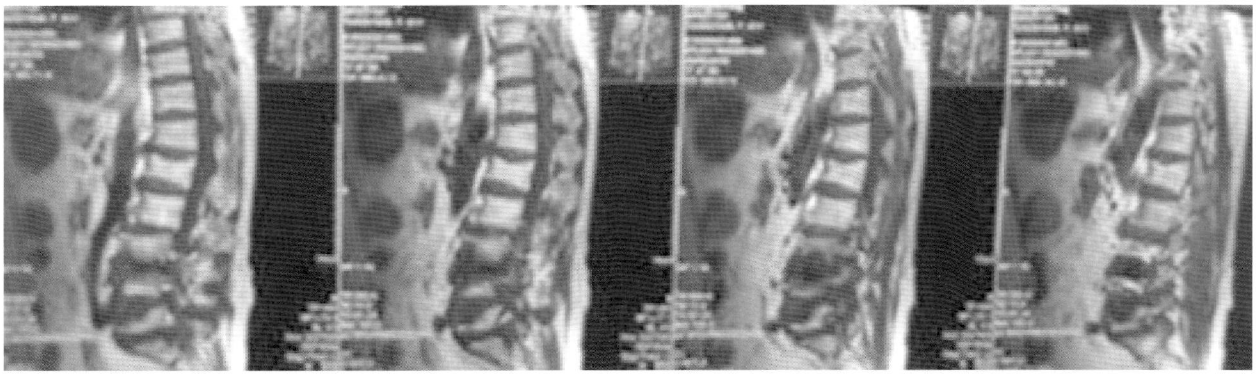

图 3-17-7　MRI T1WI 显示腰 4~骶 1 椎体大部分呈低信号，椎体形态欠规则，显示椎体部分骨质吸收缺如，椎间盘信号减低

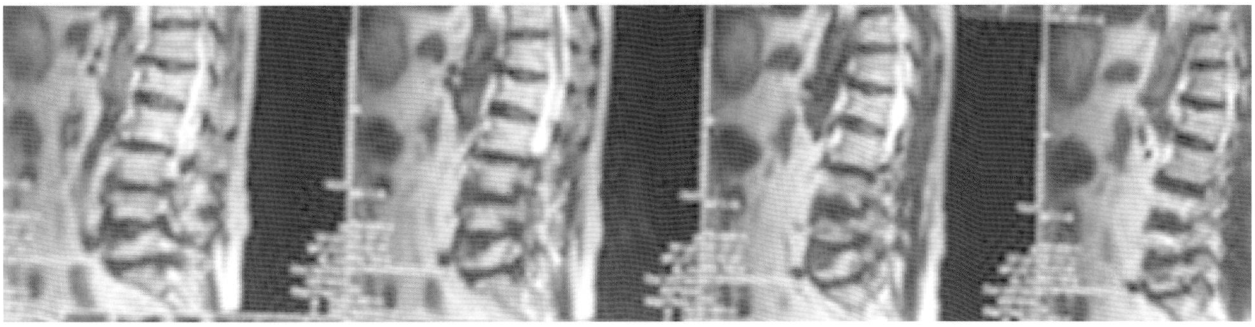

图 3-17-8　T2WI 显示腰 4~骶 1 椎体呈不均匀高信号，但椎体变小，椎间盘呈低信号，椎体前软组织未见肿胀

（邓星河）

第十八节　特发性椎管内硬膜外脂肪增多症（腰段）

一、概述

特发性椎管内硬膜外脂肪增多症是指脂肪组织在椎管内硬膜外间隙过多沉积且无库欣综合征、无糖皮质激素服用者，可发生在胸或腰骶部椎管内硬膜外。临床诊断该病缺乏直观、可靠的依据，随着 MRI 的临床应用，对该病的认识逐步提高，检出率及诊断正确率得到改善，但国内报道甚少。（作者在第一部已详细编写过颈胸椎病例，现将收集的腰段病例加以编写，以便对病变资料更为详细和完整。）

二、影像学表现

1. CT 表现　CT 检查可明确显示椎管内背侧硬膜外 CT 值为负值的脂肪影，可显示局部硬膜囊及神经根受压（图 3-18-1）。

2. MRI 表现　在腰椎椎管内硬膜外可见条状异常信号影，T1WI、T2WI 均呈脂肪性高信号（图 3-18-2~3-18-4），T2 压脂与腰部脂肪组织同步受抑制，呈明显低信号（图 3-18-5），脊髓 3D 及水成像为低信号（图 3-18-6~3-18-8）。硬膜囊明显受压变窄，3D 像及水成像显示脊膜囊被椎管内硬膜外间隙过多积聚的脂肪组织占据，显示马尾神经及脊膜囊受挤压几近消失。

三、诊断

CT 检查可明确显示椎管内背侧硬膜外 CT 值为负值的脂肪影，可显示局部硬膜囊及神经根受压。MRI

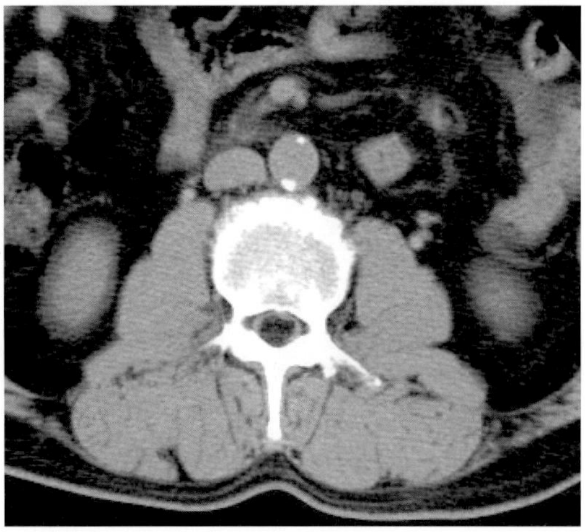

图 3-18-1　CT 扫描 轴位显示椎管内低信号影，脊膜囊呈明显半圆形受压

检查可清晰显示背侧硬膜外过度沉积的短 T1 及 T2 脂肪特征信号，压脂呈明显低信号。并可通过脂肪抑制程序确认为脂肪组织。临床上无库欣综合征、无糖皮质激素服用者，即可诊断为本病。

四、鉴别诊断

1. 库欣综合征　本病或服用大量糖皮质激素所引起的椎管内硬膜外脂肪增多症的 MRI 表现与特发性椎管内硬膜外脂肪增多症者完全相同，因此遇到此类患者应仔细检查是否有库欣综合征和其他表现，询问有无服用糖皮质激素史可提供鉴别信息。

2. 硬膜外积脓　应有感染病史，MRI 常呈条带状，脓液多时脊髓可以有移位，增强扫描积脓可呈周围性强化。硬膜外积脓伴出血、海绵状血管瘤合并大量出血时应与硬膜外脂肪增多症相鉴别。前者也可具有短 T1 信号特点，但其高信号在各序列上与脂肪高信号的分布区域及临床病史并不完全一致，鉴别一般不难。

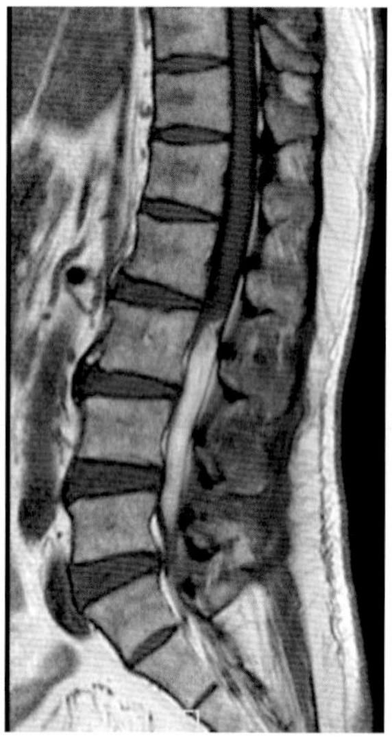

图 3-18-2　MRI T1WI 腰 3~5 节段椎管内可见条状高信号影

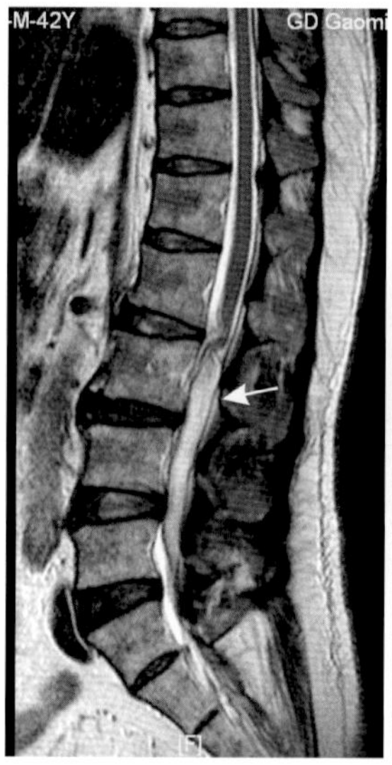

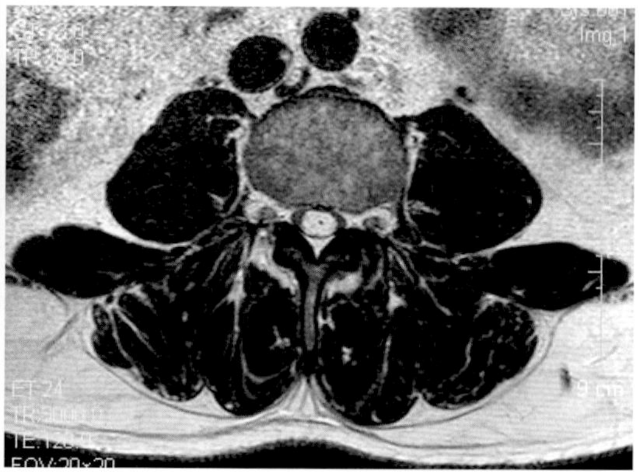

图 3-18-3，4　T2WI 矢状及轴位椎管内硬膜外可见条状高信号影，于腰 3 后缘可见高信号影与受压脊膜囊的边界影（箭头）

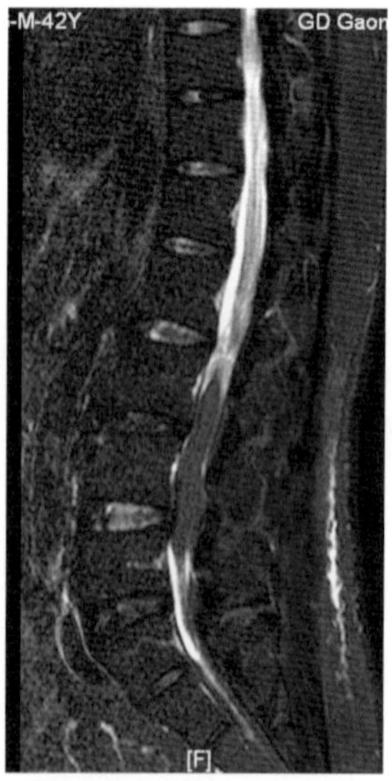

图 3-18-5　T2 压脂肪 椎管内条状影呈明显低信号，与受压椎管分界清楚

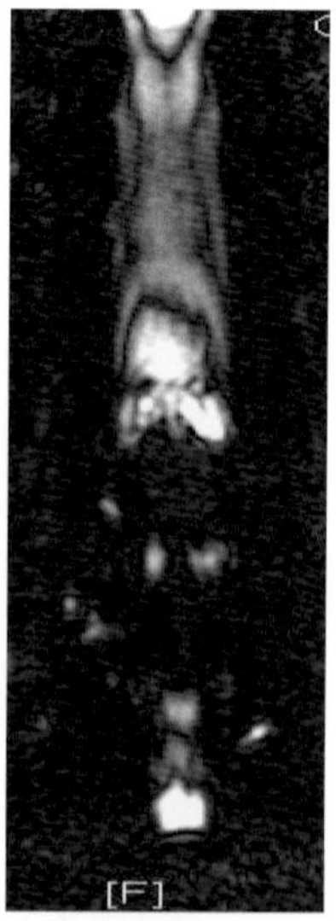

图 3-18-6　3D 椎管内硬膜外呈明显低信号影

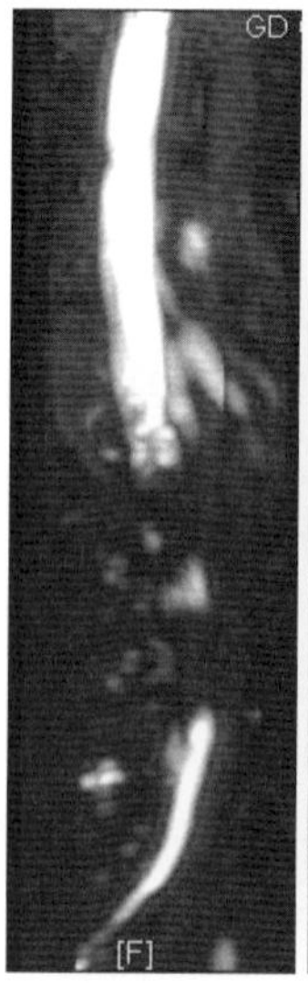

图3-18-7

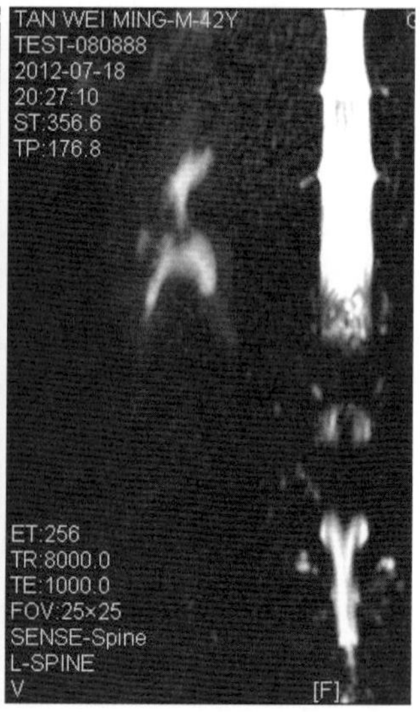

图3-18-8

图 3-18-7，8　水成像可见椎管内低信号缺损影

（邓星河）

第十九节 自发性椎管内硬膜外慢性血肿

一、概述

自发性椎管内硬膜外血肿是一种少见的疾病，多为个案报道。发病原因较多，包括凝血机制障碍、外伤、血管畸形及自发性出血。以往认为椎管内硬膜外血管畸形是自发性椎管内硬膜外血肿的病因，但有学者研究并进行统计学分析显示无明显相关性。而使用抗凝治疗仅是椎管内血肿的诱因，具体的出血血管不一定具有明确的血管畸形性病理改变。

二、临床表现

自发性椎管硬膜外血肿的发病年龄可以从初学步的幼儿到老年人，但以中老年人多见，发生部位多为胸段，颈腰段较少。

本病症状主要为局部症状和神经症状。大多数患者起病时有颈部、胸背部或者腰部疼痛，进而出现神经根受压症状，最后出现脊髓受压平面以下的感觉、运动、括约肌功能障碍。特急性和急性患者多表现为急性尿潴留，慢性出血者尿潴留发生时间较晚。体征主要是脊髓受压平面以下感觉麻木或丧失，双下肢肌张力的改变，男性提睾反射消失或减弱，肛门括约肌反射消失或减弱。病理反射可在慢性起病者出现。极少数患者可有脊髓中央损伤综合征的表现。

三、影像学表现与病理基础

MRI能明确显示血肿的部位、范围、大小和脊髓受压后的改变。发生自颈胸段的血肿表现为硬膜外间隙的细长形或弧形肿块，范围常达数个椎体，血肿与蛛网膜下隙之间被低信号的硬膜所分隔，脊髓受压。

血肿的信号特征与颅内硬膜外血肿相似。血肿的MRI表现，24小时以内的超急性期血肿T1WI信号呈低→略高→等的演变，T2WI呈高→高低混杂的演变。2~7天的急性期血肿T1WI为等或略低信号，T2WI像以低信号为主，其中央可混有部分高信号区。亚急性期T1WI及T2WI均为高信号，在急性期的后阶段血肿边缘可以呈环形增强，文献报道个别病例的硬膜外血肿呈中心增强。

由于患者无明确的临床发病特征，病史的长短难以准确掌握，所以在不同病例中，由于发病时间不同，血红蛋白的演化过程不同，MRI信号各异。在T1WI上可见位于椎管内脊髓后外缘长条状中等信号血肿，信号可均匀或欠均匀，硬膜外脂肪脊髓受压；T2WI上可显示梭形的稍高信号，内部可见条索状低信号和点状、索条状高信号，轴位可表现为薄层环形高信号影包绕，但血肿与脊髓分界明显，受压脊髓明显变窄（图3-19-1~3-19-4）。

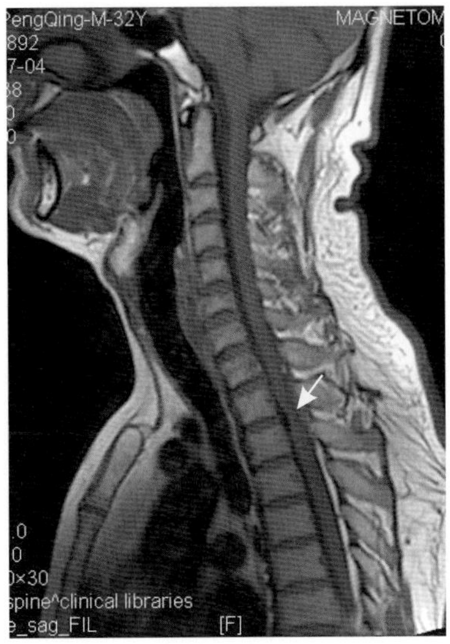

图3-19-1 背部疼痛伴双下肢麻痹1周，无外伤史。T1WI显示胸2、3椎管内硬膜外长条状等信号影，与脊髓分界明显，脊髓明显受压（箭头）

四、诊断

自发性椎管硬膜外血肿是一种少见病，患者具有典型的临床表现，据神经功能障碍平面进行脊柱MRI检查，MRI对本病的定位、定性诊断具有独特的价值，MRI具有多方向成像能力及良好的软组织分辨率，特别是矢状位扫描及血肿中血红蛋白顺磁性显示的特异性信号，对本病的早期定位、定性诊断与鉴别诊断有决定意义。

五、鉴别诊断

椎管内硬膜外血肿应与硬膜外脓肿、转移瘤、脂肪瘤、硬膜下血肿等相鉴别。

1. 硬膜外脓肿　MRI表现为长T1、长T2信号，增强扫描周围脓肿壁呈环形明显强化，脓肿内呈低信号，常有相应椎体、椎间盘和椎旁软组织高信号水肿改变，临床也有相应的表现。

2. 硬膜外脂肪瘤　少有急性体征发作，信号于短期内无变化，脂肪抑制序列可资鉴别。

3. 转移瘤　往往有原发恶性肿瘤病史，多见于中老年人，好发于胸腰段，形态常不规则，常伴有邻近椎体及附件骨质破坏，以椎弓根破坏较为特征性。当骨质破坏时可侵犯周围软组织并形成肿块，增强扫描时明显强化。

4. 硬膜下血肿：发生率远低于硬膜外血肿，硬膜下血肿沿着硬膜囊内侧走行，环绕脊髓，且与脊髓间无低信号带相隔。

5. 椎间盘髓核脱出、游离于椎管内者，常于硬膜囊腹侧，平扫及增强扫描其信号均与相邻椎间盘相等且范围较小。

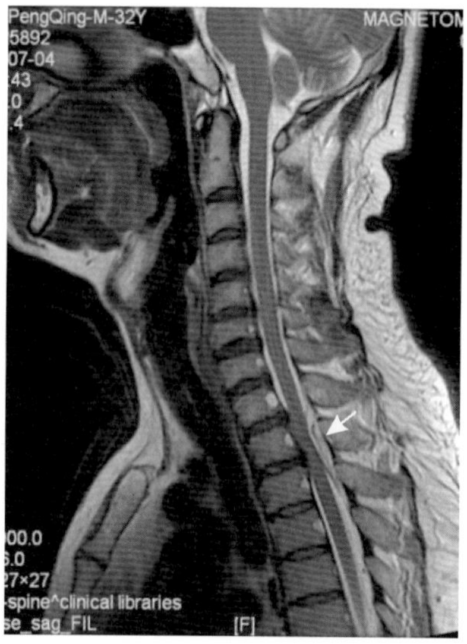

图 3-19-2　与图 3-19-1 同一病例。T2WI 矢状位显示胸 2、3 椎管内硬膜外长条状稍高信号影，边缘清楚，其内见条状低信号，脊髓后缘呈弧形受压（箭头）

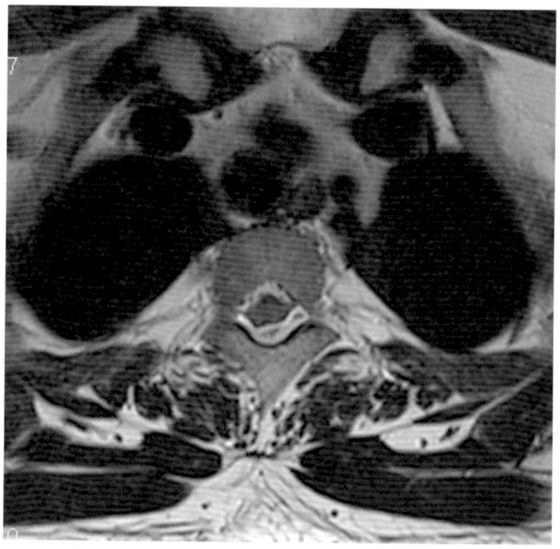

图 3-19-3　与图 3-19-1 同一病例。T2WI 轴位显示血肿边缘呈环形高信号 血肿内呈条状低信号，脊髓受压但分界清楚

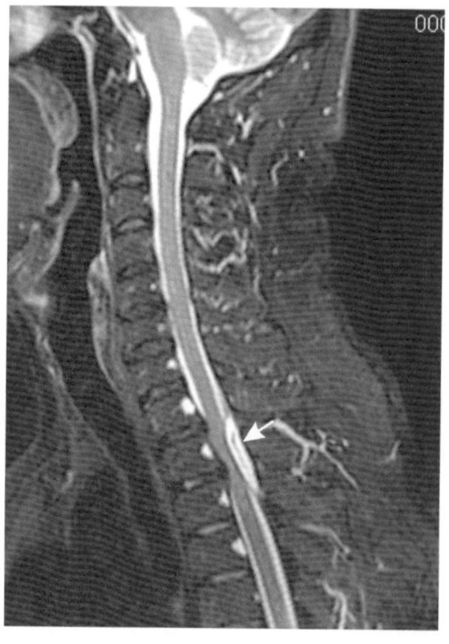

图 3-19-4　与图 3-19-1 同一病例。T2 压脂矢状位显示血肿呈明显长条状高信号，血肿内可见条状低信号影，脊髓明显受压但分界清楚（箭头）

（邓星河）

第二十节 脊柱包虫病

一、概述

包虫病又称棘球蚴病，是人感染棘球绦虫的幼虫（棘球蚴）所致的慢性寄生虫病，是新疆常见的地方性寄生虫病。棘球绦虫卵在肠道内孵后形成的六钩蚴侵入肠壁，随血流进入全身各部位，以肝、肺居多。骨包虫仅占人体包虫的 0.5%～2.0%，其中脊椎包虫占骨包虫首位。

二、临床表现

本病主要临床表现有胸背部疼痛，下肢运动障碍，截瘫，局部肿块等。病程较长，呈渐进性加重。部分病例有肝包虫手术病史。实验室检验：包虫三项实验（免疫对流试验、间接血凝试验、卡松尼试验）阳性，包虫八项实验阳性。

三、影像学表现与病理基础

细粒棘球蚴包虫又称包虫囊肿。包虫囊肿的囊壁分为内外囊两层。内囊为虫体本身，由角质层和生发层构成。生发层分泌清亮囊液，还不断生长出含头节的生发囊和子囊，具有生育能力。子囊的存在使包虫囊肿呈多房性，由于子囊生长缓慢所以骨的破坏呈膨胀性、蜂房样及皂泡样改变，且具有光滑、清楚、硬化的边缘。外囊是宿主组织对包虫囊肿的反应而逐渐形成的一层纤维结缔组织包膜。骨包虫病的包囊外围无纤维包膜，故容易造成邻近组织的侵袭。

骨包虫好发于血流丰富的松质骨内，发病部位依次为脊柱、骨盆、长骨干骺端、颅骨、肋骨，其中脊柱包虫病的危害最大。骨包虫大多通过门静脉系统到达脊柱椎体的松质骨。椎体包虫不同于生长于软组织内的包虫，其总是沿着低阻力的边界生长，特别是沿着骨小梁间隙生长，当幼虫增大时海绵状的松质骨扩大、骨质吸收，对局部骨骼侵蚀后可向周围扩大和延伸。包虫囊肿继续生长可侵及椎弓根和椎板，甚至引起病理性骨折，或侵入周围软组织形成继发性椎旁、椎管内包虫囊肿。脊柱包虫病可发生于脊柱的任何节段，胸椎最为多见，其次为腰椎和骶椎，颈椎最少。Dew 根据包虫的原发部位将脊柱包虫囊肿分为 5 类，分别为髓内包虫（IM）、髓外硬膜内包虫（ID-ED）、椎管内硬膜外包虫（ED）、脊椎包虫（V）和椎旁包虫（PV）。但大部分病变为混合型，同时合并椎体包虫、椎管内包虫和硬膜外包虫及椎体附件包虫、邻近软组织如腰大肌、盆腔及臀部皮下包虫等。

1. X 线表现　X 线检查可显示多囊性、虫蚀状、蜂窝状、膨胀性溶骨性骨质缺损区，大小不等的圆形或类圆形不规则透亮影，界线锐利，椎体楔状变形。当病变侵入椎弓根和椎板致椎弓根结构不清时，很难与脊柱结核、肿瘤等疾病相鉴别。尤其是当包虫首先累及椎旁和椎管内软组织时，X 线检查几乎无诊断价值。X 线可误诊为椎体结核或椎体肿瘤（图 3-20-1，2）。

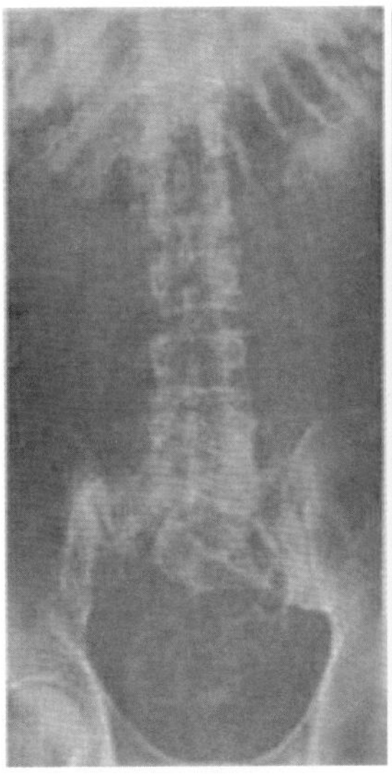
图3-20-1

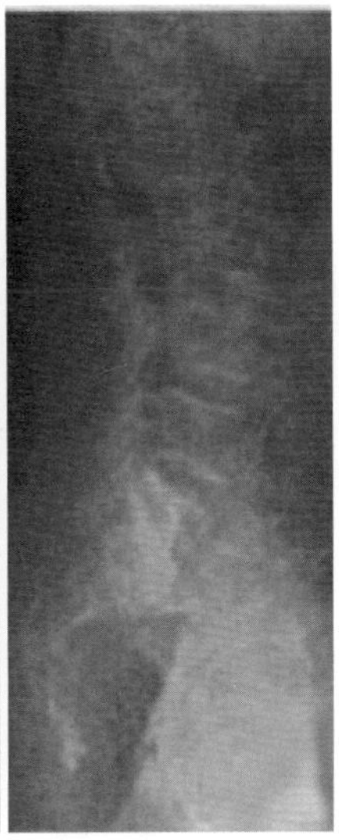
图3-20-2

图 3-20-1，2　腰椎正侧位平片显示骶骨多发性囊性分房状膨胀性骨质破坏

2. CT 表现　CT 扫描可显示椎体多个大小不等的囊状膨胀性低密度骨缺损，簇集呈“葡萄串样”。骨皮质膨隆、变薄、断裂或缺损，向四周侵入椎旁软组织和椎管内，形成椎旁软组织内圆形肿块。病灶边缘锐利清晰，有硬化环（图 3-20-3，4）。与 X 线检查结果类似，当病变首先累及软组织，尤其是椎管内时，CT 诊断较为困难。

3. MRI 表现　MRI 检查可清楚显示椎体、椎管、附件及邻近软组织的包虫囊肿。椎体的包虫可累及单个椎体，也可累及多个椎体，且一般为相邻的多个椎体，故在 X 线上易误诊为椎体结核。椎体的改变以多发大小不等的囊性骨质破坏为主，

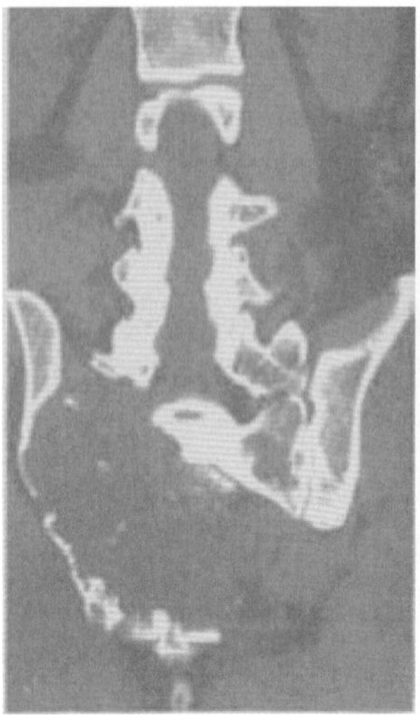

图3-20-3

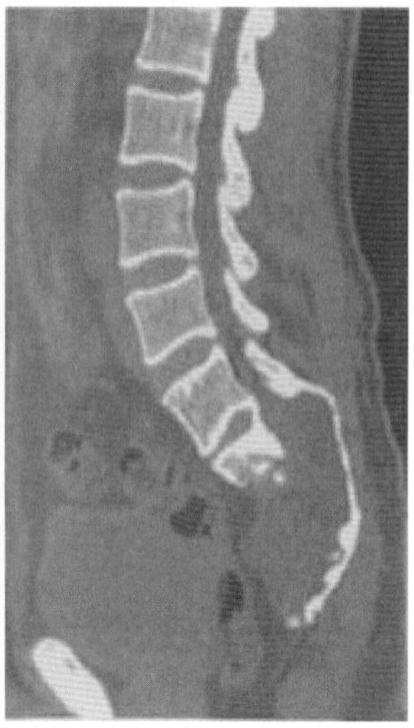

图3-20-4

图 3-20-3，4 与图 3-20-1 同一病例。CT 扫描冠、矢状重建示骶骨多发囊性膨胀性骨质破坏，外缘可见膨胀性不规则骨壳，膨胀区密度不均匀，内见散在性斑点状密影，拟残存骨块

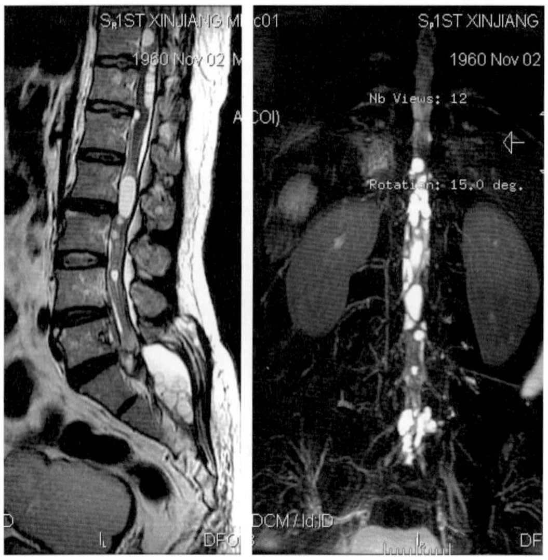

A B

图 3-20-5 髓外硬膜内包虫病

A：MR 矢状面 T2WI 示骶骨多发性囊性骨质破坏，破坏区累及椎管及臀部皮下。部分包虫囊肿破裂变形，信号不均匀；B：脊髓水成像示胸腰段椎管内多发大小不等的囊性病变，可见低信号包膜，局部脊髓受压移位

椎体可发生楔形变。病变内多发大小不等的子囊是本病的特征。T1WI 病变呈低信号，内可见更低信号大小不等的子囊，其囊壁呈等或低信号。T2WI 呈明显高信号，囊内可见大小不等的更高信号子囊，病灶形态呈现玫瑰花状或车轮状。包虫囊壁显示为明显低信号，尤其在 T2WI 上清楚显示低信号的包虫囊壁是脊柱包虫病的又一特征性改变。MRI 对包虫囊肿囊壁的显示明显优于 CT 扫描。此外，MRI 可清楚显示椎管内包虫、椎体旁包虫，尤其是软组织包虫，同样是 T1WI 病变呈囊状，其囊壁呈等或低信号，子囊呈明显低信号。T2WI 呈明显高信号，当囊内充满大小不等的子囊时，整个病灶呈玫瑰花状或车轮状。子囊信号明显高于母囊信号，包虫囊壁显示为明显低信号。椎管内的病变因空间限制一般看不到呈玫瑰花状或车轮状征象，仅显示多发大小不等的囊肿。软组织包括盆腔，腰大肌，背部及臀部皮下，也显示为玫瑰花状或车轮状的多发子囊改变。MRI 压脂序列对脊柱包虫囊肿的显示具有优势。T2 压脂序列在椎体的高信号被抑制后，多子囊型的包虫囊肿显示更为突出，明显。脊髓水成像技术的应用也使包虫囊肿的显示更为清晰，特别是在包虫囊肿的大小、范围的显示上更具优势，明显优于 CT 扫描。增强扫描，脊椎包虫呈轻度强化。作者认为普通增强扫描对脊椎包虫病的鉴别诊断无意义，故一般脊柱包虫病无需增强扫描，灌注成像为中等灌注。

不同类型脊柱包虫囊肿 MRI 表现：大部分包虫病为混合型，即同时合并椎体包虫，椎管内包虫和硬膜外包虫及椎体附件包虫、邻近软组织如腰大肌、盆腔及臀部皮下包虫。髓外硬膜内包虫病（ID-ED）（图 3-20-5）；椎旁型包虫病（pV）；脊椎包虫病（V）+髓外硬膜内包虫病（图 3-20-6～3-20-8）；为椎管内硬膜外包虫病（ED）+椎旁；为脊椎包虫病+椎旁型包虫病+周围软组织包虫病（图 3-20-9）；为脊椎包虫病+髓外硬膜内包虫病+椎体附件型包虫病（图 3-20-10～3-20-14）；脊椎包虫病+周围软组织型包虫病；脊椎包虫病+髓外硬膜内包虫病+椎管内膜外包虫病+周围软组织型包虫病（图 3-20-15～3-20-17）。

四、诊断

根据患者的牧区生活史，犬、羊密切接触史，MRI 扫描以上的特征性改变，免疫血清学检查对脊柱包虫病可做出正确诊断。

五、鉴别诊断

主要与椎体结核及椎体肿瘤鉴别。脊柱包虫囊肿，除椎体囊性破坏外，软组织内包虫囊肿的母囊内多发大小不等的子囊是其特征性改变，明显不同于脊柱结核的冷脓肿。脊柱结核冷脓肿内一般无子囊，这是鉴别椎体结核和椎体包虫的重要特征。脊柱包虫一般不累及椎间盘，且易向两侧形成球形或半球形假性椎旁脓肿影，但局限于椎体旁，很少为梭形或向远处扩散，是与脊柱结核和肿瘤鉴别的主要影像特点。灌注扫描，显示包虫囊肿呈中等灌注改变，与包虫囊肿为乏血供病变基本一致，也有别于椎体肿瘤。

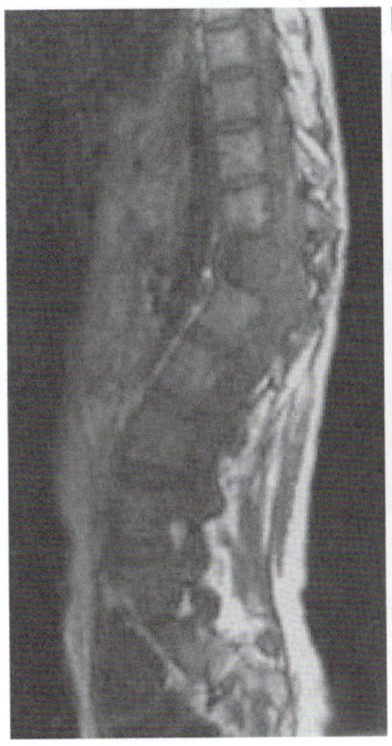

图3-20-6

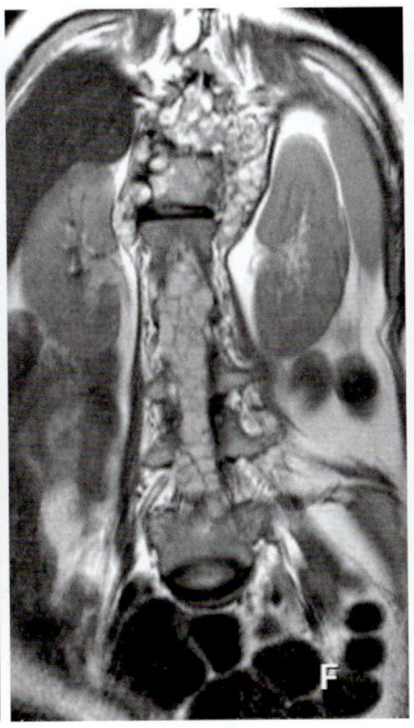

图3-20-7

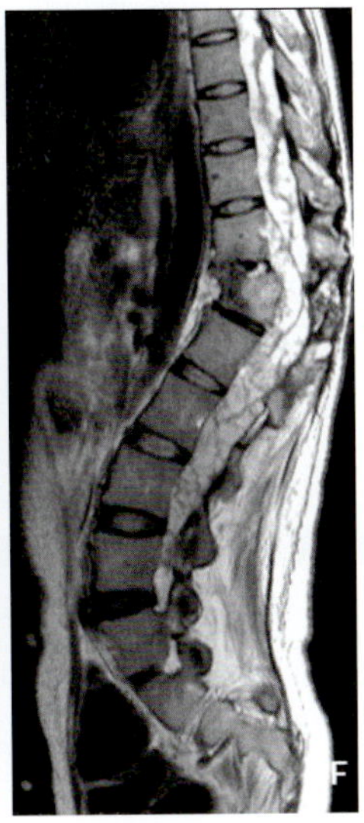

图3-20-8

图 3-20-6～3-20-8 T1W1 矢状，T2WI 冠、矢状显示椎体、椎管及椎旁型包虫病。显示单个椎体的囊性骨质破坏合并广泛的椎管内及椎旁包虫囊肿，脊髓及圆锥显示不清

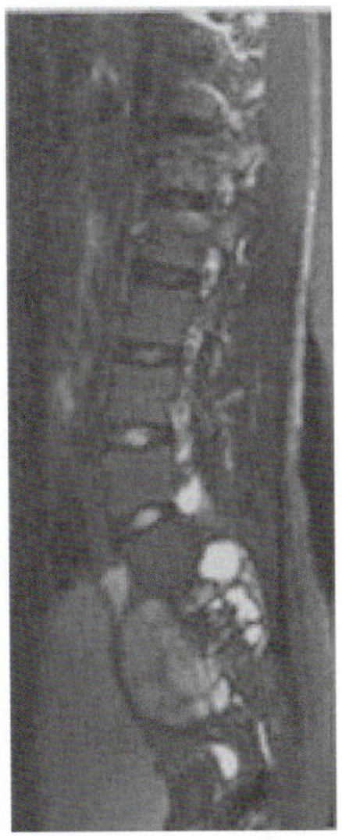

图 3-20-9 椎体、椎管及椎旁型包虫病。MR 矢状面 T2 脂肪抑制序列示骶骨多发的椎体囊性骨质破坏，椎管及椎旁软组织内多发囊性病灶，包虫囊肿壁完整无破裂

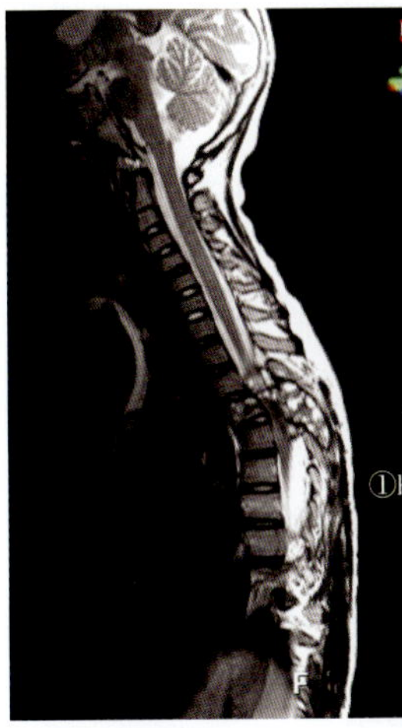

图3-20-10

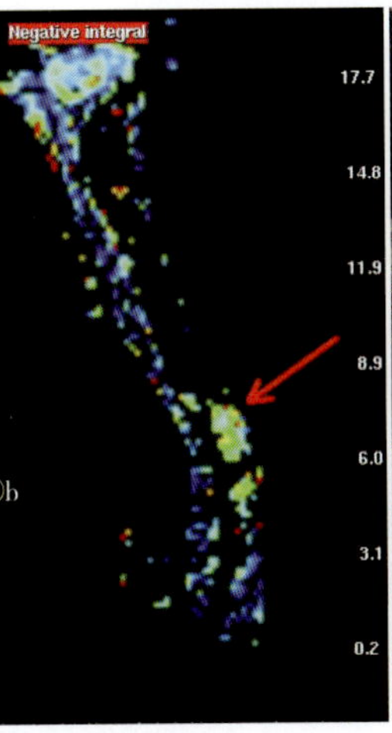

图3-20-11

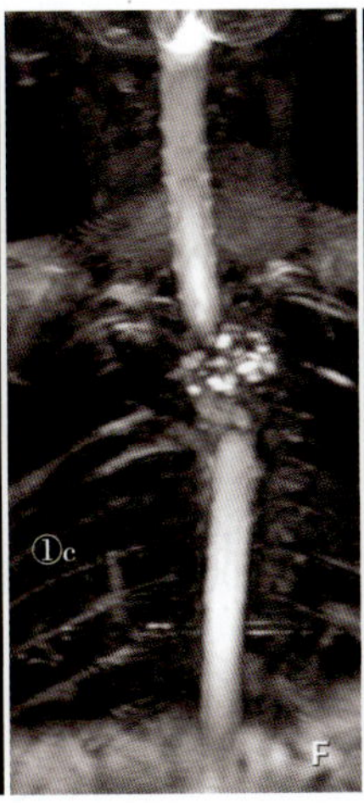

图3-20-12

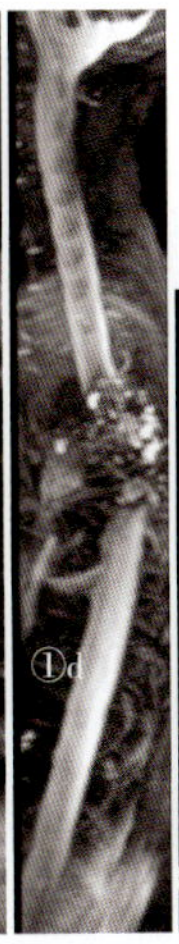

图3-20-13

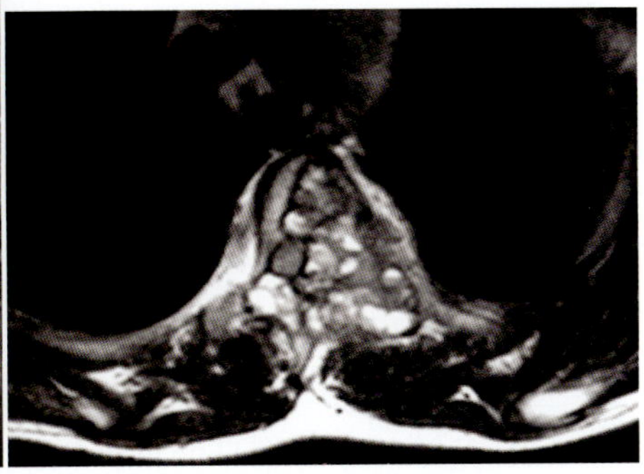

图3-20-14

图 3-20-10～3-20-14 椎体、椎管及附件型包虫病。分别为 T2WI（3-20-10）、灌注图像（3-20-11）及脊髓水成像（3-20-12、3-20-13）、T2WI 轴位（3-20-14）。显示病变区为多囊性骨质破坏，呈长 T1、长 T2 信号，累及椎管及附件。灌注成像呈中等灌注（3-20-11，箭头）。脊髓水成像显示囊性病灶大小形态及范围

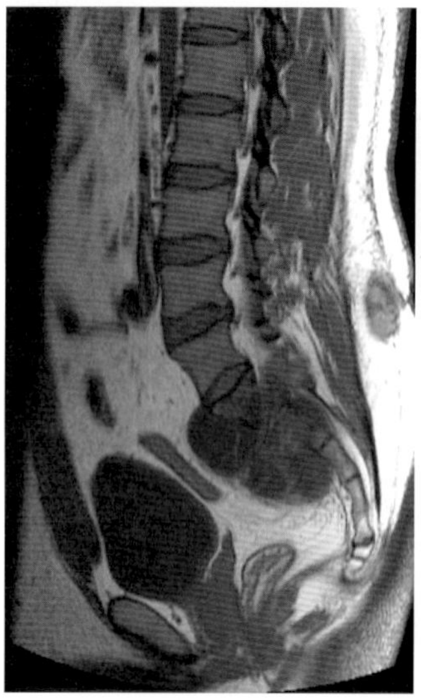
图3-20-15

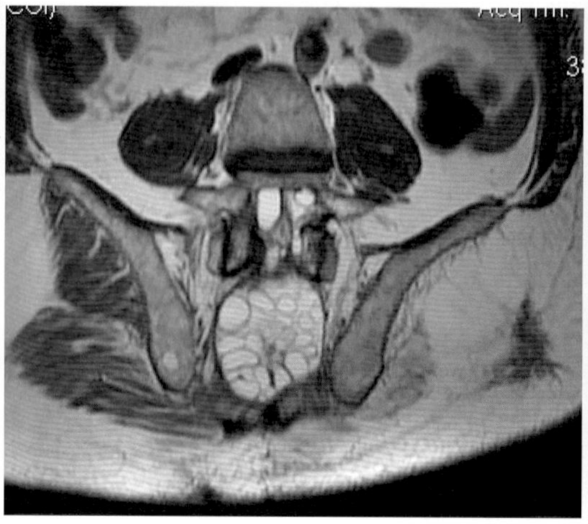

图3-20-16

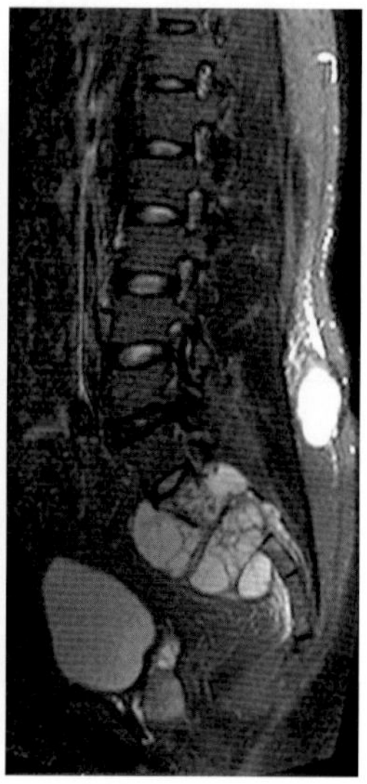
图3-20-17

图 3-20-15～3-20-17　T1WI 矢状面（3-20-15）、T2WI 轴位（3-20-16）及 T2 矢状位脂肪抑制序列（3-20-17），显示椎管及腰骶部皮下软组织包虫病呈囊性、膨胀性、分房状改变，T1WI 呈低信号，T2 及 T2 压脂呈高信号，内可见分隔成大小不一的分房状囊性改变

（米日古丽·沙依提）

第二十一节　罗道病（胸椎椎管内）

一、概述

罗道病（Rosai Dorfman disease，RDD）又称窦组织细胞增生伴巨淋巴结病（sinus histocytosis with massive lymphadenopathy）是一种罕见的良性组织细胞增生性疾病。1966 年 Azoury 和 Reed 首先报道，1969 年 Rosai 和 Dorfman 对其做了详细研究，并正式命名。罗道病是一种较为少见的病因学不明的良性疾病。多数为自限性，可在数月至数年内自行消退，少数病例病程持久，或因多器官侵犯而死亡。本病大多发生于淋巴结内，发生于淋巴结外者少见。

二、临床表现

RDD 是一种非常罕见的良性组织细胞增生性疾病，好发于儿童及青少年，男性略高于女性，多发生于头颈部淋巴结，43%的病例出现于淋巴结以外的其他组织，其中皮肤最多见。发生于骨骼系统的 RDD 较为罕见，约占 8%，几乎全身各骨均有报道。骨骼系统受侵犯部位有股骨、手指软组织等运动系统组织以及鼻咽部。

临床表现可有发热、中性粒细胞计数升高、红细胞沉降率加快，高球蛋白血症等，部分患者可无明确临床症状。此病术前常不易诊断，确诊须依靠病理学检查及免疫组化，HE 染色光镜下可出现较为特征淋巴细胞“伸入运动”或被吞噬现象。免疫组化 s100 蛋白阳性、CD68 阳性和 CD1a 阴性是诊断本病的重要指标。

作者收集一例胸椎硬膜外的 RDD 并经病理组织学和免疫组化证实。手术所见，胸 3～6 硬膜外组织增生、肥厚，两端较薄，中间较厚，呈长梭形束带状，并见分层呈葱皮样增生。病理镜下表现为病变组织中广泛性纤维化，灶状淋巴浆细胞浸润，伴有灶状大的泡沫样组织细胞增生，个别神经细胞内有淋巴细胞（图 3-21-1）。免疫组化 s100 蛋白阳性、CD68 阳性，CD1a 阴性。

三、影像学表现与病理基础

骨骼系统的 RDD 影像学表现无明确特异性。①常规 X 线片对病变整体显示良好，多表现为单骨或多骨溶骨性骨质破坏，无明确膨胀改变，边缘较清可伴有硬化边，一般无骨膜反应及软组织肿块；②CT 扫描对骨质破坏区内部结构显示更为清晰，特别是钙化及骨化情况；③MRI 具有良好的软组织分辨率，可同时清晰显示病变内部组织成分及周边骨髓受累情况。

MRI 表现：本例病变位于椎管内硬膜外的长

梭形软组织肿块，T1WI 为等信号（图 3-21-2）；T2WI 呈分层状中等及低的混杂信号，内见多条薄层低信号影分隔，病理上与手术所见纤维组织增生，病变组织中广泛性纤维化相符（图 3-21-3，4）；T2 脂肪抑制显示梭形肿块呈中、高混杂信号，与脊髓分界清楚，可见一薄层线状低信号分隔，脊髓明显受压（图 3-21-5）；增强后病变实质部分中等度强化，肿块上下缘脊膜强化明显（图 3-21-6，7）。MRI 表现与文献报道相符。脊柱骨质未见异常。

四、诊断

结外 RDD 临床表现多样，由于罕见，只有散在不同部位的报道，特别是影像学上，椎管内硬膜外 RDD 尚未见报道。根据本例特点，发生在椎管内硬膜外的病变，临床上无特殊性的病史，平片无异常表现，MRI 表现为 T1WI 为等信号，T2WI 呈分层状中等及低的混杂信号，内见多条薄层低信号影分隔，T2 脂肪抑制显示梭形肿块呈中、高混杂信号，与脊髓分界清楚，可见一薄层线状低信号分隔，脊髓明显受压，增强后病变实质部分中等度强化等表现，应考虑 RDD 可能。

五、鉴别诊断

发生在椎管内硬膜外的 RDD 主要是与椎管内硬膜外慢性血肿鉴别。

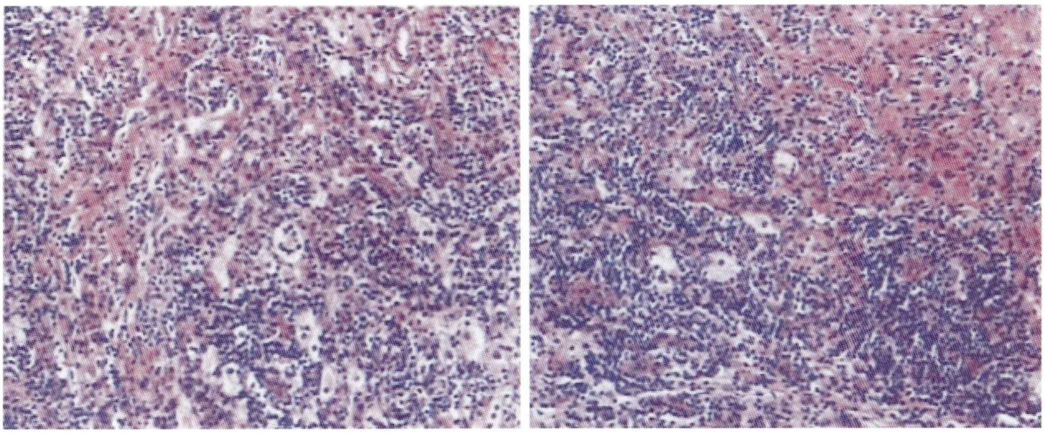

图 3-21-1　病理镜下表现为病变组织中广泛性纤维化，灶状淋巴浆细胞浸润，伴有灶状大的泡沫样组织细胞增生，个别神经细胞内有淋巴细胞（HE×40）

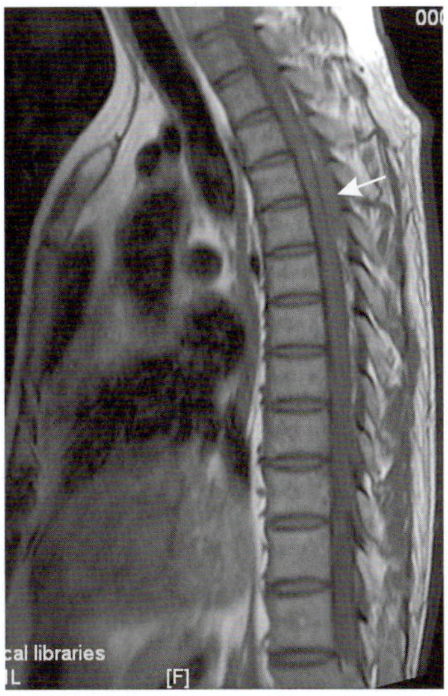

图 3-21-2　胸 3～6 椎管内硬膜外的长梭形软组织肿块，T1WI 为等信号，脊髓受压，但分界清楚（箭头）

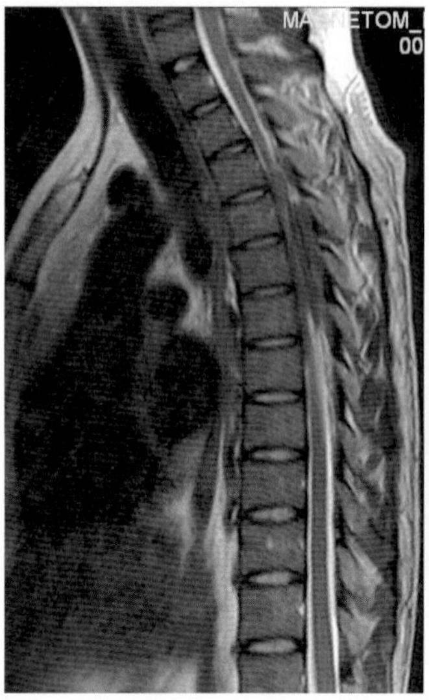

图3-21-3

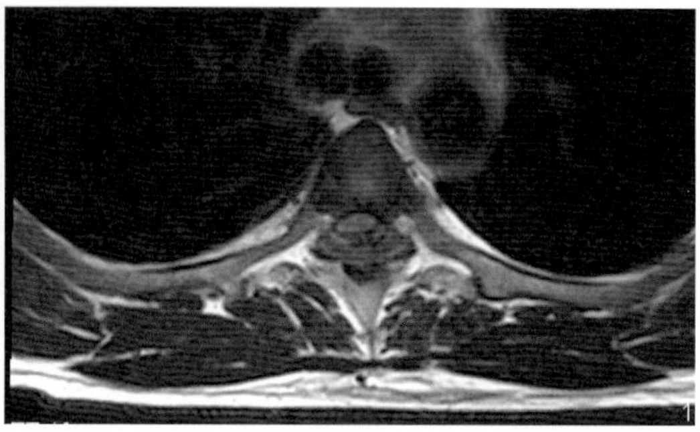

图3-21-4

图 3-21-3，4　T2WI 矢状、轴位显示胸 3~6 硬膜外肿块呈分层状中等及低的混杂信号，内见多条薄层低信号影分隔，病变区脊髓受压变细

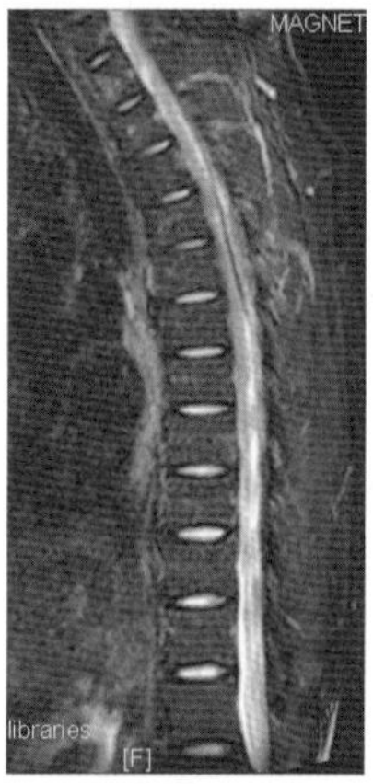

图 3-21-5　T2 压脂胸 3~6 硬膜外显示梭形肿块呈中、高混杂信号，与脊髓分界清楚，可见一薄层线状低信号分隔，脊髓明显受压

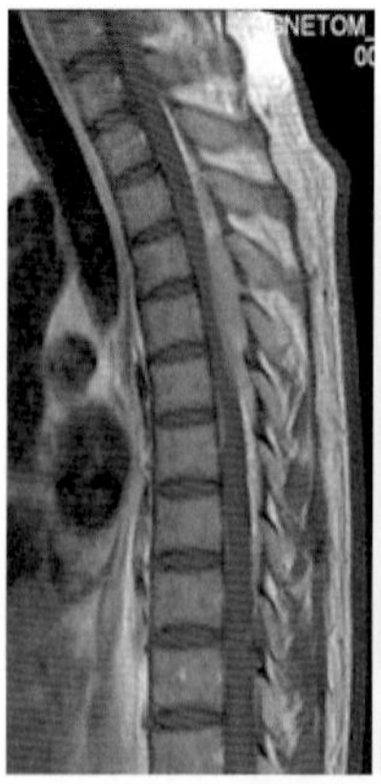

图3-21-6

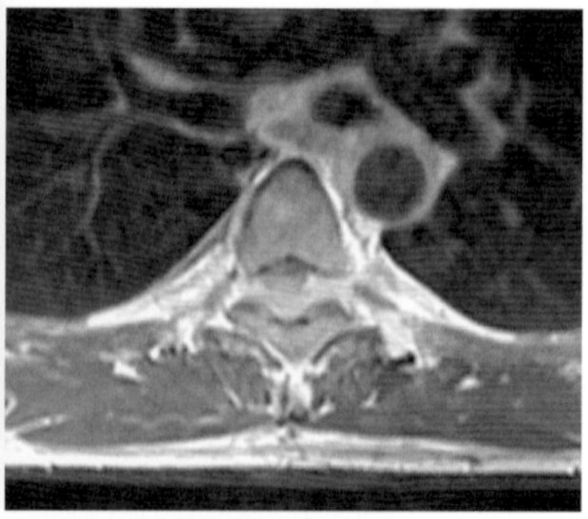

图3-21-7

图 3-21-6，7　T1 增强后肿块呈中等度强化，肿块上下缘脊膜强化明显

（邓星河）

第二十二节 以脊柱为主的多发性骨纤维结构不良

一、概述

骨纤维结构不良病因不明，多认为是原始间叶组织发育异常，骨骼内纤维组织大量增殖，代替了正常骨组织为特征的骨疾患，主要是纤维结缔组织和新生不成熟的原始骨组织，即编织骨。较成熟的病灶中，纤维结缔组织细胞较长，核染色深，有较多的致密胶原纤维，血管组织较少。幼稚的病灶组织中，胶原纤维少，血管丰富，骨化现象较明显，可单骨、多骨、单肢或单侧多发。若本病同时并发皮肤色素沉着、性早熟和内分泌紊乱等，则成为奥尔布赖特（Albright）综合征。作者收集一例多发性骨纤维结构不良，在行脊柱MRI检查时发现多椎体病变，由于影像学难以确诊，后做腰椎骨穿活检，确诊为骨纤维结构不良。随后作身体多部位平片及PET-CT检查，发现下颌骨、股骨、肋骨、肩胛骨、锁骨、骨盆及脊柱为主多个椎体受累。国内未见发生于脊柱的骨纤维结构不良资料。

二、临床表现

本病发病年龄为3～60岁，其中11～30岁多见，约占70%。男女比约为3∶2。病变进展缓慢，病程自数年至数十年不等。成年后进展更缓慢或基本稳定。

三、影像学表现与病理基础

1. X线平片表现　发生于长管骨及其他骨骼的骨纤维结构不良可有如下表现：①囊状膨胀性改变，表现为囊状膨胀性透亮区，可为单囊，亦可多囊，边缘清楚，皮质变薄，外缘光滑。囊内常有散在条索状骨纹和斑点状致密影；②毛玻璃样改变，表现为病变区囊状膨胀性病变中的密度均匀增高如毛玻璃状，病理上为编织骨，是本病的特征性改变；③病灶丝瓜瓤样改变，常见于肋骨、股骨和肱骨。患骨膨胀增粗，皮质变薄甚至可以消失。骨小梁粗大扭曲，表现为沿纵轴方向走行的粗大骨纹，颇似丝瓜瓤；④虫蚀样改变，表现为单发或多发的溶骨性破坏，边缘锐利，有时酷似溶骨性转移。颅骨改变主要表现为内外板和板障骨质膨大、增厚或囊状改变，最常见的为颅面骨不对称增大，呈极高密度影（图3-22-1～3-22-3）。

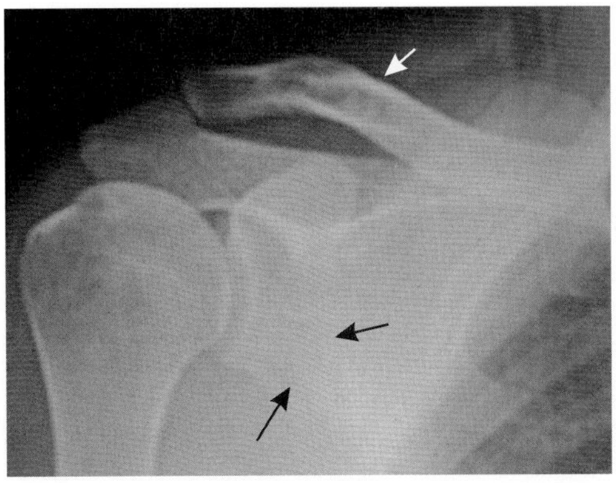

图3-22-1　肩关节平片显示右锁骨远端骨髓腔内小片毛玻璃状稍高密度影，边缘不清（白箭头），肩胛盂内下缘隐约可见膨胀性骨质破坏区，其内密度呈毛玻璃状，边缘可见薄层硬化带（黑箭头）

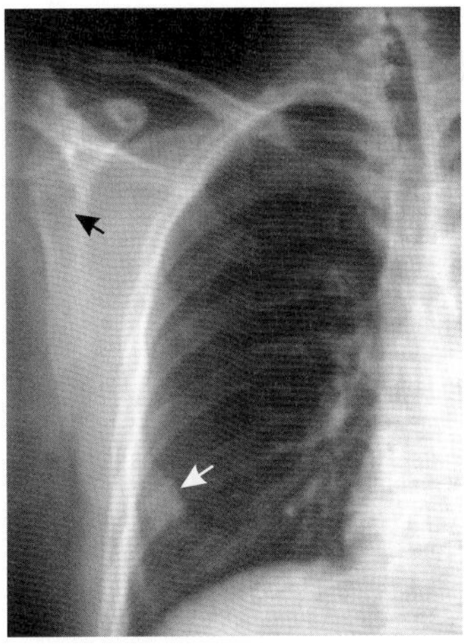

图3-22-2　肩胛盂内下缘小片状低密度影，内见轻度毛玻璃状（黑箭头），右侧第6前肋骨轻度膨胀，呈毛玻璃状密度（白箭头）

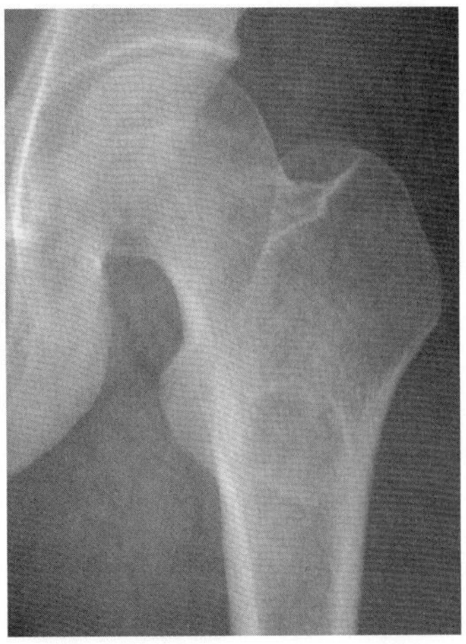

图3-22-3　右股骨上段可见一类圆形病变区，其内密度呈毛玻璃状，边缘清楚并可见薄层硬化

发生在脊柱骨质骨纤维结构不良极为罕见，平

片显示病变发生在椎体后缘椎弓根处，表现为椎弓根及周围淡薄的毛玻璃状稍高密度影，显示为椎弓根及周围骨质模糊，椎弓根内缘边界显示不清。侧位片示椎体后部少许斑片状稍高密度影（图 3-22-4，5）。

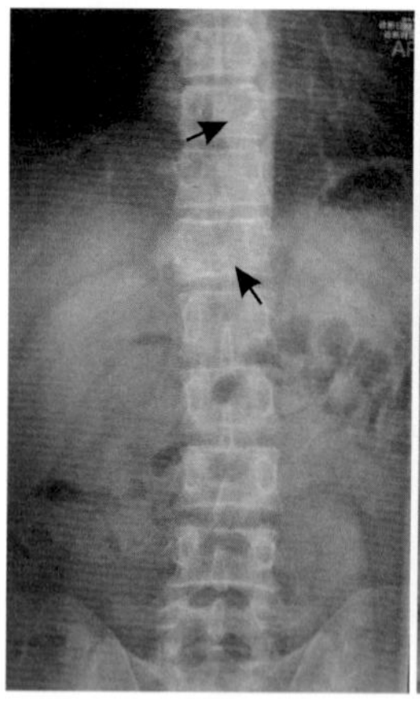

图3-22-4

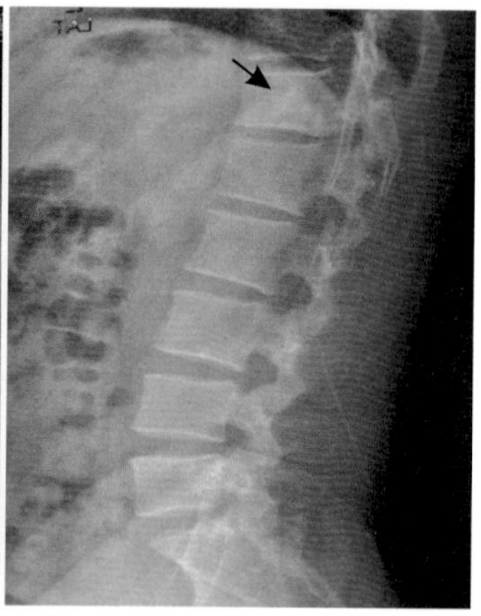

图3-22-5

图 3-22-4，5　腰椎正侧位，正位显示胸 9、10 左侧椎弓根内缘、胸 12 椎体右侧内缘边缘模糊，局部密度稍增高，侧位片胸 12 椎体内可见小斑片状稍高密度影（黑箭头）

2. MRI 表现　在脊柱 MRI 检查中，T1WI 显示病变椎体骨质呈低信号影，其内可见少许等信号影，在不同的病变椎体中，受累部位为椎体中部、前部或后部，椎弓及横突，病灶边缘部可见带状高信号影（图 3-22-6）；T2WI 显示病变区信号较 T1WI 低，但病灶内可见斑点或小斑片状稍高信号影，表现为混杂信号改变（图 3-22-7 ~ 3-22-10），骨皮质显示正常，周围软组织未见肿胀及包块；T2 脂肪抑制显示病变区呈明显的低及斑点、片状稍高混杂信号，与正常骨交界处显示片状高信号（图 3-22-11）。椎间盘及椎体大小形态未见异常。但在股骨上段 MRI T2 压脂中显示病变区内呈均匀高信号，病灶边缘呈“云絮状”高信号（图 3-22-12）。MRI 表现为低信号改变，病理上可能骨髓组织含骨性成分更多所致；而股骨病灶内高信号，可能为大量软骨增生（软骨性分化）造成受累骨骨髓腔内软骨性团块堆积所致。

3. PET-CT 表现　PET-CT 检查中，可发现身体多部位病灶，CT 显示病变区局限性低密度，边缘清楚并可见薄层硬化边，病灶内可显示放射性摄取明显增高（图 3-22-13 ~ 3-22-18）。

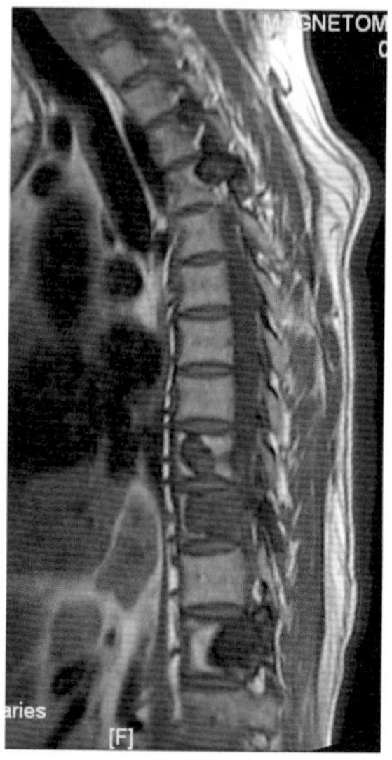

图 3-22-6　T1WI 胸 3、4、9、10、12 椎体及附件可见不同片状低信号影，其内可显示小斑片等信号，边缘清楚。周围可见小片薄层高信号影

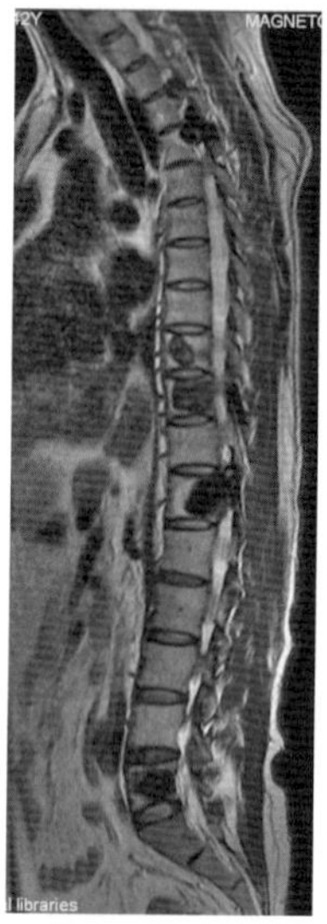

图 3-22-7　T2WI 病变区信号比 T1WI 信号更低，但病灶周围高信号影与 T1WI 所见相同，可能病灶边缘脂肪组织沉积所致

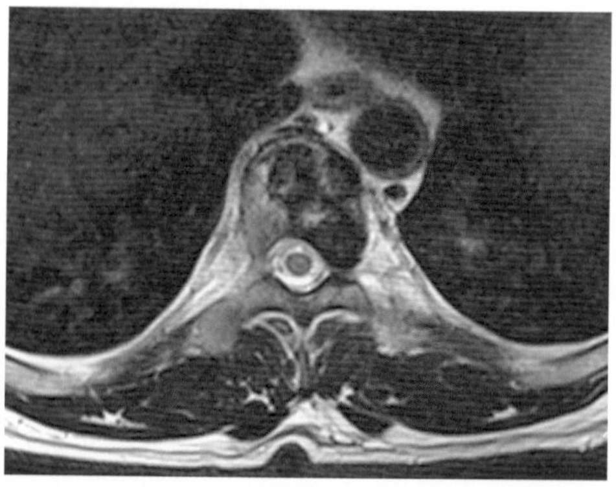

图 3-22-8　胸椎大片以低信号为主，内夹有小斑片稍高信号，显示病变区呈混杂信号

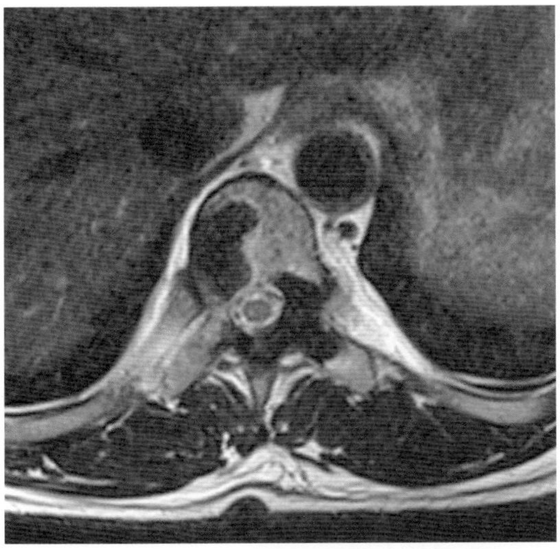

图 3-22-9　椎体右侧半及左侧椎弓根、椎弓及横突呈不规则片状低信号，边缘可见薄层高信号影

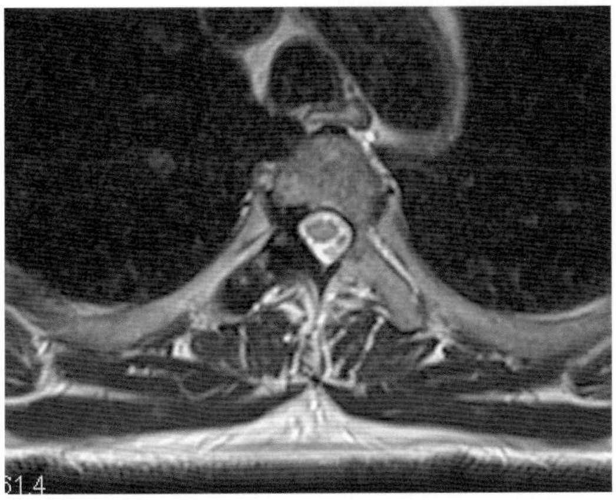

图 3-22-10　T2WI 病变位于右侧椎弓根、椎弓和横突，病变区表现为混杂信号（以低信号为主，其内可见斑点状稍高信号）

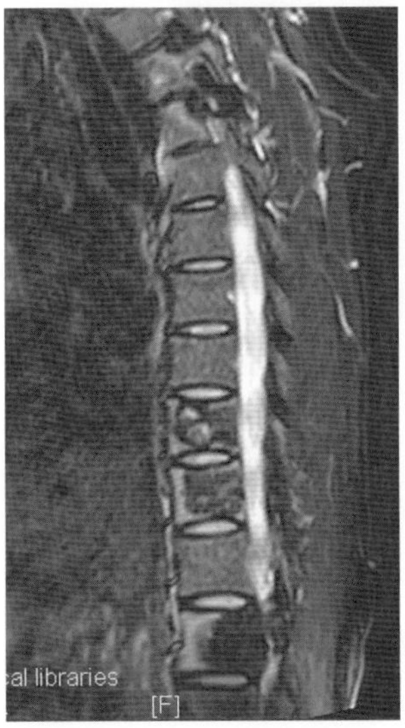

图 3-22-11　T2 压脂椎体内病灶混杂信号较 T2WI 略明显

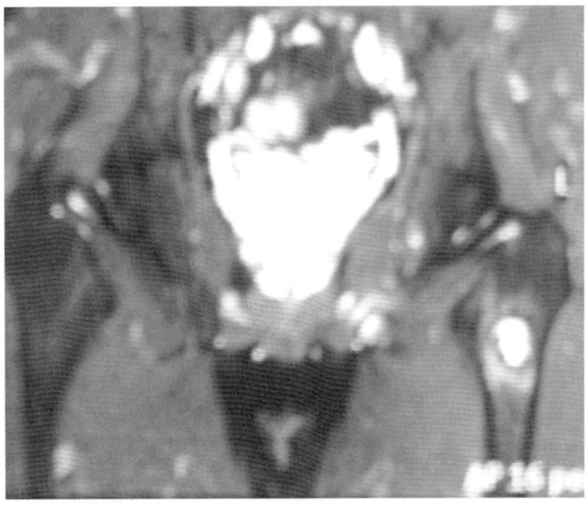

图 3-22-12　左股骨上段病灶，T2 压脂显示为均匀高信号，周围可见不规则带状高信号

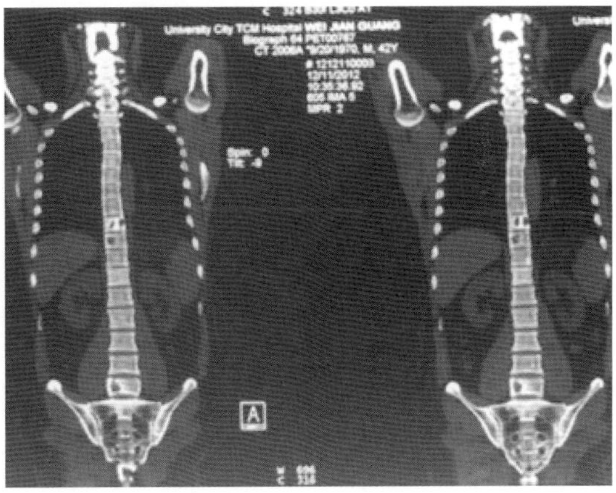

图 3-22-13　PET-CT 冠状显示多个胸腰椎囊性骨质破坏，边缘可见高密度硬化

四、诊断

发生在四肢长骨、肋骨、颅骨等部位的多发性骨纤维结构不良，病灶表现为囊状膨胀性、毛玻璃样、病灶丝瓜瓤样改变，平片诊断并不难。但发生在脊柱的多发性骨纤维结构不良者，由于少见以及椎体结构特殊，病变显示欠清楚，诊断较难；CT 表现虽为囊性病变，边缘显示清楚，病灶周围见片状硬化，但无明显的恶性表现；MRI 检查，脊柱病变表现为发病部位可位于椎体、椎弓根、横突等部位，椎间盘及椎体形态无异常改变，病变区低信号为主的混杂信号，边缘清楚表现者，应注意考虑本病可能。另外，脊柱 MRI 检查如发现上述改变，可加照身体其他部位 X 线平片，如发现其他部位的骨纤维结构不良病变者，对本病提供更多诊断依据。PET-CT 虽然可发现全身多部位病灶，但对定性诊断意义不大。结合 X

线平片、CT 和 MRI 表现，对明确诊断提供更多信息。

五、鉴别诊断

发生在四肢的骨纤维结构不良，病灶局限且出现钙化，应与内生软骨瘤、非骨化性纤维瘤鉴别。发生在脊柱的骨纤维结构不良，平片显示椎弓根影欠清楚，周围密度增高；MRI 表现为以低信号为主混杂信号，应注意与成骨性转移性肿瘤鉴别。

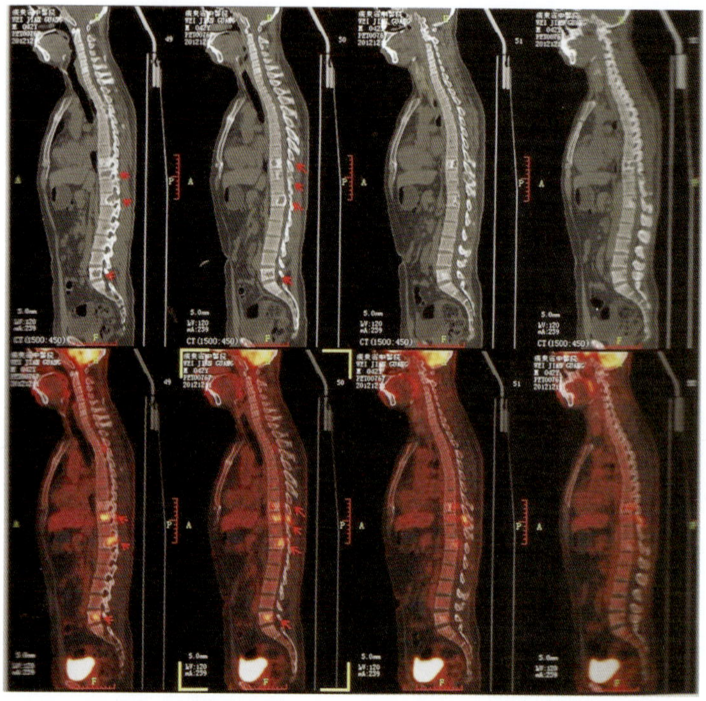

图 3-22-14 PET-CT 冠状显示多发胸腰椎囊性骨质破坏，放射性摄取明显增高，SUVmax：5.23

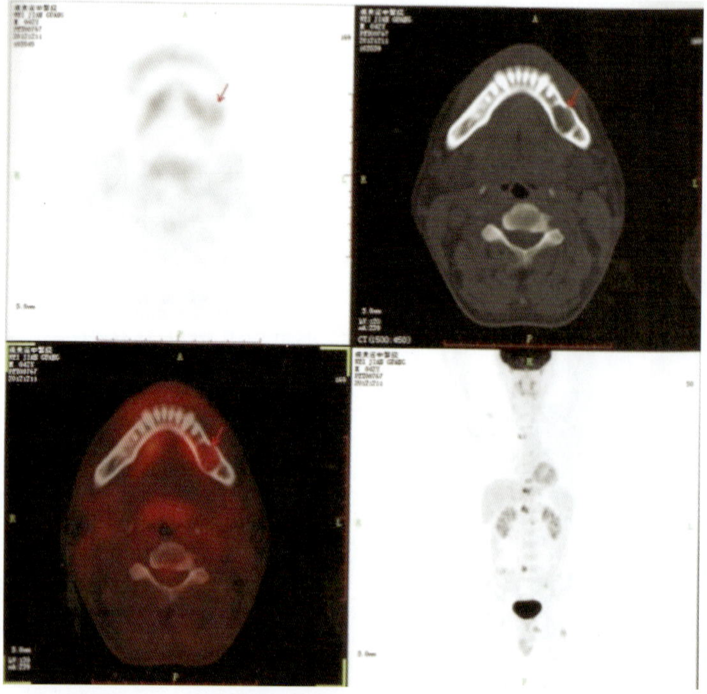

图 3-22-15 左下颌骨可见小囊状骨质破坏区，边缘清楚，边缘无硬化，放射性摄取增高，SUVmax：2.02

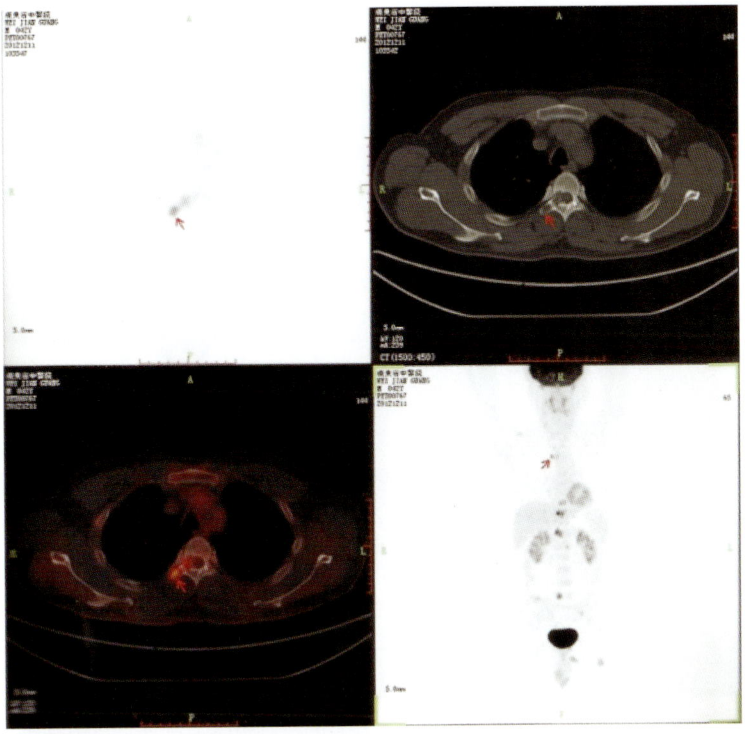

图 3-22-16　胸 4 椎体右侧椎体、椎弓及横突穿凿样骨质破坏，边缘清楚，放射性摄取增高，SUVmax：4. 26

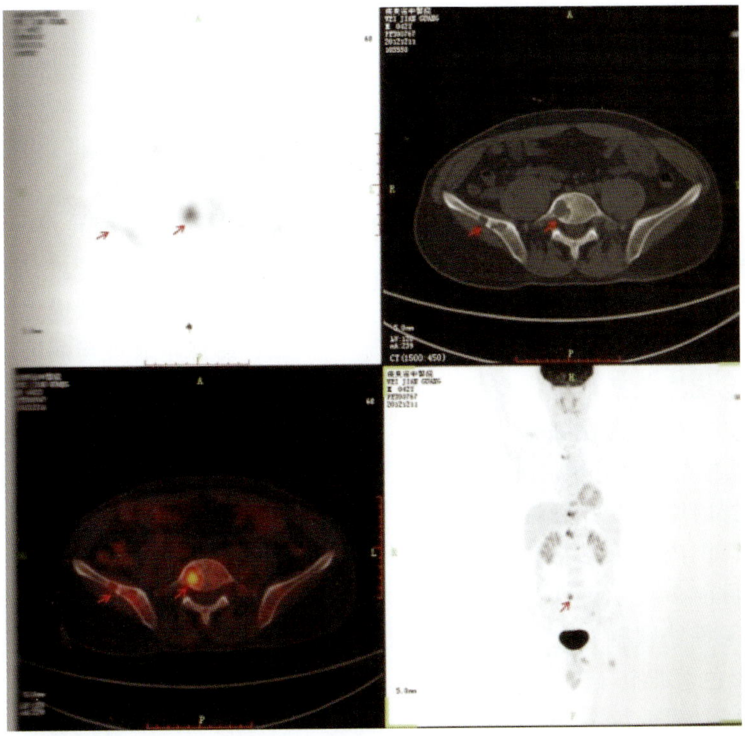

图 3-22-17　右侧髂骨体 2 个，腰 5 右侧 1 个穿凿样骨质破坏，边缘清楚，放射性摄取增高，SUVmax：5. 23

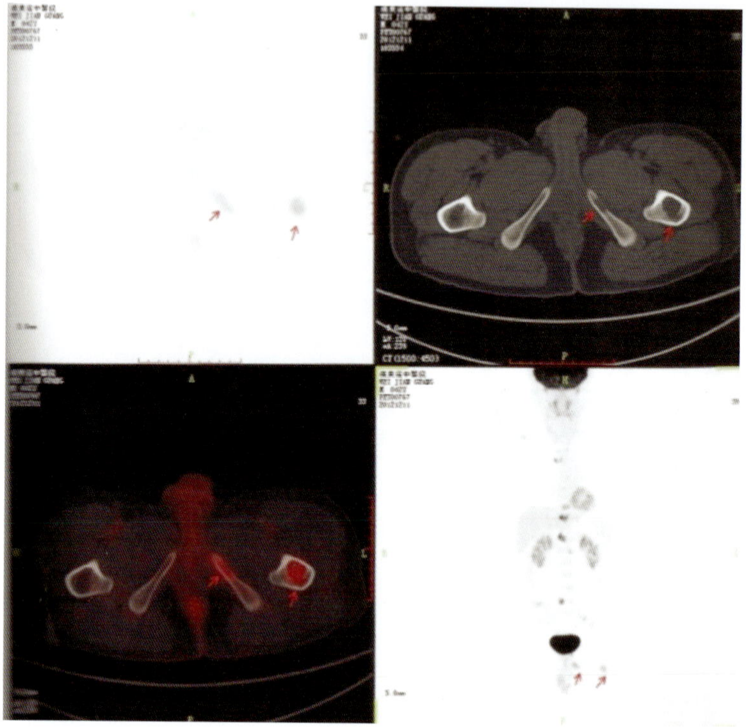

图 3-22-18　左耻骨下支见穿凿样，左股骨粗隆下可见一局限性囊性骨质破坏，边缘清楚，放射性摄取增高，SUVmax：2.84

（邓星河）

第二十三节　椎管内弥漫性黑色素细胞增生症

一、概述

椎管内弥漫性黑色素细胞增生症，属中枢神经系统黑色素细胞病变的一种，2007 年世界卫生组织（WHO）对神经系统肿瘤分类中将中枢神经系统黑色素细胞病变分为黑色素细胞瘤、恶性黑色素瘤、弥漫性黑色素细胞增生症、脑膜黑色素瘤病四种。中枢神经系统黑色素细胞病变多数为继发性，原发者罕见。一般认为在除外皮肤、黏膜、内脏转移等全身其他部位黑色素细胞病变后，可确定其原发性。椎管内原发性弥漫性黑色素细胞增生症，临床罕见，国内尚未见报道，发病原因及机制尚不清楚，目前多数学者认为其来源于脊髓周围、颅颈交界区等处软脑、脊膜或残存胚胎期神经外胚层的成黑色素细胞。

二、临床表现

椎管内弥漫性黑色素细胞增生症，发病年龄一般小于 40 岁，青少年男性多见，病程较长。发生于椎管者以颅颈交界区、颈段多见，胸腰段少见，原因是该部位软脊膜成黑色素细胞比较密集。病变多位于髓外硬膜下，脊髓内、硬膜外及神经根处少见。

临床表现缺乏特异性，多为局部脊髓和神经根压迫症状，可表现为颈肩部疼痛、紧束感，四肢麻木、乏力、感觉减退，尿便功能障碍等。

三、影像学表现与病理基础

病理上椎管内弥漫性黑色素细胞增生症属良性病变，镜下表现为黑色素细胞弥漫性或多灶性增生。本文病例术中所见如下：颈 3～胸 1 椎体水平硬脊膜上见大小不等 4 个粘连肿瘤，呈黑色，与蛛网膜无明显粘连，基底宽，最大约 3.0cm×2.0cm×1.5cm，最小约 2.0cm×1.5cm×1.0cm，突向椎管内，血供不丰；脊髓受压变薄，脊髓表面有多个散在黑色斑点。

MRI 表现：椎管内弥漫性黑色素细胞增生症为多发病变，病变呈“蔓状”或“匍匐状”生长，界限不清，部分有粘连，病变以不形成明确肿块为相对特征性表现，一般占位效应较轻。其 MRI 表现信号特征与全身其他部位黑色素细胞病变类似。黑色素细胞病变 MRI 表现具有典型信号特征：由于黑色素细胞含有顺磁性物质，能缩短 T1WI 及 T2WI 弛豫时间，黑色素细胞所占比例较高时病变表现为典型短 T1、短 T2 信号；同一病例不同病灶间由于黑色素细胞含量差异，信号表现可有不同。Isiklar 等依据病灶黑色素细胞含量差异而导致的 MRI 表现不同，将其分成 4 种类型：①黑色素型：表现为典型的短 T1、短 T2 信号（图 3-23-1～3-23-3），此型仅占 25%左右；②无黑色素型：T1WI 为低信号或等信号，T2WI 呈等信号或高信号；③混合型；④出血型：此型仅表现为血肿不同时期信号特征。本文所提供病例中，共 4 个病灶，仅胸 1 椎体水平病灶表现为典型黑色素型信号，其余病灶信号均有不同，因此按 Isiklar 分型应归为混合型。椎管内弥漫性黑色素细胞增生症强化形式除与病灶血供情况有关外，还受病灶内黑色素细胞含量的影响。由于部分病变在增强扫描前即呈等或高信号，MRI 增强扫描亦无法真正体现病变的强化形式和强化程度，因此，MRI 常规序列增强扫描在明确黑色素细胞病变强化形式和强化程度时可能价值有限。在本例 4 个病灶中，常规 T1WI 序列增强扫描前后对比发现：颈 3、4 椎体水平病灶在增强扫描后有轻～中度强化（图 3-23-4，5），其余病灶在增强扫描前后变化不明显。

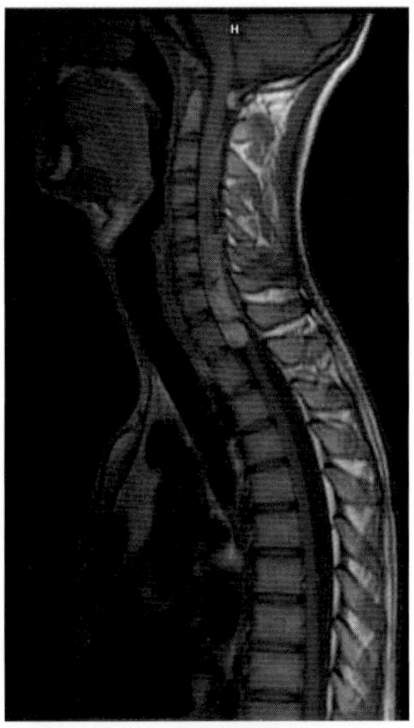

图 3-23-1　T1WI 椎管内（颈 2～胸 1 水平）髓外硬膜下见多发不规则状隆起条状或结节状病变，呈短 T1 或等 T1 信号，信号较均匀

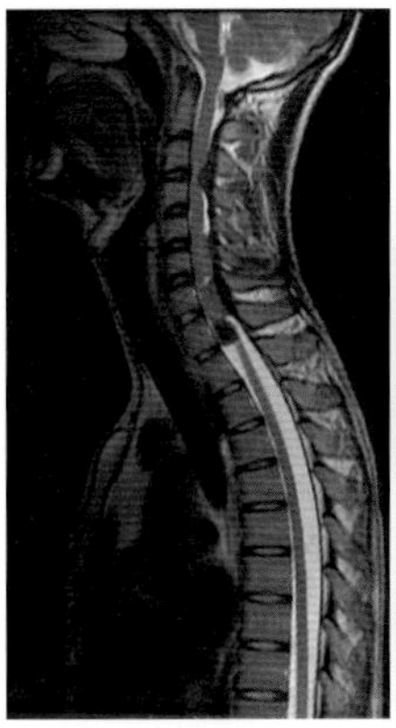

图3-23-2

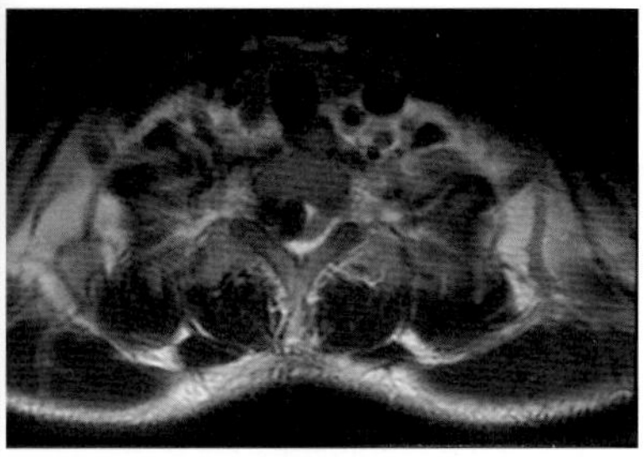

图3-23-3

图 3-23-2，3　T2WI 显示病变分界不清，呈短 T2 或等 T2 信号，病变之间硬脊膜呈“波浪状”增厚

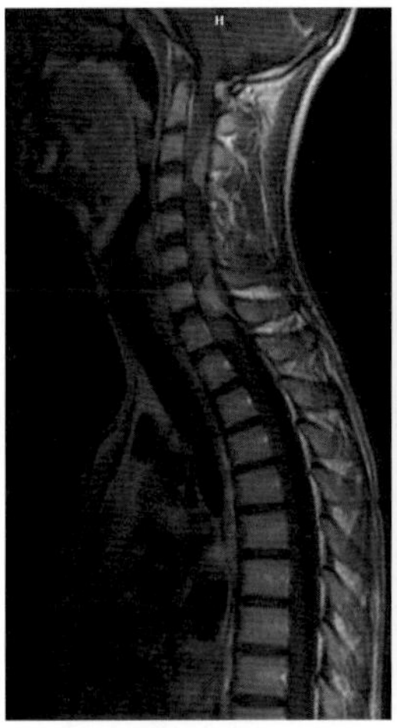

图3-23-4

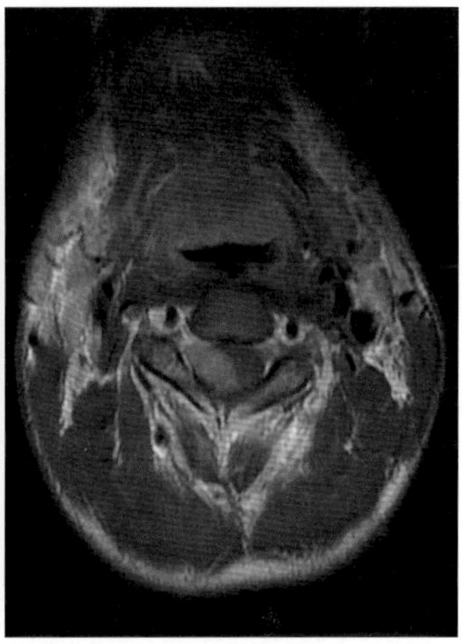

图3-23-5

图 3-23-4，5　T1WI 增强扫描颈 3、颈 4 及颈 7 水平病变显示轻～中度强化，其余病变在增强扫描前后变化不明显。脊髓受压变形并移位

四、诊断

影像学上，MRI 检查对椎管内黑色素细胞病变的诊断具有显著优势和重要价值。椎管内弥漫性黑色素细胞增生症在 MRI 上具有明显区别于其他肿瘤的形态学特征和相对特异性的信号表现：病变好发于颅颈交界区髓外硬膜下，呈“蔓状”或“波浪状”生长，病变不形成明确肿块，病变之间多数分界不清，部分有粘连；病变 MRI 表现信号特征与全身其他部位黑色素细胞肿瘤类似，此特征具有一定特异性。在结合皮肤、黏膜、内脏等全身其他部位有无黑色素细胞病变后，可明确病变是否为原发性。

五、鉴别诊断

椎管内弥漫性黑色素细胞增生症需与椎管内髓外硬膜下肿瘤、血管畸形等鉴别，如脊膜瘤、神经源性肿瘤等。椎管内肿瘤均有明确肿块形成，占位效应明显，在形态学上与椎管内弥漫性黑色素细胞增生症显著不同，其他鉴别要点如下：

1. 脊膜瘤　肿瘤一般单发，多与硬脊膜呈宽基底相连，与颅内脑膜瘤表现中“脑膜尾”征相似。肿瘤多表现为等 T1 或稍长 T1、等 T2 信号，T1WI 呈明显高信号者少见；增强扫描肿瘤一般呈轻-中度均匀强化，此强化特点具有一定特异性，与椎管内其他肿瘤强化形式明显不同。综合分析脊膜瘤形态、信号特点及强化方式，不难与椎管内其他肿瘤鉴别。

2. 神经源性肿瘤　肿瘤一般信号混杂，易囊变、出血，钙化少见，增强扫描肿瘤一般呈明显不均匀强化。多数肿瘤沿椎间孔向外呈“钻孔样”生长、表现为哑铃征，此征象具有一定特异性，易与其他肿瘤鉴别。神经源性肿瘤中有少数病例含黑色素细胞，如神经鞘膜瘤（黑色素型），其 MRI 表现信号特征与黑色素细胞肿瘤相似，此时应注意结合病变的形态、信号特点和强化方式综合考虑、仔细鉴别。

（刘才保）

第二十四节　平　山　病

一、概述

平山病（Hirayama disease，HD）是一种原因不明的自限性发生于青少年时期的神经系统疾病，男性多见，主要特征是前臂尺侧肌萎缩，病变侧上肢呈斜坡样改变，临床上又称青少年上肢远端肌萎缩症。1959 年，日本学者平山惠造首先报道，本病罕见。

平山病一般男性多见，男女发病率差别的原因，可能是青春期男性身高生长更快，导致脊椎与脊髓生长不平衡；也可能与性激素在运动神经元的不同作用有关。平山病常为单侧受累，无论左或右利手均更易累及右侧。少数双侧对称受累但一侧更重。冷麻痹是平山病中肌无力的一种表现，指暴露在寒冷环境时无力症状明显加重，由于活动性失神经后，获得神经再支配的肌纤维膜传导阻滞所致。

平山病的发病机制尚不明确，目前推测可能与生长发育、种族因素、免疫遗传、脊髓动力学等相关。有研究认为平山病可能与生长发育因素有关，可能是脊髓与硬脊膜间的生长发育失衡所致，这可以解释平山病低位颈段硬脊膜移位、硬膜外静脉丛扩张、髓前角非对称性萎缩等影像学特征。另有研究根据屈颈位 MRI 表现推测患者反复屈颈运动或长期维持屈颈状态也可导致硬脊膜后壁前移，导致循环受阻或慢性损伤，引起对缺血缺氧最敏感的脊髓前角发生变性，以致所支配的肌肉神经源性损伤，这提示动力学因素可能是平山病病理改变的重要原因。因此，硬脊膜生长发育不平衡及屈颈位时的动力学改变可能是平山病相互关联的两种发病机制，此外还有遗传机制学说、免疫机制学说等。

二、临床表现

平山病好发于青少年，男性多见，发病高峰为 15～25 岁。主要临床特征是无明显诱因，起病隐匿，多数表现为一侧上肢远端的肌肉萎缩、无力，伴有寒冷麻痹，伸指肌震颤，手的骨间肌、大小鱼际肌、前臂尺侧肌肉萎缩较重，肱桡肌相对轻，呈“斜坡状”特殊外观（图 3-24-1～3-24-3）。患者无脑神经损害，无感觉异常及锥体束征。本病有自限性，发病前期病情呈进行性加重，绝大多数患者 3～5 年后病情停止进展。

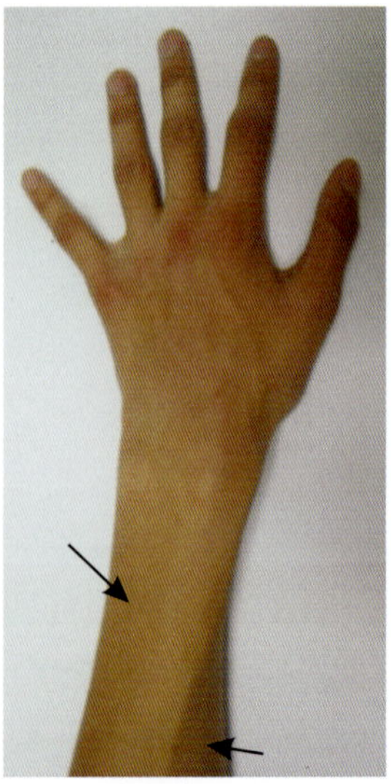

图 3-24-1　左手后前位，显示左手前臂尺侧肌肉萎缩，肱桡肌相对轻，呈“斜坡状”特殊外观（箭头）

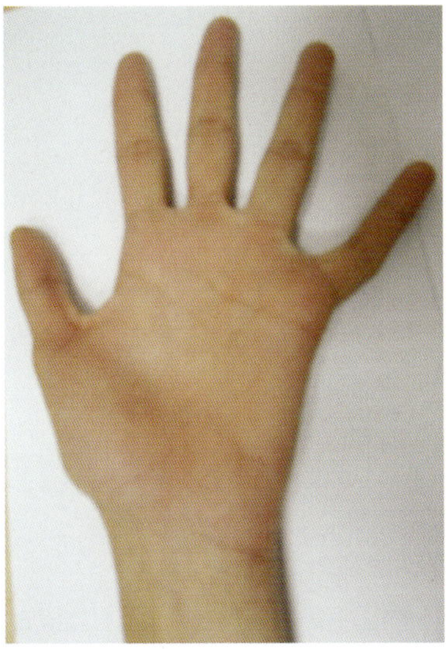

图 3-24-2　左手前后位，手的骨间肌、大小鱼际肌肌肉萎缩，小指向尺侧偏，可能小鱼际肌肌肉萎缩牵拉所致

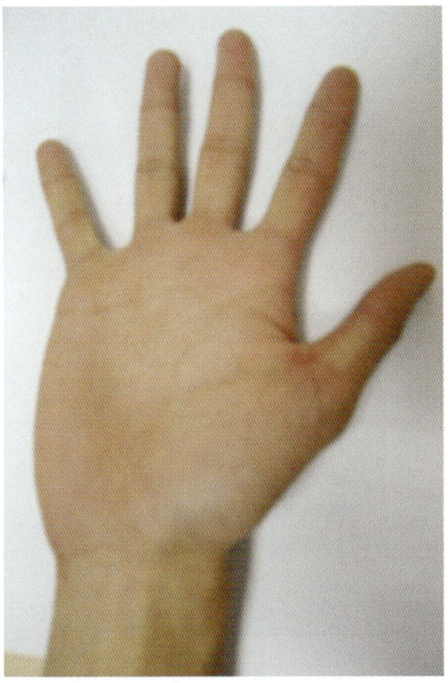

图 3-24-3　右掌肌肉基本正常

血常规、血清学及脑脊液检查一般正常。肌电图检查提示神经源性损害。肌肉活检的典型改变为神经源性改变，与运动神经源性病的不同点为受累肌肉节段局限。

三、影像学表现与病理基础

1. X 线平片表现　颈椎的普通 X 线检查可见生理曲度变直，无其他异常发现。

2. 自然位颈椎 MRI 表现　颈椎生理曲度变直，低位颈髓萎缩（萎缩节段分布范围在颈 5～胸 1，最明显在颈 7～胸 1 水平），形态变扁平（图 3-24-4，5），横轴面可见病变颈髓变扁平（图 3-24-6）。病理学上，当颈髓硬脊膜结构存在异常时，在颈部直立位，患者颈髓后根就会牵扯脊髓向同侧移位，严重者导致脊髓扭转及脊膜变形，不断地屈颈动作引起脊髓的微损伤及脊髓前角的细胞缺血最终导致脊髓萎缩。

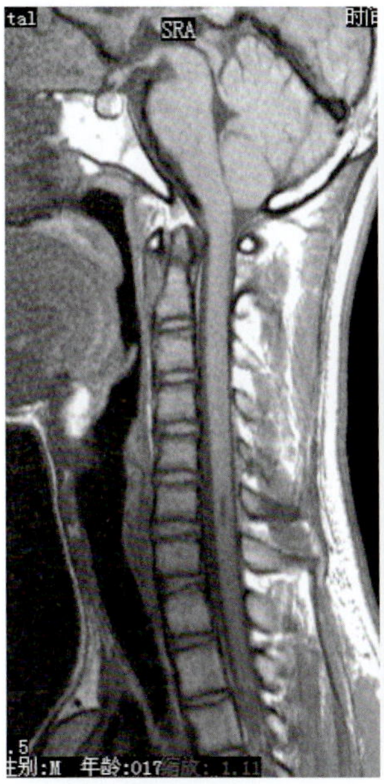

图3-24-4

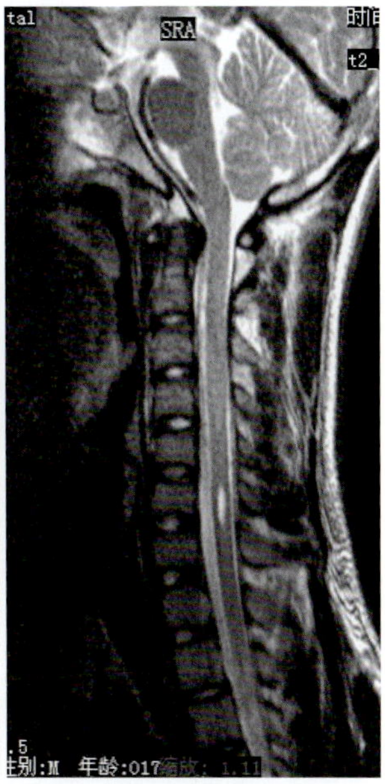

图3-24-5

图 3-24-4，5　自然位，显示颈椎生理曲度变直，低位颈髓变细，颈髓内可见条状异常信号，T1WI（3-24-4）呈低信号，T2WI（3-24-5）呈高信号

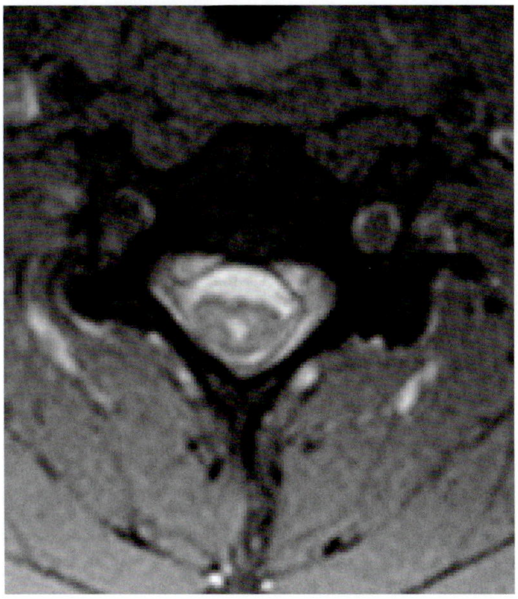

图 3-24-6　横轴位显示颈髓变扁，呈三角形，前缘脊膜囊增宽

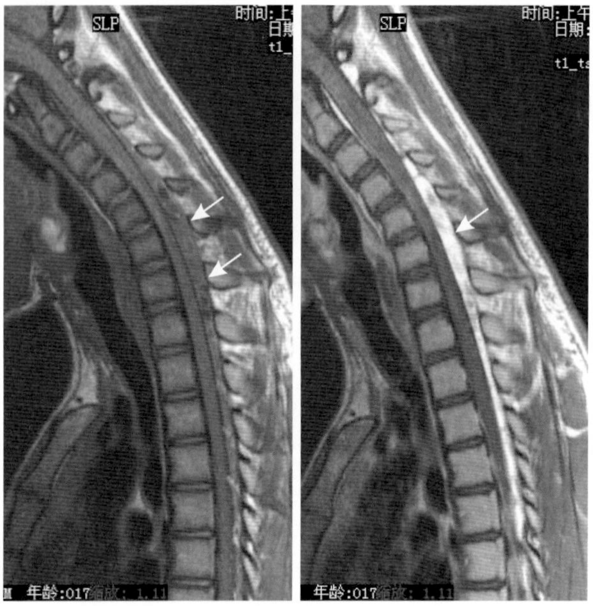

图 3-24-7（T1WI）、图 3-24-8（T2WI） 屈颈位，低位颈髓明显前移、变平，相应水平颈髓后方硬膜外间隙增宽，可见新月形稍长 T1、长 T2 异常信号影，并见异常迂曲的血管流空信号（箭头）

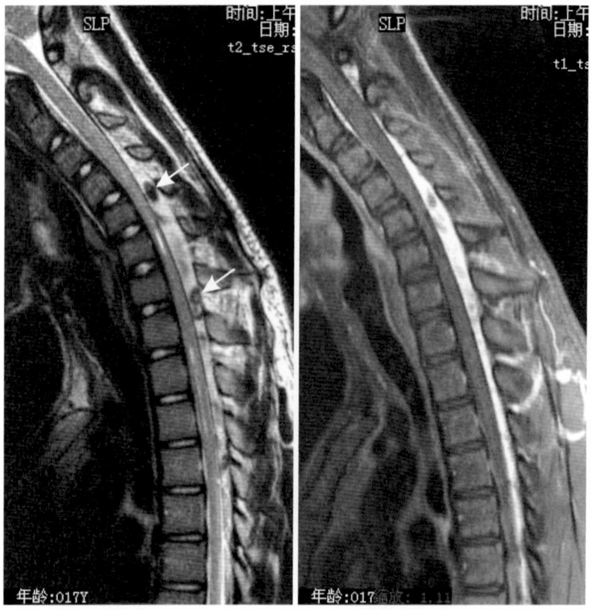

图 3-24-9，10 屈颈位增强后硬膜外异常信号明显强化，脊髓内条状异常信号影无强化

3. 屈颈位颈椎 MRI 表现 屈颈位使颈髓硬脊膜囊后壁拉紧，硬脊膜向前移位并压迫脊髓，颈髓明显前移、变平，相应水平硬膜外间隙增宽，可见新月形稍长 T1、长 T2 异常信号影，并见异常迂曲的血管流空信号（图 3-24-7，8）。国外研究表明受累节断扩张的硬膜外异常信号为静脉血管丛，这种特征性的静脉丛形成的原因：①硬膜囊后壁前移导致后侧硬膜腔内负压，可以提高后内侧静脉丛的灌注；②硬膜囊前置导致前内侧的静脉丛受压，故提高后内侧静脉丛的负荷；③颈部前屈时可以减少颈静脉的充盈，导致静脉回流入内侧静脉丛的增多。

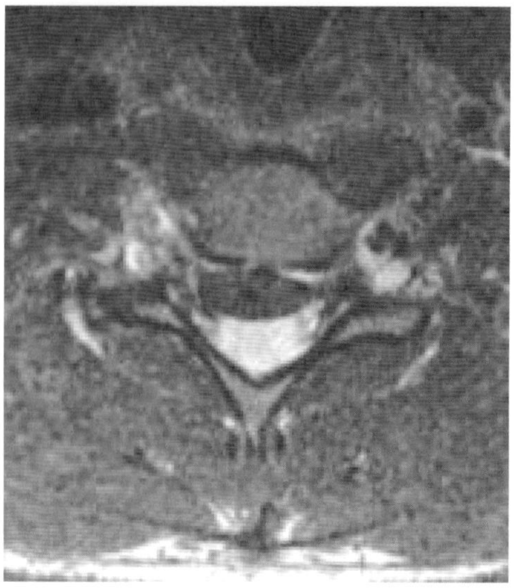

图 3-24-11 横轴位显示颈髓变扁，颈髓后方硬膜外明显强化

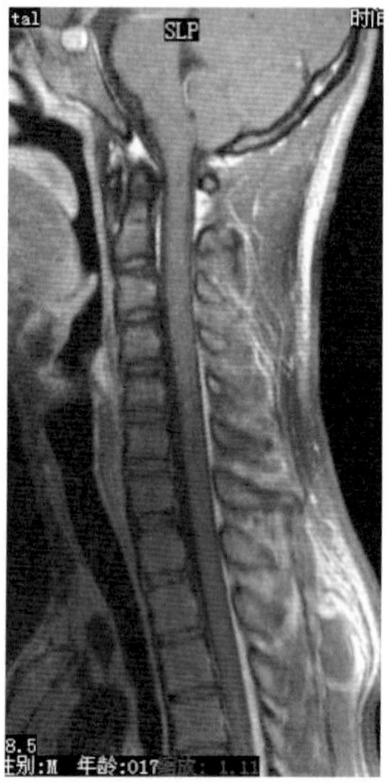

图 13-24-12 自然位增强扫描，显示硬膜外高信号明显减轻

增强扫描：屈颈位 GD-DTPA 增强后硬膜外异常信号明显强化（图 3-24-9～3-24-11）。但自然位硬膜外增强高信号明显减少（图 3-24-12）。

个别患者脊髓内可见条状异常信号影，T1WI

呈低信号，T2WI 为高信号影，增强后无强化（图 3-24-4，5）。文献报道认为，由于长期反复受压，局部的前角细胞变性坏死导致前角细胞缺血所致。但另有报道称脊髓内 T2WI 高信号灶缺乏特异性。从本组病例改变，局部信号特征，拟为长期缺血坏死导致液化改变。

四、诊断

本病发生于年轻人，男性多见，临床表现手部寒冷麻痹，伸指肌震颤，手的骨间肌、大小鱼际肌、前臂尺侧肌肉萎缩较重，肱桡肌相对轻，呈“斜坡状”特殊外观。颈椎的普通 X 线检查，可见生理曲度变直。MRI 在平山病的诊断和病理生理机制的理解中有重要的价值，尤其是屈颈位的 MRI（平扫+增强）表现有一定的特征性，能清楚显示扩大的硬膜外腔和异常扩张强化的血管丛。

（张兰慧 阎玉明 黄建军）

第二十五节 脊柱附件浆细胞瘤

一、概述

浆细胞瘤是以浆细胞异常增生为特征的恶性肿瘤。临床上通常分为多发性骨髓瘤（multiplemyeloma，MM）、髓外浆细胞瘤（extramedullary plasmacytoma，EMP）和骨孤立性浆细胞瘤（solitary plasmacytoma ofbone，SPB）3 类。临床以 MM 多见。而脊柱孤立性浆细胞瘤（solitay plasmacytoma of spine，SPS）少见，早期病例易漏诊，临床误诊率极高，且确诊多依靠病理检查。

浆细胞瘤是骨髓瘤的一种，占骨髓瘤的 3%~7%。单发的浆细胞瘤好发于红骨髓丰富的躯干骨，脊柱是最常见的好发部位（浆细胞瘤的骨髓象检查阴性），骨的孤立性浆细胞瘤是一种发生于全身骨骼的单克隆浆细胞异常增生性肿瘤，临床较为罕见，脊柱的报道亦较少，肿瘤发生于椎体附件者更为罕见。

二、临床表现

SPB 是一种发生于全身骨骼的单克隆浆细胞异常增生性肿瘤，大约占浆细胞源性肿瘤的 5%~10%，来源于骨髓造血组织，可累及任何部位骨，但最常累及脊椎，尤其是胸椎，其次为腰椎，颈椎，颌骨、颅骨、肋骨、髋骨、股骨等其他部位也可发生而且并不少见。SPB 常发生于 40 岁以上的人群，发病高峰年龄为 60 岁，男性多于女性，男女比例为 2∶1，比多发性骨髓瘤患者小 7~10 岁，文献中仅有少数为儿童和青少年，且所有患者都>14 岁，病椎附近的疼痛常是首发临床表现。为单发椎体病灶，临床症状明显。

三、影像学表现与病理基础

本病病理上表现病变区正常骨质被破坏，骨小梁吸收，骨皮质隆起变薄，边界清晰，血管丰富。正常骨髓被灰白色鱼肉样组织取代，肿瘤组织呈灰红色，质软，有胶冻状骨溶解区、出血坏死区。肿瘤组织大多数由分化较为成熟的单一的肿瘤性浆细胞组成，细胞丰富而间质少。间有分化欠成熟的浆样细胞，较成熟细胞中等偏小，胞核圆形或卵圆形，大小较一致，常偏位，染色质呈车辐状或钟面状，核分裂象罕见，胞质多偏嗜碱性，可见核周空晕。欠成熟的浆细胞核稍大不规则，大多有中央小核仁。PAS 染色阳性，核质比高，核色深，核仁明显，可出现双核或多核的瘤细胞，有丝分裂活性强。免疫组织化学分泌 IgG，且胞质没有重链（图 3-25-1）。

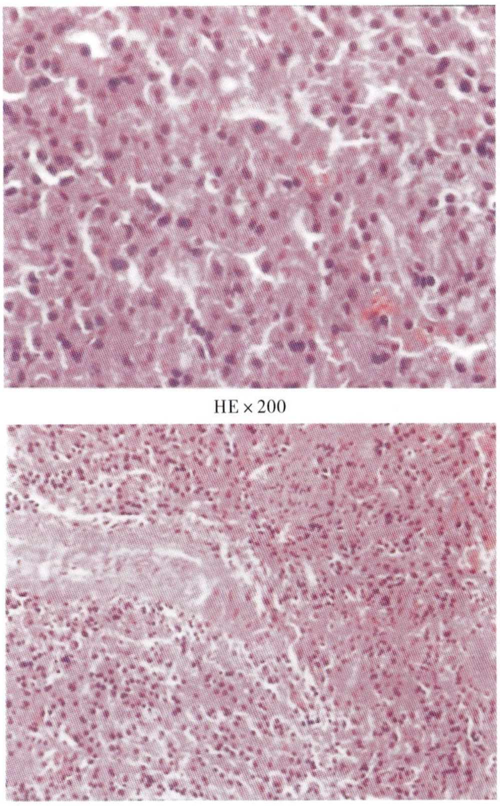

HE×200

HE×100

图 3-25-1 镜下可见肿瘤组织，细胞核卵圆形，细胞核深染、偏位、部分呈车辐状，胞质嗜碱性，弥漫成片分布，并破坏骨小梁

1. X 线平片表现　仅凭 X 线诊断孤立性浆细胞瘤是困难的，虽然 Meletios 等在总结大量的文献后，认为与多发性骨髓瘤一样，孤立性浆细胞瘤在 X 线平片上表现为溶骨性骨质破坏，单发性膨胀性病变，边界清晰，与正常骨组织有一条窄的过渡带，无骨膜反应。普通 X 线最大缺点是胸椎 30%溶骨性病变不能显示。

SPS 浆细胞克隆性增生导致非成骨性骨质溶解，CT、MRI 表现为椎体内不同程度骨质破坏，其内为低密度软组织充填，部分病例椎体周围伴不规则软组织肿块，增强后均明显均一强化。少数病例伴骨质增生硬化属硬化型浆细胞瘤。肿瘤呈低度侵袭性生长，骨质破坏境界较清晰，由于脊柱承载轴向负荷，在较长的病程中，随着病椎强度不断减弱，直至病椎承受极限发生病理性压缩骨折；此前，病椎内因瘤细胞不断堆积及轴向负荷压力渗透长期处于高压状态而呈现膨胀性改变，严重的可导致椎管狭窄。作者收集一例发现这一征象。作者及国内外多数研究者还发现膨胀性骨质破坏边缘或多或少残留一些较粗的骨嵴影，这些骨嵴影在软组织密度或信号衬托下，尤其是在 MRI T2WI 或肿瘤强化白色背景衬托下颇似脑沟、脑回影；在横断位上椎体前侧缘圆拱状皮质与颅盖骨相似，其复合影像类似颅脑横断位影像，称为“微脑”征象。虽然文献没有给“微脑”征象下一个确切定义，规定骨嵴数量的多少，有学者认为至少出现 2 条以上相邻骨嵴表现才典型，这种“相邻”可以理解为在椎体横断位上为偏侧性或邻中线旁，纵观文献资料图例典型“微脑征”骨嵴多在 2 条以上。但 SPS 低度侵袭性生长使肿瘤周围残存的骨小梁在相对漫长的应力作用下增粗是“微脑”征象形成的基本机制。

作者收集一例肿瘤仅位于附件的病例，CT 表现肿瘤组织沿椎弓、棘突附件囊性膨胀性、分房状骨质破坏，肿瘤区粗骨嵴呈明显的骨质增生硬化，病变区内表现也类似椎体病变“微脑”的表现，即为“微脑”征象。从手术所见，肿瘤区可见多条较粗的骨质增生坚硬骨嵴，膨胀的骨质并向椎管内，导致椎管变窄，脊髓受压变窄（图 3-25-2～3-25-4），但 CT 显示周围肿块不明显，与报道的少数病例伴骨质增生硬化属硬化型浆细胞瘤所见相同。

2. MRI 表现　脊柱孤立性浆细胞瘤的 MR 报道很少。一般认为，MR 表现缺乏特异性，常表现

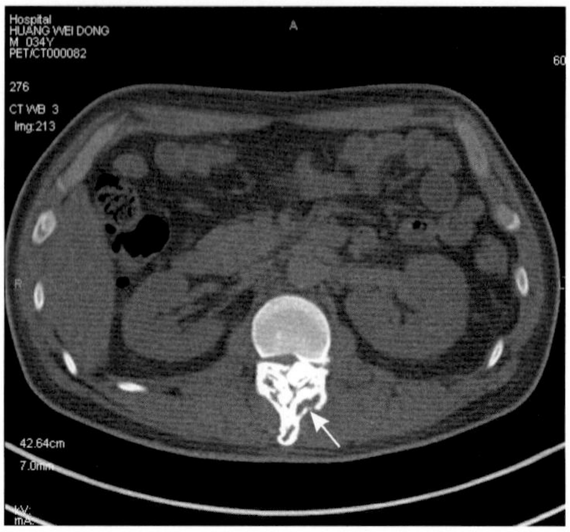

图 3-25-2　PET-CT 轴位图示椎弓及棘突呈囊性膨胀性骨质破坏，内可见粗骨嵴分隔（箭头）

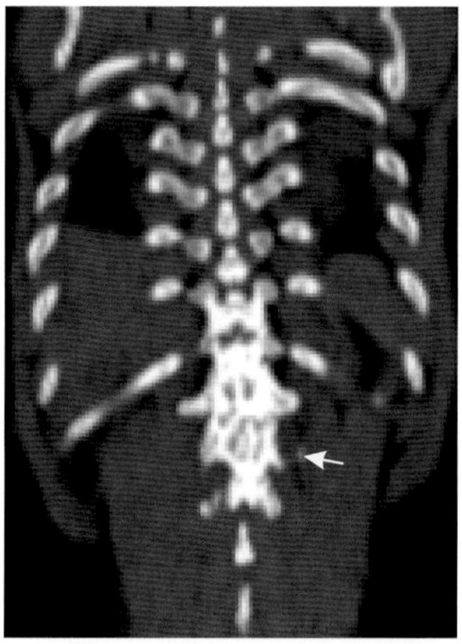

图 3-25-3　PET-CT 冠状位图示病变椎弓膨胀，内见多条骨嵴分隔（箭头）

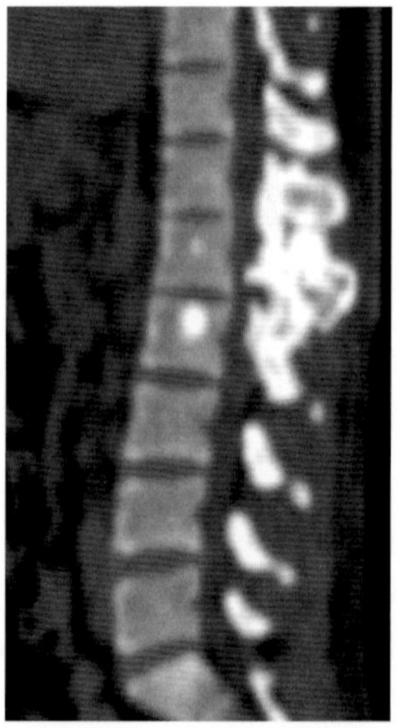

图 3-25-4　PET-CT 矢状位图示椎弓及棘突膨胀性骨质破坏，骨嵴呈骨质硬化。腰 2 椎体类圆形高密度影为致密骨岛

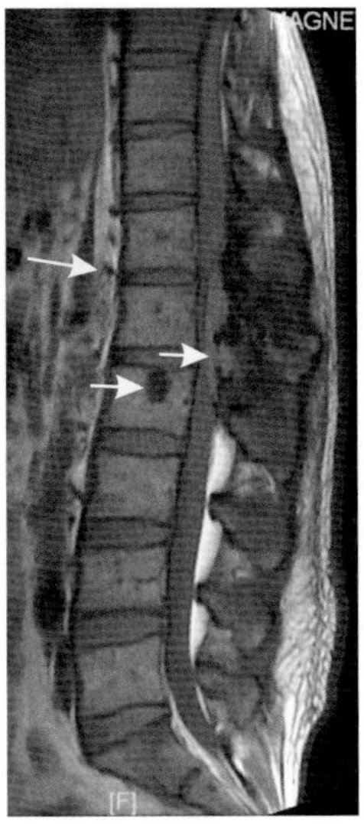

图 3-25-5　MRI T1WI 矢状位显示腰 1 椎弓及棘突膨胀性骨质破坏，病变区为低及等信号，病变向椎管内膨胀生长呈条状等信号块影，脊髓明显受压（粗箭头），椎体前缘可见长条状以低信号为主的软组织增厚（小箭头）

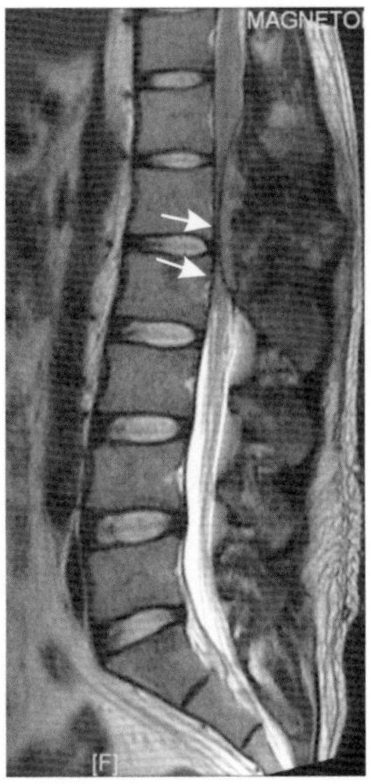

图 3-25-6　MRI T2WI 矢状位显示等和低的混杂信号，其内结构较乱，椎体前缘可见长条状稍高信号为主的软组织增厚（箭头）

为膨胀性溶骨性改变。肿瘤常表现为长 T1 和长 T2 信号。本例 MR 表现为 T1 加权像混杂信号（等、低信号），T2 加权像表现与 T1 所见相同，其内部分信号稍高，为长 T1 和稍长 T2 信号。其内稍高信号，结合手术所见，可能与破坏区内胶冻样物质所致。肿瘤为膨胀性破坏，但无穿破骨皮质，肿瘤内呈蜂窝状低信号影，为骨质增生硬化的骨嵴所至，其边界尚清楚。此外，破坏区周围未见软组织肿块或肿胀，但病变椎体前缘可见混杂信号的软组织增厚，可能为脊柱前缘淋巴结肿大（图 3-25-5～3-25-9）。但由于局限于脊柱附件的肿瘤比较罕见，MR 有时很难准确地诊断浆细胞瘤。

3. PET/CT 表现　除表现病变区膨胀破坏及“微脑征”外，表现为肿瘤区部分显示放射性摄取增高。全脊柱及其他部位未见肿瘤表现（图 3-25-10，11）。

四、诊断

SPS 少见，日常单发椎体破坏很少想到 SPS 诊断；对其特征性影像表现缺乏足够认识可能是误诊最主要的原因。文献报道膨胀性、“微脑样”骨质破坏是 SPS 特征性表现，具有诊断价值；发生于椎体附件的肿瘤主要累及一侧或两椎板，甚至延伸至棘突，并可沿椎板浸润生长，侵犯部分椎体，肿瘤区内可见增生硬化的骨嵴，肿瘤可向椎管内生长，形成椎管内、脊髓外硬膜外肿块，并压迫脊髓，肿瘤周围或椎体前缘可见不规则的软组织增厚；CT 对显示病变区内骨质硬化改变明显，MRI T1 加权像肿瘤多为等或稍高信号，T2 压脂呈稍高信号，肿瘤膨胀性生长，但无穿破骨皮质等可作为诊断参考。

五、鉴别诊断

1. 转移瘤　脊柱孤立性浆细胞瘤很难和椎体转移瘤鉴别，但后者多累及多个椎体溶骨性病变，溶骨性病变比较彻底，骨质破坏内很少出现残存的骨质，且跳跃性分布，相邻椎间盘及椎体很少受累。

2. 骨巨细胞瘤　多发生于青壮年，也可脊椎单发，可见纤细骨嵴或皂泡状外观，无明显骨性边缘，可引起椎体膨胀性改变，椎体膨胀改变往往比 SPS 更明显，并见液-液平面。

3. 脊椎结核　常累及邻近椎体及椎间盘，椎间隙变窄，并可见椎旁脓肿形成。

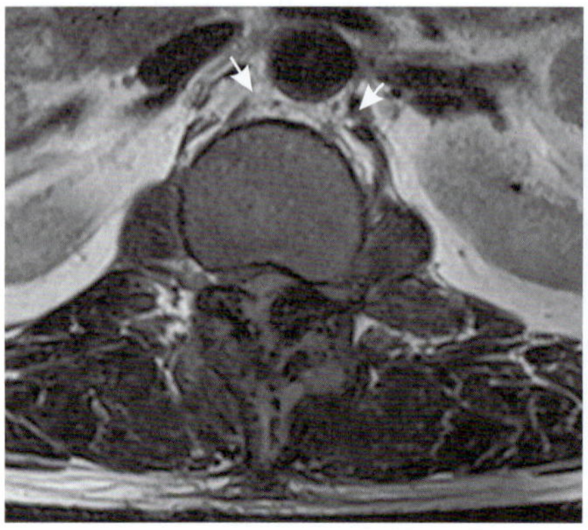

图3-25-7

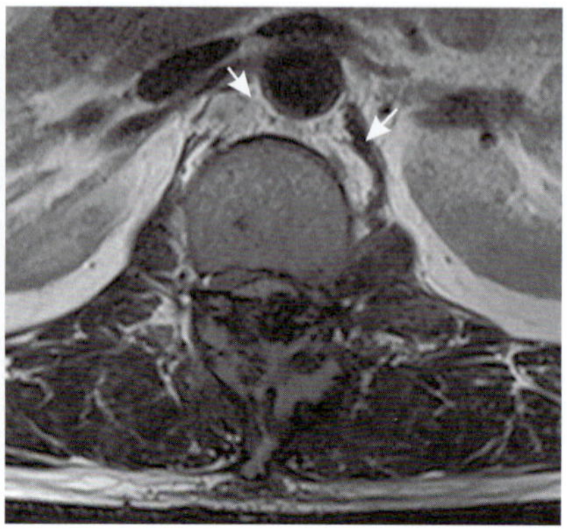

图3-25-8

图 3-25-7，8　T2WI 轴位不同层面显示椎弓及棘突低和等混杂信号，病变区呈膨胀性破坏改变，椎体前缘可见薄层软组织增厚（箭头）

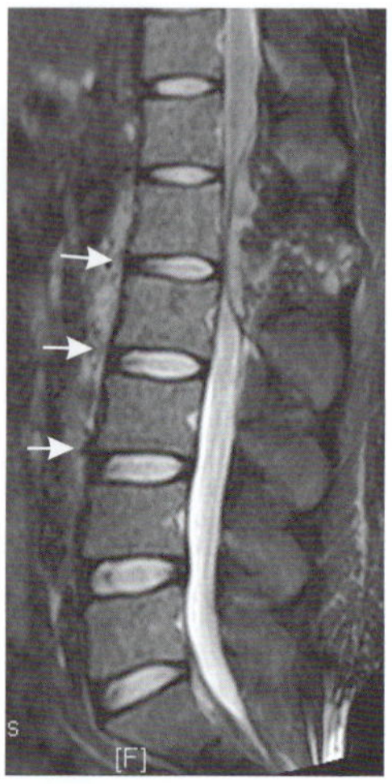

图 3-25-9　T2 脂肪抑制显示破坏区呈低、中、高不规则混杂信号，脊柱前缘条状不规则软组织增厚，呈中低等信号，可能为脊柱前缘淋巴结肿大（箭头）

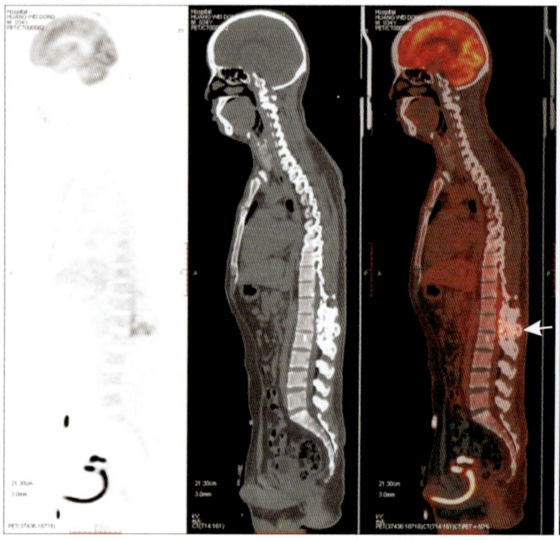

图3-25-10

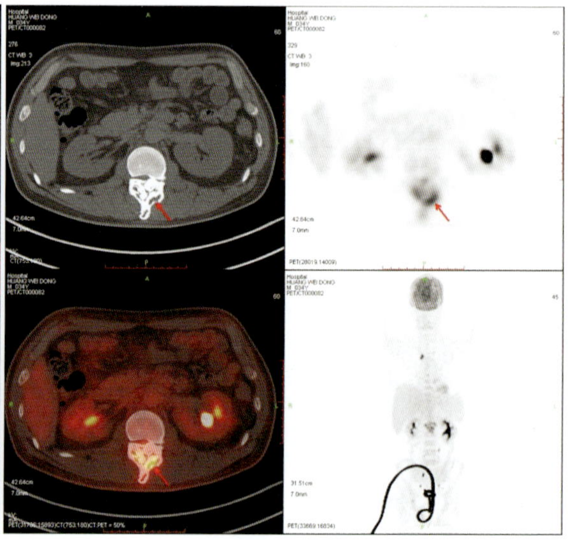

图3-25-11

图 3-25-10，11　PET-CT 显示肿瘤区膨胀性破坏，并可见放射性摄取增高（箭头）

（邓星河）

第二十六节　脊柱动脉瘤样骨囊肿

一、概述

动脉瘤样骨囊肿（aneurysmal bone cyst，ABC）是一种原因不明的肿瘤样病变。好发于长管状骨的干骺端、脊柱和骨盆，也可发生在颅骨、颌面骨、锁骨、肩胛骨、髌骨、腕掌指、跖跗趾骨等少见部位。其中发生于脊柱的病变占 12%～30%，各段均可发生，常见发病部位为颈椎、胸椎附件的椎板、椎弓、棘突等处。

二、临床表现

脊柱 ABC 好发年龄为 11～20 岁。该病病程长，症状轻，多表现为局部肿胀、疼痛和活动受限等。病变首先累及棘突和椎板，继之破坏椎弓、上下关节突及横突。

三、影像学表现及病理基础

ABC 发病机制仍无定论，多数学者认为由于外伤、退变、肿瘤或炎症等诱因，改变了骨的局部血流动力学，使骨内静脉血栓形成，或动、静脉异常吻合，致静脉压升高，血管床扩张、骨质破坏、出血，继而形成血性囊腔。

病理上，ABC 表现为多个充满血液的腔隙，血池间有骨小梁或纤维组织间隔、破骨样巨细胞。大体上骨质呈分叶状膨胀性改变，含有多发的囊腔，内有新旧程度不一的血液，被纤维成分为主的间隔所分隔，间隔中含有成纤维细胞、破骨细胞型巨细胞和反应性编织骨，还可见局灶性或弥漫性含铁血黄素或反应性泡沫细胞的聚积；骨质可突向软组织内，周边可有无钙化的骨膜。

1. X线平片表现　局部骨皮质膨胀性骨质破坏，边缘有硬化边，但无法显示内部结构及液-液平面等。

2. CT表现　能够清楚显示脊柱病变位置，包括附件、椎体、椎管及邻近的椎小关节、胸肋关节的病变范围、形态、边缘、有无液-液平面等。常表现为囊性膨胀性骨质破坏，边缘有骨包壳，内缘见蜂房样结构形成的弧形压迹；病变内密度不均匀，除了蜂房样低密度影及分隔、骨嵴和钙化外，还可见液-液平面。

3. MRI表现　组织分辨率高，并可多方位观察病变，除了显示内部结构和邻近组织关系以外，还可以清楚地液-液平面、间隔以及邻近的骨髓信号改变等。常表现为骨质的膨胀性改变、软组织肿块和液-液平面。因出血时间长短不一，液-液平面的信号有所不同，T1WI可呈低或等信号，T2WI呈高信号囊或液-液平面。病理上液-液平面的下层为血液中的细胞沉淀、含铁血黄素沉积，因重力作用而显示，在CT上只有当血浆和血细胞分离较明显时可见到，因MRI检查时间较长，且红细胞血红蛋白具有很强的顺磁性，可显著缩短T2弛豫时间，强化了血浆与血细胞的信号对比。增强后囊腔内出血和液体无强化，周围的纤维组织成分有强化（图3-26-1）。

应该注意的是，液-液平面这一征象并非ABC

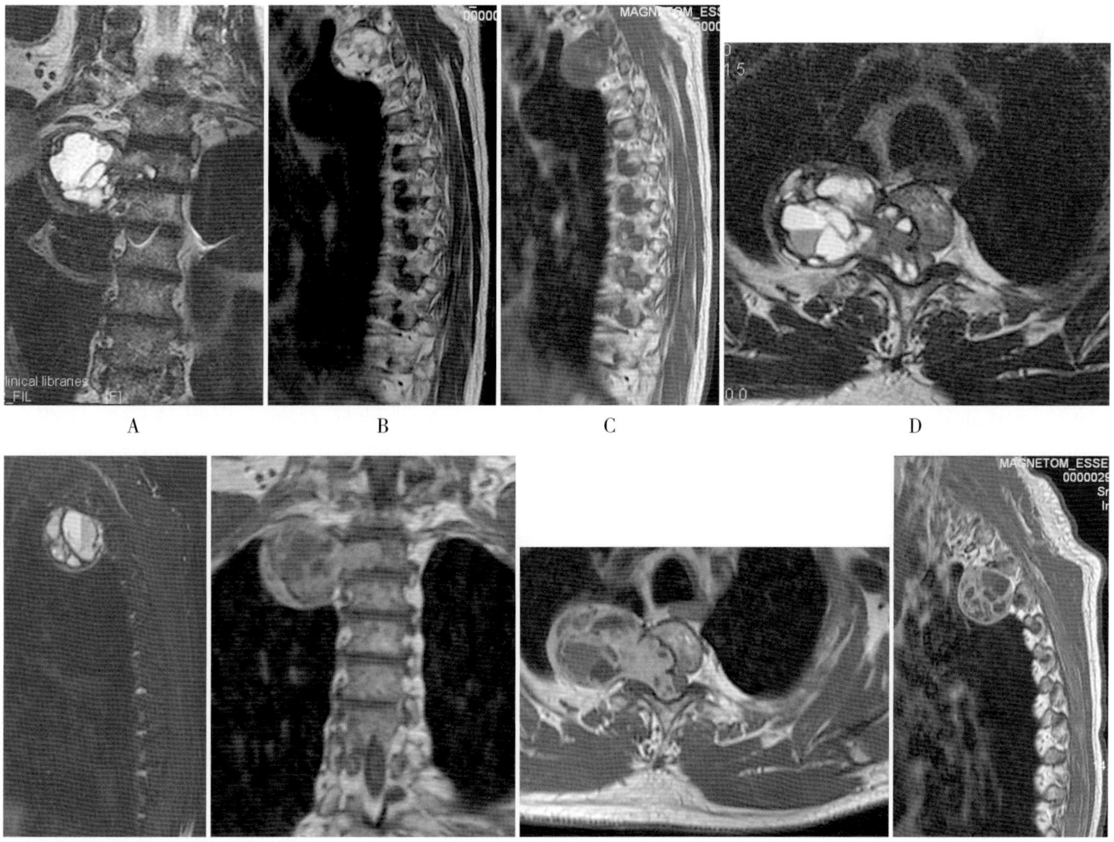

A　B　C　D　E　F　G　H

图3-26-1　脊柱动脉瘤样骨囊肿

A：T2WI冠状位显示胸2椎体右侧骨质破坏，破坏区向椎体外呈囊性膨胀性生长，破坏区可见多个分隔呈大小不一的分房状高信号，椎体内破坏区呈稍不均匀高信号；B：T2WI矢状位显示肿瘤破坏区呈囊性膨胀性分房状高信号；C：T1WI矢状位显示肿瘤破坏区呈囊性膨胀性中、低混杂信号影；D：T2WI轴状位显示胸2椎体右侧骨质呈明显囊性膨胀破坏，椎体内破坏区呈囊性混杂信号，向外膨胀部分可见多房状大小不等囊性高低混杂信号，部分囊腔可见液-液平面，破坏区与正常骨质分界清楚；E：T2压脂破坏区呈膨胀性大小不等分房状破坏区，部分囊肿内可见明显的液-液平面，外缘可见一中等信号的薄层骨壳；F：T1冠状增强扫描显示椎体及囊性破坏区骨嵴呈明显强化；G：T1轴位增强扫描显示破坏区大部分明显强化，其中部分囊性病变区无强化（原液-液平面部分），破坏区与正常骨分界清楚，边缘可见一薄层低信号影；H：T1矢状位增强显示病变区可见分隔强化，边缘骨壳强化明显，其内可见多个囊状大小不一无强化区，外缘骨壳清楚所特有，亦可见于其他合并出血的疾病，但多个液-液平面更提示 ABC 的可能。

四、诊断

Munk 等提出，符合以下 4 点，强烈提示为 ABC：①年轻患者；②膨胀性病灶周围可见薄层的低信号边缘；③随着 T2 权重增加，病灶信号强度增高；④病灶呈分叶状、伴液-液平面。

五、鉴别诊断

符合上述影像学表现的病变，还有神经鞘瘤、骨巨细胞瘤、椎体血管瘤、毛细血管扩张型骨肉瘤等，也可以出现液-液平面，需要与之鉴别。

1. 神经鞘瘤　当侵及椎体和附件时可呈分叶状改变，易囊变，合并出血时可见液-液平面，但较 ABC 少见，且骨质破坏无膨胀性改变。

2. 骨巨细胞瘤　发生于椎体时也呈膨胀性生长，其实性成分较多，T2WI 信号较 ABC 更低，主体多位于椎体，可向附件进展，但液-液平面相对少见，而 ABC 更常发生于附件等，液-液平面较常见。

3. 血管瘤　可呈长 T1、长 T2 信号分房改变，好发于椎体，常较局限，少有膨胀性改变，液-液平面较少见。

4. 毛细血管扩张型骨肉瘤　伴瘤内出血或坏死液化常出现液-液平面，但病灶内常见恶性肿瘤征象，如骨质破坏、瘤骨、骨膜反应、软组织肿块等。

（修文吉　邓星河）

第二十七节　腰椎骨巨细胞瘤

一、概述

骨巨细胞瘤（giant cell tumor，GCT）好发于长骨骨端，而发生于脊柱的较少，占 5%~8%，其中以骶椎最多，约占 90%，其次为胸椎、颈椎、腰椎。脊柱的骨巨细胞瘤多发生于椎体，可累及附件，至今没有单独发生于附件的病例报道。

二、临床表现

病史为数月至数年不等，以患处疼痛、活动受限为主要症状，当病灶因生长部位不同，出现相应的神经压迫症状。多见于骨骼刚刚成熟的青少年，80%发生于 20~50 岁，20~30 岁为发病高峰期。骨巨细胞瘤具有侵袭性生长的特点，部分可为恶性，占总数的 10%左右。

三、影像学表现及病理基础

骨巨细胞瘤的大体标本可见肿瘤通常包膜完整，主体呈红色或褐色，多由厚壁的毛细血管组成，其内被结缔组织或骨组织所分隔，肿瘤易囊变和出血，呈囊实性改变。其中囊性部分为较大的囊腔或多房性空腔，壁内衬薄层的膜性结构，充满血液或陈旧性出血演变而成的橘黄色液体；若部分纤维化，则为灰黄色，质地坚硬。恶性骨巨细胞瘤通常为灰白色鱼肉样组织。镜下本病主要由单核细胞及多核巨细胞组成。根据单核瘤细胞和多核巨细胞的组织学特点，可分为良性、组织活跃及恶性三级。组织学上的分级与其生物学表现、临床表现、影像表现不相关。分化成熟的肿瘤也可以有恶性表现，而有远处转移的患者，原发灶可能为良性，有报道Ⅰ级良性的巨细胞瘤发生肺部和淋巴结转移。10%~15%骨巨细胞瘤可以恶变，部分在短时间内进展为恶性肿瘤，通常为纤维肉瘤，其次为骨肉瘤，小部分为放疗后恶变。另外有人认为小部分病灶一开始即为恶性，即巨细胞肉瘤。

脊柱骨巨细胞瘤的典型表现是膨胀性生长，显著膨胀的病灶常突破骨皮质向外生长形成软组织肿块。

1. X 线平片表现　以椎体膨胀性改变常见，可合并病理性骨折，表现为椎体高度变扁，前后径、左右径增大，呈明显膨胀性改变。通常病灶内无明显钙化，边缘无明显硬化边，邻近的椎间隙正常，较大的软组织肿块于平片可显示（图 3-27-1）。

2. CT 表现　常表现为椎体的膨胀性骨质破坏，边界清楚，密度均匀，病灶内无钙化，无骨膜反应或新生骨，边缘无硬化及水肿，常伴有周围较大的软组织肿块。当病灶为侵袭性生长时，骨皮质的连续性中断，骨包壳不完整，并可累及邻近的附件，甚至是其他椎体、肋骨等，并突向椎管，致椎管狭窄，神经受压。通过断层扫描及多方位重建，可以更好地观察病灶的包壳、边缘及骨皮质破坏情况，对软组织肿块的观察也优于平片（图 3-27-2）。

3. MRI 表现　为椎体和（或）附件膨胀性骨质破坏，边界相对清楚，破坏区常不规则，骨皮质完整或部分中断；多数病灶可见囊实性混杂信号，囊性部分可分隔成多个大小不一的囊状病灶，囊壁较薄，囊液信号可均匀或不均匀，可伴有液-液平面，上层为水样信号，下层为等T1、等T2信号，为重力作用下血液降解产物或组织细胞碎裂沉积在底部，T2脂肪抑制显示破坏区呈中、低混杂信号（图3-27-3）。另外，国内外多个作者指出，因骨巨细胞瘤内有较多的含铁血黄素及含有纤维、胶质成分，肿瘤在T2WI常呈中等信号，与其他大多数脊柱肿瘤在T2WI上高信号不同，有一定鉴别意义。

四、诊断

田军等提出，脊柱巨细胞瘤除具有典型骨巨细胞瘤的一般特点，如膨胀性破坏、骨质增生硬化少见、无明显骨膜反应，有皂泡样骨嵴等，本身还有以下特点：①病变常偏于椎体一侧，易累及附件；②侵袭性较强，可累及相邻的椎体；③椎旁常伴有软组织肿块；④可以压迫脊髓产生神经症状。CT和MRI可更好地从多方位观察病灶，并了解与周围组织、椎管、神经的关系等。

五、鉴别诊断

因发生于脊柱的骨巨细胞瘤少见，须与以下疾病相鉴别。

1. 血管瘤 常见的脊柱肿瘤，部分可累及附件，通常于T2WI信号较高，形态较规则，呈栅栏样或网格状改变。

2. 转移瘤 侵袭性骨巨细胞瘤极易误诊，如有原发肿瘤的病史，或多个椎体病变更支持转移瘤的诊断。

3. 动脉瘤样骨囊肿（ABC） 发病年龄常小于20岁，多为分叶状溶骨性骨质破坏，其内出血时相不同，信号更加混杂；但动脉瘤样骨囊肿可合并其他肿瘤或肿瘤样病变，鉴别诊断困难。

4. 脊索瘤 常发生于脊柱两端，其中发生于骶椎者常累及低位骶尾椎，肿块较大，常伴有钙化、骨化，囊变及分隔少见，易压迫盆腔内结构。

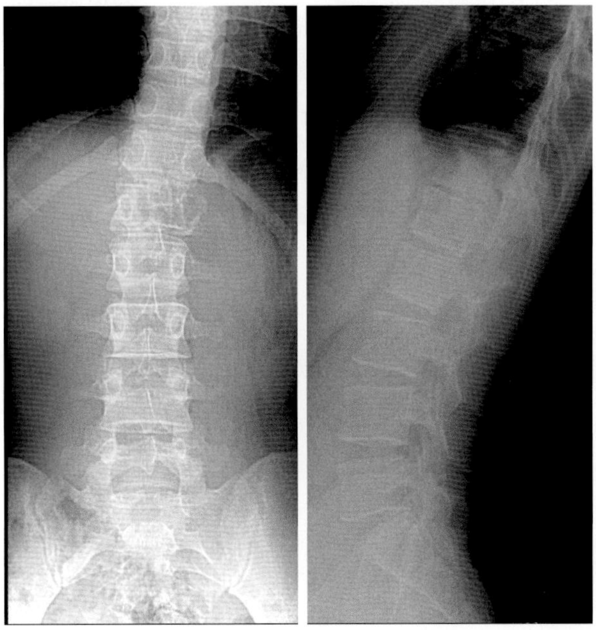

A B

图3-27-1 腰1骨巨细胞瘤。X线正侧位平片表现为腰1椎体囊性膨胀性分房状骨质破坏，椎体密度减低，内可见不规则多条骨性分隔，椎体向左侧压缩并变扁

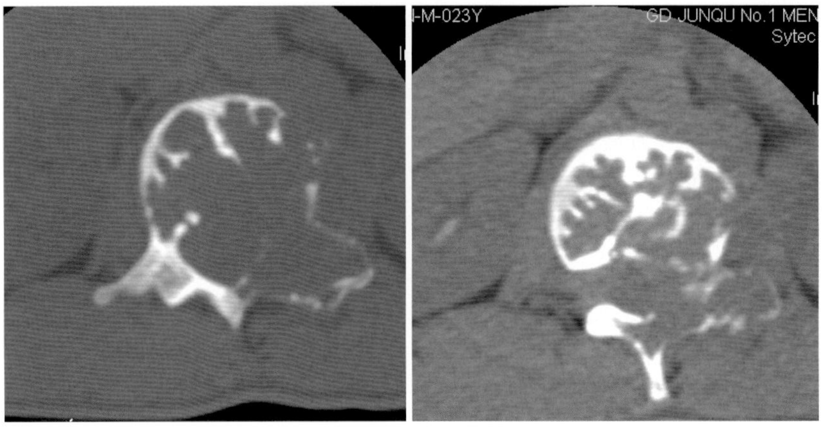

A　　　　　　　　B

图 3-27-2　腰 1 骨巨细胞瘤 CT 扫描骨窗和软组织窗

A：骨窗显示椎体显示椎体呈膨胀性分房状骨质破坏区，内见不规则粗细不均的骨嵴，边缘表现为薄层断续性骨壳，但未穿破骨皮质，破坏区向椎弓及横突延伸；B：软组织窗与 A 不同层面，破坏区内可见大小不等的分房状膨胀性破坏，内见粗细不等的不规则骨嵴，部分皮质穿破，左侧横突及椎弓破坏，脊膜囊受压，但周围无软组织肿块

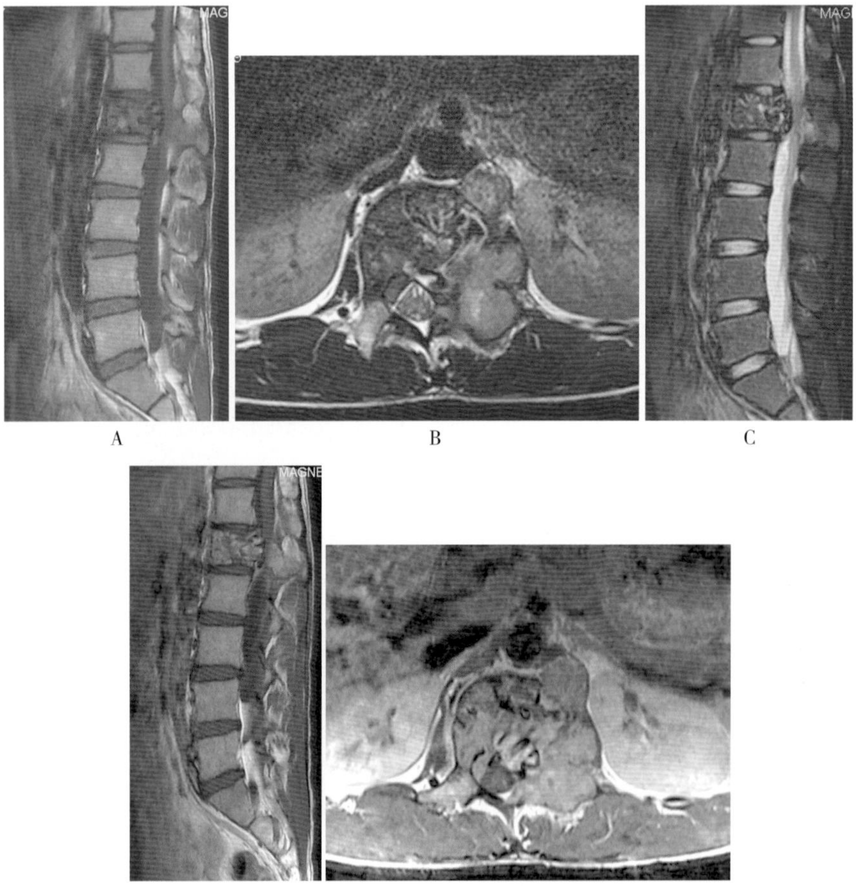

A　　　　B　　　　C

D　　　　E

图 3-27-3　腰 1 骨巨细胞瘤 MRI 扫描

A：T1WI 显示腰 1 椎体呈膨胀性低信号，但椎体内可多条低信号影分隔，椎体呈放射状；B：T2WI 轴位显示腰 1 椎体呈膨胀性不规则的混杂信号影，椎体破坏区可见多条状高信号影，椎弓及横突呈膨胀性中等偏高信号；C：T2 矢状压脂显示椎体破坏呈混杂信号，其内可见放射状条状高信号影同，脊膜囊及脊髓受压移位；D：T1 增强扫描显示腰 1 椎体破坏区呈明显不均匀强化，其内夹有多条低信号骨嵴影；E：T1 增强显示椎体破坏区内呈明显膨胀骨质破坏，破坏区明显强化，破坏区内见多条长短及粗细不一的低信号骨嵴，脊膜囊明显受压

（修文吉　邓星河）

第二十八节 脊柱低度恶性肌纤维母细胞肉瘤

一、概述

低度恶性肌纤维母细胞肉瘤（low grade myofibroblastic sarcoma，LGMS）是一种梭形细胞肉瘤，由肌纤维母细胞分化而来，在新版 WHO 分类中已获认定；而中度、高度恶性肌纤维母细胞肉瘤虽已见报道，但尚未经 WHO 确定。LGMS 累及部位广泛，主要累及肢体、头颈区（尤其舌及口腔）、腹腔，极少数发生在涎腺、鼻腔及鼻窦、乳腺、牙龈等，其影像学表现偏于良性，术前易误诊。LGMS 由 Vasudev 等于 1978 年首次报道，是一种以肌纤维母细胞分化为特征的少见恶性间叶组织肿瘤。发生于脊柱的低度恶性肌纤维母细胞肉瘤较为罕见。

二、临床表现

本病好发于 60～80 岁，男性略多于女性，少数病例发生于 20 岁以下。LGMS 多为单发，少数可多发，主要发生于四肢（下肢略多于上肢），偶见于躯干、头颈部及手、足部。临床表现以进行性增大的肿块为主，质地较硬，多数境界清楚，半数以上可发生于局部并反复复发。LGMS 远处转移，以肺、骨、淋巴结转移为主，但发生较少。

免疫组化主要以 Vim 阳性为特征，还可出现特异性肌动蛋白（SMA）阳性和（或）α-平滑肌肌动蛋白（actin）阳性。

三、影像学表现与病理基础

作者收集 1 例发生于脊柱的 LGMS 病例，MRI 表现：T1WI 显示两个椎体右侧骨质受侵犯，呈轻度膨胀性骨质破坏，破坏区呈低信号，T2WI 呈中等偏高信号，T2 脂肪抑制序列呈高信号，椎体横突及肋骨同时受侵犯破坏，破坏区边缘软组织受侵犯呈片状高信号水肿，肿瘤侵犯椎管形成长条状软组织肿块；T1 增强扫描肿瘤区呈轻度强化（图 3-28-1～3-28-8），相邻椎间盘正常。

PET-CT 表现为受累椎体一侧椎弓根及附件呈溶骨性骨质破坏，破坏区呈轻度膨胀性生长，破坏区内可见小块游离高密度钙化影或死骨影，破坏区边缘与正常骨分界清楚，骨质破坏同时累及相邻椎体后肋骨，放射性摄取明显增高（图 3-28-9，10）。

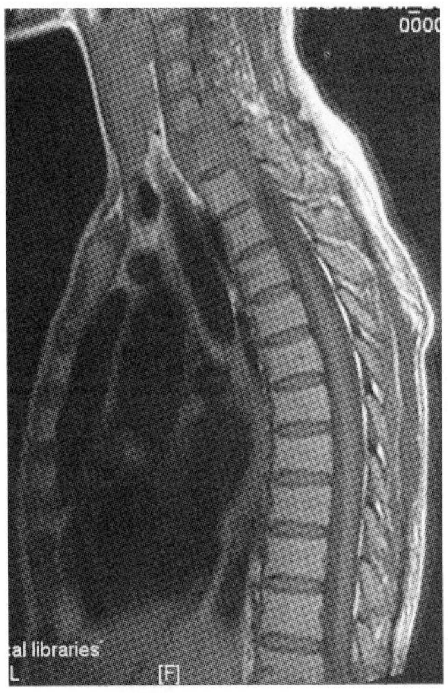

图 3-28-1 T1WI 矢状位显示颈 7、胸 1 骨质破坏，以胸 1 明显，病变区呈稍低信号，病变椎体前后缘均可见长条状与病变椎体相同信号软组织肿块影（图 3-28-1～3-28-8 为同一病例）

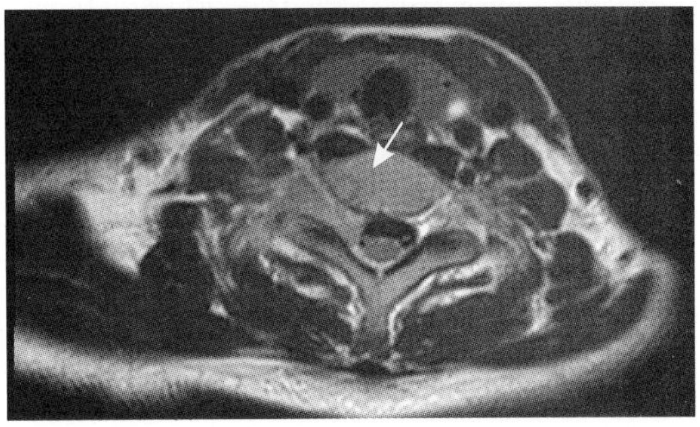

图 3-28-2 T2WI 轴位显示第 7 颈椎右侧局限性小圆形骨质破坏区，周围可见一低信号薄层环形影包绕（箭头），破坏区与椎体信号相同，呈中等信号。右侧椎间孔可见长条状中等信号的软组织肿块影

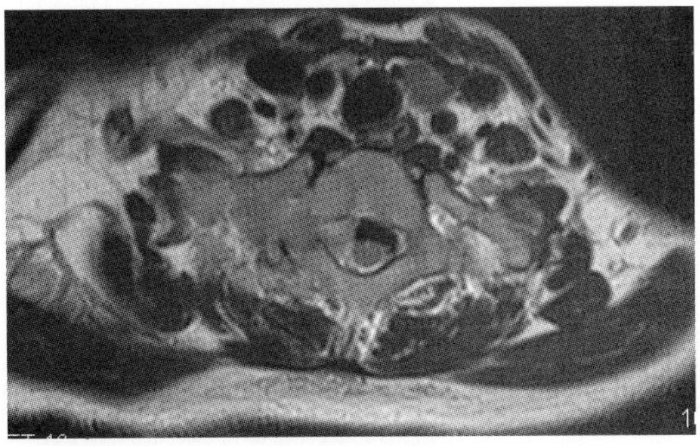

图 3-28-3 T2WI 轴位显示胸 1 椎体右侧呈类圆形骨质破坏区，边缘与颈 7 同样可见一薄层低信号环包绕，破坏区向右侧椎弓延伸，胸 1 肋骨亦受侵犯，周围可见软组织肿块影，但病变区信号与椎体骨质大致相同，软组织肿块向椎管右侧突入

LGMS 的病理表现肿瘤呈分叶状，包膜完整或部分完整，质硬，灰白或灰红色，病灶内可见钙化。肿瘤细胞大多呈梭形或多角形，纵横交错或编织状排列，界限不清，胞质红染，细胞核大小不等，呈梭形、类圆形，核大深染，异形性明显，核分裂象多见，部分区域见黏液样背景，可见瘤巨细块为主，质地较硬，多数境界清楚，半数以上可发生于局部并反复复发。

原发于长骨的 LGMS 较罕见，可发生于股骨下端、胫骨上段，扁骨（肩胛骨、锁骨）。发生于长骨者均为膨胀性生长，边界大部分清楚，并呈溶骨性骨质破坏，形成大小不一的软组织肿块，T1WI 呈低信号，T2WI 呈不均匀高信号，增强后可见厚壁花环状或不均匀灶状强化。肿瘤血供丰富，周围可有明显水肿。原发于四肢及躯干肌群间的 LGMS 表现为膨胀性生长的分叶状团块，边界较清，部分病例包膜完整。MR 平扫 T1WI 呈均匀略低信号或等信号，T2WI 多为均匀或不均匀高信号，其内有不等量索条状信号，可有坏死、囊变、出血、钙化；增强后肿瘤实质呈厚壁花环样明显强化。CT 表现为均匀或不均匀中等密度肿瘤，大部边界清楚，可见大片状钙化。

四、诊断

发生于脊柱 LGMS 非常罕见，影像学资料尚少，影像学诊断尚较困难。根据本例的特点，发生在脊柱的病例，偏心性膨胀性生长，边缘清楚，病灶内可见钙化，与报道发生在长骨的病变，CT 发现肿瘤可发生钙化相似，肿瘤并侵犯邻近骨组织，可见明确的软组织肿块影等表现。是否可提示本病诊断，有待进一步观察和研究。

五、鉴别诊断

1. 脊柱结核　脊柱结核可侵犯相邻椎体及椎间盘，骨质破坏较明显，椎旁脓肿较早出现。如发生于椎弓根脊柱结核与本病容易混淆，但 CT 和 MRI 根据其表现可以进行鉴别。

2. 骨巨细胞瘤　本病发生在脊柱的骨巨细胞瘤的囊性膨胀性分房状骨质破坏表现不同，骨巨细胞瘤破坏区内无钙化，并可出现肿瘤区坏死，但很少侵犯两个椎体，MRI 可表现分房状的混杂信号，恶性病变者可侵犯周围软组织并形成肿块。增强扫描强化较明显。这些表现可作为鉴别诊断的依据。

3. 动脉瘤样骨囊肿　本病尚需要与发生在脊柱的动脉瘤样骨囊肿鉴别，动脉瘤样骨囊肿为明显的囊性膨胀性及多分房状破坏，但很少侵犯两个椎体，MRI 上 T2WI 及脂肪抑制序列可清楚显示肿瘤区分隔，内可见液-液平面等特征性表现，是进行鉴别诊断的可靠依据。

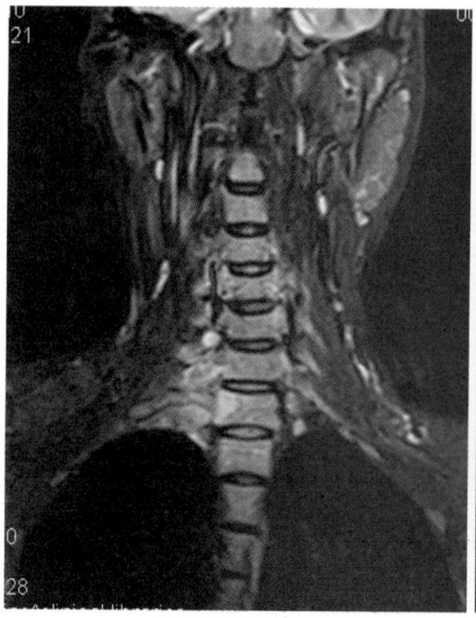

图3-28-4

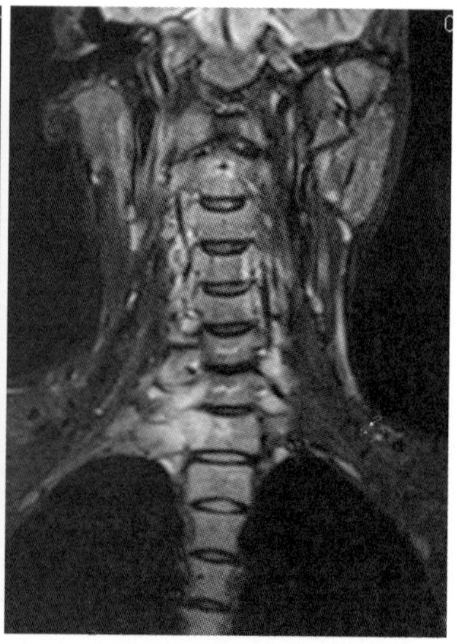

图3-28-5

图 3-28-4，5　T2 冠状压脂不同层面显示颈 7、胸 1 椎体右侧、肋骨骨质破坏呈高信号，周围软组织肿胀，呈高信号，椎间隙及椎间盘信号正常

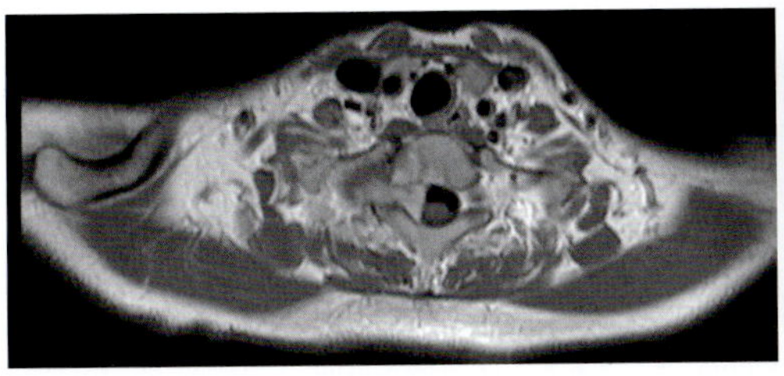

图3-28-6

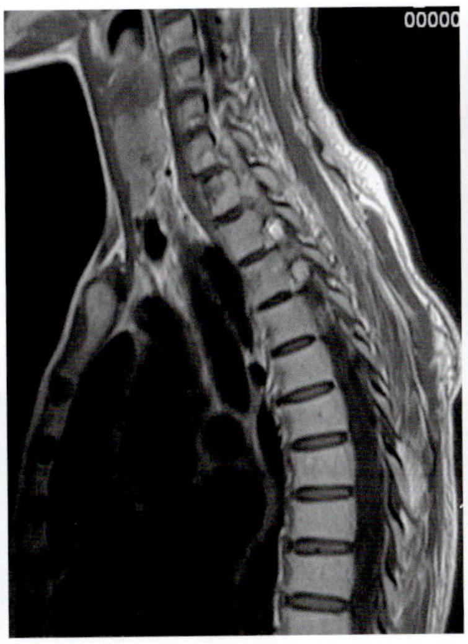

图3-28-7

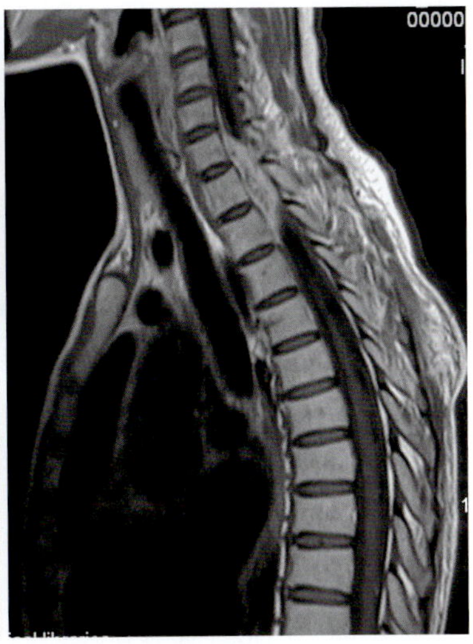

图3-28-8

图 3-28-6~3-28-8　T1 增强扫描显示椎体破坏区呈轻度不均匀强化，椎弓及第一肋骨破坏，椎体前后缘均见长条状软组织肿块，后缘肿块突向椎管右侧，椎管内肿块不均匀强化

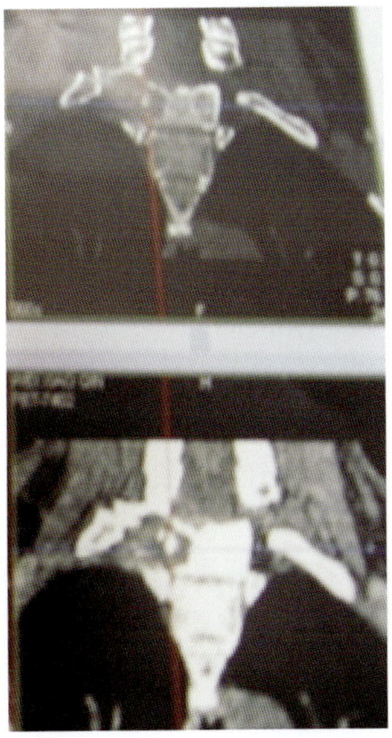

图 3-28-9　PET/CT 显示胸 1 椎体右侧呈轻度膨胀性骨质破坏，破坏区边缘尚清楚，破坏区内可见小块游离钙化影或死骨

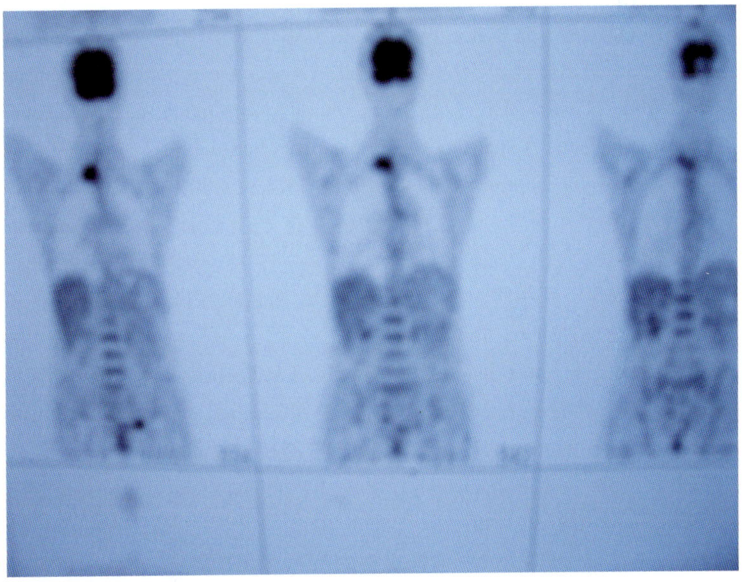

图 3-28-10　显示病变区放射性摄取明显增高

（邓星河）

参 考 文 献

1. 叶任高，陆再英. 内科学 .6 版. 北京：人民卫生出版社，2006，713-715
2. 张达青，胡绍文. 下丘脑-垂体疾病. 北京：北京科学技术文献出版社，2001，332-362
3. 唐小锋，崔程凯，刘忠光. 原发性垂体性侏儒症一例，中华临床医师杂志（电子版），2009，3（4）：685-687
4. 徐文坚，刘吉华，肖德贵，主译. 骨放射学—正常与早期病理表现的界定. 5 版. 济南：山东科技出版社，2005：596-597
5. 徐文坚，刘吉华，肖德贵，主译. 骨放射学—正常与早期病理表现的界定. 5 版. 济南：山东科技出版社，2005：600-601

6. Langer LO J r. Spondyloepiphysial dysplasia tarda. hereditary chondrodysplasia with characteristic vertebral configuration in the adult. Radiology，1964，82：833
7. 徐爱德，曹来宾，柳祥庭，等. 脊柱骨骺发育不良（晚发型）. 中华放射学杂志，1983，17（3）：283
8. Wordsworth P，Ogilvie D，Priestley L1Steructural and segregation analysis of the type Ⅱ collagen gene（COL2A1）in some heritable chondrodysplasias. J Med Genet，1988，25（5）：521-527
9. 郭辰虹，郭琼行. 迟发性脊椎骨骺发育不良一家系. 中华医学遗传学杂志，1999，16（2）：69
10. 郭洪，章波，许雪青，等. 土家族迟发性脊椎骨骺发育不良一家系报告. 第三军医大学学报，2007，29（2）：172
11. 郭奕斌，王晶晶. X-连锁迟发性脊椎骨骺发育不良一家系报道. 中国优生与遗传杂志，2008，16（1）：99
12. Ersahin Y，Mutluer S，Kocaman S，et al. Splitspinal cord malformations in children. J Neurosurg，1998，88：57
13. 沈天真，陈星荣. 神经影像学. 上海：上海科学技术出版社，2004，866
14. 高元桂，蔡幼铨，蔡祖龙，等. 磁共振成像诊断学. 北京：人民军医出版社，1999，359-360
15. Ozer MM，Pamir MN，Ozer AF，et al. Corrdlation between Computed Tommgraphy and Magnetic imaging in Diastematomyelia. Jopean J Radiol，1991，13（3）：209
16. 王忠诚. 神经外科学. 武汉：湖北科学技术出版社，1998，834
17. 程斌，王尚昆，孔中篪，等. 脊髓纵裂46例临床分析. 中华骨科杂志，1996，16（2）：97
18. Pang D，Dias Ms，Ahab Barmada M. Split Cord Malformation. PartⅠ：a unified theory of embryogenesis for Double spinal cord malformations. Neurosurgery，1992，31（3）：451
19. Pang D. Split cord malformation ：Part Ⅱ：clinical syndrome. Neurosurgery，1992，31（4）：481
20. 程斌，王坤正，李勇，等. 脊髓纵裂的X线及CT诊断对比研究，中国骨伤，2001，5：292
21. 兰斌尚，王坤正，闫传柱，等. 脊髓纵裂分型及临床意义. 中华骨科杂志，2000，20（2）：69-71
22. 梁福民，殷好治，周茂义，等. 腰椎疾病比较影像学. 山东：山东科学技术出版社，2005，78-83
23. 何家荣，马云祥. 实用神经医学. 天津：天津科技出版社，1992，139
24. 史丽静，田建明，汪剑. MRI在脊柱结核诊断中的应用价值. 临床放射学杂志，2008，27（2）：227-230
25. Wasay M，Arif H，Khealani B. Neuroimaging of uberculosismyolitis：analyse of ten cases and review of literature. J Neuroimaging，2006，16：197
26. Li H，You C，Yang Y. Intramedullary spinal tubercularosis：report of three cases. Surg Neuro，2006，65：185
27. 张亚林，周启昌，吴仕科，脊柱、脊膜、脊髓结核的MRI表现，中国医学影像技术，2009，25（7）：1265-1268
28. 连建敏，史大鹏，轩昂. 等，脊髓脊膜结核的MRI诊断. 实用放射学杂志，2008，24（6）：728-730
29. Wilkins RH. Intraspinal cysts. In：Wilkins RH，Rengachary SS. eds. Neurosurgery. New York：Mc GrawHill，1985，2061-2070
30. Landers J，SeexK. Sacral perineural cysts：imaging and treatment options. Br J Neurosurg，2002，16（2）：182-185
31. 张明，鱼博浪，王璐，等. 椎管内脊膜囊肿的MR诊断. 中华放射学杂志，2000，34（3）：174-178
32. Mummaneni PV，Pitts LH，McCormack BM，et al. Microsurgical treatment of symptomatic sacral tarlov cysts. Neurosurgery，2000，47（1）：74-79
33. Su CC，Shirane R，Okubo T，et al. Surgical treatment of a sacral nerveroot cystwith intermittent claudication in a 85 year old patient：case report. Surg Neurol，1996，45（3）：283-286
34. Paulsen RD，Call GA，Murtagh FR. Prevalence and percutaneous drainage of cysts of the sacral nerve root sheath（Tarlov cysts）. AJNR，1994，15：293-298
35. Nabors MW，Patt G，Byrd EB，et al. Update assessment and current classification of spinal meningeal cysts. J Neurosurg，1988，68：366-370
36. 董克辛，考宏盛，刘业俭，等. 椎管内硬脊膜外囊肿一例. 中华神经外科杂志，1995，11：330
37. 王斐，鱼博浪，张明灯. 骶管内脊膜囊肿的MR诊断，实用放射学杂志，109-111
38. 刘贵，葛宝丰，刘占宏，等. 胸腰段硬膜下囊肿的诊断与治疗. 中国脊柱脊髓杂志，2000，10：229
39. 徐长岭，叶大公，刘志强，等. 椎管内全长蛛网膜囊肿切除一例. 中华神经外科杂志，1997，13：174
40. 叶应湖，陈谦学，曹作为，等. 椎管内囊肿. 肿瘤防治研究，1994，21：221
41. 刘元斌，宗美玲，蒋令，等. 核磁共振诊断2例椎管内异位支气管囊肿. 江苏医药杂志，2000，26：743
42. Stoodley MA，Jones NR，Scott G. Cervical and thoracic juxtafacetcysts causing neurologic deficits. Spine，2000，25：970-973
43. Wait SD，Jone FD，Lonser RR，et al. Symptomatic epidural hematoma caused by lumbar synovial cyst rupture：report of twocases and review of the literature. Neurosurgery，2005，56：1157-1162
44. Finckh A，Gerster J，So AK. Association of paN lylarthr of athies with lumbar synovial cysts. Clin Rheumatol，2003，22：67-69
45. Kouyialis AT，Boviatsis EJ，Korfias S，et al. Lumbar syn-

ovial cyst as a cause of low back pain and acute radiculopathy：a case report. South Med J，2005，98：223-225
46. Cheng WY，Shen CC，Wen MC. Ganglion cyst of the cervical spinepresentingwith Brown-Sequard syndrome. J Clin Neurosci，2006，10：1041-1045
47. Kusakabe T，Kasama F，Aizawa T，et al. Facetcyst in the lumbar spine：radiologicaland histopathological findings and possible pathogenesis. JNeurosurg Spine，2006，5：398-403
48. Shah RV，Lutz GE. Lumbar intraspinal synovial cysts：conservativemanagement and review of theworld's literature. Spine J，2003，3：479-488
49. 邵为，龚凯，王哲，等. 腰椎椎管内小关节突旁囊肿手术治疗体会. 中国矫形外科杂志，2010，18（11）：903-906
50. 赵文，靳天涛. 腰椎椎小关节滑膜囊肿 MRI 诊断 2 例. 中国医学影像技术，2010，26（8）：1420
51. Moiel RH，Ehni G，Anderson MS. Nodule of the ligamentum flavum as a cause of Nerve root comPression. Case report. J Neurosurg，1967，27（5）：456-458
52. Haase J. Extraduralcyst of ligamentum flavum L4-5 a case. Aeta OrthoPSeand，1972，43（1）：32-38
53. BakerJK，Hanson GW. Cyst of the ligamentum flavum. Spine（Phila Pa 1976）. 1994，19（9）：1092-1094
54. Terada H，Yokoyama Y，Kamata N，et al. Cyst of the ligamentum flavurn. Neuroradiology，2001，43（1）：49-51
55. Cakir E，Kuzeyli K，Usul H，et al. Ligamentum flavum cyst. J Clin Neuxosci，2004，11（1）：67-69
56. Asamoto S，Jimbo H，Fukui Y，et al. Cyst of the ligamentum flavum-case report. Neurol Med Chir（TOkyo），2005，45（12）：653-656
57. Magee TH，Rowedder AM，Degnan GG. Introsseous ganglia of the wrist. Radiology，1995，195：517
58. 程晓光，屈辉，田光磊，等. 腕关节月骨舟骨骨内腱鞘囊肿的影像学表现. 中华放射学杂志，2003，37：634-635
59. Menendez LR，Chandler DR，Moore TM，et al. Diaphyseal intraosseous ganglion. Clin Orthop，1998，227：310
60. 龚向阳，章伟敏，严世贵. 骨内腱鞘囊肿的 X 线、CT 诊断. 中华放射学杂志，2002，36：1125-1126
61. 魏梅新，肖文华，张伟，等. 骨内腱鞘囊肿（附 8 例报告）. 中国矫形外科杂志，1998，5：231
62. Modic MT，Steinberg PM，Ross JS，et al. Degenerative disk disease ：assessment of changes in vertebral body marrow with MR imaging. Radiology，1988，166：193
63. 李鉴轶，朱青安，原林. 颈椎终板结构的生物力学研究. 中华骨科杂志，2004，24（2）：108-112
64. 张文煜，廉宗澂，刘筠，等. 腰椎终板骨软骨炎的 MRI 表现与临床意义. 磁共振成像，2010，1（4）：286-290
65. 任先军，彭城，梅芳瑞. 椎体终板形态与椎间盘营养的关系. 中国矫形外科杂志，2002，9（7）：705
66. Hamanish C，Kawabata T，Tanaka S. Schmorl's nodes on magneticresonance imaging. Their incidence and clinical relevance. Spine，1994，19：450
67. 张文煜，廉宗澂，韩悦. 椎间盘退变中终板骨软骨炎的 MRI 表现. 临床放射学杂志 2003，22（2）：129-132
68. 郭景涛，宋国勇，陆毅，等. 腰（骶）背部皮下滑囊炎的 MRI 分析. 实用放射学杂志，2009，25（9）：1300-1302
69. 潘晓军，傅志俭，宋文阁. 临床镇痛与麻醉彩色图谱. 济南：山东科学技术出版社，2003，218-219
70. 郝定均，贺宝荣，李毅，等. CD-Horizon 器械治疗特发性脊柱侧凸的临床研究. 中国矫形外科杂志，2007，15（1）：11-13
71. 胥少汀，葛宝丰，徐印坎. 实用骨科学. 北京：人民军医出版社，2005，1593-1598
72. 陈根成. 腰椎棘突巨大滑囊炎 1 例. 中国脊柱脊髓杂志，1998，8（4）：224
73. 潘险峰，张正治，荀俊，等. 皮下滑膜囊动物模型的建立及其生物学特性实验研究. 第三军医大学学报，2004，26（13）：1187-1190
74. 刘嘉利，王晓方，史俊男，等. 遗传性石骨症. 国外医学遗传学分册，2003，26（1）：46-48
75. Schonberg A. Munch Med Wochemschr，1904，51：365-367
76. Beighton P. Br J Radi01. 1976，49：934-939
77. Cure IK. Am J Neuroradio，2000，21（6）：101-105
78. Osteopetrosls. BJ Clin Genet，1987，31（2）：86-90
79. Sly WS. Proc Natl Acad SeE USA，1983，80（9）：2752-2756
80. Bollerslev J. ActaMed Scand，1988，224：479-483
81. 金世柱，韩明子，王新红. 石骨症临床特点的研究进展. 中国医师杂志，2008，10（4）：561-562
82. 杨林海，王宁玲，李春，等. 儿童石骨症 1 侧并文献复习. 中国小儿血液与肿瘤杂志，2007，124：176
83. 王成林，李文革，吴政光，等 . 59 例石骨症的临床与 X 线分析. 中华医学遗传学杂志，2004，211：92-93
84. 陶惠民，季滢瑶，陈维善，等. 创伤后骨质溶解症. 中华骨科杂志，2004，24（7）：385-389
85. 刘子君. 骨关节病理学. 北京：人民卫生出版社，1992，291-295
86. 张彦彩，李盛华. 创伤性骨质溶解症 3 例报告. 中国骨伤，2007，20（11）：786-787
87. Haddad SF，Hitchon PW，Godersky JC. Idiopathic and glucocorticoid induced spinal epidural lipomato sis. N euro surg，1991，74：38
88. Quint DJ，Bowlos RS，Sanders WP，et al. Epidural lipomatosis. Raduiolgy，1988，169：4851

89. Badami JP，Hinck VC. symptomatic deposition of epidural fatina morbidly obese woman. AJNR，1982，3：663
90. 鱼博浪，张明，王泽忠，等. 特发性椎管内硬膜外脂肪增多症四例报告及文献复习. 中华放射学杂志，1996，30：197
91. 倪瑞军，赵建国，王革. 自发性椎管内硬膜外血肿的MRI诊断. 重庆医学，2005，34（8）：1214
92. Nawashiro H，Higo R. Contrast enhancement of a hyperacute spontaneous Spinal Epiclural Hematomas. AJNR Am J Neuroradiol，2001，22（7）：1445
93. 孙海燕，王谦军，曲连军，等. 特发性胸椎管内硬膜外血肿的诊断和治疗. 颈腰痛杂志，2006，27（2）：127
94. Clark MA，Parad is NA. Spinalepidural hematom a complicating thrombolytic therapy with tissue plasm inogen activator a case report. J Emerg Med，2002，23：247-251
95. Hayem G，Deutsch E，Roux S，et al. Spontaneous spinal epidural hematoma with spinal cord compression complicating plasm acellmyeloma. A case report Spine，1998，23：2432-2435
96. Gundry CR，Heithoff KB. Epiduralhemat oma of the lumbar spine：18 surgically confirmed cases. Radiology，1993，187：427-431
97. Caldarelli M，Rocco CD，Marca FL. Spontaneous spinal epidural hematoma in toddlers：description of two cases an dreview of the literature. Surg Neurol，1994，41：325-329
98. Fukui MB，Swarnkar AS，Williams RL，et al. Acute spontaneous spinal epidural hematomas. AJNR Am J Neuroradiol，1999，20：1365-1372
99. 李国忠，董齐，王启弘，等. 椎管内硬膜外血肿的诊断与治疗. 中国急救医学，2003，23：337
100. Caldemeyer KS，Mocharla R，Moran CC，et al. Gadolinium enhancement in the center of a spinal epidural hematoma in a hemophiliac. J Comput Assist Tomogr，1993，17：321-323
101. Pedrosa I，Saiz A，Arrazola J，et al. Hydatid disease：radiologic and pathologic features and complications. Radiograohics，2000. 20：795-817
102. 刘大鹏，谢增如，张锐，等. 骨包虫病的诊断及治疗. 中华骨科杂志，2004，24：403-407
103. 王玉凯. 骨肿瘤X线诊断学. 北京：人民卫生出版社，1995，381
104. 宋发亮，杨贵斌，谭湘萍. 人体包虫病影像诊断学. 乌鲁木齐：新疆科技卫生出版社，1999，37-42
105. Pamir MN，Ozduman K，Elmaci I. Spinal hydatic disease（Review）. Spinal Cord，2002，40：153-160
106. Karray S，Zlitni M，Fowles JV，et al. Vertebral hydatidosis and paraplegia. J Bone Joint Surg Br，1990，72：84-88
107. Islekel S，Ersahin Y，Zileli M，et al. Spinal hydatid disease. Spinal Cord，1998，36：166-170
108. 盛伟斌，刘毅，徐小雄，等. 脊柱包虫病的临床特点及诊断方法. 中华骨科杂志，2006. 26（1）：7-12
109. Singh S，Korah IP，Gibikote SV，et al. Sacral hydatidosis：value of MRI in the dignosis. Skletal Radiol，1998，27：518-521
110. 汪洁，陈宏. 椎体包虫的MRI诊断. 中国医学影像杂志，2002，10：101-102
111. 孙绪荣，张其镍. 骨包虫病的X线诊断，中华医学杂志，1981. 61：34
112. 雷磊，钟定荣，王荣光，等. 鼻窦部结外Rosai-Dorfman病的诊治. 解放军医学杂志，2003，28：1017-1019
113. Hadjipanayis CG，Bejjani G，Wiley C，et al. Intracranial Rosai-Dorfman disease treated with microsurgical resection and stereotacticrad iosurgery. Case report. J N eurosurg，2003，98：165-168
114. Brenn T，Calonje E，Granter SR，et al. Cutaneous Rosai-Dorfman disease is a distinct clinical entity. Am JD erm atopatho，l2002，24：385-391
115. Sodhi KS，Suri S，Nijhawan R，et al. Rosai Dorfman disease：unusual cause of diffuse and massive retroperitoneal lymphadenopathy. Br J Radiol，2005，78（933）：845-847
116. Demicco EG，Rosenberg AE，Björnsson J，et al. Primary Rosai-Dorfman disease of bone：a clinicopathologic study of 15 cases. Am J Surg Pathol，2010，34（9）：1324-1333
117. 周源，汪栋，乐美兆，等. 胸骨Rosai-Dorfman病1例. 中华胸心血管外科杂志，2008，24（6）：431
118. Hindermann W，Katenkamp D. Extranodal Rosai Dorfman disease（sinus histiocytosis with massive lymphadenopathy）. Report of 5 cases. Pathologe，2004，25（2）：222-228
119. 刘鹏，王成林. 多部位多发性骨纤维异常增殖症1例. 罕少疾病杂志，2007，14（5）.
120. 刘金有. 颅面骨纤维异常增殖症的CT和MRI诊断. 中国CT和MRI杂志，2009，7（4）.
121. 魏壮，刘飙，尹维田. 内生性软骨瘤恶变1例. 罕少疾病杂志，2003，10（2）.
122. Louis DN，Ohgaki H，Wiestler OD，et al. The 2007 WHO classification of tumours of the central nervous system. Acta Neuropahol，2007，114（2）：97
123. Chen G，Jiang CY. Diagnosis of intracranial malignant melanoma. Chin J Surg，2004，42（13）：784
124. Li Y，Wang S，Zhao JZ. Clinical manifestations and treatment of melanoma of central nervous system：analysis of 15 cases. Natl Med J China，2004，84（2）：134.
125. Isiklar I，Leeds NE，Fuller GN，et al. Intracranial metastatic melanoma：correlation between MRI imaging

characteristics and melanin content. AJR, 1995, 165 (6): 1503

126. Hirayamak K, TsubakI T, Toyokura Y, et al. Juvenile muscular atrophy of unilateral upper extremity. Neurology, 1963, 13 (3): 373-380
127. 傅瑜，樊东升，张俊，等. 平山病的临床及颈磁共振成像影像学特点. 北京大学学报：医学版，2007，39 (2): 189-192
128. Chen CJ, Hsu HL, Tseng YC, et al. Hirayama flexion myelopathy: neutral position MR imaging findings-importance of loss of attachment. Radiology, 2004, 231: 39-44
129. Ito S, Kuwabara S, Fukutake T, et al. Hyper IgE in patients with juvenile muscular atrophy of the distal upper extremity (Hirayama Disease). Neurosurg Psychiatry, 2005, 76 (1): 132-134
130. Hirayama K. Juvenile muscular atrophy of unilateral upper extremity (hirayama disease) -half-century progress and establishment since itsdiscovery. Brain Nerve, 2008, 60: 17-29
131. Dheeraj G, Mayank G, Pierre R, et al. Cases 68: hirayama disease. Radiology, 2004, 23: 692-696
132. Hirayama K, Tokumaru Y. Cervical dural sac and spinal cord in juvenile muscular atrophy of distal upper extremity. Neurology, 2000, 54: 1922-1926
133. Baba Y, Nakajima M, Utsunomiya H, et al. Magnetic resonance imaging of thoracic epidural venous dilation in Hirayama disease. Neurology, 2004, 62 (4): 1426-1428
134. Chen CJ, Chen CM, Wu CL, et al. Hirayama disease: MR diagnosis. AJNR, 1998, 19 (2): 365-368
135. Kira J, Ochi H. Juvenile muscular atrophy of the distal upper limb (Hirayama disease) associated with atopy. J Neurol Neurosurg Psychiatry, 2001, 70 (6): 798-801
136. Soutar R, Lucraft H, Jackson G, et al. Guidelines on the diagnosis and management of solitary plasmacytoma of bone and solitary extramedullary plasmacytoma. Clini Oncol, 2004, 16 (6): 405-413
137. 杨迪生，范顺武，陶惠民，等. 骨的孤立性浆细胞瘤和髓外浆细胞瘤. 中华肿瘤杂志，1996：18 (1): 41-44
138. Vijaya-sekaran S, Delap T, Abramovich S. Solitary plasmacytoma of the skull base presenting with unilateral sensorineural hearing loss. J Laryngol Otol, 1999, 113: 164-166
139. Knowling MA, Harwood AR, Bergsagel DE. Comparison of extramedu-llaryplasmacytomaswith solitary andmultiple plasma cell tumors ofbone. J Ciln Oncol, 1983, 1 (4): 255
140. Diaopoulos MA, Moulopoulos LA, Maniatis A, et al. Solitary plasmacy-tomas of bone and sympomatic multiple myeloma. Blood, 2000, 96 (6): 2037
141. 何妙侠，朱明华，张亚明，等. 脊椎孤立性浆细胞瘤的临床病理分析. 中华病理学杂志，2009，38：307
142. Meletios A, Dimopouls LA, Moulopous A, et al. Solitary plasmacytoma of bone and asymptomatic multiple myeloma. J Blood, 2000, 96: 2037
143. Lanzieri CF, Sacher M, Solodnik P, et al. Unusual patterns of solitary sacral plasmacytom. AJNR, 1987, 8: 566-567
144. Osborn AG. Handbook of Neuroradiology. St Louis: Mosby CV, 1991, 378-380
145. Fechtner K, Hillengass J, Delorme S. Staging monoclonal plasma cell disease: comparison of the durie-Salmon and the durie-Salmon plusstaging systems. Radiology, 2010, 257: 195-204
146. Major NM, Helms CA, Richardson WJ. The "mini brain": plasmacytoma in a vertebral body on MR imaging. Am J Roentgenol, 2000, 175: 261-263
147. 朱明旺，戴建平，陆荣庆，等. 脊柱孤立性浆细胞瘤的 MR 表现. 实用放射学杂志，2000，16 (1): 9-11
148. Leithner A, Windhager R, Lang S, et al. Aneurysmal bone cyst: a population based epidemiologic study and literature review. Clinical Orthopaedics And Related Research, 1999, 363: 176-179
149. Szendroi M, Cser I, Konya A, et al. Aneurysmal bone cyst: a re view of 52 primary and 16 secondary cases. Arch Orthop Tramma Surg, 1992, 111 (6): 318-322
150. 姚伟武，杨世埙，王武，等. 脊柱良性骨肿瘤和肿瘤样病变的影像学诊断. 中国医学计算机成像杂志，2001，7 (4): 258-262
151. 钟烽为，杨世埙，许建荣. 动脉瘤样骨囊肿—CT 和 MR 图像上的再认识. 中国医学计算机成像杂，1995，1 (4): 261-263
152. Christopher DM, Unni KK, Mertens F. 软组织与骨肿瘤病理学和遗传学. 程虹，金木兰，李增山，等译. 北京：人民卫生出版社，2006，398-400
153. 唐光健. 骨放射学. 北京：中国医药出版社，2002，623-624
154. Cakirer S, Cakirer D, Kabukcuoglu F. Aneurysmal bone cyst of the orbit: a case of rare location and review of the literature. Jclin Imaging, 2002, 26 (6): 386-391
155. 朱记超，陈燕萍，曲华丽. 动脉瘤样骨囊肿的影像学表现与诊断价值分析. 实用放射学杂志，2009，25 (5): 696-701
156. 陆志华，姚伟武，杨世埙，等. 原发性及继发性动脉瘤样骨囊肿的影像学诊断. 中国医学计算机成像杂志，2008，14 (2): 145-148
157. Munk PL, Helms CA, Holt RG, et al. MR imaging of

aneurysmal bone cysts. AJR，1989，153：99-101

158. 朱勇，王振毅，周育军. 脊柱动脉瘤样骨囊肿的CT、MRI诊断. 医学影像学杂志，2009，19（8）：1010-1012
159. Murphey MD，Nomikos G，Flemming D，et al. Imaging of giant cell tumor and giant cell reparative granuloma of bone：radiologic-pathologic correlation. Radiographics，2001，21（5）：1283-1309
160. 曹来宾. 实用骨关节影像诊断学. 济南：山东科学技术出版社，1998，399
161. 韩月东，葛雅丽，徐长杰，等. 骶骨肿瘤CT与MRI诊断. 实用放射学杂志，2002，18（5）：408
162. 陈炽贤. 实用放射诊断学. 北京：人民卫生出版社，1998，929
163. Marui T，Yamamoto T，Yushihara H，et al. Denovo malignant transforma-tion of giant cill tumor of bone. Skeletal Radiol，2001，30（2）：104
164. 麦春华，黄穗乔，杨玉琼. 等，脊柱骨巨细胞瘤的MRI表现. 影像诊断与介入放射学. 2005，14（3）：184-186
165. 田军，孟繁禄，王光彬，等. 脊椎巨细胞瘤的影像诊断（附22例分析）. 医学影像学杂志，1998，8：217
166. Fletcher cDM，unni KK，Mertens F. World Health Organization classification of tumors. Lyon：IARC Press，2002
167. 王岸飞，张焱，赵武干，等. 乳腺肌纤维母细胞肉瘤MRI诊断一例. 临床放射学杂志，2011，30（8）：1186-1187
168. 蒙国照，丁宇. 牙龈低度恶性肌纤维母细胞肉瘤. 国际病理科学与临床杂志，2011，31（5）：389-393
169. 张薇薇，许乙凯. 低度恶性肌纤维母细胞肉瘤的影像学表现. 中国医学影像技术，2012，28（8）：1591-1595
170. Covello R，Licci S，Pichi B，et al. Low-grade myofibroblastic sarcoma of the larynx. Int J Surg Pathol，2011，19（6）：822-826
171. Nagata Y，Matsuno T，Hamada N，et al. Low-grade myofibroblastic sarcoma of the palm. Scand J Plast Reconstr Surg Hand Surg，2008，42（3）：164-167

第四章　上肢病变

第一节　短指（趾）畸形

短指（趾）畸形为较常见的手（足）畸形，由于指骨短或缺如，或掌骨短，致使手指（或足趾）变短。短指畸形分为 A～E5 型及若干亚型，可单独出现或与其他先天性综合征联合出现。

根据短指畸形 A 型：中位指骨发育不全，又可分为三个亚型（图 4-1-1）：

A1 型：全部中位指骨短或缺损，可见末节指骨联合，拇指近位指骨短。

A2 型：示指中位指骨短，呈三角形，示指向桡侧倾斜。

A3 型：最常见的短指畸形，小指中位指骨短，呈三角形或菱形，远节指骨向桡侧倾斜

（邓星河）

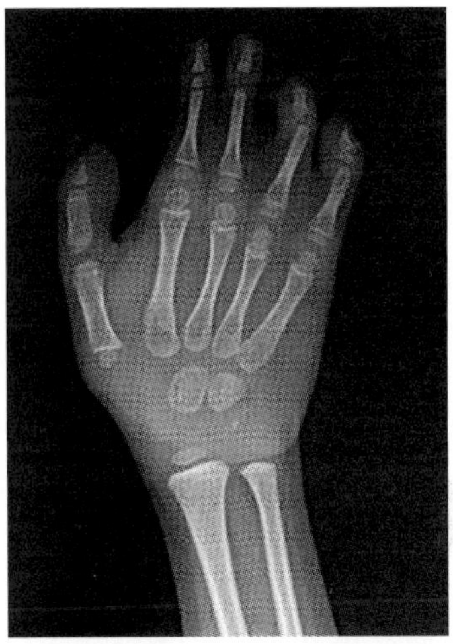

图 4-1-1　短指畸形，显示全部中位指骨短，呈三角形，中指中位指骨缺如，示指及小指向桡侧倾斜，拇指远节指骨呈三角形状

第二节　尺骨畸形

尺骨畸形分为 4 型（Schmitt，Lanz，1966 年）：

Ⅰ型：短尺骨（发育不良）。

Ⅱ型：仅存近段尺骨（部分性发育不全）。

Ⅲ型：完全性尺骨发育不全。

Ⅳ型：肱桡骨性连结，掌指骨部分缺如。

（邓星河）

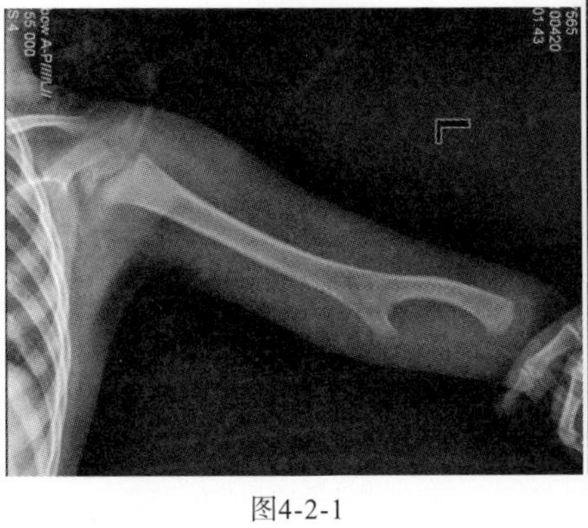

图4-2-1

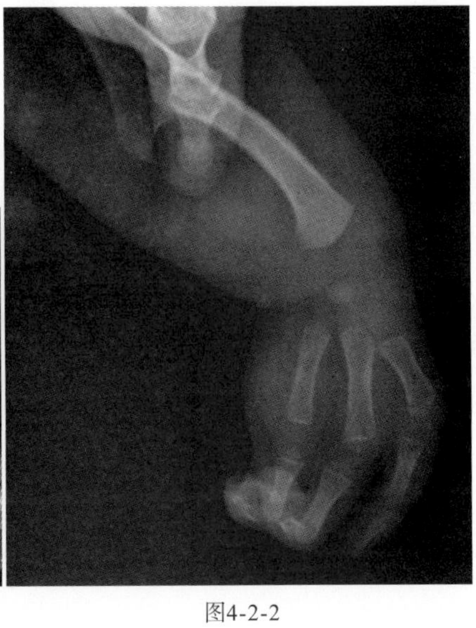

图4-2-2

图 4-2-1，2　完全性尺骨发育不全（Ⅲ型）及肱桡骨性连结（Ⅳ型），部分腕掌指骨缺如

第三节 双侧上桡尺关节融合

一、概述

先天性尺桡骨骨性连接是以桡骨与尺骨的近端有骨性连接而致前臂固定于旋前位不能旋后为主要特征的一种罕见病。1793 年首先由 Saniford 描述。本病多发生于男性，双侧较单侧多。本病多有家族史，为常染色体显性遗传性疾病，非家族史患者也可能为基因突变。

本病的发病机制尚不完全清楚，多数学者认为是因为纵裂发育被抑制造成的。也有学者认为是一种返祖现象，如一些低级脊椎动物的尺桡骨就是融合在一起的。

目前国内外学者对本病分型并不统一，学者 Riseborough 根据有无桡骨头的发育将其分为 2 型，Kienhock 根据 X 线表现将本病分为骨性融合和纤维软骨性融合，同时将前者又细分为 3 个亚型，Johnson 根据软组织改变及临床病理将其分为 5 型，由于这种分型考虑到了肌肉动力学，故对手术预后有一定的指导意见。

二、临床表现

本病以男性多见，单侧或双侧发病，以双侧尺桡骨受累多见，无疼痛等不适，可以合并多指或并指畸形。患者多有不同程度的旋前畸形，旋后功能障碍，因其旋转的角度不同影响患者功能的程度也不同。患者通常表现为不能穿衣、绘画等精细活动。一般不影响患者腕关节及肘关节活动，相反能代偿其不能旋转的功能。

三、影像学表现与病理基础

先天性尺桡骨融合为骨关节发育畸形的一种，是机体发育过程中，胚胎时期分化、发育障碍导致的特定解剖结构缺失或形态失常。原因大多为先天性，在出生时已存在，部分在出生后发育过程中出现。由于尺桡骨骨性融合畸形常合并软组织严重病理改变，尤其是骨筋膜挛缩，旋后肌、旋前圆肌、旋方肌发育不良或缺如，这种骨骼畸形合并软组织的发育异常并对骨骼的牵拉和骨性融合等综合因素导致尺桡骨交叉畸形。

1. X 线表现　多为双侧尺桡骨上端骨性连接，伴或不伴桡骨小头发育，桡骨小头多有脱位（图 4-3-1）。非骨性连接时 X 线不能显示，但多伴有尺桡骨交叉畸形。双侧桡骨增粗弯曲并内翻畸形，尺骨变细，腕关节及肘关节多正常。

2. CT 表现　CT 密度分辨力高，可清晰显示

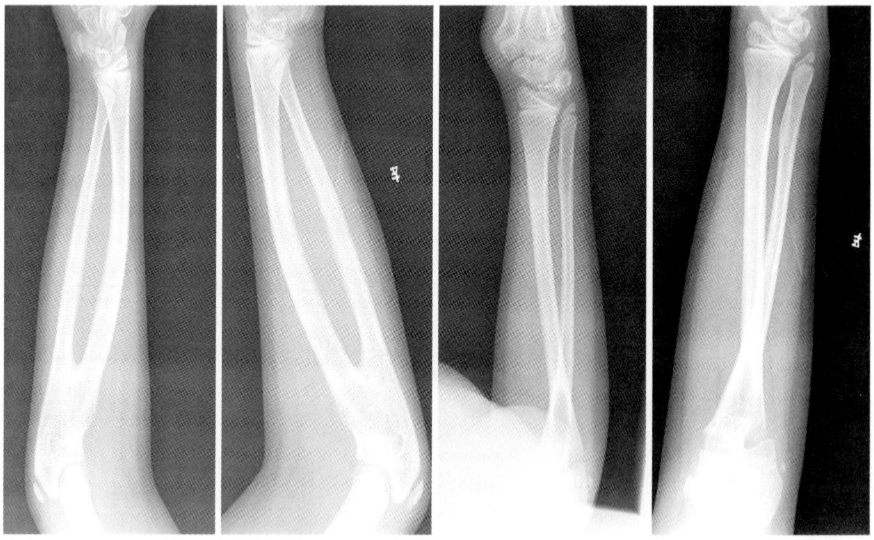

A　B　C　D

图 4-3-1　骨连接部骨质密度均匀，骨纹理清晰。双侧尺骨远端关节面骨骺向桡侧倾斜

A、B：分别示左、右侧尺桡骨侧位片，上段尺桡骨骨性连接，融合部达 4.8cm；C、D：分别示左、右侧尺桡骨正位片，上段尺桡骨骨性连接并交叉畸形，桡骨小头结构消失

骨性连接内部结构，主要表现为骨性连接部分髓腔相通。对于一些复杂的解剖畸形，CT 检查有其优势，结合 CT 重组技术，可以直观显示畸形特别是复杂的部位和程度，从而为矫形手术方案的制定提供重要信息。

四、诊断

先天性尺桡骨融合主要为尺桡骨近端的骨性联合，可分为 2 种类型：①尺桡骨近端融合，无桡骨小头，骨桥广泛，长 4～8cm；②骨桥连接桡骨颈和尺骨，桡骨头仍存在，且在发育过程中渐远离尺骨造成脱位。骨桥较短，2～4cm。由于融合，桡骨主要向远侧生长，桡骨干增粗弯曲，同尺骨分离或相交叉，尺骨常变细。X 线是诊断该病的主要方法，对于较为复杂的解剖畸形，结合 CT 或 CT 重组，可以明确诊断。

五、鉴别诊断

本病需与外伤性骨性融合进行鉴别。外伤性尺桡骨骨性连接是一种临床上较为少见的前臂骨折并发症，发生在同一平面的尺桡骨双骨折，特别是行切开复位者，桡骨近端粉碎性骨折和尺桡骨上段植骨者，也可发生于单一尺骨骨折和肱二头肌远侧腱断裂行修补者。

（谭光喜）

第四节　外上髁炎（网球肘）

一、概述

外上髁炎又称网球肘，网球肘以网球运动员发病率高而得名。已经退变伸肌的慢性过度使用和急性损伤是网球肘的病因，也是普通人群中外上髁疼痛的最常见原因。外上髁的伸肌肌腱为一起源于数条肌肉的联合肌腱，其功能为伸肘和伸腕。桡侧腕短伸肌腱位于伸肌腱的前部，是外上髁炎肌腱病变的最常见发病部位。

外上髁炎是伸肌肌腱反复损伤、反复的微创伤或过度活动的结果。活动导致肘外侧部结构包括旋后肌、肱桡肌，以及腕和手的伸肌肌群的反复损伤，组织学上表现为肌腱纤维的退行性变，透明样、黏液样变性和短肌腱纤维内的弹力纤维增生，也可有急性或慢性炎症性改变。这些炎症改变程度不同，且不是持续存在，故有学者建议将该病称为“肌腱病”而不是“肌腱炎”，能更准确反映组织学证实的退行性改变特性。

二、临床表现

网球肘发病年龄多为 50～60 岁，男性多于女性，是以肘关节外上髁局限性疼痛，并影响伸腕和前臂旋转功能为特征的慢性劳损性疾病。患者常有重复性动作的劳作或运动史，如网球与羽毛球运动员、木瓦工、打字员及操持家务的妇女等。临床上以症状隐匿性发作和肘部外上髁区触痛为重要特征。

三、MRI 表现

MRI 检查，正常的伸肌总腱在所有序列图像均表现为低信号，表面光滑。冠、矢状位辅以横切位扫描可清晰地显示外上髁附着处的肌腱。外上髁炎的显示取决于肌腱病变的程度，其表现可从退行性变到部分撕裂或完全撕裂。T1WI 肌腱肿胀、增粗，信号增高（图 4-4-1）。在 T2WI 或 PD 压脂，退行性变仍为不均匀低信号，而部分或完全撕裂则显示撕裂区域被液体信号取代，呈明显高信号，肌腱连续性欠佳（图 4-4-2～4-4-4）。肌腱增厚常被认为是肌腱退行性病变的典型改变，而肌腱变薄则提示肌腱存在潜在撕裂。病变进展期可出现邻近肌肉和软组织水肿。另外，由于肌腱附着处慢性损伤，肌腱附着处髁部骨质

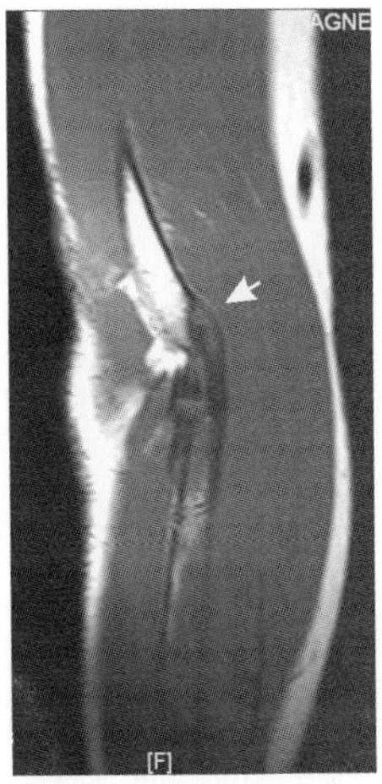

图 4-4-1　T1WI 矢状位显示伸肌总腱外上髁附着处肿胀、增粗，信号稍增高（箭头）

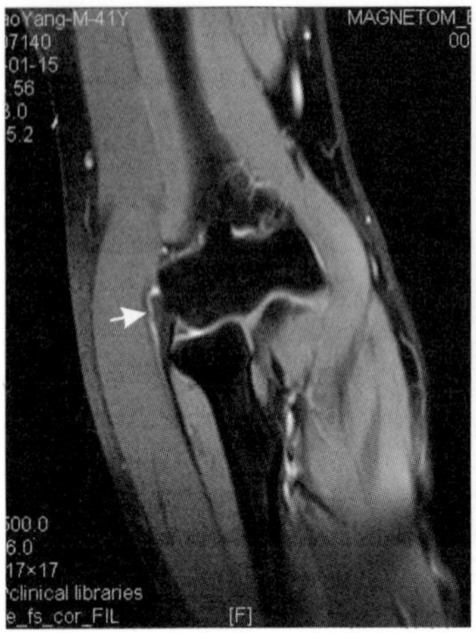

图4-4-2

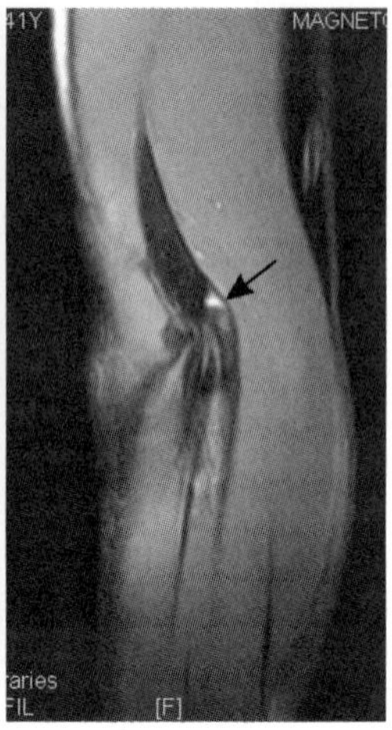

图4-4-3

图 4-4-2，3 与图 4-4-1 同一病例。冠、矢状 PD 压脂显示肌腱附着处肿胀，连续性欠佳，局部可见高信号水肿（箭头）

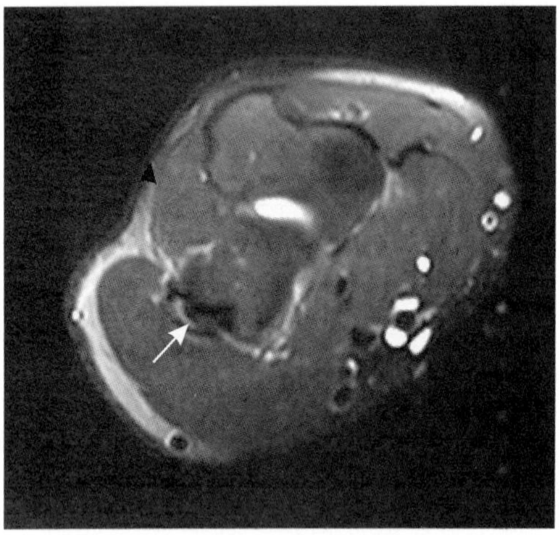

图 4-4-4 与图 4-4-1 同一病例。T2 轴位压脂显示外上髁骨质硬化，局部骨质呈低信号，韧带附着处肿胀、信号增高（箭头）

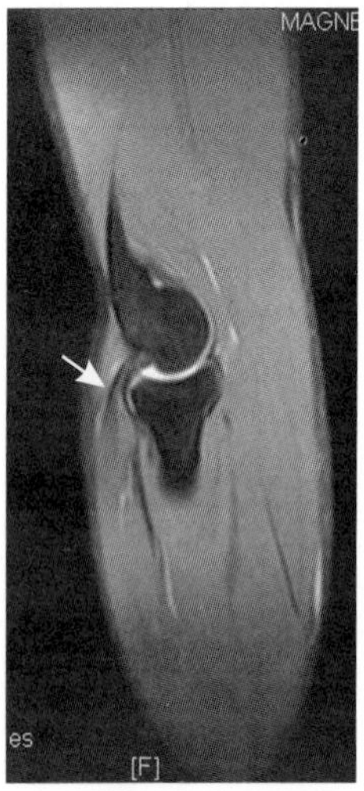

图 4-4-5 伸肌总腱外髁部附着处肿胀、增粗，信号增高（箭头）

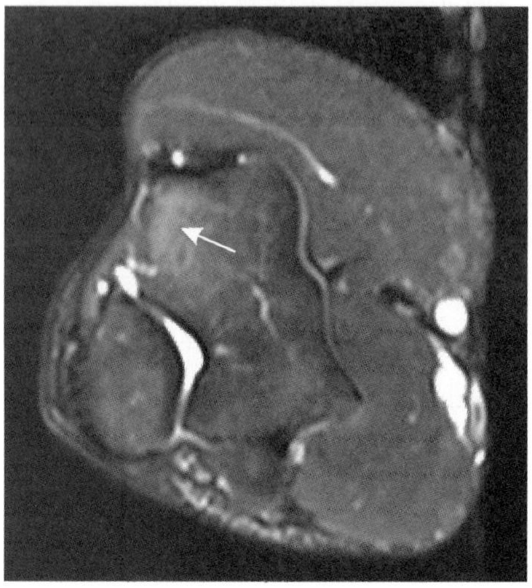

图 4-4-6 与图 4-4-5 同一病例。肱骨外髁骨髓片状高信号水肿（箭头），肘关节腔积液

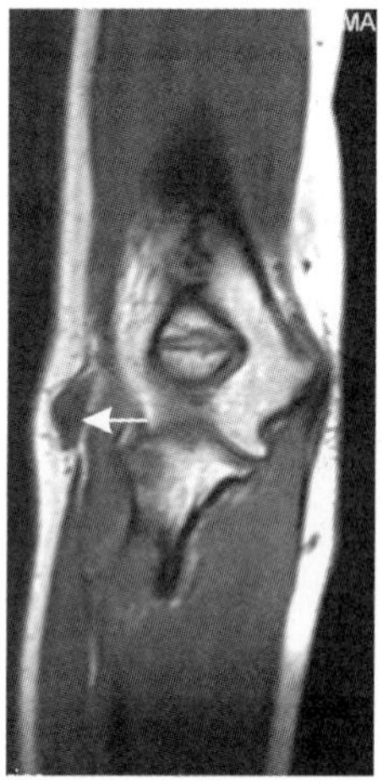

图 4-4-7 T1WI 显示伸肌总腱腱鞘呈囊性低信号影（箭头）

骨髓水肿，呈片状高信号（图 4-4-5，6）。由于肌腱纤维退行性变、透明样及黏液样变性和短肌腱纤维内的弹力纤维增生，也可有急性或慢性炎症，渗出腱鞘积液而导致囊肿形成（图 4-4-7~4-4-10）。

四、诊断

本病可根据特定的解剖学部位，临床表现以及明确的 MRI 表现确诊。

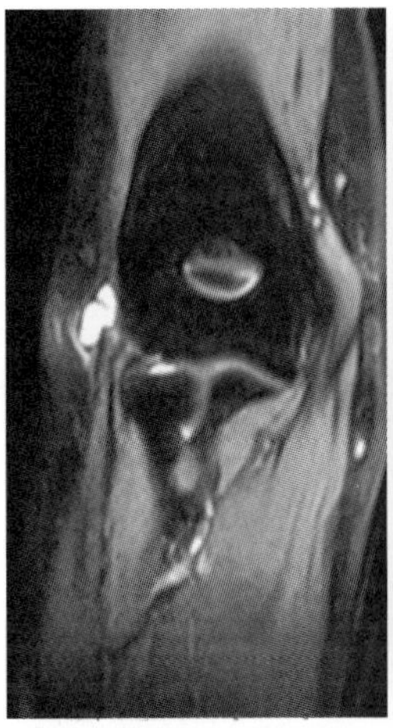

图4-4-8

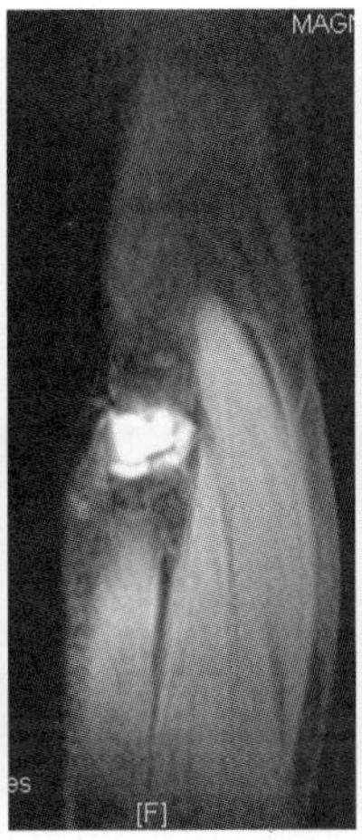

图4-4-9

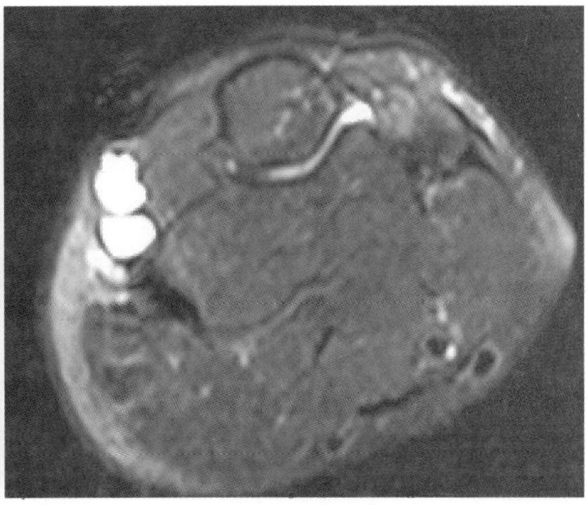

图4-4-10

图 4-4-8～4-4-10　与图 4-4-7 同一病例。PD 压脂冠、矢状和轴位显示肌腱附着处多房性囊性高信号

（邓星河）

第五节　内上髁炎（高尔夫肘）

一、概述

肱骨远端内上髁屈腕肌腱起始处的疼痛多为内上髁炎。内上髁炎又称高尔夫肘、投掷手肘，较外上髁炎少见。病因为肘部承受反复的外翻应力，导致旋前屈肌肌腱起始端退行性变和撕裂所致。慢性过度外翻应力的牵拉作用不仅导致反复的肌腱损伤，而且可引起肘内侧其他软组织结构的损伤。已经证实，内侧副韧带损伤、尺神经病变和关节内病变都与反复的外翻损伤有关。

二、MRI 表现与诊断

MRI 可确诊内上髁炎，内上髁炎在 T2WI 和 PD 压脂改变最明显，可见尺侧腕屈肌头肌腱和邻近软组织内呈明显高信号，内上髁部骨皮质表面粗糙，骨皮质下骨质可显示低信号，边缘骨髓可见薄层高信号水肿，肌腱增粗信号增高（图 4-5-1）。进展期患者肌腱形态异常更加明显，可看到肌腱交界处的线性撕裂。严重者肌腱可完全断裂，导致肌腱内充满液体的间隙增宽。断裂的典型部位恰为内上髁远端，少数情况下可见肌腱直接从

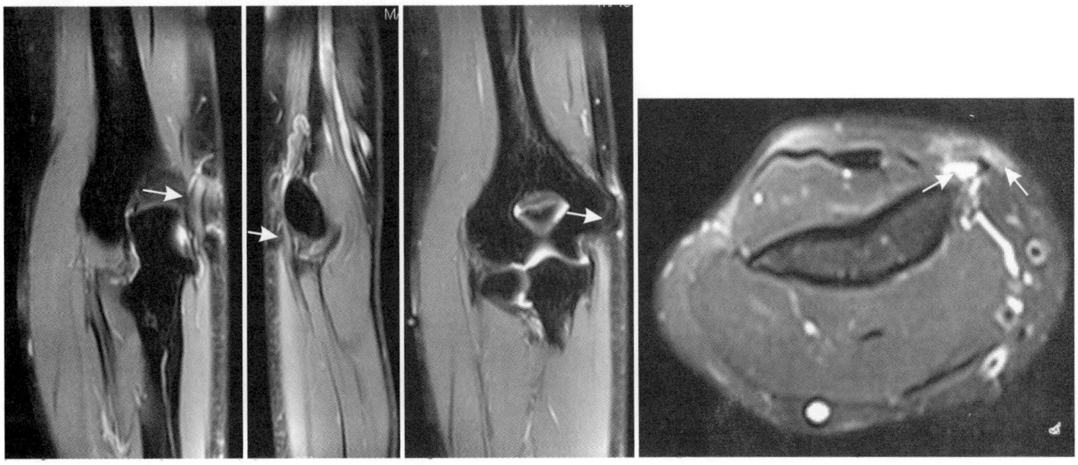

图 4-5-1　内上髁炎

A、B：PD 压脂显示腕屈肌腱肱骨内上髁附着处肿胀、增粗、迂曲，信号增高（箭头）及内侧局部软组织肿胀，呈不均匀高信号；C：PD 冠状压脂显示内上髁部骨皮质下骨髓腔小片稍高信号水肿（箭头）；D：T2 压脂显示腕屈肌腱肱骨内上髁附着处肿胀，鞘膜积液（箭头），周围皮下软组织肿胀

骨骼附着处撕脱，导致内上髁水肿和撕脱骨折。尺侧腕屈肌头肌腱内的弹力纤维增生，退行性变导致机化（图 4-5-2）。

内上髁炎的诊断主要根据临床症状和体征，但有时很难将内上髁炎与内侧屈肌韧带撕裂或单纯尺神经炎相鉴别，病史及临床表现可作为诊断和鉴别诊断根据。

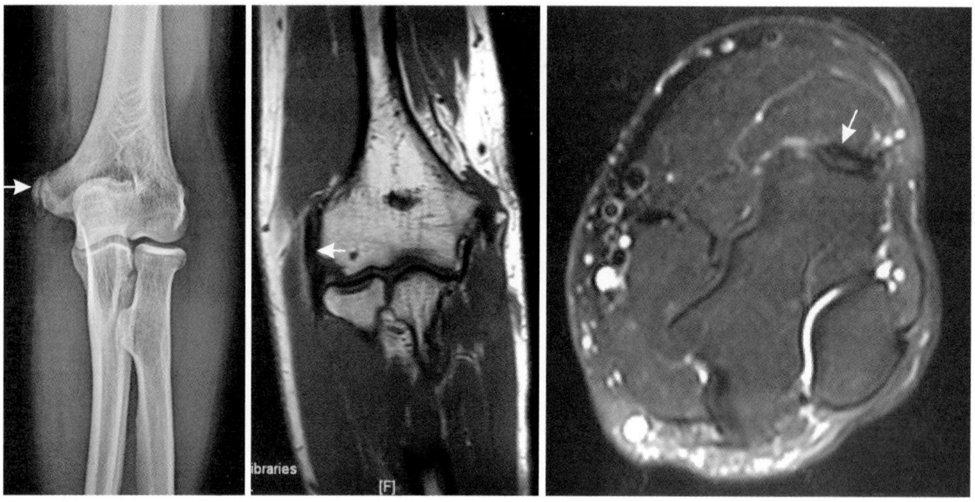

A　　　　B　　　　C

图 4-5-2　内上髁炎

A：X 线平片显示腕屈肌腱肱骨内上髁附着处钙化，呈高密度影（箭头）；B：T1WI 冠状位，显示腕屈肌腱肱骨内上髁附着处条状低信号钙化影（箭头）；C：T2 轴位脂肪抑制显示内上髁条状低信号钙化影（箭头）

（邓星河）

第六节　肱三头肌肌腱撕裂伴血肿形成

一、概述

肱三头肌末端肌腱撕裂是体内最少见的肌腱损伤之一。典型的肌腱损伤机制为肘关节过伸时引起肱三头肌剧烈收缩所致，例如肘关节过伸位时的坠落。而来自肘关节后部的直接外力较少引起肱三头肌的撕裂。

肱三头肌位于肱骨后部，与其他一些更小的肘部肌肉共同构成肘关节的后间室。肱三头肌近端有三个头，长头起于肩胛骨的盂下结节；第二个头即外侧头起于肱骨干近端后外侧；第三个又也叫内侧头，起于肱骨稍远端后内侧。远端肌腱形成于肌肉中段表层部位。肱三头肌腱连同深部的肱三头肌纤维附着于尺骨鹰嘴的后上部。

二、影像学表现与病理基础

肱三头肌肌腱部分撕裂通常累及邻近鹰嘴的肌腱中 1/3。T1WI 显示肌肉和肌腱呈条状中等偏高信号（图 4-6-1），PD 压脂为高信号（图 4-6-2），也可出现肌腱增厚。部分撕裂时，可见部分

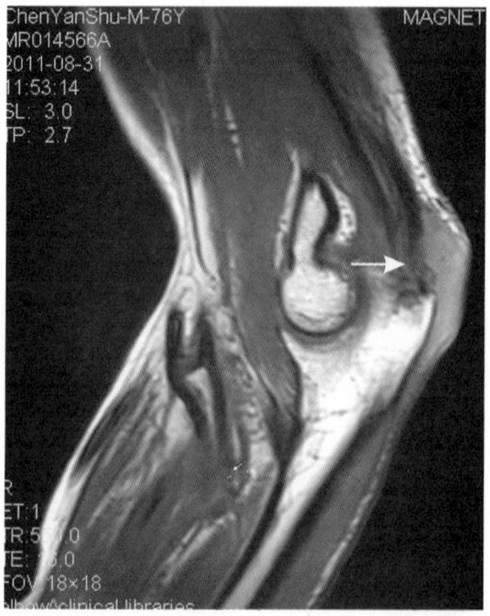

图 4-6-1　肘关节矢状位 T1WI 显示肱三头肌远端深部肌纤维损伤并部分撕裂，撕裂的肌纤维肿胀迂曲，信号中等偏高（箭头），鹰嘴后缘皮下可见高信号血肿围绕尺骨鹰嘴肱三头肌腱附着处

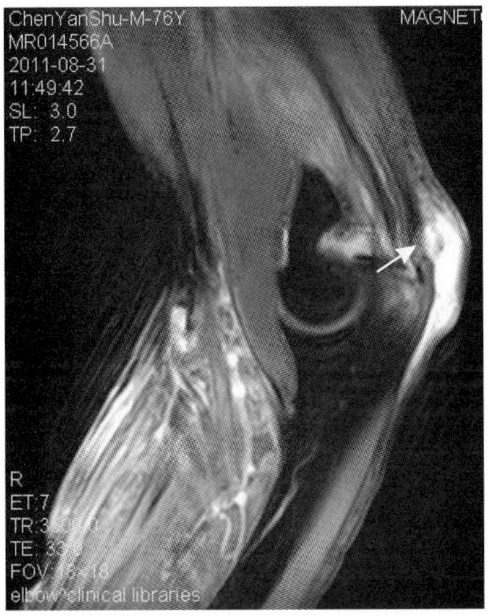

图 4-6-2　PD 压脂显示肱三头肌远端深部肌纤维损伤并部分撕裂、迂曲呈高信号，肌腱鹰嘴附着处损伤，骨髓呈片状高信号，鹰嘴后缘皮下血肿显示更高信号，前臂肌肉损伤呈明显高信号

肌纤维局部欠连续，边缘模糊，T2WI 及压脂像对显示肌腱撕裂和肱三头肌内外侧头损伤，以外侧头明显，且合并前臂肌肉（桡侧腕屈肌、旋前圆肌及肱肌损伤、水肿）（图 4-6-3，4）。损伤肌腱上方尺骨鹰嘴附着处骨质可显示片状高信号水肿，滑膜囊内液体连同其下方肘关节内的渗出可见于急性肱三头肌腱损伤患者。损伤较重时，鹰嘴后缘皮下组织多合并损伤而导致皮下出血并血肿形成。完全撕裂时，表浅肌肌腱无肌腱纤维附着于骨，而深部的肌肉纤维仍可附着于鹰嘴。当深部肌肉附着也撕裂时，肌腱挛缩的程度也最严重。肘关节屈曲时，撕裂两端的肌腱可最大限度地分离，此时肌腱挛缩最易观察。

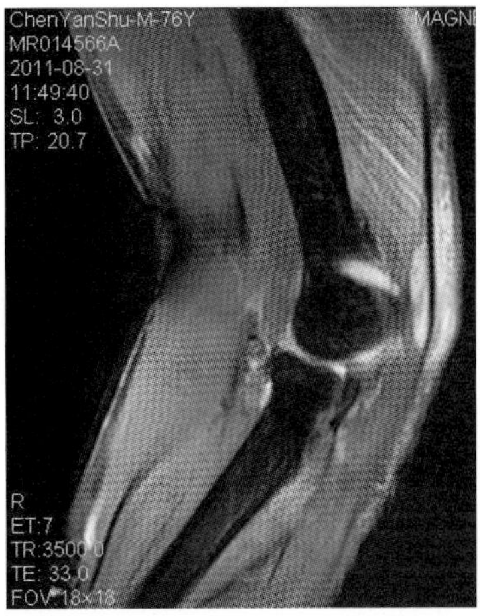

图 4-6-3　PD 显示肱三头肌损伤，肌纤维显示呈条状高信号水肿，关节腔内显示高信号积液

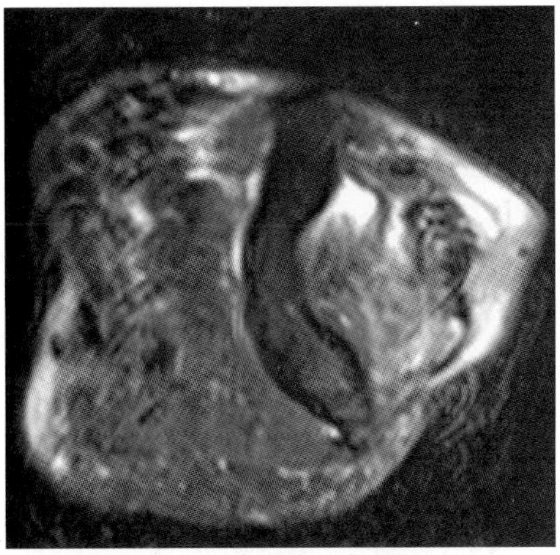

图 4-6-4　T2 压脂显示鹰嘴骨质、肱三头肌肌腱，前臂掌侧肌肉，鹰嘴皮下损伤血肿呈不均匀高信号

三、诊断

肱三头肌肌腱损伤诊断并不难，根据外伤史、明确解剖位置及 MRI 表现即可诊断。

（邓星河）

第七节　腕关节三角纤维软骨复合体损伤

一、概述

腕关节三角纤维软骨复合体（TFCC）损伤，发生于摔倒时、手掌撑地、腕关节过度背伸、前臂旋前或向尺侧偏斜等扭转挤压的暴力致伤。软骨盘挤压于尺骨和三角骨及月骨之间发生破裂或撕脱，从而导致三角纤维软骨复合体损伤。

TFCC 由很多韧带和软骨组成，外形像三角形，使腕关节可以各方向自由活动。位于尺骨和腕关节的月骨、三角骨之间，靠月骨、尺骨和尺、三角韧带连接固定。在腕关节活动时稳定桡尺骨远端关节，在腕关节内滑动。TFCC 中央有一个小的软骨盘（三角纤维软骨盆），起衬垫缓冲的作用。TFCC 不包括掌侧桡骨尺骨韧带，背侧桡骨尺骨韧带，半月板近似物（尺腕半月板），腕尺侧副韧带，部分尺侧伸腕肌腱鞘，月骨、尺骨韧带和尺骨三角骨韧带。占据尺腕关节间隙。这些组成成分不能完全分开，而是形成一个复合体结构。

二、临床表现

腕关节尺侧疼痛是主要症状，也有全腕关节疼痛的报道，前臂旋转且腕关节尺侧偏斜时疼痛加重，使很多日常活动受到影响。其他症状有：肿胀、弹响、卡压感、关节活动时摩擦音、无力、关节不稳定感等。腕关节尺侧压痛，前臂旋转受限。

三、影像学表现

1. X 平片表现　平片可以发现腕骨骨折伴 TFCC 损伤，而韧带损伤和关节不稳定难以用 X 线片诊断。腕关节内注射造影剂并拍 X 线片称为关节造影，如果显示造影剂渗漏到关节外，可以确定 TFCC 损伤。

2. MRI 表现　MRI 检查可清楚显示 TFCC 损伤和其他韧带、软组织的损伤。T1WI 冠状位显示 TFCC 结构最佳，在局部积液的衬托下隐约可见三角纤维软骨盘、月三角韧带、尺侧副韧带呈低信号，并显示盘状结构内信号增高；PD 压脂在关节囊高信号积液下显示软骨盘及韧带稍高信号，还可显示月骨挫伤骨水肿表现（图 4-7-1）。

TFCC 损伤可合并周围韧带损伤及腱鞘囊肿形成（图 4-7-2，3）。据报道，尺侧腱鞘囊肿中，大部分病例在与腱鞘囊肿接触处有三角纤维软骨复合体撕裂。关节周围囊性病变分两类：腱鞘囊肿和滑膜囊肿。腱鞘囊肿是薄壁内含黏液的囊肿，常见于手和腕部。滑膜囊肿是破裂的关节间隙滑膜面疝出而成。一部分关节周围囊肿，最初被认为是腱鞘囊肿，现在认为是与关节内部紊乱有关的滑膜囊肿。作者认为，部分腕关节囊肿，虽然通常称为腱鞘囊肿，应更精确地命名为滑膜囊肿，它们与膝关节的半月板囊肿和肩部的旁囊肿相似。这部分腕关节旁的囊肿可能是腕关节内部紊乱的后遗症。

四、诊断

腕关节外伤，特别是尺侧结构包括月骨、三角骨、尺侧关节面损伤，均可导致 TFCC 损伤。MRI 扫描 T1WI 可显示局部大致的解剖结构，PD 脂肪抑制序列对显示三角软骨盘、月三角韧带、尺侧副韧带的损伤较清楚。MRI 关节内注射造影剂，如果造影剂从一个关节间室移动到另一个关节间室，即能够确定 TFCC 损伤。

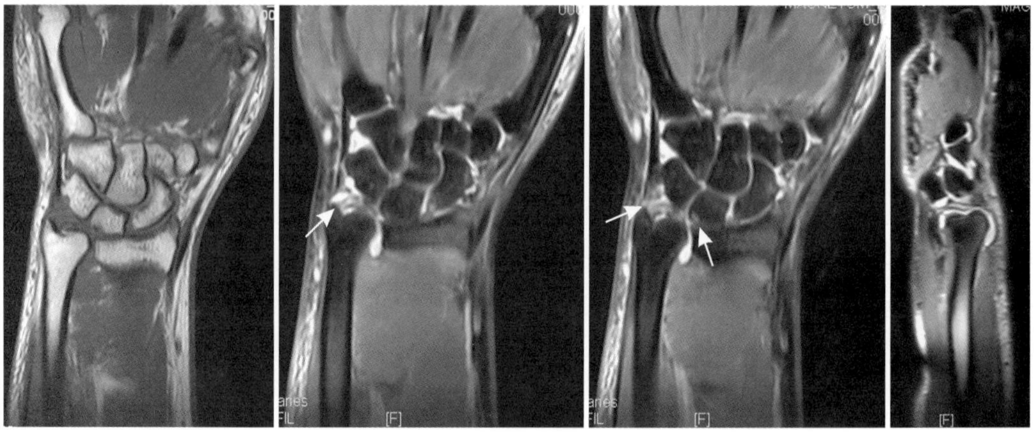

A　　B　　C　　D

图 4-7-1　腕关节三角纤维软骨复合体损伤

A：T1WI 显示 TFCC 分层状低信号结构影；B～D：PD 冠、矢状位脂肪抑制可清楚显示三角软骨盘、三角韧带、尺侧副韧带、月骨关节面下损伤（箭头），信号增高，TFCC 周围可见高信号积液，并见桡尺关节囊积液

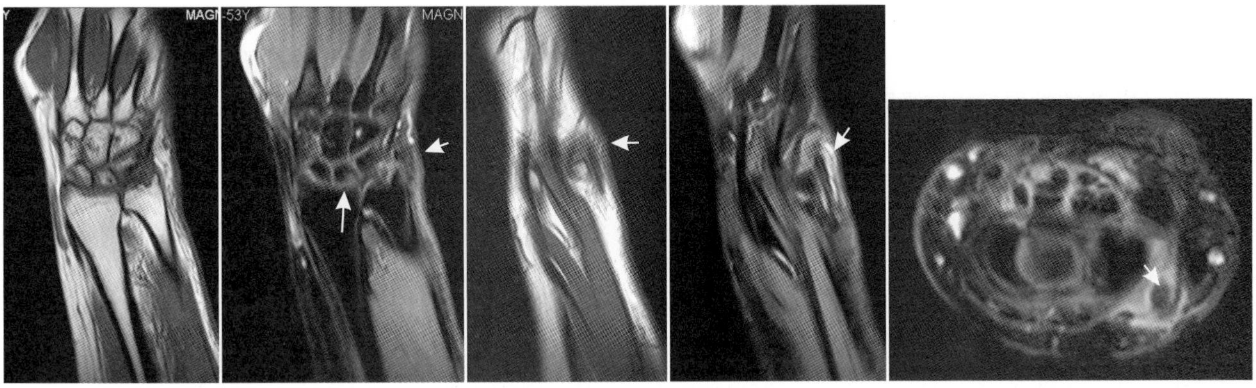

图 4-7-2　腕关节三角纤维软骨复合体损伤

A：腕关节尺侧 TFCC 损伤，T1WI 局部结构紊乱，信号模糊，尺骨关节面欠规则，舟状骨、月骨关节面欠清楚，三角纤维软骨盘、月三角韧带、尺侧副韧带呈低信号；B：T2 压脂显示 TFCC 不规则呈高信号，月骨关节面下小片骨挫伤高信号影（箭头）；C：T1WI 矢状位显示尺侧腕伸肌肌腱损伤，信号稍高（箭头）；D、E：T2 矢状压脂显示尺侧腕伸肌肌腱损伤呈条状高信号，腱鞘周围可见高信号积液（箭头），邻近肌腱受压移位

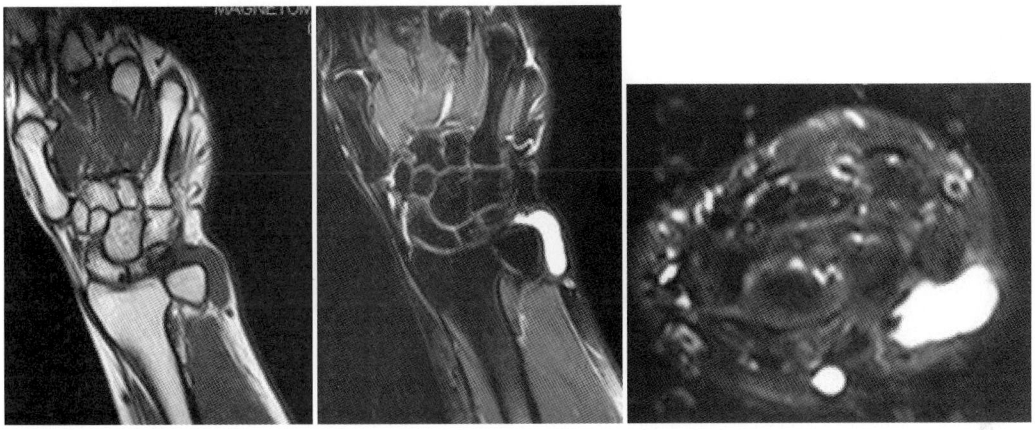

图 4-7-3　腕关节三角纤维软骨复合体损伤

A：T1WI 冠状位 显示腕关节月骨、三角骨变小，信号不均匀，软骨下可见小囊状低信号影，三角软骨盘欠规则，结构模糊，尺侧副韧带区可见长弧形低信号影向尺侧近端延伸；B：冠状位 PD 压脂，显示月骨、三角骨变小，关节面下可见多个小囊状高信号，软骨面欠光滑，三角软骨盘不规则，尺侧副韧带可见长弧形高信号囊肿形成，为腕关节慢性损伤改变；C：轴位 T2 压脂显示尺侧副韧带鞘膜囊状高信号影，边缘欠规则

（邓星河）

第八节　手狭窄性腱鞘炎

一、概述

狭窄性腱鞘炎的概念最早 1850 年由 Notta 提出，又称扳机指或弹响指，多发生于屈指肌腱纤维鞘的起始滑动部，是腱鞘因机械性摩擦引起的慢性无菌性炎症改变，为骨科常见病。研究发现，狭窄性腱鞘炎的病理基础是充血、水肿、渗出等无菌性炎症反应，晚期发生慢性纤维结缔组织增生、肥厚、黏液样变性甚至钙化等变化。这也印证了“狭窄性腱鞘炎是具有血管系统的活体组织对损伤因子所发生的防御反应”的炎症概念。目前国内尚无狭窄性腱鞘炎的影像学研究详细报道。

易发生狭窄性腱鞘炎的部位都有一定的骨性突起，虽然起到保护肌腱在腱鞘管内的滑动作用，但也加大了肌腱与骨的摩擦造成了肌腱和腱鞘的损伤手狭窄性腱鞘炎发生。除与局部解剖结构有关外，手指的长期快速或用力活动等造成的局部慢性劳损也起着重要作用。

二、临床表现

本病以拇指发病多，少数患者多个手指发病。女性多于男性，中老年发病较多，但也有小儿先天性腱鞘炎者。急性者临床表现疼痛明显，局部肿胀，活动受限。

三、影像学表现与病理基础

腱鞘分两层，外层为纤维性鞘膜，内层为滑液膜。由于频繁活动引起过度摩擦，早期出现充血、水肿、渗出等无菌性炎症反应，晚期发生慢性纤维结缔组织增生、肥厚、粘连等病变，腱鞘由原来的厚度小于1mm增加到2~3mm，从而导致疾病发生。

MRI是本病检查和诊断的最好方法，T1WI显示屈指肌腱模糊，局部信号稍高，周围肌间隙模糊，PD压脂肌腱内呈条状中等偏高信号，肌腱鞘膜增厚，信号增高，肌腱周围肌肉呈片状高信号水肿，病理上是血管扩张淤血，组织水肿、积液导致腱鞘受压狭窄所致（图4-8-1，2）。

四、诊断

MRI对狭窄性腱鞘炎的诊断有较大价值，对腱鞘及腱鞘膜的炎症、积液及周围软组织改变能清楚显示。根据患者无明确急性外伤史，病变局部疼痛明显，MRI显示腱鞘信号增高及鞘膜积液，是诊断本病的根据。

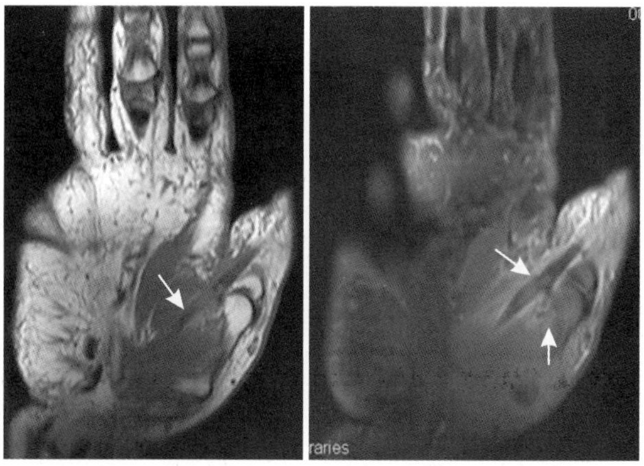

A　　B

图4-8-1　T1WI显示屈指肌腱肿胀、模糊，局部信号稍高，周围肌间隙模糊（箭头）

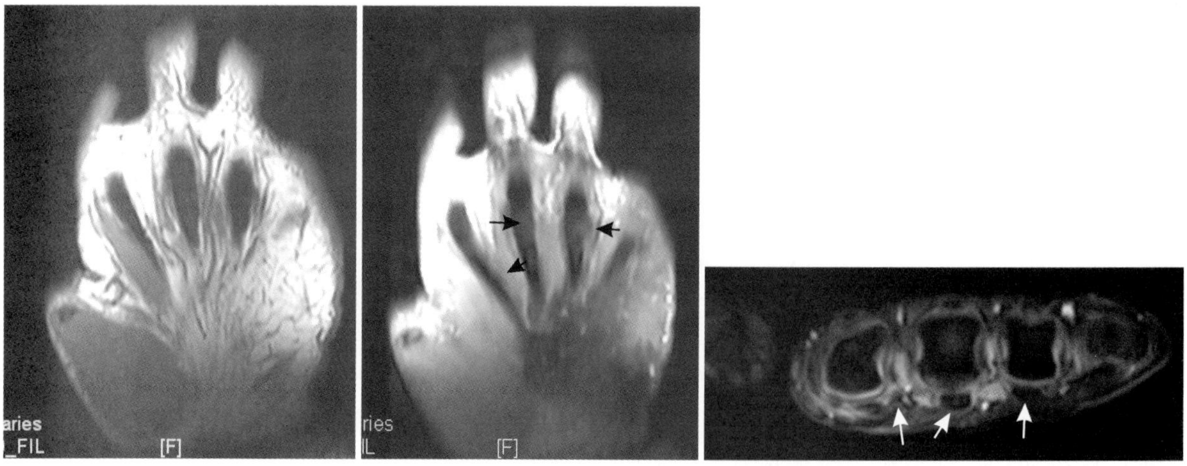

A　　B　　C

图4-8-2　PD压脂肌腱内呈条状中等偏高信号，肌腱鞘膜增厚，局部呈梭形，信号增高，肌腱周围肌肉信号增高（箭头）

A：T1WI手部伸肌腱增粗，信号稍增高；B、C：T2压脂显示伸肌腱增粗，周围鞘膜积液，信号增高（箭头）

（邓星河）

第九节 手部腱鞘囊肿

一、概述

腱鞘囊肿起源于关节囊或腱鞘结缔组织，以发生于腕及足背等关节附近较为多见，腱鞘囊肿多附着于关节囊上或腱鞘内，关节腔、腱鞘沟通，常呈圆形或卵圆形。分为单房性和多房性，有完整包膜，单房性居多。囊壁的外层为纤维组织构成；内层为白色光滑的滑膜所覆盖，囊内充满着淡黄色澄清的胶冻状黏液。囊的基底部与腱鞘紧密粘连。囊肿部位有高出皮面的肿块隆起，呈圆形或椭圆形，大小不等，临床常见的为蚕豆大小。初起质软，触及有轻微波动感或坚硬如橡皮样质感，表面光滑饱满，与皮肤无粘连；日久纤维化后，则可变硬。多无明显临床症状，少数按之有酸胀、疼痛或自觉无力感。

二、影像学表现

病变多发生在手、腕部腱鞘，以背侧多见。MRI 检查显示清楚，T1WI 呈囊性低信号，T2WI 或压脂呈高信号，囊肿边缘清楚，大的囊肿张力较高，其中囊肿一侧紧贴肌腱表面，囊肿形态不一，呈圆形、椭圆形（图 4-9-1~4-9-4）。

三、诊断

本病诊断并不困难，只要做好临床检查，据症状和体征特点，结合 MRI 所见，对本病即可作出明确诊断。

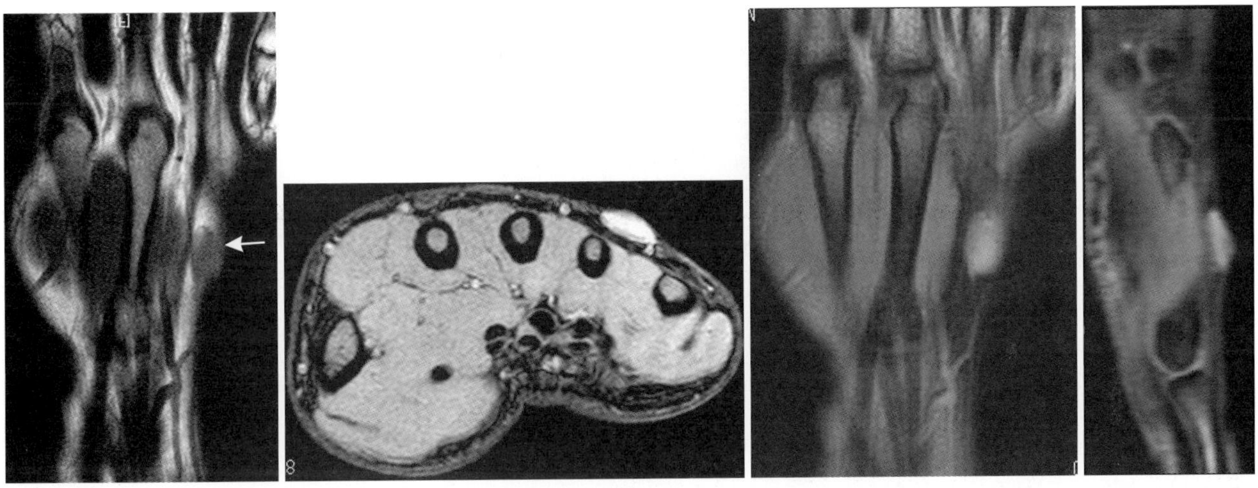

A B C D

图 4-9-1 手部腱鞘囊肿

A：显示第四掌骨中部背侧伸肌腱腱鞘，T1WI 可见一类圆形低信号影，边缘与周围组织分界尚清楚（箭头）；B：T2WI 轴位，第四掌骨中部背侧伸肌腱腱鞘表面呈梭形高信号；C、D：冠、矢状位，压脂像位于手掌背侧显示为囊性高信号

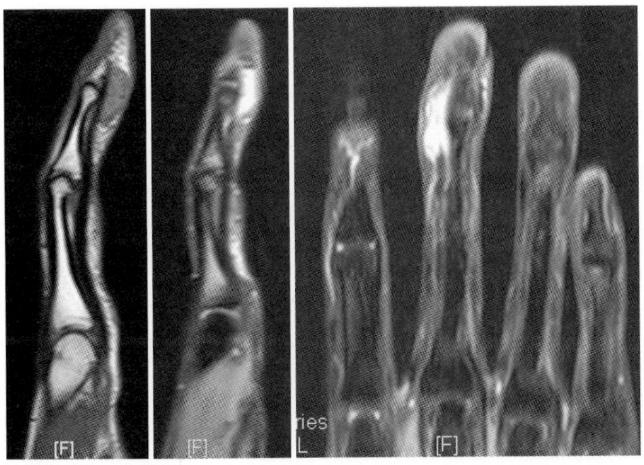

A B C

图 4-9-2 手部腱鞘囊肿

A：T1WI 中指第 2、3 节指间关节旁掌侧梭形等信号，基底部紧贴掌侧屈肌腱，外缘张力较高，与周围软组织分界清楚；B、C：PD 压脂矢、冠状位显示前内侧高信号囊性影

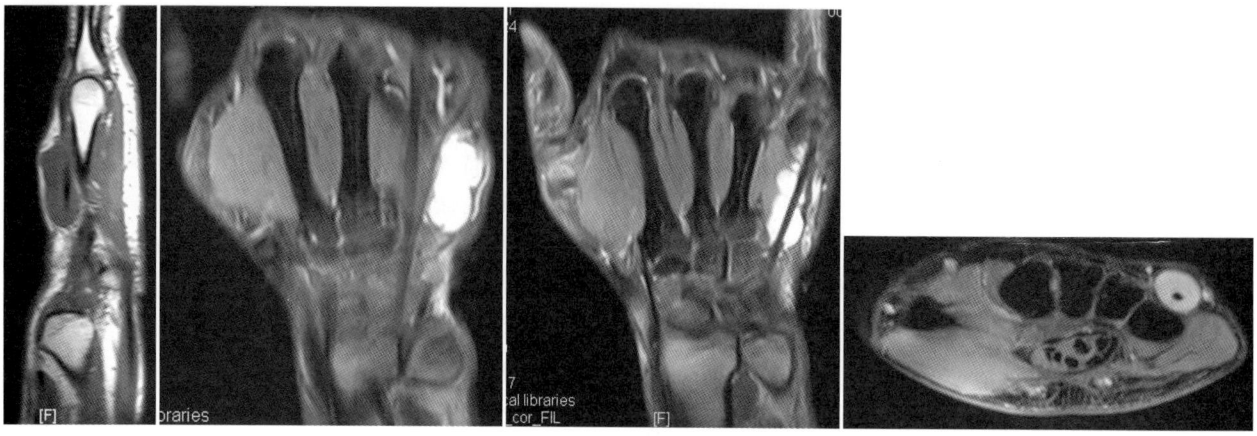

A　　B　　C　　D

图 4-9-3　手部腱鞘囊肿

A：T1WI 显示右手小指背侧伸肌腱长条状囊性低信号影，边缘清楚，其内可被包绕的长条状低信号腱鞘影；B、C：T2 冠状压脂不同层面，小指背侧伸肌腱囊性高信号影，外缘不规则呈波浪状，其内可见被包绕的长条状低信号肌腱影；D：轴位 T2 压脂，显示囊肿呈圆形高信号，边缘清楚，其内可见被包绕的低信号肌腱轴位切面

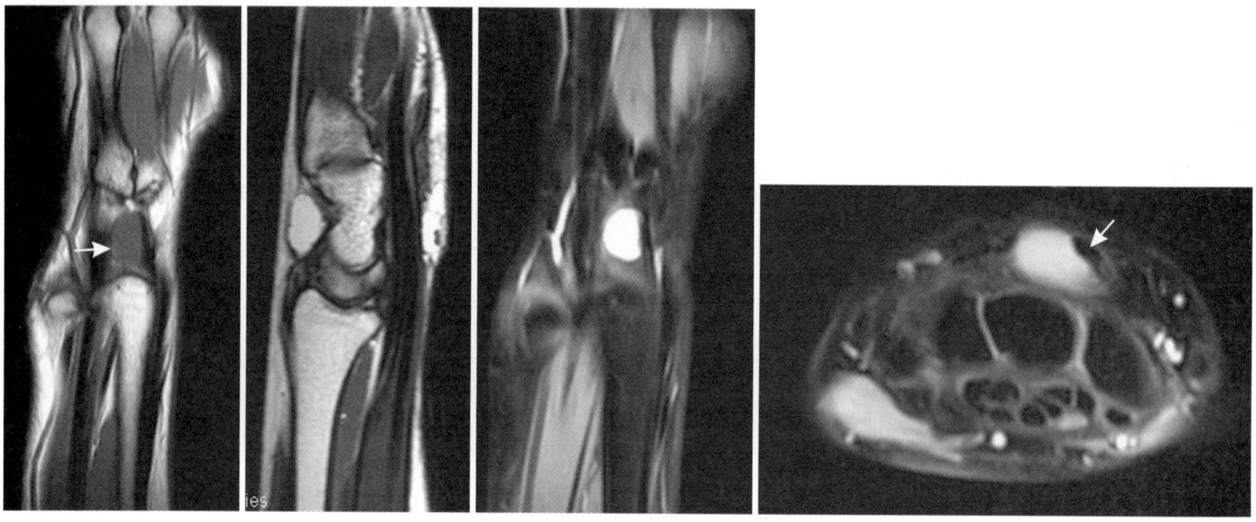

A　　B　　C　　D

图 4-9-4　手部腱鞘囊肿

A：T1WI 冠状位显示腕关节囊性低信号影，边缘清楚，可见薄层等信号影包绕（箭）；B：T2WI 矢状位显示皮下三角骨背侧见一类三角形囊性高信号影，其内信号均匀，边缘略欠规则；C：T2 压脂冠状位显示囊肿呈均匀高信号；D：T2 压脂轴位显示伸肌腱偏侧性囊性高信号影，其中伸肌腱受压向前移位（箭头）

（邓星河）

第十节　手指腱鞘纤维瘤

一、概述

腱鞘纤维瘤（fibroma of tendon sheath，FTS）是一种较少见的致密性纤维性结节，绝大多数起源于四肢的肌腱或腱鞘组织。典型的形态学表现为由少量梭形细胞及致密的胶原纤维性间质组成，包含数量不等呈裂隙状的血管腔隙。FTS 最早 Geschicktes 和 Copeland 于 1963 年提出，直到 1979 年 Chang 等报道 138 例后本病才重新获得认识。国内影像学文献极少报道，迄今国内仅有 8 例报道，首例于 2002 年报道。

FTS 是一种相对少见的良性软组织肿瘤，通过对其形态学、酶组织化学、免疫组化及超微结构的研究，现已证实 FTS 是一种纤维母和（或）肌纤维母细胞增生性病变。该病变绝大多数发生于肌腱及腱鞘，少数起源于关节滑膜，个别病例见累及皮下。因此，FTS 又称腱鞘滑膜纤维瘤。

FTS 是一种不常见的位于肌腱附近的良性纤维性小结节，境界清楚，常呈分叶状或结节状。附着于肌腱或腱鞘，多发生于手部，部分病例可位于足趾及前臂等部位的腱鞘或肌腱。

二、临床表现

FTS 病变以成年人多见，男性居多，男女比为 1.6∶1，年龄 5~69 岁，好发 20~50 岁。典型表现为肿块的局部缓慢性生长，少数可伴有疼痛或压痛，病变主要位于四肢，尤以掌指部最为常见，罕见于躯干及头颈部。解剖学上，掌指部、腕部及膝部病变所占比例分别为 61.54%、10.26%、7.69%；前臂及踝部各为 2.56%，未发现趾部、上臂、腿部、肘部、躯干及头颈部病变。临床上，66.67%的病例表现为局部无痛性缓慢生长的肿块，33.33%伴有局部压痛或肿痛不适。

三、影像学表现与病理基础

典型的组织学表现为病变被狭长、裂隙状的血管腔隙分隔成多个小叶，每个小叶由被紧密包绕的梭形细胞及致密的纤维性胶原间质所组成。部分病变组织学具有多样性，如局灶间质水肿、黏液样变、囊性变以及细胞构成疏密不等特征，无肿瘤性坏死、病理性核分裂象及核的异形性表现。实验观察到，少数病变局灶区可类似促结缔组织增生性纤维母细胞瘤、纤维组织细胞瘤、纤维瘤病或结节性筋膜炎样的形态特点以及少数病例富于细胞区可有多核巨细胞反应。此外，少数病例局灶区可见微小静脉明显增生，形态酷似微静脉型血管瘤，这种形态学改变尚无文献描述。少数病例可显示梭形细胞的多形性特征、具有钙盐沉积以及骨、软骨化生。

1. X 线平片表现　由于影像学报道极少。作者收集一例手指末端 FTS 病例，平片表现为小指末节指骨远端结节状软组织肿块影，肿块内可见不规则斑点状钙化，相邻指骨受压侵蚀呈弧形缺损（图 4-10-1，2），但无侵犯关节面。有学者认为，尽管 MRI、CT 及 B 超的影像学表现无特征性，但也可清晰显示病变的位置、大小、质地以及与周边组织的相关关系。并认为，X 线多无异常，但当肿瘤压迫周围肌肉、脂肪及骨组织时可显示一个透光性软组织肿块影及骨质的侵蚀影。

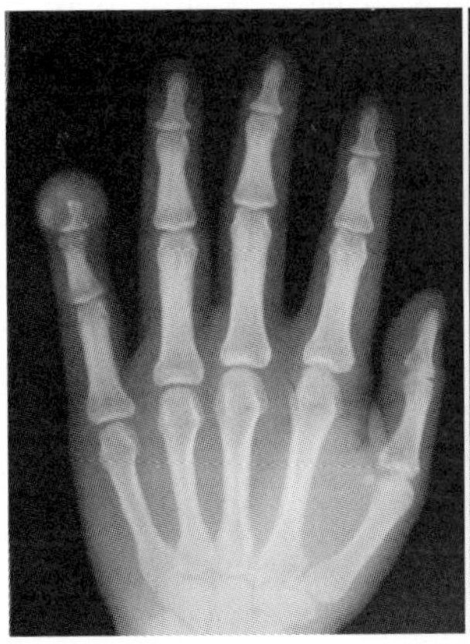

图4-10-1

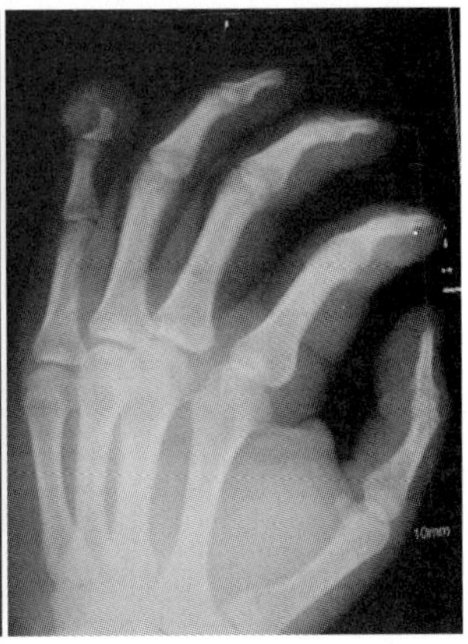

图4-10-2

图 4-10-1，2　手指腱鞘纤维瘤 X 线平片

左手小指末端软组织内可见一结节状软组织肿块影，肿块内可见斑点状不均匀的高密度钙化，末节小指骨可见一局限性弧形凹陷缺损，指骨末端骨质吸收而变短

2. MRI 表现　MRI 显示病变为一个或多个结节状软组织肿块，主要与肌腱及腱鞘相连，少数发生于滑膜组织，肿瘤周界清楚。绝大多数病变 T1WI 呈低信号影，与周围肌肉信号等同或稍低，少数呈稍高信号，T2WI 呈非均质性稍高信号或高低混杂信号，增强扫描病灶显示强化不一。当间质硬化明显，细胞明显减少的病变区 T2WI 呈低信号表现；反之，细胞密集、黏液样变明显时，T2WI 显示较高信号。

四、诊断

由于影像学报道不多，FTS 影像诊断尚较困难，根据本例平片表现，发生于手指病变，一旦出现局部肿块，合并不规则钙化及相邻骨质受压侵蚀呈弧形缺损，可考虑 FTS 的诊断。有学者认为，多数 FTS 的诊断并不困难，特别是当病变密切与肌腱或腱鞘相连且组织学上仅由致密的胶原基质及较少梭形细胞构成时最易诊断。所以，目前对 FTS 的诊断主要依靠病理，病理表现为一种良性纤维母和（或）肌纤维母细胞增生性病变，多数发生于成人，多见于上肢尤其掌指部最多见。少数病变可以复发，尽管其组织学形态多变，但始终存在典型的组织学特征，也是诊断与鉴别诊断的主要依据。

五、鉴别诊断

FTS 影像学上主要是与腱鞘巨细胞瘤鉴别，单一的手指结节状软组织肿块是腱鞘巨细胞瘤的主要表现。当肿块无钙化表现时，鉴别诊断尚较难，但因为腱鞘巨细胞瘤无钙化表现，一旦结节肿块出现钙化，就可考虑 FTS 诊断而排除腱鞘巨细胞瘤。

（邓星河）

第十一节 手指 Nora 病

一、概述

Nora 病（Nora lesion，NL）是由 Nora 等于 1983 年首次报道，亦称奇异性骨旁骨软骨瘤样增生（bizarre parosical osteochodromatous proliferation，BPOP）。NL 发病罕见且临床病史无特异性，影像学及组织学极易与相同发病部位的其他骨或软骨病变相混淆。NL 是一种罕见的具有独特临床、病理学特征且有复发倾向的良性增生性病变。

虽然 NL 具有特征性的组织学改变，但病因尚未清楚，且对于 NL 是反应性增生性病变还是肿瘤一直存在争议。Meneses 等猜测 NL 与骨膜的创伤修复有关，源于其研究病例中 30%可追溯到发病部位的创伤史。Yuen 等推测纤维骨性假瘤、NL 和塔状骨疣是一个连续的病变过程，源于创伤导致的骨膜下出血。Justin 等随访 1 例上臂撞伤患者，观察到其患病部位由创伤→骨化性肌炎→NL 的变化过程。并且有免疫组化研究显示 NL 中成纤维生长因子、血管内皮生长因子和软骨调节素 I 的表达方式与生长板内软骨化骨相似，以上均支持 NL 是一种修复性病变。

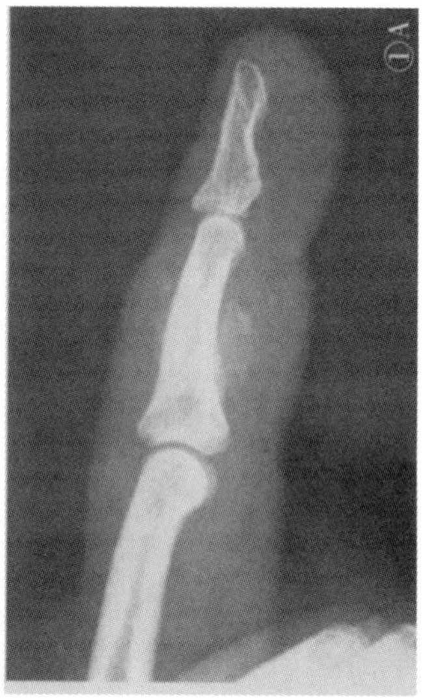

图 4-11-1 示指第二指节病变

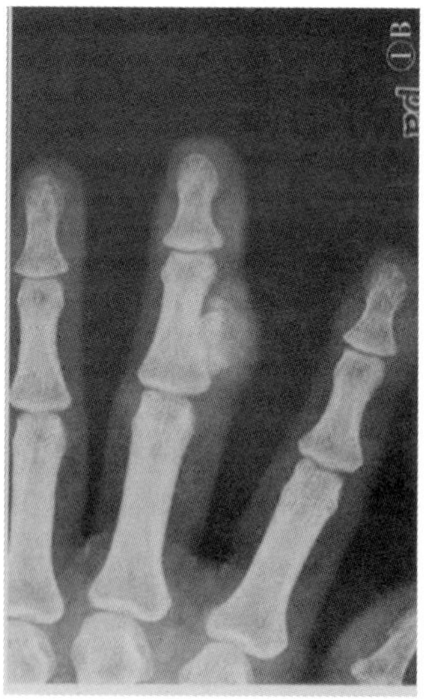

图 4-11-2 中指第二指节病变，示指骨境界清楚的钙化或骨化包块，呈宽基底附着于其下表现正常的骨皮质上，但并不与附着骨骨髓腔相延续

二、临床表现

NL 发病年龄 8~74 岁，多发于 30 岁以上成年人，无性别差异。发病部位主要位于手、足短骨骨旁，以中节和近节指（趾）骨、掌骨、跖骨居多，偶尔也可发生于长骨、其他部位骨的表面或骨旁软组织内，直径常<3cm。临床主要表现为发病部位不同程度的隆起和疼痛，可伴有病变外周皮肤充血和红斑形成，亦有患病局部溃疡和坏疽的报道。

三、影像学表现与病理基础

1. X 线平片表现　通常具有清楚的边界，有蒂或具有宽基底附着于其下表现正常的骨皮质上，与附着骨骨髓腔不连续（图 4-11-1，2）。但 Rybak 等报道 4 例 NL 中病变与附着骨骨髓腔相延续，此时影像学改变与骨软骨瘤难以区分。

2. NL 病理形态特点　①病变由分化成熟的软骨、骨和纤维组织 3 种成分混合而成，排列紊乱，常见软骨化骨。软骨成分常有轻度异型性，但这种组织学表现并不预示病变具有恶性生物学行为，而这种病理改变的影像学表现是本病高密度钙化的病理基础；②典型的分化成熟的纤维组织穿插于软骨岛及骨小梁之间，区别于正常髓质骨或骨软骨瘤中骨小梁之间的血管脂肪或造血组织，目前仅有1例NL伴发纤维肉瘤的报道；③脱钙后的HE染色切片中常有特征性的深蓝染软骨基质，即文献中描述的“蓝骨”（图4-11-3，4），Abramovici等通过Safranin O染色证实所谓“蓝骨”实为一种特殊形态的钙化软骨。

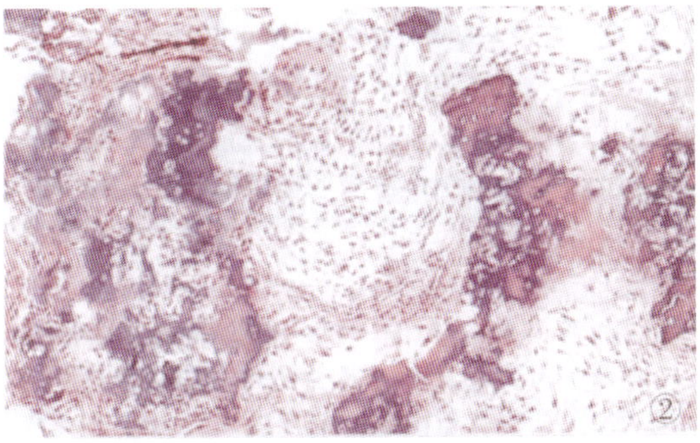

图4-11-3　病变由分化成熟的软骨、骨和纤维组织混合而成，纤维组织穿插于软骨岛及骨小梁之间（HE×200）

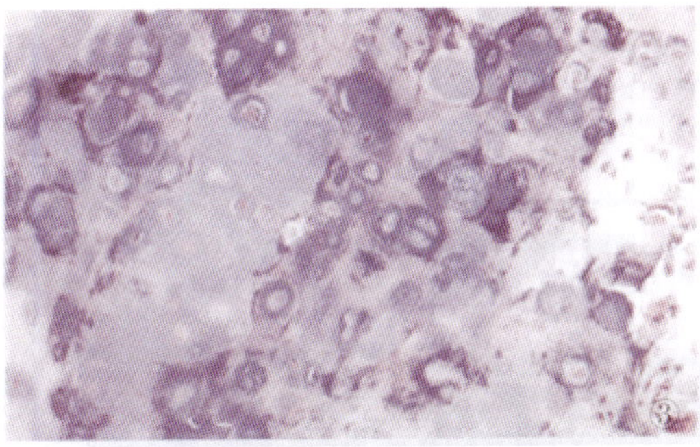

图4-11-4　脱钙后HE染色切片见特征性的“蓝骨”，软骨细胞具有轻度异性（HE×400）

四、诊断

NL发病较罕见，国内外大样本研究较少，国内仅有4例报道。NL诊断时应综合发病年龄、部位、影像学和组织学改变进行确诊。

五、鉴别诊断

NL应与下列疾病相鉴别。

1. 骨软骨瘤　好发于长骨干骺端，有时可累及手、足短骨，影像学显示肿瘤骨小梁与附着骨的髓质骨小梁相延续。组织学上骨软骨瘤多呈现纤维性骨膜→软骨帽→软骨化骨的特征性分层结构，而NL中纤维、软骨及骨组织呈无序增生，其中软骨细胞大、核奇异，甚至双核。且NL中的骨化类似骨痂形成，呈不规则状而缺乏分层结构。

2. 纤维骨性假瘤（旺炽性反应性骨膜炎）　好发于青少年手、足骨指（趾）部，常与感染、创伤或昆虫叮咬相关，病程短，多以周计。X线多显示明显的骨膜反应和软组织肿胀。镜下显示以纤维增生、纤维膜性成骨为主，与NL相比缺少软骨成分和软骨化骨。

3. 甲下外生性骨疣　好发于手足指（趾）远端甲下或甲旁。多继发于外伤后，患者疼痛明显并常继发感染。X线示附着于指（趾）骨的骨性包块，病变通常<1cm。镜下显示由外到内依次是纤维膜层、增生的成纤维细胞层、纤维软骨层和软骨化骨层，缺乏“蓝骨”；遗传学显示了区别于NL的t（X6）染色体易位。

少数情况下，NL可发生于长骨或骨旁软组织内，还需与以下肿瘤鉴别。

4. 骨旁骨肉瘤　主要发生于中青年人四肢长骨干骺端的骨皮质旁，但已有发生于手部短骨的报道。X线常显示骨皮质表面广基底的肿块围绕骨生长呈衣领状。镜下伴有成骨的梭形成纤维细胞具有异型性，并可见核分裂象，而不常见多量软骨成分和软骨化骨。近期有学者通过免疫组化研究发现MDM2和CDK4在骨旁骨肉瘤常呈弥漫阳性表达，因此可辅助鉴别诊断。

5. 骨膜软骨肉瘤　预后较好的罕见软骨肉瘤亚型，常发生于长骨骨干或由局部骨软骨瘤恶变而来。X线显示靠近骨皮质的肿块，可见点状或环状钙化。镜下为分叶状的成软骨肿瘤，软骨细胞丰富、轻度异型，双核细胞易见。肿瘤常破坏骨皮质甚至累及髓腔，但缺乏NL的纤维成分。

6. 骨化性肌炎　好发于股和手臂的骨旁软组织内，常有可追溯的创伤史。X线首先表现为软组织内的模糊阴影，之后逐渐形成边界清楚的骨化区。镜下为生长活跃的纤维和骨样组织向周边成熟的骨小梁过渡，而软骨成分较少见。

7. 骨外软骨瘤　系发生于骨外软组织内的软骨瘤，与NL相似好发于手足部，镜下亦可见软骨成分和软骨化骨，但缺乏NL的纤维成分和特征性“蓝骨”。

（孟凡青）

第十二节 掌骨结核

一、概述

掌骨与指骨结核多见于10岁以下儿童，成年人和老年人少见。病灶常呈多发性。易发部位依次为掌骨、近节指骨和中节指骨，远节指骨少有病灶。掌骨结核中又以第1、2、3掌骨最多，相对来说，掌、指骨结核比长骨骨干结核多。其原因可能是掌、指骨周围肌肉较少，缺乏肌肉的保护作用；此外，掌、指骨位于肢体的远端，滋养血管较细，血流速度缓慢，结核菌栓子易在局部滞留。

二、临床表现

掌骨结核的临床表现一般无全身症状，早期局部比较轻微。晚期病变部位肿痛，掌指骨增粗。可有压痛；若溃破进入皮下，皮肤也可发红、发暗，如皮肤溃破，则形成瘘管。近关节者活动受限；红细胞沉降率加快。

三、影像学表现与病理基础

骨干结核可分为长骨骨干结核和短骨骨干结核，病变一般不侵犯关节，掌骨结核为短骨骨干结核。X线平片显示干骺端虫蚀样骨质破坏，破坏区边缘可见砂粒状游离死骨，破坏区沿骨干蔓延，骨干骨质密度减低，骨皮质可见少许不规则骨膜增生反应，掌指骨关节面未见骨质破坏。破坏区穿破骨皮质向周围软组织蔓延，病变周围软组织肿胀明显（图4-12-1）。骨干结核的病理学基础可为：髓腔内脓液增多，压力增大时，脓液经髓腔管外溢，刺激骨膜产生骨膜新生骨；短骨病变多以肉芽组织增生为主，严重者使骨质成梭形膨胀而形成骨气鼓。

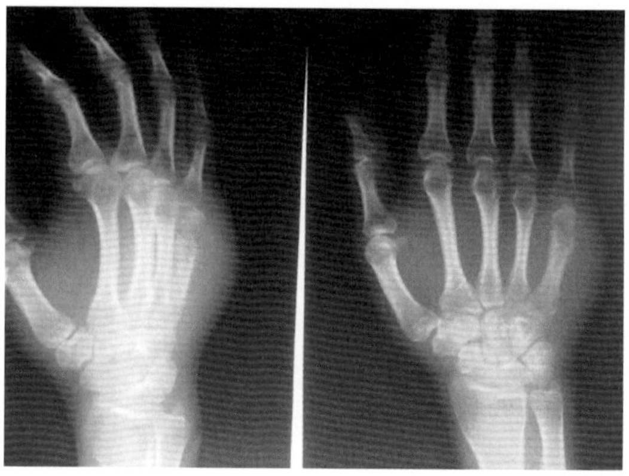

图4-12-1 X线平片正斜位显示第5掌骨前半部骨髓及骨皮质呈虫蚀状骨质破坏，骨皮质破坏穿破，破坏区旁软组织内可见小砂粒样中等密度死骨，掌指关节面尚正常，周围软组织呈弥漫性肿胀

四、诊断

本病的影像特点与硬化型骨髓炎、局限性骨脓疡和尤因肉瘤有相似之处，要注意鉴别诊断。①硬化型骨髓炎：骨皮质和骨干的增厚更加明显，髓腔的硬化、狭窄或消失范围更大，可在病变区内见到死骨片；②尤因肉瘤：也位于骨干中央髓腔内，其骨破坏呈虫噬状，骨膜反应呈葱皮样，临近有境界不清的软组织肿块影；③骨脓疡：位于干骺端，破坏区边缘不规则，围绕致密的骨硬化带，无肿块，无骨膜反应。在诊断中一定要结合病史、体征和个人生活史。

（邓星河）

第十三节 先天性骨梅毒

一、概述

梅毒是1495年起在欧洲开始大流行，并开始传遍世界各地。先天性骨梅毒（congenital skeletal syphilis）系梅毒螺旋体由母体经血行通过胎盘到达胎儿血循环，从而感染胎儿骨骼所致。按其发病时间不同可分为早发型和晚发型2种。早发型发病于出生后至4岁，一般在出生后2~3周内。

二、临床表现

70%以上的先天性梅毒患者有骨损害的证据。但多数患者损害证据表现在X线平片上，无症状者占大多数。骨骼病变与临床症状不一定相平行，多数婴儿出生后6个月内骨改变广泛而临床症状却不明显或仅有轻微皮疹。新生儿患者出生时约60%无症状，易漏诊及误诊。皮肤黏膜症状包括梅毒性皮疹及梅毒性鼻炎引起的鼻塞、流涕，内脏病变可引起肝、脾肿大。先天性梅毒的骨损害分为骨软骨炎、骨膜炎、骨髓炎和指炎。

1. 骨干骺炎（osteochondritis） 是常见的骨损害，可占70%，是由梅毒肉芽组织侵入骨质所致。多发生较早，可出现在出生后的1~3个月，也可在胎儿期出现。多累及长骨端，如桡骨、肱骨、股骨和腓骨。患儿出现骨骺炎的症状，表现为关节周围肿胀，有明显的疼痛和触痛，也有许多患者无症状。由于移动患儿的患肢可导致剧烈的疼痛或可能伴有骨折，故患肢处于制动状态，人为移动患肢出现的疼痛可导致患儿哭闹。这种症状称为梅毒性假瘫（pseudoparalysis of parrot）。

2. 骨膜炎（periostitis） 是最常见的先天性梅毒的骨损害。病理表现为骨膜增厚。骨膜炎的发生较骨软骨炎发生晚，并可持续数年。骨膜炎多发生于四肢的长骨，临床表现为肢体僵硬、肿胀，有轻度的压痛。先天性梅毒的骨膜炎累及胫骨可致胫骨前曲，在晚期先天性梅毒时形成马刀腿（saber shin）。由于骨干的炎症反应，导致骨干外有多层新生骨。

3. 指炎和骨髓炎 ①指炎（dactylitis）：多发生于生后6个月，但于2岁内消失。指炎多发生于未治疗的先天性梅毒的再发时，由于抗生素的广泛应用，现已少见。指炎可累及一至数个指节，表现为压痛性的梭形指节肿胀；②骨髓炎（osteomyelitis）：罕见，骨干被侵袭所致，一岁以内婴儿有6%~10%血清华氏试验呈阴性，因此，X线检查在先天性梅毒的诊断上具有重要意义。

三、影像学表现与病理基础

先天性骨梅毒所致骨骼受损，多呈对称性，有特征性。干骺端是骨骼受损最早部位，然后向骨干发展，骨骺常不受累。先期钙化带因软骨钙化后骨化过程发生障碍，肉芽组织、纤维组织和骨样组织增生，干骺端松质骨破坏，骨膜破坏和增生，形成本病的影像学基础。

早发型主要病理改变为干骺炎、骨膜炎和骨髓炎。破坏区内的骨组织被梅毒性肉芽组织取代。干骺端软骨及骨干连接部均可发生营养性改变，骺板增厚，近骺端骨松质萎缩形成横线，活动期梅毒的婴儿均可出现。早发型先天性骨梅毒病变呈对称多发性，特点是广泛而不规则的增生破坏，但不累及骨化中心。X线表现为干骺炎、骨膜炎、骨炎或骨髓炎，其中以干骺炎最为重要。

1. 干骺炎 一般出生3个月内出现，病变多发，但以尺、桡骨远端，胫骨、肱骨近端最为明显。早期征象为先期钙化带增厚致密、不整，呈粗锯齿状。病变严重时在其下方可出现横行不规则的透亮带，不可误诊为坏血病和佝偻病。有时X线检查示骨与关节软骨间距离增宽，不规则状。但6个月以内婴儿很少罹患这些疾病。有时双侧胫骨上端内侧或股骨下端内侧可出现对称性骨破坏。如同时出现则称为魏伯格征，对早发型先天性骨梅毒具有诊断意义。

2. 骨膜炎 较常见，一般与干骺炎伴存，骨膜新生骨呈层状，使骨干增粗且范围较为广泛。病理表现为骨膜增厚。骨膜炎的发生较骨软骨炎发生晚，并可持续数年。骨膜炎多发生于四肢的长骨，骨膜炎累及胫骨可致胫骨前曲，在晚期先天性梅毒时形成马刀腿。由于骨干的炎症反应，导致骨干外有多层新生骨，X线上表现为“洋葱皮样骨膜（onoin peel periosteum）”。症状严重者，多层新生骨可包围整个骨干，形成肥厚的骨膜，呈“石棺征（sarcophagus sign）”（图4-13-1~4-13-6）。

3. 指炎和骨髓炎 指炎可累及一至数个指节，表现为压痛性的梭形指节肿胀。X线检查示骨膜炎和骨炎的改变。骨髓炎罕见，多见于长骨，病变可呈散在的局限性皮质破坏或广泛的不规则的增生硬化。

四、诊断

王经龙等学者认为骨梅毒另一个奇特而显著的特点是骨干部见到非常明显的增生性和破坏性病变，但不侵犯到骨骺骨化中心。X线表现骨干散在性皮质破坏，产生虫蚀样弥漫性低密度灶和斑片状密度增高增生骨，骨膜下皮质增厚，骨髓腔变小。此变化在有些病例中局限于骨干的一端，而大部分病例中可达到骨干的全长，但骨干一般不增粗。有学者认为骨质破坏而无死骨形成是本病的特异性表现。国外有学者认为，由于可以得到准确的血清学检查结果，不需要把长骨X线摄片作为先天性骨梅毒的常规检查，但多数认为四肢长骨X线平片对新生儿先天性骨梅毒的诊断相当有价值，可以早期发现先天性骨梅毒及其受累程度。由于大量新生儿出生时并无梅毒症状或症状轻微，而其母亲梅毒病史多被隐瞒，增加了新生儿梅毒的诊断困难，为日后先天性梅毒发病埋下了祸根。因此，对症状不典型，出现上述X线征象者，应与临床医师联系，追问病史，督促患儿及其父母进行梅毒筛查和实验室检查，以确立诊断。

五、鉴别诊断

1. 先天性佝偻病　骨质稀疏，干骺端呈喇叭状，杯口状改变，无透亮带，骨干炎及骨膜炎改变。

2. 坏血病　此病多见于人工喂养婴幼儿，新生儿很少见，干骺端可见特有的坏血病征（骨骺指环征）。

3. 婴幼儿皮质增生症　此病常见于5个月以内婴儿，X线片可见骨膜增生及皮质增厚，缺乏梅毒常见的干骺端炎和骨质破坏。

4. 化脓性骨髓炎　该病有发热，红肿热痛，白细胞数升高，梅毒血清学检查阴性。骨质可有不同程度的破坏和增生，多为局限性，且无对称性。

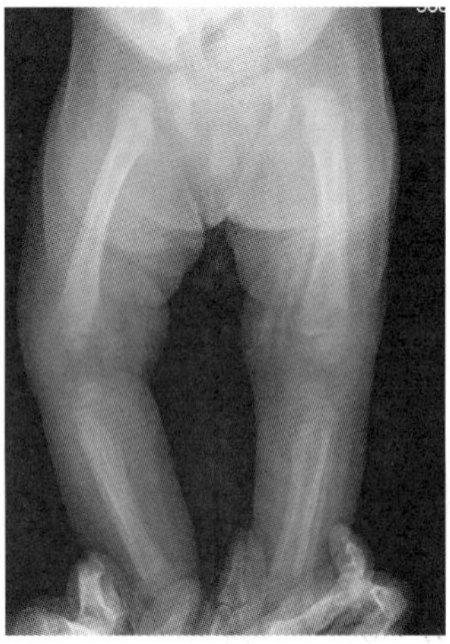

图 4-13-1　双侧股骨、胫腓骨见层状骨膜反应，骨干增粗。双股骨远端、胫骨近侧干骺端见虫蚀状、锯齿状骨质破坏

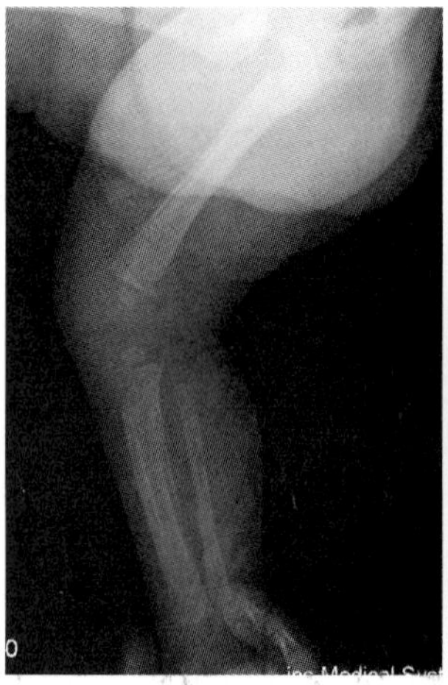

图4-13-2

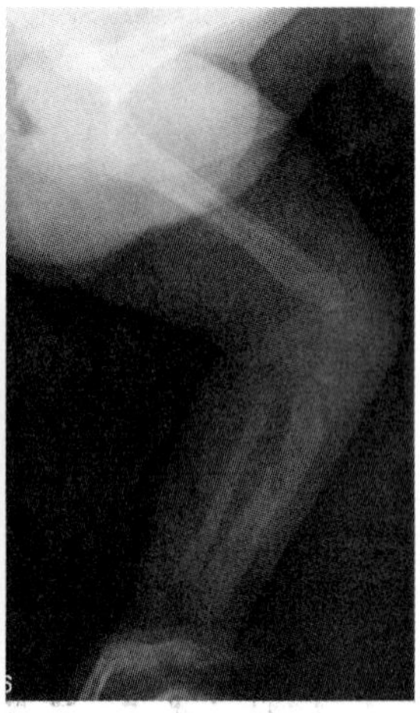

图4-13-3

图 4-13-2，3　可见双侧胫腓骨远侧干骺端也见虫蚀状、锯齿状骨质破坏

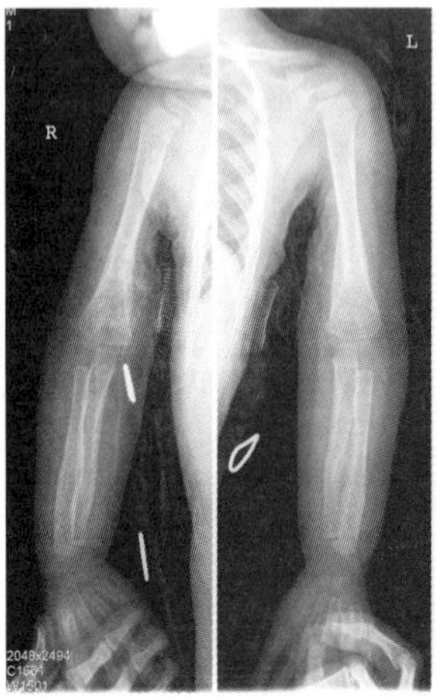

图 4-13-4　双侧肱骨、尺桡骨骨干增粗，见层状骨膜反应，双侧尺桡骨近、远侧干骺端虫蚀状骨质破坏

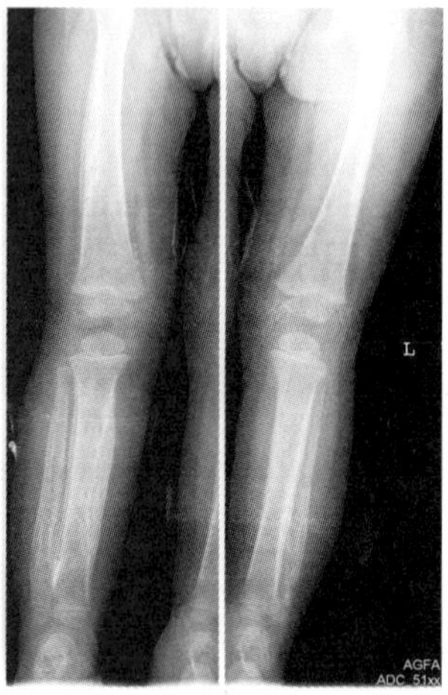

图 4-13-5　双侧胫腓骨增粗、变形，见多层新生骨包绕骨干，呈“石棺”征，以右侧明显。右侧股骨也可见层状骨膜反应

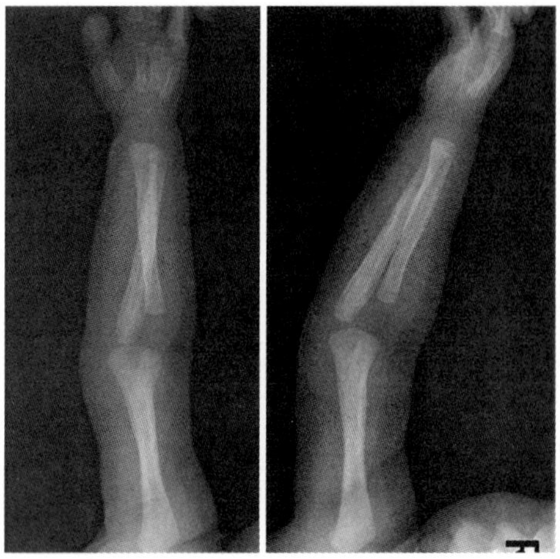

图 4-13-6　右侧肱骨、尺桡骨见明显层状骨膜反应

（毛巨江　余　晖）

第十四节 肱骨造釉细胞瘤

一、概述

造釉细胞瘤（adamantinoma）常见于颌骨，发生于长骨罕见，仅占原发骨肿瘤的 0.1%～0.5%，最早于 1913 年由 Fischer 报道。是以形态多样为特征的低级别双向分化的低度恶性骨肿瘤，大多由一般的上皮细胞成分和梭形细胞骨纤维成分构成。

二、临床表现

发病年龄 3～86 岁不等，多见于中青年，男性稍多发。好发于胫骨，近 10% 伴有同侧腓骨的单个或多个病变，其次为尺骨、腓骨、股骨、肱骨、桡骨等。

临床主要表现为伴有或不伴疼痛的肿胀。病程进展缓慢，有的病例可出现症状持续多年，然而原发病变亦可在瘤体及其边缘切除后的数年后发生局部复发和转移。

三、影像学表现与病理基础

病理组织学与下颌骨造釉细胞瘤相似，表现为骨皮质内边界清楚的灰黄色分叶状肿物，有时表现为多中心性病变，较大的肿瘤可见髓内扩展和皮质突破，少数病例尚可见向软组织浸润，可有囊性变。镜检上皮性和骨纤维成分为典型的造釉细胞瘤的特征性改变，两者以不同的比例和形态相互交织排列。本病术后极易复发，可发生肺、局部淋巴结和骨骼转移。

1. X 线平片表现　肿瘤生长缓慢，可向骨干上下扩展。最常见的发病部位为胫骨骨干下 1/3 段，多呈囊性，单房多见，亦有多中心病变同时出现于两侧胫腓骨，病灶沿骨干长轴扩展，可累及骨干大部，纵径大于横径。良性者以囊性、膨胀性改变为主，骨皮质增厚，病变周围骨质增生、硬化，病程越长，瘤周骨质增生硬化越明显，病变界限清楚；恶性者骨质呈溶骨性、侵蚀性或浸润性破坏，病变边界模糊不清，破坏区与正常骨之间可见层状骨膜反应及柯氏三角形成，骨皮质受侵蚀缺损，并向软组织侵犯形成肿块（图 4-14-1）。

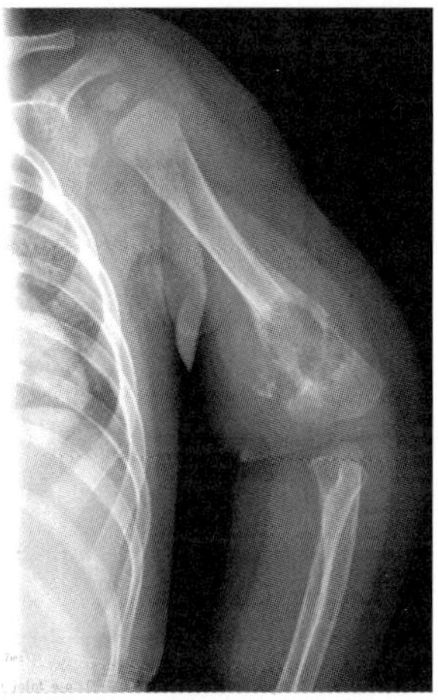

图 4-14-1　患者，男，7 个月。左上肢活动减少 20 余天。手术病理诊断为左肱骨远端低度恶性长骨造釉细胞瘤，平片示左肱骨远端大片骨质破坏区，其内密度不均匀，邻近骨皮质不连续，可见骨膜反应及柯氏三角，左肱骨远端周围软组织肿胀

2. CT 表现　类似平片，可清楚显示骨质破坏的程度及其周围软组织肿块的大小。软组织肿块密度不均匀，内无钙化或骨化影。CT 上显示溶骨性破坏、膨胀性生长及周围组织的受累，有助于评估骨皮质的破坏并证实囊内硬化的分隔。

3. MRI 表现　MRI 可显示髓内及周围软组织受累，在 T1WI 上病变区为低信号，T2WI 和脂肪抑制序列呈高信号。增强扫描后明显不均匀强化，呈边缘不规则形强化。

四、诊断

长骨造釉细胞瘤骨质呈囊性、膨胀性骨质破坏改变，骨皮质变薄、破坏、中断，病变周围增生硬化及软组织肿块。若出现良性骨肿瘤一般影像学特征或兼有部分恶性骨肿瘤的表现时应考虑本病，确诊依赖病理组织学检查。

五、鉴别诊断

长骨造釉细胞瘤需与骨纤维异常增殖症、骨巨细胞瘤、动脉瘤样骨囊肿等鉴别，术前确诊困难，最终依赖病理组织学检查。

（徐和平）

第十五节 桡骨软骨黏液样纤维瘤

一、概述

软骨黏液样纤维瘤（chondromyxoid fibroma，CMF）是起源于成软骨性结缔组织的良性骨肿瘤，起源于形成软骨的结缔组织，而非直接起源于软

骨细胞，具有黏液样和软骨组织的特征。1984 年由 Jaffe 和 Lichtenstein 首次报道并命名，最初认为是黏液瘤或巨细胞瘤黏液样变，也有学者认为是软骨肉瘤、软骨黏液肉瘤或黏液肉瘤，临床极为少见，发生率占原发性骨肿瘤的 1.04%，占良性骨肿瘤的 2.31%。

二、临床表现

本病好发于 10～30 岁，青少年和年轻人占大多数，另一高峰年龄在 50～70 岁，男女发病率无明显差别。主要发生在长管状骨，下肢骨多见（75%），其中又以胫骨多见，其他长骨、肋骨、指骨、骨盆、锁骨、脊椎也有病例报道。临床主要表现为局部慢性疼痛、肿物、肿胀及运动受限，病程长短不一，由数月至数年不等。有的病例症状轻微或无临床症状，外伤拍片后发现，很少发生病理性骨折。

三、影像学表现与病理基础

软骨黏液样纤维瘤大体呈圆形或分叶状，具弹性，表现呈灰白色或灰蓝色，组织学上具有黏液样组织、软骨样组织和纤维组织三种成分，各自以不同比例存在，相互间移行分界不清。黏液样和纤维组织占优势的部分呈灰白色，无光泽，含有纺锤状和星状细胞，软骨样成分占优势的部分呈白色，有光泽，可见透明软骨和各期软骨细胞。镜下肿瘤为边界清楚或融合的小叶结构，小叶周边细胞密集，中心细胞较少，主要为黏液样间质和星形细胞，部分间质向软骨转化，并可见纤维软骨和纤维结节区。

1. X 线平片表现　软骨黏液样纤维瘤好发于长骨干骺端，发生于骨骺或骨干者少有报道，可能与干骺端软骨生长活跃有关。病灶呈圆形、椭圆形透亮区，膨胀性生长，有偏心倾向，病变生长与骨干长轴方向一致，病灶边界清楚，肿瘤的髓腔侧可见骨质硬化缘，局部的骨皮质因膨胀可以变得菲薄，甚至中断、消失；肿瘤内可以出现粗大的骨嵴，虽然瘤内软骨可以出现钙化，但 X 线较少显示，可能因为软骨黏液样纤维瘤的钙化通常较细小呈点状，平片较难显示。如病变穿破骨皮质侵犯软组织可出现肿块。肿瘤一般不侵犯骨骺，骨膜反应不常见，很少出现病理性骨折。发生在短骨的病变，可以占据整个骨干的宽度，呈多囊状膨胀性骨破坏，每个囊有薄层骨壳，如骨壳被破坏，周围软组织可出现肿块。发生在扁平骨的病变，病灶可以更大，呈溶骨性骨质破坏，周围软组织肿块一般较小。发生在椎体的肿瘤，可造成压缩性骨折（图 4-15-1）。

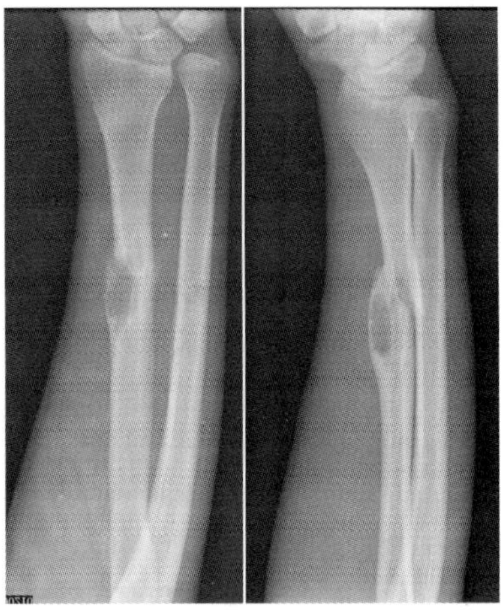

图 4-15-1　左桡骨软骨黏液样纤维瘤

X 线平片显示桡骨中段皮质内膨胀性骨质破坏，局部皮质膨胀变薄，靠近髓腔的一侧硬化，合并病理性骨折

2. CT 表现　CT 表现与 X 线相似，破坏区呈不同程度膨胀生长，呈圆形或多房蜂窝状，边界清楚有硬化。但 CT 对病灶的显示较 X 线平片有更多的信息，多房病灶在 X 线上显示的粗大骨性分隔，在 CT 上则显示穿过病灶的整个骨嵴很少，可能是肿瘤向周围不均匀生长，形成的分叶状膨胀性改变，在 X 线上重叠形成的假象。CT 可以显示平片未能显示的钙化，钙化多为点状，骨皮质中断破坏及软组织肿块也较平片更清楚。

3. MRI 表现　由于肿瘤含有黏液样组织、软骨样组织和纤维组织等不同组织成分，肿瘤在 T1 加权上为低信号或等信号，T2 加权呈混杂高低信号，其中软骨、黏液呈高信号，纤维组织呈低信号，还可以显示低信号的骨嵴。肿瘤与髓腔侧分界清楚，如穿破骨皮质则形成软组织肿块，T2 加权可以显示骨皮质消失，局部软组织增厚，软组织肿块一般较小，边界清楚。

四、诊断

软骨黏液样纤维瘤多见于 10～30 岁，临床表现为局部的慢性疼痛，肿物，肿胀及运动受限，病程由数月至数年不等。多发生于长管状骨，主要发生在下肢骨，以胫骨多见，短管状骨、扁骨也可发生。长骨的软骨黏液样纤维瘤主要发生在干骺端，X 线和 CT 表现为偏心、膨胀性生长的圆形或椭圆形透亮区，长轴与骨干长轴方向一致，其内有粗大的骨嵴，肿瘤边界清晰，近髓腔侧边缘硬化，病灶膨胀生长致骨皮质变薄。发生于短管骨者，肿瘤占据整个骨，无偏心特征。短管骨和扁骨的肿瘤呈多房膨胀性骨破坏，与正常骨分界清晰。平片难以显示肿瘤内钙化，CT 可以发现细小的点状钙化。肿瘤在 T1WI 为低信号或等信号，与髓腔侧分界清楚，T2WI 呈不均匀高信号，其中可以见到低信号的骨嵴。MR 在显示骨皮质中断和周围软组织肿块较 X 线和 CT 有更多优势。软骨黏液样纤维瘤极少发生在骨干和骨骺，一般无骨膜反应，很少发生病理性骨折。作者收集的一例软骨黏液样纤维瘤发生在桡骨骨干，并且伴发病理性骨折，实属少见（图 4-15-1）。有报道软骨黏液样纤维瘤可继发动脉瘤样骨囊肿，囊内有液体和液-液平面。

五、鉴别诊断

1. 骨巨细胞瘤　20~40 岁青壮年多见，男性多于女性，发生于长骨的骨端，多见于股骨远端和胫骨近端，易侵犯至关节面下，呈偏心性、膨胀性骨质破坏，肿瘤横向扩张明显，甚至大于纵向扩张，平片和 CT 显示肿瘤与正常骨组织无明显分界和硬化，肿瘤内骨嵴纤细，瘤内无钙化，易出现病理性骨折。由于肿瘤内易出现液化坏死和出血，MR 在 T2WI 上呈混杂信号，液化坏死呈高信号，陈旧出血呈低信号，还可出现液-液平面。

2. 内生软骨瘤　为软骨不能通过软骨内化骨的正常程序转化为骨组织，成为错构性软骨增生，好发于 20~30 岁，病程缓慢，长达数年，无明显临床症状，常因肿瘤长大引起骨骼畸形或外伤后病理性骨折发现。多见于四肢短管状骨，呈中心性生长，也可见于肱骨和股骨，多从干骺端发病，向骨干侵犯，呈分叶状。砂粒状钙化在 X 线平片和 CT 上均常见，还可见斑片状、环状、不规则状钙化，合并病理性骨折者，可见骨膜反应，软组织肿块不常见。

3. 成软骨细胞瘤　为少见肿瘤，起源于成软骨细胞或成软骨结缔组织，好发于 20 岁左右的男性，与软骨黏液样纤维瘤在 X 线和组织学上密切相关。成软骨细胞瘤好发于四肢长骨的骨骺，肱骨上端最常见，而软骨黏液样纤维瘤好发于干骺端或骨干，胫骨最常见。成软骨细胞瘤膨胀较轻或不膨胀，少数病例有骨膜反应，偶有病理性骨折。

4. 非骨化性纤维瘤　多见于 20 岁以下的青少年，好发于膝关节附近的长骨，距骺板 3~4cm 处，病灶紧靠皮质下方生长并延伸至骨干，呈圆形、椭圆形和多囊状骨质破坏区，膨胀不如软骨黏液样纤维瘤明显，平片和 CT 均看不到肿瘤钙化，软组织一般无异常改变。

5. 骨囊肿　为一生长缓慢的肿瘤样病变，任何年龄均可发病，多见于 7~15 岁，临床多无明显症状，大部分患者因病理性骨折行 X 线检查发现。骨囊肿好发于长骨的干骺端和髓腔，肱骨和股骨多见，单房或多房，其内充满液体，呈中心对称性生长，与骨干长轴方向一致。CT 显示病灶内为液样低密度区，MR 在 T1WI 上为均匀低信号，T2WI 为异常高信号。出现病理性骨折时，平片和 CT 可见“碎片陷落征”。

（禤浩纯　吴政光）

第十六节　软骨母细胞瘤（肱骨、髌骨）

一、概述

软骨母细胞瘤（chondrohlastoma）又称成软骨细胞瘤，是一种少见的、起源于软骨组织的良性原发性骨肿瘤，发生于软骨内成骨终止以前。WHO 将其定义为好发于骨骼发育阶段长骨骨骺的良性软骨性肿瘤。既往软骨母细胞瘤被认为是巨细胞的一种特殊类型，1942 年 Jaffe 和 Lichtenstein 将其正式命名为“良性软骨母细胞瘤”，并单独分来。本病大多数为良性，但具有一定的侵袭性，少数可恶变并继发其他脏器转移。根据 1993 年 WHO 重新修订的骨肿瘤组织分类，本病分为软骨母细胞瘤和恶性软骨母细胞瘤。

二、临床表现

本病好发年龄 5~25 岁，男多于女。好发于长管状骨骨骺，可向干骺端延伸。本病常单发，好发四肢长骨的骨骺、骨突，最常受累部分为肱骨近端、股骨近端、股骨远端和胫骨近端。有两次骨化中心的骨骺皆可发病，也可以发生于颅底、胸椎、肩胛骨、肋骨、掌骨、颞骨、下颌骨及距骨等。临床表现为病变区或邻近关节的疼痛、压痛、肢体麻木、肌肉萎缩、活动受限、皮温升高、肿胀等类关节炎表现。颞骨软骨母细胞瘤患者可伴进行性听力下降、耳鸣、眩晕等症状。病程在数月至数年。

三、影像学征象与病理基础

（一）组织病理

软骨母细胞瘤显微镜下的形态变化较大，病理形态学上软骨母细胞瘤由单核细胞及多核巨细胞混合组成。典型的单核瘤细胞界限清晰，胞质粉红色或透亮，核圆形、卵圆形，有纵向核沟。肿瘤内有嗜酸性软骨样基质，内有软骨母细胞，还可见不等量钙化，特征性的“窗格样钙化”，但此特征仅在30%病例中出现。单核软骨母细胞免疫酶标记S100蛋白阳性也是本病诊断的重要依据。

（二）影像学表现

1. X线平片 ①部位：软骨母细胞瘤可发生在任何软骨化骨的部位，起源于骨骺或与骨骺相关的骨端和骨突，部分可向干骺端侵犯。约2/3发生在下肢，50%在膝关节附近，28%起病于中轴骨或手足小骨，6%在髌骨，3%～9%发生于骨盆，发生于骨盆者最常累及髋臼的Y型软骨部位。多为偏心性局限性生长，极少穿透骨骺软骨到达干骺端；②形态和大小：病灶一般位于长骨骨端偏心部位，呈卵圆或圆形，表现为囊状透光区，直径通常为2～4cm；③边界：肿瘤边缘清晰锐利，多有硬化带，与邻近正常骨界限明显。少数偏心性病灶骨皮质膨胀，导致骨皮质变薄甚至断裂；④钙化：肿瘤内透亮，呈单房或有骨小梁间隔，一般早期无钙化，中期有小点状、沙砾状钙化，晚期钙化明显并呈模糊疏松状不规则分布；⑤骨膜反应：软骨母细胞瘤多发生在骨骺，且被硬化骨壳所局限，故无骨膜反应。当肿瘤蔓延至干骺端过度膨胀或引起骨质破坏时，可在邻近的骨干或干骺端出现骨膜反应。新骨生成在肿瘤正下方骨干骨皮质外，病程久者骨膜反应更为明显；⑥坏死和囊变；⑦软组织出现包块及并发病理性骨折较少见；⑧恶变或原发恶性软骨母细胞瘤：极少见，当肿瘤近期生长突然加速，病灶较大且

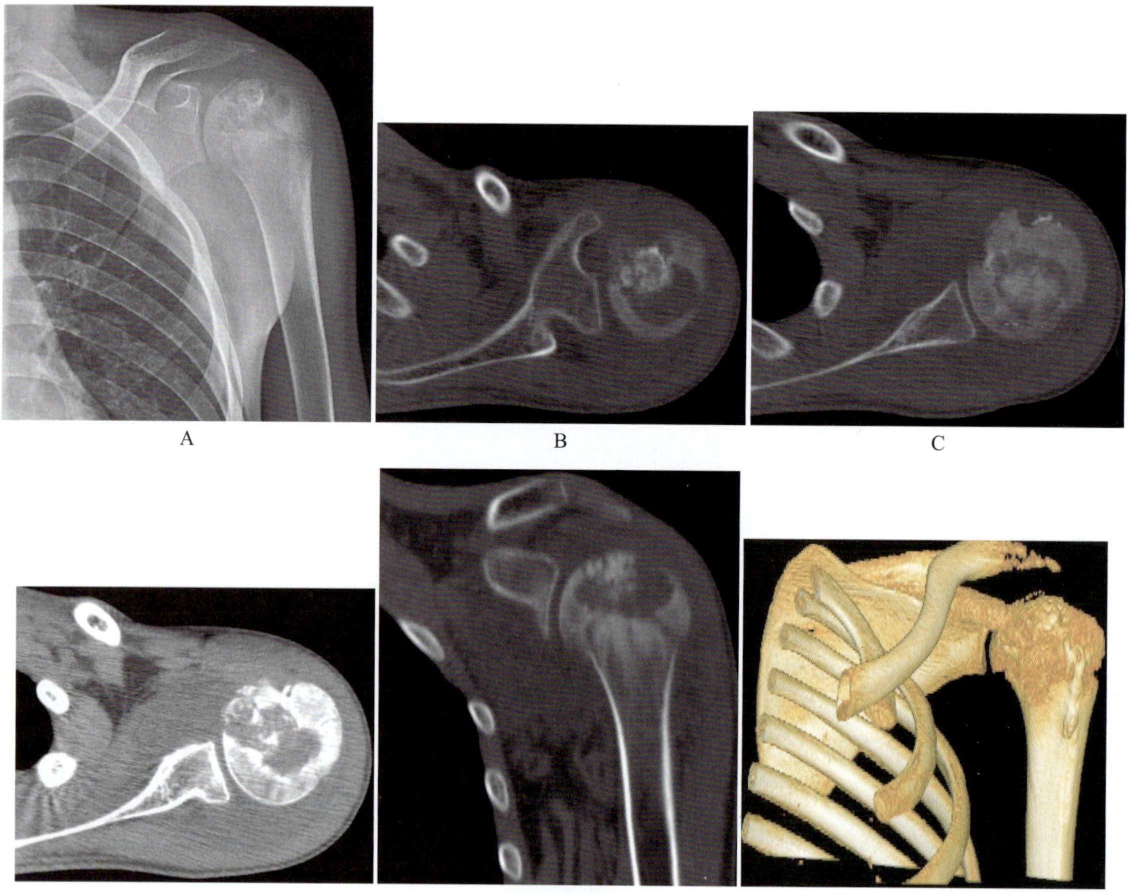

图4-16-1 软骨细胞瘤。男，13.5岁，左肩部疼痛，活动受限。查体：左肩部肿胀，压痛阳性

A：X线平片左肱骨头骨骺见斑片状囊性骨质破坏区，其内可见斑点状高密度影，破坏区向关节面下延伸，关节面部分破坏塌陷，病变穿破骨骺线侵犯干骺端。肩关节周围软组织明显肿胀；B、C：CT轴位骨窗显示肱骨头骨骺类圆形骨质破坏区，破坏区内可见斑片状高密度钙化影，病变区边缘不规则呈虫蚀状缺损，前上缘骨皮质呈不规则破坏缺如；D：CT轴位软组织窗显示肱骨头骨骺破坏区内见散在、大小不一斑点片状高密度钙化；E、F：肩关节重建图显示左肱骨骨骺可见大片状溶骨性骨质破坏区，破坏区内见斑片状高密度钙化影，破坏边缘呈虫蚀样，病变穿破关节面软骨及骨骺线，骺板下方骨质密度不均匀增高，关节囊肿胀

轮廓不规则，骨破坏与正常骨分界不清，骨皮质破坏明显或消失并伴软组织肿块，出现大量不规则骨膜反应时，应高度怀疑恶变或恶性。动脉造影显示恶性肿瘤表现。

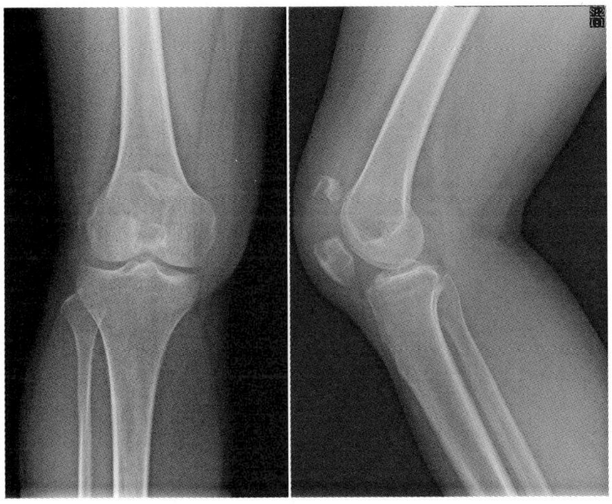

A　　　　B

图 4-16-2　男，33 岁，膝关节正侧位平片。右髌骨骨质密度不均匀，见囊状骨质破坏区，上半部可见髌骨病理性骨折，断端明显分离、错位。髌上囊及关节软组织肿胀，髌下脂肪垫显示模糊

2. CT 表现　①骨质破坏：好发长骨骨端的卵圆或圆形、多偏心性、轻度膨胀的溶骨性骨质破坏，有的病变呈分叶或分房状，可见骨嵴，多为粗短或细长形。病变的膨胀一般为轻度；②钙化：骨质破坏区内密度不均匀，可见钙化，呈沙砾状、絮片状或爆米花样。病灶内的钙化一般认为出现在病程较长且陈旧或复发的病例，可出现于组织坏死部位。钙化多且形态规则多为良性。稀少、不规整多为恶性；③硬化边：病变与周围正常骨质交界处见分布不均、宽窄不一的硬化缘；④骨皮质及骨膜反应：骨皮质可因肿瘤的膨胀而断裂，也可见“筛孔征”。“筛孔征”为肿瘤侵及骨皮质的哈氏管和伏氏管形成的低密度骨质破坏，可提示肿瘤的侵袭性。骨膜反应不一定紧靠病灶，甚至可以远离病灶，这是软骨母细胞瘤的重要特征；⑤软组织肿块及关节腔积液：肿瘤突破骨皮质向外发展时可形成软组织肿块，密度稍低于肌肉。病变邻近的关节面可不光整，周围关节囊可肿胀及积液；⑥增强扫描：病灶呈轻、中度强化（图 4-16-1，2）。

3. MRI 表现　①多表现内部不均匀、呈分叶状或无定形的形态。软骨母细胞瘤内含有较多的软骨类基质、钙化及液体或出血形成信号不均匀的“鹅卵石”。T1WI 上多为中等或低信号，T2WI 上表现复杂，可为低、中、高信号，甚至出现液-液平面。其内高密度细胞排列的基质及钙化呈低信号，高信号为肿瘤内液化、出血所致；②肿瘤边界清晰，硬化边呈线样连续均匀的低信号；③病灶周围可见大片状骨髓水肿，边缘模糊，多跨越骺板。邻近软组织肿胀。上述改变在脂肪抑制 T2WI 像及脂肪抑制增强像上显示清楚；④骨膜反应表现为与骨皮质平行的线状、条状低信号，部分呈层状，低信号与骨皮质之间及低信号之间为线样高信号，脂肪抑制像显示更清楚，常不与病灶相邻；⑤增强扫描多呈环状或分隔样强化；⑥继发动脉瘤样骨囊肿时，液-液平面更明显。

四、诊断

软骨母细胞瘤是一种临床上少见的原发性骨肿瘤，多见青少年，临床表现无特异性，发病缓慢，无自觉症状或症状轻微，好发于长管状骨骨骺区，影像表现有时可见骨皮质有不同程度变薄及膨胀改变，病变边界清晰。本病大部分为良性病变，但也存在复发、恶性以及转移等可能。

五、鉴别诊断

1. 骨巨细胞瘤　较常见，20～40 岁最多，好发部位：四肢长骨，股骨、胫骨、桡骨。X 线见膨胀性偏心性溶骨性破坏，典型的呈“肥皂泡”状，骨破坏区内无钙化或骨化，少有硬化缘。当骨皮质内层显示模糊、毛糙为恶性骨巨细胞瘤表现，多为筛孔样伴软组织肿块为浸润性恶性生长。

2. 动脉瘤样骨囊肿　好发四肢长骨，X 线可见明显的膨胀性表现，一般均为囊性成分，很少有实质成分，钙化少见，常有液-液平面。

3. 软骨黏液样纤维瘤　常见长骨干骺端，多呈偏心性生长，典型的 X 线表现为干骺端“扇贝”样云翳状低密度区，钙化少见。

4. 透明细胞型软骨肉瘤　影像学表现为溶骨性破坏，可见斑点状或絮片状钙化。

5. 软骨母细胞瘤样骨肉瘤　好发长骨干骺端，影像学见典型的虫蚀样骨皮质破坏及柯氏三角等骨肉瘤改变。

6. 单发性内生软骨瘤　90% 发生在手，长骨少见。源于骺板，向干骺端及骨干方向发展，呈圆形、椭圆形膨胀透光区，无骨膜反应。瘤区呈云雾状或毛玻璃状改变。斑片状钙化或骨化较具特征性。CT 见软组织密度内夹杂斑片状钙化。

MRI 在 T1WI 为低信号，T2WI 为高信号为主的混杂信号。位于骨骺者周围有薄层硬化边。

7. 长骨结核　好发于骺端，部分可跨越骺板。常伴有骨质疏松，结核病灶内无明显骨嵴及钙化，可有点状死骨。周围硬化边不明显。

8. 长骨嗜酸性肉芽肿　多位于骨干及干骺端，很少累及骨骺。呈囊状或梭形膨胀溶骨性改变，亦可见硬化边及骨膜反应，骨膜反应部分与骨质破坏区相对应，此点与软骨母细胞瘤不同。

（陈　延　吴政光）

第十七节　骨膜增生厚皮症

一、概述

骨膜增生厚皮症（pachydermoperiostosis，PDP）临床比较罕见，1868 年 Friedreich 首次报道两兄弟病例，1935 年 Touraine 等明确提出并确立为一种独立疾病，又称特发性或原发性肥大性骨关节病、皮肤骨膜肥厚症、皮肤肥厚肢端肥大综合征等，以受累皮肤和四肢的骨膜肥厚性变化为主要特征的综合征。本病为自限性良性疾病，起病及进展缓慢，大多进展数年到数十年后变为静止状态。本病发病机制尚不清楚，目前认为与遗传性结缔组织代谢紊乱有关，但遗传方式尚不明确，多数认为是常染色体显性遗传，但亦有隐性遗传的报道，近亲结婚、染色体异常等报道亦较常见。我国 1966 年首次报道，是一种罕见的发育性遗传性疾病。

二、临床表现

骨膜增生厚皮症主要受累的系统为皮肤和骨骼，临床表现以杵状指（趾），皮肤增生性改变及广泛、对称性骨膜新骨形成三大症状为主要表现，患者多以杵状指（趾）及皮肤增生性改变就诊，X 线检查进而发现骨膜增生表现。皮肤受累可分为两大类：一类为软组织增生，主要累及面部、前额、头皮及手足皮肤，如杵状指（趾）、面部粗陋、象皮腿、头皮沟回样改变；另一类为腺体异常，如痤疮、多汗、皮肤溢脂等，主要累及面部、前额、头皮及手足皮肤。患者的皮肤显著粗厚且折叠，折叠的图形伴同前额和颊部的沟纹以及沉重增厚的眼睑，使患者的面容呈现一种疲倦和绝望的表情。眼距宽，鼻梁低，鼻端大，鼻唇沟加深，呈狮貌。头皮呈脑回样，皱襞粗大，沟嵴明显，纵向走行。头皮及面部皮脂腺的活动大大增加。手和足的皮肤虽增厚，但不折叠，且伴多汗，手、足多汗症使患者极感不适。四肢骨和指、趾骨均增厚，产生铲样手和足或兽掌，前臂及小腿因骨膜增厚而呈圆柱状。手指和足趾呈杵状，指甲呈鹦鹉嘴状，有时可有踝、膝或其他关节的渗出、肿胀、积液，出现疼痛和强直。5～10 年皮肤和骨的变化常呈进行性且较严重，以后渐趋稳定，持续终身。

三、影像学表现与病理基础

骨膜增生厚皮症的病理生理主要表现为骨的增生性骨膜炎，特别在胫骨、腓骨、桡骨和尺骨的骨干发生弥漫性不规则骨膜骨化，受累骨的周围线增粗，但长度不增加。在严重病例除颅骨外，几乎所有骨均可累及，韧带、肌腱、骨间膜可以骨化，这些是 X 线表现的病理基础。皮肤病理表现为真皮胶原纤维增生、浅层血管及毛囊、皮脂腺周围少量淋巴细胞浸润及成纤维细胞增生，毛囊、皮脂腺增生肥大。长骨骨膜增生，早期有圆形细胞浸润，骨膜和骨皮质间有新骨形成，以后新骨与骨皮质融合形成致密的骨皮质，骨骼增粗，骨表面粗糙，但无其他畸形。

1. X 线平片表现　骨膜增生厚皮症多以皮肤增生、皮脂腺病变就诊而行 X 线检查，因此，X 线表现早期只显示杵状指，无明显的骨质改变，随后出现长、短管状骨骨干的多发性、对称性的骨膜下新生骨沉着，骨膜于皮质外呈单层或带状、花边状不规则直达关节缘，初起与皮质可有 1～2mm 的透亮间隙，随病变发展与皮质融合，表面光滑，皮质不增厚，骨干表现柱状，只显示骨干周径增加而长度不增，常见尺桡骨、胫腓骨下 1/3 病变最明显。病程长者最终皮质可增厚、硬化，髓腔变窄，且在韧带与肌腱附着处可见毛刺状骨膜增生。病变最易累及胫骨、腓骨、桡骨、尺骨及近中节指（趾）骨，肱骨及股骨较少累及，末节指骨也有变大或吸收溶骨表现（图 4-17-1～4-17-4）。有文献将骨膜增生厚皮症的 X 线改变分为 3 期：早期 X 线表现不明显，易被忽视；中期长骨端可见骨膜增生；进展期关节周边软组织肿胀，增生肥厚的骨膜呈花瓣状或葱皮状。由于病变程度的差异及所处不同阶段，骨膜新骨的表现形式是多样的，晚期可出现骨间膜、韧带广泛骨化，导致关节边缘增生及脊柱强直。

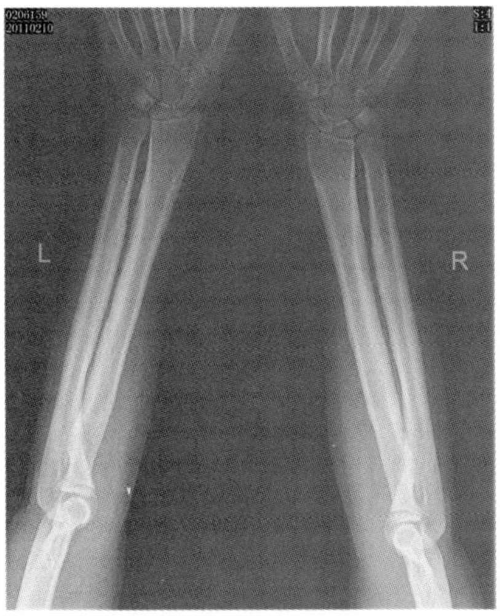

图 4-17-1　双侧尺桡骨骨皮质增厚、硬化，骨髓腔变窄

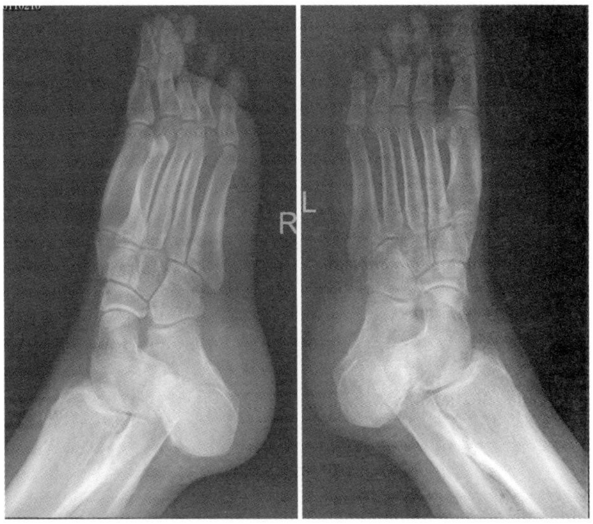

图 4-17-4　双侧跖趾骨皮质增厚，以第一跖骨明显

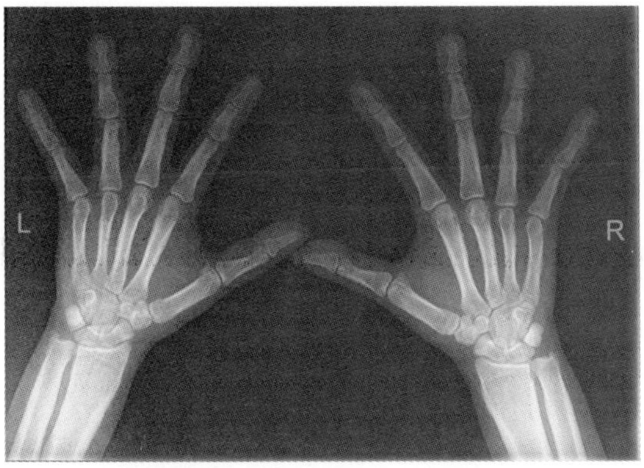

图 4-17-2　双侧掌指骨骨皮质增厚，第二节指骨较短，近端增粗

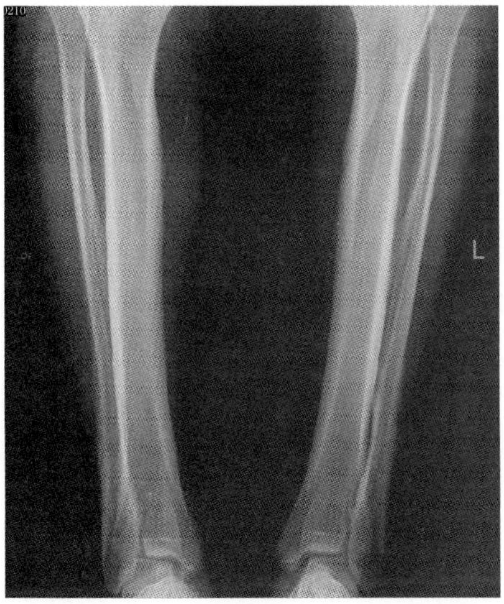

图 4-17-3　双侧胫腓骨骨皮质不规则增厚，上段骨髓腔变窄

2. CT 表现　CT 对骨膜增生厚皮症的诊断帮助不大，横断面显示受累骨干增粗，骨膜增生呈层状或花边状改变，骨皮质增厚，骨髓腔变窄或正常。

3. MRI 表现　MRI 检查对于骨膜改变不敏感，但在与肢端肥大综合征等疾病鉴别时可以起到很好的作用。

四、诊断

骨膜增生厚皮症的诊断主要根据临床及影像学检查，诊断要点为缓慢进展的骨膜成骨亢进、杵状指（趾），颜面部和肢端的皮肤肥厚，可能有家族史，且须排除继发原因。Matucci Cerinic 等根据 20 例临床病例分析，建议下述诊断标准：3 条主要标准：杵状指（趾），皮肤增厚和骨膜增生；9 条次要标准：皮脂溢出，毛囊炎，多汗，关节炎和（或）关节痛，指（趾）端骨质溶解，胃溃疡和（或）胃炎，自主神经综合征，如脸红、苍白，肥厚性胃病以及头皮沟回状改变。符合 3 条主要标准和数条次要标准者可诊为完全型；2 条主要标准和数条次要标准者为不完全型；1 条主要标准和数条次要标准者为轻型。Harbison 依据临床表现及 X 线检查将骨膜增生厚皮症分为三型。①完全型：皮肤肥厚、杵状指（趾）、骨膜增生；②不完全型：无皮肤改变，仅有杵状指（趾）和骨膜增生；③顿挫型：有杵状指及皮肤增厚，无骨膜增生或骨膜增生很轻微。临床多见为不完全型。

五、鉴别诊断

1. 继发性肥大性骨关节病　继发性 PDP 多数有严重的肺部疾病，如支气管扩张、肺脓疡、支气管表皮样癌、胸膜间皮瘤等，所以也称肺性肥大性骨关节病，也可见于肾上腺癌、胃癌、食管癌、严重的肝病等。继发性 PDP 一般无家族史，且存在原发疾病，发病较晚，起病急，肢体出现进行性疼痛，肺部疾病引起者胸片有原发病表现，如对原发病变进行有效的治疗，可以减轻其骨和皮肤的病变。

2. 肢端肥大症　是生长激素分泌过多，在骨骺闭合后导致的疾病，亦有手足粗大、皮肤肥厚等表现，同时伴下颚、鼻、眶上嵴和舌增大，X 线下短管状骨长度增加，长管状骨的骨端肥大，骨干相对变细，关节增宽。与 PDP 不同的是不存在长骨的骨膜增生，垂体瘤所致者多有蝶鞍增大，蝶鞍 CT 及 MRI 检查可确诊。

3. 进行性骨干营养不良　也可表现为四肢长骨的骨膜和皮质增厚，但髓腔多变窄并有头颅异常改变。

4. 类风湿关节炎　以关节肿痛为主要表现，无皮肤肥厚性表现，手足小关节梭形肿胀不同于杵状指，关节病变显著，多数关节可受累，特别是手足小关节。

（陈秀萍　吴政光）

第十八节　Jaffe-Campanucci 综合征

一、概述

Jaffe-Campanucci 综合征是一种以多发的非骨化性纤维瘤伴有皮肤“牛奶咖啡斑”及腋窝褐斑为主要特征的疾病。1958 年由 Jaffe 首次描述，1982 年 Mirra 将其命名为 Jaffe-Campanucci 综合征。

二、临床表现

本病好发于 15 岁以下的男童，常因为骨折、肢体畸形被发现。皮肤有典型的牛奶咖啡斑，腋窝有褐斑，类似神经纤维瘤病 I 型，但无局部的软组织肿块。部分病例可伴有身材矮小、智力发育迟缓、视觉障碍、主动脉狭窄及隐睾等表现。

三、影像学表现与病理基础

本病为多骨多发性发病，病灶常对称性分布，病灶多>2cm。按患者受累骨和病灶数目，分为多骨单灶型、单骨多灶型和混合型。病变好发于上、下肢长骨干骺端，多见于股骨下段及胫腓骨上段。就单个病灶而言，其影像特点与非骨化性纤维瘤完全一致。病灶全部或绝大部分位于骨皮质内，向骨髓腔偏心性、膨胀性生长，病变突向骨髓腔，病灶边缘可见环形薄层致密骨质硬化。术后及穿刺活检病理诊断均为（多发性）非骨化性纤维瘤。

1. X 线表现　表现为类圆形、不规则形及多房低密度区，其长轴与骨干平行，内无钙化、骨化之高密度影，骨髓腔侧见薄层硬化边。无骨膜反应及软组织肿块（图 4-18-1～4-18-4）。

2. CT 表现　病灶位于皮质内，向髓腔侧偏心性、膨胀性生长，相应髓腔不同程度偏心性变窄，病灶内缘可见致密骨性硬化。病灶皮质侧见不完整骨壳、完整骨壳及无骨壳 3 种类型。不完整骨壳边缘有薄层皮质骨向内延伸，作者称为“帽檐征”（图 4-18-5，6）。随病变进展可见其逐渐增长，最终在病灶表面形成完整的骨壳。骨质破坏区为软组织密度，CT 值 50～70HU，部分病灶内见骨性间隔，呈多房性改变。

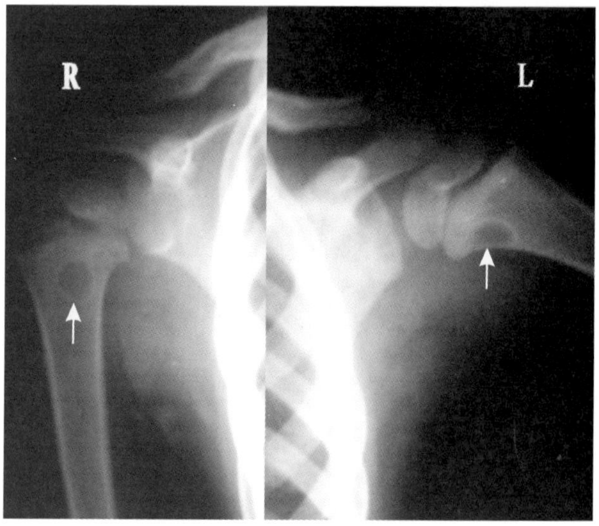

图 4-18-1　Jaffe-Campanucci 综合征。男，8 岁。平片示双侧肱骨上段干骺端内侧各见一类圆形骨质缺损，边缘硬化（箭头）

3. MRI 表现　病灶位于骨皮质，边界清晰，与邻近肌肉信号强度对比，T1WI 呈等或等信号为主并夹杂小片状低信号区，T2WI 呈等信号为主并夹杂小片状高、低信号区。病灶与髓腔间可见低信号带（骨性间隔，图 4-18-7）。

四、诊断

本病罕见，好发于男童，影像表现为多骨多发的非骨化性纤维瘤，无神经纤维瘤的家族病史，结合皮肤有牛奶咖啡斑及腋窝褐斑的表现，一般可诊断。

五、鉴别诊断

1. Ⅰ型神经纤维瘤（NFI） 有学者认为Jaffe-Campanucci综合征是NFI的一种形式，二者在本质上为同一种疾病。但部分学者通过研究认为NFⅠ系常染色体显性遗传性疾病，异常基因位于17号染色体；虽然Jaffe-Campanucci综合征有家族倾向，但到目前为止未发现此类基因错误。此外，二者影像表现亦不同，Jaffe-Campanucci综合征骨质破坏多位于下肢干骺端，常对称分布，与NFI累及四肢时常生长过度或萎缩变细、肢骨破坏缺如、假关节形成不同。

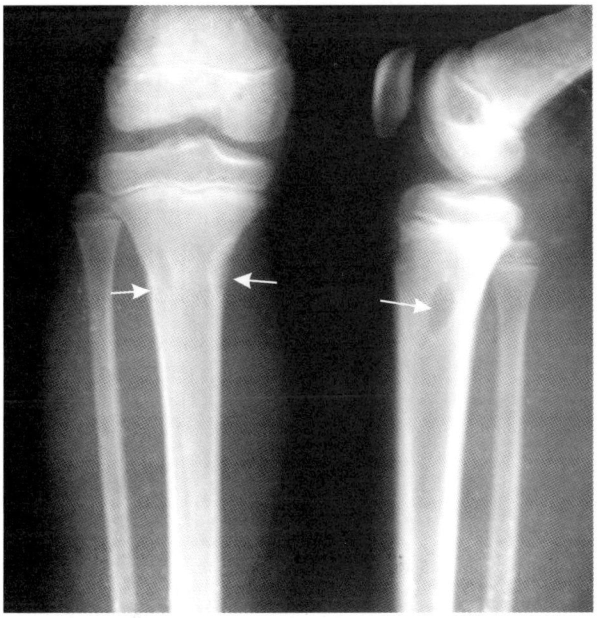

图4-18-2 与图4-18-1同一病例。胫骨上段内外侧骨皮质可见梭形骨质缺损（箭头）

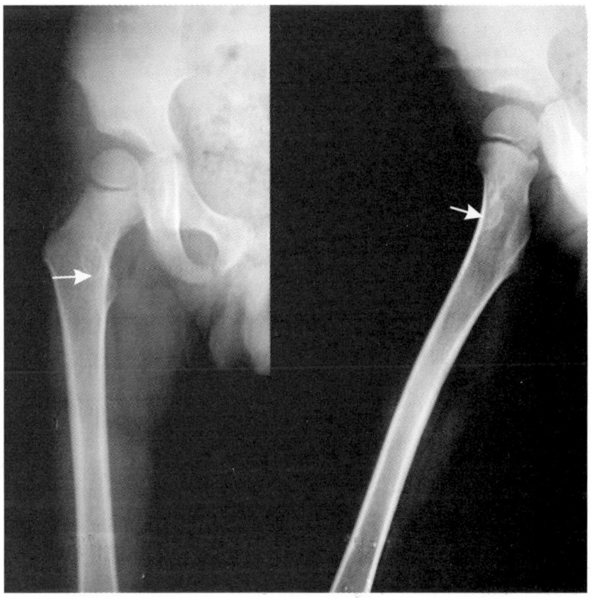

图4-18-3 与图4-18-1同一病例。股骨粗隆间骨皮质可见类圆形局限性骨质缺损，边缘可见薄层硬化环（箭头）

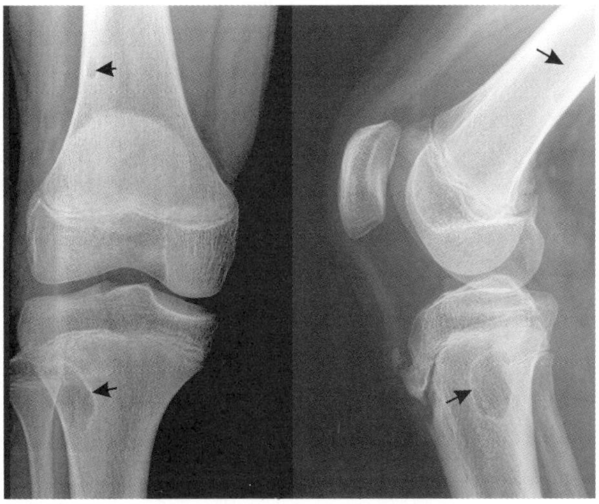

图4-18-4 女，14岁。左胫骨干骺端偏心性、膨胀性的低密度灶，病灶与髓腔之间有致密骨性间隔。股骨干骺端外侧骨皮质下另有一较小低密度灶（箭头）

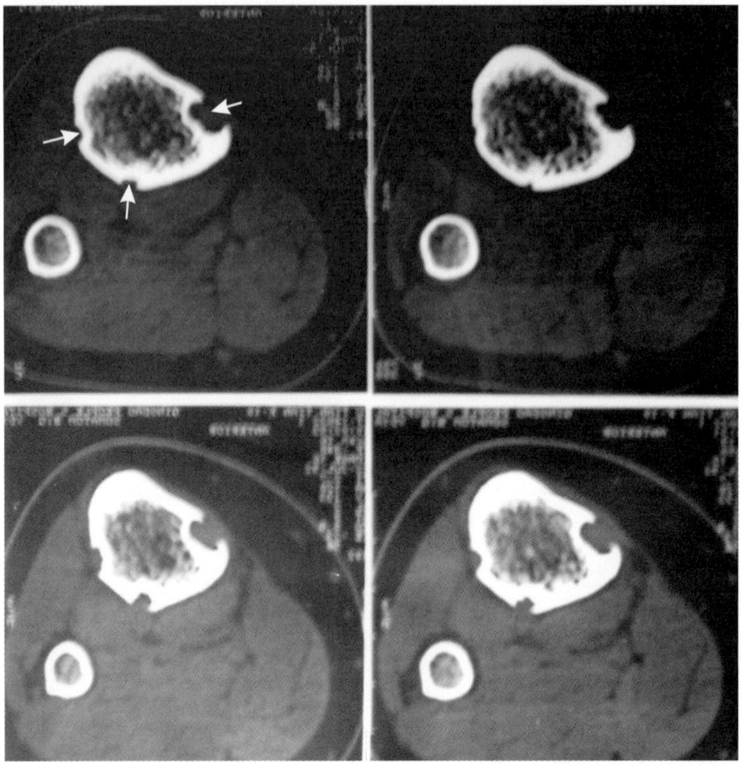

图 4-18-5　与图 4-18-1 同一病例。CT 轴面像示右胫骨上干骺端骨皮质内见 3 个病灶，内侧病灶之外缘见不完整骨壳（帽檐征），外、后侧 2 个病灶表面无骨壳（箭头）

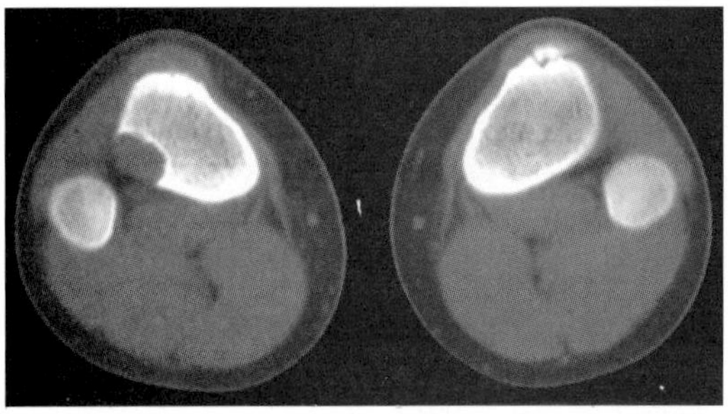

图 4-18-6　与图 4-18-4 同一病例。CT 示右胫骨之病灶破坏骨皮质，向骨髓腔膨胀性生长，骨髓腔侧见连续、完整致密骨性间隔，皮质侧无骨壳

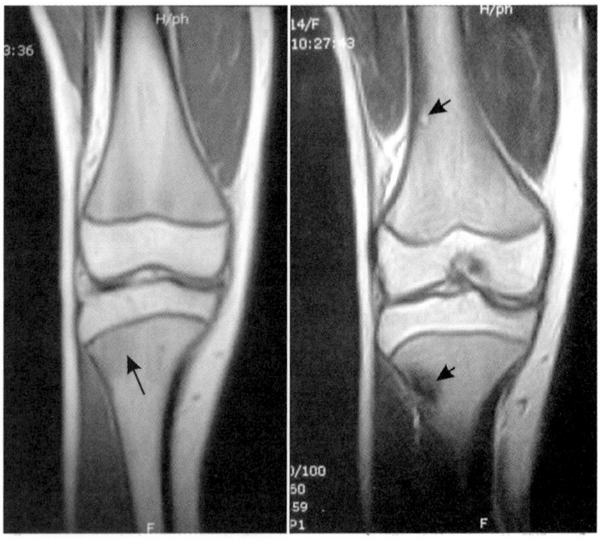

A　　　　　　　　B

图 4-18-7　与图 4-18-4 同一病例。MRI 示右侧胫骨上段干骺端及股骨下段内侧病变边界清晰，相对肌肉信号，T1WI（A）以等信号为主，T2WI（B）胫骨病灶呈等信号为主，股骨病灶夹杂高信号（箭头）

2. 纤维性骨皮质缺损（FCD） FCD与非骨化性纤维瘤均为青少年男性发病居多，病灶多发于股骨下干骺端及胫腓骨上干骺端，部分病灶影像表现相似，所以以往多数学者将其认为是同一种疾病的不同阶段、不同的影像表现。近年来部分学者认为两者是不同的两种疾病。FCD系局部骨外膜化骨障碍、纤维组织增生和充填而导致的一种骨皮质的非肿瘤性纤维性缺损。而非骨化性纤维瘤是纤维细胞来源的骨良性肿瘤。二者虽部分影像表现相似，但FCD骨缺损区表面无骨壳，而非骨化性纤维瘤病灶表面可见完整或不完整骨壳，有助于鉴别。

（陈子敏　刘红光）

参考文献

1. 李学峰，黄立诚. 一家三例五侧肢体先天性上尺桡关节融合. 中华骨科杂志，1999，19（1）：39
2. 魏力今，苏家庆. 先天性肘关节融合合并同侧第1，5掌指骨完全缺如一例报告. 中华骨科杂志，2001，21：225
3. 陈文，王体沛. 尺桡骨中段旋转截骨术治疗先天性上尺桡关节融合及并发症探讨. 中华小儿外科杂志，2006，27（4）：194-196
4. 付志刚，张晓磷，王俊，等. 双侧尺桡骨骨性连接一例. 放射学实践，2012，27（6）：698
5. SteinbornM，Heuck A，Jessel C，et al. Magnetic resonance imaging of lateral ep icondylitis of the elbow with a 0.22T dedicated system. Eur Radiol. 1999，9（4）：1376-1380
6. Hoy C，Wood T，Phillips N，et al. When physiology becomes pathology：the role of magnetic resonance imaging in evaluating bone marrow oedema in the humerus in elite tennis playerswith an upper limb pain syndrome. Br J Sports Med，2006，40（3）：710-713
7. Field LD，Savoie FH. Common elbow injuries in sport. Sports Med，1998，26：193-205
8. Martin CE，SchweitzerME. MR imaging of epicondylitis. Skeletal Radiol，1998，27：133-138
9. Fritz RC，Steinbach LS. Magnetic resonance imaging of the mesculoskeletal system：Part 3. The elbow. Clin Orthop，1996，（324）：321-339
10. Schenk M，Dalinka MK. Imaging of the elbow. An update. Orthop Clin North Am，1997，28：517-535
11. Horton MG，Timins ME. MR imaging of injuries to the small joints. Radiol Clin North Am，1997，35：671-700
12. Golimbu CN，Firooznia H，Meione CP Jr，et al. Tears of the triangular fibrocartilage of the wrist：MR imaging. Radiology，1989，173：731-755
13. Pederzini L，Luchetti R，Soragni O，et al. Evaluation of the triangular fibrocartilage complex tears by arthrscopy，arthorgraphy，and magnetic resonance imaging. Arthroscopy，1992，8：191-197
14. Kambolis C，Bullough PG，Jaffe Hz. Gamglionic cystic defects of bone. J bone Joint Surg，1997，55：496-505
15. 朱国文，金杰，吕一，等. 屈指肌腱狭窄性腱鞘炎的诊治研究进展. 中国正骨，2008，20（11）：70-71
16. Buchman MT，Whitney Gibson T. Transmission electron microscop ic pathoanatomy of congenital trigger thumb. Journal of Pediatric Orthopaedics，1999，19：411-412
17. Samp son SP，Badalamente MA，Hurst LC，et al. Pathobiology of the human A1 pulley in trigger finger. J Hand Surg，1991，16A：714-721
18. 耿虹，董乐乐，朱文，等. 狭窄性腱鞘炎病理改变及病理分型研究. 包头医学院学报，2011，27（1）
19. Weiss WS，Goldblum RJ，Enzinger MF. Enzinger and weiss 软组织肿瘤. 薛卫成，方志伟主译.5版. 北京：北京大学医学出版社，2011：203-207
20. Chung EB，Enzinger FM. Fibroma of tendon sheath. Cancer，1979，44（5）：1945-1954
21. 刘凤琴，裴 裴，廖松林. 腱鞘纤维瘤一例. 中华病理学杂志，2002，31（5）：475-476
22. Lamovec J，Bracko M，Voncina D. Pleomorphic fibroma of tendon sheath. Am J Surg Pathol，1995，15（12）：1202-1205
23. Le Corroller T，Bouvier-Labit C，Sbihi A，et al. Mineralized fibroma of the tendon sheath presenting as a bursitis. Skeletal Radiol，2008，37（12）：1141-1145
24. Nora FE，Dahlin DC，Beabout JW. Bizarre parosteal osteochondromatous proliferations of the hands and feet. Am J Surg Pathol，1983，7（3）：245-250
25. Meneses M，Krishnan U，Swee R. Bizarre parosteal osteochondromatous proliferation of bone（Nora's lesion）. Am J Surg Pathol，1993，17（7）：691-697
26. Shankly PE，Hill FJ，Sloan P，et al. Bizarre parosteal osteochondromatous proliferation in the anterior maxilla：report of a case. Oral Surg Oral Med Oral Pathol Oral Radiol Endod，1999，87（3）：351-356
27. Abramovici L，Steiner GC. Bizarre parosteal osteochondromatous proliferation（Nora's lesion）：a retrospective study of 12 cases，arising in long bones. Hum Pathol，2002，33（12）：1205-1210
28. Rybak LD，Abramovici L，Kenan S，et al. Cortico-medullary continuity in bizarre parosteal osteochondromatous pro-

liferation mimickin osteochondroma on imaging. Skeletal Radiol，2007，36（9）：829-834
29. Singh R，Jain M，Siwach R，et al. Unusual presentation of bizarre parosteal osteochondromatous lesion of the second toe（Nora's lesion）. Foot Ankle Spec，2010，3（6）：347-351
30. Choi JH，Gu MJ，Kim MJ，et al. Fibrosarcoma in bizarre parosteal osteochondromatous proliferation. Skeletal Radiol，2001，30（1）：44-47
31. Yuen M，Friedman L，Orr W，et al. Proliferative periosteal processes of phalanges：a unitary hypothesis. Skeletal Radiol，1992，21（5）：301-303
32. Ly JQ，Bui-Mansfield LT，Taylor DC. Radiologic demonstration of temporal development of bizarre parosteal osteochondromatous proliferation. Clin Imaging，2004，28（3）：216-218
33. Nilsson M，Domanski HA，Mertens F，et al. Molecular cytogenetic characterization of recurrent translocation breakpoints in bizarre parosteal osteochondromatous proliferation（Nora 's lesion）. Hum Pathol，2004，35（9）：1063-1019
34. Zambrano E，Nose V，Perez-Atayde AR，et al. Distinct chromosomal rearrangements in subungual（Dupuytren）exostosis and bizarre parosteal osteochondromatous proliferation（Nora lesion）. Am J Surg Pathol，2004，28（8）：1033-1039
35. Endo M，Hasegawa T，Tashiro T，et al. Bizarre parosteal osteochondromatous proliferation with a t（1；17）translocation. Virchows Arch，2005，4 47（1）：99-102
36. 蒋智铭，张惠箴，陈洁晴，等. 奇异性骨旁骨软骨瘤性增生 4 例报道. 诊断病理学杂志，2001，8（4）：205-206
37. 施琳，蒋智铭，张惠箴，等. 甲下外生性骨疣的临床病理特征. 临床与实验病理学杂志，2008，24（3）：323-326
38. Jones KB，Buckwalter JA，McCarthy EF. Parosteal osteosarcoma of the thumb metacarpal：a case report. Iowa Orthop J，2006，26：134-137
39. Revell MP，Mulligan PJ，Grimer RJ. Parosteal osteosarcoma of the ring finger metacarpal in a semi-professional pianist. J Hand Surg Br，2000，25（3）：314-316
40. 曹来宾. 骨与关节 X 线诊断学. 济南：山东科学技术出版社，1981，267-268
41. 上海第一医学院《X 线诊断学》编写组. X 线诊断学. 上海：上海科学技术出版社，1978，511
42. 张光铂. 桡骨骨干结核误诊尤文氏肉瘤. 天津医药，1980，12（2）：92
43. 曹来宾. 骨关节 X 线诊断学. 2006，14（10）：18-19
44. 余国容，徐晔，蔡金华，等. 早发型先天性骨梅毒 X 线表现. 临床放射学杂志，2005，24（6）：537-540
45. 王云钊，曹来宾. 骨放射诊断学. 北京：北京医科大学、中国协和医科大学联合出版社. 1994，200
46. 张小东，赵玉铭. 梅毒的诊断与治疗. 2005. 11：165-167
47. Glaser JH. Centers for disease control and prevention guidelines for congenital syphilis. J Pediatr，1996，129：488
48. 常宝珠，李光中. 梅毒性骨关节病变. 中国皮肤性病学杂志，1994，8（1）：26-27
49. 王经龙，王桂忠. 新生儿先天性骨梅毒 X 线表现. 实用放射学杂 志，2012，2（28）：309-310
50. Greenberg SB，Bernal DV. Are long-bone radiographs necessary in neonates，suspected of having congenital syphilis. Radiology，1992，182（10）：637-639
51. 向葵，干芸根. 先天性梅毒临床症状与骨骼影像学检查对照分析（附 27 例报告）. 中国医师杂志，2006，8（11）：1514
52. Vander Woude HJ，Hazelbag HM，Bloem JL，et al. MRI of adamantinoma of long bones in correlation with histopathology. AJR，2004，83：1737-1744
53. 翁海燕，王志华，王晓，等. 长骨造釉细胞瘤临床病理分析. 临床与实验病理学杂志，2007，23（2）：186-188
54. 王晓音，王新疆. 长骨造釉细胞瘤的 X 线诊断（附 2 例报告）. 中国医学影像学杂志，2004，12（6）：470-471
55. 高振华，陈应明，关键，等. 长骨造釉胞瘤的影像诊断（附 1 例报道并文献复习）. 影像诊断与介入放射学，2010，19（6）：341-343
56. 钟志伟，吴文娟，马洁琳，等. 长骨釉质细胞瘤的影像学表现（附 3 例分析）. 临床放射学杂志，2010，29：550-551
57. Resnick D. Diagnosis of bone and joint. 4th ed. New York：Saunders company，2002，3763-3764
58. 曲亚罡，许冰，陈亮，等. 软骨黏液样纤维瘤的 CT 诊断. 吉林医学，2004，25（2）：27-28
59. 李景学. 骨关节 X 线诊断. 北京：人民卫生出版社，1996，289-293
60. 王莹，吴文娟，钟志伟，等. 软骨黏液样纤维瘤临床、影像、病理学分析与鉴别. 河北医学，2009，31（10）：1193-1194
61. 郭茂凤，李立，谢道海，等. 软骨黏液样纤维瘤的影像诊断. 苏州大学学报（医学版），2003，23（6）：703-705
62. 王云钊. 骨关节影像学. 北京：科学出版社，2010，814-817
63. 曾效力，陈卫国，张振水，等. 软骨黏液样纤维瘤综合影像分析. 实用放射性杂志，2009，25（2）：231-234
64. 杨新明，石蔚，成日清. 软骨黏液样纤维瘤临床影像学

表现及病理分析. 实用放射性杂志，2005，21（1）：65-67
65. 程小光，刘霞，程克斌，等. 成软骨细胞瘤的 MRI 表现特点. 中华放射学杂志，2009，13（5）：519-521
66. 张国庆，郭树农，卢超. 软骨母细胞瘤影像学表现及诊断价值. 中国 CT 和 MRI 杂志，2009，7（1）：45-47
67. 方三高，肖蔚，周晓军，等. 软骨母细胞瘤 67 例临床病理分析. 诊断病理学杂志，2011，18（4）：253-256
68. 曹来宾. 实用骨关节影像诊断学. 济南：山东科学技术出版社，1998，362-363
69. 杨海涛，王仁法，王敏，等. 成软骨细胞瘤的影像学特征及鉴别诊断. 放射学实践，2008，23（7）：791-793
70. 王玉凯. 骨肿瘤 X 线诊断学. 北京：人民卫生出版社，1995，102-106
71. 刘子君. 骨关节病理学. 北京：人民卫生出版社，2000，180-184
72. 谢元忠，谢丛华. 成软骨细胞瘤骨膜反应的影像特点. 中国医学影像杂志，2008，24：264-266
73. Caslori M，Inibald L，Mingarelli R，et al. Paehydennoporicetosis：an update. C Jin C. enet，2005. 68（6）：477-486
74. 王鹏. 厚皮性骨膜病并瘢痕疙瘩及脾血管瘤一例. 中华皮肤科杂志，2003，36（3）：172
75. 颜兰香，匡玉珍，余桂英. 厚皮性骨膜病一例. 中华皮肤科杂志，2003，36（9）：534-535
76. 封会建，宋飞，刘兆文，等. Jaffe-Campanucci 综合征影像诊断与鉴别诊断. 实用医学影像杂志，2012，14（4）：216-218
77. Mankin HJ，Trahan CA，Fondren G，et al. Non-ossifying fibroma，fibrous cortical defect and Jaffe-Campanacci syndrome：a biologic and clinical review. Chir Organi mov，2009，93（1）：1-7
78. 曹庆选，徐文坚，刘红光，等. 体质性骨病影像诊断图谱. 北京：人民卫生出版社，2012，263

第五章　下肢病变（骨盆、髋关节、股骨）

第一节　髂　骨　角

一、概述

髂骨角为双侧对称排列的三角状骨性突起，起源于髂骨后面，为指甲-髌骨综合征的特异性征象。指甲-髌骨综合征（nail-patella syndrome，NPS）是极为罕见的家族性骨骼发育不全及多系统受累的病变。为常染色体显性遗传性疾病，其发病率为0.00022%～0.00045%。本病的命名较多，有遗传性指甲-骨发育不良、家族性爪甲骨发育障碍、Fong综合征、特纳综合征等。致病基因是由于9号染色体（9q34）长臂的LMX1B转录因子的基因编码突变引起，动物分子学研究已证明这一点。本病与ABO血型链基因连锁。NPS包括①指甲发育不良：拇指甲通常缺如，双手五指越近尺侧指甲发育不良越轻；②髌骨发育异常：髌骨缺如或发育不全，有卵圆形、三角形或不规则形髌骨，位置高，复发性髌骨脱位常与髌骨位置高，膝外翻，股骨外髁发育低平有关；③肘部发育异常：肘外翻、翼状肘，肱骨头发育不良；④髋部发育异常：骨盆向外翻，于双侧髂骨后上有金字塔形骨嵴，即髂骨角。其他如马蹄内翻足、先天性髋关节脱位、脊柱裂畸形可与之并存，称为NPS四联症。

二、临床表现

髂骨角为双侧髂骨对称排列，向外、向后方生长的三角状骨性突起，距离骶髂关节中部2～3指宽，可高达4cm，一般无临床症状，体格检查可触及较大的髂骨角。髂骨角是NPS特异性表现，发生率约占80%以上。NPS除了典型的临床四联症外，还可累及其他系统，如肾、眼睛、胃肠道、神经系统和血管舒缩功能，肾和眼睛受累目前被认为是NPS的临床征象之一。髂骨角是NPS的特异性表现，许多情况下，NPS的各种临床表现直到儿童时期才逐渐显现，影像科医师根据髂骨角的影像学征象能早于临床医生对NPS做出确诊，越早诊断对患者越有利。

三、影像学表现

髂骨角是髂骨体中部向后、向外生长的三角状骨性结构，通常为双侧性，位于臀中肌附着处，由骨皮质、髓质外突构成，常有正常的髂骨皮质包绕，儿童髂骨角顶部可有骨骺。

1. X线平片表现　骨盆前后正位片显示髂骨角为髂骨翼对称性向外生长的三角状骨性突起。由于髂骨角骨质与髂骨骨质相连续，骨盆前后位片为非切线位投照，未能显示轮廓形态。切线位显示髂骨角向后突起。髂骨角出生时即可被X线检查发现，儿童髂骨角顶部可有骨骺，切线位显示明显。两侧髂嵴呈外张状，髂前上棘突出，部分患者表现为双侧骶髂关节面呈菱形，其上部骨性融合，下部呈水平倾斜（图5-1-1）。

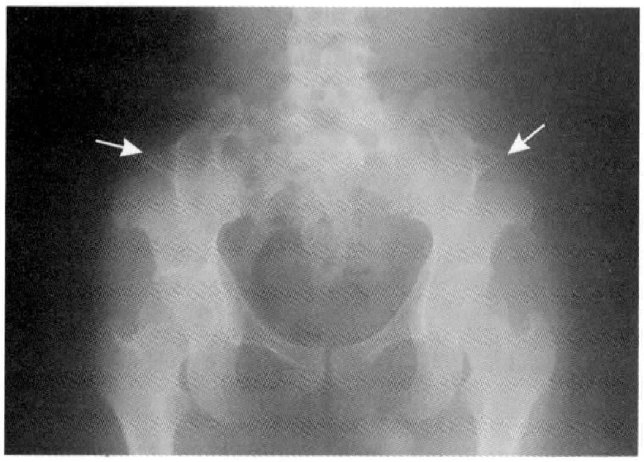

图5-1-1　骨盆前后正位片显示双侧髂骨，见对称性尖角状骨性突起（箭头）

2. CT表现　CT扫描能比X线更加清晰显示髂骨角局部情况，骨窗能显示髂骨角自髂骨体向后、向外的尖角状突起。髂骨角由皮质及髓质构成，其骨皮质及髓质均与髂骨相延续（图5-1-2）。

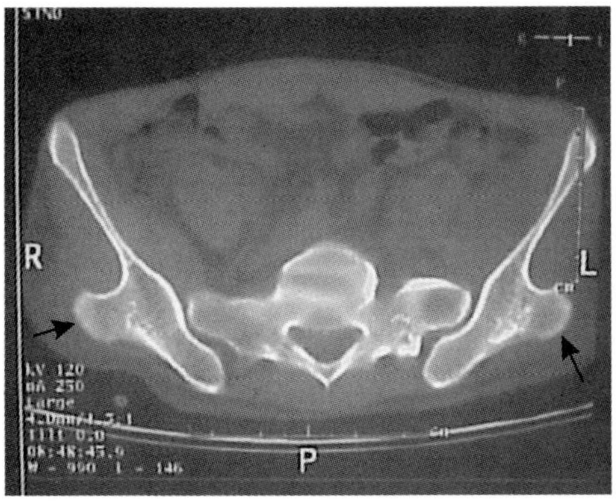

图 5-1-2　与图 5-1-1 同一病例。CT 轴位图像，显示髂骨角向后、向外突起（箭头）

3. MRI 表现　轴位及冠状位能显示髂骨角的皮质及髓质，为髂骨骨质的延伸。MRI 的优势在于显示髂骨角与臀肌之间的关系，清晰显示其位于臀中肌的附着处并可插入臀肌内。

四、诊断

髂骨体中部向后、向外生长的骨性结构，通常为双侧性，位于臀中肌的附着处。依靠典型 X 线平片表现，诊断并不困难。X 线平片是诊断本病的主要检查手段，以切线位显示为佳。CT 及 MRI 检查能清晰显示局部情况。对于儿童，由于 X 线的潜在危险，MRI 检查为首选。

五、鉴别诊断

骨软骨瘤常发生于干骺端，骨盆骨软骨瘤形态与髂骨角相仿，但髂骨角为双侧性，结合 NPS 的四联症及其他临床检查可资鉴别。

（陈　忠）

第二节　闭　孔　疝

一、概述

闭孔疝为临床较少见的一种腹外疝，其发病率占所有类型疝的 0.05%～1.40%。由于其症状和体征常缺乏特异性，故术前诊断较为困难，往往在剖腹探查术时才能确诊，而延误治疗可使其病死率达 10%～50%。但由于鲜见报道，影像科医师认识不足，部分病例受疝出内容物不同，如疝出物是盆腔肠系膜及脂肪组织，无肠梗阻症状，而临床仅为髋部疼痛表现，往往导致误诊或漏诊。但疝出物为小肠组织，可表现为肠梗阻表现，由于 CT 具有空间分辨力的优势，比常规 X 线能提供更多有价值的诊断信息，而其时间分辨力的优势又较 MR 在急腹症的应用有更高的实用价值。但是，如果疝出物不是肠组织，MRI 的诊断则具有特征性诊断意义，所以认识闭孔疝的 CT 和 MRI 表现，有重要的临床诊断意义。

二、临床表现

本病患者多为老年女性，闭孔疝常见于 70～80 岁体弱、多次生育的女性，其发生率约为其他年龄段的 6 倍。可能与老年人腹肌缺乏锻炼、肌肉衰退、盆腔更宽大和倾斜有关，且老年人多伴有慢性支气管炎及便秘，慢性咳嗽和便秘使腹内压持续增高。女性明显多于男性，可能与女性闭孔横径大，多次妊娠的腹内压增高并使盆壁组织松弛有关。本病均有不同程度腹痛发作病史，同时伴有恶心、呕吐，肛门停止排便、排气肠梗阻表现。如疝出物非肠内容物（肠系膜），主要表现腹股沟、股内侧和膝部放射性疼痛发作病史，无腹痛表现，所以，该类患者往往去骨关节外科就诊易误诊为关节炎、坐骨神经痛等，行腰椎 CT 或 MRI 检查而被发现。此外，股内收肌反射缺失（Hannington-Kiff 征）亦为闭孔神经受压所致，且此征较 Howship-Romberg 征诊断闭孔疝有更高的特异性，但此特征性体征出现率并不高。此类患者会因其他病变而进行手术探查明确诊断。

三、闭孔解剖特点

闭孔绝大部分被腱性闭孔膜覆盖，仅在闭孔膜外上缘与耻骨上支之间有一裂隙，称闭孔管，斜向前内下方连接盆腔与股内收肌。闭孔管上界为耻骨上支的闭孔沟，下界自内向外依次为闭孔内肌及覆盖其上的盆筋膜和闭孔膜的游离缘。闭孔管内口上方是闭孔沟的起端，外口位于耻骨肌深面，外口上方是闭孔沟的末端，下方为闭孔外肌外上缘。闭孔管只能容纳一指尖，长 2～3cm，管壁由骨质和坚韧的腱膜以及肌肉边缘组成，几无伸展性。闭孔神经和血管紧贴骨盆侧壁经闭孔管外上方穿出。在耻骨联合上缘层面 CT 轴位图像上，闭孔管内口为耻骨上支的闭孔沟与闭孔内肌之间，能显示闭孔膜、闭孔神经和血管。闭孔外口在耻骨肌的深面及长收肌之间，闭孔管为一潜在裂隙，不能在 CT 图像上显示。

四、影像学表现与病理基础

随着影像技术发展，CT、超声、MRI 都可作为闭孔疝的诊断方法。对于肠梗阻患者，CT 检查认为是诊断闭孔疝的标准方法，可使闭孔疝的诊断准确率达 90%以上，且 CT 对闭孔疝诊断特异性亦较高，优于超声和 MRI。

1. CT 表现　在 CT 检查中往往表现为不同程度小肠梗阻的征象，表现为空回肠肠管扩张、积液，而在盆腔区侧可发现部分萎陷肠管堆积。如果能仔细观察，寻找肠管梗阻点，可见局部肠管自盆腔经闭孔内口（耻骨上支闭孔沟与闭孔内肌间）突出于骨盆外，达耻骨肌与闭孔外肌之间，疝囊可位于闭孔外肌与耻骨肌之间，也可位于闭孔外肌上束与中束间见囊性影，形成一个囊性或管状含气结构，特别是作三维重建可清楚显示为突出的肠管，对疝出的肠管有确诊意义（图 5-2-1，2）。除小肠肠管外，疝内容物亦可是结肠、膀胱、卵巢及输卵管等，但以小肠多见，小肠中又以回肠为主。

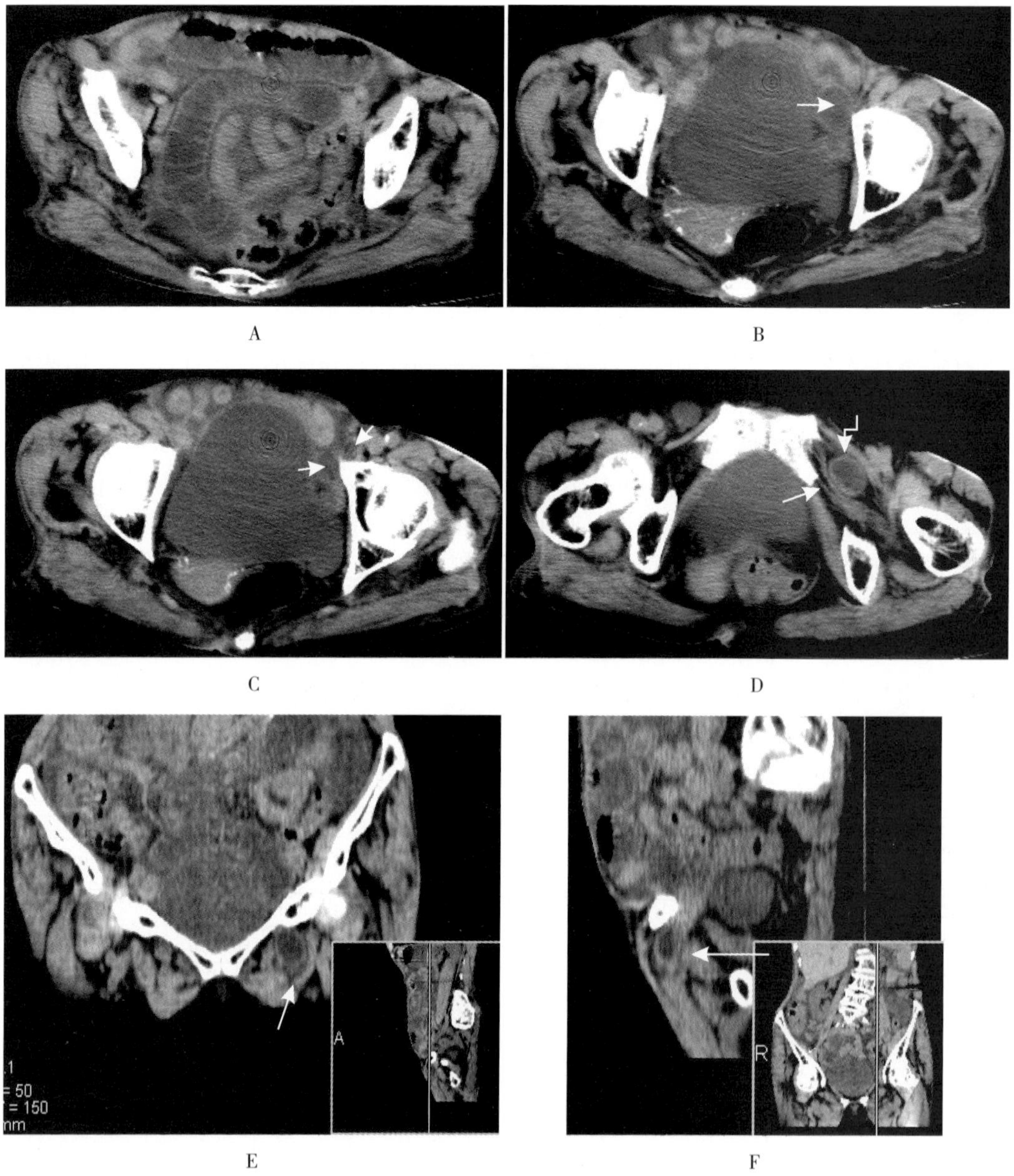

图 5-2-1　闭孔疝

A：空肠肠管及回肠起始段扩张，可见空肠末段与回肠交界处肠黏膜；B：盆腔左前壁可见一环状肠腔影（箭头）位于闭孔内口处；C：盆腔左侧可见条状低密度气影向盆腔外延伸（箭头）；D：左侧闭孔外肌（箭头）与耻骨肌（弯箭头）之间可见类圆形，中间为低密度肠管影，闭孔外肌与耻骨肌间隙分离，明显增宽；E：冠状重建 左侧耻骨肌及闭孔外肌之间可见含气的肠管疝出物影（箭头）；F：矢状重建 盆腔内可见带气的肠管疝出于闭孔外，闭孔外肌与耻骨肌之间（箭头）

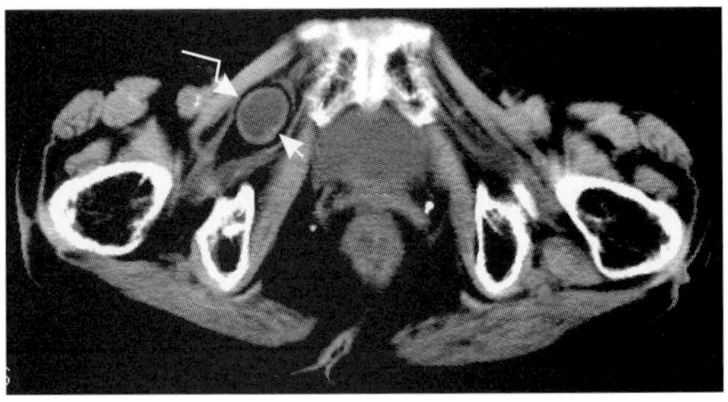

图 5-2-2　疝囊穿过闭孔向外疝出于闭孔外肌上束（箭头）与中束（曲箭头）间，疝出物为扩张的回肠，肠壁光滑

闭孔疝的形成可分为3个解剖阶段：①闭孔处出现腹膜外脂肪；②出现浅的腹膜凹陷并逐渐加深形成疝囊；③疝囊为内容物所填充。疝囊可沿闭孔神经前股或后股走行，约半数患者位于血管的内侧，其余患者可位于血管的外侧、前侧或后侧。其疝出途径有3条：第1种最常见，是向闭孔外口突出，其疝囊位于闭孔外肌的前方；第2种的疝囊自闭孔外肌的中、上束中间突出，沿着闭孔神经后股行走，疝囊位于内收短肌的后方；第3种最为罕见，疝囊位于闭孔内、外肌及其膜之间。Chu等也通过CT扫描证实了疝囊的3种位置：最常见位于耻骨肌与闭孔外肌之间，其次位于闭孔外肌的中、上束间，最少见的是位于闭孔内、外肌之间。CT检查发现疝出肠管或腹腔扩张肠管壁增厚、水肿，且强化程度较正常降低时提示肠管血运障碍，提示手术治疗。

2. MRI表现　本病报道行MRI检查极少，作者收集的2例闭孔疝患者，并未发现肠梗阻表现，原因是患者以髋关节或腹股沟疼痛而来诊，偶然发现髋关节内下方及耻骨肌与闭孔外肌之间条状异常软组织信号影。T1WI显示如周围肌肉信号大致相同，呈中等信号，内可见条状高信号影分隔，闭孔外肌受压推移，T2压脂呈中等偏低信号软组织影，边缘可见薄层高信号影包绕，呈分节状，其中疝出物内可见小斑片高信号，手术证实疝出物为肠系膜组织，周围软组织可见不均匀高信号水肿（图5-2-3）。

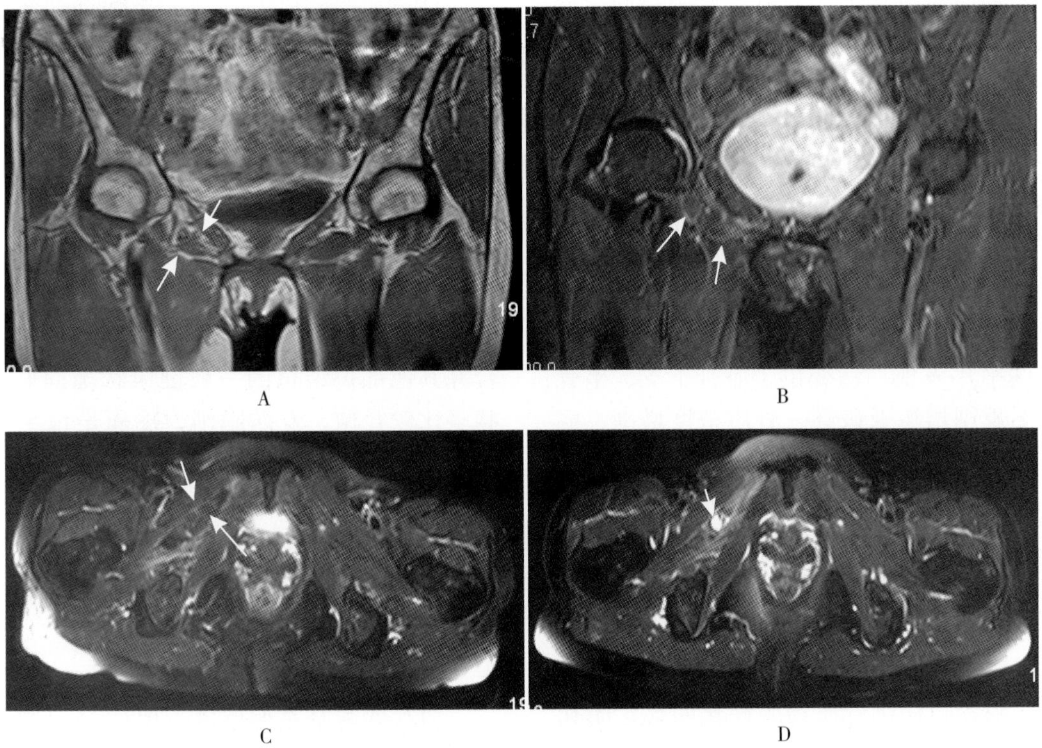

图 5-2-3　闭孔疝

A：T1WI冠状位显示右侧闭孔外肌与耻骨肌之间可见条状分节中等信号软组织影，周围可见薄层稍高信号影包绕（箭头）；B：T2压脂冠状位显示右侧闭孔外肌与耻骨肌之间可见条状分节，中等偏高信号软组织影，周围可见薄层稍高信号影包绕（箭头）；C：T2压脂 右侧闭孔外肌与耻骨肌间可见条状分节中等信号疝出物影，肌间隙间可见薄层高信号影分隔（箭头）；D：T2压脂不同层面，右侧闭孔外肌与耻骨肌间可见条状分节中等信号疝出物影，其内可见局限性小片高信号，周围软组织可见高信号水肿

五、诊断与鉴别诊断

老年患者，特别是老年女性患者不明原因肠梗阻，做腹部 CT 检查时扫描应包括两侧耻骨肌，可有助于闭孔疝的检出。MRI 检查时，如患者出现类似髋关节、腹股沟疼痛并向下肢放射，无肠梗阻表现，MRI 显示闭孔外肌、耻骨肌与闭孔外肌中束出现条状软组织包块影，要考虑闭孔疝可能。而在疝囊未突出闭孔管外口时，管内口的疝颈需与肿大淋巴结鉴别。此外，需鉴别的有闭孔神经的肿瘤、淋巴管瘤及血肿等，结合病变的部位、形态、密度和强化方式，肠道梗阻情况，鉴别一般比较容易。

（曾鹏程　邓星河）

第三节　坐骨结核

一、概述

坐骨结核临床少见，国内只有少量报道。曾有报道统计 3 587 例骨关节结核资料，骨盆结核仅占 1.12%。坐骨结核病变多发生于坐骨体，其次为坐骨结节，原发于坐骨支的极少，坐骨支结核多由坐骨体或坐骨结节结核蔓延而来，蔓延广泛的病变尚可波及耻骨支。多数患者合并肺、胸膜、淋巴结或其他骨结核。坐骨结核影像报道较少。

二、临床表现

病变臀部明显肿胀，无发红，皮温不高，局部皮肤无破损。臀部轻度疼痛不适，坐位时显著，不伴发热，无盗汗、食欲差等症状，坐骨结节部压痛，未触及肿块，无波动感，局部“4”字试验阳性。临床常诊为“坐骨结节滑囊炎”。个别患者在股后侧皮肤溃破流脓后，臀部疼痛明显缓解，应为坐骨结节脓肿破溃沿大腿后侧肌间隙下溢，坐骨部压力减轻所致。

三、影像学表现

1. X线平片表现　病变位于耻骨下支、坐骨结节，呈不规则增生及破坏，骨质密度增高，病灶中央可见片状高密度影，骨质周围无骨膜反应，如破坏区穿破骨皮质即于坐骨下方软组织内可见砂粒样高密度影（死骨），闭孔内外肌肿胀，病变区周围软组织肿胀、层次模糊（图 5-3-1）。胸部摄片可有或无肺结核病变。

2. CT 表现　耻骨下支、坐骨边缘可见穿凿样骨质破坏缺损，周围骨质增生硬化明显，闭孔内、外肌肿胀、增粗，闭孔外肌与耻骨肌之间可见片状低密度影。坐骨外肌及耻骨肌间隙模糊（图 5-3-2）。

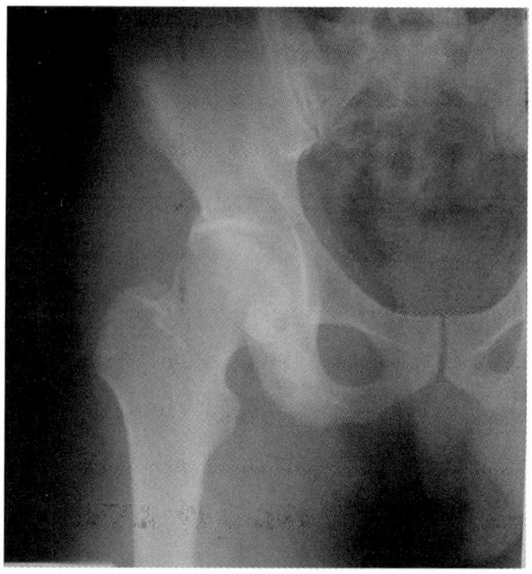

图 5-3-1　右髋关节 X 线平片显示从髋臼下缘至坐骨结节处骨质呈片状高密度影，骨质表面欠光滑，闭孔内、外肌肿胀

四、诊断

坐骨结核因少见且症状不典型极易误诊。不合并其他部位结核的一般健康状况尚好，局部症状多比较轻微，发病隐渐，疼痛是最早出现的症状。因臀部肌肉和脂肪都比较肥厚，轻度肿胀或比较小的脓肿常被忽略，因此常就诊较晚，早期确诊困难。早期 X 线检查极为重要，CT 扫描与健侧比较可发现病变软组织处肿胀，骨骼破坏、死骨，有利于早期诊断。

五、鉴别诊断

当发现坐骨骨质改变，应注意与慢性化脓性骨髓炎鉴别，较大年龄的患者还要注意与成骨性转移瘤鉴别，CT 扫描对观察病变范围和骨质破坏的情况对鉴别诊断有较大的帮助。

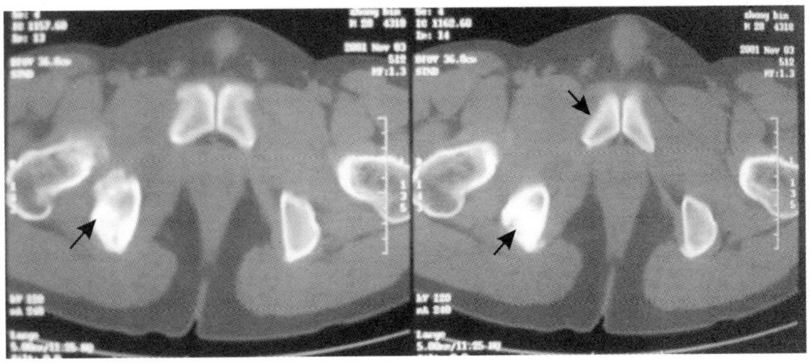

图 5-3-2　CT 扫描表现为坐骨边缘可见不规则少许骨质破坏区，周围可见片状骨质增生硬化，闭孔内、外肌肿胀，其内可见小片状低密度影，为局部冷脓肿形成（箭头）

（邓星河）

第四节　耻骨联合结核

一、概述

骨关节结核常见于脊椎、长骨干骺端及负重大、活动多的关节。耻骨联合结核在临床上较少见，发病率仅为骨关节结核的 0.09%~0.53%。

耻骨联合属于微动、非负重软骨关节，由纤维软骨构成，中间有一纵行裂隙，无滑膜亦无滑液，血液循环相对缺乏。耻骨联合结核是由肺或其他部位的结核血行播散而来，属于继发性，发病率较低。病灶多从一侧耻骨体靠联合侧开始，并逐渐向中线侵犯，破坏耻骨联合结构，并越过耻骨联合而波及对侧耻骨体，为区别于一般耻骨支的结核，称为耻骨联合结核。

二、临床表现

临床表现可有下腹部疼痛不适，午后低热、盗汗，耻骨联合或下腹部触及肿块，腹股沟瘘管形成及流脓史。患者可有或无肺结核病史。

三、影像学表现

1. X 线平片表现　骨盆平片发现耻骨联合两侧耻骨缘不同程度的虫蚀样骨质破坏，破坏区边缘可见增生硬化，病灶内见多发斑点状游离死骨，间隙假性增宽（图 5-4-1）。

2. CT 表现　CT 扫描可清楚显示两侧耻骨缘虫蚀样破坏，耻骨联合间隙内可见多个沙粒高密度死骨，破坏区边缘骨质硬化，耻骨联合间隙假性增宽；两侧闭孔内外肌轻度肿胀（图 5-4-1）。耻骨联合部位较特殊，耻骨联合结核可引起周围纤维囊破坏形成流注脓肿，脓汁沿着抵抗阻力较小的组织间隙蔓延。脓汁向上方流入腹直肌鞘内

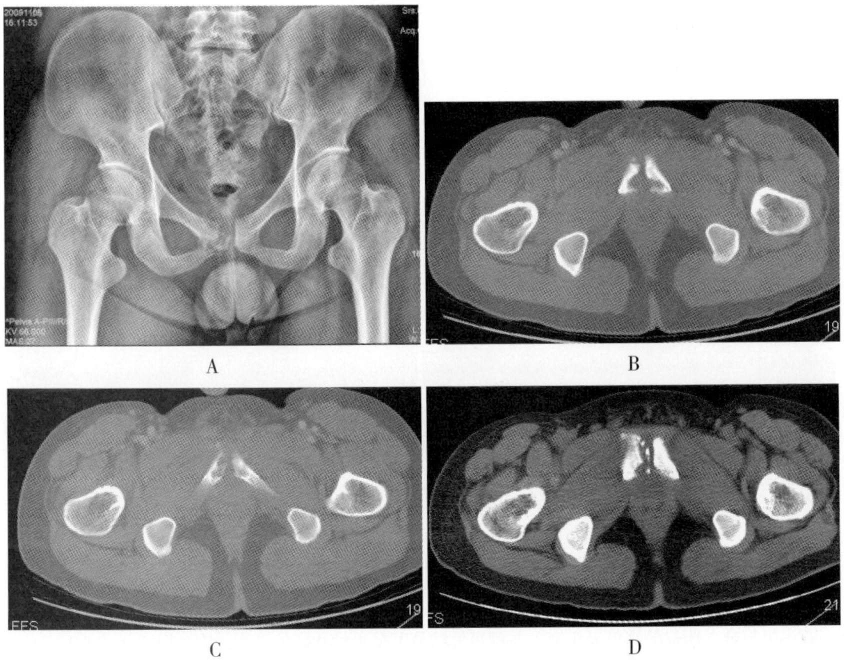

A　B　C　D

图 5-4-1　耻骨联合结核

A：X 线平片显示耻骨联合关节面骨质虫蚀状破坏，右侧明显，间隙内可见小条状及沙粒样死骨，左侧关节面下骨质密度增高；B、C：CT 扫描显示双侧耻骨联合软骨面下骨质片状破坏缺损，软骨面欠规则；D：耻骨联合间隙内可见数粒沙粒状游离死骨，闭孔外肌及耻骨肌肿胀，肌间隙欠清

形成脓肿，向前下方在腹股沟处形成瘘管或越过腹股沟在股内侧形成脓肿，向下方流入阴囊或会阴部形成脓肿，向后可越过联合后间隙累及膀胱及尿道，甚至进入腹腔。

四、诊断

X线平片及CT扫描对耻骨联合结核诊断很有价值，两侧耻骨缘虫蚀样破坏、骨质增生硬化、泥沙样死骨、多发斑片状钙化以及耻骨联合间隙假性增宽，软组织脓肿、斑条状干酪样钙化等可提供重要诊断依据。尤其CT能清晰显示耻骨内小囊性破坏及死骨，周围软组织肿胀、钙化，脓肿形成等更具诊断价值，明显优于常规X线检查。

五、鉴别诊断

本病发展缓慢，早期诊断容易误诊，应与耻骨骨髓炎、耻骨骨炎、陈旧性耻骨骨折、耻骨肿瘤等相鉴别。

（邓星河）

第五节　坐骨结节滑囊炎

一、概述

坐骨结节滑囊炎又名坐骨结节囊肿，位于臀大肌与坐骨结节之间。当滑囊受到过量的摩擦或压迫时滑囊壁发生炎症反应，造成滑膜水肿、充血、增厚或纤维化，滑液增多，即形成滑囊炎。坐骨结节滑囊炎有急、慢性之分。急性坐骨结节滑囊炎较少见，一般为急性外伤所致，伤后滑囊内有急性炎症变化的血性或浆液渗出液；慢性坐骨结节滑囊炎较多见，可因长期压迫或反复摩擦而发炎。MRI在坐骨结节滑囊炎的应用国内、外较少报道，MRI检查是诊断本病的最好方法。

坐骨结节滑囊是一种潜在的囊，又称坐骨-臀肌滑囊，属肌下囊，其位于臀大肌与坐骨结节之间，由疏松结缔组织分化而成，为一密闭的结缔组织扁囊，囊腔呈裂隙状，其外层是致密结缔组织，内层是滑膜，内含少许滑液，功能是增加臀大肌与坐骨结节之间的润滑，缓解压力，减少摩擦，促进其运动的灵活性。当滑囊受到过量摩擦或压迫时滑囊壁发生炎症反应，造成滑膜水肿、充血、增厚或纤维化，滑液增多，形成滑囊炎。

二、临床表现

坐骨结节滑囊炎多见于长期从事坐位工作的老年妇女，坐骨结节处形成类囊性肿块，取坐位时疼痛明显，严重者不能正坐，压痛明显，少数患者伴有坐骨神经痛。在长期坐位工作者中，尤其是在电动缝纫使用、拖拉机驾驶及道路设备机器操作过程中，机器震动对坐骨结节滑囊产生刺激，很容易发生坐骨结节滑囊炎。可一侧或双侧发病。

三、影像学表现与病理基础

1. X线平片表现　对坐骨结节滑囊炎不具有特异性，部分可以表现为同侧坐骨结节皮质毛糙，骨质破坏，或者坐骨结节附近的钙化。由于超声检查方便、便宜，往往作为臀部病变的首选。

2. MRI表现　MRI成像视野大、多方位成像、软组织分辨率高，可更加准确判断病变部位及范围。根据发病时间长短，MRI有不同的表现，如急性期，病理上表现为充血、水肿和渗出，此时局部T1WI显示坐骨结节周围软组织呈小片不均匀低信号，T2压脂呈明显片状高信号，边缘欠规则呈刺状突起（图5-5-1）。如慢性病

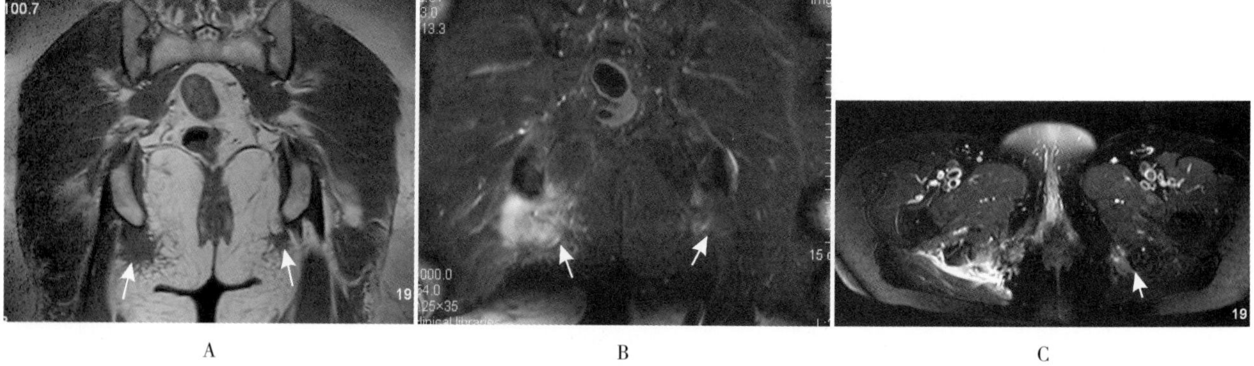

A　B　C

图5-5-1　坐骨结节滑囊炎

A：T1WI显示双侧坐骨结节下软组织呈片状低信号，边缘不规则，以右侧明显（箭头）；B、C：T2冠状及轴位压脂双侧坐骨结节下方软组织内可见片状不规则高信号影，以右侧明显，肌间隙内可见合并明显的高信号积液，左侧坐骨结节可见小片状高信号影，边缘模糊（箭头）

变，病变较局限，局部囊肿形成，MRI 可确定坐骨结节周围囊肿的数量，囊肿可有分隔，T1WI 呈多个小囊状低信号影，T2 压脂呈高信号（图 5-5-2）。当坐骨结节滑囊炎内部的信号一般比其他部位滑囊炎要高时，推测在 T1WI 信号增高时由于坐位时坐骨结节产生的剪切力导致出血所致，而长期的刺激导致反复出血，因而信号不均匀；在 T2WI 增强检查时信号不均匀是由于囊内出血、滑膜增生及囊内分隔。DWI 技术对坐骨结节滑囊炎鉴别诊断可以起到关键的作用。由于囊内含水量大，水分子运动相对自由，因而在 ADC 图上表现为明显高信号，ADC 值极高，因此有学者认为 DWI 技术在坐骨结节滑囊炎诊断中有很高的价值。当坐骨结节附近的钙化时，MRI 可表现为小块低信号影，周围水肿明显，呈小片状高信号（图 5-5-3）。

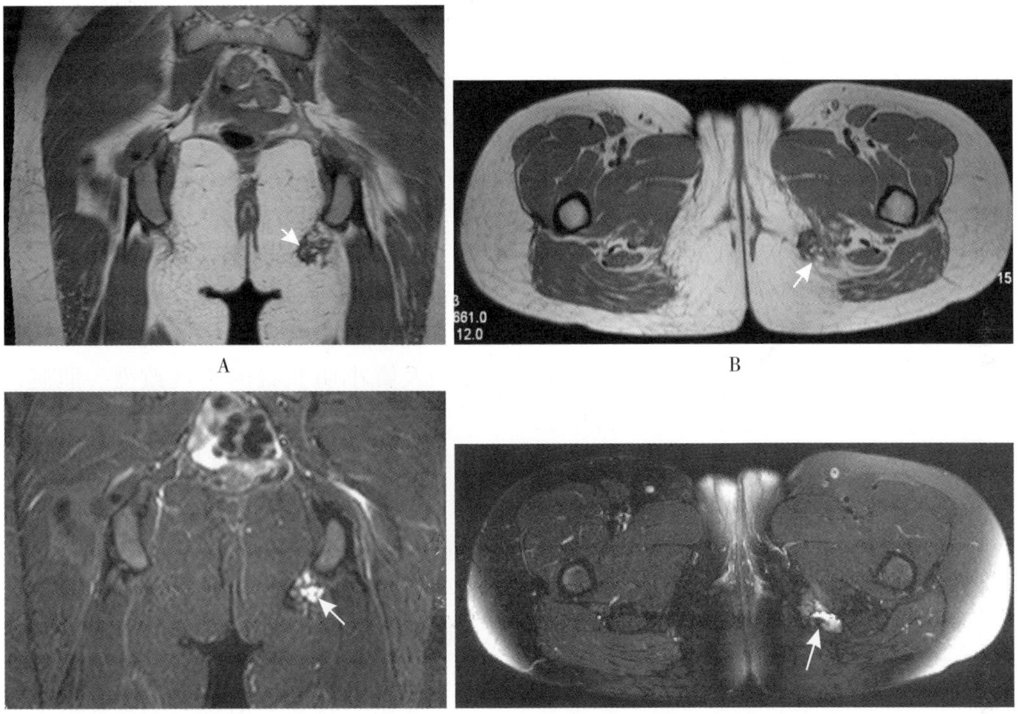

A　B　C　D

图 5-5-2　坐骨结节滑囊炎

A、B：T1WI 显示左侧坐骨结节滑囊多个小囊状低信号影（箭头）；C、D：T2 压脂显示左侧坐骨结节滑囊多个小囊状中等及高信号影，为囊肿形成（箭头）

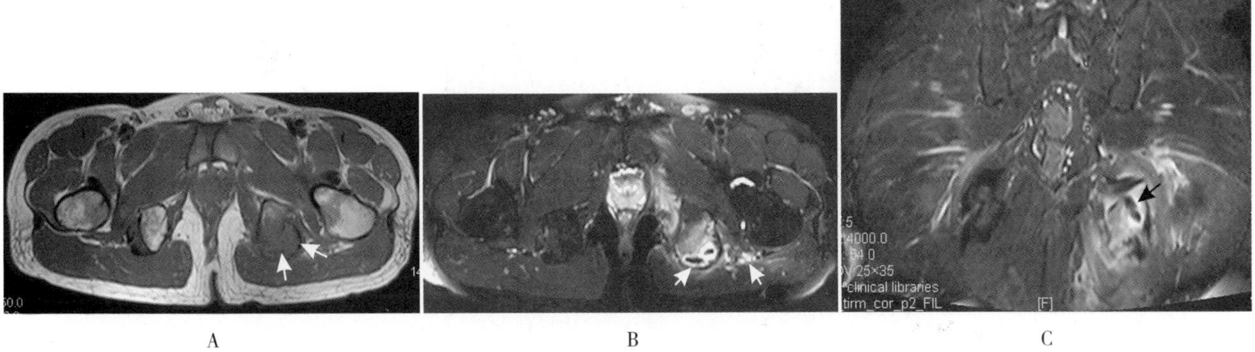

A　B　C

图 5-5-3　坐骨结节滑囊炎

A：左侧坐骨结节及周围软组织肿胀，呈片状低信号，肿胀的软组织内可见 2 个条状更低信号钙化影（箭头）；B、C：脂肪抑制显示坐骨结节周围软组织大片高信号水肿，其中坐骨结节下缘可见 2 个小条状低信号（箭头）

四、诊断

坐骨结节滑囊炎位于同侧坐骨结节下后内侧，表现为片状或囊性病灶，如囊肿形成及出血，其内可见分隔及出血信号，根据这些表现可以通过MR正确诊断。

五、鉴别诊断

鉴别诊断包括肛周脓肿、臀部脓肿、血肿。脓肿有相应的临床病史，且ADC值明显降低，ADC图信号很低，在DWI图信号很高。血肿在T1加权和T2加权均匀有特异的信号强度。

（邓星河）

第六节 股骨转子滑膜囊炎并臀肌肌腱病

一、概述

大转子疼痛综合征是以股骨大转子区局部疼痛和压痛为主要临床症状。疼痛多为单侧，好发于中老年妇女。原因包括转子滑膜囊炎、臀肌在大转子附着处的肌腱炎或肌腱撕裂、反复微创伤和晶体沉着类似炎症。尽管客观检查时滑膜囊炎症的阳性体征尚不充分，但临床上通常将大转子疼痛综合征称为转子滑膜囊炎症。

大转子后最大的滑膜囊为臀大肌下滑膜囊，位于臀大肌的下方大转子的外侧。臀中肌和臀小肌下方的小滑膜囊位于大滑膜囊的上方，臀中肌及臀小肌肌腱附着处的解剖形态及其与上方转子滑膜囊之间的关系类似肩关节，该区域可能还存在其他小滑膜囊。该部位所有的滑膜囊腔均被髋关节的滑膜分隔开。真正的转子滑膜囊炎是指位于大转子上方的一个或数个滑膜囊腔内的炎症性改变。臀肌肌腱病和肌腱撕裂是许多患者发生滑膜囊炎症的直接原因。临床上表现双侧大转子部疼痛，双侧大转子局部压痛明显。

二、影像学表现与病理基础

大转子滑膜囊炎X线平片诊断价值有限，如损伤及长期慢性炎症可显示临床上较少见的滑膜囊钙化和该区域非特异性的骨质增生改变。

MRI可显示滑膜囊炎的直接征象和相关的肌腱病变。T1WI可显示股骨大结节表面不规则骨质增生，粗糙，骨皮质下可见小囊性低信号影，大转子旁可见新月形低信号影；T2压脂序列因软组织炎症引起的信号增加敏感性最高。由于大转子外上方的滑膜囊膨胀，常可见到高信号的液体积聚，液体量可示为积液量而不同，积液的位置取决于受累滑膜囊的特定位置。通常还可见相邻臀中肌及臀小肌肌腱的炎性改变。肌腱附着处及大转子滑囊炎，MRI可显示肌腱、滑囊及大转子肌腱附着处高信号及滑囊积液（图5-6-1，2）。

MRI还可显示肌腱病和肌腱撕裂。正常臀肌肌腱在冠状位和横切位上显示较为清晰，肌腱病变时表现为肌腱的增粗、信号升高，或连续性中断和信号缺失等。

三、诊断

本病诊断并不困难，关键是对大转子局部解剖学的认知，在实际工作中局部表现并未受关注和认识。MRI检查和诊断对本病有较大的临床价值，可提供明确诊断的信息。

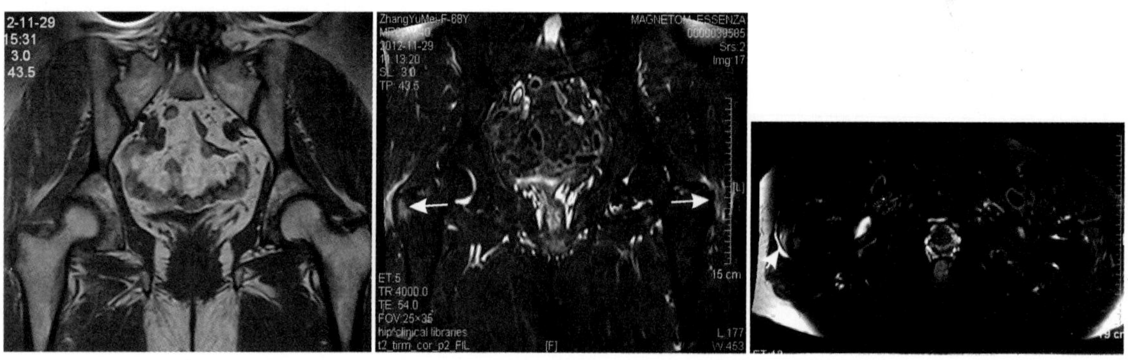

A　　B　　C

图5-6-1　大转子滑膜囊炎

A：T1WI显示双侧大转子肌腱附着处及右侧大转子呈局部低信号，表面欠光滑，为局部骨质增生；B、C：T2压脂冠、轴位显示双侧大转子滑囊及肌腱呈明显高信号及积液，右侧大转子局限性骨髓水肿（箭头）

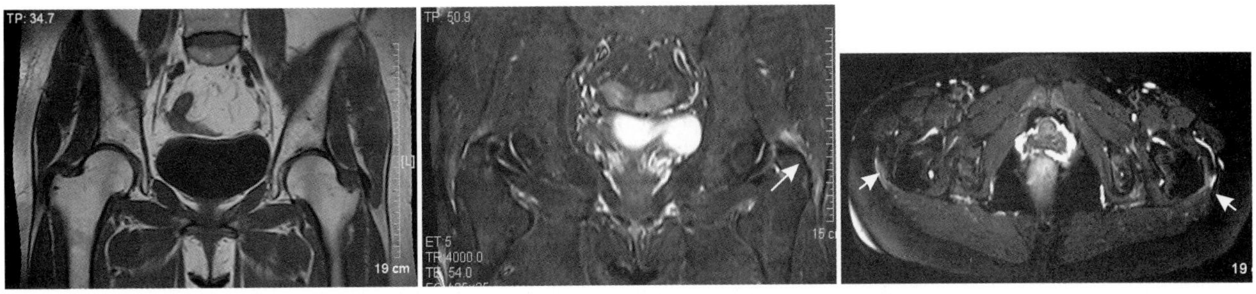

A　　　　B　　　　C

图 5-6-2　大转子滑膜囊炎

A：T1WI 显示双侧大转子骨质增生，表面粗糙，右侧骨皮质下可见小囊性低信号影；B、C：T2 冠、轴位压脂，双侧大转子显示臀中肌和臀小肌附着处明显水肿，相应部骨质可见小片状水肿，滑膜囊可见新月形高信号积液，以左侧明显（箭头）

（邓星河）

第七节　坐骨-股骨小转子撞击综合征

正常髋关节在轻度内收，伸直位旋转、外展时小转子和坐骨间距离为 2cm，而在髋关节内收外旋和伸髋时引起的腹股沟部的股疼痛，是小转子撞击在坐骨支上的体征。由于两骨之间的距离在下述情况下可缩短，如转子间骨折合并小转子受损、转子间截骨后翻突出、退变性关节炎股骨上移或内移，可使小转子与坐骨支间距离变窄。

本病极为少见，主要发生在女性，临床上主要表现为髋部及腹股沟疼痛，可出现关节弹响。

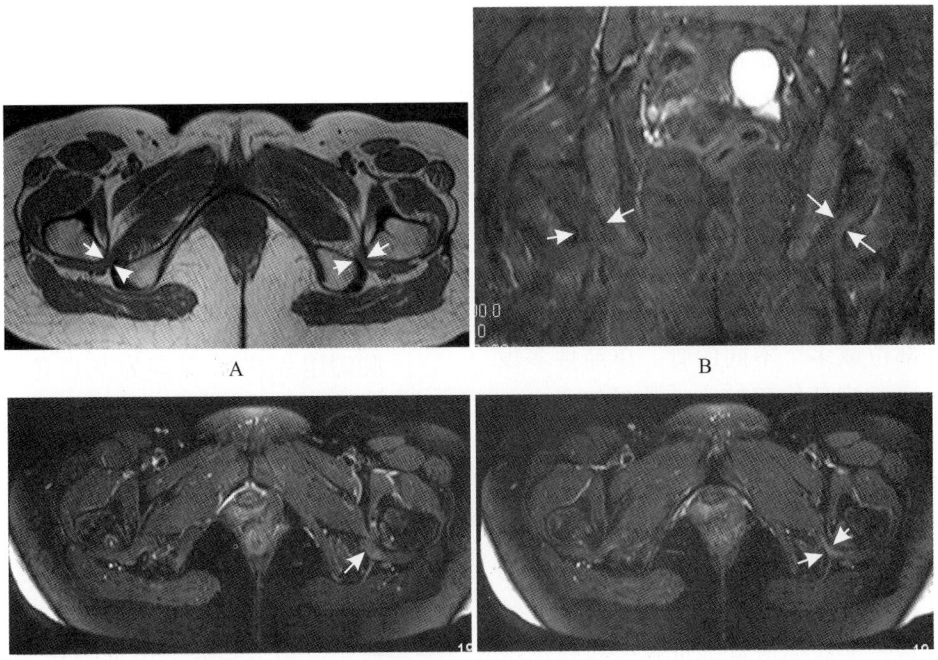

A　　　　B

C　　　　D

图 5-7-1　坐骨-股骨小转子撞击

A：T1WI 轴位显示双侧坐骨-股骨小转子间距不等宽，左侧明显变窄，股方肌受压呈小条状，信号稍高（箭头）；B：T2 冠状位脂肪抑制序列显示双侧坐骨-股骨小转子间距不等宽，左侧明显变窄，股方肌受压呈小条状高信号（箭头）；C：T2 压脂轴位显示左侧股方肌于坐骨-股骨小转子间隙部受压水肿（箭头）；D：T2 压脂轴位与图 C 不同层面显示坐骨-股骨小转子间距最窄部股方肌明显受压呈小条状高信号（箭头）

MRI 是本病的主要检查方法，作者收集 2 例中老年女性病例，病史较典型，局部症状明显，根据局部 MRI 表现及参考文献资料，诊断为本病。本病 MRI 表现可显示坐骨-股骨小转子间隙距离变窄，解剖学上，股方肌穿行于该间隙，由于间隙变窄，当髋关节运动时即对股方肌于坐骨-股骨小转子间明显撞击，久而久之，导致股方肌受损伤，出现临床症状。MRI 于脂肪抑制序列显示股方肌受压变窄，局部明显水肿，呈高信号（图 5-7-1，2）。

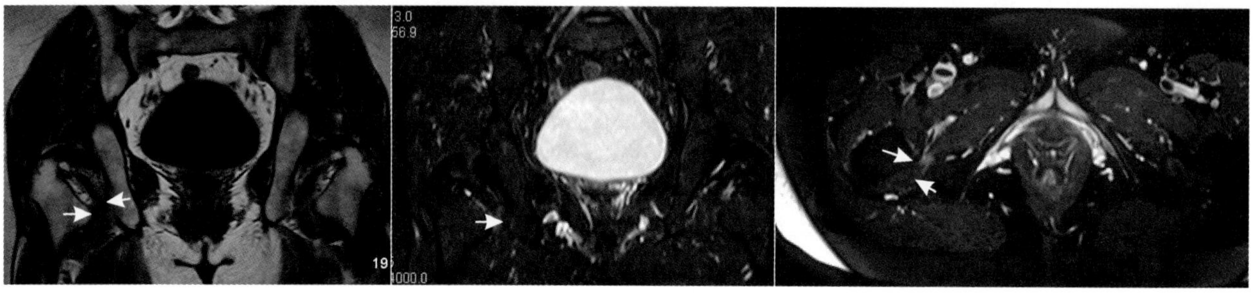

A B C

图 5-7-2 坐骨-股骨小转子撞击

A：T1WI 冠状位显示双侧坐骨-股骨小转子间距明显不等宽，右侧明显狭窄，股方肌受压（箭头）；B：T2 冠状位压脂显示右侧坐骨-股骨小转子股方肌水肿呈高信号（箭头）；C：T2 轴位压脂显示坐骨-股骨小转子间穿行的股方肌受压水肿呈高信号（箭头）

（邓星河）

第八节 内生软骨瘤病（Ollier 病）

一、概述

内生软骨瘤（enchondroma）以孤立性多见，如病灶超过 1 个，称为多发性内生性软骨瘤。Oilier 病（enchondromatosis）是多发性内生性软骨瘤的一种，也称内生软骨瘤病，是伴有软骨发育障碍和肢体畸形的多发性软骨瘤，含有内生软骨瘤和皮质旁软骨瘤表现。由 Oilier 病于 1899 年首先描述。多发性内生软骨瘤少见，病灶可累及同一骨的多个部位或多个不同的骨。单纯性多发性内生软骨瘤通常病灶体积较小，数量较少，一般不伴有骨的发育畸形。Ollier 病病灶数量更多，范围更广，可发生于骨髓腔、骨皮质和骨膜，以髓腔多见；肿瘤累及软骨内化骨的骨骼，好发于手足部短管状骨和四肢长骨，偶可累及不规则骨。大多在青少年骨骼生长期发病，故易造成骨骼生长发育异常，干骺端增宽，长骨弓状畸形或短缩畸形。本病多累及双侧，以一侧为主，无遗传性。

有人认为 Oilier 病是一种软骨结构不良，以正常软骨化骨缺陷为特征，属骨化障碍性病变，并有较高的恶变率。据 Altay 等统计，多发性内生软骨瘤恶变率约为 9%，高于孤立性内生软骨瘤 4% 的恶变率。而有学者则认为 Oilier 病患者 25%~30%可发展为软骨肉瘤。

二、临床表现

发病年龄 2~10 岁，也可早至 6 个月婴儿，常发生在肢体长、短管状骨中，亦可见于扁骨。临床表现骨肿大，肢体缩短，双侧不对称，身材矮小，关节功能紊乱。

三、影像学表现与病理基础

肿瘤组织肉眼观多为灰白色半透明软骨样碎组织，病变伴有骨皮质膨胀、变薄，局部骨皮质消失，形成仅有骨膜纤维组织包裹的结节状软骨性病灶。病灶边界光滑完整，无软组织浸润。

1. X 线平片表现 病变骨干骺端内具有众多的骨内和骨膜下软骨混杂的沉积在一起，导致干骺端增粗、形态异常，内见囊状破坏、边缘硬化及破坏区内沙砾样、环状和弓形钙化，在骨内还可见到纵行条纹状或柱状透亮带。从干骺端向骨干，这些透亮带代表持续存在的软骨组织所在部位，其中囊状透光区内的钙化影是诊断内生软骨瘤的主要依据。在髂骨中相似的钙化带可以向髂骨嵴方向辐射（图 5-8-1，2）。

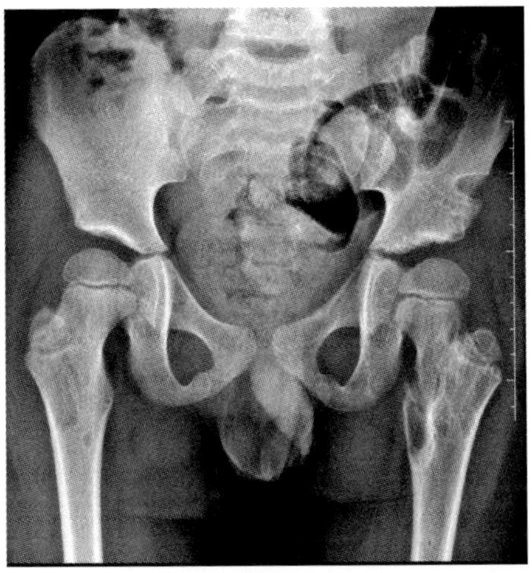

图 5-8-1　男，6 岁 2 个月，左下肢步态异常半年。左腓骨近端肿块切除后病理诊断为内生软骨瘤病。平片示左髂骨变形，髂骨翼边缘呈锯齿状，见放射状低密度影和钙化带。双侧股骨上段见条片状低密度影，以左侧明显

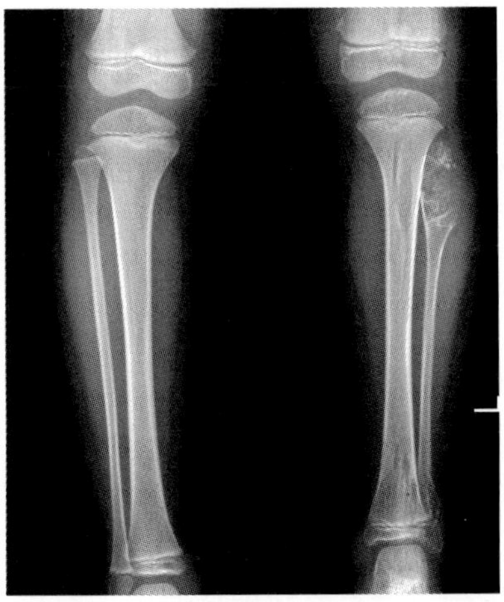

图 5-8-2　与图 5-8-1 为同一病例。平片示左腓骨上段膨大、变形，骨质密度减低区内见沙粒样钙化，累及骨骺。左腓骨下干骺端和胫骨上、下段见条纹状低密度影，其中腓骨下段低密度影内见点状钙化影

2. CT 表现　高而不均匀密度肿块，呈分叶状，如菜花或类圆形，界限清楚，瘤内有点片状钙化，或 C 形、螺纹状钙化。这种钙化常表明肿瘤为软骨源性。增强后肿瘤内无钙化和无黏液变性部分，可轻度强化，密度不均匀。

3. MRI 表现　平扫肿瘤内软骨基质在 T1WI 为低或中等信号，在 T2WI 上为中等或高信号，钙化为低信号。增强后肿瘤呈不均匀强化。

四、诊断

本病影像学表现典型，具有累及身体一侧或一侧为主多发骨内软骨灶和骨膜下软骨沉积的特点，一般诊断不难。

五、鉴别诊断

Oilier 病的诊断主要应与单纯性多发性内生软骨瘤鉴别，除外还需与其影像学及组织学类似的其他软骨性肿瘤鉴别。

1. Maffucci 综合征　具有 Oilier 病的临床病理特征，同时合并骨或软组织血管瘤，血管瘤可位于皮肤、皮下、软组织或骨，常与软骨瘤病分布在同一侧肢体，也有双侧受累的报道。影像学检查除了骨的多发性软骨瘤病外，软组织内往往有钙化阴影，大多是血管瘤内血栓机化钙化和静脉石所致。Maffucci 综合征是一种先天性非遗传性疾病，与 Oilier 病一样也可以发展为软骨肉瘤。

2. 多发性骨软骨瘤　以内生性生长为主，但部分肿瘤也可像骨疣一样向骨外膨出，与多发性骨软骨瘤类似。但骨软骨瘤为有软骨帽覆盖的骨性隆起，突出于骨的外表面，背向关节生长，有与母体骨相连续的骨皮质和骨松质。而 Oilier 病以内生性生长为主，虽然可以向骨外膨隆，但缺乏软骨帽和分层结构。

（徐和平）

第九节　快速破坏性髋关节病

一、概述

快速破坏性髋关节病（rapidly destructive hip disease，RDHD）是一种不知确切病因而侵犯股骨头及髋臼导致髋关节在短期内迅速破坏的髋关节疾病。1970 年由 Peste 和 Lequesne 首先报道。本病较少见，国内仅有少量报道。

二、临床表现

本病多发生于 60 岁以上的老年患者，女性多于男性。大多数一侧发病，少数双侧发病。开始表现为无明显原因的髋关节疼痛，逐渐加重，后期出现明显的功能受限和跛行，且呈进行性疼痛和行走困难，就诊时往往需要由家属背或搀扶。

三、影像学表现与病理基础

1. X 线平片表现　平片显示髋关节间隙进行性消失为本病首要表现。早期股骨头骨结构和外形无特征性变化，数月间股骨头上方进展性破坏吸收，股骨头圆形轮廓随之消失并变扁平（图 5-9-1），重者可累及股骨颈的头颈移行部，使残余头侧端呈

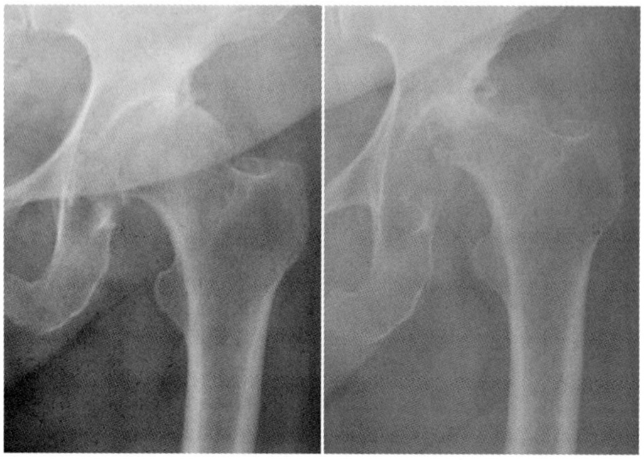

A　　　　　　　　　　B

图 5-9-1　左侧快速破坏性髋关节病

A：左髋正位平片，显示左髋关节髋臼盂唇与股骨头对应部边缘轻度增生，股骨头未见明显骨质破坏，关节面完整，关节间隙稍狭窄；B：8个月后摄片，示左股骨头骨质明显吸收变小，正常轮轮廓消失，并向外上方移位，头臼关系不对称，承重区髋臼盂唇及股骨头可见骨质增生硬化

短柄斧状畸形；因股骨头影缺失，头臼关系不对称，髋臼窝空虚，部分病例股骨头发生塌陷前尚可见到线形股骨头轮廓，股骨头内骨密度明显降低，但病程中多次复查无股骨头骨内的囊性变化，骨赘增生亦不显著，骨硬化轻微且局限于股骨头及髋臼，骨内无增生性高密度变化，髋臼侧软骨下硬化骨线基本保持清晰，但少数可出现髋臼及股骨头节裂；关节囊周围软组织内无特征性变化。

2. CT 表现　患侧股骨头负重区骨质呈溶骨样变化，病变范围不局限，股骨头内骨质碎裂，关节面软骨呈大片状剥脱和皲裂，头中心平面骨质呈小圆形颗粒状改变，软骨下骨的连续性被破坏，头外形不规则缺损，碎骨片呈线状分离。部分病例股骨头轮廓完全消失，全层水平断面仅显股骨颈残端影，髋臼窝内完全由均质低密度组织充填，骨性髋臼大部分轮廓清晰，骨质结构基本正常，但有少数髋臼可出现骨质吸收破坏。

3. MRI 表现　T1WI 显示股骨头及髋臼骨质吸收伴软骨丢失，股骨头向上外方移位，T2WI 及抑脂像显示关节内显著积液，但骨髓未见异常。

病理所见和放射影像学具有很大的一致性，股骨头变小，大多数的负重区扁平，关节面软骨消失，有一大部分的软骨下骨破坏，骨小梁显示不同程度的硬化和增粗，关节软骨下部位存在碎片状骨坏死。镜下可见明显的骨与骨髓的坏死，骨小梁增粗，而未见软骨的增生。

四、诊断

依据患者无明确原因的单侧或双侧髋关节疼痛且持续加重，并在短时间内（数周至数月）出现股骨头及髋臼快速进展性的骨和软骨侵蚀破坏特点，结合影像学表现可明确诊断。

五、鉴别诊断

主要与酒精性股骨头缺血性坏死鉴别。酒精性股骨头缺血性坏死通常双侧发病，除表现股骨头持重区密度增高伴囊变及周围反应性硬化外，关节面塌陷明显。严重者股骨头崩解毁损，关节间隙常合并变窄，有时与快速破坏性髋关节病十分相似，但结合患者有长期饮酒史一般可以鉴别。

（黄耀华）

第十节　特发性髋关节软骨溶解症

一、概述

特发性髋关节软骨溶解症（idiopathic chondrolysis of the hip，ICH）是儿童期髋臼和股骨头的关节软骨在无明显诱因的情况下，发生弥漫性减少甚至消失的原发性关节病。发病机制目前尚未明确，但一般认为与免疫因素有关。

二、临床表现

本病好发于儿童，平均年龄 11 岁，女孩多见。一侧或双侧发病。临床起病隐匿，主要症状包括单个髋关节、股前侧或膝关节疼痛，不伴发热和易疲劳等全身症状。髋关节活动特别是屈曲和内旋活动明显受限，严重可出现屈曲和屈曲内收挛缩畸形，晚期部分患者出现髋关节强直。实验室检查：血常规、红细胞沉降率正常。

三、影像学表现与病理基础

1. X 线平片表现　平片表现具有特征性，应首选。早期表现为股骨头及髋臼普遍性骨质疏松，关节间隙变窄，<3mm，股骨头颈增宽，髋臼外缘突出，但关节囊无肿胀变形；后期髋臼软骨溶解，股骨头向髋臼内嵌入，股骨颈萎缩甚至碎裂、消失（图 5-10-1）；晚期关节间隙有不同程度增宽，股骨头骨骺外侧缘过度生长，髋臼“Y”形软骨及股骨近端骺板提前闭合，部分关节间隙进一步狭窄，甚至发生髋关节纤维性或骨性强直。

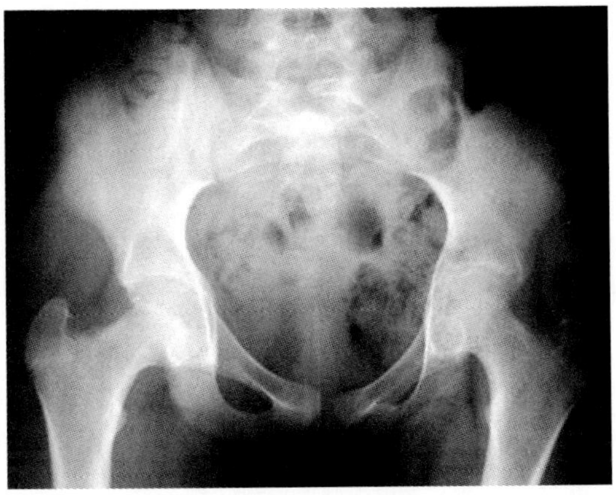

图 5-10-1　特发性髋关节软骨溶解症

骨盆平片示左侧髋臼关节面不规则并伴轻度硬化，髋臼及股骨头关节面欠光滑，双侧股骨颈上缘骨皮质吸收，表面粗糙，双侧髋关节间隙变窄，股骨头向髋臼内嵌入

2. MRI 表现　MRI 可直接显示关节软骨情况，显示关节内及周围细微结构，有助于与其他髋关节疾病的鉴别诊断。MRI 表现为髋关节软骨变薄，可见局限性或弥漫性侵袭破坏，范围从中央向四周扩散。股骨近端骺板软骨同时可见侵袭破坏，引起骺板早闭，部分病例股骨头及髋臼骨性关节面亦见侵蚀。关节间隙逐渐变窄甚至融合。股骨头、颈逐渐出现畸形，并可波及到股骨颈及大转子。股骨头、颈及髋臼骨髓均有水肿，MRI T1WI 表现为低信号，T2WI 及 STIR 呈斑片状高信号，软骨损害严重时，髋臼水肿加重并可扩散至坐骨结节及髂骨翼。软骨损害虽然严重，但关节滑膜仅有轻微强化。受累关节周围的深层肌肉有不同程度的萎缩，当软骨进一步侵及时，闭孔内肌也可萎缩，复查时发现肌肉萎缩程度加重。

本病主要病理变化为滑膜组织水肿，浆细胞、淋巴细胞浸润和滑膜细胞增生等非特异性炎性反应；关节软骨表层细胞坏死消失，基层中原纤维裸露和节段性断裂，深层软骨细胞出现退行性改变。滑膜组织虽有非特异性炎症反应，但没有绒毛样增生和肉芽组织形成。

四、诊断

本病诊断主要依据：①好发于 11 岁左右儿童；②单个髋关节或膝关节疼痛，不伴发热和易疲劳等全身症状，髋关节屈曲和内旋活动明显受限；③X 线平片表现；④MRI 表现。

五、鉴别诊断

本病主要与髋关节滑膜结核鉴别。髋关节滑膜结核亦可见骨质疏松，后期间隙亦变窄，但关节面可见虫蚀状吸收破坏，同时常见髋关节积液及关节周围脓肿。结合患者临床有结核中毒症状可与特发性髋关节软骨溶解症鉴别。

（李振恒）

第十一节　骨内腱鞘囊肿

一、概述

骨内腱鞘囊肿又称为关节旁骨内腱鞘囊肿、邻关节骨囊肿、软骨下骨囊肿、骨内黏液囊肿、腱鞘囊肿样囊性变破坏骨组织、骨的腱鞘囊肿样缺损和滑膜囊肿。1956 年 Hicks 首先使用“骨内腱鞘囊肿”来描述一种发生在关节软骨下的囊样病变，1972 年 WHO 统一命名为骨内腱鞘囊肿和邻关节骨囊肿，并将其定义为：邻关节软骨下的良性囊肿，为纤维组织构成的多房性病变，可伴有广泛的黏液样变性。

本病发病机制尚不清楚，其可能的原因包括：①病灶邻近软组织腱鞘囊肿或骨膜腱鞘囊肿向骨内侵蚀穿透而成；②骨内成纤维细胞化生、增殖并分泌黏液，压迫骨质所形成；③骨表面机械性应激反应和反复轻微损伤引起骨内血液循环障碍而发生黏液变性；④与外伤、骨折有关，滑膜通过外伤性缺损的关节软骨疝入骨内形成囊肿。

根据囊肿的形成原因，Schajowicz 等将其分为穿透型和特发型。穿透型是由于邻近关节的骨外腱鞘囊肿压迫，穿透至骨内，形成骨质破坏，在骨内形成囊肿，其与关节腔间存在宽窄不一的通道，常伴有软组织腱鞘囊肿形成，该型少见；特发型是指病变仅见于骨内，与关节面不相通，无邻近软组织腱鞘囊肿形成。

二、临床表现

骨内腱鞘囊肿发病年龄跨度较大，好发于中青年人，男女发病率无明显差异。临床症状缺乏特异性，常表现为局部酸痛，运动和体力活动时疼痛加重，病程通常较长。病变部位以胫骨上下端、髋臼和腕骨多见，少见部位为尺骨鹰嘴、跟骨、距骨、手足短管状骨、肩关节周围及颞颌关节等。病灶大小与部位有关，通常胫骨和髋臼的病灶较大，而腕骨病灶一般不超过 2cm，且腕骨病灶可以呈对称性发病。

三、影像学表现与病理基础

本病组织学表现与皮肤黏液囊肿和软组织腱鞘囊肿完全相同，为结缔组织的黏液样变，其囊壁为缺乏血管组织的纤维组织或胶原纤维，散在少量成纤维组织，内衬不连续的扁平细胞，有时可见结缔组织黏液样变性，并有纤维包膜。

1. X 线平片表现　X 线显示病灶通常临近关节面，多位于骨端的一侧，常呈边界清楚的圆形或类圆形透亮区。有完整的硬化边，紧邻关节软骨下骨板，但不破坏骨板，病灶无骨膜反应及软组织肿块，骨性关节面保持完整，关节间隙无明显改变，关节无明显退变性改变。

2. CT 表现　CT 对显示病变较平片清楚，病灶呈圆形、类圆形单囊状、花瓣形多房囊状和囊状膨胀低密度区，内缘光整锐利，周围均有完整的硬化边，其直径为数毫米至数厘米不等，可有粗细不匀的条状骨性间隔。病灶内多为液性密度，亦可为液、气或软组织混合密度，并可显示液气平面或液-液平面。增强扫面无强化。通过 CT 重建可以显示病变与关节腔的关系，有时可见小裂隙与关节腔相通。另外，病灶内可有细小气体密度影，该征象有利于骨内腱鞘囊肿的诊断，

3. MRI 表现　病灶呈圆形、类圆形单囊状、花瓣形多房囊状和囊状膨胀异常信号囊腔，囊腔内因所含成分不同，可呈长 T1、长 T2 水样信号，长 T1、短 T2 纤维组织信号，长 T1、短 T2 气体信号或混合存在，其骨性间隔及周围硬化边呈长 T1、短 T2 改变。少数患者病灶与关节腔相通的一小裂隙，呈短 T2 改变。T2 或 PD 脂肪抑制序列对显示骨内的腱鞘囊肿更为清楚，部分患者可以伴有病灶周围骨髓水肿，关节腔内少量积液（图 5-11-1~5-11-5）。

四、诊断

影像学上，当发现邻关节面骨内直径小于 3cm 的囊状病变，边界清楚，周围可见硬化边，邻关节间隙无明显变化时，结合发病年龄为中青年，病程较长，应首先考虑骨内腱鞘囊肿。如果同时

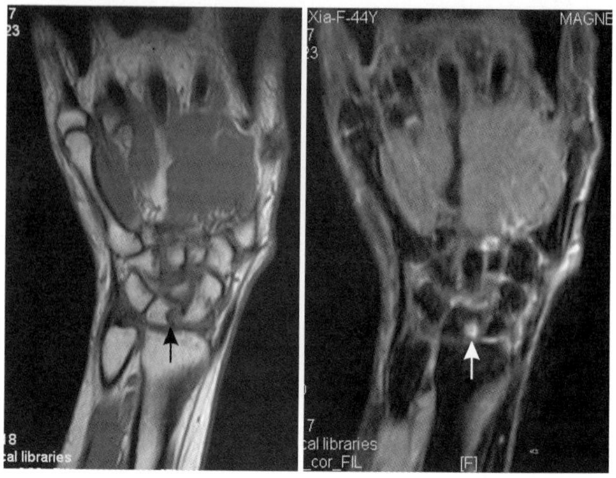

A　　B

图 5-11-1　T1WI 及 PD 脂肪抑制序列，显示月骨邻近关节面下 T1WI 呈低信号（黑箭头），PD 呈高信号（白箭头）的一类圆形囊性信号影，边界清楚

显示病灶与关节腔相通的裂隙或关节旁软组织囊性病变与骨内病灶相连，可以肯定地诊断骨内腱鞘囊肿。X 线平片检查存在局限性，常规 CT 结合多平面重建技术可以清晰显示病灶与邻近关节及关节旁软组织的关系，对其诊断及分型具有重要意义；MRI 除能明确病灶与邻近关节及关节旁软组织的关系外，还能通过病灶内信号改变，推断病灶内容物的性质，对其诊断以及鉴别诊断意义更大。

五、鉴别诊断

1. 骨关节病性假囊肿　多见于中老年患者，多发于髋、膝等关节的持重部位，常伴有关节间隙变窄，关节面骨质增生和关节边缘骨赘等退行性骨关节病改变。

2. 孤立性骨囊肿　发病年龄低，病变范围大，好发于长骨干骺端，囊内密度更低，膨胀及骨皮质变薄明显，无骨硬化边，容易合并骨折；MR 检查有助于鉴别，其在 T2WI 上为明显高信号。

3. 骨巨细胞瘤和动脉瘤样骨囊肿　病变呈偏心生长，且膨胀明显，病变范围较广泛，骨皮质变薄，硬化边不明显，动脉瘤样骨囊肿囊内常见液-液平面。

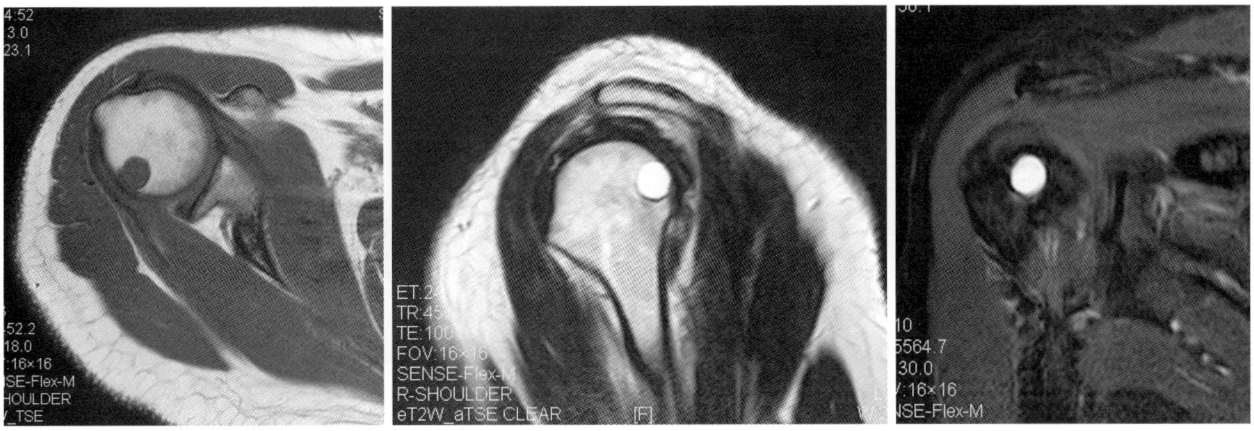

A　　　　B　　　　C

图 5-11-2　骨内腱鞘囊肿

A：T1WI 肱骨上段关节面下小圆形囊性低信号影，边缘清楚光滑；B：T2WI 显示囊肿呈均匀高信号；C：PD 脂肪抑制序列囊肿呈均匀高信号，边缘光滑

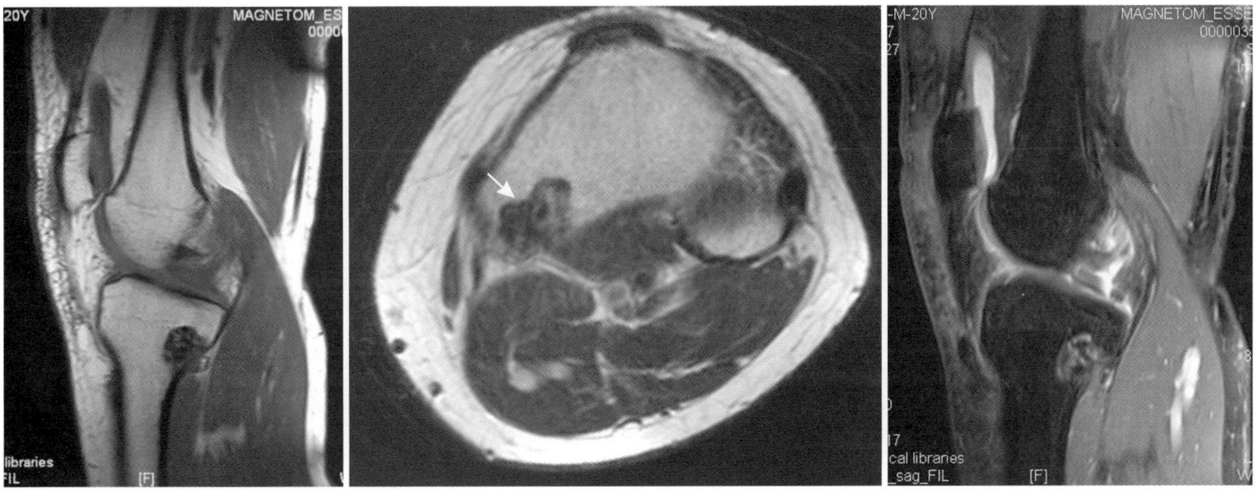

A　　　　B　　　　C

图 5-11-3　骨内腱鞘囊肿（胫骨）

A：T1WI 矢状位显示胫骨上段后缘不均匀囊性异常信号，内见不规则条状等信号影；B：T2WI 显示胫骨内后缘骨皮质下不规则、不均匀的混杂信号影（箭头）；C：PD 压脂矢状位显示囊肿内不规则低信号骨性分隔，其内可见多条状高信号

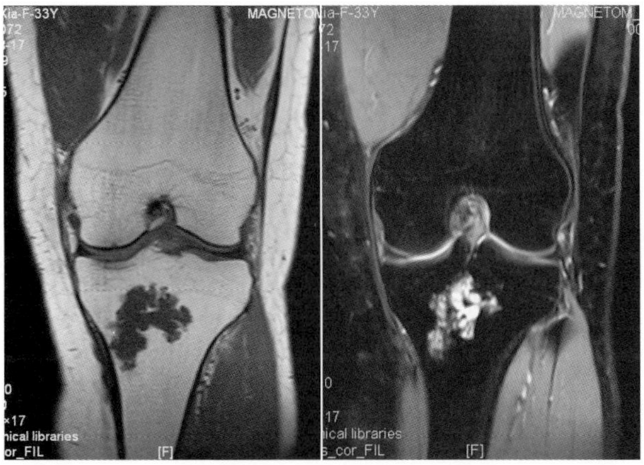

A　　　　B

图 5-11-4　骨内腱鞘囊肿（胫骨）

A：T1WI 左胫骨上段花瓣形多房囊状呈长 Tl 信号影，边界清楚；B：T2 脂肪抑制序列，左胫骨上段花瓣状多房囊状，大小不一的长 T2 信号

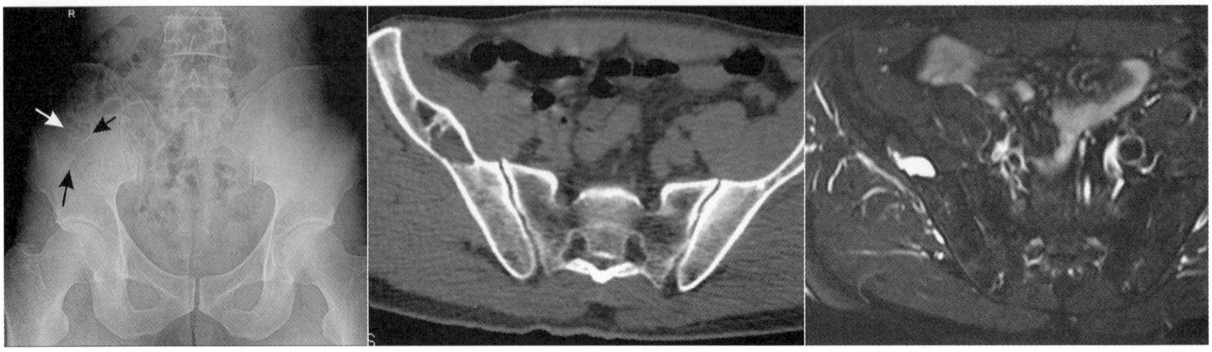

A　　B　　C

图 5-11-5　骨内腱鞘囊肿（髂骨）

A：平片显示右髂骨内隐约可见片状低密度，边缘隐约可见，内可见线条状密影分隔（箭）；B：CT 显示右侧髂骨翼见一长梭形囊状膨胀低密度区，内缘光整锐利，周围有完整的硬化边，其内见粗细不一条状骨性间隔；C：MRI T2 脂肪抑制序列显示病灶呈明显高信号，外形欠规则

（江　婷　邓星河）

第十二节　外生性骨纤维异常增殖症

一、概述

外生性骨纤维异常增殖症（fibrous dysplasia of bone，FDB），是指从骨皮质边缘向外生长或发生于副骨等部位的骨纤维异常增生性病变。与骨纤维异常增殖症同属骨的良性肿瘤样病变，其组织病理学与骨纤维结构不良一样，但是生长方式不同，容易造成误诊，因此，作者将其独立出来讨论。该病病因不明，多数学者认为系原始间叶组织发育异常，骨内纤维组织异常增生所致。近 10 年来 FDB 在病理生理学方面的研究取得了突破性进展，已证实 FDB 病因在于体细胞激发性 G 蛋白基因突变，细胞内 cAMP 浓度升高，成骨细胞异常增殖、分化，破骨细胞骨吸收增多所致。一般在骨内生长，骨外生长国内未见报道。

二、临床表现

外生性 FDB 全身各骨均可受累，以四肢长骨，尤其是股骨、胫骨和肱骨多见，其次为肋骨、颌面骨。FDB 一般儿童期发病，有些直到成年期才发病。常无明显症状，最常见的症状为局部肿块、疼痛，严重者可致肢体畸形或功能障碍等。也有一部分无临床症状，因外伤后病理性骨折发现。少数可恶变为骨肉瘤、软骨肉瘤和纤维肉瘤。

三、影像学表现与病理基础

外生性 FDB 的大体病理肉眼观呈灰黄褐色，有膨胀感，切开有砂粒感，可有出血和囊变。镜下病变：正常骨组织消失，被纤维组织代替，由增生的梭形纤维母细胞和骨小梁组成，这些骨小梁由不成熟编织骨组成，呈弯曲状散布在纤维母细胞间，无增生骨母细胞围绕，并有成熟障碍，很少形成板层骨。纤细的骨小梁被大量纤维组织分割而中断，承重性差，易导致骨骼弯曲畸形。间质内有丰富的瘤样增生血管，并有少量破骨细胞分布在不成熟骨小梁间。

1. X 线平片表现　外生性 FDB X 线片密度差异较大，主要由病变生长期和病变的纤维组织、骨样组织和新生骨小梁的比例决定。病灶以纤维成分为主者表现为骨皮质边缘的囊状透光区，较大病灶可呈分房状；病灶主要为沙砾样钙化，新生骨者则呈磨玻璃状；可有溶骨性改变，边缘锐利如虫蚀状改变；病变早期边界可能相对清楚，病变侵及范围广，尤其是病变晚期，缺乏清晰边界。每个病灶可以是上述表现的不同比例的组合。但是同一骨不同部位的病变形态基本一致，发生于长骨的 X 线显示一侧骨皮质局限增厚致密，向外突出一骨性肿块呈丝瓜瓤状，密度低于骨皮质，肿块呈长条状，生长方向与骨干长轴一致，基底与增厚骨皮质相连，分界不清（图 5-12-1，2）骨髓腔密度未见异常，与骨内骨纤维异常增殖症所致病变区骨干增粗、弯曲畸形不同。邻近软组织未见异常变化。

2. CT 表现　CT 不仅对病变内的囊性破坏、钙化和骨化的显示较敏感，还可显示病灶与骨皮质

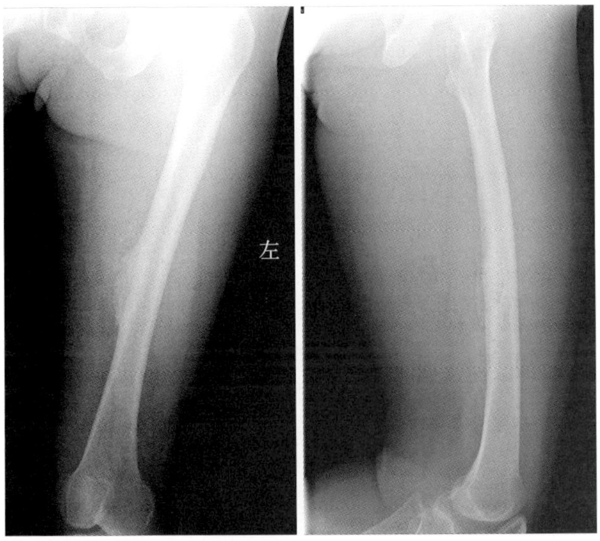

图 5-12-1　左股骨中段外生性骨纤维异常增殖症，X 线平片显示左股骨中段内侧骨皮质呈长条状增厚，向外突起一骨性肿物，呈丝瓜瓤状，外缘欠规则

破坏及伴有软组织肿胀的情况，而且克服了 X 线平片前后重叠的缺点，可用于重叠较多部位如头颅、骨盆等的检查。CT 表现为骨皮质边缘不规则形囊状透光区，有分隔，其中可见斑点状致密影，近骨皮质侧病灶边缘可有硬化，软组织均无肿胀。

3. MRI 表现　MRI 能通过任意断面清晰地显示病灶和骨皮质分隔，更清晰显示周围软组织受累的情况，能通过病灶信号特点评价其病理成分。FDB 的病理成分是纤维和纤维样组织，纤维组织在 T1WI 和 T2WI 上均表现为低信号，然而 FDB 并非如此，在 T1WI 上多为均匀低信号，如果坏死组织出血则为高信号。T2WI 信号是可变的，如 T2WI 呈低信号说明有大量骨小梁形成；如病灶坏死液化则 T1WI 为低信号、T2WI 为高信号；病灶内的钙化骨化以及硬化性反应骨在 T1WI、T2WI 上均为低信号，增强亦无强化。如 T2WI 呈高信号，其内有散在的成骨细胞，表明病变的代谢活跃；增强扫描病灶有不同程度强化，表明在病灶中心有大量小血管且周边有大量血窦。

罕见 FDB 起源于骨皮质向外生长，成为外生性 FDB，作者收集一例发生在股骨骨干。MRI 显示皮质旁长条状梭形肿物沿骨干向外生长，内有条状低信号分隔，边缘光整，与软组织分界清楚，与周围低信号骨皮质也分界清晰，T1WI 中等信号夹杂高信号、T2WI 以中等信号和高信号为主，脂肪抑制后部分高信号消失，提示肿物内部含有脂肪，病理也证实有脂肪组织存在。与肿物相连处骨皮质明显增厚，T1WI、T2WI 呈低信号，增强后肿块有部分强化，提示病灶有血供（图 5-12-3～5）。MRI 显示 FDB 的敏感性高于平片和 CT，MRI 能清楚显示病灶与髓腔界限，周围软组织受累情况，以及判断 FDB 的组织学成分。

四、诊断

影像学上，外生性 FDB X 线表现为向骨外生长的囊状膨胀的骨性肿块，与骨干方向一致，呈毛玻

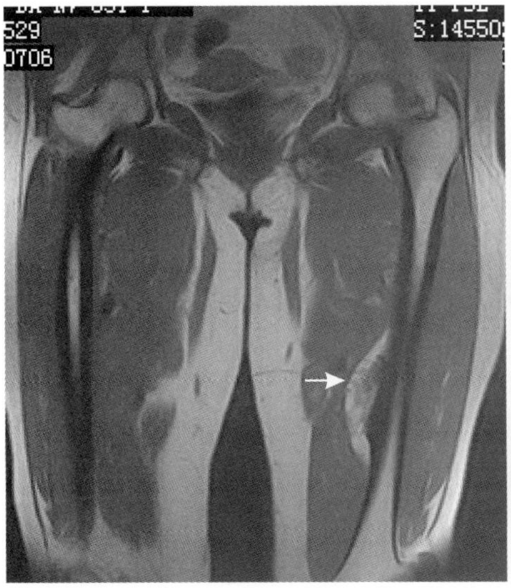

图5-12-2

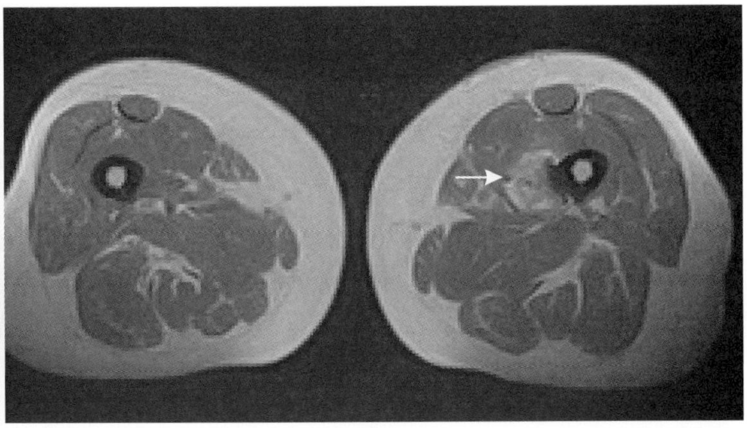

图5-12-3

图 5-12-2，3　T1WI 冠状、轴位显示左股骨中段内侧可见类梭形中等偏高，但欠均匀信号肿块影突出，其宽基底与局部增厚低信号的骨皮质紧密相贴（箭头）

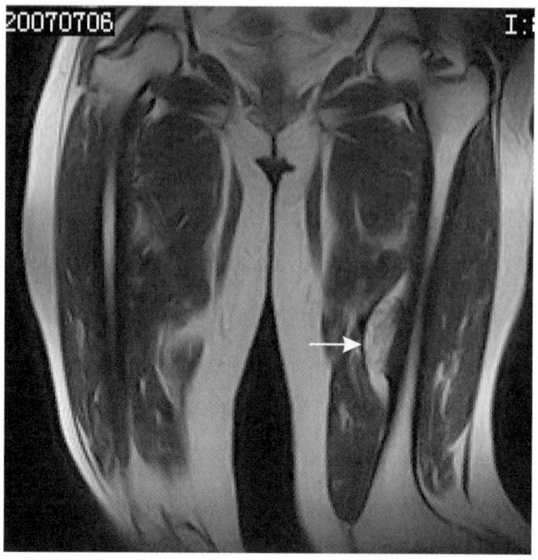

图 5-12-4　T2WI 显示肿块比 T1WI 稍高，但亦欠均匀（箭头），周围软组织受压移位

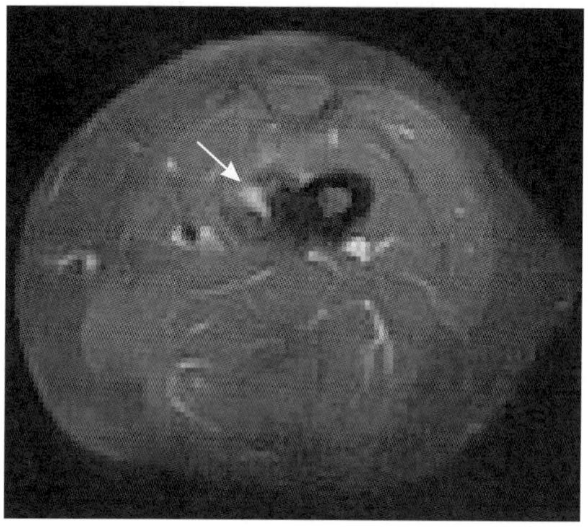

图 5-12-5　脂肪抑制增强扫描显示肿块部分呈低信号，病灶内可见小片状强化影（箭头）

璃状、丝瓜瓤状、多房状，密度低于骨皮质，与肿块相连的骨皮质增厚。MRI 表现为 T1WI 低信号，T2WI 可以呈高信号，也可以是低信号，或是混杂高低信号，与组织内的细胞成分有关。病灶与正常骨组织及周围软组织分界清晰，有低信号环包绕，增强后由于 FDB 血供丰富，病灶强化明显。

五、鉴别诊断

1. 骨软骨瘤　外生性 FDM 罕有报道，影像学表现报道不多。X 线表现与宽基底的骨软骨瘤有相似之处，都从骨的表面突起。通常骨软骨瘤发生于长骨的干骺端，骨皮质与骨干皮质相连，骨的密度与骨皮质或骨松质相同，顶端多为菜花状或分叶状，可出现软骨帽钙化。外生性 FDM，肿物虽然也从皮质向外生长，但骨质密度低于正常骨组织呈丝瓜瓤状，可能与 FDM 内含有纤维组织和不成熟骨小梁有关，病灶的表面无分叶，无钙化，沿骨干长轴生长，相邻的骨皮质明显增厚，可与骨软骨瘤鉴别。骨软骨瘤的瘤体富含骨髓，在 T1WI 上呈高信号，软骨帽呈中低信号，钙化带呈分叶状低信号，而 FDM 含纤维组织，在 T1WI 上呈中等或低信号，两者信号也可以鉴别。

2. 骨化性肌炎　骨干旁的骨化性肌炎，X 线上也表现为骨干旁的骨性肿块，与肌肉方向一致，通常有外伤史，肿块在外伤骨的附近，由于肌肉骨化或钙化，密度较高，而 FDM 为纤维组织和不成熟骨组织构成，骨块通常为丝瓜瓤状、毛玻璃状，密度低于骨皮质。骨外的 FDM 在 MRI 上要与骨旁的软组织肿瘤鉴别，这时应密切结合平片或 CT，避免误诊。

（吴政光　禤浩纯）

第十三节　骨样骨瘤

一、概述

骨样骨瘤（osteoid osteoma）是一种特殊类型的良性骨肿瘤，由成骨结缔组织及其形成的骨样组织所构成。原因不明，有学者认为与炎性反应有关，亦有学者认为是先天胚胎组织残留所致。近年来有学者通过血管造影发现，骨样骨瘤的核心有血管发育异常，故认为可能与血管异常有关。该病发生率约占全部骨肿瘤的 1%，占原发性骨肿瘤的 3%，占良性骨肿瘤的 10%。30 岁以下青少年多见，男性多于女性，男女比例（4∶1）~（2∶1）。任何骨骼均可发病，但好发于长骨（65%），股骨、胫骨发病率超过 53%，尤以股骨近端最常见。病变通常发生于靠近骨干的一端。发生于脊柱的病变通常好发于腰椎，其次为颈椎、胸椎、骶椎。关节囊内骨样骨瘤最易侵犯关节。发生于距骨及长骨骨骺的骨样骨瘤少见，骨骺的骨样骨瘤极罕见。

二、临床表现

骨样骨瘤最重要的临床症状为疼痛，初为局部间歇性轻度疼痛，休息后减轻或消失，活动后加剧，随着病情发展，疼痛逐渐变为持续存在，夜间为甚，疼痛导致跛行和患肢肌肉萎缩，口服阿司匹林明显缓解。骨样骨瘤的瘤巢富含成骨细胞及神经纤维结缔组织，并分泌前列腺素，引起瘤巢内的血管扩张充血、张力增高，压迫瘤巢内的无髓神经纤维导致剧痛。患者血液中的前列腺素常明显升高，故强烈抑制前列腺素作用的水杨酸类药物能迅速缓解疼痛。

三、影像学表现与病理基础

骨样骨瘤的病变多由直径<2.0cm 的瘤巢及周围反应性增生骨质构成。肉眼观察肿瘤呈圆形或椭圆形，镜下可见瘤巢由骨样组织和血管丰富的结缔组织构成，肿瘤中央为骨样组织，周围有少量纤维组织及骨母细胞围绕，也可有破骨细胞存在，间质中有丰富的血管，瘤巢中央可发生骨化或钙化。

1. X 线平片表现　骨样骨瘤分骨皮质型、骨松质型、中心型、骨膜下型。①骨皮质型的瘤巢位于骨皮质内，为圆形或椭圆形密度减低区，其直径大多数不超过 1cm，周围出现不同程度反应性骨硬化区（图 5-13-1），本型最常见；②骨松质型的瘤巢位于松质骨内，一般较大，其直径约为 2cm，周围反应性骨硬化轻微或没有硬化；③中心型的瘤巢位于髓腔的中央，髓腔有狭窄，附近骨皮质增厚；④骨膜下型的瘤巢位于骨皮质与骨膜之间，表现为其下方的骨质压迫性骨萎缩和轻微的骨质硬化，偶有骨膜下新骨形成征象。

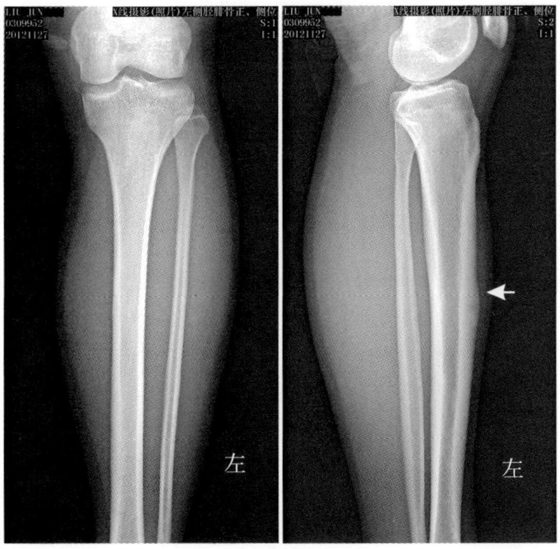

A　　　　　　　　B

图 5-13-1　胫骨骨样骨瘤 患者，男，32 岁。X 线平片显示左侧胫骨中段前方骨皮质增厚，其内见圆形低密度影，约 5mm×6mm，边缘尚清（箭头）

2. CT 表现　瘤巢多表现为圆形或椭圆形低密度骨质缺损区，其内见钙化或骨化影，形成特征性的“牛眼征”，周边伴有高密度硬化环影，部分病灶周围软组织肿胀（图 5-13-2）。

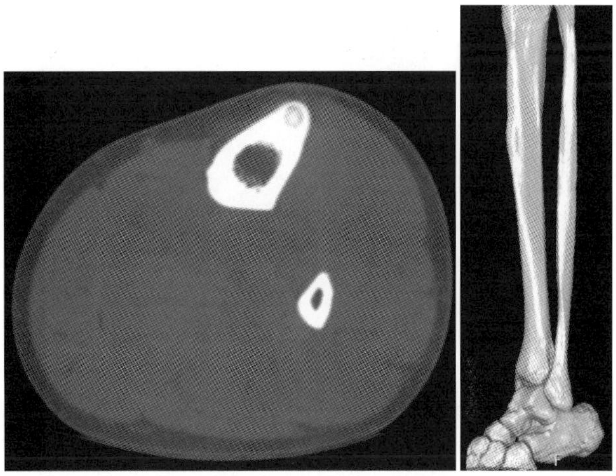

A　　　　　　　　B

图 5-13-2　与图 5-13-1 为同一病例。CT 平扫+三维重建：左胫骨中段前方增厚的骨皮质内见环形低密度影，其内可见小块圆形中等偏高信号（瘤巢），边缘清楚，周围软组织未见异常密度影

3. MRI 表现　瘤巢表现为单发，直径<2.0cm 的圆形或椭圆形异常信号区，在 T1WI 上呈等低信号，T2WI 上呈高信号，STIR 序列上呈明显高信号。在所有序列中，瘤巢内钙化或骨化影均呈低信号，瘤巢边缘呈环形线样高信号，形成病灶呈三层信号特征，即为外缘呈环形高信号，中层呈低信号，中央可为高或低信号影，为特征性“牛眼征”。瘤周的骨质硬化、皮质增厚及骨膜反应在各种序列均为低信号。病灶周围的骨髓及软组织可出现反应性水肿，表现为长 T1、长 T2 信号（图 5-13-3，4）。增强扫描，瘤巢均明显强化，边界清楚，其内钙化或骨化影未强化。周围软组织肿胀，靠近关节囊内和邻近关节的骨样骨瘤还可见滑膜炎及关节腔内积液（图 5-13-5，6）。

四、诊断

骨样骨瘤为良性成骨性病变，好发于 20 岁左右的青少年，主要症状是疼痛，夜间或休息时加重，服水杨酸药物可缓解。局部可有压痛、肿胀等症状，病变较小。发生于胫骨、股骨约占半数以上。组织学特征是中央部为血管性骨样组织（瘤巢），周围为硬化带。

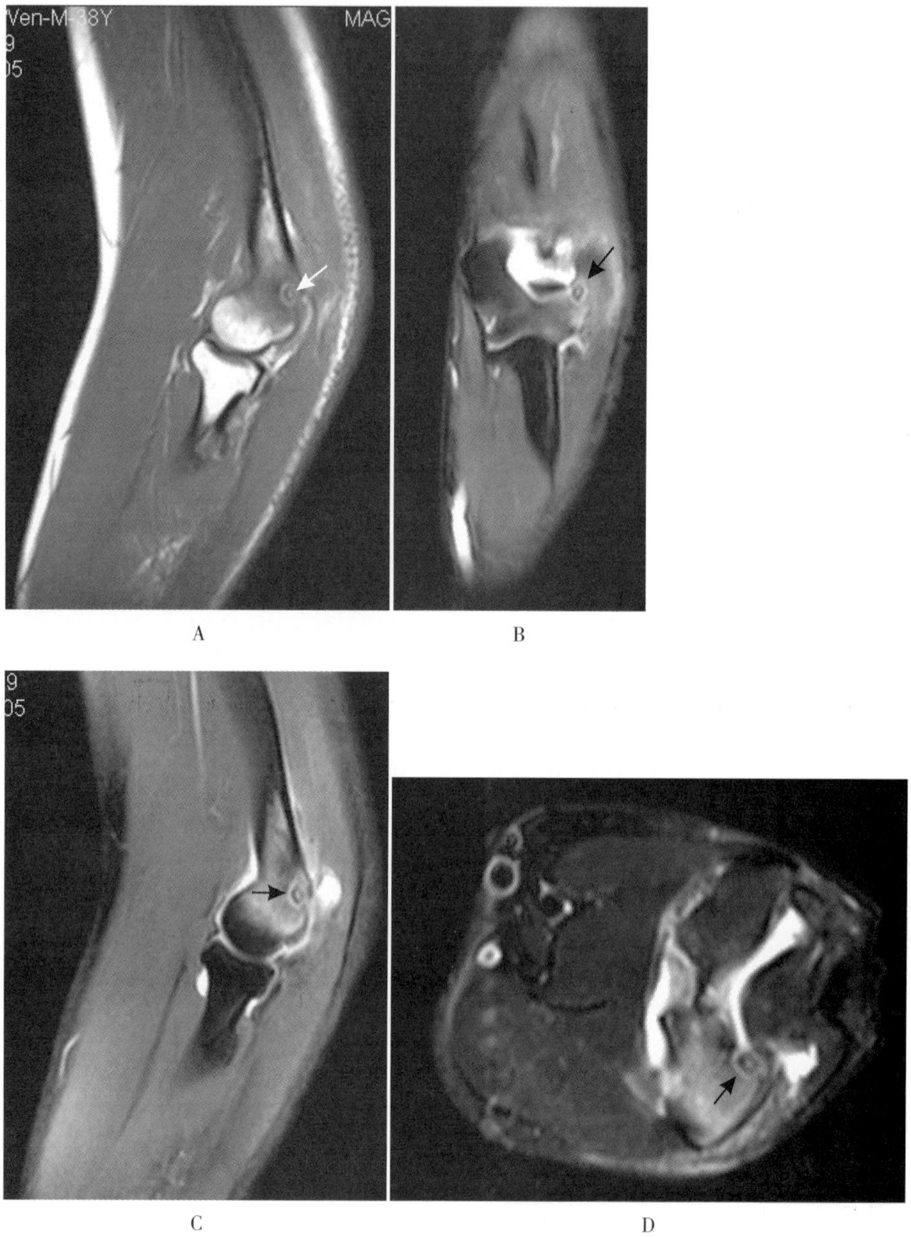

图 5-13-3　右肱骨外髁部骨样骨瘤

A：T1WI 矢状位显示右肱骨外髁骨皮质一圆形病灶，外缘呈环形中等信号，中央可见一小点状中等信号影，其周围可见环形低信号围绕（瘤巢，箭头），病灶周围骨质呈片状低信号；B～D：右肱骨外髁骨皮质显示一圆形病灶，瘤巢大小形态及信号与图 A T1WI 相同（黑箭头），周围骨质可见大片状高信号水肿，肘关节囊及关节腔可见高信号积液，周围软组织肿胀，信号增高

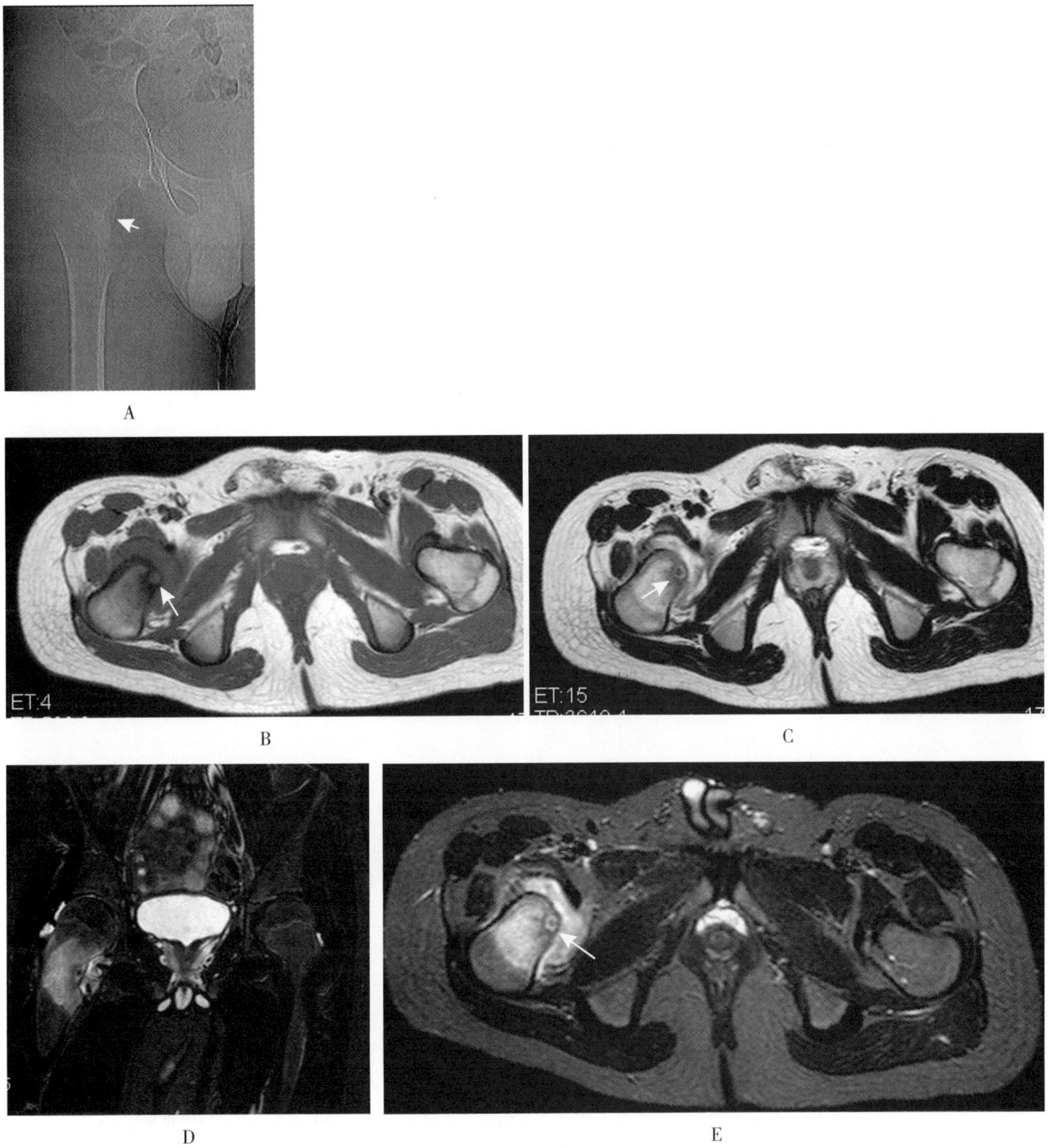

图 5-13-4　股骨上段小粗隆上内侧骨样骨瘤

A：定位片显示右股骨小粗隆上方骨皮质增厚的片状高密度影；B：T1WI 轴位小粗隆内上缘可见一结节状中等信号影，周围呈环形低信号瘤巢（箭头），相邻软组织肿胀；C：T2WI 显示骨皮质内环形中等信号，中央呈低信号瘤巢影（箭头），周围骨质呈大片状高信号水肿；D：PD 压脂显示小粗隆上缘骨皮质小结节状低信号影，边缘呈环形高信号，病灶周围骨髓可见大片状高信号水肿，病变旁软组织肿胀；E：T1 压脂增强显示结节瘤巢影，边缘呈明显环形强化，周围骨髓强化明显，邻近软组织肿胀，强化呈高信号（箭头）

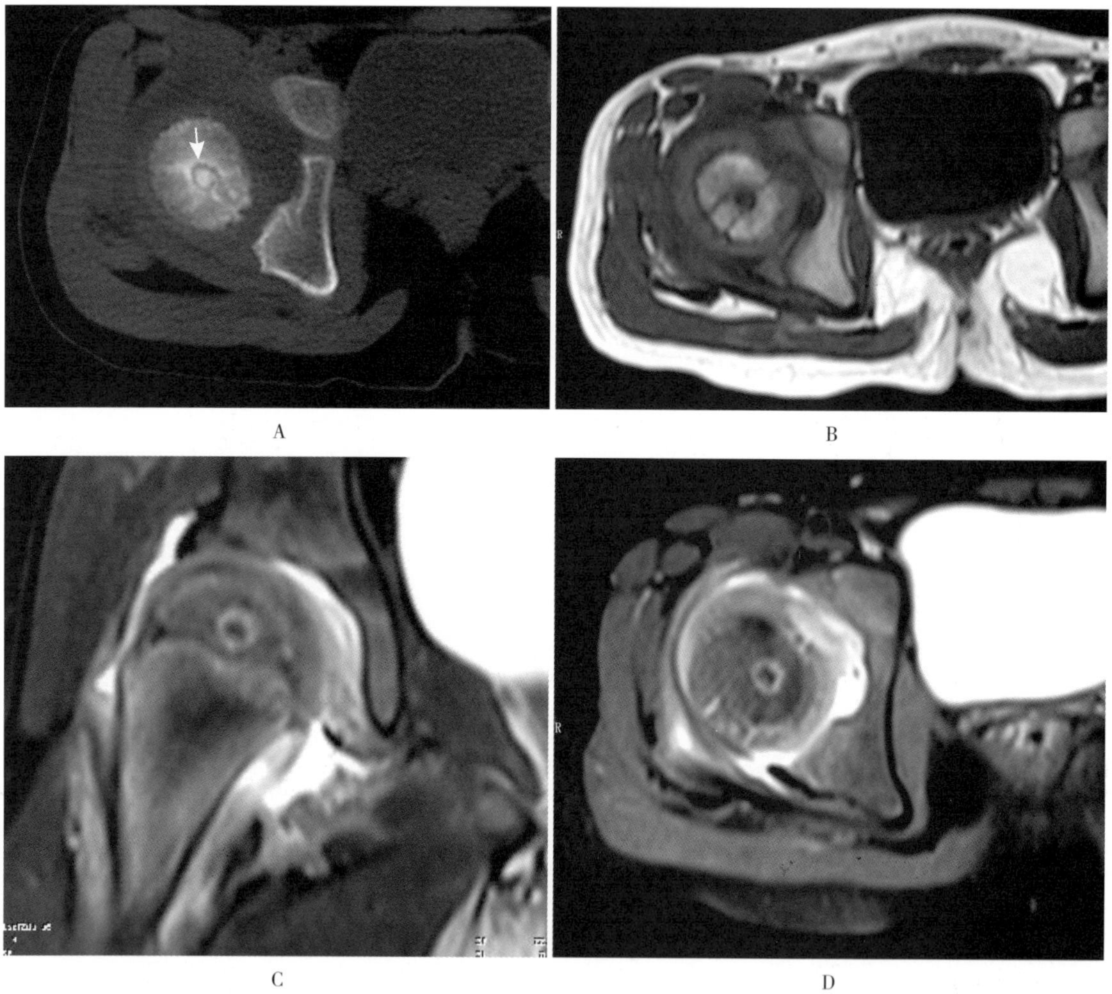

图 5-13-5　男，5 岁 2 个月，右下肢跛行伴疼痛 5 个月。手术病理证实为右股骨头骨骺骨样骨瘤（松质型）

A：CT 平扫示右股骨头骨骺中央可见一大小约 0.8cm×0.7cm 环形骨质密度减低区，边界清楚，边缘硬化，内见小结节状高密度钙化影（箭头），周围骨质增生；B：MRI 平扫示右股骨头骨骺内见一约 0.8cm×0.8cm×0.7cm 类圆形长 T1、长 T2 信号影，边界清楚，边缘见低信号骨质硬化带，内见小片状短 T2 信号影，呈牛眼征改变；C、D：增强后病灶呈明显环形强化，短 T2 信号影无强化。右髋关节间隙和关节囊内见少量积液，周围软组织明显肿胀

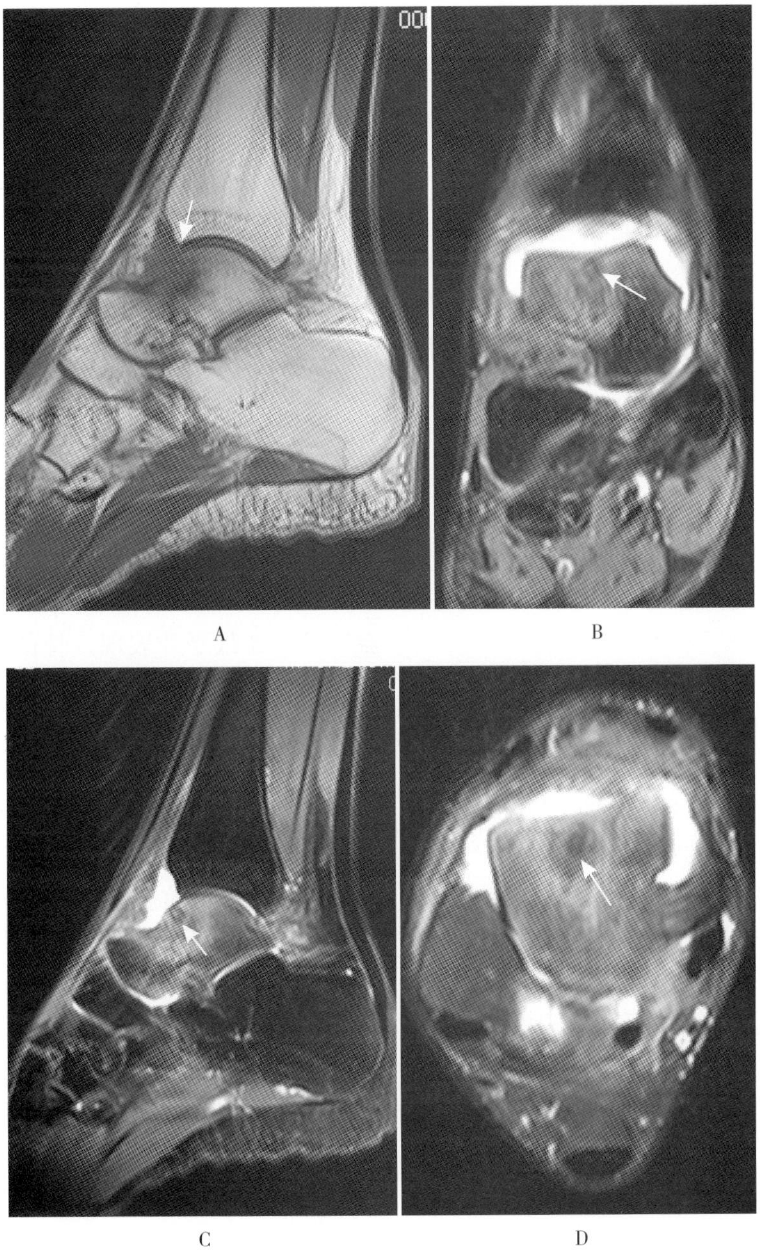

图 5-13-6　男，22 岁，右踝关节疼痛 3 年，以夜间为甚，水杨酸类药物可缓解

A：T1WI 显示右距骨前缘骨皮质下可见片状低信号影，其内隐约可见一小点状更低信号（箭头）；B~D：T2 压脂距骨关节面下可见一环形低信号病灶，其内可见一稍高信号的小结节影，表现为“牛眼征”（箭头），周围骨质可见大片状高信号水肿，关节囊可见高信号积液，周围软组织肿胀

五、鉴别诊断

1. 应力性骨折　当骨折处的骨质增生及骨膜反应明显时，需要与骨样骨瘤鉴别。应力性骨折有剧烈或长期运动史，骨折线表现为线状，与骨皮质垂直或成角走行，而骨样骨瘤的低密度区与骨皮质平行。

2. 骨岛　表现为中心高密度，但边缘多光整，其中可见骨小梁，这是其与骨样骨瘤的重要区别。

3. 硬化性骨髓炎　多表现为双侧骨干皮质广泛对称性不规则增厚硬化，髓腔变小，一般无脓肿或死骨，亦无透亮瘤巢，疼痛常呈间歇性，服用水杨酸类药物无效。

4. 骨皮质脓肿　常有红、肿、热、痛等炎性反应症状和反复发作史，无骨样骨瘤的规则性疼痛，骨质破坏区内无钙化或骨化，骨膜新生骨较骨样骨瘤多且范围大，病灶常穿破骨皮质形成软组织肿胀。

5. 单发性内生软组织瘤　为圆形、卵圆形略膨胀的溶骨性破坏区，边界清楚，周围硬化不明显，无骨样骨瘤的特征性疼痛。

6. 骨梅毒　好发胫骨，常为双侧对称性发病，骨膜增生广泛，多位于胫骨前部，患者有冶游史，血清梅毒免疫反应阳性。

7. 骨母细胞瘤　夜间疼痛较轻，发展较快，体积较大，常>2cm，周围骨质膨胀明显，反应性骨硬化较轻，多无骨膜反应。

（陈　延　吴政光　徐和平　邓星河）

第十四节　髂骨良性纤维组织细胞瘤

一、概述

骨良性纤维组织细胞瘤（benign fibrous histiocytoma，BFH）是一种纤维细胞和组织细胞增生所形成的少见的良性骨肿瘤。发病率仅占所有良性骨肿瘤的1%，极少恶变。发病年龄5~75岁，28岁以上成人多见，无显著性别差异。病变常发生于真皮、表浅皮下组织和深部软组织，发生于骨者多位于髂骨、骨盆、股骨、肱骨、胫骨、腓骨、肋骨，少见发生于椎骨、骶骨、颅骨及上颌骨者。长骨多位于干骺端或骨端。本病具有一定的活跃性和侵袭性，生物学行为不良，若手术切除不彻底则容易复发。

二、临床表现

骨良性纤维组织细胞瘤（benign fibrous histiocy-toma，BFH）临床缺乏特征性表现，通常病变局部以疼痛为主，常为夜间疼痛或隐痛，劳累后加重。病程持续数周到数年不等，少数病例邻近关节，可伴关节功能障碍，病变严重者并发病理性骨折。

三、影像学表现与病理基础

以梭形纤维母细胞和组织细胞样细胞增生为主，呈编织状排列。伴有泡沫细胞和多核巨细胞形成。可见淋巴细胞浸润、间质出血及含铁血黄素沉积。核分裂象可以很明显，但没有病理性核分裂象。免疫表型：组织细胞样细胞 Vimentin，Actin，CD68，Lysozyme，α-AT阳性。

1. X线平片表现　骨良性纤维组织细胞瘤多呈类圆形或椭圆形溶骨性破坏，密度较均匀，单房或多房，边界清楚光滑，一般均有薄或厚的硬化缘，内部有时可见骨嵴分隔。在长骨，可起源于骨干及干骺端，后者多累及骨骺。初期，病变在骨髓腔内呈偏心性生长，破坏区内可有骨嵴及点片状钙化；随病变进展，骨皮质多受侵变薄甚至断裂，周围一般无软组织肿块，少许病例可见病理性骨折，病灶周围多无骨膜反应（图5-14-1）。

2. CT表现　病灶内边界清楚的软组织密度影，密度与周围软组织相比呈相等或略低密度，密度较均匀，破坏区内有时可见囊性变及点片状钙化影，病灶边缘可见骨质增生硬化，膨胀明显者，可见骨皮质断裂或软组织内残留骨嵴影。周围一般无骨膜反应及软组织肿块。增强扫描后呈轻中度强化，囊变部分不强化。

3. MRI表现　当病灶内组织细胞所占比较高时，病变在T1WI上呈低信号，在T2WI及T2压脂呈高信号，多见于长骨干骺端及骨端，病灶大多呈中心性生长。但纤维细胞所占比例较高时，病变在T1WI、T2WI及T2压脂上均呈低信号，多见于骨皮质或以骨皮质破坏为主、呈偏心性生长的肿瘤。肿瘤内可见囊变坏死区，病灶周围见低信号带。增强后病灶明显强化。低信号带增强扫描后不强化（图5-14-2）。

四、诊断

骨良性纤维组织细胞瘤的影像学多表现为边界清楚的溶骨性骨质破坏区，破坏区边缘常可见硬化缘，其内可有骨嵴及点片状钙化，常可见皮质膨胀甚至被穿破，无骨膜反应。

五、鉴别诊断

1. 非骨化性纤维瘤　10～20岁青少年多见，好发生于长骨干骺端及骨干皮质。临床症状不明显，无疼痛，并有自愈倾向。骨良性纤维组织细胞瘤发病年龄更大，发病部位更加广泛，多见于长骨骨干、干骺端及骨骺、骨盆、肋骨，亦见于锁骨、颈椎椎体等。临床症状显著，疼痛明显，生物学行为有复发倾向。镜下泡沫细胞相对较多。

2. 骨巨细胞瘤　发病年龄20～40岁，以长骨骨端多见，多呈膨胀性、偏心性骨质破坏，骨皮质变薄，无骨硬化及骨膜反应。组织学上主要为纤维黄色组织，呈漩涡状，可见多核巨细胞及泡沫细胞，巨细胞较大且核数较多。而骨良性纤维组织细胞瘤梭形细胞及多核细胞体积较小，分布较稀疏，核数较少，泡沫细胞较多。

3. 骨囊肿　好发儿童及青少年，以长骨干骺端多见，呈囊状膨胀性骨破坏，可有骨嵴分隔，其生长方向与骨纵轴一致，骨皮质对称性变薄，很少有骨膜反应。

4. 动脉瘤样骨囊肿　多见20岁以下青少年，四肢长骨及脊柱为好发部分，可呈囊性膨胀性改变，骨壳完整，常有骨性间隔。CT或MRI检查常见液-液平面。

5. 骨恶性纤维组织细胞瘤　多呈偏心性溶骨性骨质破坏或虫蚀样骨质破坏，边界不清，无残留骨嵴和硬化边缘，常有皮质中断及周围软组织肿物。而骨良性纤维组织细胞瘤边界清楚，周围可有硬化边缘，周围软组织肿块少见。

6. 骨纤维结构不良　病程长，可单发或多发。发生于长骨者常由干骺端向骨干移行。骨良性纤维组织细胞瘤长径较长，一般大于横径的两倍，边缘硬化带较宽，不会引起骨皮质破坏缺损，如出现典型的囊状膨胀性改变、磨玻璃样改变、丝瓜瓤样改变，更有助于鉴别。

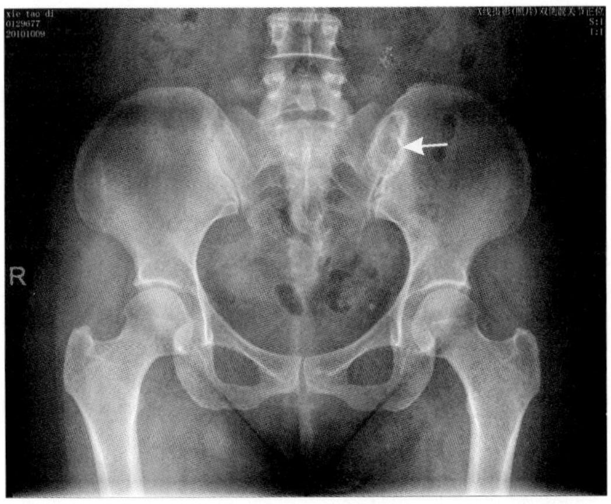

图5-14-1　女，47岁，骨良性纤维组织细胞瘤。X线平片：左髂骨上半部耳状面可见一大小约24mm×47mm异常骨质密度区，病变区呈轻度膨胀性生长，病灶内密度欠均匀，呈轻度毛玻璃状，病灶边缘尚清，边缘可见明显骨质硬化（箭头）

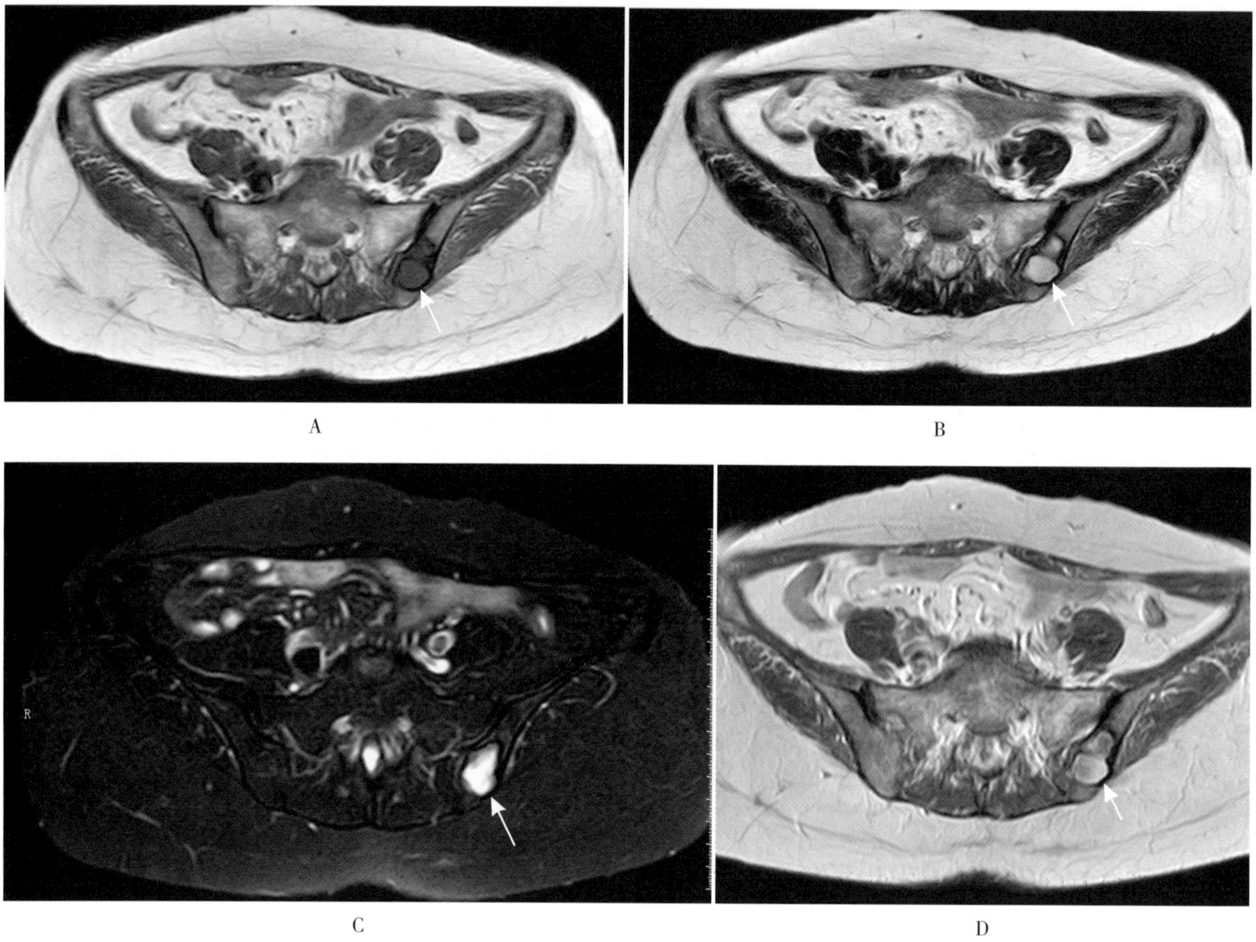

图 5-14-2　骨良性纤维组织细胞瘤

A：T1WI 显示：左侧髂骨见形态不规则异常信号，病变境界清楚。T1W1 呈不均匀低信号；B：T2W1 病变区呈明显高信号；C：脂肪抑制序列上呈明显高信号；D：增强扫描明显均匀强化，可见低信号硬化边。左侧骶髂关节未见异常

（陈　延　吴政光）

第十五节　多发性骨母细胞瘤

一、概述

骨母细胞瘤（osteoblastoma）又称成骨细胞瘤、巨骨样骨瘤，起源于成骨性结缔组织。1954 年由 Dahlin 和 Johnson 以巨大骨样骨瘤的名称报道，不常见，约占原发性骨肿瘤的 1%。

二、临床表现

80%发生在 30 岁以下，7~20 岁多见，男女之比（2~3）：1。可发生于骨骼系统任何部位，最好发于脊椎，多位于棘突、椎弓和横突等附件区；其次是管状骨的骨端或骨干，其中以股骨和胫骨较多见；也可发生在颅骨和骨外组织等少见部位。起病隐匿，多无明显临床症状，可表现为局部肿块和疼痛，或因发生部位不同造成周围结构压迫引发相应症状。

三、影像学表现与病理基础

病理上与骨样骨瘤十分相似，但阿司匹林很难缓解疼痛，病灶的最大径往往>2cm。大体观为红色或灰色的有沙砾样物质的富含血管的肿瘤，其组织学表现有三大特征：丰富的骨母细胞；间质有丰富的血管；丰富的骨样组织互相连接成条索状，其中有不同程度的钙盐沉积形成骨小梁，骨小梁排列规则。有些骨母细胞瘤可出现生物学行为的侵袭性，故目前认为不能统称为良性骨母细胞瘤，且手术不彻底时常易复发、恶变。因此根据肿瘤的组织学表现，把骨母细胞瘤分为良性骨母细胞瘤和恶性（侵袭性）骨母细胞瘤。

1. X 线平片表现　早期多显示为密度较低的

透亮区，以后可随着钙化、骨化出现密度逐渐增高。发生于长骨者多呈椭圆形，与骨的长轴一致，且常为中心型，少数为偏心型，后者局部骨皮质常呈薄壳状膨胀。发生于脊柱者，透亮度较低，多呈磨玻璃样，甚至完全钙化、骨化，呈密度显著增高影像（图 5-15-1）。

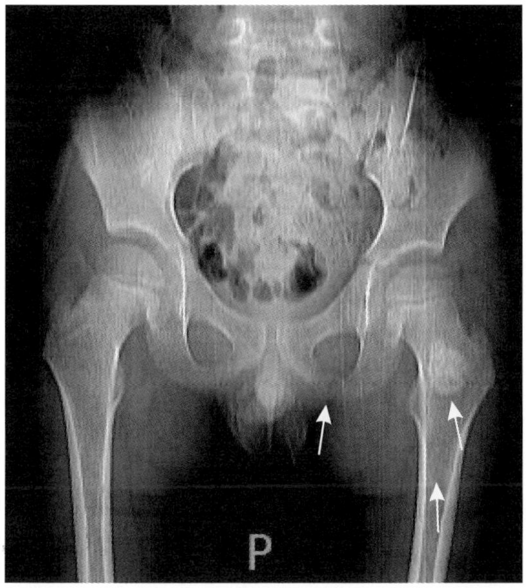

图 5-15-1 男，5 岁 1 个月，左髋，膝部疼痛 5 天。手术病理证实为骨母细胞瘤。平片示左侧股骨粗隆间及坐骨支（箭头）见类圆形骨质破坏区，边缘清楚，部分见硬化缘，左侧股骨粗隆间病灶内见团块状钙化影

2. CT 表现 骨局限性膨胀性低密度区，骨皮质变薄甚至断裂，病灶周围出现清楚的薄壳状钙化为本瘤的特征，肿瘤内斑点状或大片状钙化或骨化对诊断帮助较大。增强扫描病灶大多有不同程度强化（图 5-15-2）。

3. MRI 表现 大多数瘤灶表现为 T1WI 低或等信号、T2WI 高信号的混杂信号肿块，有时可表现为 T1WI、T2WI 均为等信号，或是 T2WI 低信号改变，肿瘤 T2WI 信号强度与肿瘤骨化程度有关。周边骨皮质变薄，病灶边缘骨质轻度硬化，有时可形成较厚的硬化缘，甚至呈结节状。一般骨膜反应不明显，周围软组织可轻度肿胀，而软组织肿块大多不明显。病灶强化多较明显。

四、诊断

恶性骨母细胞瘤一般发病年龄较大，多在 30 岁以上，病程较长，疼痛持续性加剧，且夜间显著者；肿瘤局部呈侵袭性生长，侵犯周围

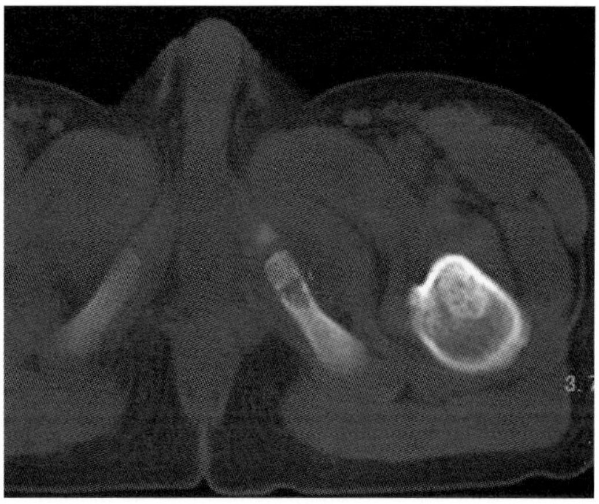

图 5-15-2 与图 5-15-1 同一病例。CT 示左坐骨支低密度破坏区，病灶周边轻度硬化，内见点状钙化灶，皮质旁见点状骨膜增生，闭孔外肌明显肿胀；股骨粗隆间病灶约 2. 3cm×2. 0cm，内见密集沙砾状钙化并呈团块状，并延伸至骨皮质

软组织，肿瘤体积偏大，或短期内明显增大者；影像学表现为破坏区模糊扩大，病灶内钙化、骨化影减少或模糊等恶性骨肿瘤的征象；有多次复发的病史，但肿瘤一般无转移。确诊最终要靠病理。

本病约 50% 发生在脊柱和颌骨，其次为长骨且下肢为主，25% 发生于股骨和胫骨，以骨干多见，其次为干骺端，几乎不发生骨骺，可与巨细胞瘤和软骨母细胞瘤鉴别，病灶多>2cm，对与骨样骨瘤鉴别具有决定性意义。少数有疑问的病变通过随访有助于明确诊断。

五、鉴别诊断

1. 骨样骨瘤 骨样骨瘤多有夜间疼痛，服用水杨酸制剂可缓解，骨母细胞则导致局部钝痛或无明显临床症状；骨样骨瘤骨破坏区直径常<1. 5cm，往往膨胀不明显而周围骨增生硬化明显。骨母细胞瘤的病灶直径常 > 2cm，且常表现为多变的组织学特性，多明显膨胀，病变内有斑块状钙化、周围硬化较轻，强化明显。

2. 骨巨细胞瘤 发病年龄 20～40 岁，好发于骨端，关节面下；多呈偏心生长、横向生长；破坏区多呈典型的皂泡状外观，偶尔呈溶骨型或混合型。骨间隔较细且均匀，无骨膜反应及骨质增生硬化现象，少有液-液平面，强化多不明显；而骨母细胞瘤常有钙化、骨化，有时有厚的硬化缘，甚至呈结节状，病灶强化较明显。

3. 软骨母细胞瘤　好发于10~20岁，多见于长骨骨骺或干骺端骺软骨部位，肿瘤内有骨小梁，晚期钙化沉着呈沙砾样。

4. 侵袭性骨母细胞瘤与骨肉瘤鉴别　骨肉瘤多发生在四肢长骨，尤以股骨下端及胫骨上端为好发部位，X线有较为特异的征象。

（徐和平）

第十六节　股骨内生软骨瘤

一、概述

内生软骨瘤是一种常见的良性骨肿瘤，在良性骨肿瘤中占第三位，主要发生于短骨，也有发生于长骨、骨盆、椎骨等部位，发生于骨髓腔者称为内生软骨瘤。以四肢短骨最为多见，发生于四肢长骨较少见且不典型。绝大多数发生于软骨内化骨的骨骼。根据病灶数目可分为单发性和多发性。内生性软骨瘤起自髓腔，一般认为其病因是生长板上结构不良的软骨细胞出现增生，同时异位沉积于干骺端骨髓腔，并在干骺端骨髓腔内发生软骨内成骨。四肢长管状骨发病率约25%。

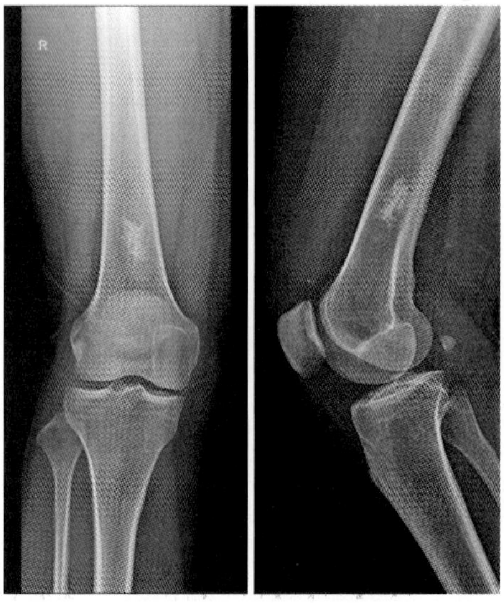

图5-16-1　　图5-16-2

图5-16-1，2　X线正侧位平片，显示股骨下段干骺端骨髓腔内可见小片状不规则、高密度钙化影，边缘欠规则

二、临床表现

内生软骨瘤可发生于各年龄段，发病年龄高峰10~40岁，20~40岁最为多见，男多于女。好发部位为四肢短管状骨，尤以手部短管状骨多见，四肢长骨可发生于股骨、胫骨及肱骨。本病病程缓慢，多无自觉症状，病情常达数年至数十年不等，当肿瘤增大引起神经压迫症状或发生病理性骨折才引起注意。

三、影像学表现与病理基础

1. X线平片表现　发生于四肢长骨的内生软骨瘤，其中心一般位于长管状骨的干骺端。X线平片的典型征象包括骨囊状破坏、边缘硬化及破坏区内不规则钙化（图5-16-1，2）。如平片未发现钙化，则难以确诊。肿瘤内钙化，病理上主要特点是瘤组织由灰白色质脆成熟透明软骨细胞组成，细胞间有淡蓝色玻璃样软骨基质，基质常发生钙化、骨化所致（图5-16-3）。

2. CT表现　CT对长骨内生软骨瘤的显示具有明显优势，能显示早期小的内生软骨瘤及其特征性的肿瘤钙化，较X线平片更为准确，对本病的诊断具有特征性价值。其中囊状透亮区内的钙化影被认为是诊断内生软骨瘤的主要依据。内生软骨瘤的组织学特点是分叶状的透明软骨沿松质骨的缝隙蔓延生长，且肿瘤几乎无血供，因此CT增强扫描无意义，且对肿瘤的边界显示欠清晰。

3. MRI表现　病变位于骨髓腔内，由于病变区主要为钙化组织，所以T1WI显示以不规则的低、中混杂信号影，边缘欠清楚（图5-16-4），PD及T2脂肪抑制显示斑点及条状高、中混杂信号，病变区边缘欠规则（图5-16-5~5-16-7）。Cohen等观察到内生软骨瘤内含有透明软骨基质，形成了独特的MRI表现，在T2WI呈分叶状的高信号，病理上反映了透明软骨内水含量与黏多糖成分的比值较高所致。MRI的最大优势恰恰在于能清晰显示内生软骨瘤在骨髓腔内的侵犯范围。

四、诊断

四肢长骨的内生软骨瘤根据X线平片、CT及MRI影像学，有较特征性表现，骨髓腔内的不规则钙化。结合平片和CT、MRI T1WI上，低信号区内有斑点状更低信号区，分别代表肿瘤基质和瘤体内的钙化或骨化灶。如将三者结合起来进行综合影像诊断，会显著提高诊断价值。

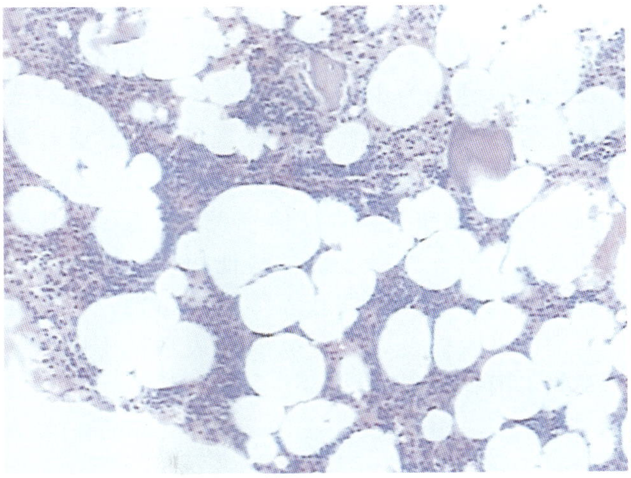

HE×40

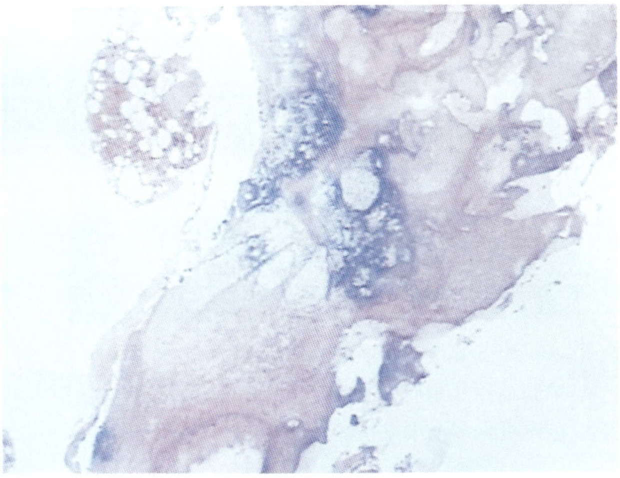

HE×100

图 5-16-3　与图 5-16-1 同一病例。镜下所见：髓腔内见多灶性软骨增生，细胞分化成熟，伴骨化

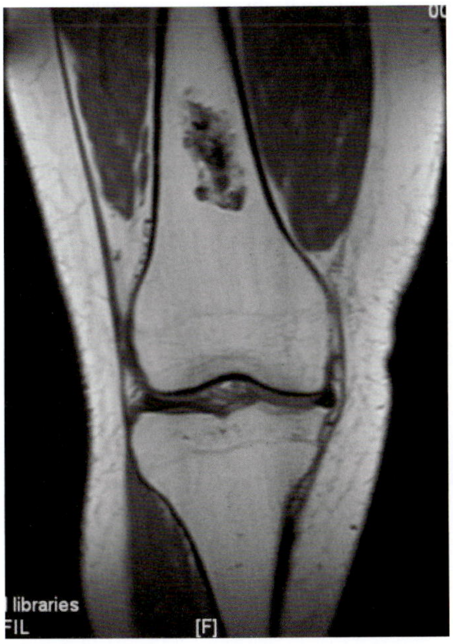

图 5-16-4　与图 5-16-1 同一病例。T1WI 显示股骨干骺端骨髓腔内不规则以低信号为主，部分混杂有中等信号，边缘欠清楚的病变区

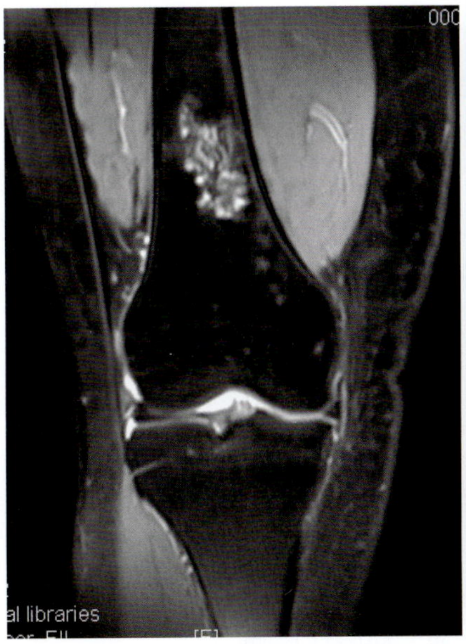

图5-16-5

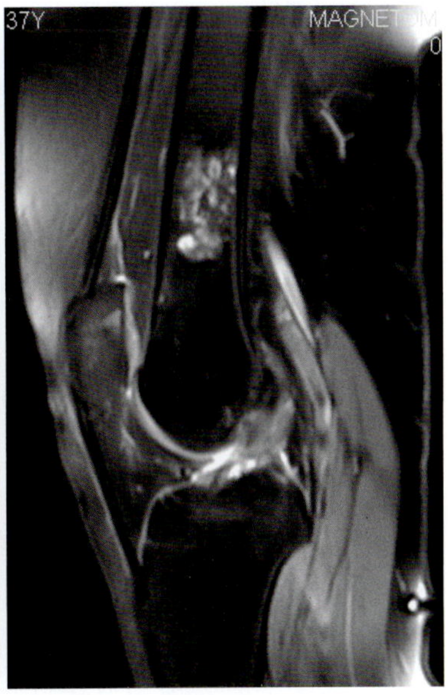

图5-16-6

图 5-16-5，6　与图 5-16-1 同一病例。PD 脂肪抑制冠、矢状位显示病区呈斑点状高信号影，其内夹有等信号影，边缘不规则呈分叶状

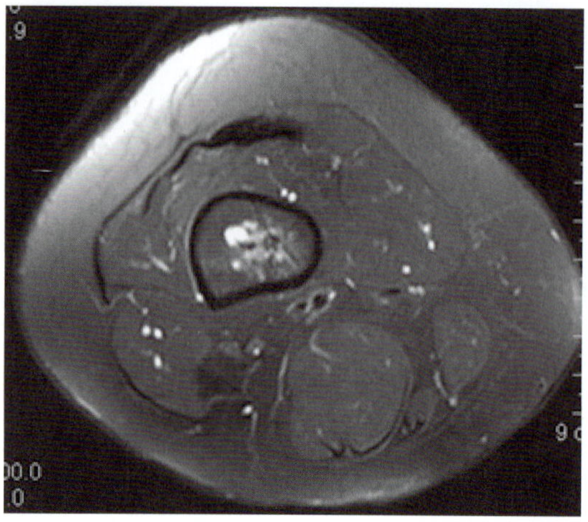

图 5-16-7　与图 5-16-1 同一病例。T2 脂肪抑制轴位显示骨髓腔内不规则高信号影，病变区内可见多个小点状低信号影

五、鉴别诊断

病变区内钙化表现的四肢长骨内生软骨瘤应与骨梗死鉴别。骨梗死发生部位多在干骺端，梗死的骨钙化一般从外周到中央，呈带状排列，沿骨小梁扩散；而长骨内生软骨瘤的钙化聚集在一起，钙化为中心性分布，与溶骨区交替或绕溶骨区排列。两者 MRI 表现也不同，骨梗死在 T1WI 上有高信号的脂肪存在，在 T2WI 或 PD 脂肪抑制缺少软骨高信号表现。根据影像学的表现，两者可以鉴别。其他病变：如与成软骨母细胞瘤、骨巨细胞瘤等病变鉴别，两者发病部位以及病变与内生软骨瘤表现都不同，鉴别并不困难。

（邓星河）

第十七节　多发性血管球瘤

一、概述

血管球瘤分为单发性、多发性和恶性三类。单发性血管球瘤由 Masson 于 1924 年首先报道，可以由外伤引起。多发性血管球瘤由 Touraine 于 1936 年首先报道，占血管球瘤总数的 10% 以下，非常少见，常在幼儿时发病，可无症状。恶性血管球瘤更少见，常表现为直径 2 cm 以上的深在性肿块，但很少出现远处转移。单发性、多发性血管球瘤很容易经手术完全切除而治愈，局部复发率很低。

二、临床表现

血管球瘤好发于 20～40 岁的女性，好发部位在手部，尤其是甲床。通常为体积小，具有包裹的器官性肿瘤，起源于动脉和静脉血管球，疼痛剧烈。临床主要表现为发作性疼痛、局限性压痛、寒冷时痛。一般呈淡紫或暗蓝色的结节，血管球瘤直径通常为 3～10mm。多发性血管球瘤少见，一般无触痛。常在幼儿时发病，可无症状，通常广泛分布于躯干，可多达数十个，皮损群集时可融合成巨大团块。偶可见肿块在短期内快速生长，并出现疼痛，浅静脉扩张，皮温增高，甚至局部破溃。

三、影像学表现与病理基础

多发性血管球瘤的病理学特点：血管球瘤由血管、平滑肌及球细胞构成，球细胞主要分布于血管周围，血管内衬以内皮细胞，可见神经纤维。血管球瘤肿块内如果含有扩张的血管，则可呈红色或蓝红色。镜下观察肿瘤细胞大小不一，肿瘤细胞由上皮样细胞排列成小叶状，胞浆丰富，有明显的核膜，小叶间有血管芽，毛细血管大多已萎陷（图 5-17-1）。球细胞有丰富的胞质，颜色浅淡并呈细微颗粒状和典型的上皮样，有时被误认为上皮肿瘤。

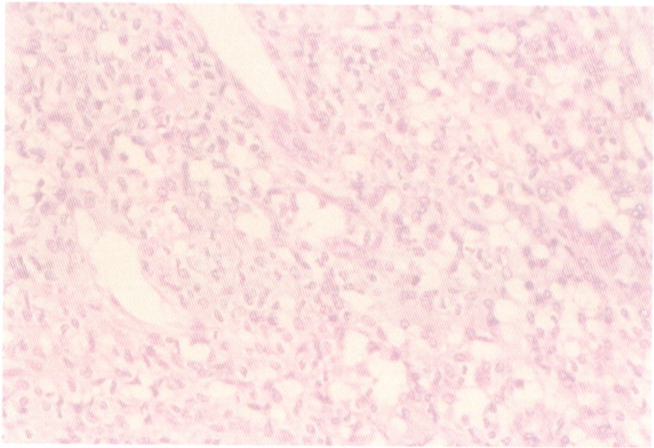

图 5-17-1　镜下表现：肿瘤细胞由上皮样细胞排列成小叶状，呈固态，胞质丰富，有明显的核膜，小叶间有血管芽（HE×100）

1. X 线平片表现　可见病变区软组织肿块影，个别肿块内可有钙化斑（图 5-17-2）。

2. CT 表现　显示软组织内巨大囊性肿块，囊

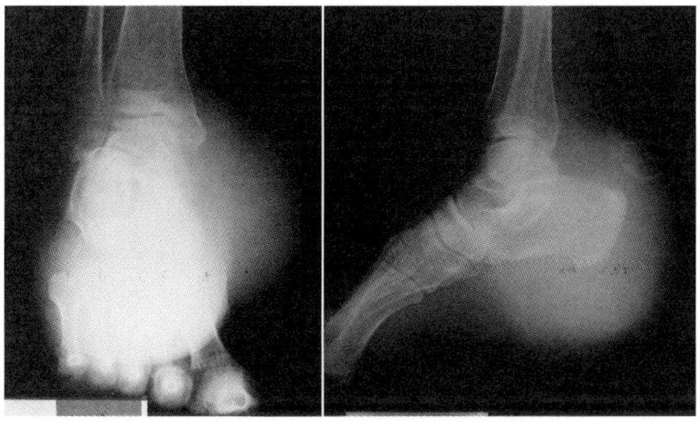

A　　　　B

图 5-17-2　X 线正侧位平片示右内踝巨大软组织肿块影，外缘边界清楚，密度均匀，肿块后上部边缘可见环形蛋壳样钙化影

壁较厚，内有分隔，增强后囊壁和内部分隔可见明显强化（图 5-17-3）。

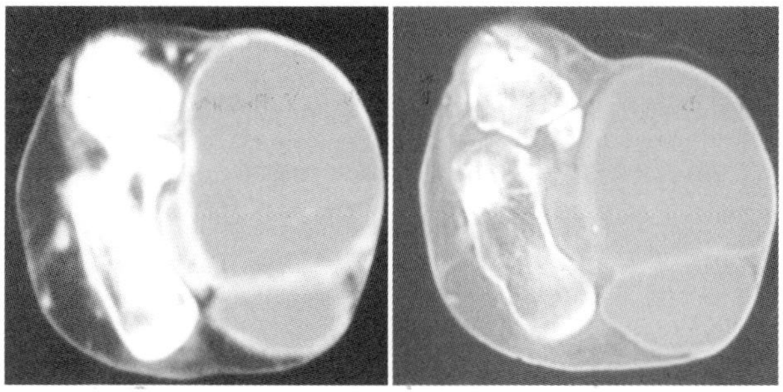

A　　　　B

图 5-17-3　血管球瘤

A：CT 平扫示右内踝处巨大囊性肿块影，周围为较薄的囊壁，部分壁略厚，内部见有分隔，中央为液体密度；B：注射对比剂增强后囊壁和内部分隔均见明显强化，中央液性区未见强化

3. MRI 表现　显示软组织肿块 T1WI 呈不均匀低信号，T2WI 呈高低混杂信号，以高信号为主，内部可见不规则低信号区（图 5-17-4，5）。

4. ^{201}T1 显像表现　示软组织内异常浓聚影（图 5-17-6）。

5. 血管造影表现　显示肿瘤内瘤染色阳性（图 5-17-7）。

四、诊断

临床上，多发性血管球瘤多儿时起病，一般无症状，可广泛分布于躯干，有时多个皮损可融合成巨大包块，局部浅静脉扩展，皮温增高，疼

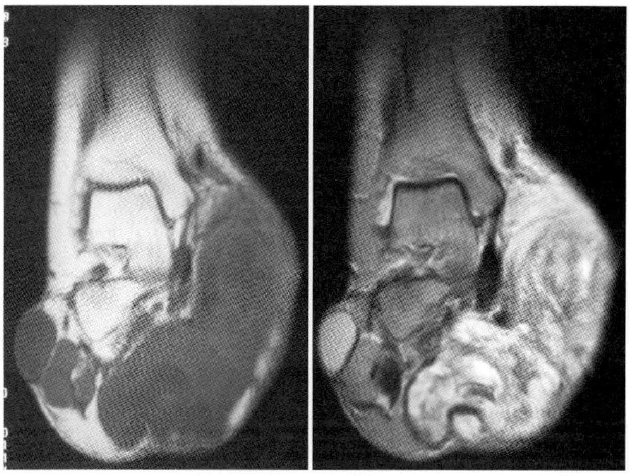

A　　　　B

图 5-17-4　血管球瘤

A：MRI 示右内踝处见一大约 14cm×15cm 的软组织肿块影，T1WI 呈不均匀低信号，其内可见多条弧形中等信号影构成分隔状；B：T2 加权像呈高、低混杂信号，以高信号为主，内部可见不规则低信号区衬托下似旋窝状结构

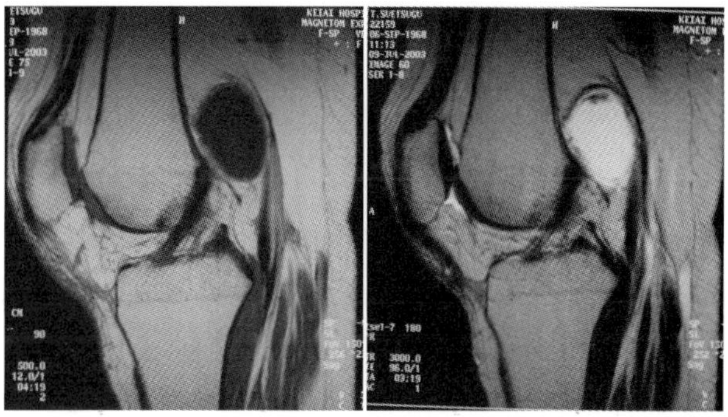

A　　　　B

图 5-17-5　MRI 示右腘窝处见一 3cm×5cm 的囊性软组织肿块影，边缘清楚，T1 加权像呈低信号（A）；T2 加权像肿块影呈高信号（B）

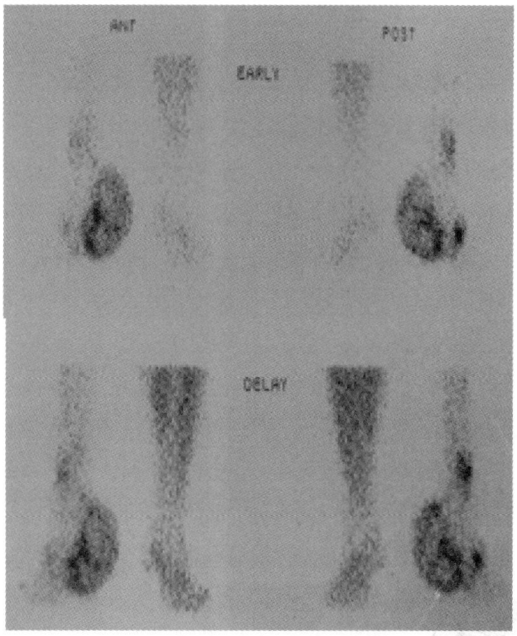

图 5-17-6　^{201}T1 显像示右内踝处可见软组织浓聚影

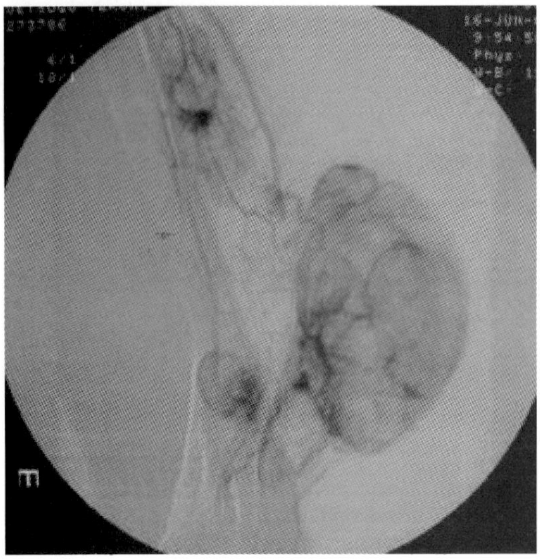

图 5-17-7　血管造影显示肿瘤内瘤染色阳性，呈多房分隔状表现

痛，破溃等。影像学上，CT 显示为有包膜的囊性软组织肿块，囊壁厚薄欠均匀，边界清楚，内含分隔，CT 增强扫描边缘及分隔均有明显强化；MRI T1WI 呈不均匀低信号，T2WI 呈高低混杂信号。除此之外，个别瘤体内可有钙化斑。患者需行全面的 X 线、CT 和 MRI 检查，必要时可进一步行血管照影及 ^{201}T1 显像，为正确诊断提供更多更具体信息。

五、鉴别诊断

1. 表皮样囊肿　发生于表皮的表皮样囊肿是由于皮肤表皮细胞碎片在异位所生成的囊肿，常由于皮肤外伤所致，以指端和手掌较为常见。为只有一个囊腔的单房性皮下囊肿，呈圆形或椭圆形，表面光滑，触之较韧而有张力，与表面皮肤无粘连，基底有（无）移动性。CT 见瘤体为边界清楚、形态不规则、呈均匀的低密度影，少数为混杂密度。增强后无强化。MRI 在 T1WI 上表现为低信号影，T2WI 上为高信号。注射对比剂后囊肿无强化为其特征。

2. 鲜红斑痣　又称葡萄酒色斑（port-wine stains），是无数扩张的毛细血管组成、较扁平、少隆起的斑块，属于先天性毛细血管畸形。

3. 草莓状血管瘤（strawberry hemangiomas）又叫做毛细血管瘤、单纯血管瘤，是最常见的血管瘤类型，为真皮层毛细血管内皮异常增生所形成的良性肿瘤。

4. 蔓状血管畸形　是由相互吻合的小动脉、小静脉和动静脉瘘构成的一种血管畸形。

5. 海绵状血管畸形（cavernous malformation）是位于真皮深层和皮下组织内由充满血液的血窦和薄壁静脉所构成的红、蓝色或紫色病灶。

6. 毛细血管扩张（telangiectaia）　多因妊娠、慢性酒精中毒性肝病、先天异常、寒冷风沙的不良刺激所致，也可见于酒渣鼻的二、三期鼻及面部表现。

（万双林）

第十八节　股骨平滑肌肉瘤

一、概述

骨的原发性平滑肌肉瘤是非常少见的恶性肿瘤，该肿瘤是以恶性梭形细胞为主，肿瘤呈现出平滑肌分化。

二、临床表现

患者年龄 9~80 岁，平均 44 岁，但 20 岁之前发病者少见，常见症状是程度不同、持续时间不一的疼痛，偶见软组织肿块及病理性骨折。最常见的发生部位是股骨远端、胫骨近段和肱骨近段，其他可能发生的部位有：骨盆、锁骨、肋骨和下颌骨。

三、影像学表现与病理基础

骨平滑肌肉瘤的病理学特点：肉眼观察，肿瘤大小不一，切面呈灰白色或暗红色。质硬或脆，呈鱼肉状。光镜下，梭形细胞束呈交织状排列，类似软组织的平滑肌肉瘤。细胞数量每例多不同，细胞数量多的区域间质少，细胞成分较少的病灶则含有数量不等的细胞间胶原成分。少见的情况是：席纹状排列，类似恶性纤维组织细胞瘤。该梭形细胞核呈圆形或长形如雪茄状，胞质嗜酸性，偶尔细胞呈纤维状，细胞核两端常有凹陷，是由透明空泡引起。很少见到巨细胞，存在时，常有多个深染的核，核仁明显，胞质界线不清。该肿瘤核分裂象常见（图 5-18-1）。对肌肉为特异性的肌动蛋白免疫反应总是呈阳性，结蛋白标志物也可呈阳性反应。有些病例对蛋白标志物也呈阳性反应。

1. X 线平片表现　①骨质破坏：干骺端或骨干发生溶骨性破坏，破坏区呈椭圆形、片状或不规则形，边缘模糊。骨皮质膨胀、变薄，部分缺损。破坏严重者一段骨干可全消失（图 5-18-2，

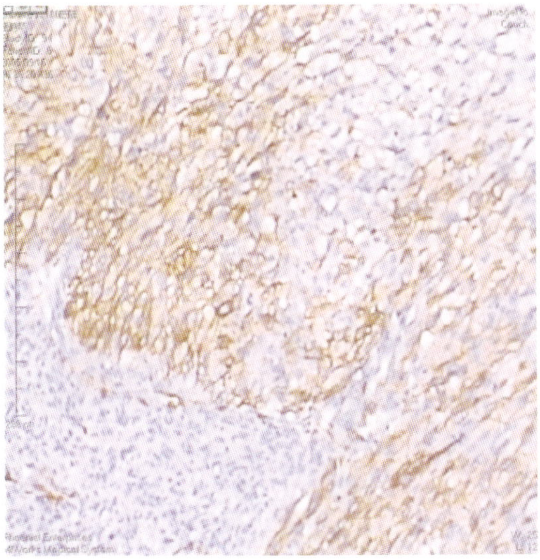

图 5-18-1　股骨平滑肌肉瘤。镜下可见病变组织呈编织状、漩涡状排列，弥漫浸润性生长，瘤细胞体积大小不等，有异型，核深染，可见病理性核分裂，局部区域可见片块状坏死区，肿瘤组织内见大量钙化的骨样组织（图 5-18-1～5-18-7 为同一病例）（HE×100）

3）；②骨膜增生：多数无骨膜反应。少数病例除溶骨性破坏外，亦出现骨膜反应，甚至出现放射状骨针及 Codman 三角；③软组织改变：肿瘤可穿破骨皮质浸入软组织，形成肿胀和不规则肿块，内有瘤骨形成。少数病例无软组织肿胀；④骨梗死征象：溶骨破坏区周围有大小不一的囊状透亮区，周边环以硬化带，夹杂小斑点状或条纹状钙化影，此为骨梗死表现，是骨平滑肌肉瘤的一个值得重视的征象；⑤血管造影：可见正常骨髓的边缘有造影剂滞留的浓密阴影。

2. CT 扫描　CT 上可见病变部位呈溶骨性破坏，骨皮质膨胀、变薄、部分缺失，无或可见骨膜增生。部分病例在病灶周围软组织中可见囊状低密度影，CT 值 37 HU 左右，周围可见环状硬化带，病灶内夹杂小斑片状或条纹状钙化影。部分病例髓腔内可见等密度影充填，CT 值 60 HU 左右（图 5-18-4）。

3. MRI 扫描　T1WI 可见破坏区呈中等及低的混杂信号（图 5-18-5），T2WI 表现以高信号为主要表现的混杂信号，破坏区内骨皮质不均匀增厚（图 5-18-6）。增强扫描破坏区内可见不均匀强化影（图 5-18-7）。

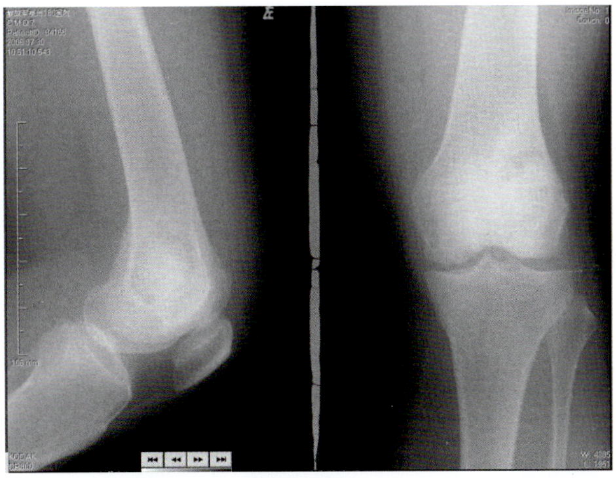

图 5-18-2　平片显示左股骨下段外侧偏心性不规则溶骨性骨质破坏，其内可见有钙化或骨质增生影，边界不清，骨皮质尚完整，未见骨膜反应

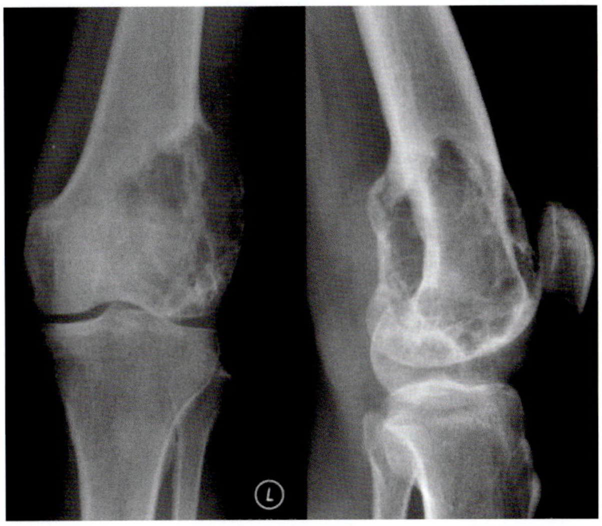

图 5-18-3　平片，数月后复查，骨质破坏区进展，破坏区呈明显膨胀性溶骨性骨质破坏，内可见不规则骨嵴，破坏区呈分房状，破坏区与正常骨质分界不清，病变向外缘膨胀，可见薄层骨壳，病变外缘未见骨膜反应

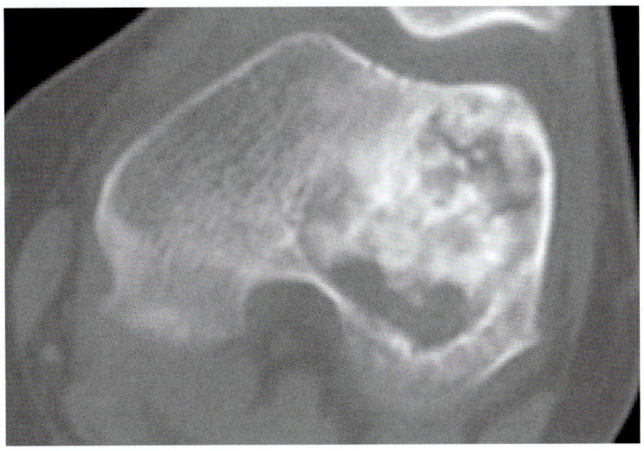

图 5-18-4　与图 5-18-2 同期检查，CT 扫描破坏区内可见大片骨化及钙化组织，部分边缘可见骨质增生硬化，破坏区大部分边缘与正常骨分界不清，骨皮质未见穿破，周围软组织正常

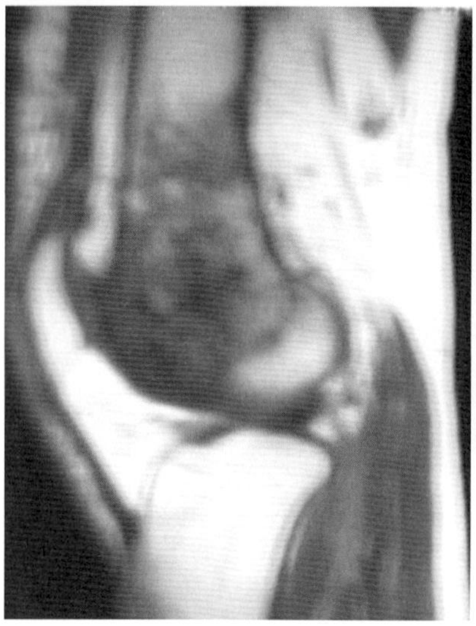

图 5-18-5 T1WI 可见破坏区呈中等及低的混杂信号

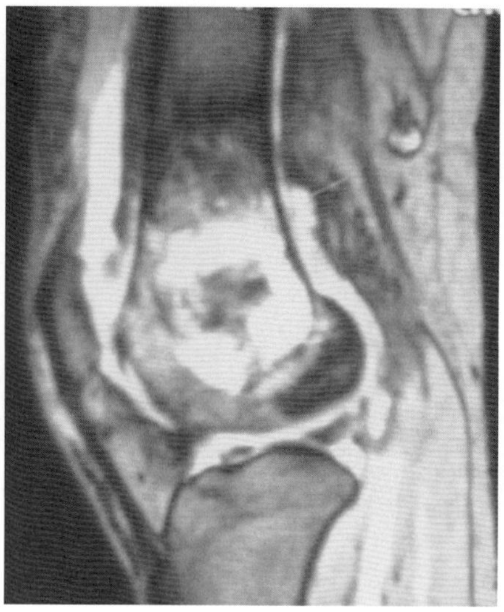

图 5-18-6 T2WI 左股骨远端可见不规则高、中等混杂信号，边界欠清，病灶周围软组织见弧形长 T2 信号（积液）

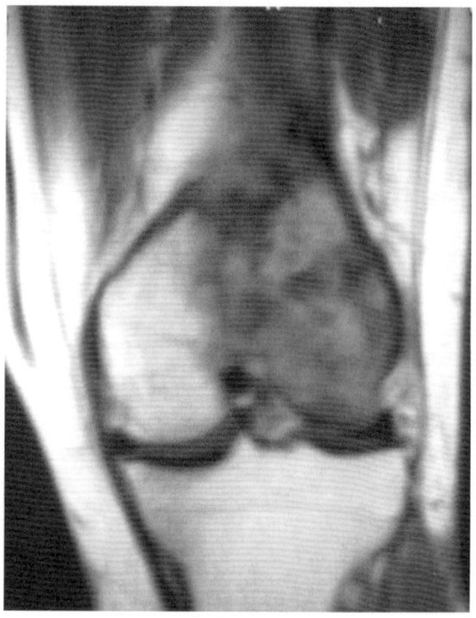

图 5-18-7 MRI 冠状位增强 病灶及周围软组织呈不均匀强化，破坏区已接近关节软骨

四、诊断

骨原发性平滑肌肉瘤是一种少见疾病，临床上容易误诊为其他疾病，X 线缺乏特异性，一般以地图状溶骨性破坏为主，边缘模糊，约 50% 病例有骨膜反应，在溶骨性破坏区内有囊状透光区，周边钙化或其内有斑点状或条纹状钙化，应考虑骨平滑肌肉瘤可能，但最后确诊仍需病理检查。

五、鉴别诊断

骨原发性平滑肌肉瘤应与纤维肉瘤、恶性纤维组织细胞瘤、软骨肉瘤等其他疾病相鉴别，但最后确诊主要靠病理特殊染色后组织学及免疫组化确诊。

（陈金勇）

第十九节 皮质旁骨肉瘤

一、概述

皮质旁骨肉瘤（juxtacortical osteosarcoma）是一种原发性低度恶性骨肿瘤，起自骨膜或骨皮质附近结缔组织或骨皮质表面的成骨性结缔组织，为一特殊类型的骨肉瘤。生长缓慢，预后较其他类型骨肉瘤好。肿瘤多呈不规则结节状肿块，大小不一，附着于骨皮质表面。肿瘤内部结构较致密，有些以纤维组织为主，不少肿瘤中有软骨组织和骨样组织，很少侵犯骨皮质。在肿瘤与骨膜之间亦有一层纤维组织分隔，但并不形成包囊。在高度恶性或复发的病例，骨化少，边界模糊，常破坏骨皮质并侵及髓腔。大多数病例发病缓慢，症状轻微。女性略多于男性。约 1/3 病例发病年龄为 20~30 岁。大约 3/4 的病例发生于股骨，其次为胫骨、肱骨、前臂骨、髂骨及腓骨，扁平骨极少受累。肿瘤几乎都在干骺区发生，很少出现在骨干部位。通常位于股骨远端后方，并向腘窝生长，几乎一半以上的皮质旁骨肉瘤具有这种发病部位的特征。手术不彻底者，可多次复发，个别病例易出现肺转移。X 线呈高密度附于骨皮质的广基肿物，与骨皮质间有一线状透亮阴影为特征。肿瘤基底部并不随肿瘤体积增大而增大，使肿瘤与原骨皮质之间形成一定的间隙，并有包绕受累的倾向。

二、临床表现

最常见主诉为局部生长缓慢的无痛性肿块，坚硬而不移动，当肿块较大而又位于关节附近时，可伴有关节活动受限。无全身症状，部分肿块表面变红并血管曲张。

三、影像学表现与病理基础

多数肿瘤的瘤组织分化高，瘤细胞异型轻，瘤组织由肿瘤骨质、梭形细胞和软骨三种成分构成。缺乏细胞多形性的特点，典型病例有大量长而狭窄的高分化骨小梁或有边界不清的编织骨或骨样组织岛形成，部分骨小梁可以成为板层骨，大部分骨小梁周围缺乏骨母细胞被覆，这种类似“正常骨”的假象往往给诊断带来很大困难而致误诊。骨小梁之间充满异型性轻的纤维间质，无或仅有少量核分裂，纤维母细胞之间有胶原形成。这种低细胞性纤维间质取代正常的骨髓造血细胞和脂肪组织为皮质旁骨肉瘤的重要特征之一。在肿瘤的周边部梭形纤维母细胞增生活跃并侵入周围横纹肌组织内，似低度恶性的纤维肉瘤。软骨岛和“软骨帽”在皮质旁骨肉瘤的周围部分较常见，软骨细胞呈轻度异型性，与低度恶性软骨肉瘤结构相似。大约15%的皮质旁骨肉瘤可以发生去分化，转化为低分化骨肉瘤。这种去分化现象可见于原发瘤，但更多见于复发的肿瘤。

1. X线平片表现　典型表现是沿干骺端出现分叶状密度不均匀肿块，多发生于长骨干骺端，股骨下端后侧多见，有环绕骨干生长的倾向。部分病例肿瘤与骨皮质之间有1～3mm密度减低的透亮缝隙，称为线状征。有些作者认为此征象具有诊断意义。组织病理显示透亮缝隙为恶性梭形细胞产生的软骨内化骨或非骨样组织。肿瘤中央及其与骨皮质相连处密度最高，多表现为象牙质样瘤骨，伴有瘤软骨时则表现为斑点状透明区和环状钙化。随着肿瘤骨的不断生长，瘤体最后可将骨包围。当其侵犯软组织时，在软组织内可见多数大小不等的瘤骨。如未侵犯骨质，则一般无骨膜反应出现。如肿瘤侵犯骨质，多表现为溶骨性破坏。一般可根据瘤骨的密度、均匀度，以及边界是否清楚和是否侵犯软组织来对肿瘤恶性程度作出估计。X线与病理对照的结果是密度高而均匀的象牙质骨提示肿瘤分化较好，X线表现肿瘤的边界清楚锐利，对骨和软组织很少侵犯者多属低度恶性，高度恶性者瘤骨密度较淡而不均匀，边缘模糊不清，即棉絮状瘤骨，早期即可向附近骨质侵蚀破坏（图5-19-1）。

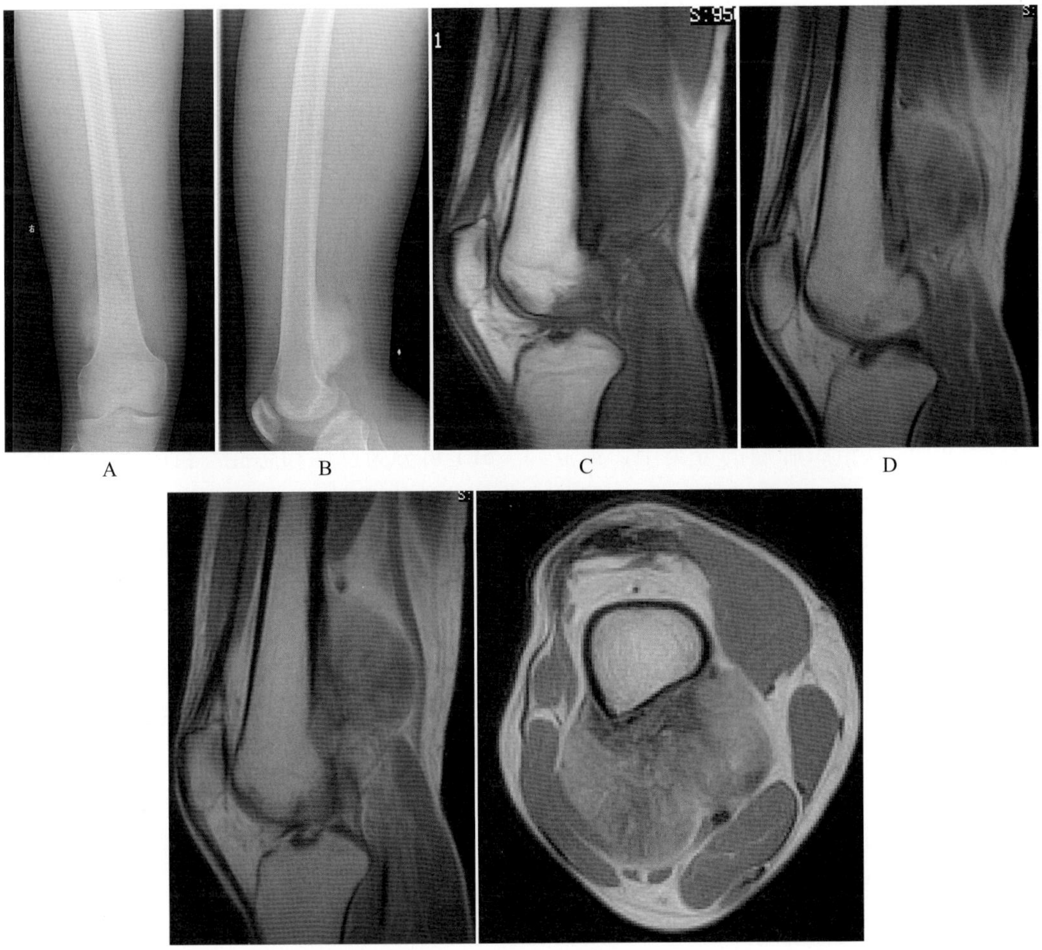

图5-19-1　男，24岁，发现右股下段肿物8个月。查体：右股下段外侧膨胀性肿块，无压痛。皮质旁骨肉瘤

A、B：X线平片正侧位：右股骨远侧干骺端后外侧皮质旁见一肿块影，肿块基底部与骨皮质相连，肿块密度不均匀，见针状瘤骨，呈“日光放射状”。病变段骨皮质不规则破坏，髓腔有浸润；C：T1WI显示右股骨下段后方骨皮质旁半圆形突向软组织骨性肿块，处缘清楚，呈低信号；D：T2WI上呈不均匀性稍高信号；E、F：增强扫描肿块呈明显不均匀强化，其内见片状无强化区；周围软组织受推压移位

2. CT 表现　皮质旁骨性肿块，与皮质不连或附连在皮质上。一般有 3 种形式：①皮质旁单一致密骨性肿块，多见，没有软组织密度样肿块，并与周围软组织界限清楚，此为肿瘤组织成骨完全骨化所致，骨化的肿瘤密度多呈象牙质样，少数可呈棉絮样；②皮质旁软组织密度肿块，肿块内大部分呈致密骨性密度，为肿瘤组织大部分骨化而外周未骨化所致；③皮质旁多个散在致密骨性肿块，一般为多个肿瘤中心所致。肿瘤肿块可呈分叶状或不规则状。肿瘤边界一般清楚，或部分清楚，边缘可呈花边状或绒毛状，部分可整齐规则，有假包膜。肿块与皮质早期可有细窄透光带，随着病变发展此间隙消失，出现皮质增厚或皮质破坏，个别可累积髓腔。一般无骨膜增生性表现。CT 增强多呈明显不均匀强化，其坏死区多位于肿瘤中心，近水样密度，形态不规则，边缘模糊，无强化。

3. MRI 表现　肿瘤主要位于骨皮质外与骨皮质相连，T1WI 为低信号，边缘清晰；T2WI 肿瘤骨和钙化区为斑点片状低信号，周围有无钙化的高信号肿瘤组织。如骨髓受浸润，则呈长 T2、不均匀混杂长 T2 信号，脂肪抑制成像骨髓浸润长 T2 信号更明显。T2WI 增强后肿瘤实质轻度强化，肿瘤中央区无强化。

四、诊断

本病根据病史长，症状轻，好发部位及特殊的影像学征象，尤其在腘窝部出现缓慢痛性硬块者应考虑到皮质旁骨肉瘤的可能。肿瘤基底部与骨皮质相连，有包围骨干生长的趋势，肿瘤高度致密，象牙骨样，多呈分叶状，可有“线状征”。肿块与软组织分界清楚，一般无骨膜反应。

五、鉴别诊断

1. 骨膜骨肉瘤　多为青年发病，病灶相对较小，起源于骨膜，病变位于长管状骨干或干骺端的骨皮质，好发于胫骨近端，骨皮质破坏，边缘可有硬化，病变边缘有骨膜反应，可见“袖口征”，无“线状征”。一般不环绕骨干生长。病程较短，一般 4~6 个月。局部肿块和疼痛为主要临床症状。

2. 骨软骨瘤　肿瘤基底部与正常的骨皮质及松质骨相移行，软骨帽可见钙化，肿瘤与皮质骨间无“线状征”，也无包绕骨干的倾向。

3. 骨化性肌炎　好发于青年男性，多有外伤病史，表现为沿肌束走行分布的肿块，外周出现不同程度的骨化，与邻近骨间有较宽的透亮间隙带。

（陈　延　吴政光　禤浩纯）

第二十节　孤立性纤维瘤/血管外皮细胞瘤

一、概述

在 2002 年 WHO 软组织肿瘤的分类中，孤立性纤维瘤（solitary fibrous tumor，SFT）和血管外皮细胞瘤（hemangiopericytoma，HPC）属于纤维母细胞/肌纤维母细胞来源肿瘤的中间性肿瘤，被归在同一编号（WHO 2002-8815/1）内，二者具有近似的病理和组织学表现，属于偶尔有转移一类。

二、临床表现

HPC 由 Stout 和 Murray 于 1942 年首先描述并命名，多数属于低度恶性肿瘤，生长缓慢，无疼痛。生物学行为难以预测，术前诊断困难。该肿瘤复发和转移的比例相对较高，瘤内血管丰富，术中容易出血，术前准确诊断对外科手术切除非常重要。

SFT 是少见的梭形细胞软组织肿瘤，最初描述的病灶位于胸腔，1931 年由 Klemperer 和 Rabin 首先命名，随后报道。SFT 可发生于全身多个部位。SFT 可分为良性和恶性。目前，英文文献报道的病例共计数百例。

三、影像学表现与病理基础

HPC 由梭形细胞构成，细胞排列密集，分布比较单一，间质成分少。肿瘤细胞内缺少细胞器，胞质少，而细胞内终丝和微细束显著。瘤细胞核异型大，核分裂明显，核内染色质丰富。经典的血管外皮细胞瘤血管丰富，具有特征性的不规则分支状血管——鹿角状血管，在电镜中显示 Zimmerman 外皮细胞。HPC 免疫表型显示：Vimentin 阳性，CD34 阴性、局灶阳性或仅表现为血管阳性，CD99 和 Laminin 也可以表现为局灶阳性。此外，肿瘤内有丰富的网状纤维，但缺乏致密胶原纤维。

SFT 大体病理表现为有包膜的分叶状肿瘤，有束状、编织状、旋涡状条纹，质地坚韧。组织学上表现为无异型的梭形肿瘤细胞排列，细胞和核细长，细胞密度分布不均匀，瘤内具有不同程度的致密胶原纤维呈条带状或片状沉积，后者MR各序列呈低信号，容易被识别。部分肿瘤血管丰富，血管壁增厚，可见透明样变性。免疫表型显示肿瘤细胞CD34阳性，vimentin弥漫阳性，CD99、bcl-2也可以显示阳性。

由于HPC和SFT的组织学形态和免疫表型部分交叉，部分SFT与血管外皮细胞瘤容易混淆，尤其介于HPC和SFT之间的病例。Guilou等报道了13例L-HPC并与SFT进行了比较，二者在电镜中都有纤维母细胞、肌纤维母细胞和所谓的血管外皮细胞分化的特征。实际上几乎每一例HPC在形态和免疫表型上都与SFT有部分重叠。

HPC和SFT影像学表现的相似点和不同点为影像诊断和鉴别的基础。肿瘤分布有一定区别。HPC起源于毛细血管后微静脉的血管外膜细胞，理论上可发生于全身各部位，但四肢最常见，其次为骨盆、头颈部等处，约占所有病例的80%，少数肿瘤位于纵隔、内脏、肠系膜和胸膜等。位于体部的肿瘤中，近一半位于皮下并深达横纹肌，少数累及骨骼。国内报道HPC病例多位于脑膜。

SFT可能起源于树突状间质细胞，理论上可发生于全身各部位结缔组织中，但胸部最常见，其他部位包括四肢、头颈部等处，少数肿瘤位于脑膜、肾脏、心脏和骶前间隙等。位于胸部SFT，起源于脏层胸膜；位于腹腔肿瘤，与腹膜关系密切；位于四肢的SFT，肿瘤多位于皮下并深达横纹肌，很少累及骨骼。

SFT和HPC的影像学共性表现：无论HPC或SFT，大小差异很大，最大直径可达20cm以上，形态规则或呈分叶状，边缘光整，境界清楚。CT平扫肿块呈等或略高密度。MRI表现实质部分T1WI多呈等低或等信号，T2WI呈等或略高信号，都可见较明显强化。四肢病变位于皮下并深达横纹肌，很少累及骨骼。需要强调，无论HPC抑或SFT，T2WI呈等或略高信号有利于缩小诊断和鉴别诊断的范围，因为绝大多数恶性软组织肿瘤T2WI为高信号。

SFT与HPC不同影像学表现：HPC多位于四肢和脑膜，MR信号不均匀，常见血管流空，无论肿瘤大小，坏死和出血常见，且坏死范围较大，肿瘤没有钙化。SFT多位于胸腔，与脏层胸膜或腹膜关系密切。密度多较均匀，坏死出血少见，即使出现坏死，坏死面积一般较小；少部分SFT可出现钙化。更为重要的是，SFT内具有不同程度的胶原纤维，MRT2WI略高信号中存在片状和结节状致密胶原纤维形成低信号，而HPC则无此表现。

SFT与HPC动态增强强化差异明显。HPC呈进行性延迟强化，强化显著，所有肿瘤强化超过平扫一倍以上。多数肿瘤动脉期呈血管样显著强化，实质期持续显著强化。少数肿瘤动脉期中等程度强化，但门脉期显著强化。HPC强化方式为片状强化，部分肿瘤动脉期瘤内可见丰富的肿瘤血管。Akiyama等报道的7例HPC中，没有1例MR T2WI为高信号，增强后所有肿瘤显著强化，5例肿瘤内可见供血动脉形成的低信号，血管造影所有病例显示持续性染色。HPC瘤内及其周围常见大量流空血管影，可提示诊断。复旦大学附属中山医院一组病例肿瘤内流空血管可见于大多数HPC病例。

SFT强化大致有三种表现形式：①轻度强化或无明显强化，与平扫相比，肿瘤强化不明显；②显著强化，强化程度与HPC类似；③中等程度强化，强化程度介于二者之间。动态增强SFT多呈持续强化或进行性延迟强化，持续时间长，动脉期偶可见瘤内血管。同一肿瘤可同时出现上述一种以上形式强化。实际工作中，大多数SFT肿瘤表现为中等程度强化，强化相对均匀，巨大肿瘤则多表现为轻度强化，内可见不规则坏死区（图5-20-1~5-20-9）。

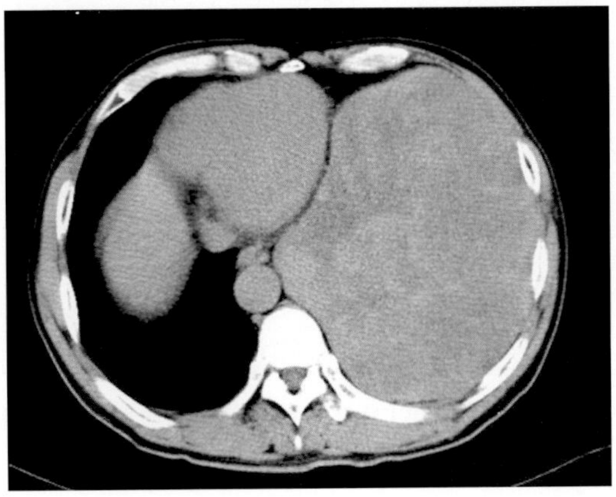

图5-20-1 胸膜孤立性纤维瘤。CT平扫，左侧胸腔巨大软组织肿块，内侧可见乳头状突起，密度基本均匀，内可见不同密度的两种实质成分，纵隔右偏

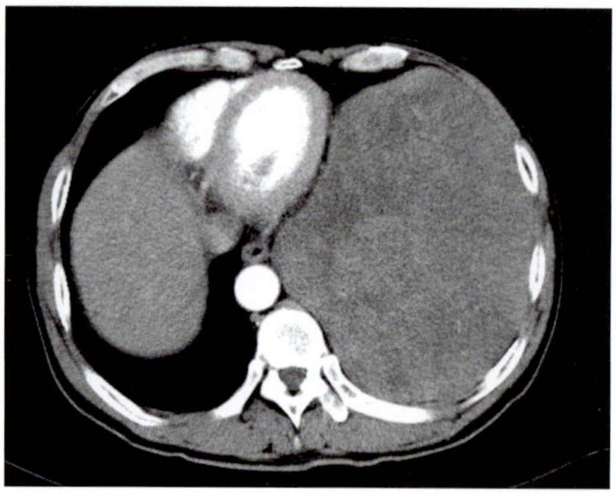

图 5-20-2　动脉期增强，可见轻度地图样强化

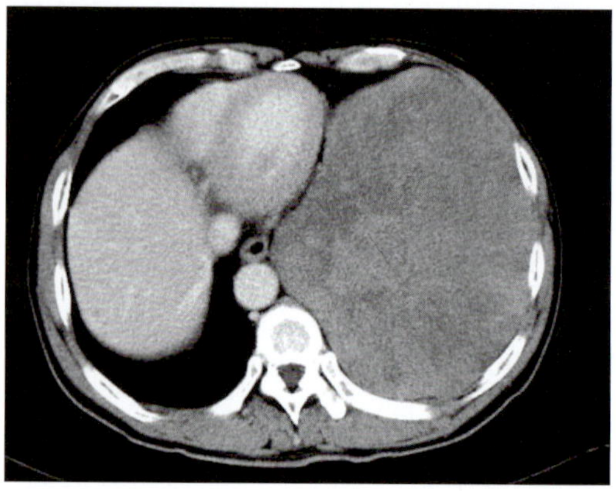

图 5-20-3　门脉期，肿瘤中度强化，强化趋于均匀

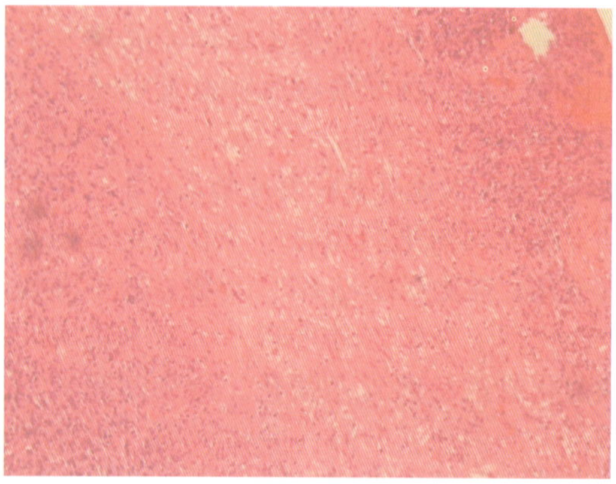

图 5-20-4　病理图片，梭形细胞密集排列，细胞密度分布不均匀，瘤内致密胶原纤维呈片状沉积（HE×100）

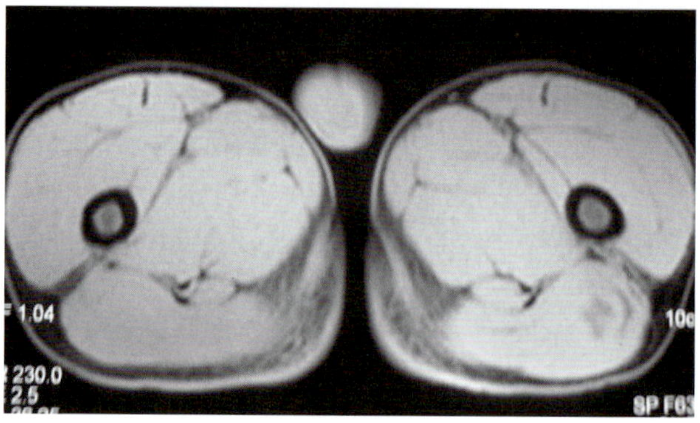

图 5-20-5　T1WI 脂肪抑制，病灶呈等信号，轻度分叶，内可见低信号坏死区

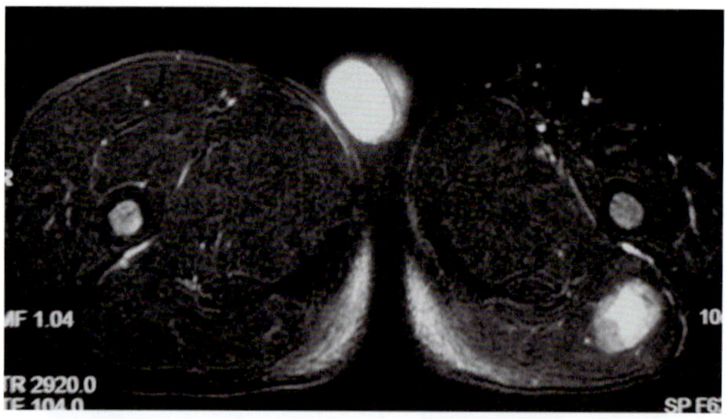

图 5-20-6　T2WI 脂肪抑制，肿瘤实质成分呈略高信号，坏死区呈显著高信号

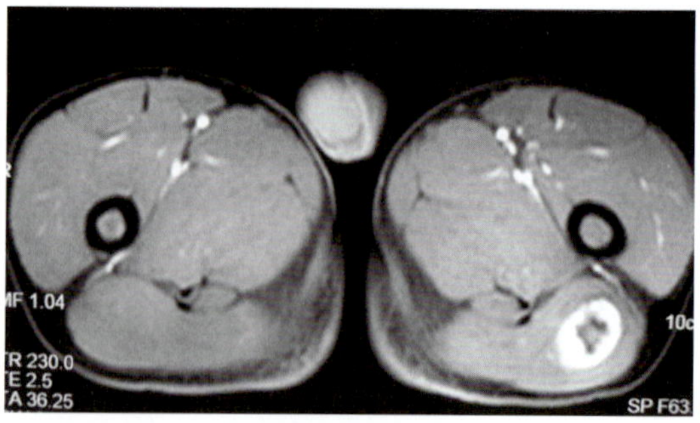

图 5-20-7　动脉期增强，病灶显著强化

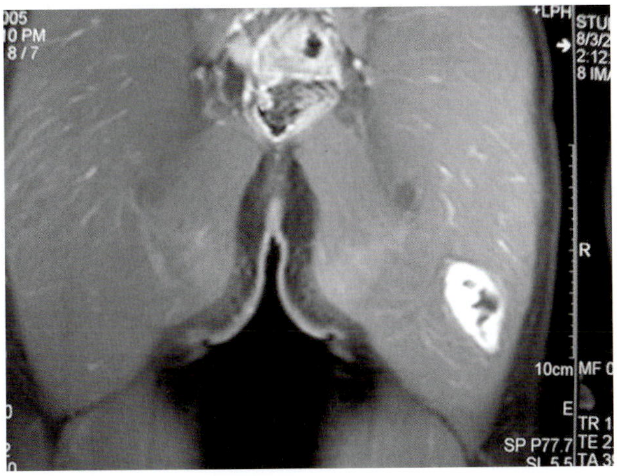

图 5-20-8 门脉期，病灶持续强化，强化程度与血管瘤相仿

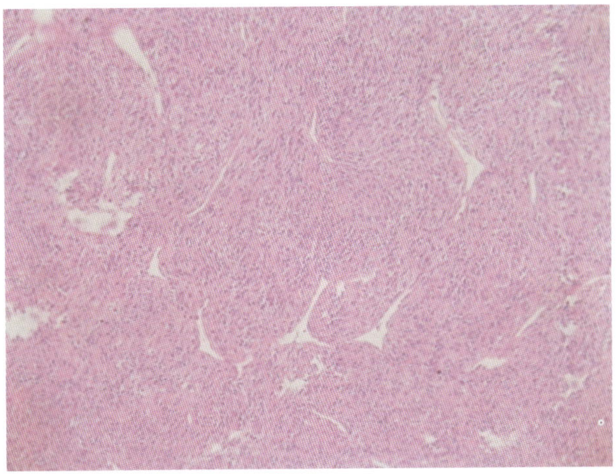

图 5-20-9 下肢血管外皮细胞瘤病理切片，梭形细胞排列密集，间质成分少，可见不规则分支状血管，血管丰富（HE×100）

四、诊断

根据肿瘤血流动力学、胶原纤维沉积、坏死和部位等，HPC 和 SFT 存在较明显的影像学差异，多数肿瘤可以诊断，少数病例难以鉴别。

五、鉴别诊断

1. 侵袭性纤维瘤　与孤立性纤维瘤同属纤维母细胞/肌纤维母细胞来源肿瘤，二者都富含纤维成分，T2WI 多呈略高信号，但侵袭性纤维瘤边缘不规则，境界很不清楚，而孤立性纤维瘤边缘多光滑，境界清楚。

2. 神经鞘瘤　神经鞘瘤内存中细胞稀疏区和密集区，二者密度和信号不同，强化程度有差异。孤立性纤维瘤存在结节状胶原纤维区，未坏死变性的实质肿瘤区域的密度和信号也不均匀，二者容易混淆。神经鞘瘤内水分的含量较孤立性纤维瘤多，故 CT 平扫密度偏低，T2WI 呈明显高信号，此外，神经鞘瘤的强化较孤立性纤维瘤明显。

（周建军）

参 考 文 献

1. Goshen E，Schwartz A，Zilka LR，et al. Bilateral accessory iliac horns：pathognomonic findings in nail-patella syndrome. Scintigraphic evidence on bone sc. Clin Nucl Med，2000，25（6）：476-477
2. Marini M，Bongers EM，Cusano R，et al. Confirmation of CLIM2/LMX1B interaction by yeast two-hybrid screening and analysis of its involvement in nail-patella syndrome. Int J Mol Med，2003，12：79-82
3. Sweeney E，Fryer A，Mountford R，et al. Nail-patella syndrome：a review of the phenotype aided by developmental biology. J Med Genet. 2003. 40（2）：153-162
4. Mcintosh I，Dunston JA，Liu L，et al. Nail patella syndrome revisited：50 years after linkage. Med Wieku Rozwoj，2005，9（2）：195-203
5. 弗雷施米特. 骨放射学——正常与早期病理表现的界定. 第五版. 济南：山东科学技术出版社，2005，789
6. Azouz EM，Kozlowski K. Small patella syndrome：a bonedysplasia to recognize and differentiate from the nail-patella syndrome. Pediatr Radiol，1997，27：432-435
7. Tuncbilek N，Karakas HM，Okten OO. Imaging of nail—patella syndrome. Hong Kong Med J. 2005，11（2）：116-118
8. 何健，袁清明，吴淑伟. 遗传性指甲—骨发育异常（附一个家族 3 代 5 例报告）. 实用放射学杂志，1999，15（6）：364-365
9. 缪小芬，王鸿帼，陆健，等. 指甲—髌骨综合征的临床及 X 线征象探讨（附一家族 6 例报告及文献复习）. 实用放射学杂志，2009，22（4），424-426
10. Yokoyama T，Munakata Y，Ogiwara M，et al. Preoperative diagnosis of strangulated obturator hernia using ultrasonography. Am J Surg，1997，174（1）：76-78
11. Julian E，Bruce W，James W，et al. Obturator Hernia. J

Am Coll Surg, 2002, 194 (5): 657-663
12. 吴佩，芮景，夏祥厚. 疝外科学. 北京：华夏出版社，1996，153-156
13. Ziegler DW, Rhoads JE. Obturator hernia needs a laparotomy, not a diagnosis. Am J Surg, 1995, 170 (1): 67-68
14. Cali RL, Pitsch RM, Blatchford GJ, et al. Rare pelvic floor hernias: report of a case and review of the literature. Dis Colon Rectum, 1992, 35 (6): 604-612
15. Ijiri R, Kanamaru H, Yokoyama H, et al. Obturator hernia: the usefulness of computed tomography in diagnosis. Surgery, 1996, 119 (2): 137-140
16. 刘向华，黎艳，李玉民. 闭孔疝的 CT 诊断价值. 中国医药指南，2010，8（9）：116-118
17. Skandalakis LJ, Skandalakis PN, Gray SW, et al. Obturator hernia. hernia, 1995, 4 (2): 425-439
18. Callaghan CJ, Whitaker RH. Obturator canal fat plug: aprehernia condition?. Clin Anat, 2002, 15 (4): 276-279
19. Gamble JG, Simmons SC, Freebman M. The symphysis pubic. Anatomic and pathologic considerations. Chin Orthop, 1986, 203 (2): 261-272
20. Vogelzang RL, Hendrix RW, Neiman HL. Computer tomography of tuderculous osteomyelitis of the pubic. J Comput Assist Tomogr, 1983, 7 (5): 914-915
21. 汪秀玲，游伟，高志国。耻骨结核的 X 线诊断：附 8 例报告. 徐州医学院学报，1994，14（2）：143
22. Aldsue T, Yamamoto T, Marui T, et al. Isehiogluteal bursitis. multimodality imaging findings. Clin Orthop Relat Res, 2003, (406): 214
23. litora T, Kawaguchi Y, Mori M, et al. Ischiogluteal bursitis: a report of three alses wim MR finain. Rhetmaatol Int, 2009, 29 (4): 455
24. Vsn Miegherm IM, boets A, Sciot R, et al. Ischigluteal bursitis an uncommon type of bursitis. Skeletal Radiol, 2004, 33 (7): 413
25. Karpinski MRK, Piggott H. Greater trochanteric pain syndrome. J Bone Joint Surg, 1985, 67: 762-763
26. Kingzett-Taylor A, Tirman PFJ, Feller J, et al. Tendinosis and tears of gluteus medius and minimus muscles as a cause of hip pain: MR imaging findings. AJR, 1999, 173: 1123-1126
27. 潘恩源，陈丽英. 儿科影像诊断学. 北京：人民卫生出版社，2007，993-994
28. 周隽，蒋智铭，张惠箴，等. Ollier 病及其软骨肉瘤变的临床病理分析. 中华病理学杂志，2008，38（10）：673-677
29. Couvineau A, Wouters V, Bertrand G, et al. PTHRI mutations associated with Oilier disease result in receptor loss of function. Hum Mol Genet, 2008, 17 (18): 2766-2775
30. Lawrance JA, Athanasou NA.. Rapidly destructive hip disease. Skeletal Radio, 1995, 24: 639-641
31. Bock GW, Garceia A, Weisman MH, et al. Rapidly destructive hip disease: clinial and imaging abnormalities. Radiology, 1993, 186: 461-46
32. Johnso K, Ehtisham S, Ryder C, et al. Childhood idiopathic chondrolysis of the hip: MRI features. Pediatr Radiol, 2003, 33: 194-199
33. 赫荣国，房伦光，马承宣，等. 特发性髋关节软骨溶解症（附二例报告）. 中华外科杂志，1993，31：599-600
34. 龚向阳，章伟敏，严世贵. 骨内腱鞘囊肿的 X 线、CT 诊断. 中华放射学杂志，2002，12：1124-1126
35. Schajowicz F, Clavel Sainz M, Slullitel JA. Juxta-articular bone cysts (intra-osseous ganglia): a clinicopathological study of eighty-eight cases. J Bone Joint Surg Br, 1979, 61: 107-116
36. 严世贵，张起南. 邻关节骨囊肿（骨内腱鞘囊肿）. 浙江医科大学学报，1997，26：229-231
37. 魏梅新，肖文华，张伟，等. 骨内腱鞘囊肿（附 8 例报告）. 中国矫形外科杂志，1998，5：231-232
38. Kenan S, Robin GC, Floman Y. Traumatic intraosseous ganglion. A case report. Bull Hosp Jt Dis Orthop Inst, 1984, 44: 82-85
39. 陈平有，陈学强，陈文. 骨内腱鞘囊肿的发病机制及临床和影像学表现研究. 医学影像学杂志，2011，11：1734-1737
40. 程晓光，屈辉，田光磊. 腕关节月骨舟骨骨内腱鞘囊肿的影像学表现. 中华放射学杂志，2003，7：633-635
41. 王玉凯. 骨肿瘤 X 线诊断学. 北京：人民卫生出版社，1995，289-298
42. 李恩超. 骨的纤维结构不良研究进展. 中国骨肿瘤骨病，2005，4（4）：249
43. 冯国仿，周成勇，严清红，等. 骨纤维异常增殖症发病机制及治疗进展. 中国骨肿瘤骨病，2011，10（3）：300-302
44. 王云钊. 骨关节影像学. 北京：科学出版社，2010，87-890
45. 赵红叶，张惠箴，蒋智铭. 骨的纤维结构不良临床病理学和分子遗传学研究进展. 临床与实验病理学杂志，2008，124（3）：258-260
46. 荣独山. X 线诊断学. 第三册，骨、关节、眼、耳、鼻、喉. 上海：上海科学技术出版社，2000，341-342
47. 邬海博，蔡幼铨，梁英，等. 骨纤维异常增殖症的 MRI 与 CT 表现. 中国医学影像学杂志，2004，12（2）：118-119
48. 王玉凯. 骨肿瘤 X 线诊断学. 北京：人民卫生出版社，1995，34-38
49. 梁碧玲. 骨与关节疾病影像诊断学. 北京：人民卫生出

版社，2006，384-388
50. 孟俊非，肖利华，陈应明，等. 骨样骨瘤的影像学诊断. 中华放射学杂志，2003，37（7）：615-619
51. 刘子君. 骨关节病理学. 北京：人民卫生出版社，1992，132-134
52. 刘玉珂，张敏，陈伟，等. 骨样骨瘤的影像学诊断. 实用放射学杂志，2005，21（12）：27
53. 郭启勇. 实用放射学. 北京：人民卫生出版社，2007，1163-1164
54. 刘鑫，蒋志勇. 骨样骨瘤的 X 线、CT 诊断及鉴别诊断. 上海医学影像，2007，16（3）：241-243
55. 姜惠峰，廖松林. 软组织及骨肿瘤分类（2002）. 诊断病理学杂志，2004，11（2）：126-127
56. 周庚寅，刘洪琪，张庆慧. 肿瘤组织病理诊断. 济南：山东科学技术出版社，2001，973-974
57. 朱任东. 纤维及纤维组织细胞源骨肿瘤. 中华骨科杂志，1996，16（11）：683-686
58. 吴海军，曾辉，梁长虹，等. 长骨良性纤维组织细胞瘤的影像表现. 中国医学影像技术，2011，27：372-375
59. 杜玉清，孔祥泉，李强. 骨原发性纤维组织细胞瘤三例. 中华放射学杂志，2003，37：280-281
60. 王勇，葛宝丰，刘兴炎，等. 对骨的良性纤维组织细胞瘤及相关病变的分析. 中国骨肿瘤骨病，2006，326-329
61. 黄旭方，王毅，邓晓娟，等. 骨良性纤维组织细胞瘤的影像学表现. 现代肿瘤医学，2010，18：357-360
62. 李玉清，崔建玲，钟志伟，等. 骨良性纤维组织细胞瘤临床及影像学分析. 实用放射学杂志，2006，22：1241-1245
63. 徐万鹏，冯传汉. 骨科肿瘤学. 第 2 版. 北京：人民军医出版社，2008，299-301
64. 李新瑜，张雪林. 骨母细胞瘤的 CT 和 MRI 诊断（附 12 例报告）. 实用放射学杂志，2006，22（4）：434-436
65. 许尚文，曾建华，张雪林，等. 骨母细胞瘤的影像学诊断. 医学影像学杂志，2005，15（1）：28-30
66. 白人驹. 医学影像诊断学. 北京：人民卫生出版社，2001，711
67. 李松年，唐光健. 现代全身 CT 诊断学. 北京：中国医药科技出版社，1999，1152-1153
68. Jaffe HL，Lichtenstein L. Solitary benign enchondroma of bone. Arch Surg，1943，46（3）：480-493
69. 王玉凯. 骨肿瘤 X 线诊断学. 北京：人民卫生出版社，1995，90-91
70. 欧志强，曾旭文，杜德坤，等. 单发型内生软骨瘤影像学表现分析. 实用放射学杂志，2007，23（3）：365-367
71. Parthenis DG，Paraskevas KI，Staramos DN，et al. Glomangioma of the upper limb associated with hypoplastic-dysplastic superficial venous system. Int Angiol，2004，23：79-81
72. Ech-Cherif El Kettani N，Nassar I，Bouklata S，et al. Glomus tumor of the leg：a case report. J Radiol (French)，2005，86（5 Pt 1）：493-495
73. Moor EV，Goldberg I，Westreich M. Multiple glomus tumor：a case report and review of the literature. Ann Plast Surg，1999，43：436-438
74. Anakwenze OA，Parker WL，Schiefer TK，et al. Clinical features of multiple glomus tumors. Dermatol Surg，2008，34：884-890
75. Khoury T，Balos L，McGrath B，et al. Malignant glomus tumor：a case report and review of literature，focusing on its clinicopathologic features and immunohistochemical profile. Am J Dermatopathol，2005，27：428-431
76. 孙昆昆，谢大鹤，宋秋静，等. 右小腿多发性恶性血管球瘤一例. 中华病理学志，2007，36：215-216
77. 万双林，宁磊，戴平丰，等. 下肢多发性巨大血管球瘤一例报告. 中华放射学杂志，2009，7：779-780
78. Adam Greenspan. Wolfgang Remagen 著，司建荣等译，程家文等审校. 骨关节肿瘤和肿瘤样病变的鉴别诊断. 北京：中国医药科技出版社，2004，358
79. 王玉凯. 骨肿瘤 X 线诊断学. 北京：人民卫生出版社，1995，258
80. 詹利平. 骨平滑肌肉瘤一例，临床放射学杂志，2001，20（12）：911
81. 程虹，金木兰，李增山，等. 软组织与骨肿瘤病理学和遗传学. 北京：人民卫生出版社，2006，330
82. 蒋智铭，张惠箴，陈洁晴，等. 骨肉瘤的软组织学类型. 临床与实验病理学杂志，2004，20（3）：263-266
83. 丁易，蔡槱伯，张清 .48 例骨旁骨肉瘤的治疗. 中华外科杂志，2003，41（11）：832-836
84. 方向前，范顺武. 表面骨肉瘤的影像学特征. 中华放射学杂志，2001，135（7）：528-532
85. 曹来宾. 实用骨关节影像诊断学. 济南：山东科技出版社，1998，334-335
86. 顾翔，屈辉，程晓光. 骨旁骨肉瘤的影像学特点. 中国临床医学影像杂志，2005，16（8）：453
87. 段承详，王晨光，李健丁. 骨肿瘤影像学. 北京：科技出版社，2004，114
88. 王云钊主编. 中华影像医学骨肌系统卷. 北京：人民卫生出版社，2002，504-505
89. Espat NJ，Lewis JJ，Leung D，et al. Conventional hemangiopericytoma：modern analysis of outcome. Cancer，2002，95（8）：1746-1751
90. Ahmad GF，Athavale R，Hamid BN，et al. Pelvic malignant hemangiopericytoma mimicking an ovarian neoplasm；a case report. J Reprod Med，2004，49（5）：404-407
91. Poyraz A，Kilic D，Hatipoglu A，et al. Pedunculated solitary fibrous tumours arising from the pleura. Monaldi Arch

Chest Dis，2006，65（3）：165-168

92. Gengler C，Guillou L. Solitary fibrous tumour and haemangiopericytoma：evolution of a concept. Histopathology，2006，48（1）：63-74
93. Mentzel T，Bainbridge TC，Katenkamp D，et al. Solitary fibrous tumour：clinicopathological，immunohistochemical，and ultrastructural analysis of 12 cases arising in soft tissues，nasal cavity and nasopharynx，urinary bladder and prostate. Virchows Arch，1997，430（6）：445-453
94. Mahnken AH，Tacke J，Wolter P，et al. Cross-sectional imaging of primary osseous hemangiopericytoma. Eur Radiol，2002，12（1）：85-89
95. Argyropoulou PI，Sivridis E，Giatromanolaki A，et al. Malignant haemangiopericytoma of the knee joint：MR findings. Br J Radiol，2002，75（894）：539-542
96. Akiyama M，Sakai H，Onoue H，et al. Imaging intracranial haemangiopericytomas：study of seven cases. Neuroradiology，2004，46（3）：194-197
97. Tayoro K，Cottier J，Jan M，et al. Imaging of meningeal hemangiopericytomas. J Radiol，2002，83（4 Pt 1）：459-665
98. Nawashiro H，Nagakawa S，Osada H，et al. Solitary fibrous tumor of the meninges in the posterior cranial fossa：magnetic resonance imaging and histological correlation-case report. Neurol Med Chir（Tokyo）. 2000，40（8）：432-434
99. Cardinale L，Allasia M，Ardissone F，et al. CT features of solitary fibrous tumour of the pleura：experience in 26 patients. Radiol Med（Torino），2006，111（5）：640-650

第六章 膝关节病变

第一节 半肢骨骺发育异常

一、概述

半肢骨骺发育异常（dysplasia epiphysealis hemimelica，DEH）又称 Trevor 病、良性骨骺骨软骨瘤、单侧骨骺发育不良、跗骨骨骺连续症等，是一种十分罕见的非对称性骨化中心发育障碍性疾病，国内外报道均不多。DEH 病因不明，无遗传性，病理表现与骨软骨瘤相似。DEH 多有单侧肢体的一个或多个骨骺，可同时伴有跗骨的异常增大及软骨内化骨，从而在骨骺表面生长形成肿瘤样骨软骨肿块为特征，其他器官不受累。肿块多在 6~7 岁时达最大，骨化中心相互融合后病灶趋向稳定。

二、临床表现

DEH 多见于男性，男女比例为 3∶1，发病率为 1/100 万，发病年龄常在 2~14 岁，偶可见于成人。好发部位多为较大关节的二次骨化中心，以下肢骨的内侧多见，内外侧之比为 2∶1。以膝、踝关节多见；多累及单个骨骺，亦可累及多个骨骺，但同侧上下肢体很少同时发病。根据 DEH 的发病部位、病变程度及病变范围等可分为局限型、典型型和全身型。临床特征以关节的偏侧无痛性肿大为主，触之坚硬，可伴发关节活动受限或跛行，多合并关节内翻、外翻或马蹄足畸形，甚至关节腔积血或关节绞锁、双下肢不等长等。本病病程较长，无全身症状，血液生化及内分泌各项检查指标均阴性。

三、影像学表现与病理基础

镜下肿瘤表现为骨骺板软骨增生活跃，内含成簇的软骨陷窝和细胞，细胞间排列紊乱，可见不规则的骨化被软骨细胞包绕（图 6-1-1）。

1. X 线平片表现　主要表现为单侧或双侧肢体的一个或多个骨化中心偏心性增大。早期多表现为散在的斑点状或斑块状不规则钙化、骨化，部分似位于关节周围组织内，与骨骺关系不密切（图 6-1-2，3）。病变进展，散在的钙化及骨化可逐

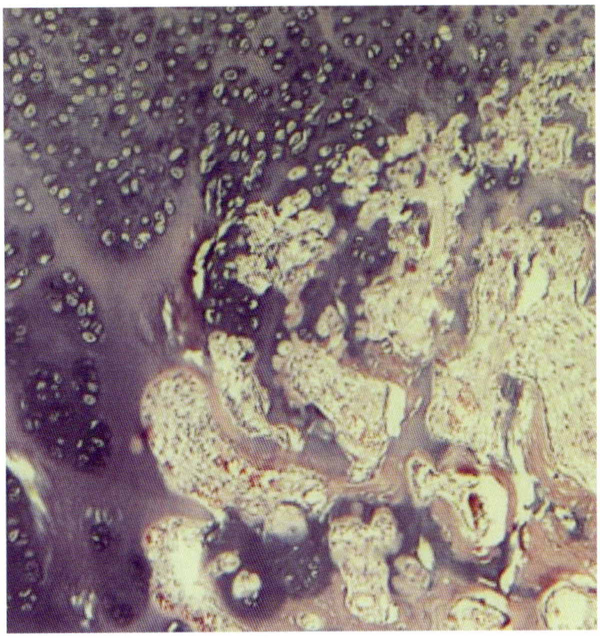

图 6-1-1　病理示骨骺板软骨增生活跃，内含成簇的软骨陷窝和细胞，细胞间排列紊乱，可见不规则的骨化被软骨细胞包绕（HE×40）

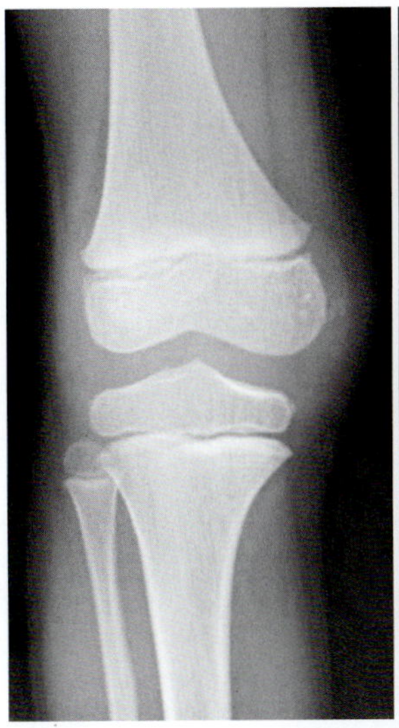

图6-1-2

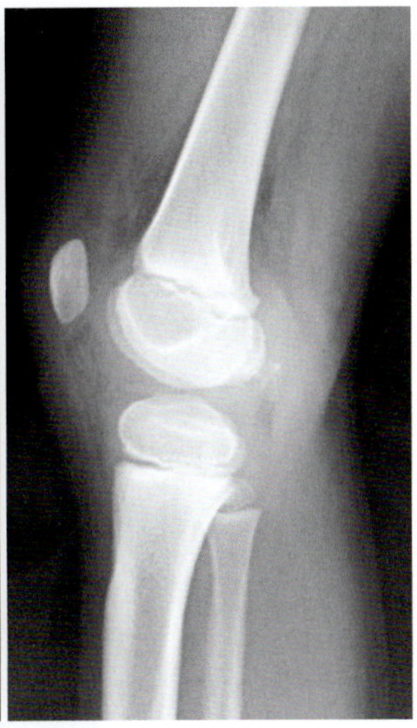

图6-1-3

图 6-1-2，3　X 线片（2008 年）示右股骨远端内侧后方骨骺略增大，内见多发小斑点状高密度骨化影，股骨内侧髁局部骨质缘略毛糙

渐融合成均匀的肿块，从而引起一侧骨骺异常增大（图 6-1-4，5）；散在病变亦可不融合或与骨骺分离形成游离体残留在关节周围组织内，形成 Pellegrini-Stieda 征。病变发生于跗骨、腕骨处可表现为不规则分叶状或结节状突起或不规则骨增大，可见团块状钙化或骨化。

DEH 单侧骨骺过度生长可致关节面呈一斜面，造成关节的内翻或外翻畸形，严重者可致关节半脱位或脱位。因 DEH 多见于膝踝关节的内侧，因而最常见的是膝外翻和踝外翻畸形。当病变位于足舟骨或楔状骨处时可出现足外翻畸形。当病变累及全骨骺时则表现为关节的异常肿大；相应的干骺端及骨端多不受累，骨密度可增高，骨干可增粗，晚期常继发增生性骨性关节病，但少数病例亦可出现干骺端发育异常或骨龄提前。骨化中心异常增大形成的肿块可压迫邻近骨组织，引起骨骼移位、变形，甚至出现压迫性骨缺损。

2. CT 表现　CT 扫描及重建技术可清晰显示肿块与固有骨骺间的解剖关系，亦可帮助评估临近的关节软骨及周围的软组织（图 6-1-6）。CT 可显示干骺端、骨端和邻近骨质的改变以及关节畸形，但对周围软组织、关节腔的显示不佳。

3. MRI 表现　MRI 显示肿物的范围、关节软骨的形态以及肿块与骨骺间的关系比 CT 好，可清晰显示骨与软骨结构的异常以及临近结构的改变（图 6-1-7），并且是一种无辐射的非侵入性的检查方法，有时结合关节镜检查亦可对临床诊断提供帮助。MRI 通常可显示肿块侵及关节的范围以及关节面凹凸不平的改变，肿块突出处多显示有关节软骨较薄，病变早期固有骨骺与肿块间可见一明显的软骨间隙，晚期显示增生的骨块与固有骨骺间骨化融合，当肿块累及负重关节面时，尤其应作 MRI 检查。结合 WBMRI 检查，对于首诊部位不典型者当发现典型部位的 DEH 时可以避免病理活检而提供一个进行明确诊断的方法。

四、诊断与鉴别诊断

一般凭 DEH 特殊的影像特征，X 线诊断不难，有时结合 CT 及 MRI 影像表现诊断更加容易。有时需与以下疾病鉴别。

1. 点状软骨发育异常　是一种全身性骨化中心发育异常，骨骺常表现为多数点状骨化中心，可同时伴有关节僵直、侏儒、智力低下及白内障、皮肤异常和先天性心脏病等。

2. 多发性骨骺发育异常　可有家族史，为常染色体显性遗传，病变对称性累及四肢骨骺，骨骺骨化中心也可增大，较对侧出现早。X 线表现为散在的不规则状、扁平状骨化或骨化分节等特点，骨骺常有变性及生长成熟延迟现象。

3. 骨软骨瘤　病变位于关节外，骨骺不受累。此外，DEH 有时亦应与甲状腺功能低下、关节结核、骨骺缺血坏死、滑膜骨软骨瘤病及黏多糖病Ⅳ型等鉴别。

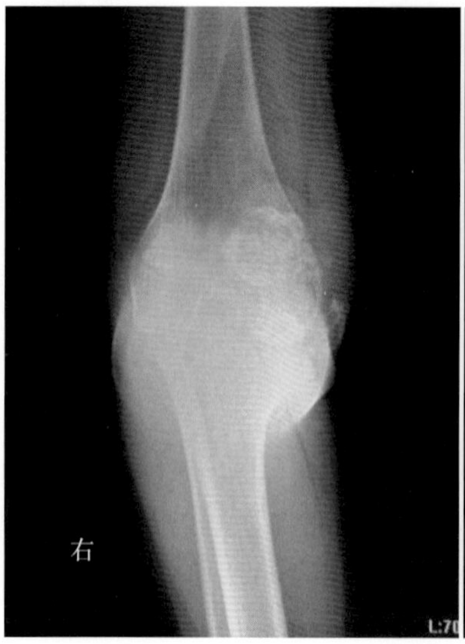

图6-1-4

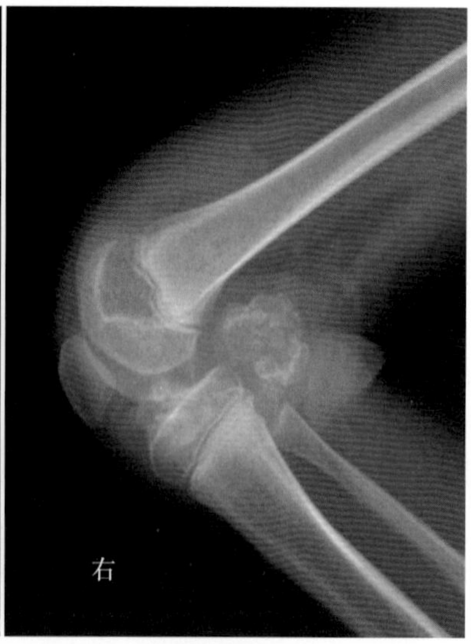

图6-1-5

图 6-1-4，5　X 线（2011 年）示病变区骨化已融合成团状球形高密度影，关节屈曲畸形

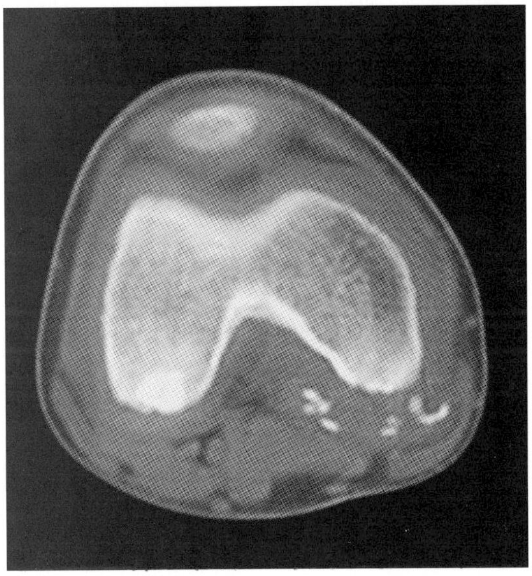

图 6-1-6　CT 平扫（2009 年）清晰显示出股骨内后方骨骺内的骨化及数量、形态

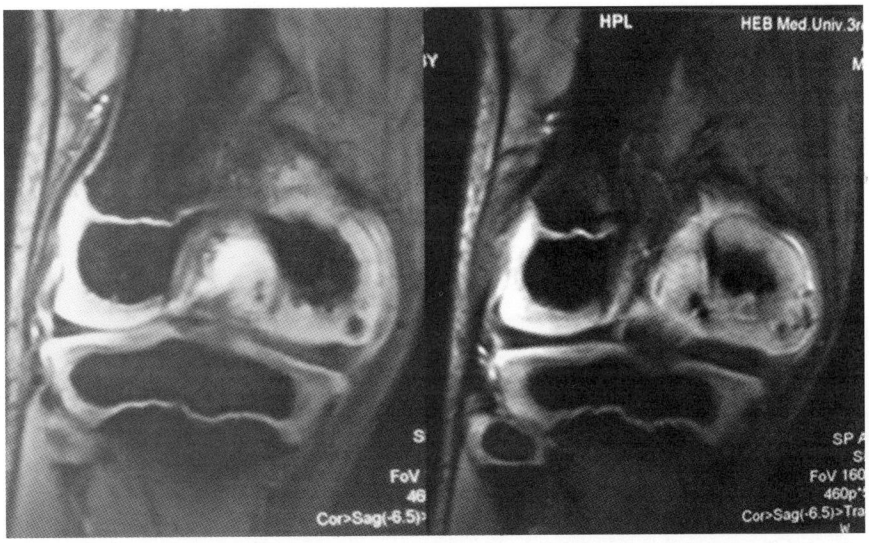

图 6-1-7　MRI（2009 年）T2WI 像清晰显示增大的骨骺及其内多发的点片状低信号骨化

（赵振江）

第二节　腘窝囊肿

一、概述

腘窝囊肿（popliteal cyst）又称贝克囊肿（Baker cyst），是腘窝内滑液囊肿的总称。腘窝滑膜囊肿的命名：1829 年 Dupuytren 最早提出腘窝肿块，1840 年 Adams 首先发现半膜肌腱滑囊与膝关节相通，1877 年 Baker 发表了膝部滑膜囊肿的形成与关节疾病有关的经典性论著，认为贝克囊肿（腘窝囊肿）是与膝关节腔相通的膨大滑液囊。腘窝滑膜囊肿有两个来源：滑囊及后关节囊。其发病首先是由于肌腱摩擦刺激而引起，大多数为刺激性滑囊炎，滑囊黏液膨胀，其实在膝关节周围有很多滑液囊，囊内衬以滑膜细胞，含少量黏液

以减少相邻组织之间的摩擦，滑液囊可减轻组织损伤，但也可成为损伤的产物，即形成囊肿；其次由于因关节滑液增多，膝内压增高，后关节囊破裂，滑囊疝出所致。

膝关节腘窝部解剖：腘窝位于股骨下端及膝关节后方，为肌肉围成的菱形间隙。由上下两个三角组成，上三角位于膝关节平面上方，其内上界为半膜肌和半腱肌，外上界为股二头肌短头及长头；下三角位于膝关节平面下方，下内及下外界分别为腓肠肌内外侧头，其中由半膜肌与腓肠肌内侧头围成的浅沟为腘肌内侧沟，由股二头肌与腓肠肌外侧头围成腘肌外侧沟，腘窝滑膜囊肿由此两个浅沟疝出。有学者报道，腘窝滑膜囊肿的术前分型方法：按病因可分为，原发性与继发性。原发性是黏膜膨胀的滑囊，起源于关节腔，而关节本身并无其他疾病；继发性常继发于关节的某种疾病，主要为骨关节炎。

二、临床表现

常表现为沿腘窝内侧无痛性肿块，随着膝关节运动或走路时大小可改变。疼痛常非囊肿本身引起。

三、影像学表现与病理基础

在成人，典型的腘窝囊肿与膝关节相通，源于关节液体通过腓肠肌内侧头和半膜肌之间薄弱的后内侧关节囊渗入腓肠肌-半膜肌滑囊。囊壁由纤维组织构成，内衬滑膜并与膝关节滑膜相连。

MRI 表现：常表现为边界清楚的单房囊肿，在半膜肌肌腱和腓肠肌内侧头之间向后进入腓肠肌-半膜肌滑囊，此囊位于腓肠肌内侧面沿腘窝内侧面走行向后达股骨内侧髁上部。囊肿内也可见分隔，囊肿内可含碎屑或游离体。钙化的游离体可源于关节创伤、关节病或滑膜骨软骨瘤病，它们可以进入腘窝囊肿；也可原发于囊肿内（继发软骨化生）。腘窝囊肿的 MRI 信号常较典型，囊肿可为单发和多发，大小不一，但由于囊肿位于肌肉之间，视其液体量，囊肿可为圆形，长条形、长梭形不等，T1WI 呈低信号，T2 或 PD 脂肪抑制呈高信号。当囊肿破裂，液体可向周围软组织弥散，形成周围组织呈网状高信号（图 6-2-1～6-2-4）。当表现为实性肿块时增强检查有助于与滑膜肿瘤等鉴别，腘窝囊肿常表现为周围壁强化；中央或不规则结节状强化则支持肿瘤的诊断。

四、诊断

MRI 软组织分辨率高，能多方位、多参数成像，对软骨、滑膜、半月板及韧带显示良好，是理想的诊断腘窝囊肿的影像学技术。MRI 不仅能准确显示囊肿，了解囊肿与关节腔及周围结构的关系，还能无创地观察到其他影像方法不能显示的

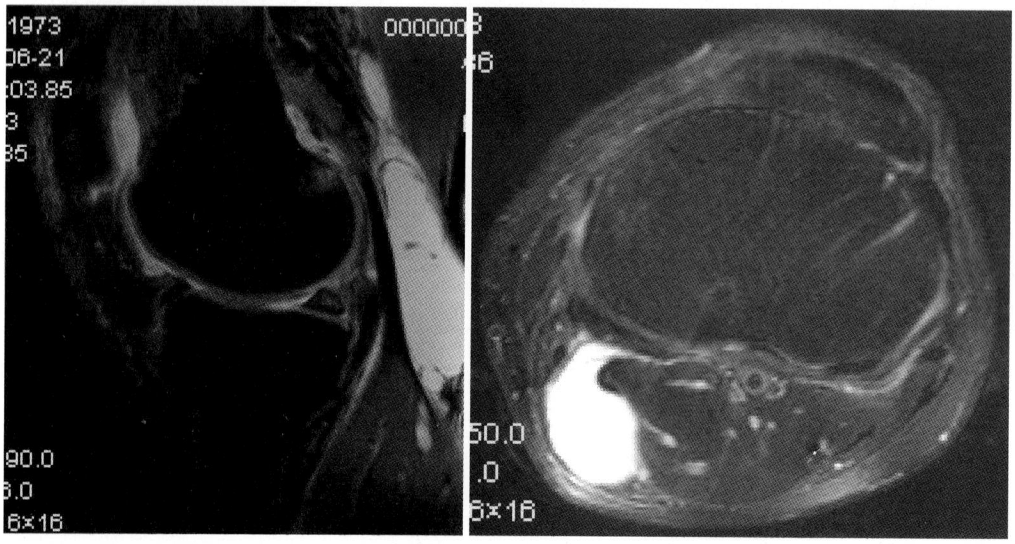

A　　　　B

图 6-2-1　腘窝囊肿

A：矢状位 PD 序列，见腘窝区腓肠肌-半膜肌滑囊长条状高信号囊肿，其内可见分隔；B：横断为压脂显示囊肿有一小管与关节囊相通

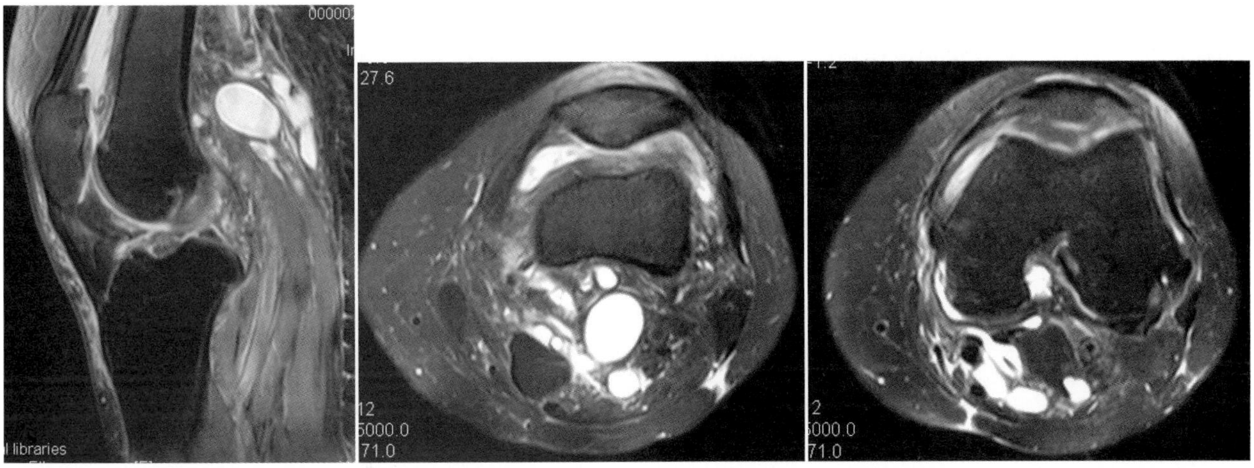

A　　　　B　　　　C

图 6-2-2　脂肪抑制序列，腓肠肌-半膜肌滑囊显示见多发大小不等囊状高信号影，其中一囊肿可见一小管状影与关节囊相通

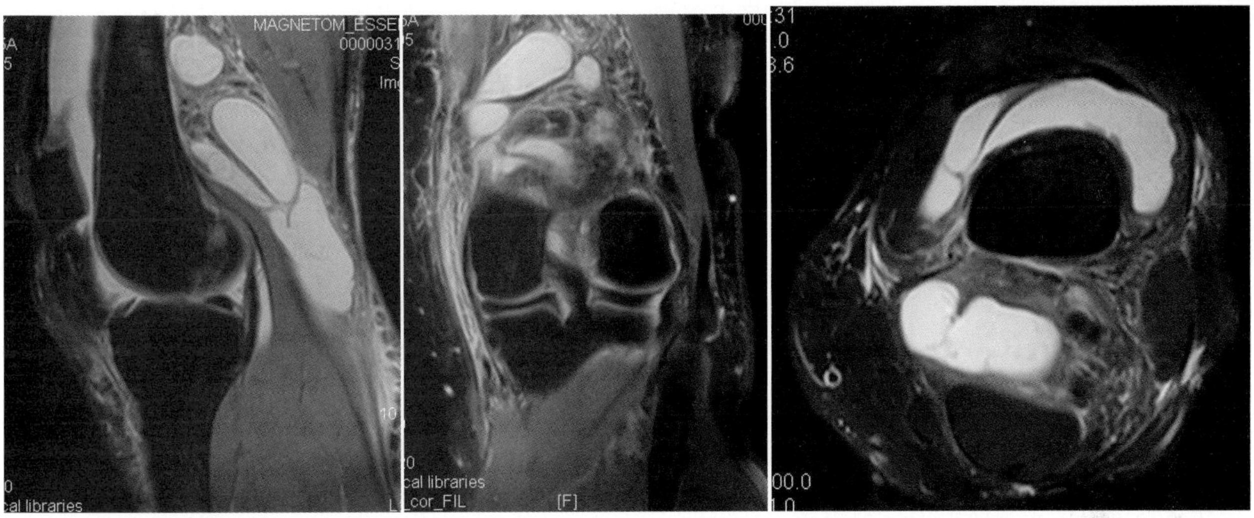

A　　　　B　　　　C

图 6-2-3　膝关节腘窝区腓肠肌-半膜肌可见多发性、形态及大小不一的囊性高信号影，其中部分囊肿较大，轴位图可见囊肿分隔并与关节腔相通，其中可能一囊肿破裂，液体向膝关节周围软组织弥散呈网格状高信号

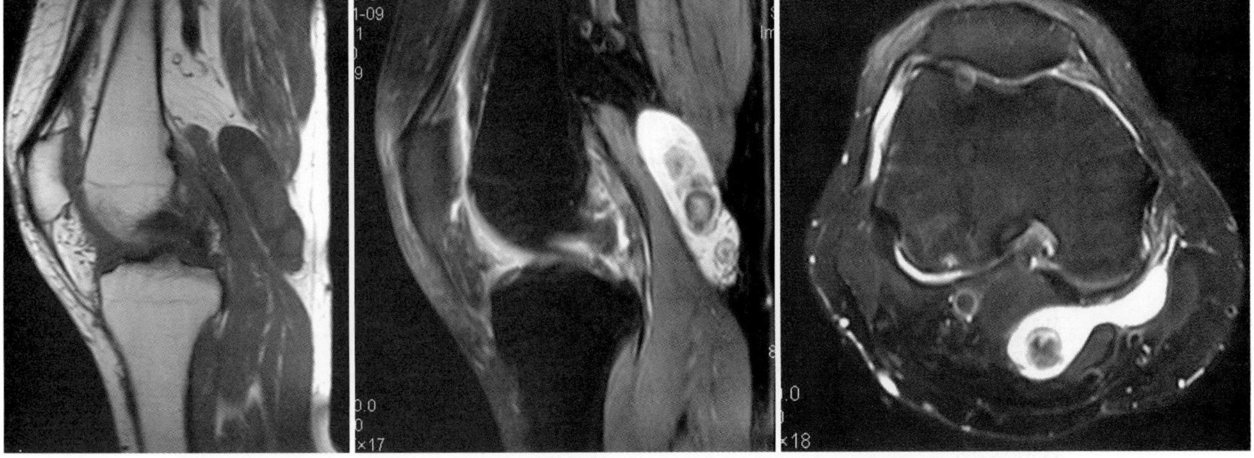

A　　　　B　　　　C

图 6-2-4　腘窝囊肿

A：T1WI 矢状位于腓肠肌-半膜肌滑囊囊肿，囊肿内见多个大小不一的中等信号游离体；B：囊肿呈长条形高信号，其内可见多个大小不等的游离体，游离体呈分层状；C：轴位可见囊肿内游离体，并见一小管状高信号影与关节囊相通

关节内并存的软骨损伤、半月板撕裂、韧带及滑膜病变等，对于手术方案和评估预后有重要意义。

五、鉴别诊断

1. 腘动脉瘤、腘静脉栓塞　位于血管走行区，MRI 能显示血管行程，前者可见到流空效应及明显强化，腘静脉血栓形成也有自己特有的 MRI 信号。

2. 腘窝脂肪瘤　在 T1WI、T2WI 上呈高信号，STIR 为低信号。

3. 腘窝脓肿　信号不均匀，常呈多房状，囊壁强化明显，触诊示囊肿皮温增高。

4. 半月板囊肿　位于膝关节区与半月板相连，常合并邻近半月板撕裂。

（罗　琳　邓星河）

第三节　髌前皮下滑囊炎

一、概述

髌前皮下滑囊位于髌骨前面和皮肤之间，覆盖髌骨的下一半及部分髌韧带。膝前区受到严重的或长期的外力摩擦或压迫可导致髌前皮下滑囊炎。多发于长期跪着工作如矿井下工作的工人，或跪着工作的服务员或个人，故有“矿工膝”或“侍女膝”之称。长期在潮湿环境中工作也是诱发病因之一。

二、临床表现

临床上多因急性损伤而发病，有轻度疼痛或无痛，膝关节功能不受限。局部检查可见半球形隆起为波动性软组织肿胀，按压时体积大小不变，较固定，局部有波动及压痛。膝活动时疼痛，膝前不敢顶压。运动量大则肿物内容可能增多。仔细触摸有时可摸到滑囊内有纤维索沉积形成的游离体及肥厚的囊壁，以指刮之则剧痛、且粗涩不平。膝屈伸时可摸到摩擦音。皮肤可以正常，也可有红、肿、热、痛等急性炎症表现。多为单侧发病，也可见于双侧。

三、影像学表现与病理基础

急性损伤如跪伤或髌前顶撞，使髌前滑囊迅速积血肿胀，其范围有时远远超出髌骨界限，多向髌骨内下侧延展。膝前区受到严重的或长期的外力摩擦或压迫可导致该滑囊发炎。

髌前皮下滑囊炎多为无菌性炎症。髌前皮下滑囊炎病因还跟环境有关，据研究，长期在潮湿环境中工作也是诱因之一。感染也是容易导致髌前滑囊炎的因素，急性滑囊炎多为损伤后关节内积血积液。慢性损伤性滑囊炎与摩擦劳损有关，滑囊壁肥厚，积液多少不一，色黄，滑膜萎缩，部分增殖为假性绒毛，血液性机化为不规则的纤维沉着，有时可摸到增厚的不规则的颗粒性感觉。

由于解剖位置的特殊性，MRI 能清楚显示髌前皮下滑囊炎改变，T1WI 显示髌前皮下滑囊呈梭形不均匀低信号，PD 或 T2 脂肪抑制呈梭形不均

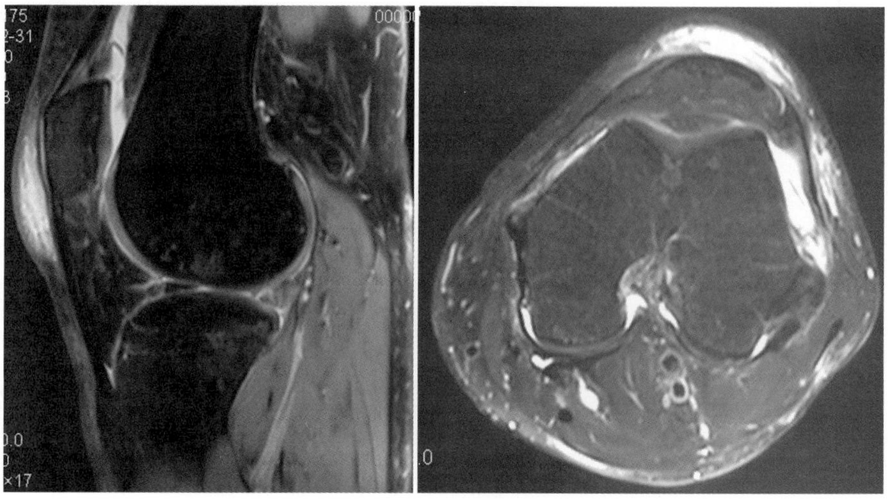

A　　B

图 6-3-1　髌前皮下滑囊炎。PD 脂肪抑制矢、轴位显示髌骨前缘软组织呈梭形不均匀高信号，为早期炎症改变

匀高信号（图 6-3-1）；一旦炎症渗出量较多，即可积聚于滑囊内，滑囊扩张，形成囊肿，可能由于重力关系，滑囊向下，边界清楚，囊肿内信号均匀，囊肿周围皮下脂肪呈网状高信号分隔水肿（图 6-3-2）。

四、诊断

髌前皮下滑囊炎根据其解剖部位和 MRI 表现的特殊性，诊断并不难。诊断时主要与髌前皮下囊慢性血肿鉴别。

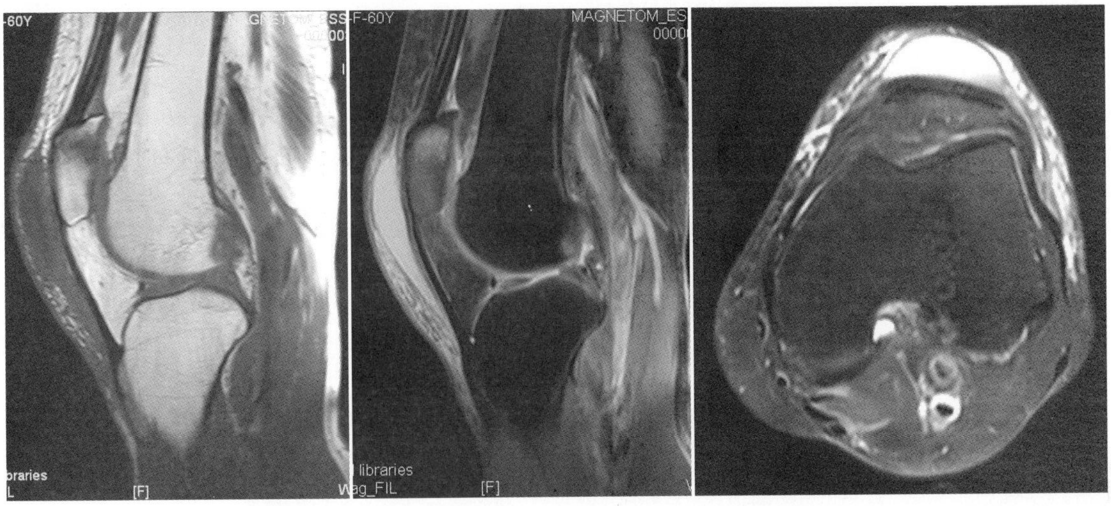

A　　　　B　　　　C

图 6-3-2　女，60 岁，左膝反复肿痛 1 年余，无外伤史

A：矢状位 T1WI 显示髌前皮下滑囊可见长梭形低信号；B：矢状位 PD 压脂序列显示髌前皮下滑囊可见长梭形高信号，周围皮下组织呈网状高信号；C：横断位 T2WI 压脂序列，髌骨前皮下滑囊显示长 T2 信号影（囊肿形成），皮下组织呈斑片状不均匀高信号

（罗　琳　邓星河）

第四节　髌下深滑囊炎

一、概述

髌下深滑囊又称胫前深滑囊，位于胫骨结节与髌韧带之间。髌下深滑囊炎多因创伤所致，局部肿胀疼痛，膝关节屈伸活动受限。检查时见髌韧带两侧生理凹陷消失并凸起，局部压痛。

二、MRI 表现

一般情况下，滑囊炎仅表现为滑囊内被少量积液充填，并能清楚显示滑囊的形态，T1WI 呈低信号，PD 脂肪抑制呈高信号（图 6-4-1）；积液较多者由于滑囊较小，积液向周围蔓延，形成囊肿，由于局部解剖部位的原因，滑囊炎积液可沿髌韧带后缘向上延伸，形成小囊肿并可见分隔，胫骨前缘可见薄层积液与髌下脂肪垫分隔（图 6-4-2）；如继发于胫骨结节骨软骨炎时，髌下深滑囊继发炎症并积液（图 6-4-3）。

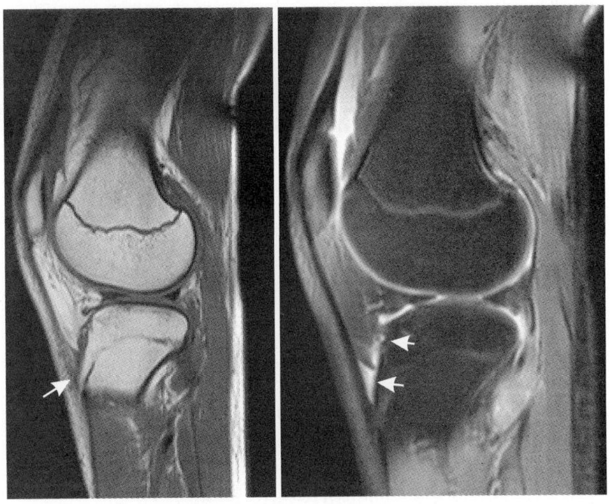

A　　　　B

图 6-4-1　髌下深滑囊炎

A：T1WI 显示髌下深滑囊炎三角形等信号影（箭头）；B：PD 脂肪抑制显示髌下深囊三角形高信号积液，上缘与髌下脂肪垫为界，积液向胫骨前缘延伸（箭头），合并髌上滑囊炎症积液

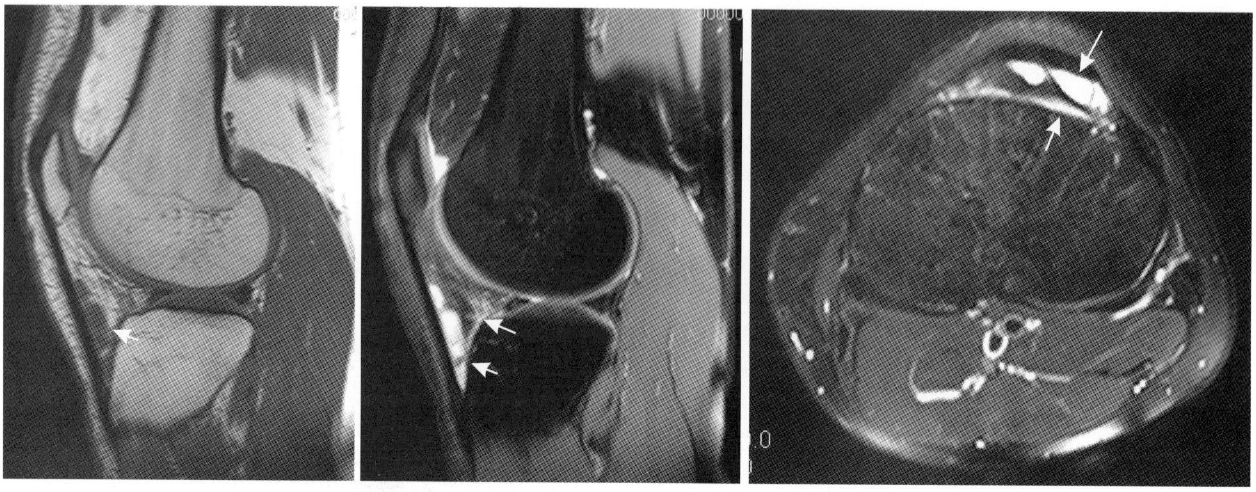

A　　　　B　　　　C

图 6-4-2　髌下深滑囊炎合并囊肿形成

A：T1WI 显示髌下深滑囊炎，髌下深滑囊显示沿髌韧带后缘多个囊性低信号影（箭头）；B、C：PD 脂肪抑制显示髌下深囊高信号囊肿影（箭头）及胫骨前条状高信号积液（箭头）

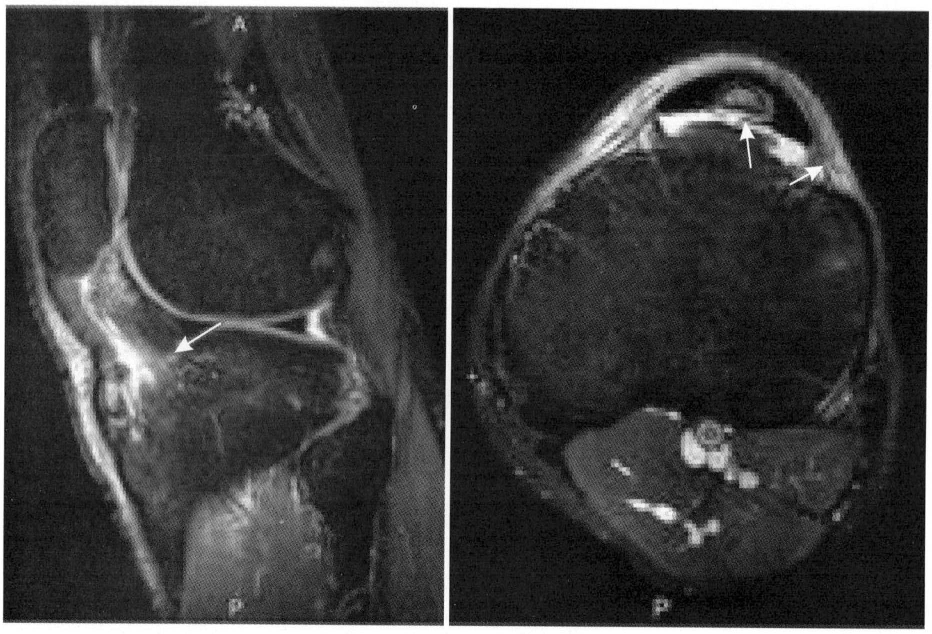

A　　　　B

图 6-4-3　胫骨前结节骨软骨炎继发髌下深滑囊炎：PD 矢状及轴位显示髌下深滑囊炎，滑囊欠规则，内见积液沿髌韧带后缘向上充填（箭头）

（邓星河）

第五节　髌　腱　炎

一、概述

髌腱炎又叫“跳跃者膝”，是一种较常见的损伤，常发生在从事跑跳活动的运动员。

二、临床表现

反复活动史、局部疼痛、髌腱处压痛。

三、影像学表现与病理基础

病理性肌腱附着部病变由髌骨尖软骨膜-骨撕脱和慢性髌骨尖肌腱附着部的炎症组成，后者由皮质再塑、皮质缺损和（或）皮质下囊变组成。病理性肌腱周围病变由髌腱前方表面的细微不规则的腱周围水肿、髌前脂肪水肿及 Hoffa 脂肪垫水肿组成。常伴随髌骨内面包括髌骨内侧撕脱骨折、髌腱附着病、慢性或亚急性内侧系带撕裂及软骨软化。

髌腱炎的 MRI 表现是髌腱炎肌腱修复的组织学改变，所有序列上的中等信号强度区与髌腱的纤维化或退变区是相应的。正常髌腱的前后径由近及远略增厚，在 SE 序列的图像上，伸肌髌腱从髌骨下极至胫骨结节为一均匀的低信号强度带，在 T1WI、T2WI 及质子密度加权像上发现髌腱近侧后方有一薄的信号强度带。髌腱炎患者的髌腱前后径增大，并随髌腱增厚有不均匀的信号增强。质子密度加权像比 T1WI 能更好地显示这种信号强度的增强。增厚的髌腱边缘模糊，尤其表现在增厚处的后缘。髌腱炎髌腱韧带内有细小撕裂、黏液样变和纤维坏死，髌腱炎的腱受累部分的信号增强应认为是代表髌腱纤维坏死、炎症及滑液增多的区域。髌腱后脂肪信号强度改变可能是炎症造成的。MRI 可清楚区分正常髌腱及髌腱炎的髌腱（图 6-5-1～6-5-3）。

四、诊断

在 MRI 上髌腱增厚，边缘模糊，增强扫描不均匀强化并有反复活动史，可予髌腱炎诊断。患者须排除髌骨脱位史、髌腱手术及风湿病史。

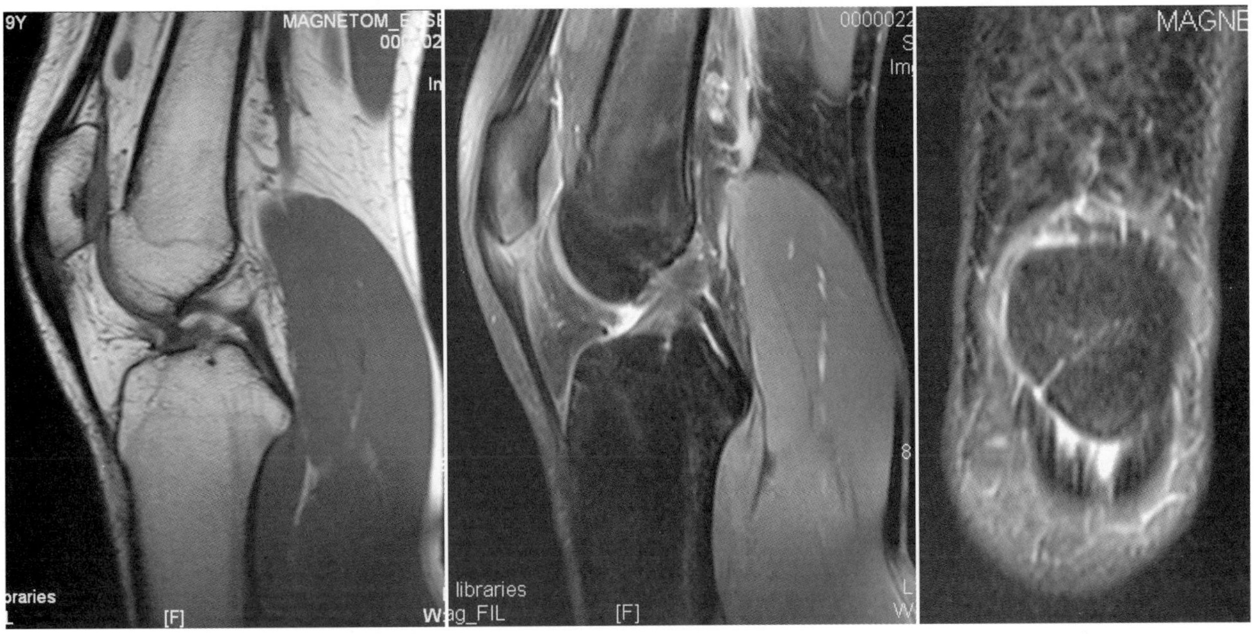

A　　B　　C

图 6-5-1　男，19 岁，膝关节前下缘疼痛数月，局部压痛明显

A：T1WI 显示髌骨下缘髌韧带附着处局部肿胀增粗，信号稍高；B、C：脂肪抑制矢、冠状位显示髌骨下缘髌韧带附着处局部肿胀增粗，呈高信号，以冠状位明显

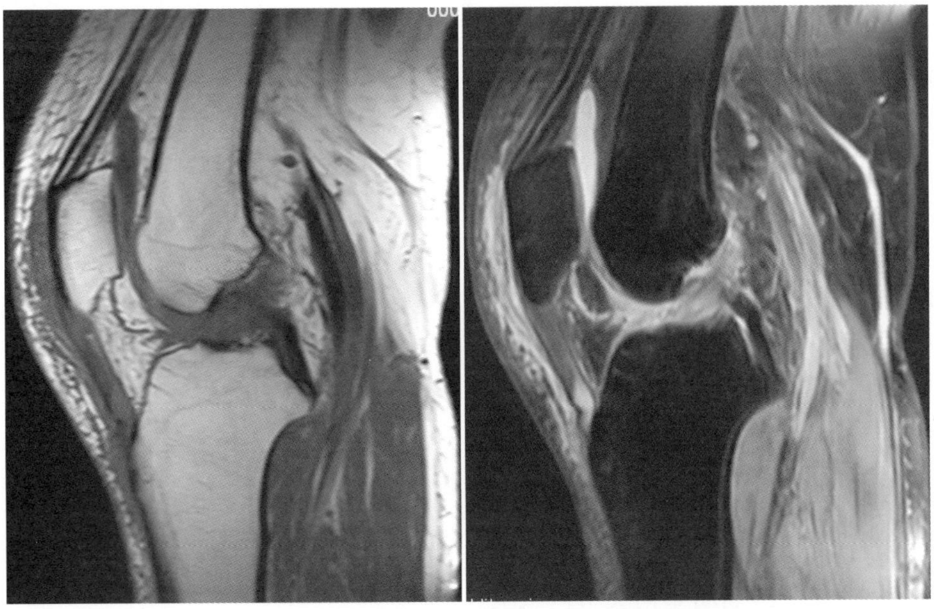

A　　B

图 6-5-2　男，38 岁，膝关节肿痛半年余，膝前缘软组织肿胀，压痛

A：T1WI 显示髌韧带增粗，信号增高，信号比正常韧带稍高，合并髌前皮下滑囊呈长条状中等信号；B：PD 矢状脂肪抑制序列显示髌韧带明显增粗，信号明显增高，以胫骨附着点明显，髌前皮下囊呈高信号炎症改变

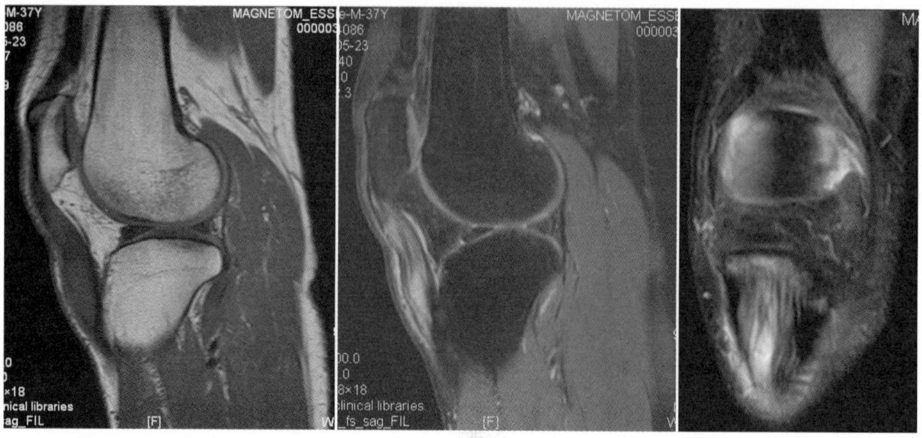

图 6-5-3 髌腱炎

A：T1WI 矢状位显示髌韧带全程肿胀、增粗，呈中等信号，股四头肌韧带呈结节状中等信号；B：PD 脂肪抑制显示髌韧带水肿、增粗，呈不均匀高信号，髌韧带前皮下软组织水肿，股四头肌韧带呈结节状稍高信号；C：轴位压脂显示髌韧带纤维水肿呈明显高信号

（罗 琳 邓星河）

第六节 髌下脂肪垫滑囊炎

一、概述

膝关节内囊肿最常见于髁间窝附近，以前交叉韧带囊肿或后交叉韧带囊肿多见，发生率在慢性膝关节痛患者中约占 1%。髌下脂肪垫囊肿临床罕见，影像学报道极少。囊肿的发生可能有以下原因：脂肪垫处滑膜细胞的慢性损伤，黏液变性形成囊肿，以后由于外伤或囊肿的逐渐增大出现膝关节前方疼痛表现。

二、临床表现

患者一般无明显的外伤史。临床表现以膝关节肿痛、下蹲时膝眼外凸，疼痛加剧为主，无明显的关节功能障碍。临床检查发现伸膝位时膝眼处饱满，可摸及囊状肿物。屈膝时，膝眼逐渐外凸，压痛明显，膝过屈试验阳性。X 线检查阴性。

三、髌下脂肪垫解剖与病理改变

髌下脂肪垫充填于髌骨、股骨髁下部、胫骨平台前上缘及髌韧带之间，位于髌韧带的深面。在股四头肌收缩时，脂肪垫内的压力随之升高成为坚硬的实体，充填于关节面不相适合的多余空间，以限制膝关节的过度活动，防止摩擦及刺激，吸收震荡；当膝关节脂肪垫本身出现囊状病变时，脂肪垫体积相应增大，导致脂肪垫向关节内或关节外突出，关节运动过程中增大的脂肪垫容易受到挤压，引起疼痛。久而久之，慢性挤压、摩擦亦造成脂肪垫本身增生、肥厚而导致 Hoffas 病的临床表现。当关节受到外界力量时，股四头肌力相应增加，关节内随压力升高，关节间隙减小，具有衬垫作用的脂肪垫受到摩擦、压力也增加，易导致脂肪垫囊变组织因体积增大导致囊肿形成。

四、MRI 表现

MRI 可显示本病特征性表现，其发生部位明确，位于股骨髁下部、胫骨平台前上缘及髌韧带的深面的髌下脂肪垫内的三角形状囊性异常信号。T1WI 显示呈低信号，边缘清楚，其内可见等信号

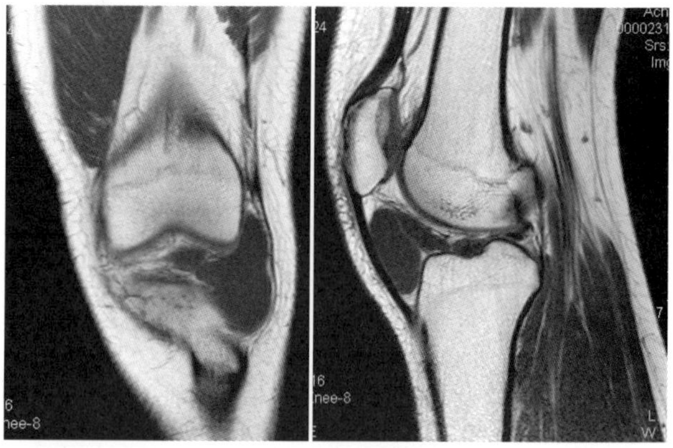

图6-6-1　图6-6-2

图 6-6-1，2 T1WI 冠、矢状位显示膝关节髌下脂肪垫内可见三角形状分房性囊性低信号影，外缘可见一薄层中等信号囊壁包绕，其内可见薄层皱襞，囊肿与关节间隙有清楚间隔，与半月板不相通，髌下脂肪垫受压变小，髌下深囊尚存在

滑膜皱襞分隔形成分房状（图 6-6-1，2）；T2WI 呈三角形状高信号（图 6-6-3）；PD 冠状及轴位可显示其明确的分房状均匀囊性高信号影（图 6-6-4~6-6-6）。由于囊肿较大，髌下脂肪垫受压，几乎占据整个髌下脂肪垫区，下缘几近延伸至髌下深囊，但矢状位显示与关节间隙有一明确的囊肿包裹边缘，与半月板无相连接可见。文献报道，手术所见，囊内容物可为黄色囊液、陈旧出血的红色黏稠果酱样囊液或出血性液体。由于囊液成分不同，MRI 上信号有差异。

五、诊断

膝关节髌下脂肪垫囊肿诊断时要注意：①膝关节髌下脂肪垫囊肿是罕见的膝关节囊肿，可表现为单房性，也可表现为多房性；②MRI 检查可明确显示囊肿的部位、范围及性质，更重要的是了解关节内半月板与囊肿的关系、交叉韧带有无损伤；③只有充分认识关节 MRI 的正常组织结构的解剖学特征，MRI 检查诊断膝关节髌下脂肪垫内囊肿是很有特征性的诊断根据。

六、鉴别诊断

脂肪垫囊肿发生的位置与半月板囊肿相似，需要注意鉴别：MRI 不仅能见到典型的囊肿信号，而且伴有半月板的损伤信号，同时可观察到囊肿与半月板损伤（90% 以上为层裂）相通。这是二者鉴别诊断的关键。

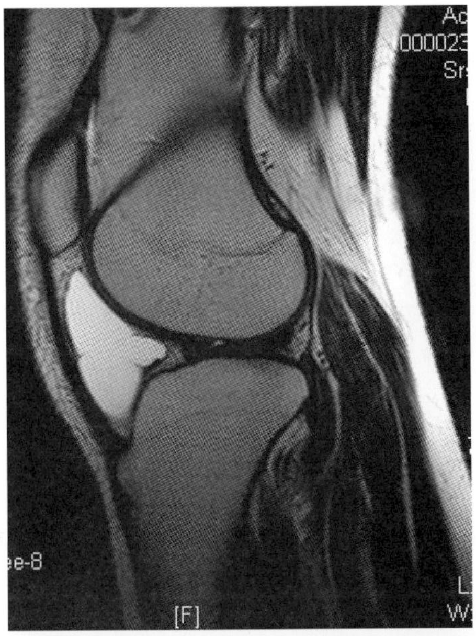

图 6-6-3 T2WI 矢状位清楚显示囊肿的大小、形态、分房、边界及与关节腔的分界，囊肿信号均匀与周围组织关系，与半月板无连接

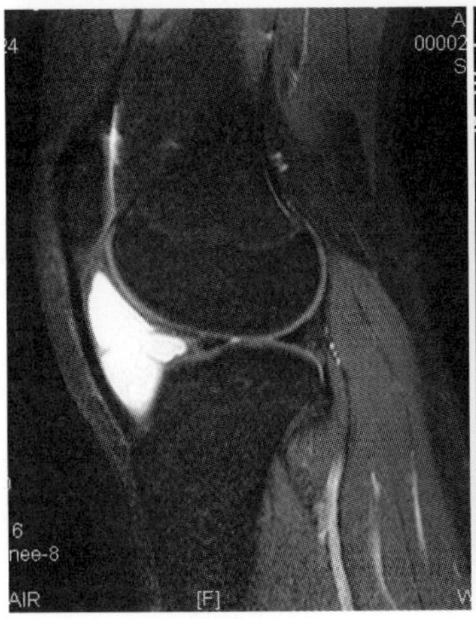

图6-6-4

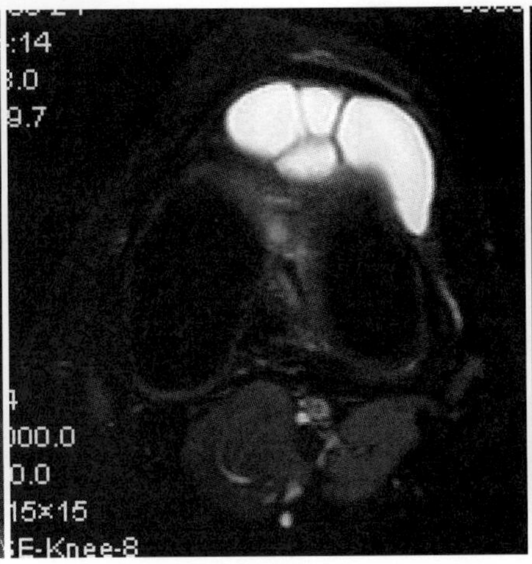

图6-6-5

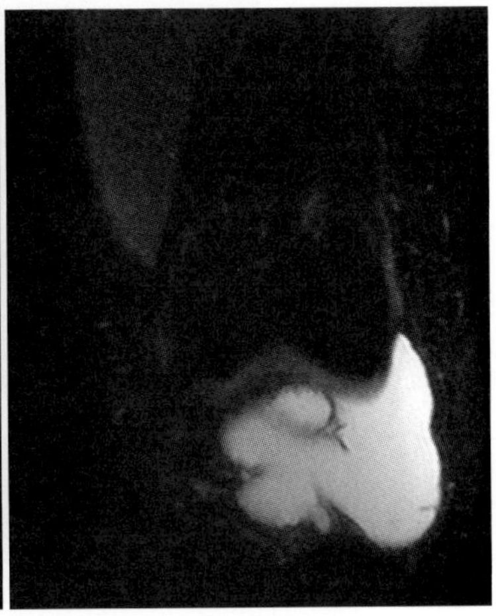

图6-6-6

图 6-6-4~6-6-6 PD 轴位及冠状位压脂显示囊肿呈分房状高信号，皱襞将囊肿分隔成多房状影

（谭坚毅 邓星河）

第七节　鹅足滑囊炎

一、概述

鹅足滑囊位于缝匠肌、股薄肌及半腱肌的联合止点与胫骨内侧副韧带之间。由于 3 个肌腱有致密的纤维膜相连，形同鹅足而得名。局部直接创伤或膝部反复摩擦、劳损都可引起该滑囊的炎症。鹅足滑囊炎主要表现为膝关节内侧疼痛、肿胀，在胫骨内侧髁处压痛明显，在屈伸膝关节时疼痛，有时疼痛可向上扩散。常可误诊为内侧半月板损伤、内侧副韧带损伤及慢性膝关节炎等。

二、MRI 表现

MRI 显示起源于膝关节内侧股骨内侧髁，也可发生于缝匠肌、股薄肌及半腱肌的联合止点处的囊性积液，T1WI 显示沿肌腱鞘膜多个囊性低信号积液，PD 或 T2 脂肪抑制呈高信号，并显示与肌腱鞘的关系（图 6-7-1，2）。

三、诊断

鹅足滑囊炎根据其解剖学的特定部位诊断并不难。本病主要是与膝关节内侧副韧带囊肿鉴别。

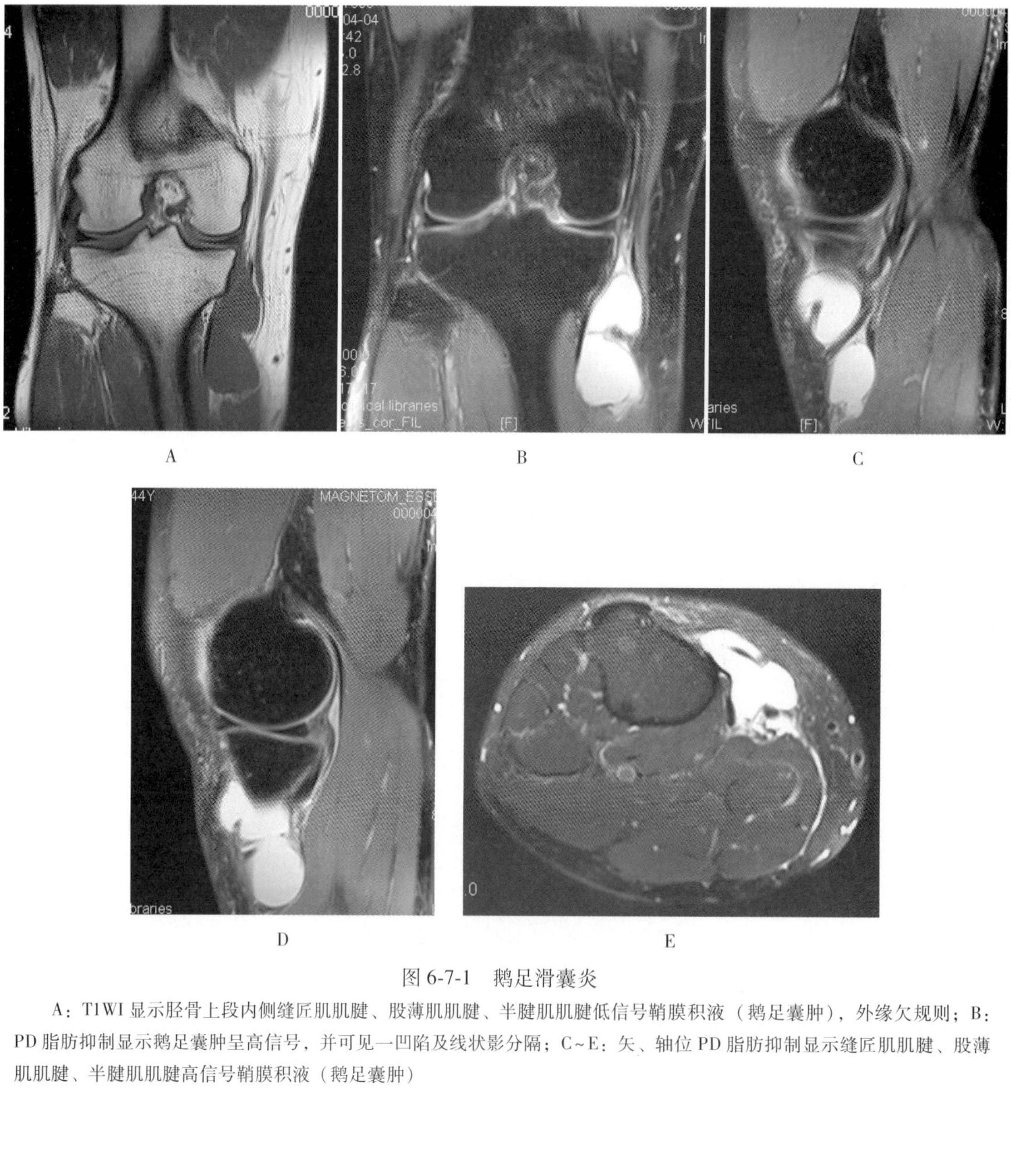

A　B　C　D　E

图 6-7-1　鹅足滑囊炎

A：T1WI 显示胫骨上段内侧缝匠肌肌腱、股薄肌肌腱、半腱肌肌腱低信号鞘膜积液（鹅足囊肿），外缘欠规则；B：PD 脂肪抑制显示鹅足囊肿呈高信号，并可见一凹陷及线状影分隔；C~E：矢、轴位 PD 脂肪抑制显示缝匠肌肌腱、股薄肌肌腱、半腱肌肌腱高信号鞘膜积液（鹅足囊肿）

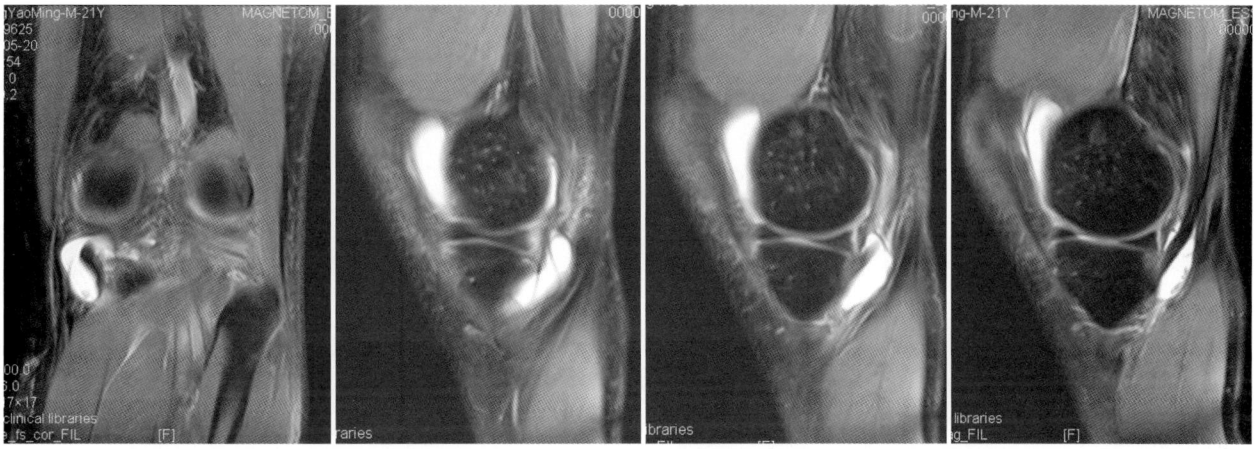

A　　B　　C　　D

图 6-7-2　鹅足滑囊炎

A：冠状位显示膝关节内后方弧形囊状高信号；B：显示缝匠肌腱鞘分房状高信号积液；C、D：显示股薄肌腱鞘囊状高信号积液，半腱肌肌腱鞘膜尚正常

（邓星河）

第八节　胫腓关节滑膜囊炎

一、概述

近侧胫腓关节滑囊少数（约 10%）可与膝关节相交通，源于胫腓关节的囊肿可引起局部肿块、疼痛或神经症状（压迫腓肠神经），大囊肿可侵蚀邻近骨骼。关节造影、超声和 MRI 均可显示囊肿表现。本病极少见，国内未见报道。

二、MRI 表现

由于发病部位特殊，T1WI 表现在胫腓关节上外侧呈多囊状低信号影，与膝关节其他滑膜囊肿一样，囊肿可见多个纤维间隔构成多个分房状，并绕过外侧副韧带生长，由于囊肿位于外侧副韧带内侧，该处是膝关节滑膜囊下部的附着处，而胫腓关节滑囊较小，一旦形成囊肿即可对胫腓骨形成压迫侵蚀，所以，胫骨外侧缘及腓骨上缘可出现浅在的弧形缺损切迹；囊肿向外生长，直至皮下脂肪组织，从而导致临床上表现局部突起肿块（图 6-8-1）；T2WI 可显示囊肿内纤维分隔导致囊肿呈分房状高信号，并于皮下脂肪组织内的囊肿影（图 6-8-2）；PD 脂肪抑制显示囊肿的起源于胫腓关节内侧呈长条形分节状向外侧延伸，越向外侧囊肿越大，直至向皮下脂肪组织延伸，囊肿呈均匀高信号，与外侧副韧带分界清楚（图 6-8-3～6-8-8）。

三、诊断与鉴别诊断

胫腓关节滑膜囊肿位于胫腓关节腓骨面上的分房状囊性病变，起源于胫腓关节滑囊，并向外延伸突向外侧形成较大的囊性肿块，胫腓骨边缘受压侵蚀形成浅在性弧形缺损，与外侧副韧带分界清楚。本病应与外侧副韧带囊肿鉴别，从多层面及多角度观察，囊肿起源于胫腓关节面囊内，与外侧副韧带分界清楚是二者鉴别的根据。

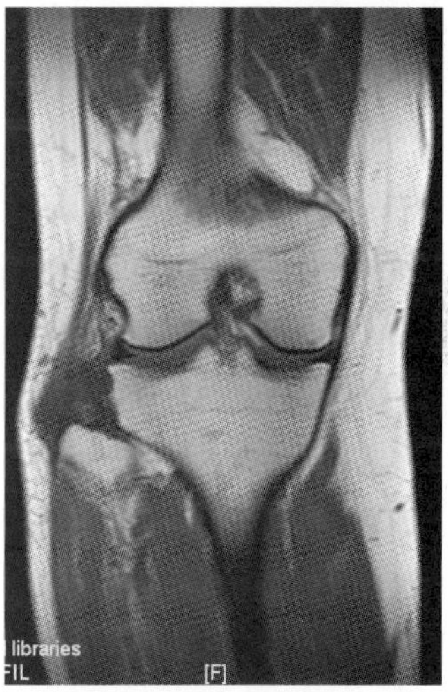

图 6-8-1　T1WI 表现在胫腓关节上外侧呈多囊状低信号影，根部从胫腓关节向外延伸，胫腓骨边缘呈浅在性侵蚀呈弧形切迹

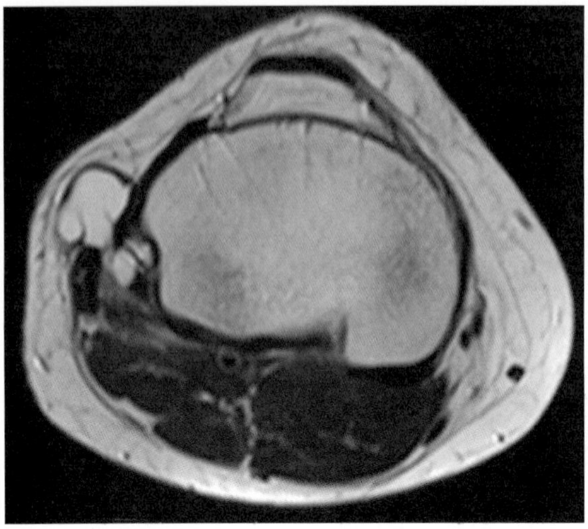

图 6-8-2　T2WI 显示囊肿内多个分隔呈囊性高信号，向外生长呈蘑菇状突向皮下脂肪组织

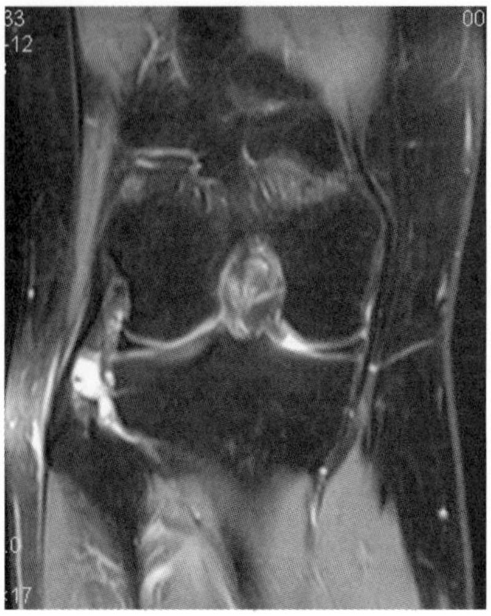

图 6-8-3　PD 脂肪抑制显示囊肿根部从胫腓关节囊向上延伸，外侧副韧带显示清楚

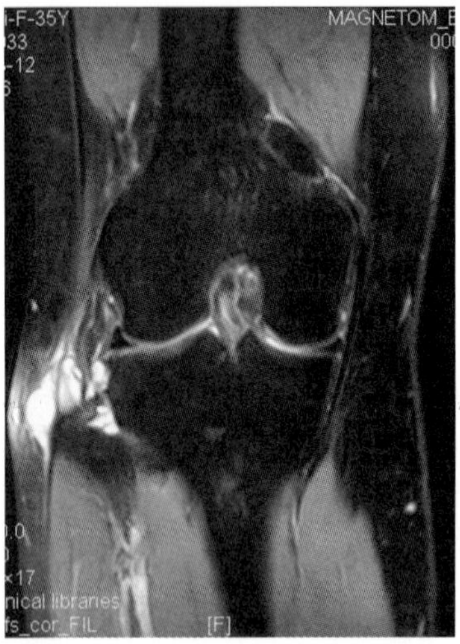

图 6-8-4　PD 压脂显示多囊性高信号影

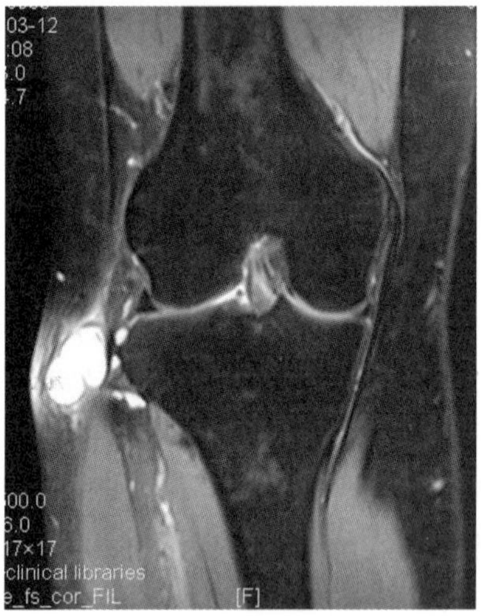

图 6-8-5　囊肿向外延伸形成较大的囊性高信号影

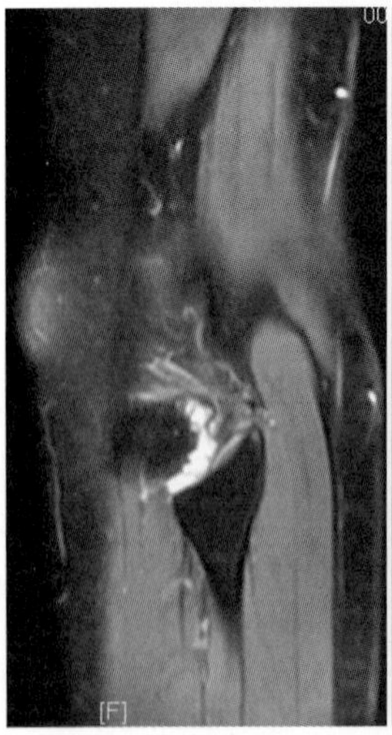

图6-8-6

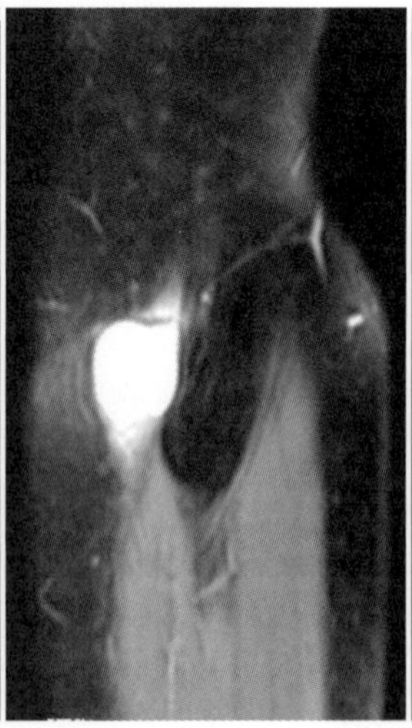

图6-8-7

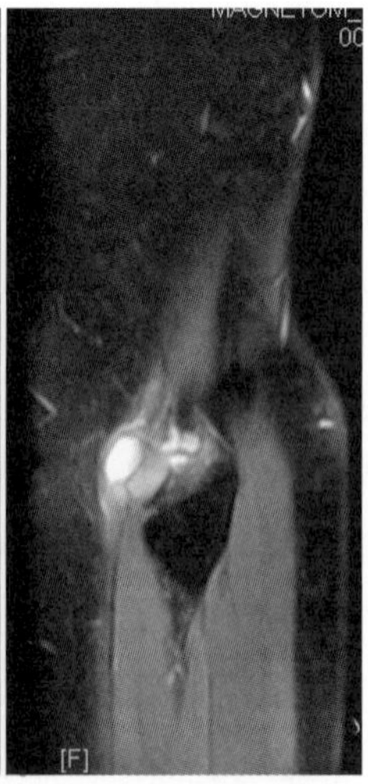

图6-8-8

图 6-8-6～6-8-8　矢状位清楚显示囊肿从胫腓关节囊呈串珠状向上生长，直至外侧较大的高信号囊性肿块

（邓星河）

第九节　胫骨结节骨软骨炎

一、概述

胫骨结节骨软骨炎是一种少见的骨缺血性坏死性疾病，又称胫骨结节骨骺炎，胫骨结节骨骺无菌性坏死。1903 年，Osgood 首次描述了本病的 X 线表现；同年，Schlatter 也单独对本病进行描述，所以本病也称为 Osgood-Schlatter 病。

关于胫骨结节骨软骨炎的病因目前尚无统一的认识，既往有学者认为是胫骨结节的软骨炎或缺血坏死所致；亦有学者认为是由于外伤导致胫骨结节完全性或部分性缺血坏死，并经髌韧带牵拉、撕裂胫骨结节，形成碎骨片而形成；现在多认为是髌韧带牵拉性损伤所致的胫骨结节撕脱骨折和肌肉炎症。

二、临床表现

胫骨结节骨软骨炎好发于 10～15 岁青少年，男性多于女性。常为单侧，也可发生于双侧，患者大多数有外伤史，病程长短不一，均有不同程度胫骨结节局部肿胀和疼痛，跪、跳、走路和运动时疼痛加重，休息后缓解。查体见胫骨结节处肿胀、隆起并伴有局部压痛。

三、影像学表现与病理基础

胫骨结节在婴儿期由软骨构成，儿童期继续向下生长，11 岁左右骨化，约于 18 岁与骨干结合。在结合前由髌韧带供血，当外伤或激烈运动时，由于髌韧带及骨骺过度的被牵引而引起部分胫骨结节剥离，从而影响了血液供应，引起骨骺坏死。此时，由于成纤维细胞附近软组织可出现骨化，同时由于髌韧带的损伤刺激胫骨结节成骨细胞的活动，导致其骨质增生，使胫骨结节增大，并明显向前突出。

1. X 线平片表现　X 线平片是诊断胫骨结节骨软骨炎常用的影像学检查方法，表现主要者：胫骨结节局部骨隆起，其二次骨化中心密度不均匀增高，可成碎裂状，胫骨结节前见骨碎片，胫骨结节向前上方移位；另外，胫骨结节前方软组织表面正常的浅弧线影消失，或软组织局限性增厚向前突出且密度增高（图 6-9-1）。

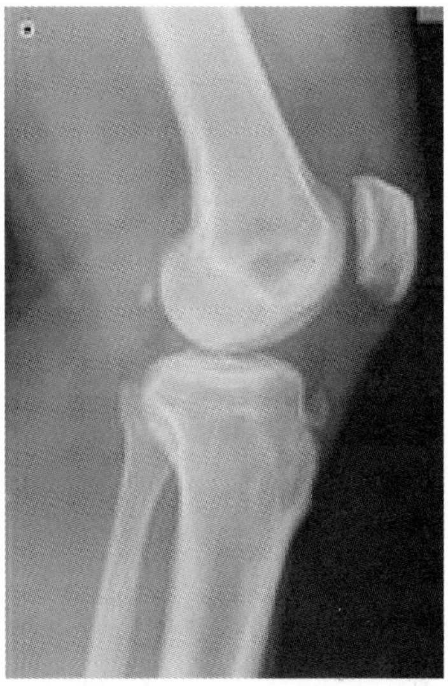

图 6-9-1　男，17 岁，胫骨上段反复肿痛。X 线平片，胫骨结节处可见一小块游离骨，前缘软组织肿胀，髌下脂肪垫密度增高，模糊

2. CT 表现　CT 可以明确骨质有无异常，与 X 线平片相比，CT 可以显示髌韧带增粗，韧带下见多个骨片；病程进展时韧带内见游离的圆形、卵圆形钙质样高密度影，胫骨干骺端前缘有较大的软组织密度骨质缺损区，胫骨结节骨骺不规则增大，密度不均，形态不一，并向上方移位。

3. MRI 表现　MRI 是诊断胫骨结节骨软骨炎最好的检查方法，特别是能发现早期及进展期的病灶，可以反映胫骨结节骨软骨炎的病变过程。MRI 不是单纯观察胫骨结节表现，而事实上能更多发现髌韧带、髌下深囊及髌前软组织改变，对指导临床诊治提供更多信息。MRI 上 T1WI 显示胫骨前结节骨碎片分离，骨骺前缘呈不规则低信号，周围软组织信号减低，髌韧带松弛迂曲，髌下深囊变形，T2WI 髌下深囊少许积液，PD 脂肪抑制显示前结节呈高信号，髌韧带迂曲、信号增高，髌下脂肪垫水肿、信号增高，髌下深囊积液，胫骨结节前缘软组织肿胀、信号增高（图 6-9-2，3）。

四、诊断

胫骨结节骨软骨炎是青少年胫骨结节的最常见疾病，根据 X 线平片提示的胫骨结节及软组织的异常改变，并结合临床一般可以做出正确诊断。对于一些早期或可疑患者可以进一步行 CT 或 MRI 检查明确诊断，MRI 检查可清楚显示胫骨结节及周围软组织改变，以明确对本病诊断。

五、鉴别诊断

1. 胫骨结节撕脱性骨折　发病时间较短，常发生于外伤后几小时或几天，骨折两端锐利；而胫骨结节骨软骨炎的相对应的干骺端骨缺损处较大，且边缘较光滑，另外游离骨块的边缘也较骨折片完整。

2. 正常胫骨结节变异　无临床症状及体征，胫骨结节密度正常，不伴软组织肿胀，胫骨结节可有多个骨化中心，形状各异，可为两至几个的分离小骨片，或在舌状骨骺的远端可多一个骨化中心，两侧骨骺出现时间也可有先后。

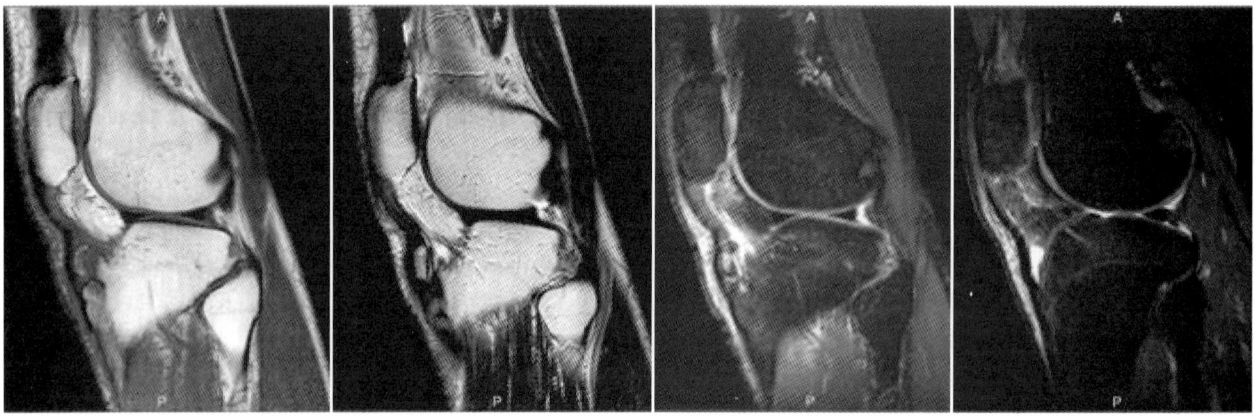

A　B　C　D

图 6-9-2　男，16 岁，胫骨上段反复肿痛数月

A：T1WI 显示胫骨前结节游离骨块，胫骨结节欠规则，髌韧带迂曲；B：T2WI 显示胫骨结节骨块游离，髌韧胫骨结节附着处增粗，髌下深囊可见小片高信号积液；C：T2WI 压脂显示胫骨结节前骨块呈高信号，髌下脂肪垫信号增高，其内可见长条状高信号积液；D：髌下深囊可见高信号积液，髌下脂肪垫不均匀信号增高，浑浊

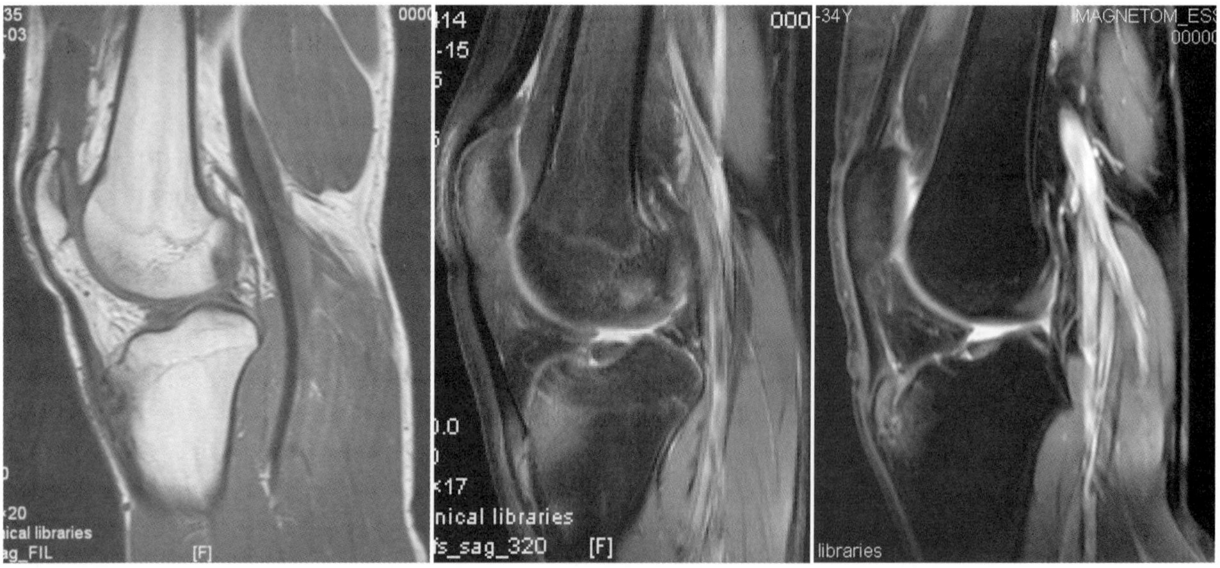

A　B　C

图 6-9-3　胫骨结节骨软骨炎

A：T1WI 矢状位显示胫骨结节呈长条状不规则低信号，胫骨结节后缘骨髓可见小片状低信号影；B：T2 压脂胫骨结节呈长条状高信号，髌下脂肪垫呈条状高信号，髌韧带迂曲，呈不规则中等信号，髌下深囊可见少量高信号积液；C：PD 压脂显示胫骨结节，髌韧带胫骨附着处，前缘皮下组织水肿，呈高信号

（江　婷　邓星河）

第十节　髌骨软骨骨折

一、概述

髌骨软骨骨折指髌骨关节面软骨及软骨下骨的骨折，是一种严重的关节内损伤，多由急性运动损伤所致。临床少见，约占所有骨骼损伤的1%，常发生于青少年，表现为凹陷式髌骨软骨骨折和掀起后呈开窗式髌骨软骨骨折，常合并膝关节韧带和半月板损伤，也可单独发生。

髌骨软骨骨折的受伤机制主要是当人体处于站立位，膝关节屈曲内旋或外翻时，外力直接垂直作用于关节面，在额外剪切力和旋转力的作用下，髌骨中央嵴以及髌骨内下部对股骨外髁前部产生急性撞击、挤压，造成相应部位的骨或软骨损伤，并可发生髌骨半脱位或脱位，其在复位过程中，髌骨内下部以及中央嵴再次对股骨外髁前外侧缘进行撞击、挤压，造成相应部位的骨或软骨再次损伤。

二、临床表现

髌骨软骨骨折临床表现为外伤后膝关节疼痛、肿胀，并伴不同程度活动受限，受伤当时患者可有髌骨外侧错动感或弹响，主动屈伸膝障碍，浮髌试验阳性。当髌骨软骨全层或部分剥脱，软骨片游离在关节腔中就形成了软骨游离体，可引起关节绞锁症状。另外，髌骨软骨骨折通常合并其他关节损伤，如半月板、交叉韧带、副韧带撕裂，均可引起关节绞锁症状。

三、影像学表现与病理基础

正常膝关节软骨组织学上分为4层，包括最表面的表层、中间的移行层、再下面的放射层和最深层的钙化层。钙化层与非钙化层交界处称为潮线，潮线随年龄增长变脆。同样的作用力在青少年时，常导致断裂处在软骨下骨质，即形成骨软骨骨折；而作用于成年人则常在潮线，即软骨与骨的接合处，形成软骨全层剥脱或部分剥脱。髌骨软骨骨折病理学特点可分为以下3种类型：髌骨软骨局部全层缺损（关节镜下可见骨裸露）、髌骨软骨部分缺损变薄和软骨断裂，呈垂直或不垂直于关节面的裂隙状。髌骨软骨骨折均伴有骨髓挫伤，可能是髌骨软骨下骨小梁的微骨折，引起出血和水肿形成的。

1. X线平片表现　膝关节X线平片表现为髌骨呈一层减低影，大部分位于髌骨中下部，偏于中央嵴内侧，同时关节腔内出现一游离骨折块。髌骨轴位可以辅助明确骨折的位置，以及髌骨有无外侧不稳定的改变，能够显示髌股关节对合关系及髌骨的稳定情况。然而，对于膝关节难以屈曲的患者，X线平片显示不佳；另外，髌骨软骨骨折的骨折块软骨部分在X线中不显影，不能真实反映骨折块的大小，并且不能明确其发生的具体部位及程度。

2. CT表现　对于膝关节难以屈曲者，CT可显示骨折部位及髌股关节的对应关系，对髌股关节做任何一处断面扫描，图像清晰，重复性好，便于测量和计算。CT的敏感性高于X线，可提高髌骨软骨骨折的检出率并明确诊断，然而，CT也同样无法直接显示髌骨软骨，未能显示累及软骨下骨的软骨骨折，也无法显示骨髓水肿。

3. MRI表现　MRI检查能够早期发现X线、CT甚至关节镜无法显示的髌骨软骨骨折。骨折发生时T1WI显示撕裂的软骨碎片呈中等信号（图6-10-1，2），PD脂肪抑制序列中呈稍高信号的关节软骨分离，表现为局限性中断并有软骨下骨质缺损，缺损区呈高信号，T2WI以及PD压脂序列显示清楚，同时在PD序列中骨折处邻近骨髓内呈现片状高信号改变，关节内大量积液。另外，MRI能清晰显示髌骨软骨骨折合并的韧带及半月板损伤（图6-10-3~6-10-8）。

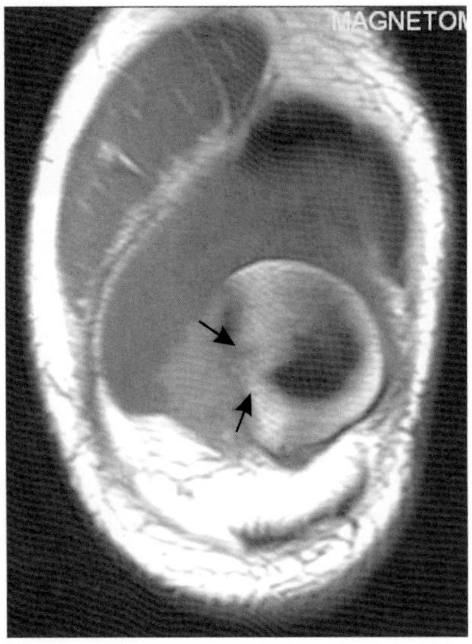

图6-10-1　T1WI显示髌骨内侧缘软骨骨折，冠状位呈片状不规则的中等信号影（黑箭头），髌骨外上缘可见多量弧形低信号积液（图6-10-1~6-10-4为同一病例）

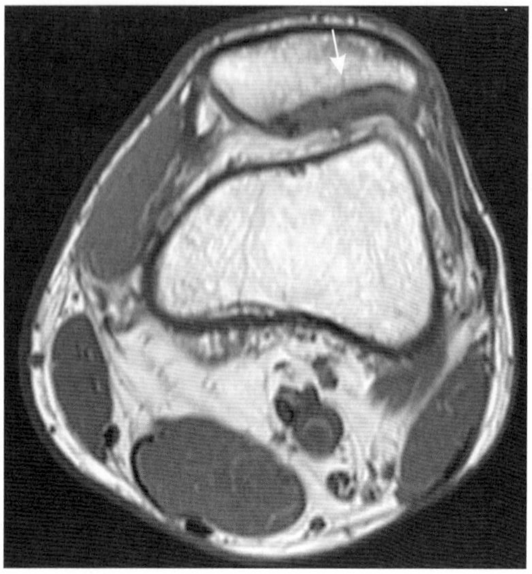

图 6-10-2　T1WI 轴位髌骨外侧关节软骨骨折，髌骨关节面可见条状中等信号影，与软骨下骨质可见一薄层低信号影分隔（箭头）

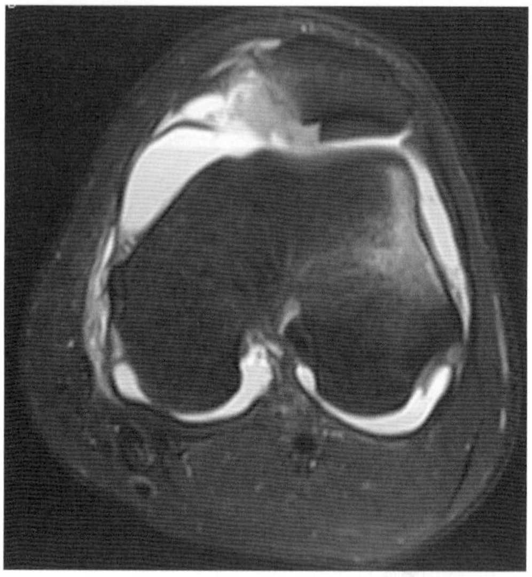

图 6-10-4　T2 轴位压脂显示髌骨内侧软骨骨折，骨碎片呈中等偏高信号，骨碎片呈中等信号，髌上囊可多量积液并见液-液平面

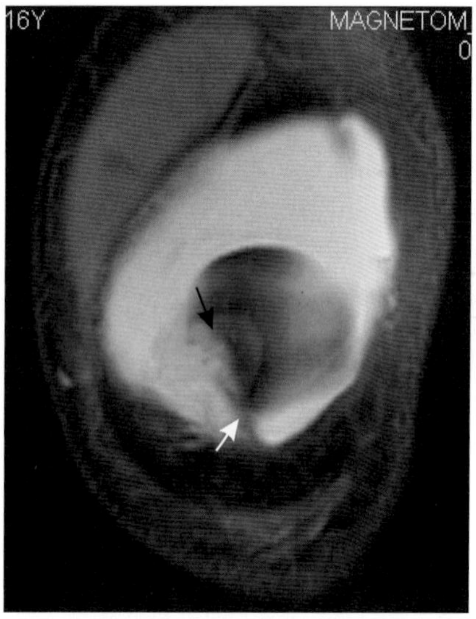

图 6-10-3　冠状压脂显示髌骨内侧软骨骨折，骨碎片呈片状中等信号（箭头），髌骨周围可见多量高信号积液

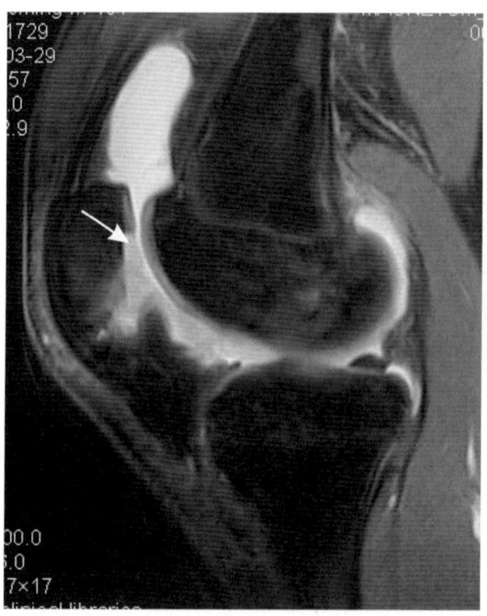

图 6-10-5　髌骨软骨骨折，骨碎片呈中等偏高信号，骨折端与正常关节软骨分界清楚（箭头），骨折面下骨质显示小片高信号水肿

四、诊断

髌骨软骨骨折极易误诊为半月板或韧带损伤，膝关节的 X 线检查为诊断髌骨软骨骨折的主要检查方法，虽然大部分 X 线平片未见异常或仅仅显示膝关节腔内少许模糊骨折片影，无法确定骨折来源及位置，但可基本排除其他关节内骨折，所以 X 线检查阴性而临床症状明显患者，一般不再进行 CT 检查而行 MR 检查，MRI 有利于了解半月板、韧带损伤及组织水肿及关节积液情况。所以，对于髌骨软骨骨折作出及时明确的诊断，对于指导关节镜或手术、避免延误病情具有重要临床意义。

五、鉴别诊断

髌骨软骨骨折需与剥脱性骨-软骨炎鉴别。剥脱性骨-软骨炎为关节软骨及其下的骨质局限性、慢性缺血坏死及软化脱落性病变，发病较为缓慢，好发于股骨内髁关节面，X线、CT、MRI检查可以显示剥脱骨块边缘清晰规整，周围骨质反应性硬化，晚期可游离于关节内；而髌骨软骨骨折发病较急，有典型的急性膝关节扭伤史，随之出现膝关节进行性肿胀，骨折块边缘不整齐，且MRI可以显示周围骨质挫伤水肿，内侧副韧带损伤等。

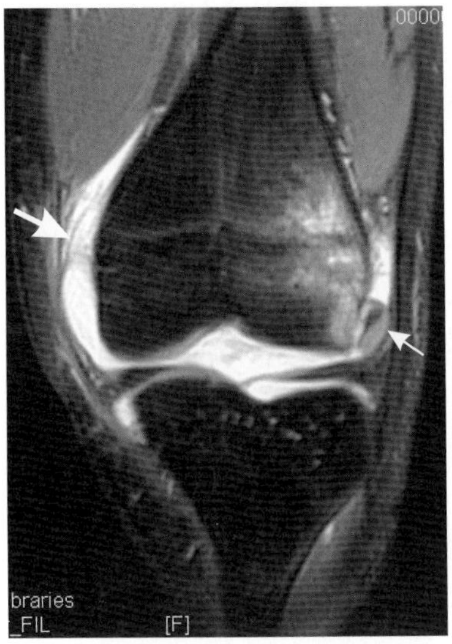

图 6-10-6　与 6-10-5 为同一病例。合并股骨外侧髁片状高信号挫伤、水肿，内侧副韧带（粗箭头）及腘肌腱损伤（细箭头）

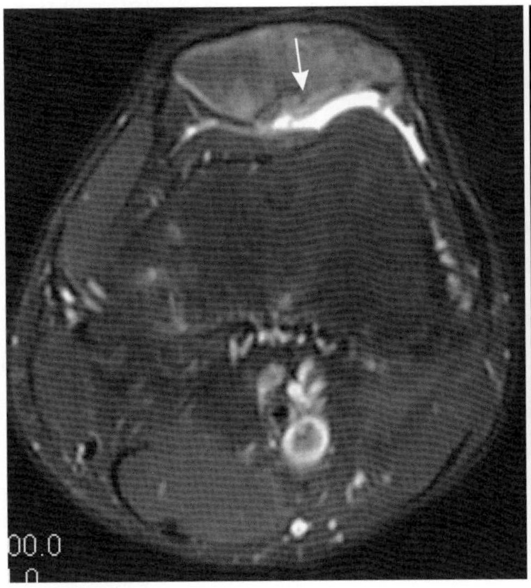

图6-10-7

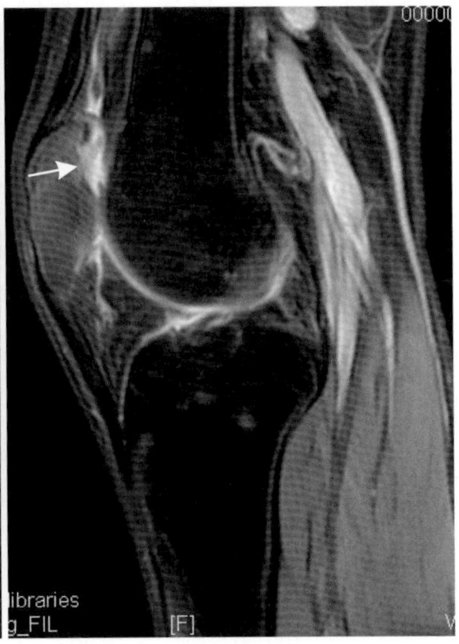

图6-10-8

图 6-10-7，8　与 6-10-2 为同一病例。脂肪抑制显示髌骨软骨片呈不规则中等信号（箭头）

（江　婷　邓星河）

第十一节　膝关节半月板病变

半月板损伤

一、概述

20世纪80年代以来，应用MR检查膝关节已有20余年，其对半月板损伤的诊断准确率达90%以上，得到了广泛认可。半月板是膝关节发挥正常功能的重要组成部分，具有保持关节稳定、传导负荷及分散应力的作用。半月板严重撕裂和全切除均可加速软骨损伤，使膝关节过早发生退行性改变。

对半月板MRI的早期研究多集中于MR成像技术，半月板退变、半月板损伤（包括挫伤、水平撕裂、纵向撕裂、斜形撕裂、放射状撕裂、边缘型撕裂、复杂撕裂、半月板关节囊分离）、半月板囊肿及半月板的正常变异等方面。近年来，半月板根部撕裂、半月板脱位及半月板术后改变引起了广泛关注。随着技术的不断改进，重新认识MRI在诊断膝关节半月板病变中的作用也很有必要。

二、正常半月板MRI表现

正常半月板为股骨与胫骨之间的半月状纤维软骨盘，内侧呈“C”形，外侧呈“O”形；上面微凹，与股骨内外侧髁相适应；下面平坦，与胫骨平台适应；外缘较厚与关节囊紧密相连；内缘薄而锐利，游离于关节腔内，内侧半月板的外侧缘与胫侧副韧带紧密连接，外侧半月板后角与关节囊间有腘肌腱通过。每侧半月板分前角、体部及后角三部分，但并无明确分界线。内，外侧半月板前角之间有小的纤维连接形成膝横韧带。

1. 正常半月板的MRI解剖及信号特点　正常膝关节半月板位于胫骨和股骨之间，由Ⅰ型胶原组织组成，主要为纤维软骨，分为内、外侧半月板，分别由前角、体部、后角3个部分组成。正常半月板在各个序列中均呈低信号，信号强度均匀。MRI显示半月板主要在冠状面和矢状面显示。冠状面上半月板呈一尖端指向髁间窝的三角形低信号影，宽度<15mm（图6-11-1）；矢状位4.0mm层厚扫描，在半月板体部可见1～2层的蝶形改变，矢状位上在穿过前后角部的近髁间窝处可见半月板前后角呈两尖端相对的三角形，而半月板体部

则呈蝶形改变（图 6-11-2）。外侧半月板较小呈“O”形，其前、后角形态大小相近。而内侧半月板较大，呈“C”形，其后角较前角宽大，至少在 2~3 个层面中可以看到半月板的前、后角是分开的。在内侧半月板后角和低信号的关节囊之间有一线状的高信号影，是滑囊。因滑囊内含有脂肪成分而呈高信号，并不是半月板关节囊撕裂。在外侧半月板前角，可见横韧带的低信号影，出现率约 50%。在冠状位上，由于切面方向和前、后角方向一致，因此，半月板表现为一个尖端指向髁间窝的三角形低信号影，宽度一般不≤15mm。在经过后交叉韧带的矢状面及后部冠状面有时可以看到自半月板后角发出的一个低信号的小韧带，固定于股骨内侧髁的外侧面，它经过后交叉韧带的前面或后面，即前方为 Humphry 韧带和后方 Wrisberg 韧带（出现率约占 30%，二者同时出现约占 3%）。此韧带可控制半月板的活动，半月板的主要功能为吸收震荡、缓冲压力。

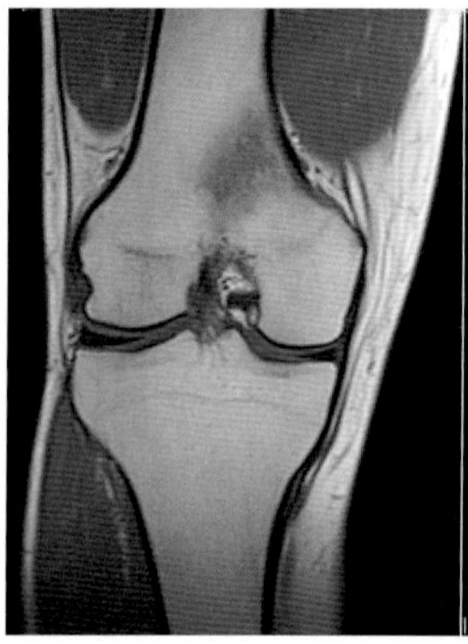

图6-11-1

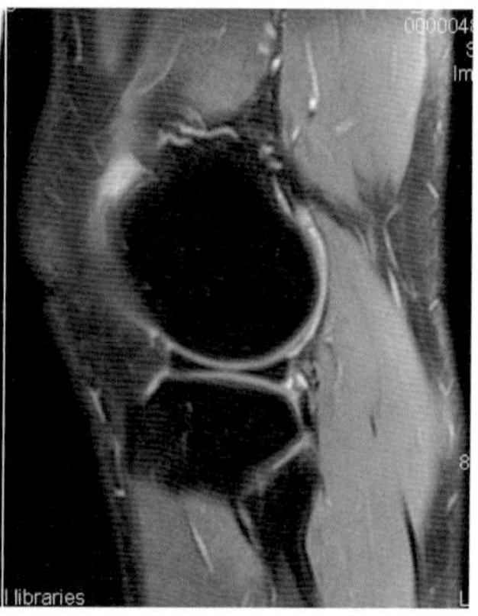

图6-11-2

图 6-11-1，2　显示半月板的正常形态，半月板领结征

2. 半月板的血供及神经支配　半月板外围 1/3 部分有血管供应和神经支配，其血供来自于膝内、外侧动脉所形成的关节囊毛细血管丛，血管丛发出穿通支进入半月板，在半月板内形成环状血管环及辐射状分布的小分支。半月板内侧 2/3 部分无血液供应，其营养来自滑液，亦无神经支配，因此半月板撕裂引起的疼痛必定是由于损伤了半月板的外 1/3 或是其韧带附着点受到牵扯所致。

三、半月板损伤 MRI 分级与病理基础

膝关节半月板损伤的病理学改变是 MRI 表现的基础，膝关节半月板在 MRI 上可分为 0~Ⅲ级，已为临床所公认，各级之间有不同的 MRI 表现。①0 级：MRI 上为正常信号；②Ⅰ级（图 6-11-3）：半月板内可见不与关节面接触的卵形或球形高信号，未达到关节面，Ⅰ级半月板损伤病理上为早期退行性变或变性，表现为灶性或早期的半月板黏液样变性；③Ⅱ级（图 6-11-4）：半月板内出现水平或斜行的线样或条状的高信号，可达到半月板与关节囊的连接处，但未达关节面缘；Ⅱ级半月板损伤病理上仅表现为半月板黏液样或透明性改变加重，病变范围比Ⅰ级要广；④Ⅲ级（图 6-11-5，6）：半月板内线条样或复杂形态高信号影延伸至半月板的关节面，可伴有半月板形态的改变，半月板内高信号区累及关节面，即诊断为半月板撕裂；Ⅲ级半月板损伤病理改变为半月板已发生纤维软骨板的破裂，关节滑液渗入撕裂的半月板内。

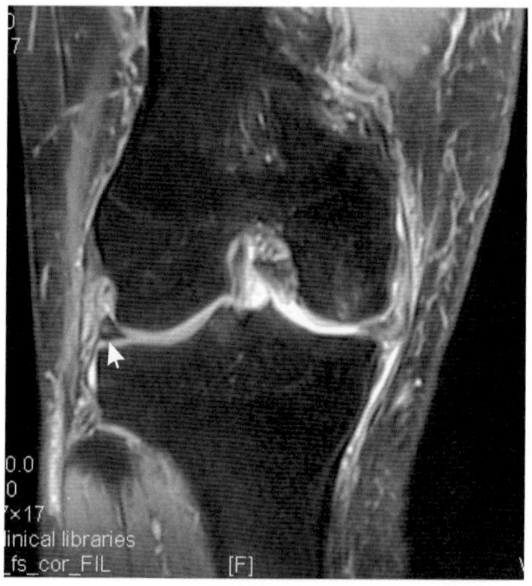

图 6-11-3　半月板Ⅰ级损伤，显示损伤半月板局部呈球状中等信号（箭头）

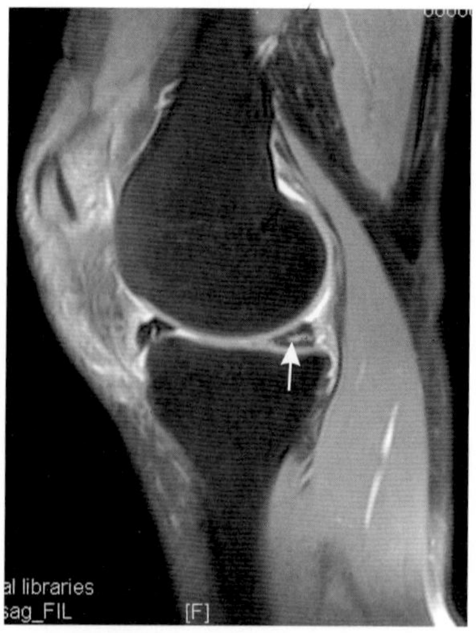

图 6-11-4　半月板Ⅱ级损伤，表现半月板内出现水平的线条状的高信号，可达到半月板与关节囊的连接处，但未达关节面缘（箭头）

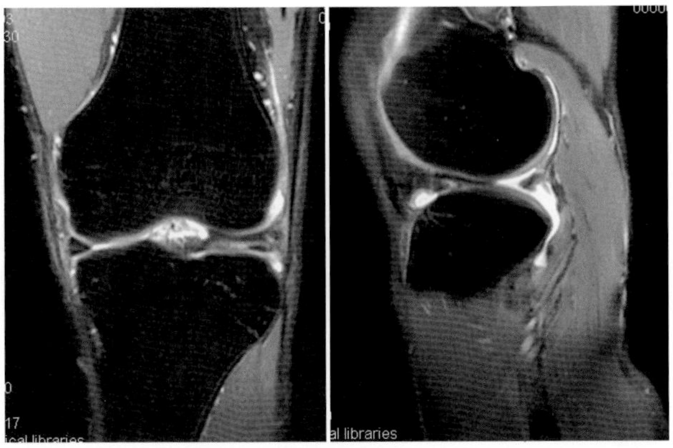

A　　B

图 6-11-5　半月板Ⅲ级损伤，半月板内线条样高信号影延伸至半月板的关节面

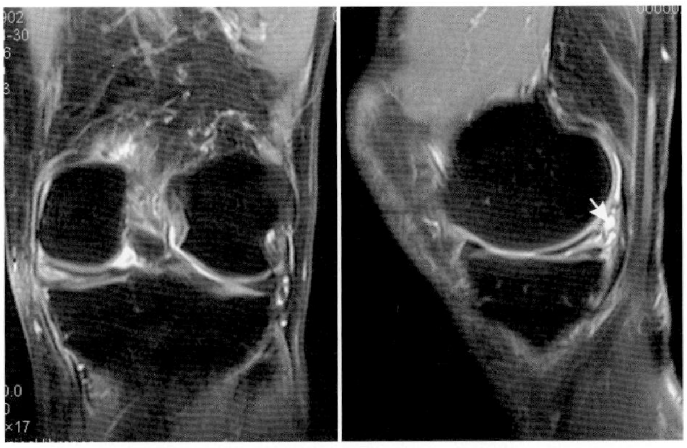

A　　B

图 6-11-6　半月板Ⅲ级损伤合并半月板囊肿形成（箭头）

四、半月板撕裂的类型

1. 水平撕裂　表现为与胫骨平台平行的条状高信号影；撕裂线水平走行，累及关节面，可达到半月板游离缘，将半月板分为上下两部分（图 6-11-7），可并发半月板囊肿。

2. 垂直撕裂　表现为半月板内条状高信号影与胫骨平台垂直（图 6-11-8）。

3. 斜形撕裂　表现为半月板内条状高信号影的方向与胫骨平台成一定的角度，矢状位条状高信号影达到关节面的上缘或下缘；撕裂线从半月板游离缘斜向弯入，撕裂缘呈曲线。矢状面及冠状面像显示撕裂呈斜行，延及半月板上下关节缘或一侧关节缘，撕裂缘形态欠规则（图 6-11-9）。与放射状撕裂类似，斜形撕裂造成半月板胶原纤维部分断裂，破坏了胶原纤维产生箍形应力的能力，易使半月板发生脱位而加速关节退变。MRI

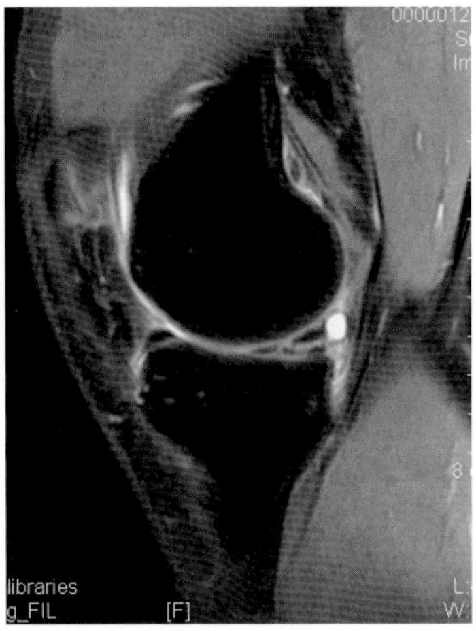

图 6-11-7　半月板后角水平撕裂：撕裂的后角形成水平走行，累及关节面并半月板囊肿形成

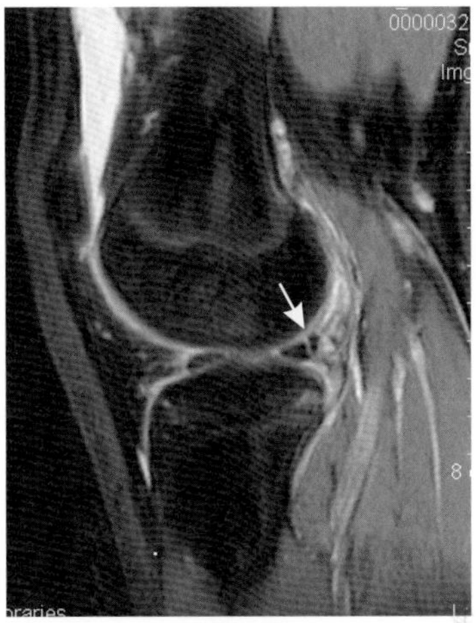

图 6-11-8　半月板垂直撕裂，表现为半月板内条状高信号影与胫骨平台垂直（箭头）

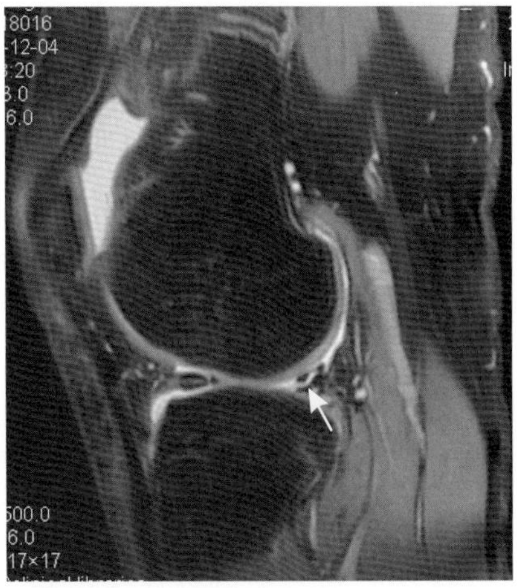

图 6-11-9　斜形撕裂，表现为半月板后角条状高信号影，行走方向与胫骨平台成一定的角度，矢状位条状高信号影达到关节面的上缘及下缘（箭头）

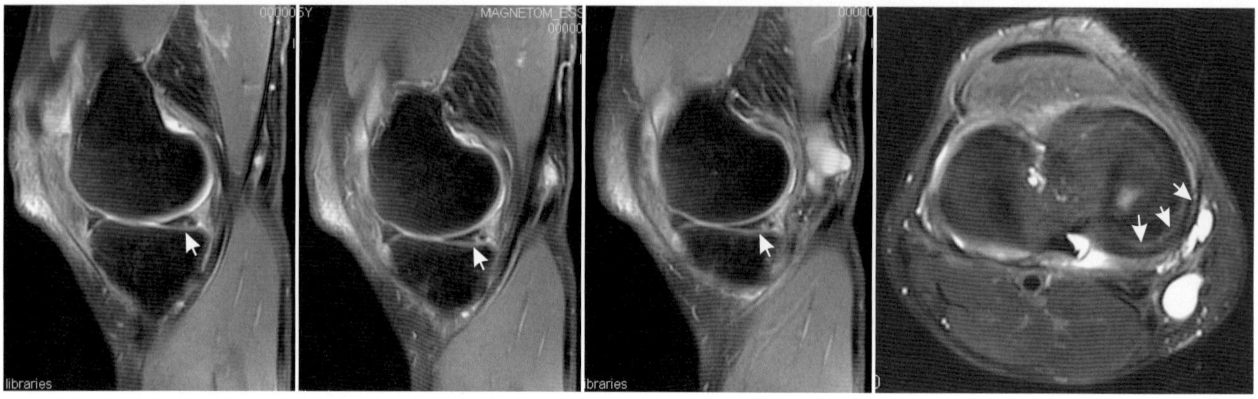

A B C D

图 6-11-10 半月板后角纵行撕裂，撕裂线连续三个层面并连接半月板的下关节缘（箭头），其中轴位（D）可见一环形高信号撕裂线征（箭头）

诊断半月板斜形撕裂的敏感性不高，仅为 0~60%。

4. 纵形撕裂 表现为半月板内高信号影与半月板的长轴方向平行；撕裂线与半月板长轴平行，属于垂直型撕裂，即撕裂线连接半月板的上下关节缘。因撕裂线沿半月板胶原纤维环方向呈弧形，故又称环行撕裂（图 6-11-10）。撕裂线可延及一个或两个部位，严重者从前角一直延伸至后角。

5. 放射状撕裂 半月板内条状高信号影的方向与半月板的长轴垂直；撕裂线与半月板的长轴垂直，也是垂直型撕裂的一种，因半月板中央主层胶原纤维断裂，半月板产生箍形应力的能力降低，易发生半月板脱位。半月板严重脱位后，其承载负荷减少，作用于关节软骨的接触应力必然增加，进而导致软骨过度受力、损伤、崩解。即使小的撕裂，也可引起疼痛，而且通常不可修复，好发于半月板后角。

根据撕裂口与扫面层面的相对空间关系，放射状撕裂可表现为以下征象：裂隙征（图 6-11-11）、裂隙行走征（图 6-11-12）、半月板鬼影征（图 6-11-13）、三角截断征（图 6-11-14），敏感度达 89%。当扫描层面与撕裂走行垂直时，通过撕裂层面出现垂直贯穿半月板的高信号即为“裂隙征”。如果撕裂走行与扫描层面斜行相交，则可在连续图像上出现位置略有偏差的垂直贯穿半月板的高信号，这些高信号影可以连接出斜行的走行方向，称为“裂隙行走征”。当扫描层面与撕裂平行时，如撕裂累及半月板全程，则通过撕裂层面出现正常三角形半月板的尖端被截去的影像，称“三角截断征”。若撕裂累及半月板全程，则通过撕裂层面的图像会因部分容积效应，出现呈现半月板轮廓，而信号略高的影子称为“半月板鬼影征”。

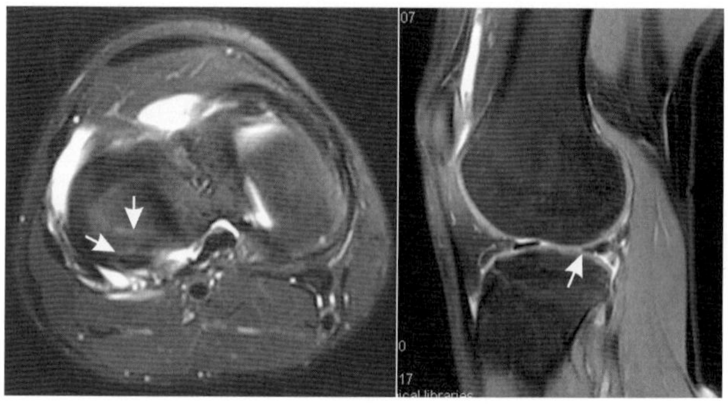

A B

图 6-11-11 放射状撕裂“裂隙征”

A：轴位显示两条撕裂线走行垂直（箭头）；B：通过撕裂层面出现垂直贯穿半月板（箭头）

6. 半月板根部撕裂 半月板根部又称为嵌插韧带（图 6-11-15），指半月板在胫骨平台的附着部分，分前根和后根，对维持半月板的稳定起着关键作用。有实验研究显示，当半月板后根撕裂或后角近根部处发生完全性放射状撕裂时，半月板将发生部分位移，使胫股关节接触面减小，作用于关节软骨的接触应力增加，导致软骨过度损伤。近年来，半月板根部撕裂成为研究热点，但都仅限于后根。半月板根部与其他部位形态略不同，但根据形态扭曲、内部高信号影达关节面两

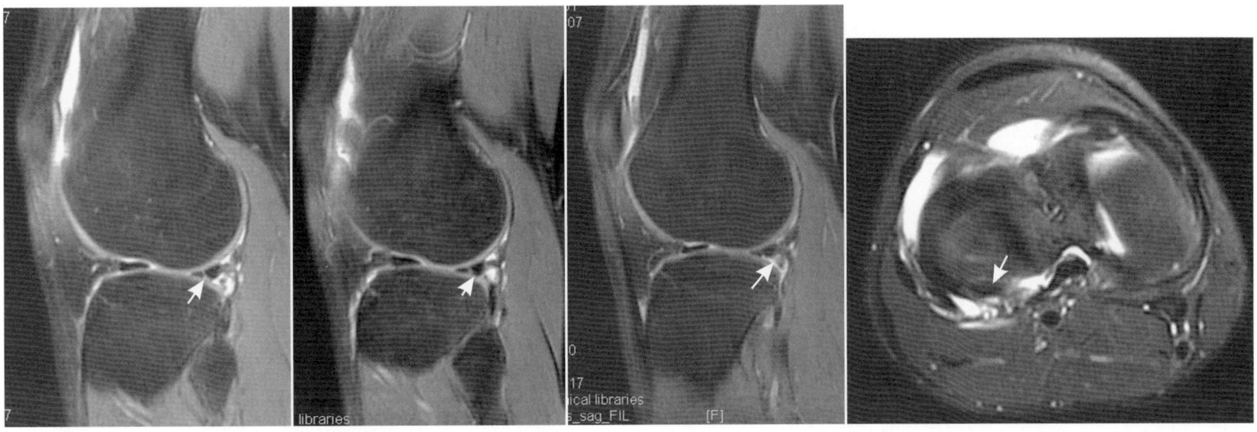

A　　B　　C　　D

图 6-11-12　“裂隙行走征”在连续三层图像上出现位置略有偏差的垂直贯穿于半月板的高信号，这些高信号影可以连接出斜行的走行方向（箭头），其中轴位片（D）清楚显示“裂隙行走征”长条状撕裂的高信号（箭头）

点诊断撕裂的敏感度和特异度均高达 94% 及 89%。半月板脱位是半月板根部撕裂的重要间接征象，在位移<3mm 者，仅 3% 合并半月板根部撕裂；而位移>3mm 者，根部撕裂发生率达 42%。外侧半月板后根撕裂与前交叉韧带撕裂高度相关。

7. 半月板复杂性撕裂　由两条或两条以上的撕裂线组成（图 6-11-16），多条撕裂线可互不关联，也可相互交错或重叠，很难将之归入上述各类，易发生半月板移位和游离。

8. 半月板钙质沉着症　钙质沉着症 80% 以上见于假性痛风，由二羟焦磷酸钙（PPD）结晶沉积于软骨内所致，也可能与外伤有关；可发生于关节表面透明软骨，也可发生于半月板纤维软骨。半月板钙质沉着症 MRI 表现缺乏特异性，T1WI 及

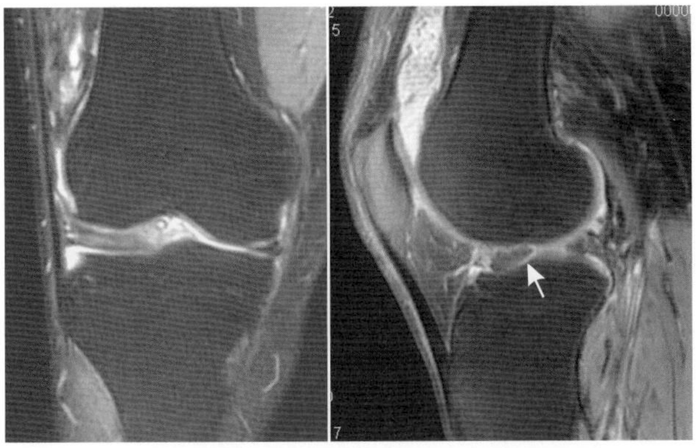

A　　B

图 6-11-13　半月板鬼影征

A：冠状位显示撕裂累及半月板全程；B：矢状位通过撕裂层面的图像因部分容积效应，前角出现呈现半月板轮廓，而信号略高的影子称为“鬼影征”（箭头）

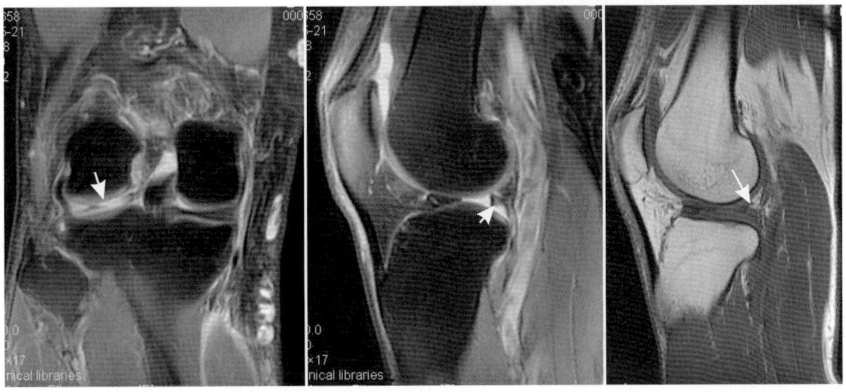

A　　B　　C

图 6-11-14　半月板撕裂“三角截断征”

A：PD 冠状位脂肪抑制显示外侧半月板撕裂累及全程，呈明显的高信号（箭头）；B：PD 矢状压脂撕裂的半月板后角通过撕裂层面出现正常三角形半月板的尖端被截去的影像，呈“三角截断征”，仅残存少许低信号半月板影（箭头）；C：T1WI 半月板后角显示欠清，撕裂的半月板呈等信号，后缘近关节囊处残存少许低信号半月板影（箭头）

PD脂肪抑制序列表现为半月板内高信号，有时与半月板撕裂难以鉴别。当怀疑半月板钙质沉着症时，可摄X线平片，阳性表现为半月板钙化，高度减低（图6-11-17）。

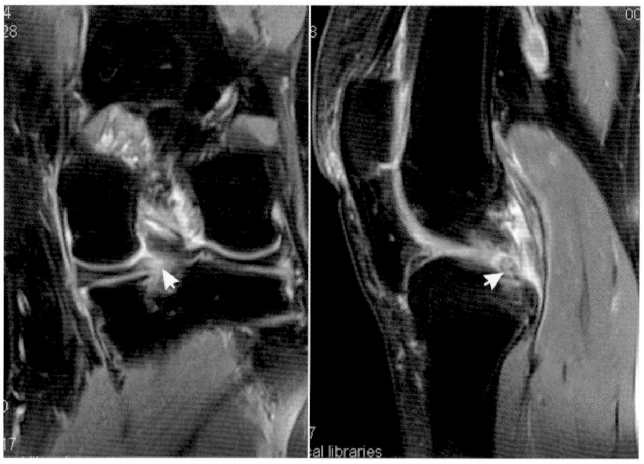

A　　　　B

图6-11-15　冠、矢状位压脂，显示内侧半月板根部撕裂，根部附着处呈片状高信号，正常形态消失，附着部骨质呈片状高信号水肿（箭头）

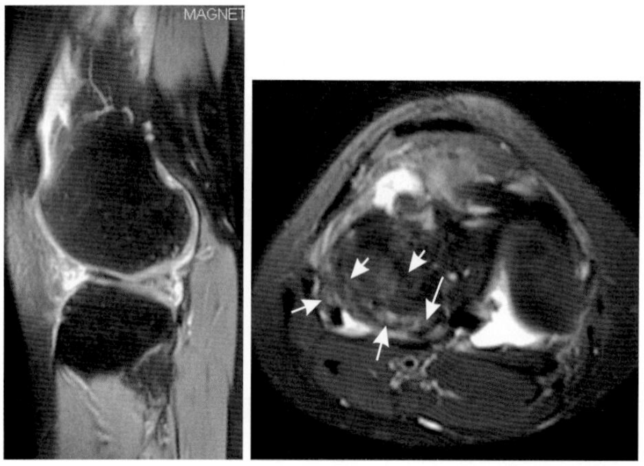

A　　　　B

图6-11-16　外侧半月板后角复杂型撕裂：半月板后角可见多条撕裂线，撕裂线互不关联，并相互交错、重叠及移位（箭头）

9. 半月板关节囊分离　指半月板与关节囊附着处分离，多发生于内侧，可能与内侧关节囊与半月板相连紧密、半月板活动度较小有关。内侧半月板关节囊分离的征象包括半月板内移征、半月板边缘型撕裂、半月板周围液体聚集、半月板周缘不规则、半月板股骨韧带或半月板胫骨韧带撕裂（图6-11-18）。

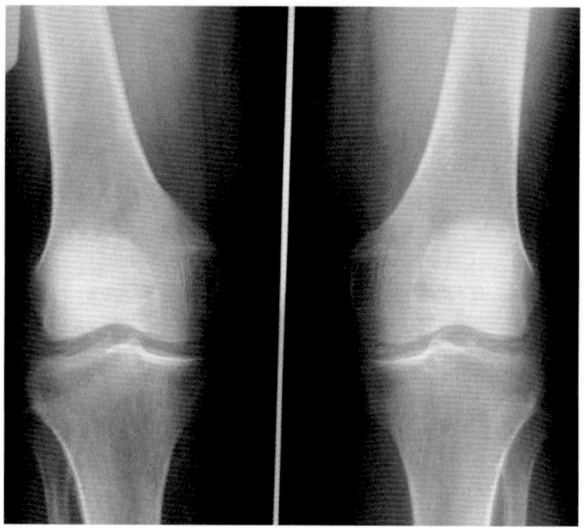

图6-11-17　假性痛风半月板钙化，双侧膝关节内外侧半月板钙化，呈不规则条状中等密度影，半月板高度减低

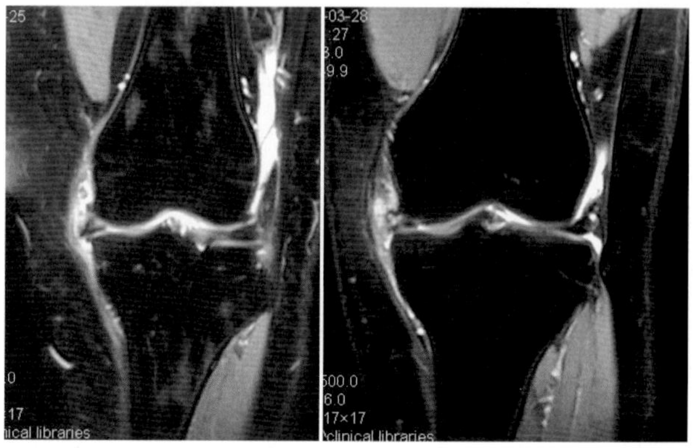

A　　　　B

图6-11-18　半月板关节囊分离：显示内侧半月板内移征、半月板边缘型撕裂、半月板周围液体聚集、半月板周缘不规则、半月板股骨韧带或半月板胫骨韧带撕裂

10. 斑点状半月板　是外侧半月板前角常见的变异，被认为是前交叉韧带插入半月板所致，易误诊为半月板撕裂。以矢状位T1WI及PDW序列显示最佳，表现为外侧半月板前角近前根处呈斑点状改变（图6-11-19）。

11. 半月板挫伤　表现为与半月板关节面接触的不定形高信号（图6-11-20），关节镜下显示阴性。该高信号可随时间推移而逐步消失。半月板挫伤时，常伴有前交叉韧带撕裂及邻近骨挫伤，对诊断半月板挫伤有提示作用。但本征与半月板Ⅰ级损伤MRI上难以鉴别。

12. 半月板边缘性撕裂　指局限于半月板关节囊缘的撕裂（图6-11-21），需注意与板股韧带、横韧带及腘肌腱等正常结构鉴别。

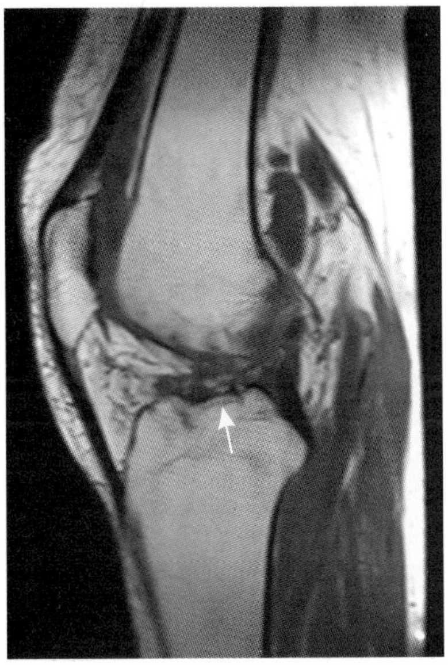

图 6-11-19　斑点状半月板：矢状位 T1WI 表现为外侧半月板前角近前根处可见数个斑点状中等信号影（箭头）

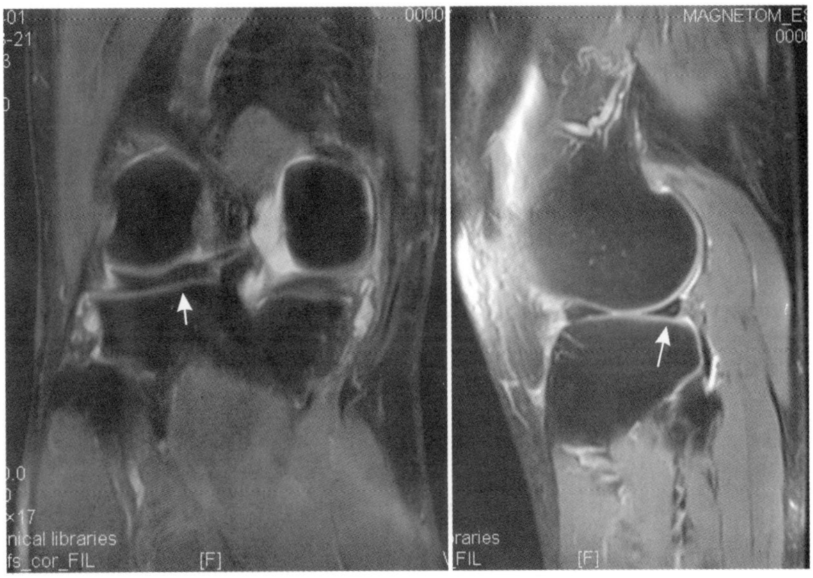

A　　B

图 6-11-20　膝关节外伤 1 个月。PD 脂肪抑制冠、矢状位，显示半月板外侧后角损伤，但 1 个半月后关节镜下显示半月板正常（箭头）

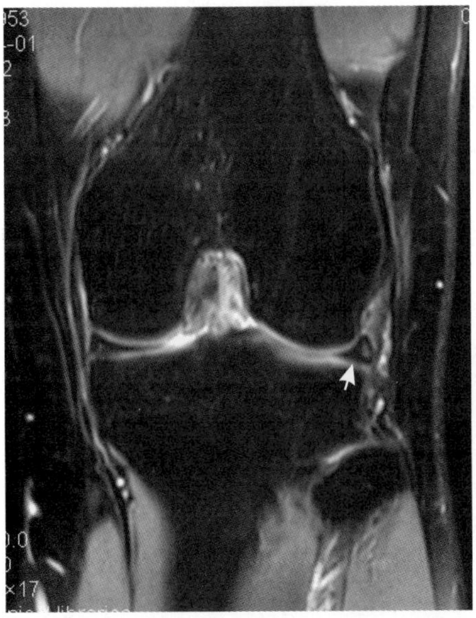

图 6-11-21　半月板边缘撕裂：膝关节外侧半月板关节囊缘的小斑点高信号撕裂影（箭头）

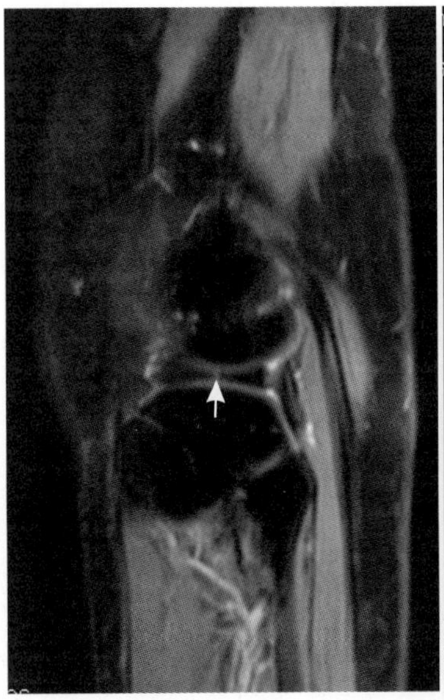

图6-11-22

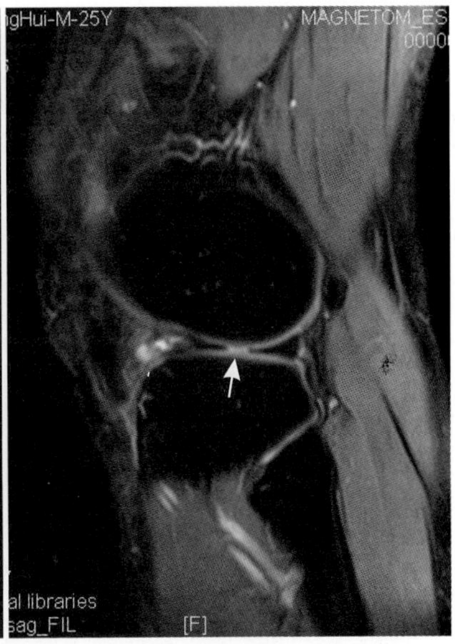

图6-11-23

图 6-11-22，23　半月板“鹦鹉嘴”撕裂：半月板的水平撕裂，但同时伴有半月板边缘垂直或放射状撕裂，半月板前角撕裂合并囊肿形成（6-11-23）

13. 鹦鹉嘴样撕裂　是半月板的水平撕裂，但同时伴有半月板边缘垂直或放射状撕裂，最常见于外侧半月板后角与体部交界处（图 6-11-22，23）。

五、诊断

MRI 是诊断膝关节病变最重要的影像学手段。在诊断半月板病变中，大多数文献报道 MRI 具有高特异度和高敏感度，但准确率的提高有赖于对 MRI 技术、半月板及周围结构解剖、常见病变特征及诊断标准的充分理解与掌握；另外，还应熟悉正常变异，避免误诊。

半月板桶柄状撕裂

一、概述

半月板桶柄状撕裂（bucket handle tears，BHT）是一种特殊类型的半月板损伤，是半月板后角发生垂直撕裂或斜形撕裂后经半月板体部向前延伸，撕裂的半月板碎块向中央移位至髁间窝，形如桶柄。其发病率为9%~24%，大多发生于有较明显外伤病史的年轻患者，内侧半月板的发病率明显高于外侧半月板。

根据半月板撕裂后碎块移位的方向和程度不同，形成碎块内移征、外周残半月板征、双后交叉征（PCL征）、空领结征及半月板翻转征（双前角征），双前交叉韧带征（双ACL征）。碎块内移征是由于撕裂的碎块移位至髁间窝形成。

二、MRI表现与病理基础

半月板桶柄样撕裂好发生于青壮年，同时，内侧半月板损伤更多，发病率是外侧的3倍。半月板桶柄样撕裂是纵向撕裂的半月板后角和体部的游离缘在膝关节的运动过程中，向股骨髁前方和髁间窝方向移位，移位或翻转的片段类似桶柄，未移位的片段为桶，故称为桶柄样撕裂。撕裂口长短不一，基本与半月板长轴一致，典型者撕裂口形状呈镰刀样，镰刀把位于半月板后角，镰刀位于半月板体部，可单独累及半月板后角和（或）后角与体部，也可半月板前后角与体部同时累及。

半月板桶柄状撕裂的征象分为多种：

1. 碎块内移征（internal displaced fragment sign） 在矢状面或冠状面图像上，关节髁间区见条状或团状低信号半月板碎块影则为阳性。研究报道碎块内移征的出现率分别为88.8%及98.0%，是诊断半月板桶柄样撕裂重要的征象之一。碎块内移征是多种征象中最基础的一种，撕裂的碎块内侧部分向关节中央区移位形成结节状或条状低信号（图6-11-24，25）。

半月板碎块移位征的诊断价值：矢状位上的空领结征、双后交叉韧带征、双前交叉韧带征等是诊断桶柄样撕裂常用而且重要的征象，可以单独或重复出现，主要见于撕裂范围大或移位严重的病例。但以下两种情况在矢状位上可以不出现上述征象或者出现了但不典型，造成敏感度下降。①撕裂范围小的患者，尽管半月板桶柄样撕裂经常累及半月板体部，但确实也可以单独累及某一节段（前角或后角），或仅累及体部内缘的小部分，导致敏感度下降，矢状位显示不敏感；②半月板移位本身不明显或本来移位比较严重，后在膝关节的屈曲活动过程中又部分复位。而冠状位可以在连续的层面上显示半月板前、后角及体部的大小、形态、位置的改变，既可以清晰显示残存破损的半月板，又可以同时显示分离后移位的半月板碎块或碎片，给诊断提供可靠的直接征象。

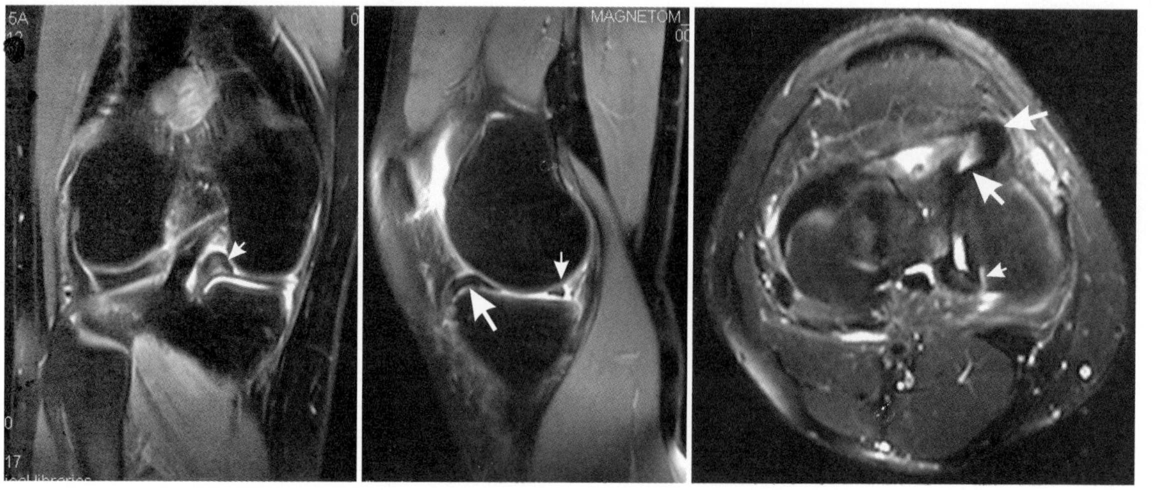

A　　　B　　　C

图6-11-24　内侧半月板后角碎块内移征：碎片内移征和外周残半月板征

A：冠状位PD脂肪抑制显示内侧中等信号的团状半月板碎片向髁间窝内移位（箭头），为“碎块内移征”；B：内侧半月板前角可见一弧形长条状低信号影向前缘髌下脂肪垫移位（粗箭头），后角仅见少许低信号影的残存半月板，为“外周残半月板征”（细箭头）；C：轴位显示条状低信号半月板碎片向前内缘髌下脂肪垫移位，髌下脂肪垫受压前移，为“碎片内移征”（双粗箭头），后角少许残存半月板，为“残半月板征”（细箭头）

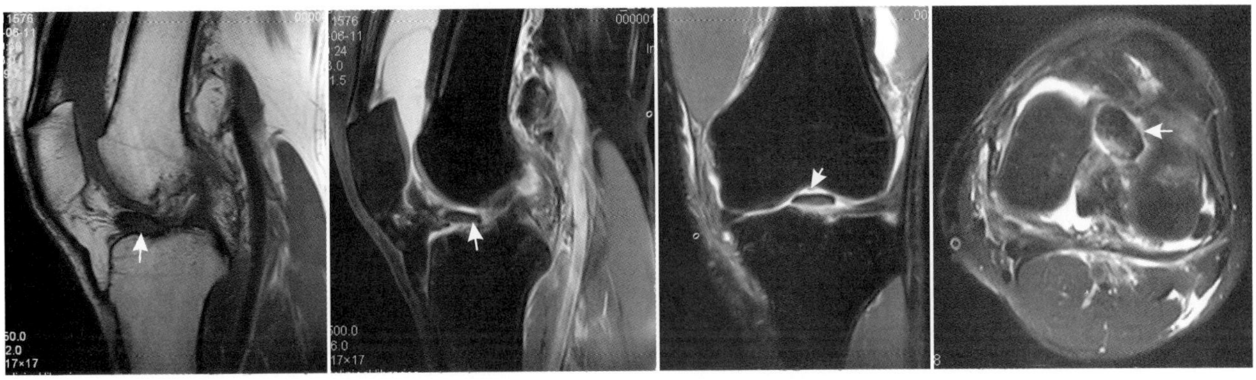

A B C D

图 6-11-25 碎片内移征及残半月板征

A：T1WI 显示内侧半月板后角撕裂，显示条片状低信号碎片向前移位，为“碎片内移征”（箭头）；B：PD 矢状压脂显示半月板前角长条状低信号的半月板碎片（箭头）；C：冠状位压脂显示低信号的半月板碎片呈条状位于膝关节髁间窝内（箭头），并显示合并内侧副韧带撕裂；D：T2 压脂轴位显示大片状半月板碎片位于髁间窝前缘，碎片为低高混杂信号，边缘清楚，周围可见环形薄层高信号液体围绕（箭头）

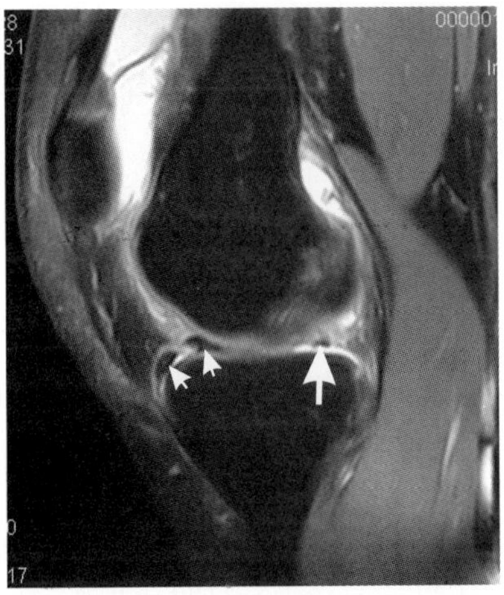

图 6-11-26 半月板翻转征（双前角征），半月板前角后方出现边界清晰的两个半月板结构，即双前角征（细箭头），而后角明显变短，几乎消失（粗箭头），关节间隙明显变窄

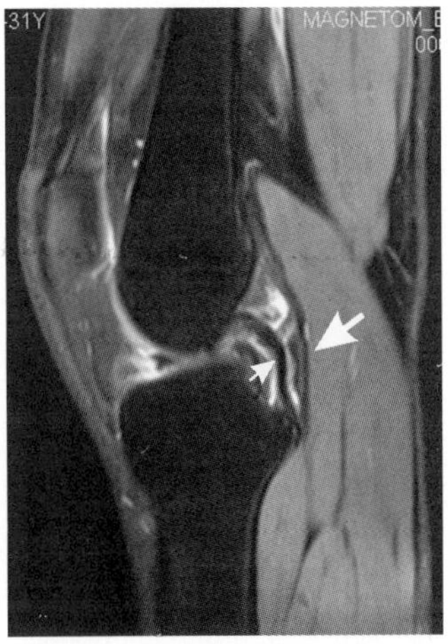

图 6-11-27 双后交叉征：矢状位 PD 脂肪抑制示 PCL（粗箭头）和内移的半月板碎块（细箭头）共同形成双 PCL 征

2. 半月板翻转征 矢状位示半月板前角高度≥6mm或在半月板前角后方出现边界清晰的两个半月板结构，即双前角征（图 6-11-26），后角变短或消失。

3. 双后交叉韧带征（双 PCL 征） 矢状面图像上如果后交叉韧带前方出现与之相并行的低信号条状阴影则为阳性（图 6-11-27）。该征象是半月板碎块内移至后交叉韧带前下方，MRI 矢状面图像上在后交叉韧带前下方见一与之平行的低信号带。双 PCL 征只见于内侧半月板桶柄状撕裂，是因为外侧半月板与后交叉韧带之间有完整的前交叉韧带作为天然屏障，阻止外侧半月板的碎块向内侧移位，但也有报道称双 PCL 征出现在外侧半月板桶柄状撕裂是由于与前交叉韧带撕裂有关。双后交叉韧带征诊断半月板桶柄状撕裂的敏感度虽不高，但特异度高达 98%~100%。

4. 外周残半月板征 在冠状面图像上，与关节囊相贴处的半月板明显变小，其内信号异常或无异常则为阳性表现。碎块内移后，外周残半月板变小，相应出现“外周残半月板征”（图 6-11-28）。

5. 空领结征　矢状面图像上正常的半月板用4~5mm层厚扫描，可见到连续2个层面的半月板呈领结样，如果显示半月板体部完整领结形态少于2层则为阳性（图6-11-29）。Helms等报道“空领结征”对于诊断半月板桶柄状撕裂非常有效，敏感度达97%，特异度达到100%，Watt等研究“空领结征”的形成主要是因为半月板撕裂碎块的中央移位，导致半月板体部明显变小、变薄，因而不足以在连续的2层矢状面图像上显示“领结”形态。尽管半月板桶柄状撕裂经常累及半月板体部，但确实可以单独累及某一节段（前角或后角），或者仅累及体部内缘的小部分，这样完全可以不出现“空领结征”，导致敏感度下降。在Helms和郑卓肇等的报道中，撕裂的半月板，可以发现“空领结征”的假阳性率较高（16%~17%），半月板明显磨损、半月板体部撕裂、大的放射状撕裂，以及部分切除术后的半月板都容易引起假阳性，导致特异性明显下降。空领结征是一个具有较高特异性的征象，该征象最早为Helms等报道，是矢状面上诊断半月板桶柄状撕裂的一种较敏感的征象，特别是在内侧半月板，其阳性率为77.3%，高于外侧半月板的50%。正常半月板宽度9~12mm，4mm层厚，1mm间隔时，矢状位像应连续两层显示半月板前后角相连，形似领结。桶柄状撕裂时，半月板游离缘向内侧移位，此时矢状位第二层面领结消失，即“领结消失征”。“领结消失征”还可见于其他情况，如半月板游离缘切除术后、游离缘磨损及半月板体部放射状撕裂等。因此，“领结消失征”只提示桶柄状撕裂的可能性，确诊需冠状位像同时发现“碎片内移征”。

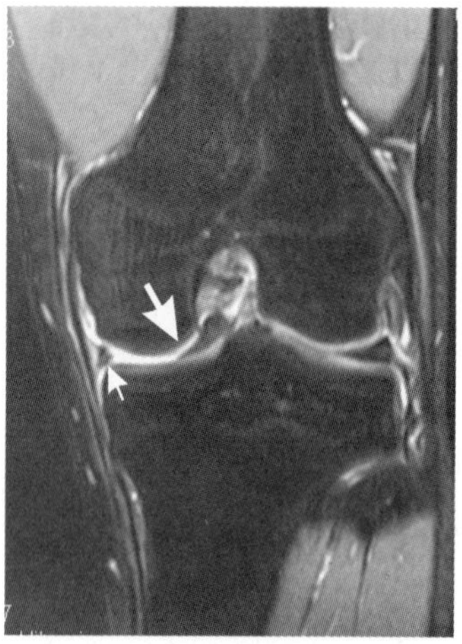

图6-11-28　外周残半月板征：PD脂肪抑制冠状位显示外周残半月板征（箭头）和半月板碎片内移（粗箭头）

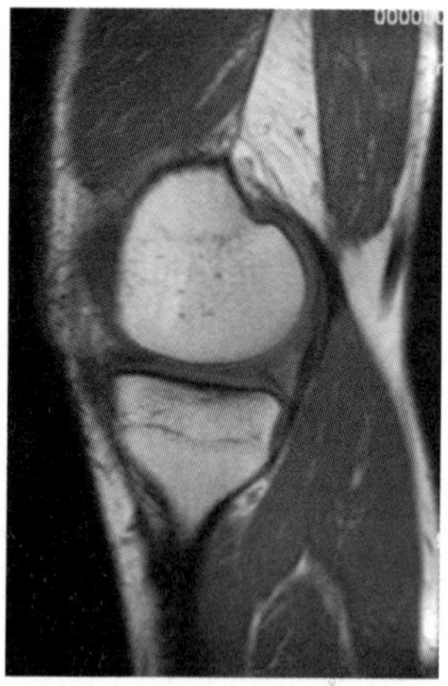

图6-11-29　空领结征：T1WI矢状面，靠近最内侧的矢状面显示半月板体部不呈领结状

6. 双前交叉韧带征（双ACL征）　外侧半月板桶柄状撕裂的内侧碎块向髁间窝移位，在前交叉韧带外侧纡曲折叠或停留于前交叉韧带后方，从而可出现“双前交叉韧带征”（图6-11-30）。这不同于内侧半月板桶柄状撕裂的碎块内移至后交叉韧带前下方而形成“双后交叉韧带征”。有学者认为内、外侧半月板桶柄状撕裂可从半月板撕裂的碎块移位方向的不同和“双前、后交叉韧带征”加以区别。

7. 厚饼征　文献报道，认为厚饼征出现率较低，但特异度较高。厚饼征的特异度为95.24%，是诊断半月板桶柄状撕裂较好的MRI征象之一。有研究认为膝关节出现厚饼征，经关节镜证实为盘状半月板合并有桶柄状撕裂，导致关节中央区出现厚饼状结构（图6-11-31）。

半月板桶柄状撕裂是大型的半月板损伤，具有不稳定的特点，其撕裂的碎块可以移进或移出髁间窝。当碎块移出髁间窝时即出现复位的情况，致使MRI图像上有时在髁间窝并不能观察到撕裂的碎块，从而可能不出现“碎块内移征”及“空领结征”等。

半月板桶柄状撕裂常合并前交叉韧带损伤，MRI检查时发现前交叉韧带损伤时应仔细观察半月板是否存在桶柄状，特别是内侧半月板后角，

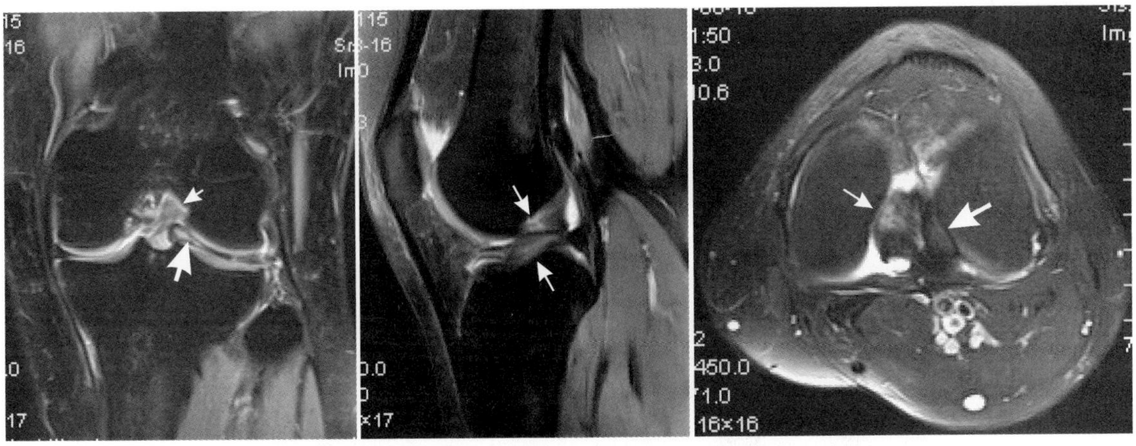

A B C

图 6-11-30 双前交叉韧带征

A：PD 脂肪抑制冠状位，显示外侧半月板碎片向髁间窝移位，位于前交叉韧带（细箭头）的外侧（粗箭头）；B：PD 脂肪抑制矢状位，显示“双前交叉韧带征”，前交叉韧带（细箭头），半月板碎片位于前交叉韧的后方（粗箭头）；C：T2 压脂轴位，显示前交叉韧带（细箭头），半月板碎片位于前交叉韧带右侧（粗箭头）

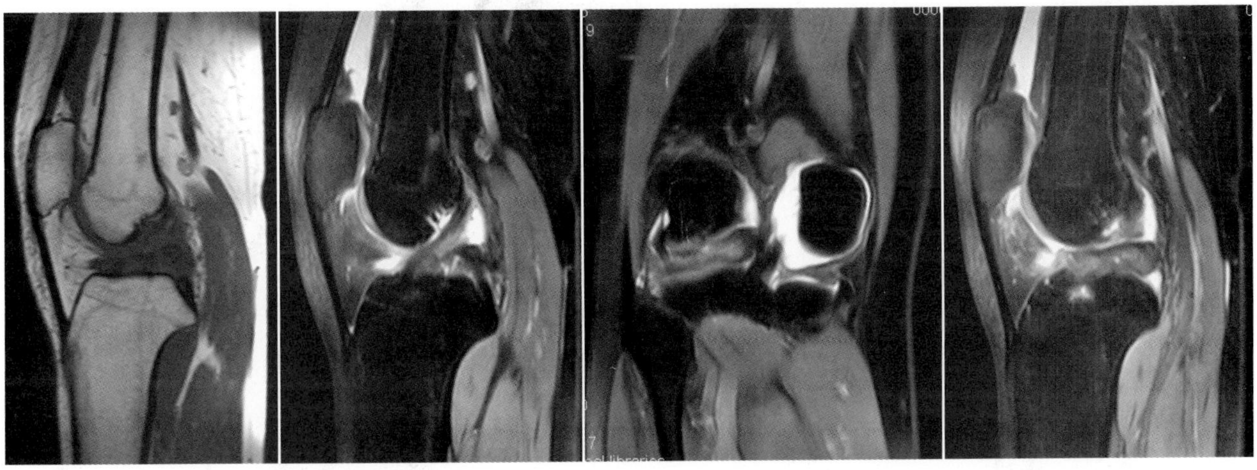

A B C D

图 6-11-31 外侧半月板桶柄状撕裂“厚饼征”：盘状半月板合并桶柄状撕裂

A：T1WI 矢状位显示前交叉韧带外侧前后方向分布的厚饼样低信号结构，为厚饼征；B：PD 脂肪抑制显示半月板信号与前交叉韧带大致相仿；C：PD 脂肪抑制冠状位，显示高信号的半月板明显增厚，呈显著的厚板状，并向内侧称位；D：PD 脂肪抑制矢状位，显示明显的半月板呈厚饼征

提示骨科医师在进行关节镜检查时以髁间窝入路观察内侧半月板后角。

三、继发改变

1. 韧带损伤 内侧副韧带、前交叉韧带、后交叉韧带的损伤，表现为相应韧带连续性欠佳或中断，呈等长 T1、长 T2 信号影，压脂像上韧带及周围软组织信号明显增高（图 6-11-32）。

2. 骨挫伤 比较常见，多见于急性损伤的患者，表现为股骨或胫骨内条状或片状长 T1、长 T2 信号影，边缘模糊，压脂像上呈明显高信号影。尤其在前交叉韧带撕裂时最易引起骨挫伤，是前交叉韧带撕裂最常见的合并症，即股骨外髁及胫骨外侧平台下的骨挫伤，又称“对吻征”（图 6-11-33）。

3. 关节囊积液 桶柄状撕裂几乎均伴有关节囊积液，可示半月板撕裂的程度和严重性，而形成的积液量，髌上囊较显著，尤其是少量时、局限于半月板周围的积液常提示邻近半月板的异常，需要仔细观察（图 6-11-34）。

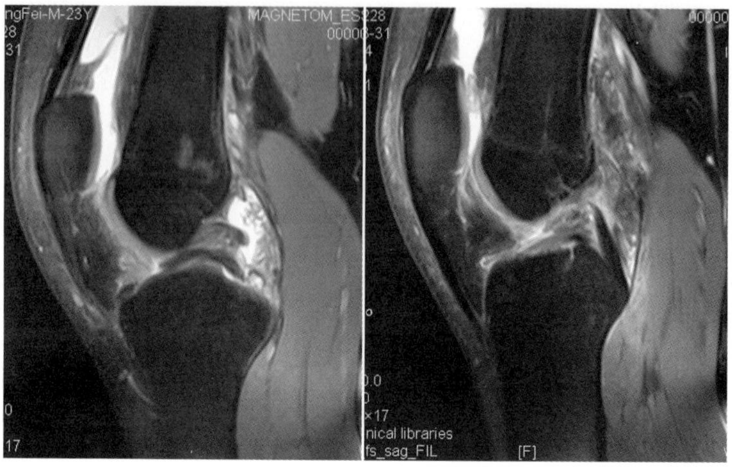

A　　B

图 6-11-32　继发韧带损伤

A：桶柄状半月板“双后交叉韧带征”；B：前交叉韧带断裂，后交叉韧带上段后移

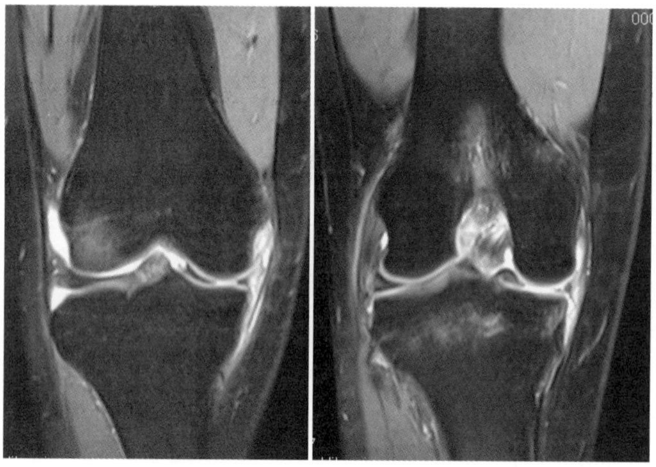

A　　B

图 6-11-33　继发骨挫伤

A：桶柄状半月板，股骨外髁关节面下骨质挫伤，呈小片状高信号水肿；B：桶柄状半月板，胫骨干骺端小片状高信号水肿

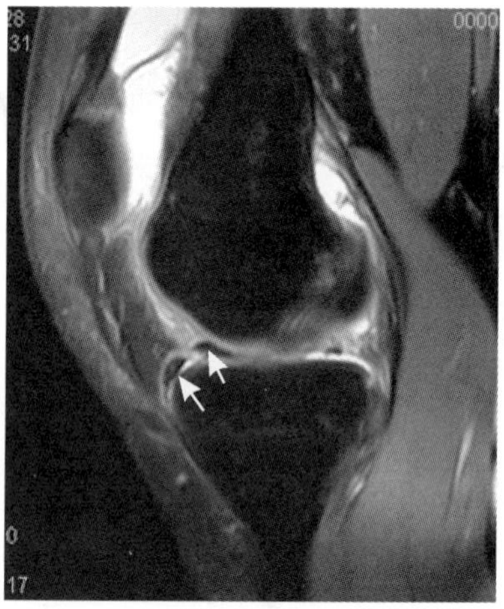

图 6-11-34　与图 6-11-32 为同一病例。继发关节囊积液除显示明显的双前角征外（双箭头），还显示髌上囊多量积液

四、诊断

MRI 是目前诊断半月板桶柄状撕裂术前的首选检查手段，而且具有典型的征象，其中“碎块内移征”是诊断半月板桶柄状撕裂的最基础、最可靠的征象。“双 PCL 征”在内侧半月板桶柄状撕裂中也是一个特异性的征象，但是不能丢弃其他几种征象。只有充分结合其他征象综合分析才能明显提高半月板桶柄状撕裂的诊断准确率。

（王晓红　邓星河）

盘状半月板

一、概述

膝关节盘状半月板是半月板的一种发育异常，易引起半月板损伤。Smillie 曾详细研究膝关节盘状半月板的发生机制试图找出病因，但盘状半月板发生的确切病因仍不明确。有学者认为是先天性发育异常，即盘状半月板的中央部分先天吸收不全；也有学者认为是出生后逐渐发育形成。盘状半月板在我国的发生率高于国外，达到 3%～5%，盘状半月板较正常半月板容易发生损伤。

二、临床特征

文献报道，外侧盘状半月板的发生率达 1.2%～16.6%，内侧盘状半月板为 0.1%～0.3%。盘状半月板包括半月板形态及稳定性的异常，亚洲人中多见，大多发生于外侧，也可发生于双侧，单发于内侧半月板者罕见。但作者收集的病例中，单发于内侧半月板者并不罕见。盘状半月板可发生于无症状人群，其准确流行病学尚不清楚。盘状半月板的上、下面也略呈曲面，但与股骨髁曲面并不相吻合，因此，其与股骨髁的接触面积较正常半月板少，膝关节滚动、滑动和转动中所产生的反向运动、扭动等非生理性运动均可造成半月板的破裂、关节软骨磨损，从而引起一系列症状和体征，导致关节过早发生退行性改变。

三、盘状半月板测量方法

包括：矢状位以 4mm 层厚，1mm 层间隔扫描，前后角相连呈“领结样”改变的层面达 3 层或 3 层以上；冠状位髁间棘层面测量半月板宽度，达 15mm 及以上（正常宽度为 10～12mm）；冠状位髁间棘层面测量半月板宽径与同层面胫骨平台宽径比值，即“板面比”，达 20%及以上。三种测量方法中，以第三种方法最可靠。

四、盘状半月板的分型及 MRI 表现

广泛应用的盘状半月板分型为 Hall 分型：Ⅰ型：半月板厚大，上下边平行，即厚板型；Ⅱ型：半月板更厚，但中央略薄，即凹面镜型；Ⅲ型：半月板仅略大于正常半月板，即楔型；Ⅳ型：半月板前角不对称性增大，远远超过后角；Ⅴ型：介于正常半月板和Ⅰ型之间；Ⅵ型：为所有上述 5 型盘状半月板伴撕裂。但普遍认为 Hall 分型缺乏客观测量数据，依赖于读片医师的主观印象，另外盘状半月板撕裂发生率很高，上述分型无显著意义。丁晓毅等对 50 个盘状半月板进行测量、分析，提出凹面镜型、后角肥大型、前角肥大型、板型、不完全型，文中提出的凹面镜型的半月板边缘与中部的高度差>2mm。

五、外侧盘状半月板与半月板撕裂间的关系

国外报道，盘状半月板伴撕裂的发生率为 38%～88%。国内报道其发病率较高，达到 92.3%。盘状半月板发生撕裂通常认为半月板形态不规则，且大而厚，在关节活动过程中受到不同程度的应力作用发生半月板挤压、磨损，出现半月板撕裂。肥角型显示Ⅱ级或Ⅲ级撕裂征象，提示此型 100%出现半月板撕裂。楔型盘状半月板发生半月板撕裂的比率最低，无明显症状的盘状半月板以楔型多见，三种类型盘状半月板合并半月板撕裂的比率有显著性差异。

六、诊断

根据王淑丽等报道的盘状半月板的分型标准：盘状半月板按其 MRI 表现分为板型、楔型、肥角型。半月板厚大，其上下边平行为板型（图 6-11-35，36）；半月板前角或后角增大、增厚为肥角型（图 6-11-37，38）；半月板形态与正常半月板相似，仅略大于正常半月板为楔型（图 6-11-39）。临床实践中证明，该种分类在临床工作中既直观，又包括了所有盘状半月板可能出现的所有类型，无需进行绝对值测量。只要掌握好以上分型的 MRI 表现，足可以作为盘状半月板的诊断根据。

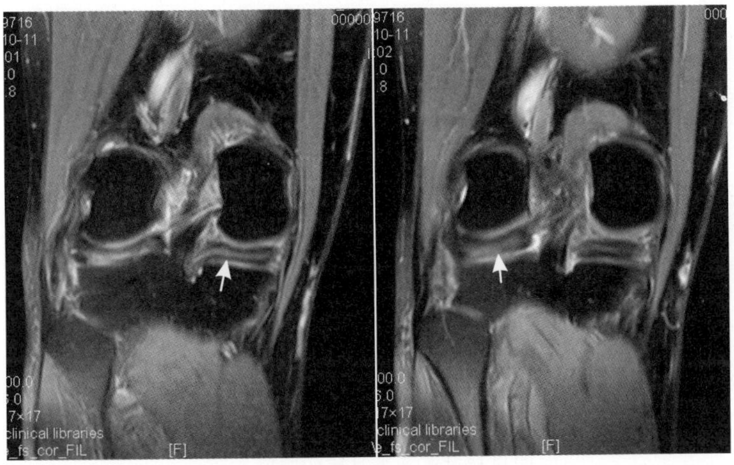

A　　B

图 6-11-35　膝关节内外侧盘状半月板

A：冠状位 PD 脂肪抑制显示内侧盘状半月板型（板型），半月板从外缘向内延伸，上下缘厚度相等的中等信号（箭头）；B：冠状位 PD 脂肪抑制显示外侧盘状半月板（板型），半月板较内侧厚（箭头），并可见撕裂，下缘与关节面相通，表面毛糙

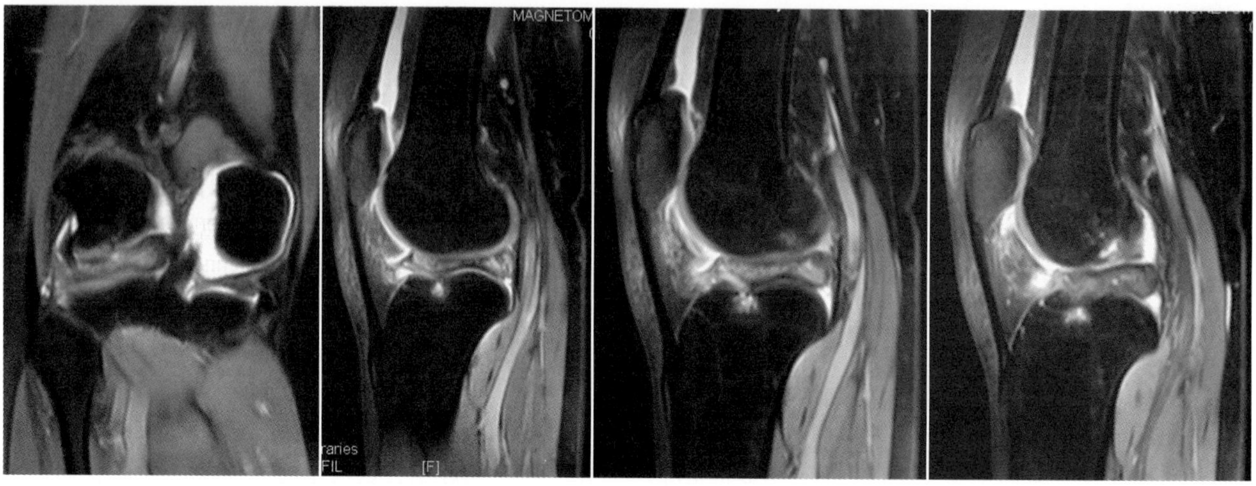

A　　B　　C　　D

图 6-11-36　A～D：盘状半月板（厚角型），板/台比率为 40% 以上，半月板形态呈弥漫性增厚，内部显示高信号损伤；B～D：PD 脂肪抑制矢状位，连续 3 个层面显示前后角相连，呈蝴蝶结样改变

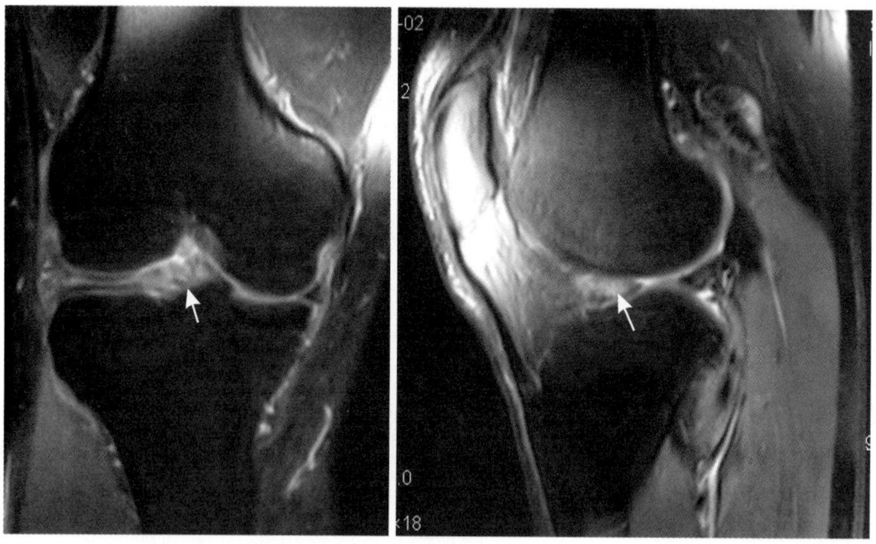

A　　B

图 6-11-37　前角肥厚型盘状半月板，显示半月板前角明显肥厚（箭头），其内可见不规则高信号

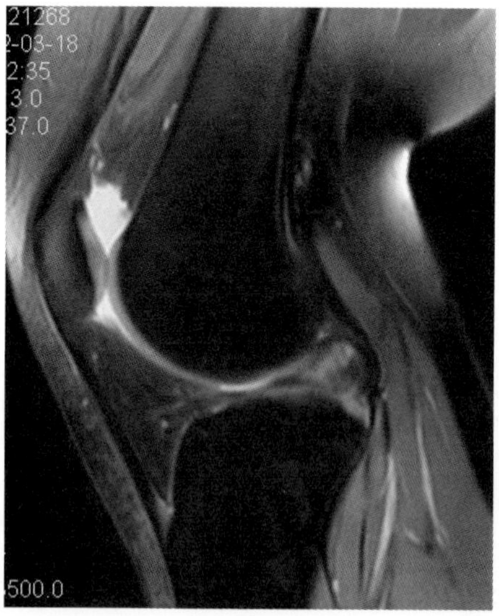

图 6-11-38　后角肥厚型盘状半月板

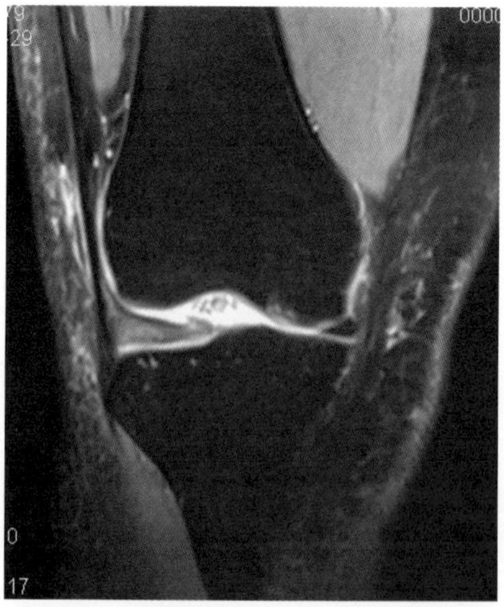

图 6-11-39　外侧楔型半月板，外侧半月板呈楔状，明显超过正常半月板的厚度

半月板周缘性移位

一、概述

膝关节半月板半脱位，又称为半月板脱位、半月板突出、半月板周缘性移位等，不但国内外的命名不统一，而且其判定标准和测量方法也各不相同。Breitenseher 等设定的诊断标准是半月板外周缘与胫骨平台边缘之间的距离≥3mm，为半月板半脱位；Miller 等认为半月板外侧缘超出胫骨平台关节面 25%以上就存在半月板突出；Kenny 等分别从股骨远端关节面内、外侧缘和胫骨平台内、外侧缘作连线，以此为基线，如果半月板组织超出该基线，判定为周缘性半月板脱位；陈坚等对 Kenny 等的判定标准和测量方法进行改良，在 MRI 图像上以股骨和胫骨平台关节面的内外侧缘为标志，并通过该标志测量半月板周缘性移位，将半月板超出设定基线且出现的层数超过 3 层以上判定存在半月板周缘性移位。

二、半月板周缘性移位现象的临床意义

半月板是膝关节内生理性填充组织，在膝关节承重和功能中具有重要作用，是复杂的膝关节生物力学特性的重要组成部分，能够保护关节软骨，抵御退行性病变的发生，而半月板保持正常的几何形态和解剖位置是发挥其生理功能的前提条件，推论当存在半月板周缘性移位现象时，虽然半月板组织尚完整存在，但是已丧失其正常解剖位置，无法充分发挥生理功能，可以视为“功能性”半月板切除，此时半月板的生理功能缺失，导致膝关节内环境的稳定性丧失，可能是膝关节发生退变的原因之一，Berthiaume 等的研究支持该观点。Kenny 曾研究半月板切除术后出现的骨性关节炎放射学表现——Fairbank 征与 MR 图像中内侧半月板重度周缘性移位现象的关系，通过年龄配对的移位指数比较研究，发现 MR 图像中存在半月板周缘性移位现象的膝关节可以无 Fairbank 征；但是无 Fairbank 征的膝关节无一例出现半月板周缘性移位现象，因此他认为半月板周缘性移位现象与骨性关节炎相关，并先于骨性关节炎的 X 线征象。有学者研究发现，半月板周缘性移位现象的发生率和移位程度（移位指数），50 岁以上中老年组均明显高于 50 岁以下的青壮年组，而且移位程度随年龄增高而加大，另外，半月板周缘性移位现象多发生于内侧关节间隙，这些都与骨性关节炎的发病趋势和状况相一致，因此认为该现象并非属于普通的生理现象，而可能是一种与骨性关节炎相关的病理改变，但是在以往有关骨性关节炎的 MRI 研究中未曾提及。在作者收集的半月板周缘性移位病例中，基本上与骨性关节炎有关，并显示明显的关节软骨退行性变，关节间隙明显变窄，半月板受挤压向外移位，向外移位突出部分半月板外形呈蕈状。

三、膝关节半月板周缘性脱位的测量诊断方法

在膝关节 MRI 冠状面 T1 或 T2 加权图像上，采用 Kenny、陈坚等提出的测量方法（图 6-11-40），分别从股骨远端关节面内、外侧缘和胫骨平台内、外侧缘作连线，以此线为基线并除外股骨髁、胫骨平台边缘骨赘的影响，如果半月板组织超出该基线，认为存在半月板周缘性脱位。

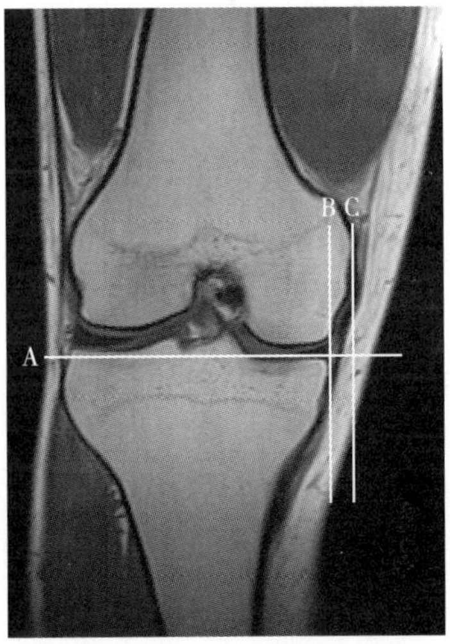

图 6-11-40　半月板移位测量方法

A 线：胫骨平台两侧缘骨皮质顶点的连线；B 线：经过半月板突出侧骨皮质顶点垂直于 A 线；C 线：平行于 B 线，突出半月板外缘的切线；B、C：线间距即为突出半月板大小

四、半月板移位 MRI 表现及病理基础

病理学上半月板损伤增加了半月板的不稳定性，特别是半月板撕裂达边缘时，破坏了半月板抵抗箍形应力的作用，使半月板容易突出。大多数报道的内侧半月板半脱位发生率高于外侧半月板，可能与内侧半月板的负荷较重以及内侧半月板与关节囊附着紧密有关。半月板脱位影响因素：由于自身结构损伤，如半月板桶柄状撕裂、放射状撕裂、半月板根部撕裂等；周围稳定结构破坏，如冠状韧带、膝横韧带、板股韧带损伤或缺失等

因素均可导致半月板移位，所以，半月板损伤可能是移位的主要病理改变因素。半月板的生理性位移通常<3mm，因此，一般将≥3mm 的半月板位移称为病理性位移（图 6-11-41～6-11-44）。

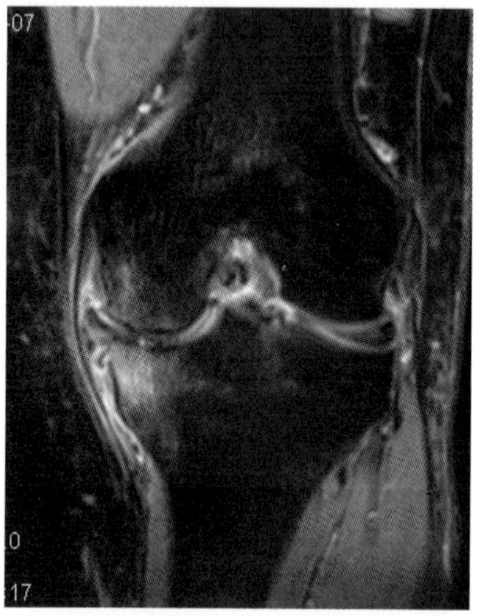

图 6-11-41 右膝内侧半月板呈小片状向外侧移位，半月板信号相当于Ⅰ级损伤，右膝内侧股骨及胫骨关节面软骨损伤退变，关节囊少许积液

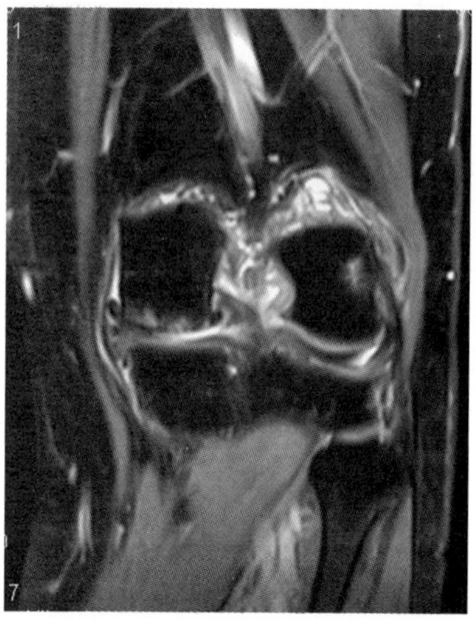

图 6-11-42 内侧半月板移位膨出，外缘向关节囊呈蕈状突起，关节囊受压移位，半月板内缘损伤达关节面，膝关节面软骨表现为退行性变

五、诊断

半月板周缘性脱位的 MRI 诊断采用 Kenny、陈坚等提出的诊断方法，较为简单，易于操作，测量诊断方法都是在膝关节 MRI 冠状面图像上进行，并且要除外股骨髁、胫骨平台边缘骨赘的影响。只

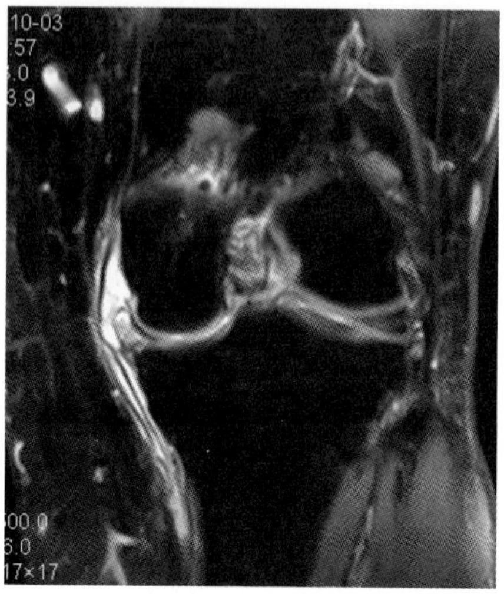

图 6-11-43 内侧半月板呈小块状向外上膨出合并损伤，呈不均匀高信号，内缘达关节面（Ⅲ级损伤），关节囊积液

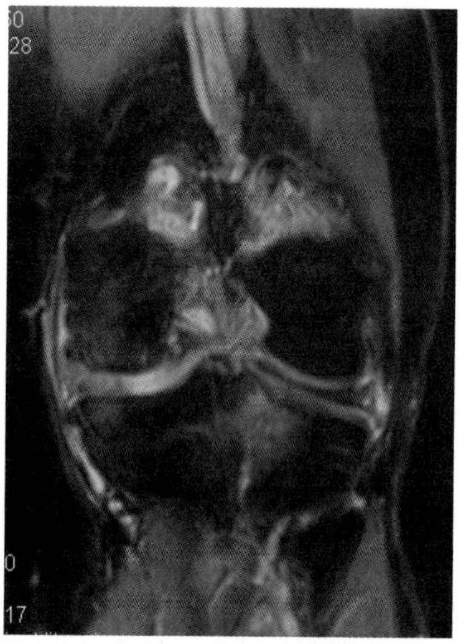

图 6-11-44 盘状半月板合并膨出，内侧半月板呈厚板型，信号增高，半月板向外膨出呈周缘性移位

要掌握好测量方法，半月板周缘性脱位的 MRI 诊断并不难。半月板在 PD 脂肪抑制图像上可清楚显示外厚内薄楔形低信号影，与临近组织信号对比良好，并能很好显示半月板的损伤的程度，更有利于半月板损伤的分级以及半月板周缘性脱位的程度，关节软骨退行性变和周围软组织改变，为全面观察膝关节所有组织改变提供明确的依据。

（邓星河）

半月板囊肿

一、概述

膝关节半月板囊肿是指关节滑液通过损伤的半月板积蓄在半月板包膜下或半月板内形成的囊肿。发病原因尚未完全清楚，主要认为与下列因素有关：①胎儿发育过程中滑膜细胞在半月板内局限性残留，半月板受到创伤刺激，滑膜细胞分泌液体并导致囊性膨胀；②因外伤滑膜细胞植入半月板内，滑膜细胞分泌黏液所致；③因外伤后半月板引起纤维性中断，局部渗出淤积，且吸收缓慢，逐渐形成囊性小腔，随着渗液增加，囊肿则逐渐扩大；④与半月板退变以及半月板手术有关。由此可见，膝关节半月板囊肿的形成与外伤关系密切。

二、临床表现

半月板囊肿常见发病年龄为20~40岁，男性患者多见，主要位于半月板边缘和关节囊之间，好发于外侧半月板的前外侧。内、外侧半月板发病率之比为1：(3~7)，但也可发生在任一半月板的边缘。外侧半月板囊肿的发生率是内侧半月板的2~4倍。外侧半月板发生囊肿的比率较高的可能原因主要有：①外侧半月板所承受的负荷较内侧大。1974年Seedhom等估计，外侧半月板占全部膝关节负重的69%，外侧半月板易受损伤；②半月板的解剖结构特点：半月板外周1/3的营养由血管提供，内2/3的营养由关节液的弥散提供。外侧半月板呈“O”型，内侧呈“C”型，外侧较内侧半月板宽厚，中央是营养缺乏区，易发生黏液样退变。

三、MRI表现

半月板囊肿典型的MRI表现为半月板外缘与关节囊之间或半月板内的囊性改变，呈圆形、卵圆形或不规则分叶状，有时囊肿内可见多条等信号分隔，导致囊肿呈分房状。T1WI为稍低信号或等信号，T2WI及PD脂肪抑制为明显高信号，边缘较清楚，内缘常与半月板撕裂处相连形成“吹气球征”。囊肿位于半月板外缘与关节囊之间。所以，半月板囊肿常发生在半月板损伤或盘状半月板的基础上合并囊肿形成（图6-11-45，46）。

半月板囊肿T2WI有时见囊肿内呈分隔及分层现象，可能与囊肿内出血有关，血液比重较大沉积在下方，上方为低比重液体，故呈长T2信号改变；下部混有血红蛋白，使T2缩短，从而抵消低蛋白液的T2延长，故呈等T2信号改变。这种表现极少见。

四、诊断

MRI具有多方位、多序列成像及较高的空间分辨率，无创伤、诊断准确性高，能清楚地显示半月板囊肿的位置、大小、形态及伴发的半月板病变，能为临床制定治疗方案提供可靠依据。

五、鉴别诊断

半月板囊肿主要需与腱鞘囊肿、关节囊囊肿、关节软骨囊肿、腓肠肌半膜肌滑囊囊肿、缝匠肌

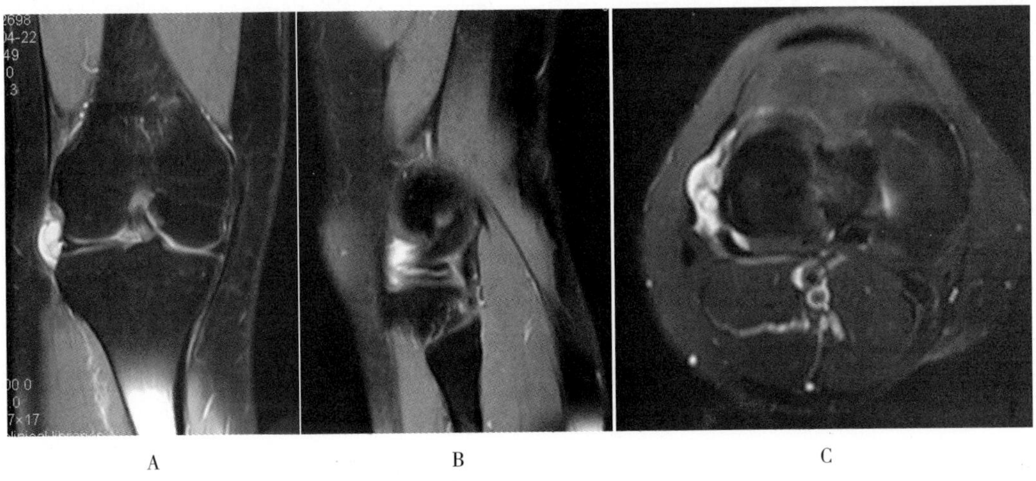

A　　　　B　　　　C

图6-11-45　半月板囊肿

A：冠状PD脂肪抑制显示外侧半月板外缘可见一小管状高信号影向外延伸形成多个分房性囊状高信号；B：矢状位显示前外侧半月板呈条状高信号损伤，并与多个囊性高信号囊肿相连；C：轴位显示外侧半月板分房状多个高信号囊肿影

腱滑囊炎、局限性关节腔积液鉴别，根据半月板囊肿常伴有半月板撕裂，且常有与半月板相连的通道不难鉴别。交叉韧带周围半月板囊肿尚需与交叉韧带中心囊肿相鉴别。

（邓星河）

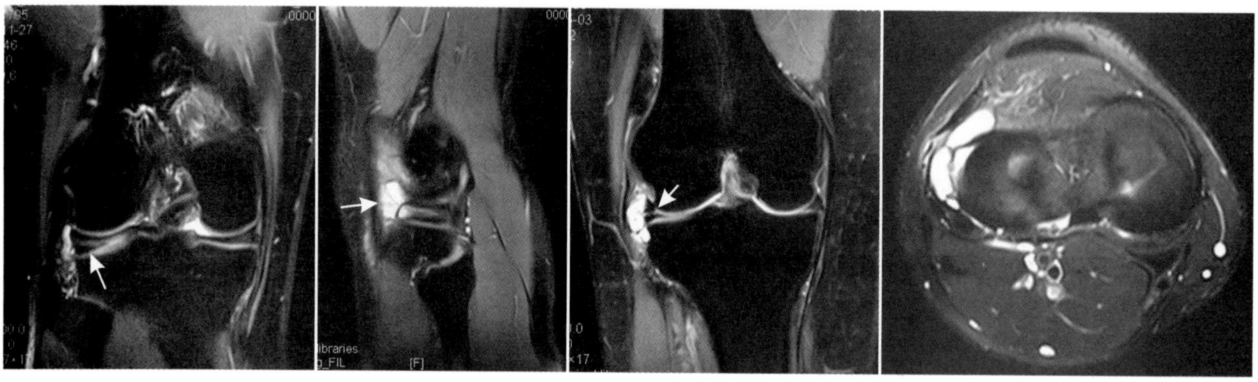

A　　B　　C　　D

图 6-11-46　半月板囊肿

A、B：外侧半月板呈盘状（厚板型）；前外侧可见与半月板相连的分房状囊性高信号，半月板信号增高（箭头）；C：PD 脂肪抑制冠状位，显示外侧半月板可见一线条状高信号影向关节囊延伸（箭头），呈分房状高信号囊肿；D：PD 脂肪抑制轴位，显示前外侧分房状高信号囊肿影

第十二节　前交叉韧带损伤

一、概述

前交叉韧带（anterior cruciate ligament，ACL）起于股骨髁间窝的外侧髁面，止于胫骨平台髁间隆起前外侧窝，并与外侧半月板前角有纤维束连接，是膝关节内的滑膜外结构。ACL 包括两个束支：较大的后外侧束和较小的前内侧束，其两端附着处的宽度是其中段宽度的 3 倍。ACL 的主要功能为限制胫骨前移，其次是维持膝关节旋转、内翻或外翻时的稳定性，是膝关节中最容易损伤的韧带。

二、临床表现

ACL 损伤多见于年轻人，通常为急性损伤，多由膝关节强力过伸或外展所致。受伤关节疼痛剧烈，常因韧带周围血管丛撕裂导致关节腔内积血，受累关节迅速肿胀伴功能障碍。膝部前抽屉试验阳性为相对特征性的查体征象。

三、影像学表现与病理基础

ACL 的损伤包括完全性撕裂及部分撕裂。其损伤机制为膝关节过度伸展、外翻应力和直接接触受伤等，最常见于体育运动中的非接触性损伤。当下肢出现突然加速或旋转，而足部固定不动时，胫骨趋于相对固定但股骨急速旋转，从而导致 ACL 损伤。ACL 损伤常可合并膝关节其他韧带或半月板损伤，其中合并胫侧副韧带的损伤最为常见。亦可伴随关节的骨性损伤，如韧带胫骨端止点、胫骨平台内侧缘的撕脱性骨折、关节面的对冲性骨软骨损伤或骨挫伤等。

MRI 是评价 ACL 损伤首选的影像学检查方法。常规 MRI 扫描应当包括横轴、冠状及矢状位，扫描层面内旋 15°的斜矢状位是显示 ACL 的主要检查层面，这样扫描方向与韧带纤维束走向平行，有利于在同一层面上显示 ACL 的全长，而横轴位和冠状位则有助于显示 ACL 股骨外髁内侧面止点的形态。

在各种序列的斜矢状面 MRI 图像上，ACL 均表现为一连续的带状低信号影，韧带走行方向与胫骨平台面约呈 45°夹角。在韧带下段近胫骨附着点处，由于该处纤维束的扇形分布及其周边脂肪的部分容积效应，在非抑脂序列韧带内常间杂有平行的线样、条纹状中高信号影，此为正常表现，不应误认为撕裂。

ACL 损伤分为部分撕裂及完全性撕裂（断裂），其 MRI 表现取决于韧带损伤的程度。严重的急性损伤常导致韧带的整体性断裂，甚至伴有附着处的撕脱性骨折。轻微的损伤一般仅有部分纤维束的撕裂，韧带外形的改变并不大。

ACL 完全性撕裂的 MRI 直接征象包括①韧带的连续性完全中断，表现为上端悬空，下端弯曲、下垂（图 6-12-1，2）；②韧带走行迂曲，呈波浪状改变（图 6-12-3）；③韧带局限性肿胀、增粗，呈瘤样改变（假瘤征，图 6-12-4，5）；④前交叉韧带正常形态消失（图 6-12-6）。

ACL 部分撕裂的 MRI 直接征象：T1WI 示韧带局部或弥漫性增粗，边缘不清，信号略低；T2WI 示不均匀高信号（图 6-12-7）。

近年来，关于 ACL 撕裂间接征象也有较多研究。间接征象指的是 ACL 撕裂时，由于创伤导致的膝关节其他结构的直接损伤和由于 ACL 撕裂后膝关节不稳形成的继发性改变，可用于推断 ACL 撕裂；有些间接征象是因 ACL 撕裂导致的膝关节不稳所致，如胫骨向前移位、外侧半月板后角裸露、PCL 弓形变和股骨后缘线，不同间接征象对推断 ACL 撕裂的价值不同。①前交叉韧带与胫骨平台的夹角<45°（图 6-12-8）；②“对吻性”骨挫伤（图 6-12-9，10），为股骨外髁及胫骨外侧平台下对应性骨挫伤、水肿，呈高信号，示损伤程度不同，挫伤范围各异常；③PCL 弓形变，即后交叉韧带弧度增大（图 6-12-11）；④胫骨位置前移（图 6-12-12）；⑤股骨外侧髁髌沟加深（图 6-12-13），正常人平均深度均不超过 1.2mm；⑥半月板未覆盖征（图 6-12-14），在矢状位上，外侧半月板相对于胫骨向后移位，即通过胫骨皮质后缘的垂直线与外侧半月板相交，也是胫骨移位的征象，称“半月板未覆盖征”；⑦胫骨平台外侧缘撕脱性骨折（Segond 骨折，图 6-12-15）；⑧ACL 撕裂和关节积液（图 6-12-16）。

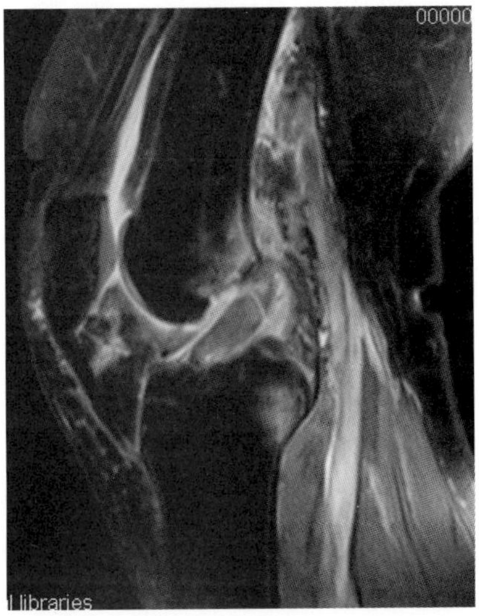

图 6-12-1　前交叉韧带股骨附着端完全断裂，断端圆钝光滑，断端下垂、回缩、增粗，信号增高

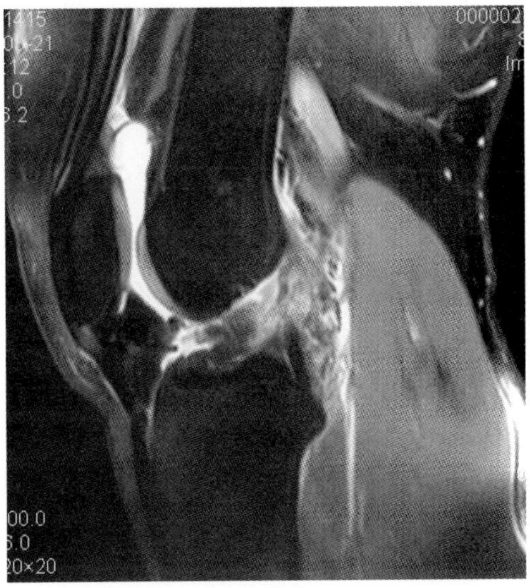

图 6-12-2　前交叉韧带股骨附着端完全断裂，断端回缩、增粗，信号增高

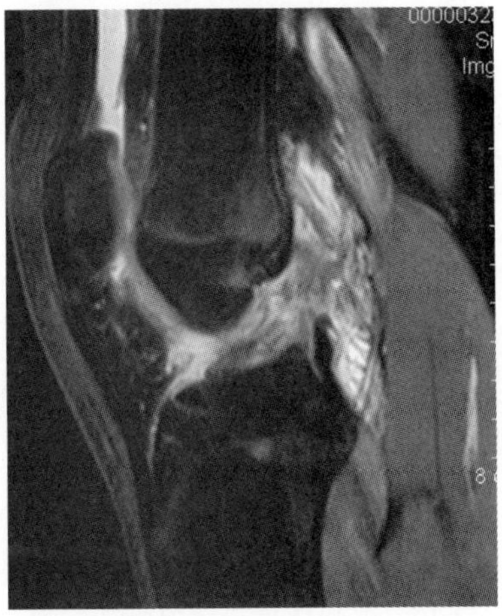

图 6-12-3　前交叉韧带断裂，韧带中段不连续，迂曲，增粗，信号增高，后交叉韧带向后移

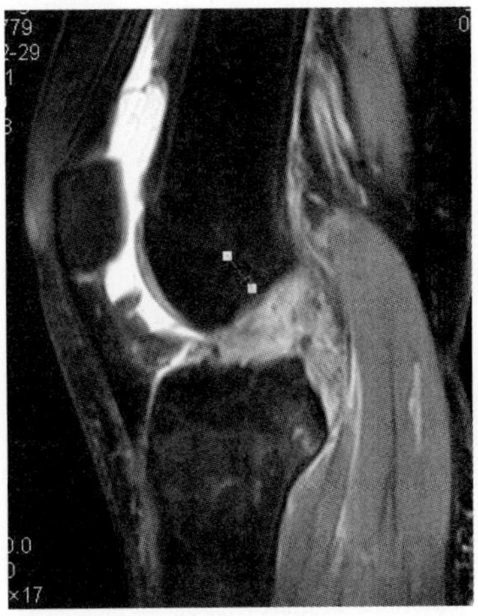

图 6-12-4　前交叉韧带韧带断裂、肿胀、增粗、回缩呈团状，呈瘤样改变（假瘤征）

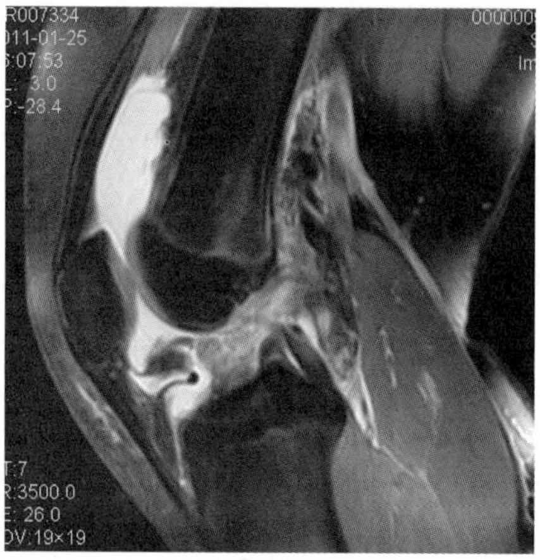

图 6-12-5　前交叉韧带断裂，断端回缩呈瘤样改变（假瘤征），信号增高，Hoffa 脂肪垫剪切伤，信号不规则增高，髌上囊见多量积液

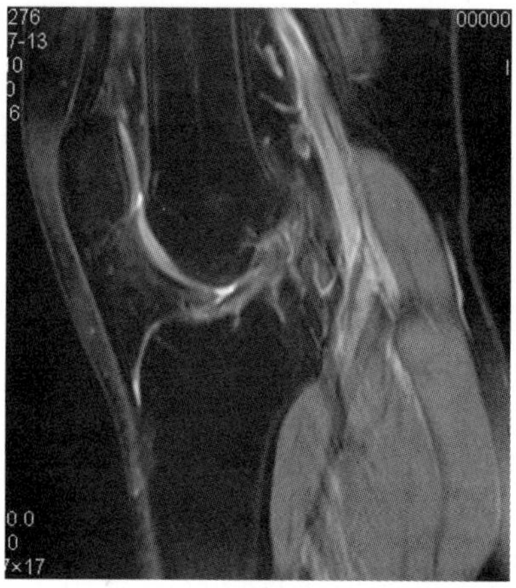

图 6-12-6　前交叉韧带陈旧断裂，萎缩，正常形态消失

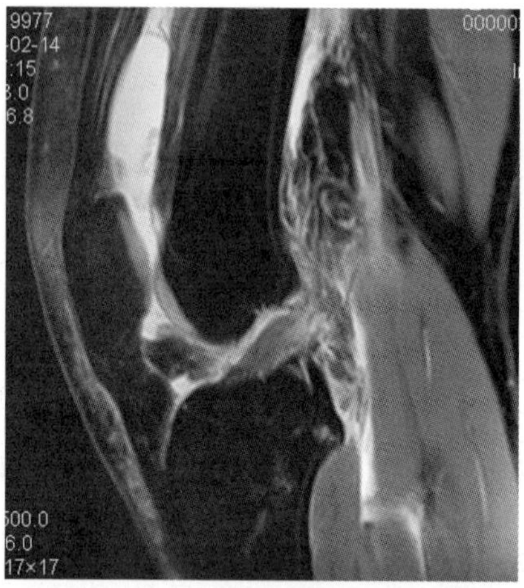

图 6-12-7　前交叉韧带部分撕裂：PD 脂肪抑制显示韧带肿胀，边缘模糊，韧带内出现不均匀高信号，但可见连续的纤维束低信号存在

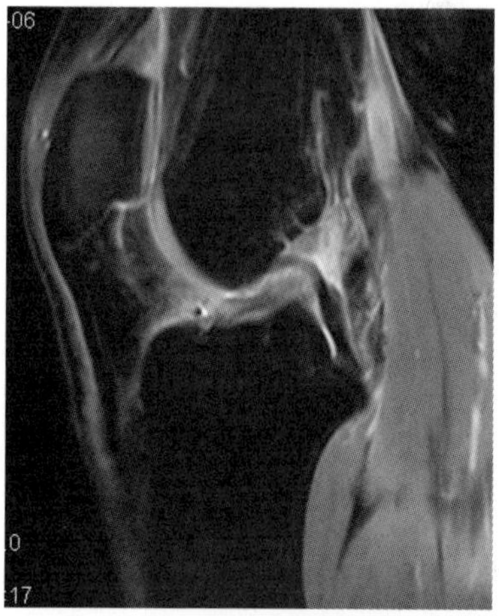

图 6-12-8　前交叉韧与胫骨平台的夹角小于 45°，后交叉韧带前段弯曲度增大

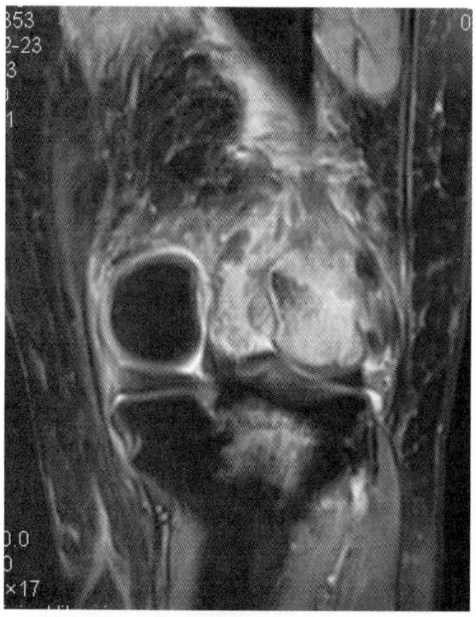

图 6-12-9　“对吻性”骨挫伤，为股骨外髁及胫骨外侧平台下对应性骨挫伤、水肿，呈片状高信号

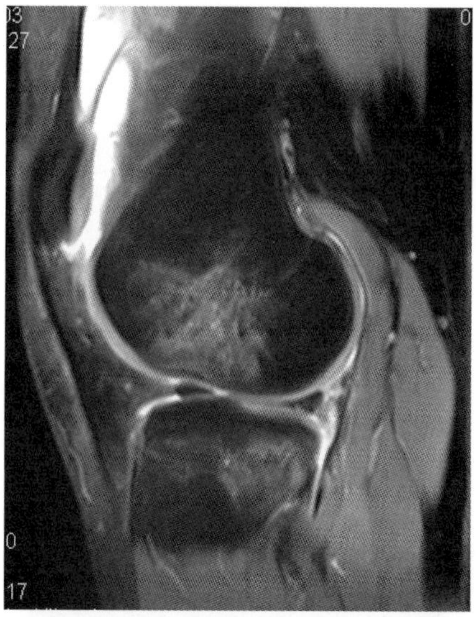

图 6-12-10　矢状位显示“对吻性”骨挫伤，骨髓片状高信号水肿，髌髌沟明显凹陷，邻近骨髓呈大片状高信号水肿

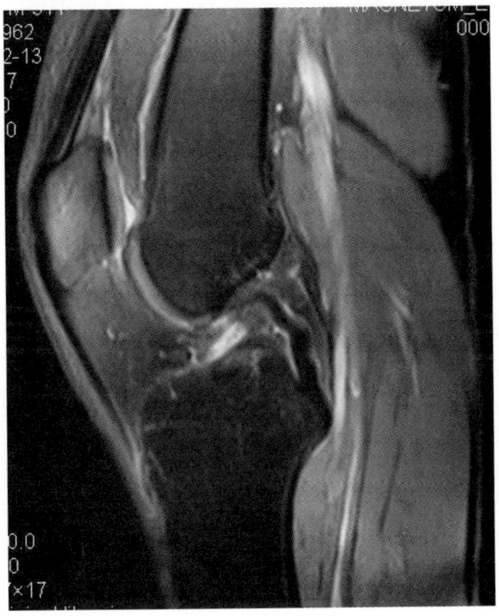

图 6-12-11 前交叉韧带断裂：后交叉韧带弓形变，后交叉韧带弧度增大，迂曲

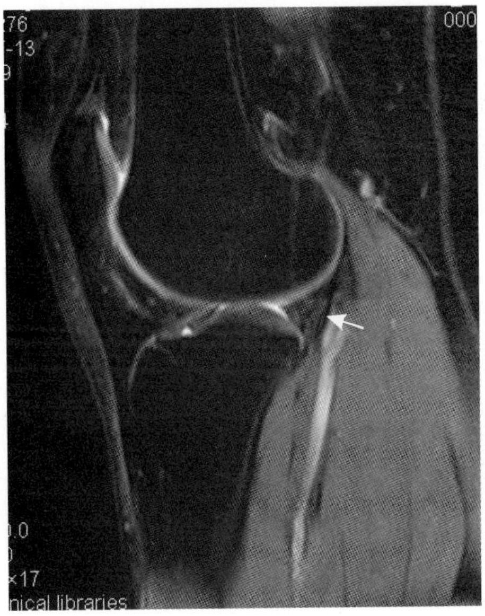

图 6-12-12 胫骨位置前移，半月板后角损伤未覆盖，裸露（箭头）

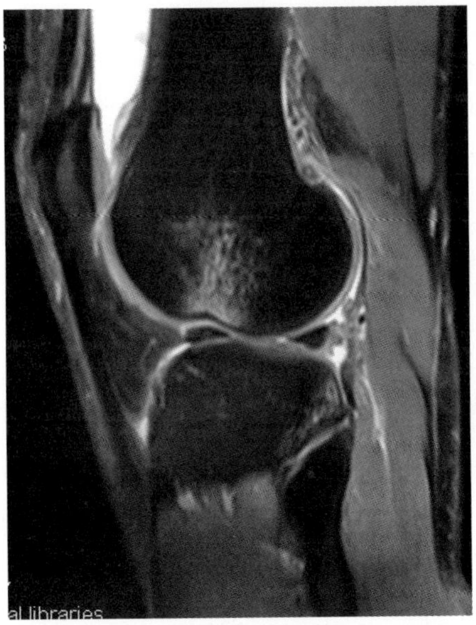

图 6-12-13 PD 压脂显示股骨外侧髁髌沟明显凹陷、加深，超过 1.5mm，相应骨髓挫伤显示片状高信号

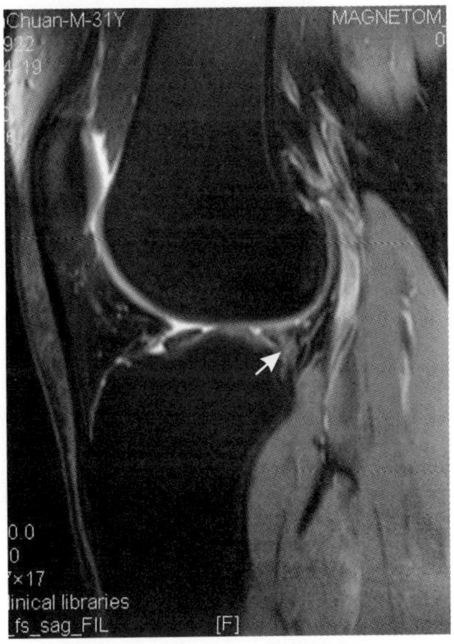

图 6-12-14 胫骨位置前移，半月板后角损伤未覆盖，裸露，为“半月板未覆盖征”（箭头）

四、诊断及鉴别诊断

MRI 软组织分辨率高，可多平面多序列成像，在 ACL 撕裂急性期和随访中均有重要价值。ACL 撕裂的直接征象准确、可靠，是诊断 ACL 撕裂的主要依据。间接征象对诊断 ACL 撕裂具有重要的提示作用。部分间接征象，如胫骨向前移位、半月板裸露和股骨后缘线均是由于胫骨相对于股骨向前移位所致，诊断 ACL 撕裂的价值与直接征象相似。少数征象，如 Hoffa 脂肪垫剪切伤，对诊断 ACL 撕裂的敏感性和特异性较差，即使无上述间接征象也不能排除 ACL 撕裂。

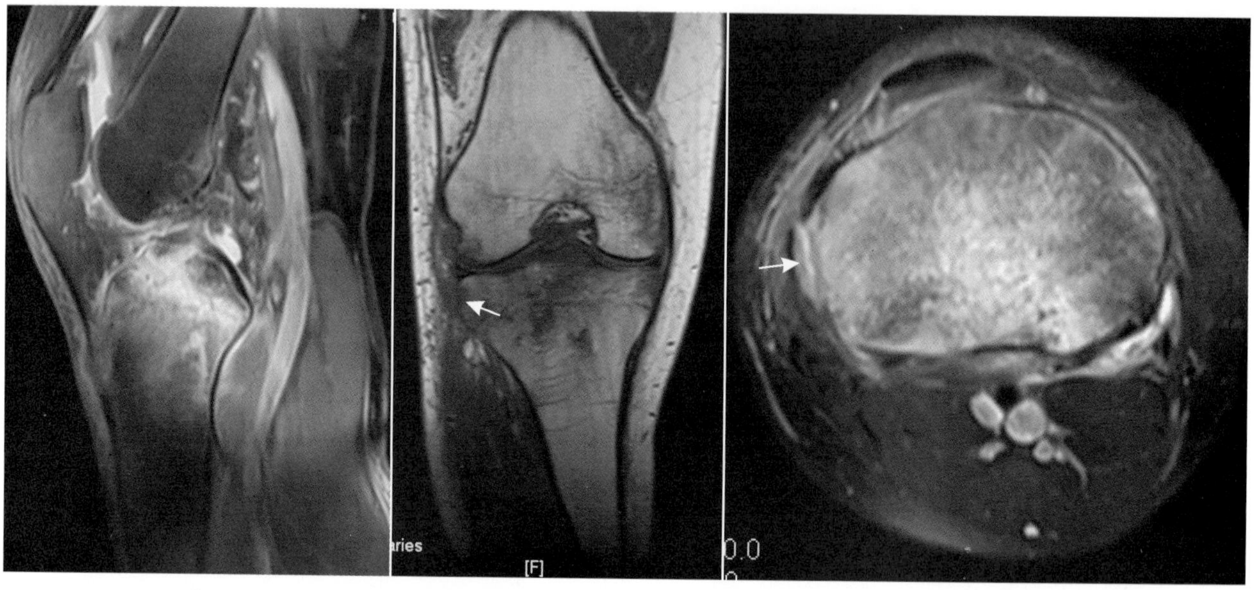

A　　B　　C

图 6-12-15　前交叉韧带断裂合并胫骨上段外侧撕脱性骨折（Segond 骨折）

A：前交叉韧带断裂合并胫骨上段骨髓腔挫伤，呈大片高信号水肿；B：胫骨外侧撕脱性骨折（Segond 骨折），局部骨皮质缺损并呈小片低信号（箭头）；C：胫骨外侧撕脱性骨折，骨碎片轻度分离，信号与胫骨挫伤高信号影相同（箭头）

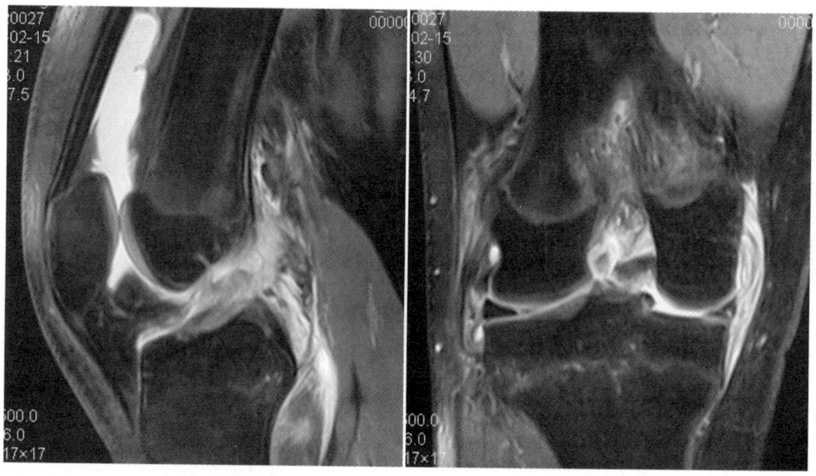

A　　B

图 6-12-16　前交叉韧带断裂和关节积液

A：PD 矢状位压脂显示前交叉韧带股骨附着端断裂，韧带回缩、增粗、肿胀呈高信号，髌上囊见多量积液，腘肌肌肉挫伤呈不均匀高信号；B：PD 冠状位显示膝关节内侧副韧带损伤，部分中断，呈高信号

多数情况下 MRI 所提供的关于 ACL 损伤的直接或间接征象都是可靠的。但是由于假阳性及假阴性的存在，也在一定程度上限制了 MRI 诊断的准确性。产生假阳性的主要因素包括：ACL 下端近股骨附着点处的部分容积效应、韧带内黏液变性、斜矢状面的扫描方向与韧带未完全平行等，这些因素都可以引起韧带信号增高而导致假阳性。少数情况下受损断裂的 ACL 可部分附着于相邻的后交叉韧带，致使韧带损伤的直接征象难以分辨，是产生假阴性的主要原因。通过横轴、冠状、矢状位多层面相互结合及补充，有助于减少假阳性或假阴性的发生率。

（林云崖　邓星河）

第十三节　前交叉韧带变性

一、概述

前交叉韧带变性属慢性退变性改变，多见于老年人，常伴随骨关节炎而发生，易被误诊为前交叉韧带撕裂或部分撕裂。不同于韧带撕裂等急性损伤，前交叉韧带变性一般不影响膝关节的稳定性。

二、临床表现

前交叉韧带变性可出现患膝的不适、僵硬或疼痛等类似骨关节炎的症状，临床表现不具特异性。不同于前交叉韧带撕裂，查体前后抽屉实验通常均为阴性改变。

三、影像学表现及病理基础

变性的前交叉韧带一般较正常韧带更粗大，组织学上韧带内可见胶原蛋白纤维的弯曲、多发黏液样变等改变，甚至可出现不同程度的囊性变，最终形成韧带内或周边的腱鞘囊肿。MRI 上表现为韧带增粗、轮廓模糊，通常韧带信号较正常偏高，各序列上均为中等信号改变；韧带内纤维束走行连续而完整，只是间距增宽，典型者可表现为“芹菜茎征”改变（图 6-13-1）。韧带两端的股骨或胫骨附着点区可出现局灶性骨髓水肿、软骨下囊肿等退变性表现。

四、诊断与鉴别诊断

前交叉韧带变性的诊断须结合患者的病史、年龄及影像学表现，MRI 上主要应该与前交叉韧带撕裂相鉴别。鉴别前交叉韧带变性与撕裂的关键在于，前者韧带内纤维束间距增宽但走行连续，而后者的纤维可部分或完全性中断。

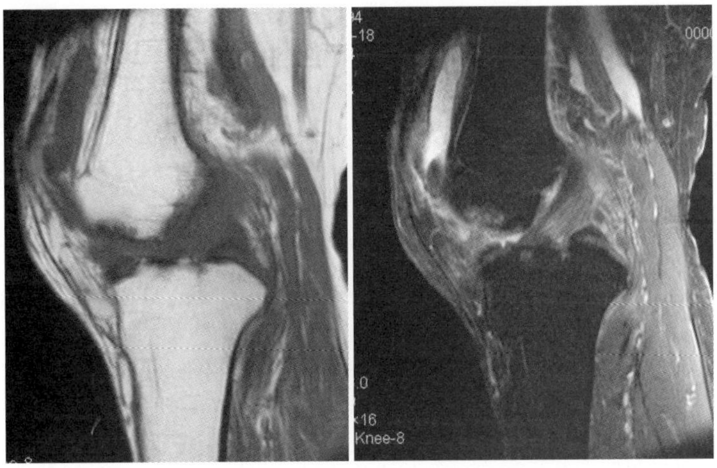

A　　　　B

图 6-13-1　前交叉韧带变性

A：T1WI 矢状面显示前交叉韧带弥漫性增粗、轮廓欠清；B：T2WI 压脂显示韧带内纤维束走行连续但间隔增宽，呈典型“芹菜茎”样外观，信号增高；股骨及胫骨关节面软骨厚薄不均、软骨下及 ACL 胫骨附着处局灶性骨髓水肿、关节腔积液为伴随的退行性骨关节炎改变

（林云崖　邓星河）

第十四节　后交叉韧带损伤

一、概述

后交叉韧带（posterior cruciate ligament，PCL）起自股骨内侧髁后外侧，止于胫骨平台后缘，与 ACL 一样，都是膝关节内的滑膜外结构，拥有独立的滑膜鞘。PCL 较 ACL 更粗大，作用在于限制胫骨的后移。PCL 的损伤发生率要明显低于 ACL，其损伤多数由膝部的撞击、扭转、车祸等强大外力因素所致，常可伴随膝关节其他结构损伤，如 ACL、侧副韧带、半月板或骨性结构的损伤。

二、临床表现

膝部受强大暴力损伤时，出现伴随撕裂感的关节剧烈疼痛及功能障碍，同时关节软组织迅速肿胀等症状，表现并无特异性。查体可出现后抽屉试验阳性，浮髌试验亦可阳性。

三、影像学表现与病理基础

PCL 主要功能是限制胫骨的后移，其次是承受外部的旋转力，其损伤以部分撕裂为多，主要发生于韧带中段，累及下段的损伤常可合并胫骨附着点的骨挫伤或撕脱骨折。导致 PCL 损伤最常见的情形为车祸时的仪表盘损伤机制，其次是运动时膝部弯曲着地，这两种情况的共同点都是胫骨近端相对股骨的过度后移，造成 PCL 的过度伸展而损伤。相对于 ACL 的前抽屉试验，评价 PCL 损伤的后抽屉试验敏感性偏低，初期查体容易漏诊，因而早期的 MRI 检查就显得尤为重要。

矢状位 T1WI 或 T2WI 图像是评价 PCL 的首选序列。不同于 ACL，连续 1~2 层的常规矢状面即可很好地显示完整的 PCL，无需倾斜扫描方向。正常的 PCL 较 ACL 粗大，并且在 MRI 所有的序列上都表现为完整而均匀、连续的带状低信号结构；在 PCL 紧邻的前后缘可出现细小的低信号带状结构，此为正常的板股前（Humphrey）、后（Wrisberg）韧带，并非韧带损伤。类似 ACL，PCL 损伤同样包括完全性撕裂（断裂）和部分撕裂。PCL 完全性撕裂多发生于韧带的中段。PCL 损伤 MRI 可表现为直接征象和间接征象。

1. MRI 直接征象表现

（1）PCL 部分撕裂表现为韧带局部肿胀、信号增高，其内仍然可见部分走行连续、完整的低信号纤维条索影（图 6-14-1，2）。

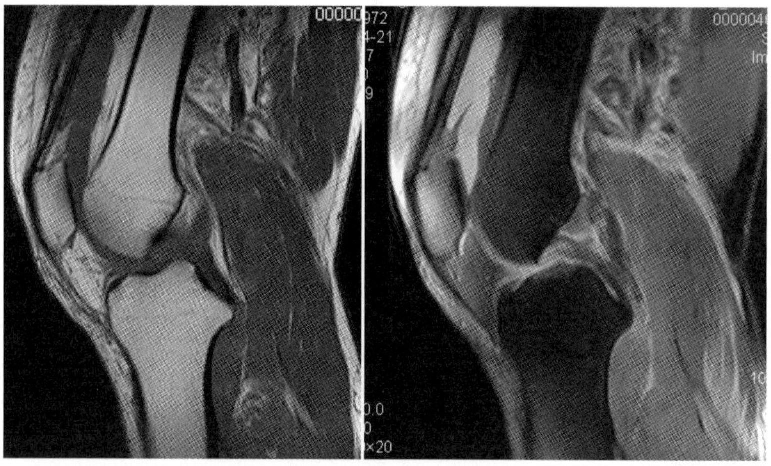

A　　B

图 6-14-1　后交叉韧带部分损伤

A：T1WI 显示后交叉韧带前半部分损伤增粗、信号增高、模糊，后半段形态及正常信号尚可见；B：PD 压脂显示后交叉韧带前半部分呈不均匀高信号，韧带增粗，后半段正常韧带信号尚正常

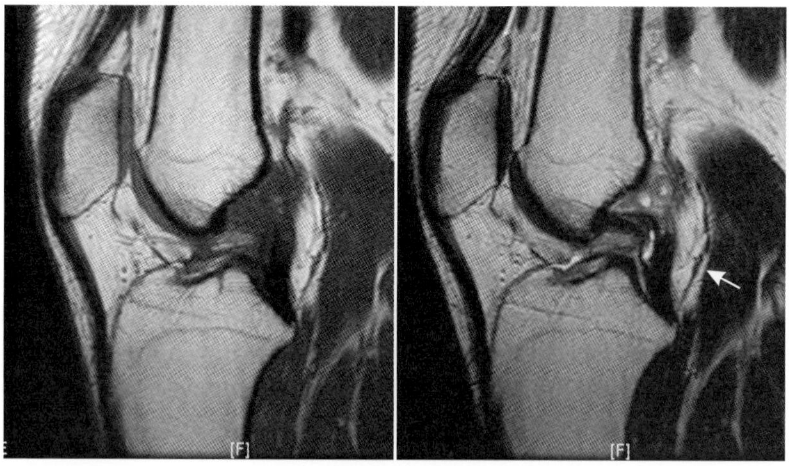

A　　B

图 6-14-2　后交叉韧带部分损伤

A：T1WI 显示后交叉韧带肿胀、增粗，信号模糊；B：T2WI 矢状面，韧带内可见条片状高信号影及少许积液，为部分纤维束断裂（箭头）

（2）PCL完全撕裂为韧带纤维的全层完全断裂，韧带断端呈横行、斜行或不规则撕裂、分离，断裂处纤维回缩、消失，韧带明显失去张力、松弛，韧带充血、肿胀，与周围组织界限不清。MRI上多表现为PCL正常结构消失，在矢状位和冠状位上均看不到正常PCL结构，韧带连续性中断或不连续、分离或断端挛缩呈团块状，边缘不规则呈波浪状等，此征象对于诊断PCL完全撕裂价值极高，断端裂隙的大小反映了PCL撕裂后断端的回缩程度，并可见邻近腘窝区脂肪组织向断端间隙充填（图6-14-3）。

（3）PCL内信号异常，呈弥漫性或局灶性的信号改变等。完全撕裂多表现为累及韧带全层的广泛信号异常，异常信号可超出韧带宽度，断端基本看不到正常的韧带纤维束信号（图6-14-4）；信号强度变化与PCL水肿、出血相关，出血信号强度与血红蛋白变化相关，急性期表现为混杂信号或不均匀的高信号，慢性期出血水肿消退后，可以与正常韧带信号强度表现基本一致，仅表现为形态、轮廓的异常。

2. 间接征象及伴随损伤　由于PCL比较强大，其损伤多由强大暴力所致，因而常合并膝关节其他附属结构的损伤，包括内侧副韧带（MCL）损伤、骨挫伤、交叉韧带三角间隙积液、外侧半月板前角损伤及软骨损伤等。

（1）MCL的损伤。导致PCL损伤的强度较大的运动伤中，运动中的膝关节旋转动作多并且多有屈曲外翻动作，MCL在固定膝关节的四条韧带中最为薄弱，因此多合并MCL损伤，所以MCL损伤被认为是PCL损伤最重要的间接征象（图6-14-5）。

（2）膝关节过度伸展所致的胫骨、股骨前缘的对吻性撞击伤。PCL损伤还可合并其两端骨性附着点的撕脱伤，其中胫骨端常见。表现为胫骨平台后部的T2WI高信号灶，局部可见线样低信号骨折线影，撕脱的小骨块附着于回缩迂曲的韧带下端（图6-14-6，7）。

（3）仪表盘损伤机制导致的胫骨上端前缘T2WI高信号骨挫伤，此为胫骨受直接撞击所致（图6-14-8）。

（4）PCL撕裂后半月板损伤的部位主要集中于外侧半月板前角，并且以纵裂居多，同样与PCL的功能、损伤机制相关。外侧半月板前角远较内侧半月板损伤多见（图6-14-6）。

四、诊断与鉴别诊断

PCL损伤的诊断有赖于影像学检查，其中MRI作为首选的检查方法。常规X线平片及CT扫描对韧带损伤的诊断帮助不大，主要作用在于评价是否存在附带的骨性结构损伤如韧带止点撕脱骨折等。有时半月板损伤如桶柄状撕裂等，撕脱部分半月板残片可游离于PCL附近，出现所谓“双后交叉韧带征”，容易被误认为是PCL损伤，值得引起注意。

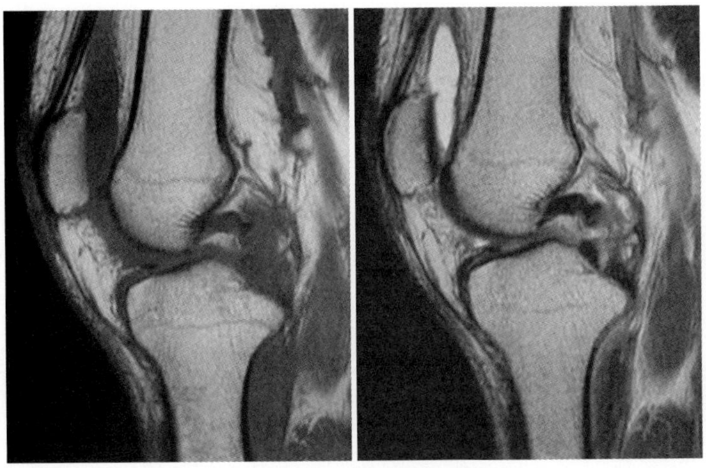

A　　B

图6-14-3　后交叉韧带完全断裂

A：T1WI显示后交叉韧中段完全断裂，断端回缩，断端可见片状等信号影分隔，轮廓模糊，下段韧带影消失；B：T2WI后交叉韧带中段纤维完全性中断，局部肿胀、增粗，断端之间可见腘窝区的软组织充填，信号增高，韧带上段断端回缩并迂曲，伴周围软组织水肿、髌上囊及关节腔积液

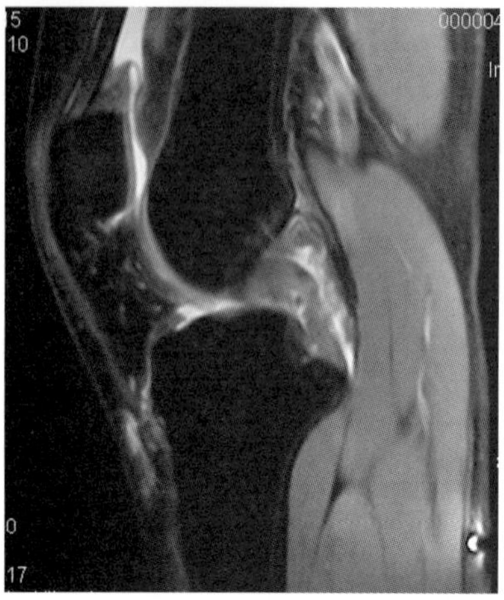

图 6-14-4 PD 压脂显示后交叉韧带全层损伤，韧带肿胀、增粗，边缘模糊，信号明显增高，腘窝软组织肿胀，信号增高

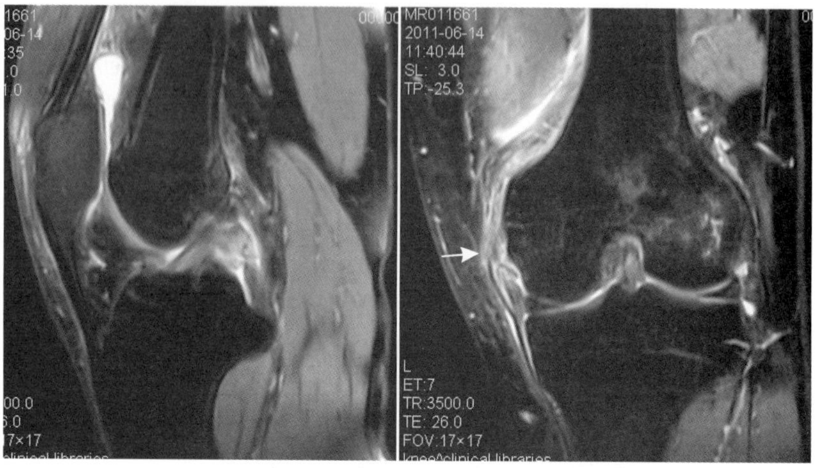

A B

图 6-14-5 后交叉韧带断裂合并内侧副韧带断裂

A：矢状 PD 压脂显示后交叉韧带中段断裂，两端回缩，边缘模糊，信号增高；B：内侧副韧带断裂，上段显示不清，周围组织肿胀、水肿呈高信号（箭头）

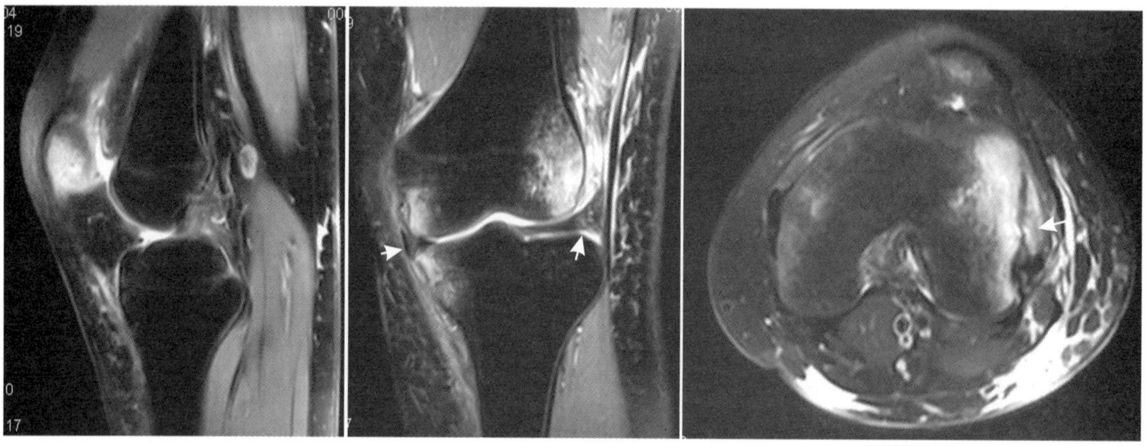

A B C

图 6-14-6 后交叉韧带断裂合并股骨及胫骨内侧对吻性撞击伤、股骨外髁撕脱性骨折

A：PD 矢状压脂显示后交叉韧带断裂，断端回缩，信号增高，正常形态消失，胫骨轻度向后移位；B：PD 冠状压脂股骨内侧及胫骨内侧骨质显示对吻性撞击伤呈片状高信号水肿，胫骨向外侧移位，显示关节不稳，外侧半月板损伤（箭头）；C：股骨外侧髁挫伤合并撕脱位性骨折（箭头），局部骨折片及周围骨质软水肿，相邻软组织肿胀

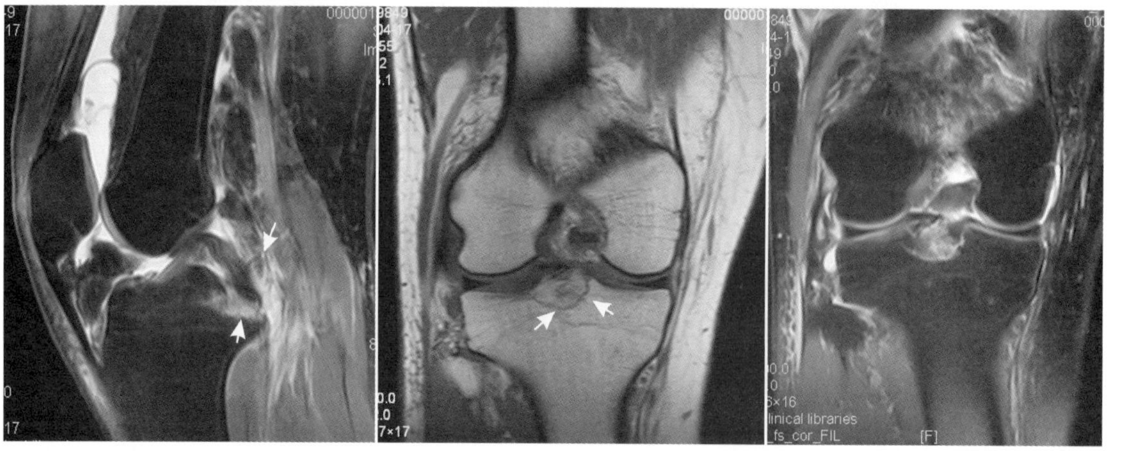

A B C

图 6-14-7 后交叉韧带损伤合并胫骨平台后缘撕脱性骨折

A：后交叉韧带撕裂合并胫骨平台后缘骨折，韧带中段增粗，信号增高（箭头）；B：T1WI 冠状位显示胫骨髁间隆突处弧形低信号骨折线影（箭头）；C：PD 冠状位，显示骨折线及髁间骨折片呈高信号，后交叉韧带增粗

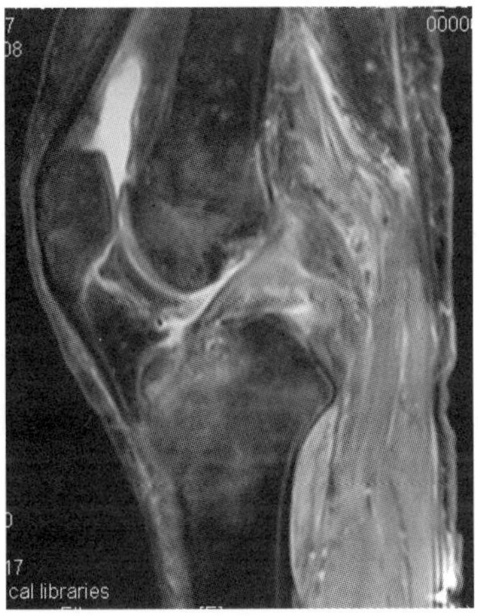

图 6-14-8 PD 矢状压脂显示后交叉韧带断裂合并胫骨前上缘挫伤：后交叉韧带断裂、肿胀，正常形态消失，胫骨前上缘呈大片状高信号

（林云崖 邓星河）

第十五节 交叉韧带囊肿

一、概述

交叉韧带囊肿（cruciate ligament cysts）是一种少见的膝关节病变，可导致膝关节的不适、疼痛或伸屈功能障碍。确切病因目前并不十分明确，一般认为囊肿的发生与膝关节外伤或交叉韧带的退变有关。影像学检查尤其 MRI 是术前确诊及指导治疗的有效手段。

二、临床表现

膝关节的前、后交叉韧带均可发生交叉韧带囊肿，患者通常慢性起病，较小的囊肿不一定有症状，病灶较大时对周围软组织造成占位效应，主要症状包括膝关节疼痛不适，活动中感觉关节或腘窝区发胀，关节间隙压痛或活动范围受限等，多数患者在跑步、上下楼梯或下蹲时症状加重，类似的症状也可出现于半月板或关节软骨损伤、关节内游离体形成等病变，临床表现并没有特异性。

三、影像学表现与病理基础

交叉韧带为膝关节内的滑膜外结构，其周边为滑膜所包绕，发生于交叉韧带的囊肿本质上类同滑膜或腱鞘囊肿。病灶通常沿韧带走行分布于其周边，少数可位于韧带内。关节镜下观察前交叉韧带囊肿主要位于韧带后方，或位于前后交叉韧带之间；后交叉韧带囊肿一般分布于韧带后方，特别是后交叉韧带上段股骨止点周边。大体上囊肿形态呈单发圆形或卵圆形，可呈分叶状改变，其内可见分隔，囊内包含淡黄色冻胶样液体，部分区域合并出血时可表现为浅红色。镜下囊肿主要由被覆扁平梭形细胞形成的囊性结构包裹着黏蛋白和冻胶样液体形成。

交叉韧带囊肿的术前定位及诊断有赖于影像学检查。普通 X 线平片及 CT 扫描虽然密度分辨率较高，但软组织分辨力有限，对交叉韧带囊肿的诊断帮助不大，作用主要在于排查有否伴随的骨性损伤如韧带止点撕脱骨折等。超声检查对软组织内的囊性结构具有较高的敏感性，主要表现为前后交叉韧带旁的囊状液性暗区，因而对本病的诊断有一定的帮助。

MRI 具有极高的软组织分辨力，可进行多序列及任意平面成像，能够清晰地显示交叉韧带的走行及其周边结构，对软组织病变提供其他检查手段无法比拟的丰富诊断信息，是膝关节韧带相关病变首选的影像学检查方法。

交叉韧带囊肿具体表现为沿前后交叉韧带走行分布的囊状水样信号灶，边缘光滑，可呈分叶状改变，部分囊内可见低信号分隔；合并少量出血时囊内容物 T1WI 可呈稍高信号改变。前交叉韧带囊肿通常位于韧带后方或前后交叉韧带之间，后交叉韧带囊肿主要分布于韧带后方，尤其以韧带上段近股骨止点附近为多。极少数囊肿可累及韧带主体，位于韧带内纤维束之间，在 T1WI 呈低信号、T2WI 序列上呈囊状高信号灶，可逐渐长大并延伸到关节周边间隙内，向前可侵入髌下脂肪垫内，向后延伸至内外侧半月板后角，MRI 上以

T2或PD脂肪抑制表现为囊性高信号，能清楚显示囊肿的部位和形态（图6-15-1，2）。另外MRI常可显示伴随的交叉韧带病变，以慢性损伤及变性为主，表现为韧带信号增高或局部萎缩变细等，部分病例还可出现不同程度的关节腔积液。

四、诊断与鉴别诊断

本病的确诊主要依赖影像学及关节镜检查，前后交叉韧带周边分布的囊性肿物为相对特征性的影像学表现，结合病史及临床症状，其诊断应可确立，但应注意与膝关节的其他囊性病变相鉴别，主要包括半月板及腘窝囊肿。

1. 半月板囊肿　半月板囊肿一般继发于半月板损伤或变性，病灶主要分布于半月板内或其周边，呈多房囊状改变，相邻半月板可见层状撕裂，表现为水平条片状异常信号影，囊肿与交叉韧带并无直接关系。

2. 腘窝囊肿　又称Baker囊肿，是由于液体在腘窝区的滑囊内积聚所致。典型表现为介于腓肠肌内侧头与半膜肌肌腱之间的囊性水样信号肿物，边缘光滑，常可见狭颈与关节腔相通，交叉韧带形态及信号通常无明显异常。

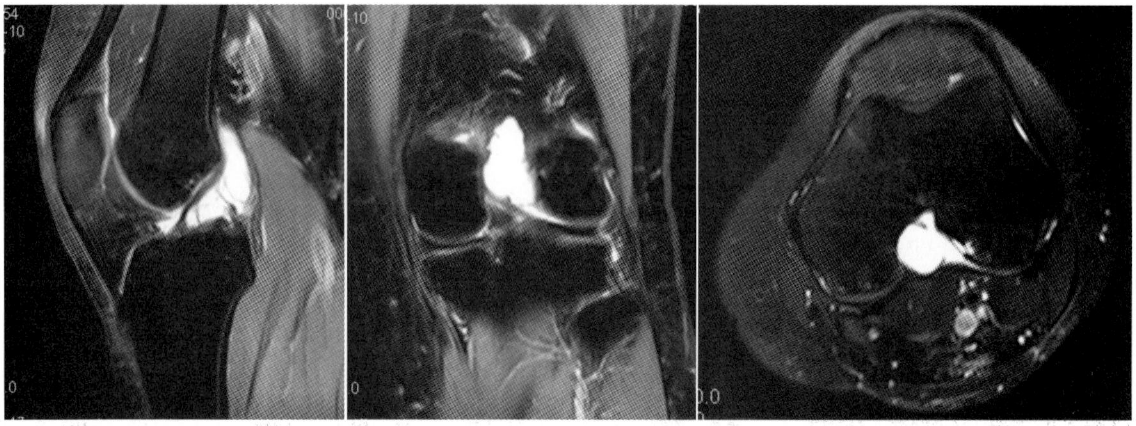

A　B　C

图6-15-1　前交叉韧带囊肿

A：矢状面T2WI压脂序列，显示前交叉韧带后方多房囊状高信号灶，边缘清楚光滑，沿韧带走行方向分布；B、C：冠状面及横轴面，显示囊肿位于膝关节后方股骨髁间沟内，独立于关节腔存在，并非关节腔积液

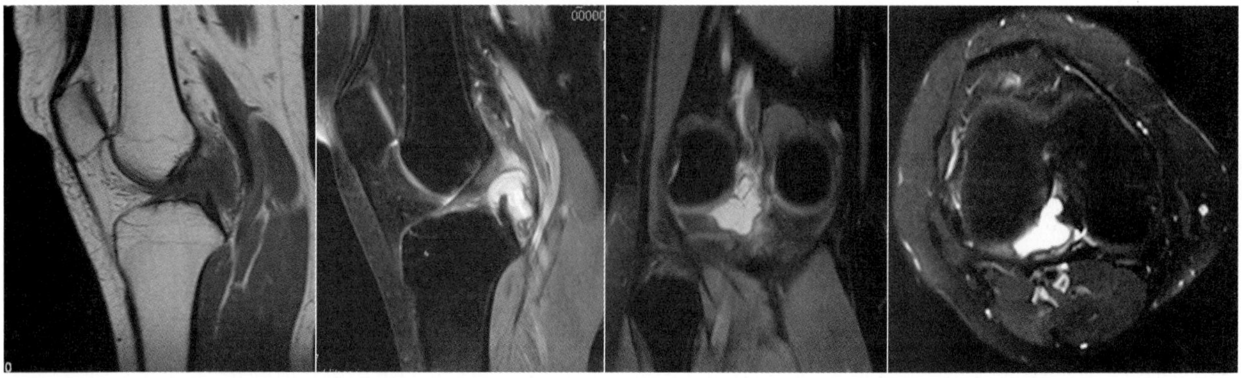

A　B　C　D

图6-15-2　后交叉韧带囊肿

A：T1WI矢状面显示后交叉韧带边缘囊状水样低信号影，后交叉韧带前半部形态显示不清；B：T2WI压脂显示后交叉韧带周边囊性水样高信号影，边缘光滑，伴分叶，内可见低信号分隔；C、D：T2WI压脂冠状面及横轴面显示囊肿位于股骨后方髁间沟内，部分包绕后交叉韧带，囊肿呈分房状，外缘欠规则

（林云崖　邓星河）

第十六节　胫侧副韧带损伤

一、概述

作为膝关节内侧面重要的稳定结构，胫侧副韧带（tibial collateral ligament）的主要作用在于限制膝关节外翻及胫骨外旋，损伤主要由突然性的暴力造成小腿外展、膝关节外翻而导致。根据受伤的程度不同，可出现韧带纤维的部分撕裂甚至完全性断裂，或伴随膝关节其他结构如交叉韧带、半月板的损伤。

二、临床表现

胫侧副韧带损伤一般为急性损伤，常见于体育运动或体力劳动，主要表现为膝关节内侧面的疼痛及肿胀，活动时加重，伴有不同程度的关节功能障碍，查体胫侧副韧带分离试验阳性。临床上将其分为三级：Ⅰ级：韧带轻微撕裂，膝关节的稳定性不受影响；Ⅱ级：韧带部分撕裂，出现轻度关节不稳；Ⅲ级：韧带完全性撕裂（断裂），膝关节的稳定性显著受损。

三、影像学表现与病理基础

胫侧副韧带上端起于股骨内侧髁的内收肌结节，下端止于内侧胫骨平台下方的鹅足肌腱深面，该肌腱由潜在的滑液囊（胫侧副韧带囊）分为浅层及深层纤维两部分，其中深层纤维与内侧半月板相连。

胫侧副韧带的MRI检查以冠状及横轴位扫描为主，一般采用SE序列T1WI和T2WI，结合压脂序列能更好地显示损伤部位的水肿或出血。

胫侧副韧带损伤以上端近股骨附着点处最为常见，其次为韧带中段，下段损伤相对少见。根据MRI表现分为三级：Ⅰ级：韧带走行及信号无异常，仅相邻皮下软组织水肿（图6-16-1）；Ⅱ级：韧带部分纤维撕裂，T2WI序列表现为韧带局部肿胀、轮廓不清，韧带内可见条片状高信号灶，部分韧带纤维仍然连续（图6-16-2）；Ⅲ级：受损韧带弥漫性肿胀、增粗及信号增高，或韧带纤维完全性中断，断端回缩、迂曲，呈波浪状改变（图6-16-3~6-16-5）。位于韧带深、浅层纤维束之间的胫侧副韧带滑囊正常情况下MRI不能显示，当韧带受损时可出现滑囊积液，此时提示韧带深层纤维有撕裂。

胫侧副韧带损伤断裂后，常合并胫骨向外侧不稳、移位；有时可伴随附着点的撕脱骨折，多发生于上端的股骨附着处，表现为局部骨皮质缺损及皮质下骨髓水肿，撕脱下来的高信号骨片与韧带端相连，出血或血肿形成。由于胫侧副韧带的深层纤维直接与相邻内侧半月板相连，该韧带的撕裂亦可合并内侧半月板损伤（图6-16-6）。

四、诊断

明确胫侧副韧带是否损伤需结合临床及影像学检查，其中MRI检查结果对确诊起着重要作用。普通X线平片及CT扫描则主要用于排除是否合并骨性损伤。

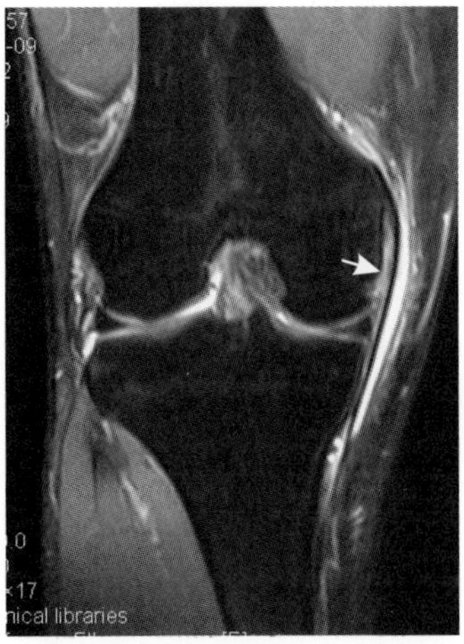

图6-16-1　胫侧副韧带损伤Ⅰ级。韧带走行及信号无异常（箭头），仅相邻皮下软组织水肿积液呈高信号

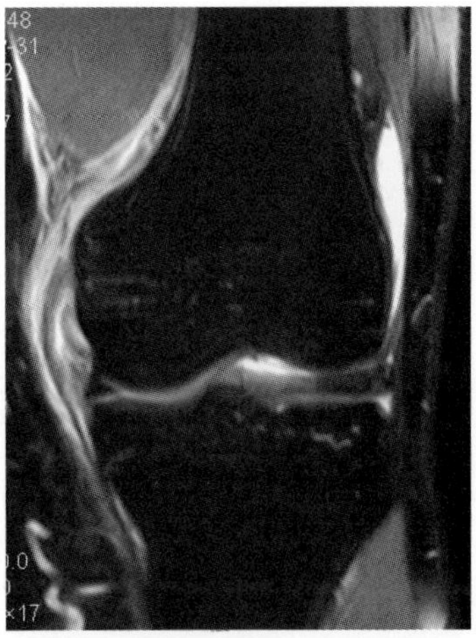

图6-16-2　胫侧副韧带损伤Ⅱ级。韧带部分撕裂、肿胀、增粗，信号增高，但尚连续，周围软组织肿胀，信号增高

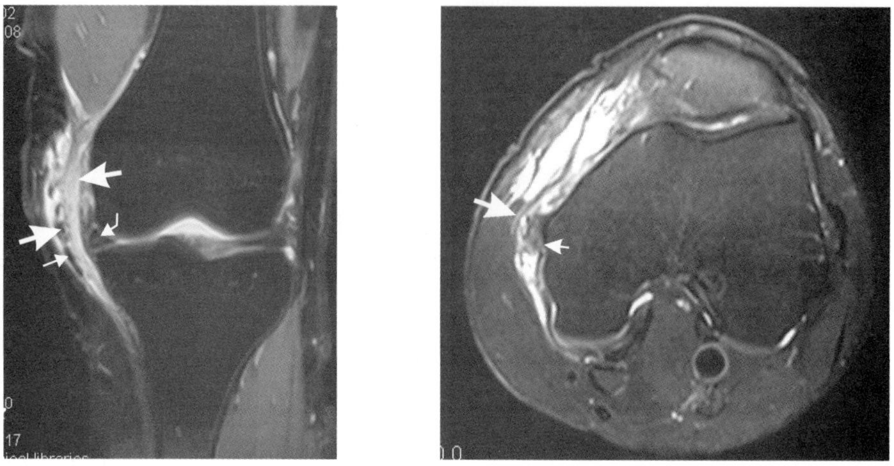

A　　　　　　　　　　B

图 6-16-3　胫侧副韧带损伤Ⅲ级

A：T2WI 压脂冠状面，右膝胫侧副韧带浅深层断裂、肿胀、增粗，信号增高不连续（粗箭头），但浅层断裂，韧带呈断断续续的低信号，迂曲（细箭头），合并内侧半月板损伤（弯箭头）；B：横轴面韧带浅、深层纤维束断裂，周围呈条片状高信号改变，其内可见浅深层断裂的副韧带影（粗箭头为浅层、细箭头为深层），周围皮下软组织肿胀、积液的高信号

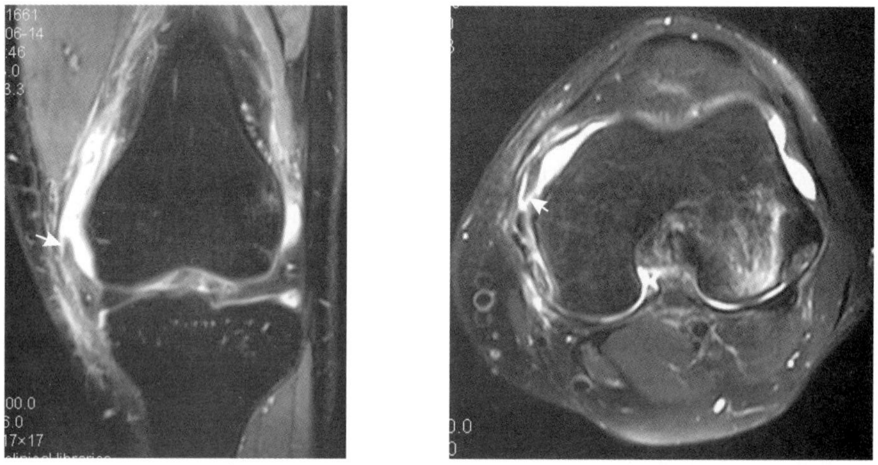

A　　　　　　　　　　B

图 6-16-4　胫侧副韧带完全性断裂Ⅲ级。冠、轴位压脂显示胫侧副韧带股骨端完全性断裂，断端回缩、增粗，断端上段圆钝（箭头），股骨髁旁可见多量高信号积液，胫骨不稳定，向外侧移位

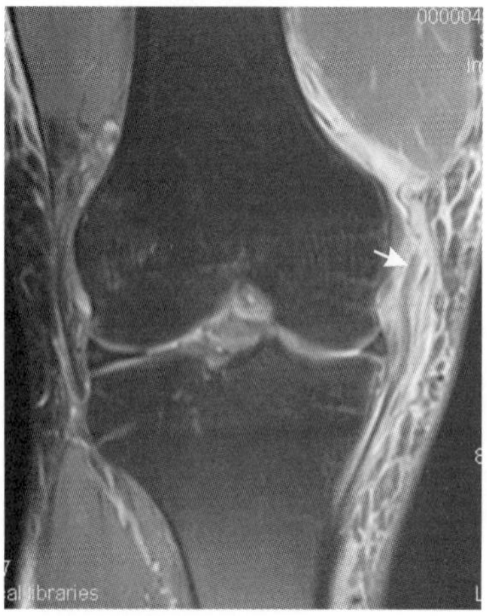

图 6-16-5　胫侧副韧带股骨端完全性断裂Ⅲ级。断端增粗、迂曲（箭头），信号增高，周围皮软组织肿胀，呈网状高信号

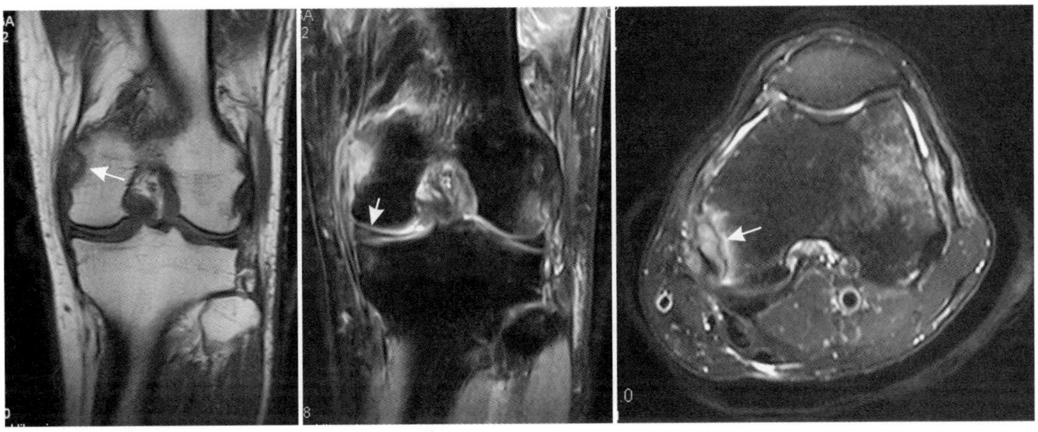

A　　　　B　　　　C

图 6-16-6　胫侧副韧带损伤合并内侧髁撕脱性骨折、半月板损伤

A：T1WI 显示股骨内侧髁撕脱性骨折，显示小骨碎片分离（箭头）；B：冠状 PD 压脂显示内侧副韧带损伤，增粗、信号增高，股骨附着点呈片状高信号，合并外侧髁骨挫伤，半月板损伤（箭头）；C：轴位压脂显示内侧髁撕脱性骨折，骨碎片分离，局部信号增高（箭头）

（林云崖　邓星河）

第十七节　胫侧副韧带囊肿

一、概述

膝关节腱鞘囊肿是常见的膝关节周围囊性病变，内侧副韧带囊肿属于膝关节内囊肿，膝关节腱鞘囊肿在关节内可发生于各个部位，如前交叉韧带、后交叉韧带、半月板、内外侧副韧带、膝横韧带和髌韧带等。腱鞘囊肿为关节附近结缔组织黏液变性、液化所形成的囊性结构，内衬以扁平梭形细胞并含胶冻样物质，多源于关节囊、腱鞘或韧带周围、交叉韧带和胫侧副韧带囊肿等。内侧副韧带囊肿临床上极少见，囊肿位于关节内侧，临床症状较轻。影像学报道极少。

胫侧副韧带囊肿的发病机制仍存在较大争议，主要有以下几种学说。

1. 黏液样变性学说　多数学者认为，在连续的重压之下，胶原组织周围发生了黏液样变性。Bergin 等认为腱鞘囊肿与黏液样变性通常并存，可能存在着类似的发病机制。

2. 滑膜组织疝入学说　滑液组织通过腱鞘的缺损部位疝入而形成。

3. 滑膜组织异位学说　胚胎发育过程中，滑膜组织进入腱鞘。

4. 化生和结缔组织增殖学说　随着组织退变，原始干细胞分化增殖，组织细胞胞质分泌黏蛋白、黏蛋白积聚在结缔组织胞质内。

5. 外伤学说　Bui-Mansfield 等认为，外伤后细胞可以反应性地产生黏蛋白、透明质酸等一些物质，分散至韧带纤维束之间，引起梭形扩张，随着关节和组织的运动，黏蛋白可以分解部分韧带纤维束，并且可以进入韧带附着处和膝关节髁间窝。尽管许多患者可能并不存在外伤史，但是过度的锻炼和反复的轻微外伤也可能是一种诱因。

二、临床表现

本病一般表现为膝关节内侧包块。临床上多无明确外伤史或关节不稳定。临床表现为膝关节局部肿胀及压痛、酸困不适等非特异性表现，物理检查不能作出诊断。膝关节内腱鞘囊肿相当少见，发病率为 0.9%~1.3%。

三、内侧副韧带解剖学特点

膝内侧副韧带上端起源自股骨内收肌结节下方股骨内上髁，向下分为两束。膝关节内侧副韧带分前、后两部分：前束纤维较长，垂直向下止于胫骨内侧面相当于胫骨粗隆水平，为鹅足腱所遮，与关节囊及半月板间有稀松的结缔组织相隔，半膜肌腱纤维伸展于韧带的深面；后束纤维短，在关节水平呈扇形向后下止于关节囊，半月板、并与腘斜韧带起点相连。内侧副韧带（MCL）常分为三层，第一层由覆盖股四头肌的深筋膜组成；第二层包括 MCL；第三层为关节囊韧带。韧带的浅层常起源于股骨内侧髁，向远端走行，止于关节面下方约 5cm 和鹅足的后部。浅层纤维与深层纤维之间由滑囊分开，此滑囊区可发生炎症和扩张。

四、影像学表现与病理基础

MRI 检查是内侧副韧带囊肿最好的方法，膝关节周围囊性病变，腱鞘囊肿为关节附近结缔组织黏液变性、液化所形成的囊性结构，内衬以扁平梭形细胞并含胶冻样物质，多源于关节囊、腱鞘或韧带周围而形成囊肿。MRI 可清楚表现内侧副韧带腱鞘囊肿，常表现为邻近或沿着韧带分布形成的分界清楚，多房囊性不规则和分层状大小不等的囊性信号影，多房性囊肿的形成可能与韧带的解剖特点有关，由于韧带浅层纤维与深层纤维之间由滑囊分开，此滑囊区可发生炎症和扩张。另外多数患者有可能有慢性关节损伤史，损伤后局部出血、机化形成囊肿或者周围滑膜细胞进入韧带纤维内，分泌滑液逐渐形成囊肿。T1WI 显示囊肿内容物表现为不均匀等低信号影，PD 及 T2WI 压脂显示分层高信号影，冠状位呈漩涡状（图 6-17-1，2），如果囊肿内蛋白成分较多或合并有出血，T1WI 可以表现为相对高信号，外周囊壁呈等低信号。

五、诊断与鉴别诊断

内侧副韧带囊肿 MRI 表现非常典型，具有韧带解剖位置及腱鞘囊肿的特征性改变，依据其特定的解剖部位及形态特点诊断并不难。但是还需要与以下病变进行鉴别。

1. 半月板囊肿　位于半月板周围，常常合并半月板撕裂，囊肿常与损伤的半月板信号相连续。

2. 滑膜血管瘤　滑膜血管瘤病变范围常较大，而且表现不规则的迂曲呈条状影分布，病变增强扫描强化明显可鉴别。

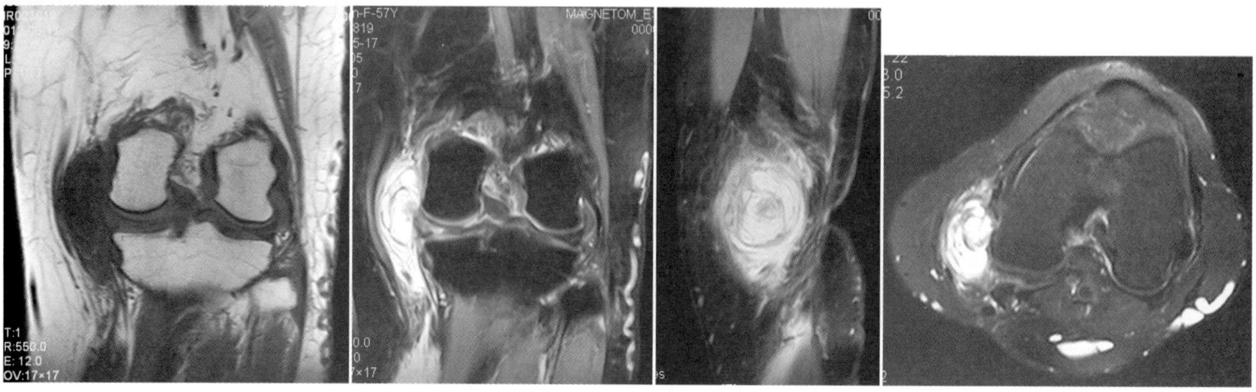

A　　B　　C　　D

图 6-17-1　内侧副韧带囊肿

A：T1WI 显示内侧副韧带区类梭形不均匀等低信号影，周围隐约显示分层结构，本例合并半月板损伤及向内侧移位，关节镜证实为内侧副韧带囊肿；B：PD 冠状位显示内侧副韧带区内可见多条低信号影将囊肿分隔成多房及分层状影，周围可见分层高信号水肿；C：PD 矢状位显示内侧副韧带区分层状多房性高信号积液囊肿影，呈漩涡状改变，周围软组织肿胀，信号增高；D：T2 轴位压脂显示局限于内侧副韧带区分层状囊性高信号

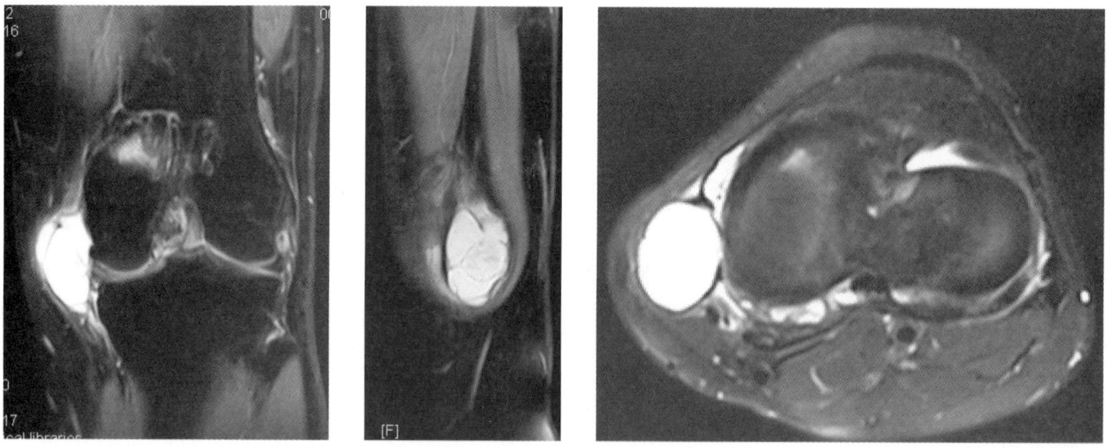

A　　B　　C

图 6-17-2　关节镜证实内侧副韧带囊肿。PD 压脂冠（A）、矢状位（B）及 T2 压脂轴位（C）显示内侧副韧带多房性大小不等囊性高信号影

（邓星河）

第十八节 Pellegrini-Stieda-Pellegrini 影（胫侧副韧带钙化）

膝关节内侧副韧带钙化，即 Pellegrini-Stieda-Pellegrini 影，代表该韧带创伤性撕裂的后遗改变。

文献将软组织钙化的 Stieda 分为三类。

Stieda Ⅰ：大收肌撕脱物骨质形成、骨化或邻近该部位的软组织内骨化。

Stieda Ⅱ：股骨干与股骨髁内面交界区附近皮质旁骨化（图 6-18-1）。

Stieda Ⅲ：侧副韧带骨化（撕脱后）。移位的骨碎片与邻近股骨髁或股骨上髁的缺损相吻合（图 6-18-2，3）。

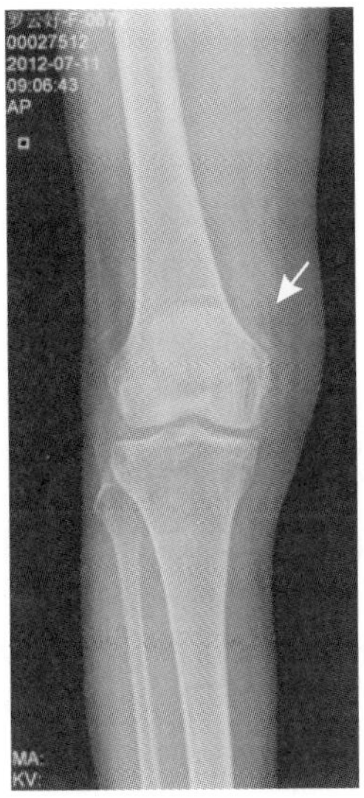

图 6-18-1 Stieda Ⅱ。股骨干与股骨髁内面交界区附近皮质旁骨化（箭头）

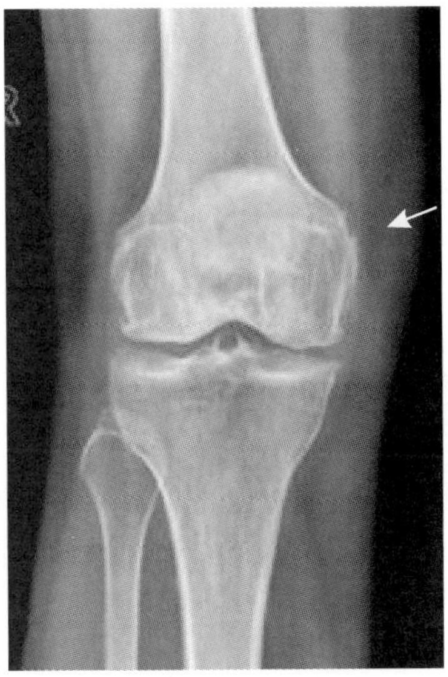

图 6-18-2 Stieda Ⅲ。内侧副韧带骨化（撕脱后），移位的骨碎片与邻近股骨髁或股骨上髁的缺损相吻合（箭头）

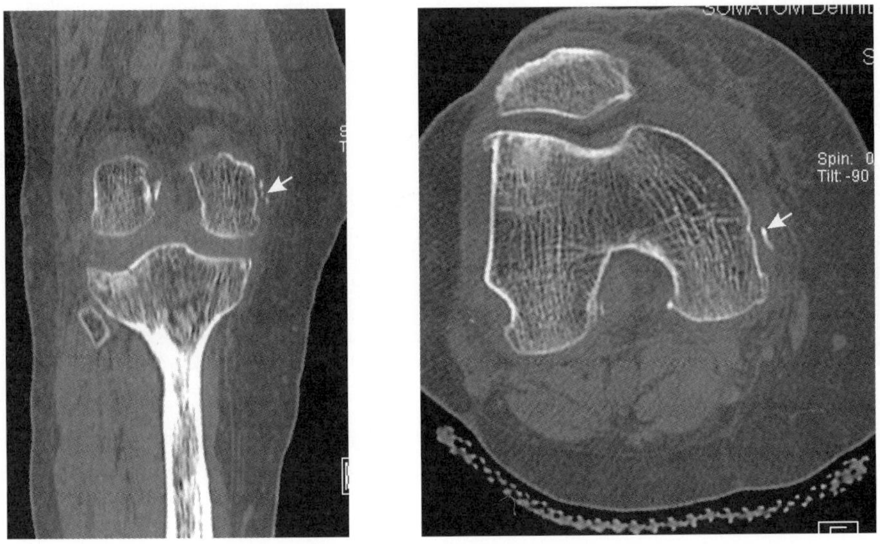

A B

图 6-18-3 CT 轴位及冠状重建显示内侧副韧带内可见多个斑点状高密度钙化影（箭头）

（邓星河）

第十九节　腓侧副韧带损伤

一、概述

腓侧副韧带（fibial collateral ligament）起于股骨外髁结节，止于腓骨小头，其主要作用在于限制膝关节内翻及过伸，维持关节稳定。腓侧副韧带损伤多见于摔跤运动员、舞蹈演员等，通常由直接暴力引起，发生率远低于胫侧副韧带及交叉韧带损伤。单纯腓侧副韧带损伤少见，该韧带损伤常合并外侧关节囊撕裂或交叉韧带、半月板损伤，甚至发生腓骨小头撕脱骨折或腓总神经损伤。

二、临床表现

腓侧副韧带损伤主要由膝关节的内翻性应力导致，如强大的外力作用于膝关节内侧或小腿外侧，此时可出现膝外侧剧烈疼痛，腓骨小头上方肿胀、隆起，伴明显压痛。查体患侧膝关节的内收应力试验阳性。

三、影像学表现与病理基础

腓侧副韧带的MRI检查以冠状及横轴位为主，采用SE序列T1WI及T2WI成像，结合T2WI或PD压脂序列可更好地显示水肿和出血。

腓侧副韧带损伤多见于下段近腓骨小头附着处，其临床分级与胫侧副韧带相似，根据损伤程度将其分为三级，Ⅰ级：韧带轻微撕裂，膝关节的稳定性不受影响；Ⅱ级：韧带部分撕裂，出现轻度关节不稳；Ⅲ级：韧带完全性撕裂（断裂），膝关节的稳定性显著受损。影像学上一般分为部分撕裂及完全性撕裂。部分撕裂的腓侧副韧带MRI上表现为韧带肿胀、增厚及信号增高，伴有急性出血时可出现局部T1WI高信号灶，部分的韧带纤维仍然连续（图6-19-1，2）。完全性撕裂（断裂）则表现为韧带纤维整体连续性中断，断端回缩呈波浪状改变（图6-19-3）。合并腓骨小头撕脱骨折时，表现为局部骨髓水肿，高信号的撕脱骨片与韧带下端相连。该韧带损伤常合并外侧关节囊撕裂或交叉韧带、半月板损伤，并显示相应表现（图6-19-4，5）。

四、诊断与鉴别诊断

腓侧副韧带损伤的诊断有赖于影像学检查，其中MRI扫描所见对诊断的确立尤为重要。临床上该韧带损伤须注意与其毗邻结构如髂胫束或腘肌腱的撕裂相鉴别，MRI的多方位结合多序列扫描有助于明确受损韧带的定位。

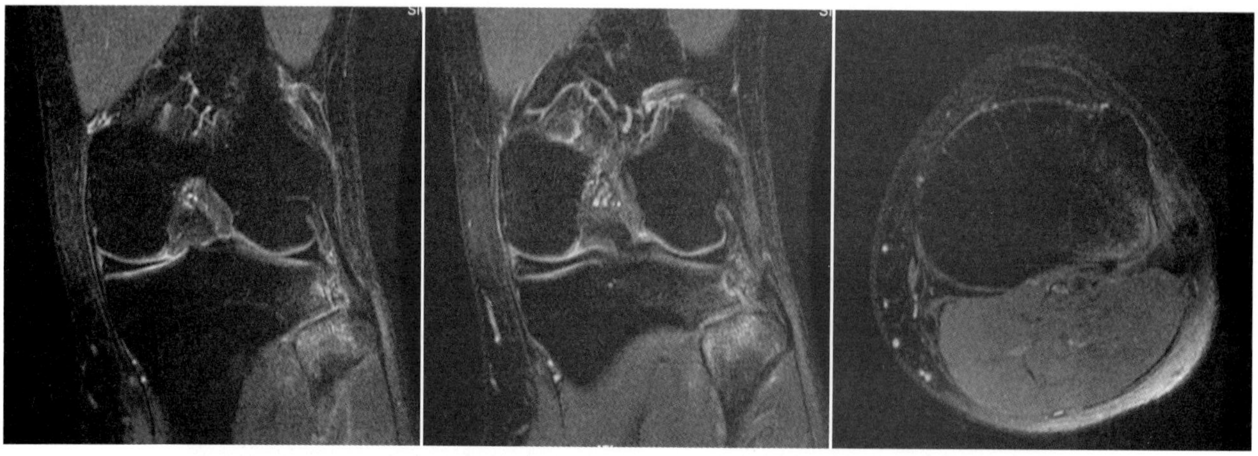

A　　B　　C

图6-19-1　T2WI压脂序列冠状面（A、B）及横轴面（C），右膝腓侧副韧带下段肿胀、增粗及信号增高，伴周围软组织水肿，韧带下端腓骨附着处可见片状T2WI高信号骨髓挫伤。韧带中上段形态及信号正常，未见明显回缩及迂曲，间接提示韧带下段损伤为部分撕裂

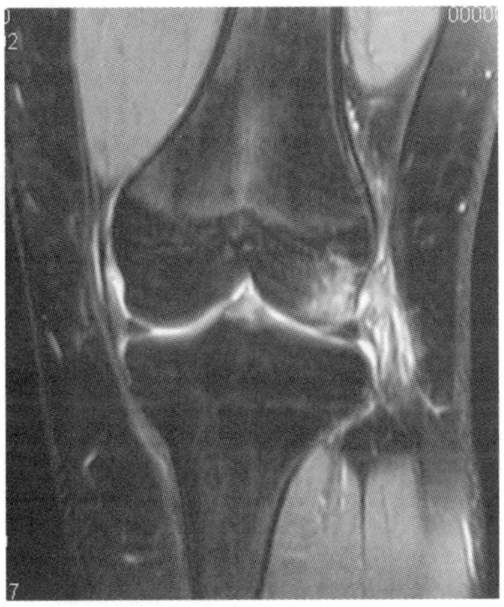

图 6-19-2　PD 冠状压脂显示左膝腓侧副韧带全段损伤，韧带增粗、水肿呈高信号

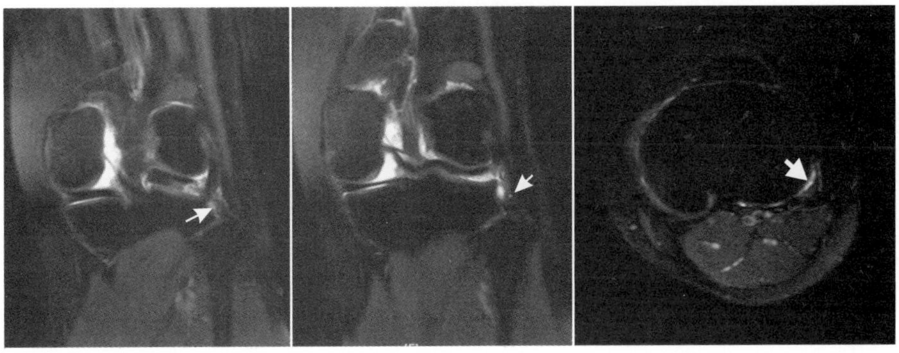

A　　　　B　　　　C

图 6-19-3　T2WI 压脂序列冠状面（A、B）及横轴面（C），右膝腓侧副韧带纤维完全性中断，冠状面（A、B）见韧带下段回缩并迂曲，断端信号增高（细箭头），局部可见少许高信号积液影（粗箭头）

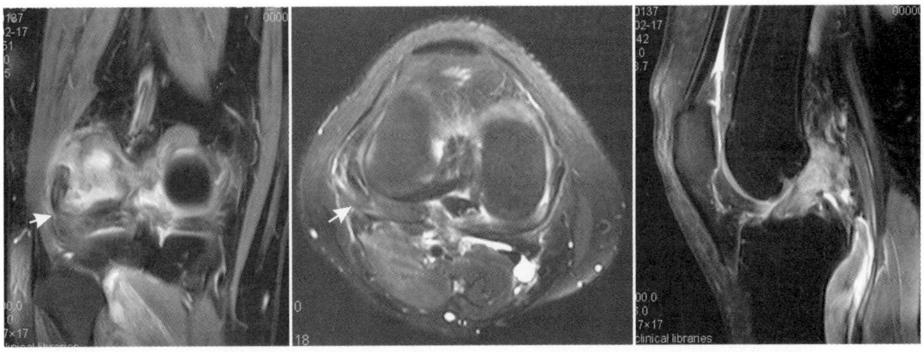

A　　　　B　　　　C

图 6-19-4　腓侧副韧带断裂合并前交叉韧断裂

A：（冠状）、B（轴位）：PD 压脂显示腓侧副韧带下段断裂，断端向上回缩、增粗，信号增高（箭头）；C：矢状 PD 压脂显示合并前交叉韧带断裂，韧带增粗、模糊、信号增高。腘肌挫伤

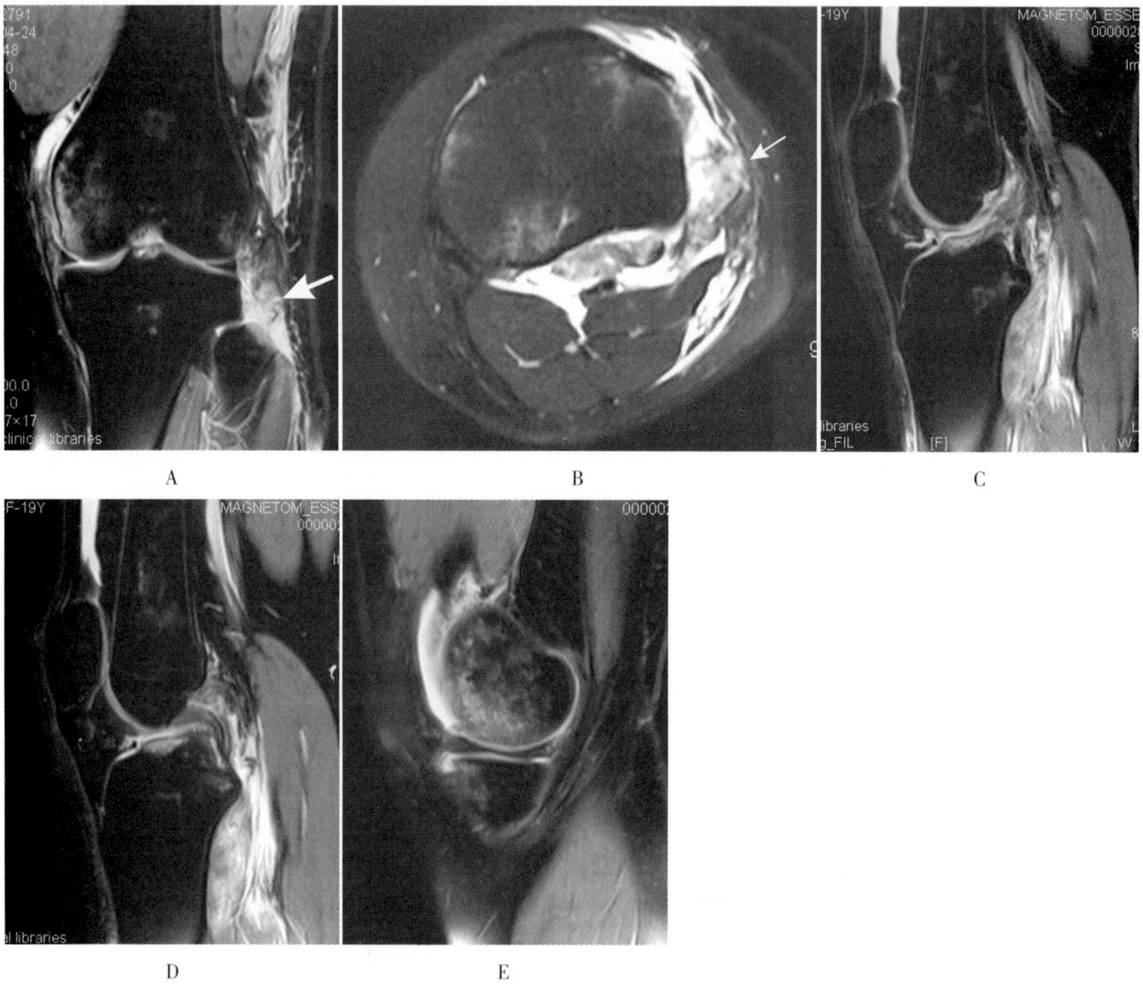

图 6-19-5　腓侧副韧带断裂并复合性损伤

A、B：腓侧副韧带近端断裂、向远端回缩呈团状高信号（箭头），腓骨小头、股骨内外髁骨挫伤；C：前交叉韧带损伤并撕裂，腘肌、比目鱼肌挫伤；D：后交叉韧带损伤，信号增高；E：股骨内侧髁骨挫伤，半月板后角损伤

（林云崖　邓星河）

第二十节　急性滑脱性髌股关节撞击症

一、概述

髌股关节撞击的报道有急性滑脱性髌股关节撞击症、膝关节 V 型骨挫伤、外侧髌骨挤压综合征，目前通常将急性滑脱性髌股关节撞击症称为急性髌骨脱位或外伤性髌骨脱位、半脱位，仅通过临床初诊查体及 X 线平片易漏诊或误诊，且较难准确判断损伤的程度。有学者对急性滑脱性髌股关节撞击症的 MRI 表现进行分析、总结，认为 MRI 对急性滑脱性髌股关节撞击症有较高的诊断价值。

二、临床表现

急性滑脱性髌股关节撞击症多发生于剧烈运动的年轻人，以足球及篮球运动损伤较多，临床上膝关节疼痛、肿胀、功能障碍等表现。

三、髌股关节的生物力学特征与髌骨正常运动轨迹

正常膝关节的股骨中心部分具有不对称性，即以股骨髁间切迹为参照点，外侧髁关节面的弧度及深度均明显高于内侧髁，非对称性股骨髁间滑槽，恰好与髌骨内、外侧非对称性关节面相吻合，当膝关节由伸直位逐渐屈曲时，髌骨在 10°即进入滑槽并沿外高内低倾斜的股骨髁间关节面向远侧滑移，由于股骨内侧髁移行大于外侧髁，出现滑槽逐渐向内侧倾斜，使髌骨在股骨滑槽非对称性、硬性几何形通道的引导下，也逐渐内倾。这种髌骨在滑移时的内倾现象在屈膝 100°~120°时最为明显，可发生突然大幅度内倾现象，即以髌

骨内侧面的奇面，单一的小面与股骨滑槽内侧面相接触，这一时段髌骨由伸直时位于股骨滑槽外上方随屈膝角度不断增大逐渐滑移向内下方的过程和途径，就是髌骨正常运动轨迹。

四、正常 MPFL 的解剖和 MRI 表现

内侧髌股韧带（medial patellofemoralligament，MPFL）即髌骨内侧支持带是防止髌骨外移的主要静力性结构，包括浅、深两层。浅层较薄，深层由 MPFL、内侧髌胫韧带和内侧髌半月板韧带组成，其中 MPFL 最厚，限制作用亦最明显，对限制髌骨外移起决定性作用。MPFL 起自股骨内上髁的收肌结节，呈扇形经股内斜肌深面向前走行，最后附着于髌骨内侧中上部。与其他的韧带一样，正常 MPFL 中的氢原子固定在多肽形成的致密网架上，不能参与 MR 成像，在任何序列上均为低信号。不同的成像方向对正常 MPFL 的显示效果不一，连续的横断位均能清楚观察 MPFL 的走行、形态及毗邻结构，冠状位也能较好显示 MPFL 的形态，但其与 MCL 的股骨内上髁附着点往往难以分辨，而在矢状面上菲薄的 MPFL 受容积效应影响显示率极低。由此可见，横断位是观察正常 MPFL 的最佳扫描方向。

五、影像学表现与病理基础

1. 髌骨内侧支持带损伤　目前国内外学者根据不同程度韧带损伤的病理表现及 MRI 分级标准，将支持带损伤分为 3 度：Ⅰ度为支持带周围水肿、出血和炎性改变深入皮下脂肪，韧带无明显撕裂或断裂，在 MRI T2 压脂表现为支持带周围软组织呈局限性高信号改变，支持带边缘模糊，形态连续（图 6-20-1）；Ⅱ度为支持带部分纤维撕裂或断裂，水肿和出血使支持带和周围脂肪分界不清，T2 压脂表现为支持带断续或变细，其间及周围弥漫条带样高信号改变（图 6-20-2）；Ⅲ度为支持带纤维完全断裂，T2 压脂表现为支持带形态完全模糊不清，连续性中断，其间见弥漫高信号（图 6-20-3，4）。

2. 骨及软骨损伤　骨及软骨损伤时 MRI 表现为信号的异常，T1WI 呈低信号，T2WI 及 PD 压脂呈高信号。①髌骨及软骨损伤：髌骨损伤时表现为髌内侧面皮质下，可延伸至髌骨嵴的片状异常信号；软骨损伤时 MRI 表现为软骨肿胀、连续性中断或局部软骨缺损，软骨层次模糊或出现异常信号改变，或为 T1WI 呈低信号，T2 或 PD 压脂呈高信号（图 6-20-5～6-20-7）；②股骨外髁骨质挫

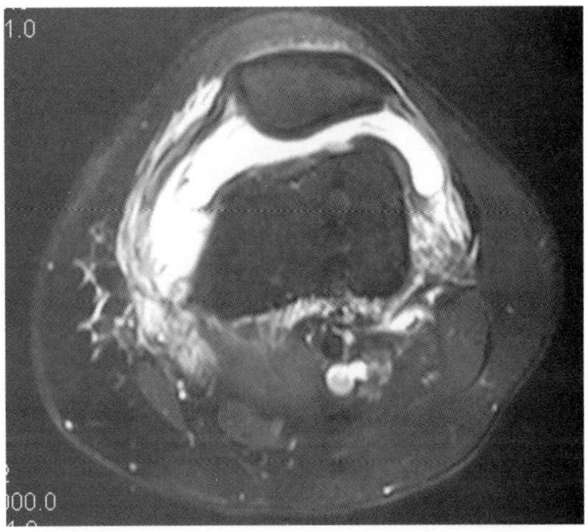

图 6-20-1　Ⅰ度损伤。T2 压脂表现内侧支持带增粗、水肿，周围软组织呈高信号水肿，髌上囊见多量积液

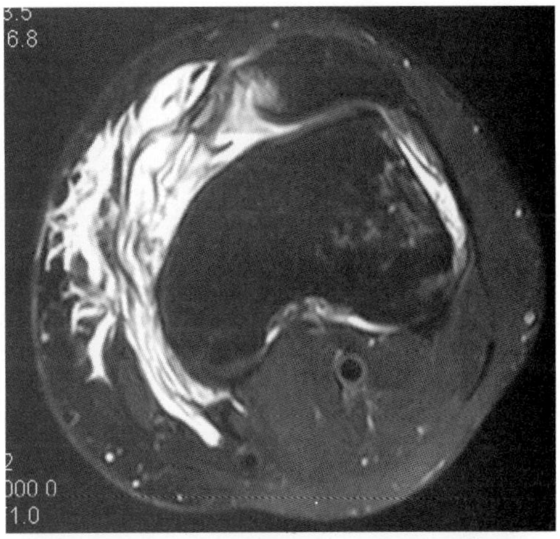

图 6-20-2　Ⅱ度损伤。髌骨内侧支持带损伤，断裂，支持带较细，弯曲，周围软组织水肿明显，髌骨半脱位

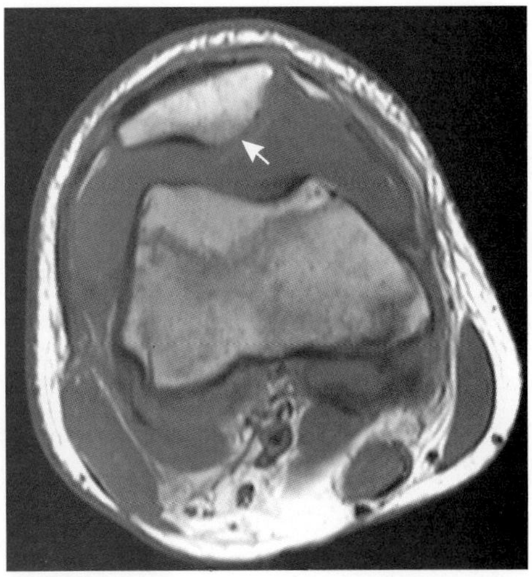

图 6-20-3　Ⅲ度损伤，T1WI 支持带纤维完全断裂，支持带形态模糊不清，髌骨向外向前脱位并倾斜，髌骨软骨骨折分离（箭头），髌上囊可见多量积液

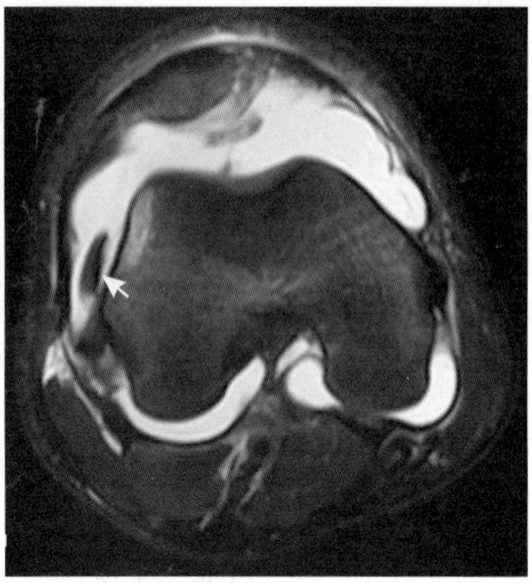

图 6-20-4　与图 6-20-3 为同一病例。Ⅲ度损伤，T2 压脂内侧支持带完全断裂，髌骨向外向前脱位并倾斜，髌骨软骨骨折分离，股骨外侧髁可见条状低信号撕裂骨片影（箭头）

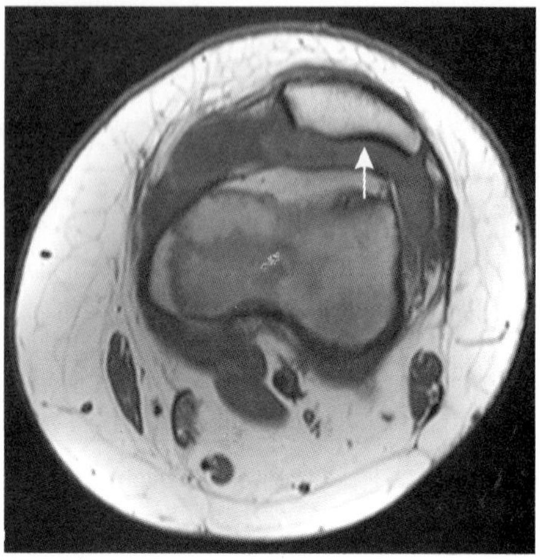

图 6-20-5　髌骨内侧面骨折，T1WI 呈等信号（箭头）

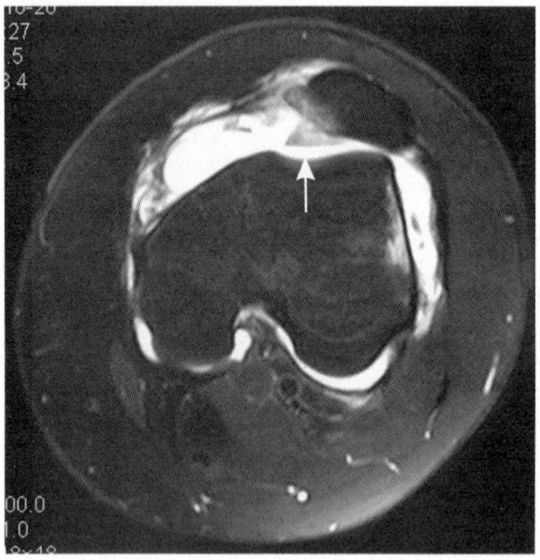

图 6-20-6　髌骨内侧面骨折，T2 压脂呈三角形高信号（箭头）

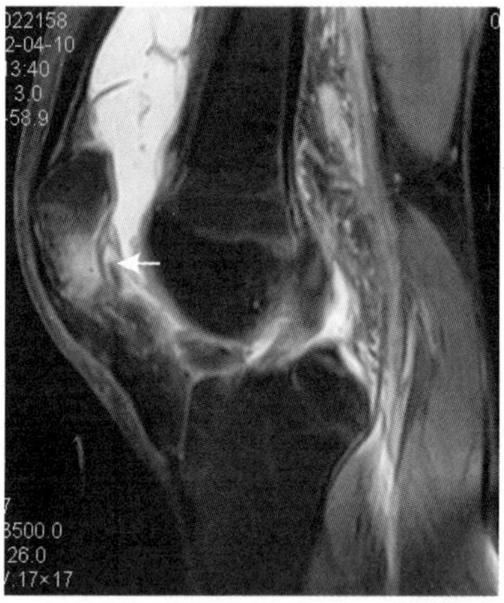

图 6-20-7　矢状 PD 压脂显示髌骨内下部挫伤及软骨骨折（箭头）

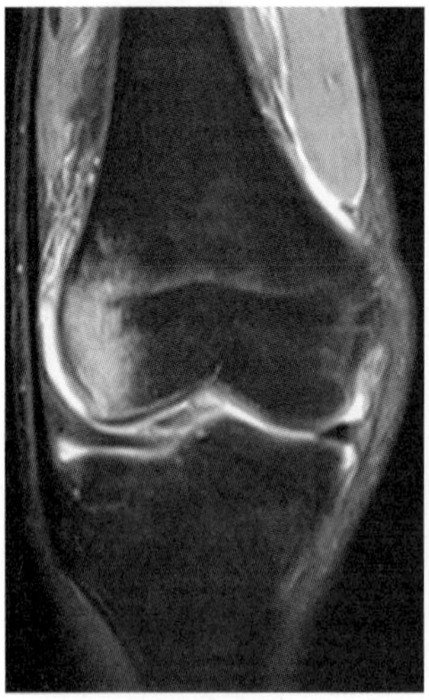

图6-20-8

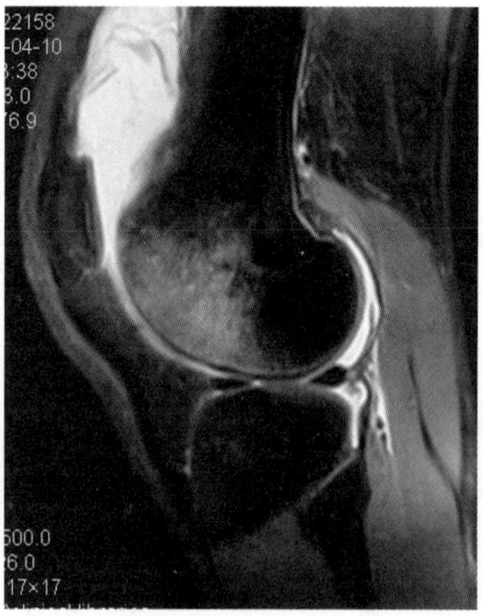

图6-20-9

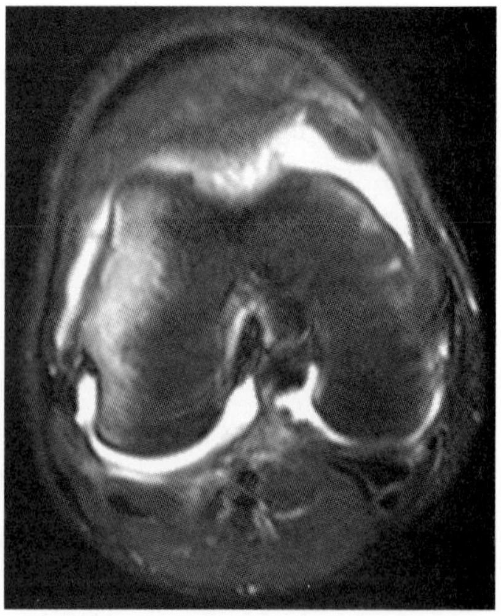

图6-20-10

图 6-20-8～6-20-10　股骨外髁骨质挫伤，股骨外髁片状异常信号均位于外髁前、中部及前外侧缘皮质下，PD 及 T2 压脂均呈高信号

伤：股骨外髁骨质损伤呈形态各异、地图样或线性的异常信号改变，股骨外髁异常信号均位于外髁前、中部或前外侧缘皮质下，部分延伸至外髁后部及髁间窝（图 6-20-8～6-20-10），当局部软骨明显中断或缺损，关节囊内可见游离软骨或骨软骨碎片影，或为股骨外髁外侧部骨折（图 6-20-11～6-20-13）；③复合性骨挫伤及骨折：由于膝关节外伤的着力点及胫腓关节撞击损伤，较重的病例，可表现多骨损伤及骨及软骨骨折（如图 6-20-11～6-20-13），可表现为髌骨及股骨挫伤、髌骨软骨及股骨外髁部骨折。另外，还可出现胫腓关节同时撞击而显示胫腓骨关节软骨损伤，并可显示关节间隙积液高信号（图 6-20-14～6-20-16）。

急性滑脱性髌股关节撞击症与急性髌骨外侧脱位或半脱位的发病机制基本相同，早期许多学者对急性髌骨外侧脱位或半脱位的病理基础进行了大量研究。Milgram 认为当站立位膝关节伸直时，股突然内旋使髌骨向外脱位，可产生股骨外髁损伤，如果完全脱位，当股四头肌用力收缩，髌骨复位时，髌骨内下部受切线应力的作用产生髌骨内下部骨软骨损伤，同时股骨外髁前外侧缘受挤压也产生股骨外髁前外侧缘骨软骨损伤。而也有认为半屈膝站立时，膝关节再扭转、外翻是造成损伤的主要病理机制。

3. 髌骨脱位　王植等根据测量结果将髌骨半脱生分为 3 型：Ⅰ型为半脱位无倾斜，即髌骨外侧缘中部位于股骨外髁最高点外侧，髌骨外侧面切线与股骨髁间外侧面切线基本平行（图 6-20-17）；Ⅱ型为半脱位有倾斜，即髌骨外侧缘中部位于股骨外髁最高点外侧，髌骨外侧面切线与股骨髁间外侧面切线明显成角（图 6-20-18）；Ⅲ型为倾斜无半脱位，即髌骨外侧缘中部位于股骨外髁最高点内，髌骨外侧面切线与股骨髁间外侧面切线明显成角。

4. 关节囊积液　当关节囊积液时，特别是髌上囊积液较为明显，根据损伤程度积液量有所差异。MRI 均表现有不同程度的关节囊积液成分而显示不同的信号特征，积液的成分差异在 MRI 上所表现的信号差别：①单纯积液：T1WI 呈低信号，T2WI 呈等高信号，T2 或 PD 压脂呈高信号，信号均匀（图 6-20-19～6-20-22）；②血性积液或积血：T1WI 呈等信号，T2 或压脂均呈高信号，此型积液可有分层：上层为血清成分，T1WI 呈低信号，T2WI 呈等高信号，PD 压脂呈高信号；下层为血浆成分，T1WI 呈等高信号，PD 压脂呈高信号（图 6-20-23～6-20-27）；③积血-积液-脂液平面（图 6-20-28，29）。

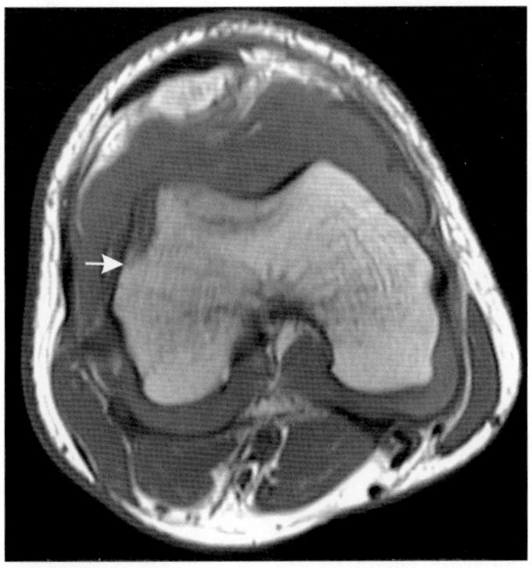

图 6-20-11　股骨外髁部撕脱性骨折。T1WI 显示外髁部骨皮质下可见长条状低信号骨性结构影

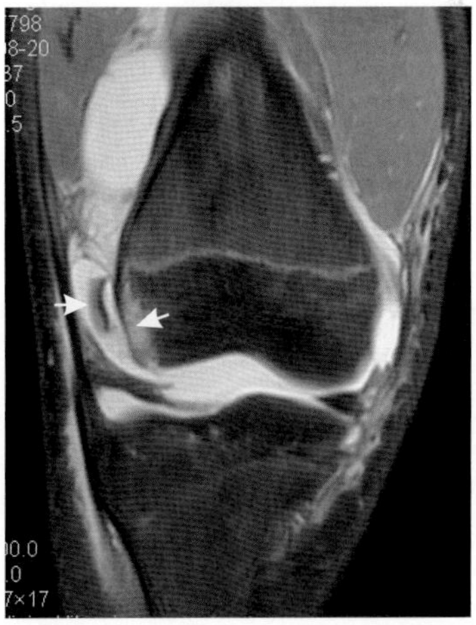

图 6-20-12　与图 6-20-11 为同一病例。PD 压脂股骨外髁部皮质下小片高信号，外侧可见条状撕脱的骨性组织信号影（箭头）

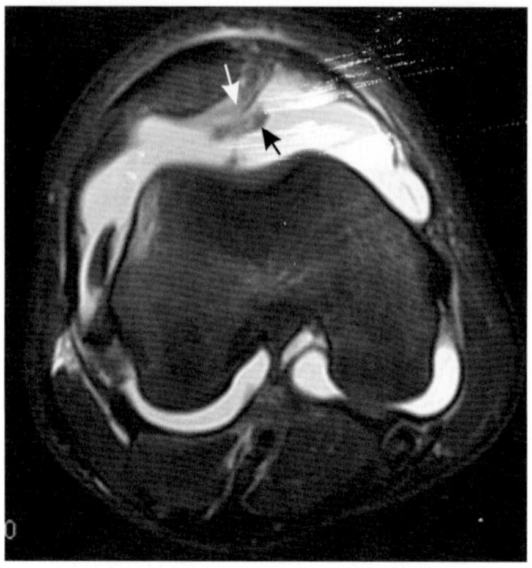

图 6-20-13　与图 6-20-11 为同一病例。T2 压脂所见与图 6-20-12 PD 压脂信号相同，另同时见髌骨软骨骨折（箭头）

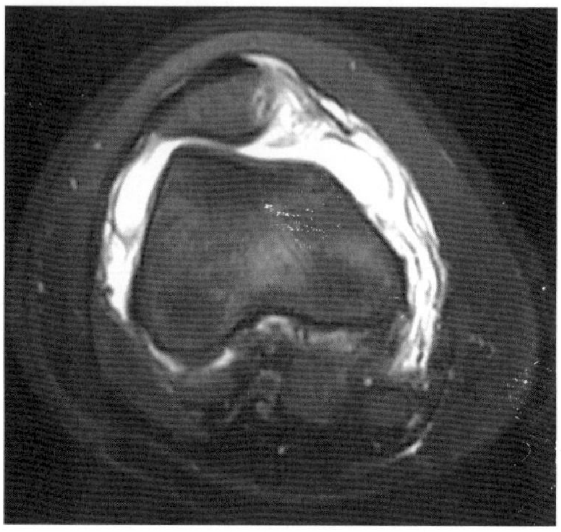

图 6-20-14　为髌骨内侧支持带断裂，断端迂曲变细，髌骨半脱位

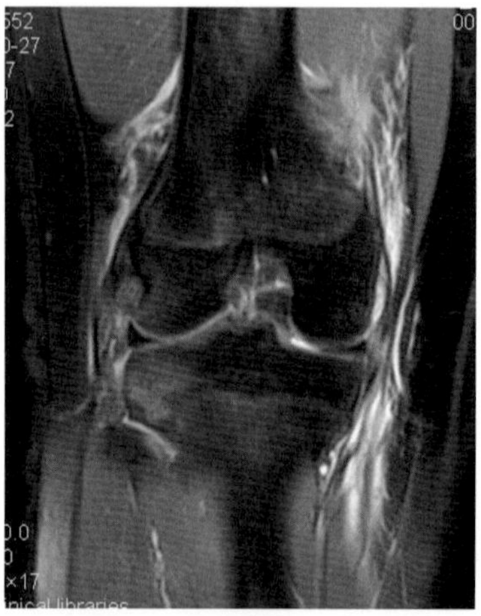

图 6-20-15　与图 6-20-14 为同一病例。胫腓关节撞击挫伤及内侧副韧带及腘韧带损伤

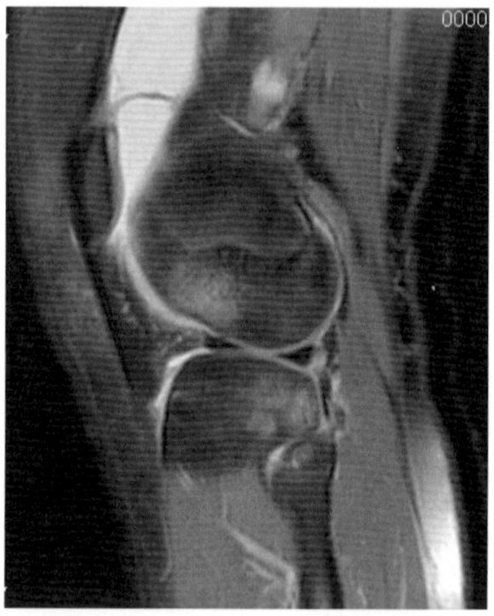

图 6-20-16　与图 6-20-14 为同一病例。胫腓关节撞击挫伤，胫腓关节软骨损伤，软骨下骨髓水肿，股骨髁髌沟骨挫伤，髌上囊多量高信号积液

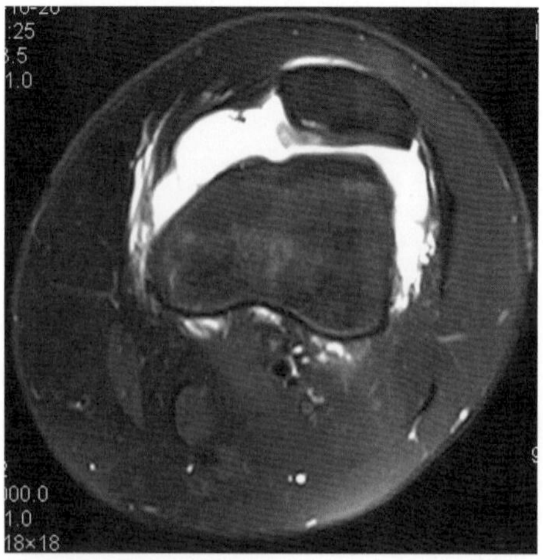

图 6-20-17　Ⅰ型：髌骨半脱位无倾斜合并髌骨软骨骨折

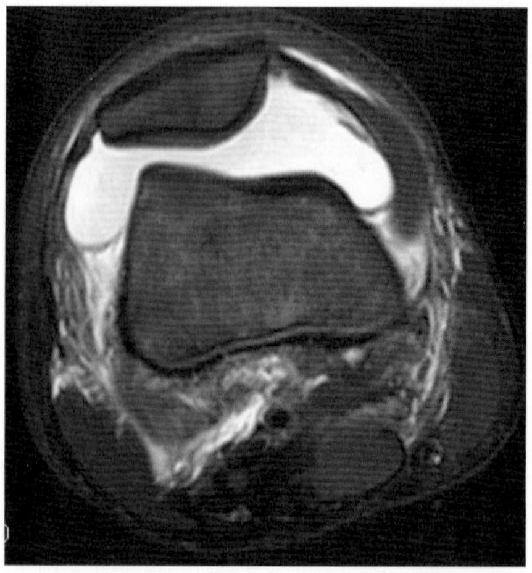

图 6-20-18　Ⅱ型：髌骨半脱位有倾斜，髌骨外侧面切线与股骨髁间外侧面切线明显成角，关节囊内多量积液

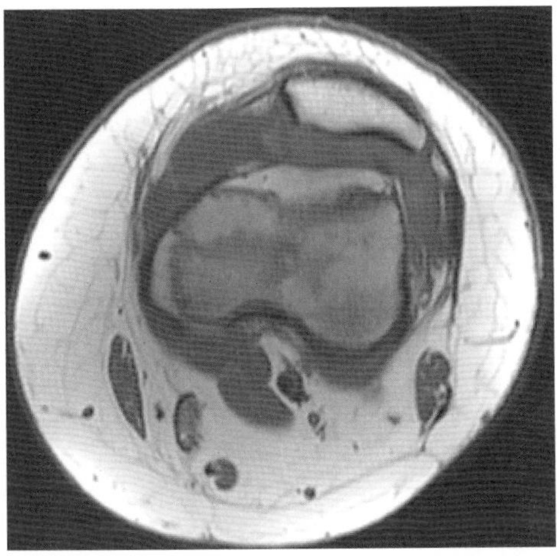

图 6-20-19　髌内侧支持带断裂合并关节囊积液。T1WI 显示髌内侧支持带断裂，髌股关节及髌上囊低信号的单纯积液

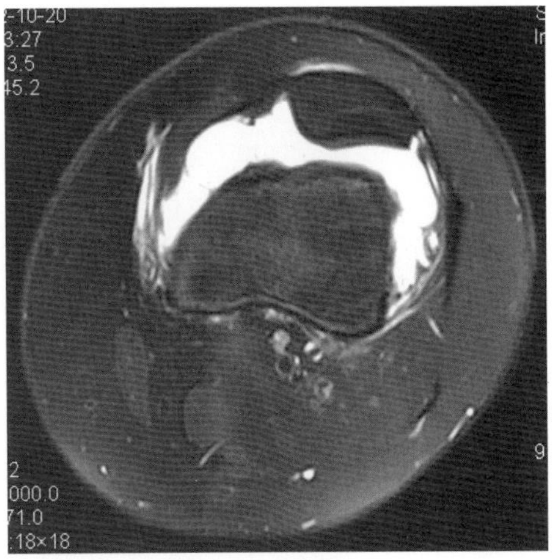

图 6-20-20　与图 6-20-19 为同一病例。T2 压脂显示髌骨内侧支持带断裂，髌骨移位及积液为高信号

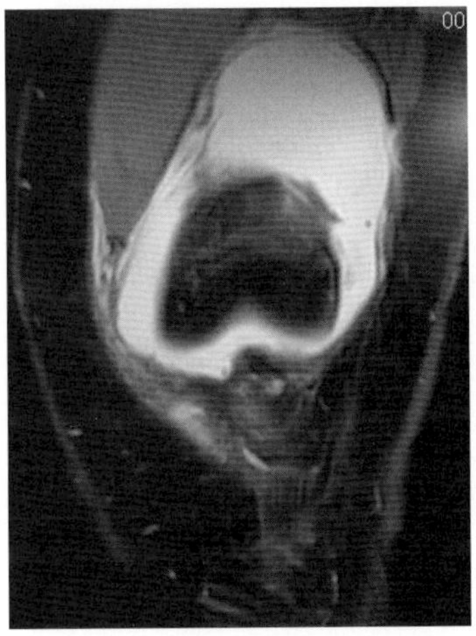

图6-20-21

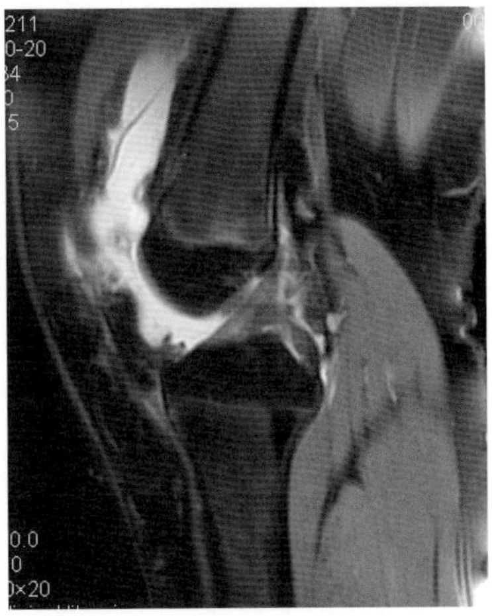

图6-20-22

图 6-20-21，22　与图 6-20-19 为同一病例。冠、矢状位 PD 压脂髌骨内侧支持带断裂，髌上囊及关节腔内多量高信号积液

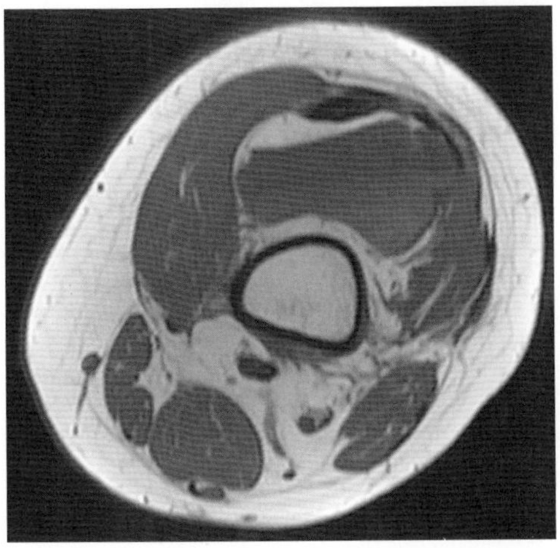

图 6-20-23　血性积液或积血（液-液平面）。积液可有分层：上层为血清成分，T1WI 呈低信号，下层为等信号

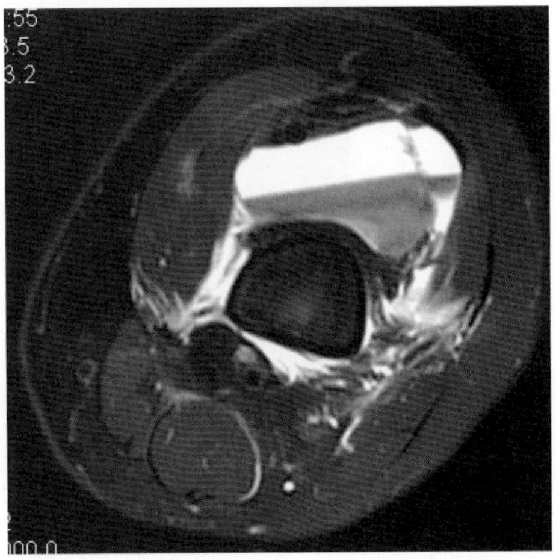

图 6-20-24　与图 6-20-23 为同一病例。T2WI 压脂显示：下层为血浆成分，呈等信号；上层呈高信号，呈明显的（液-液平面）

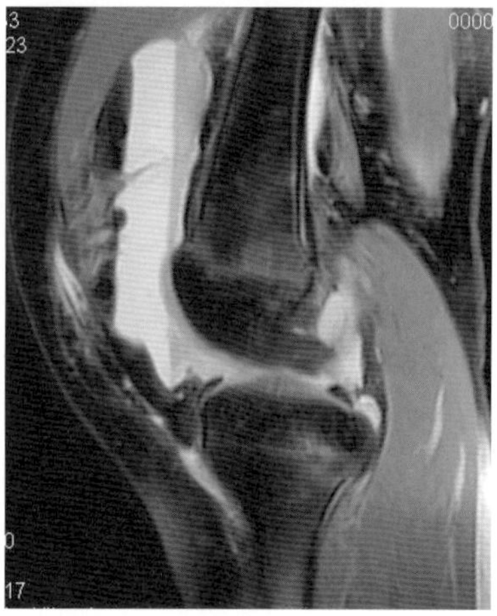

图 6-20-25　与图 6-20-23 为同一病例。PD 压脂矢状位可见分层状异常信号影，显示明显液-液平面

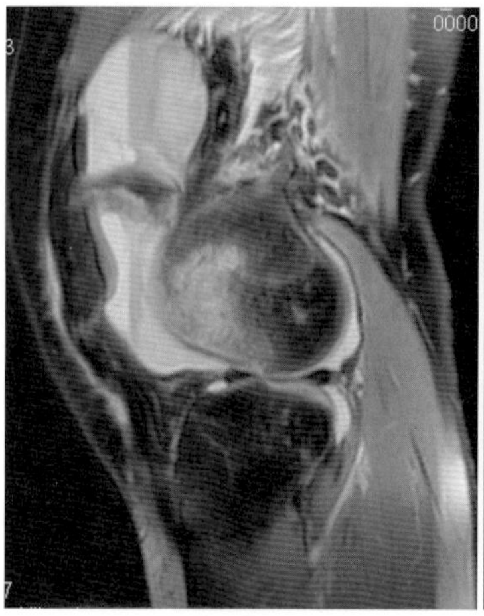

图6-20-26

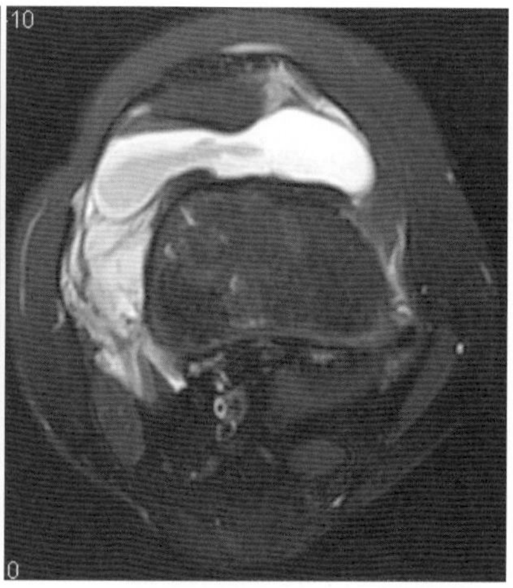

图6-20-27

图 6-20-26，27　PD 及 T2 压脂显示髌上囊三层不同信号积血、积液（高、中、低信号），内侧支持带撕裂，髌骨向外半脱位

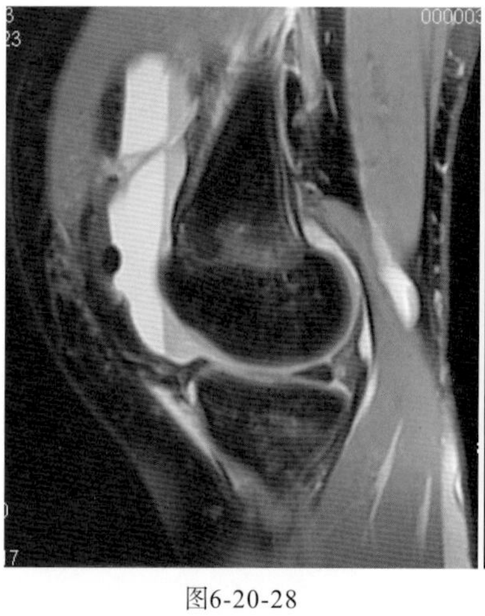

图6-20-28

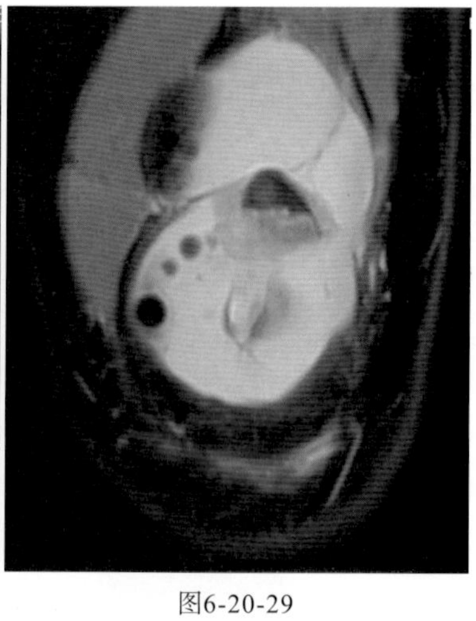

图6-20-29

图 6-20-28，29　PD 矢状、PD 冠状显示髌上囊表现为积血、积液及脂肪滴信号影，表现为积液-积血-脂液平面

六、诊断

急性滑脱性髌股关节撞击症通常为非直接暴力所致的膝关节复合性损伤，可造成骨、软骨、韧带、滑膜等组织结构不同程度的损伤及髌骨脱位或半脱位。仅通过临床查体、X线平片及CT检查很难将急性滑脱性髌股关节撞击症所致的上述各组织结构损伤全面而准确地显示出来，MRI技术的应用，提高了对该损伤的认识及诊断水平，MRI不但可以发现软骨损伤，还可显示X线平片、CT及关节镜等其他手段无法发现的隐匿性骨软骨损伤，并且对韧带及支持带的损伤及积液成分的分析具有很高的诊断价值。MRI对于髌骨外侧脱位、半脱位、内侧支持带、骨及软骨损伤、关节囊及关节腔积液均能清楚显示，为明确诊断提供可靠的信息和依据。

（邓星河）

第二十一节 髌韧带损伤

一、概述

髌韧带是指髌骨尖向下行并止于胫骨粗隆的纤维组织带，是股四头肌腱向髌骨下方的延续结构，并与髌内、外侧支持带相延续，位置浅在，厚实坚韧。伸膝时松弛，屈膝时紧张。该韧带与膝关节囊滑膜间为膝脂体，与胫骨间有髌下深囊。膝关节损伤是临床较常见的外伤，多为复合性损伤，前、后交叉韧带及内、外侧副韧带的损伤较为常见，容易引起重视，但髌骨周围韧带损伤相对少见而容易被忽视而漏诊。髌韧带损伤是膝关节软组织损伤之一，常为直接暴力致伤；亦可过度挤压股四头肌强力收缩，牵引性致伤。

二、临床表现

髌韧带损伤发病多见于青壮年，男性患者明显多于女性，根据病程可分急性、慢性损伤。急性损伤主要有髌韧带自髌骨下缘撕脱、髌韧带中部断裂。常见于青少年。胫骨粗隆与股骨体在尚未发育成熟前，其间有一骺软骨，当股四头肌猛力收缩时，容易引起髌韧带自胫骨粗隆处撕脱而分离。慢性损伤是运动损伤中较常见的一种。双侧同时断裂或自发性断裂的多为中老年，且绝大多数伴有慢性全身系统性疾病。临床上有剧痛、肿胀和压痛等症状，并伴有行走障碍，主要表现为主动伸膝困难，膝关节僵直、不能上下楼等障碍。典型的体征包括局部血肿、肿胀、髌周空虚感、主动伸膝障碍、部分患者髌骨活动范围增大等。

三、影像学表现与病理基础

髌骨周围韧带是髌骨稳定的解剖基础，包括髌骨上方的股四头肌腱、下方的髌腱韧带以及髌骨两侧的内外侧支持带。其中髌韧带覆盖髌骨的前面向下延伸至髌骨下方，止于胫骨粗隆，也称髌腱，主要附着于髌骨尖部的前面与后面，二者主要维持髌骨的纵向稳定。膝关节韧带主要是由胶原纤维组成，其氢原子被固定在多肽形成的致密网架上不能参与MRI成像，故其在任何序列上均为低信号。当损伤后，多肽网架遭到破坏，氢原子及水肿液在MRI成像上表现为韧带内出现高信号，由于出血、水肿而表现为韧带增粗肿胀。完全撕裂MRI表现为韧带的连续性中断、断端回缩、走向异常，或有假团块形成、韧带增粗，局部或弥漫性信号增高，PDWI上呈中等信号，T2WI和脂肪抑制序列呈高信号。部分撕裂的韧带MRI表现为韧带连续性完整、韧带增粗、信号增高，PDWI上呈中等信号，T2WI和脂肪抑制序列呈高信号。

1. X线平片表现　X线检查可发现髌骨的移位情况，在髌韧带完全断裂时，髌骨通常有位置的改变，必要时可双侧摄片对比髌骨位置，但X线平片不能直接显示韧带，对于髌骨移位不明显的韧带损伤或部分断裂无法提示诊断，对髌韧带损伤的诊断意义不大，仅作为CT及MR检查的辅助检查，用于了解患膝骨质情况，从而指导治疗。

2. CT表现　CT检查可发现髌骨移位及软组织损伤情况，根据软组织损伤部位提示髌韧带损伤，但不能直接显示韧带损伤的情况。

3. MRI表现　MRI检查通过多参数、多方位成像显示膝关节周围软组织的情况，其良好的软组织对比对肌腱的病变显示具有明显的优势。正常髌韧带为髌骨下方的清晰索条状影，延续于髌骨，于T1WI、T2WI及PD序列均表现为低信号。矢状位是显示髌韧带损伤的最佳检查方位，横断位也可了解其损伤的细节和程度。髌韧带发生损伤或不完全断裂时，表现为于T1WI、T2WI均可见韧带内高于韧带的异常信号影，或伴有韧带的扭曲。髌韧带完全断裂表现为正常的韧带结构消失，可见断裂移位的韧带断端，髌骨移位。当T1WI显示髌韧带损伤处增粗、肿大或不同程度中断，呈等或稍高信号、断端分离或变形，局部皮肤和皮下组织肿胀，膝脂体受压。T2WI 显示稍高或高信号，并可同时了解有无关节韧带、半月板等损伤。压脂序列可显示髌韧带明显高信号影，有助于了解出血灶的程期变化及周围组织水肿情况，所以，脂肪抑制序列对显示韧带损伤和断裂较佳（图 6-21-1～6-21-7）

MRI 检查能直接显示髌骨上下韧带损伤和韧带断裂移位，同时能显示伴发的膝关节损伤，明确诊断韧带损伤撕裂的部位，髌骨脱位等表现，是目前诊断髌韧带损伤的最好方法。

四、诊断

以青壮年为主，有较明确的外伤病史，或伴有慢性全身系统性疾病的中老年人，临床出现膝关节剧痛、肿胀和压痛等症状及体征，MRI 检查发现髌韧带形态及信号的异常，可伴有膝关节骨质信号的改变，可诊断髌韧带损伤。X 线及 CT 检查仅作为 MRI 检查的辅助手段，临床应用中少用于确诊髌韧带损伤。

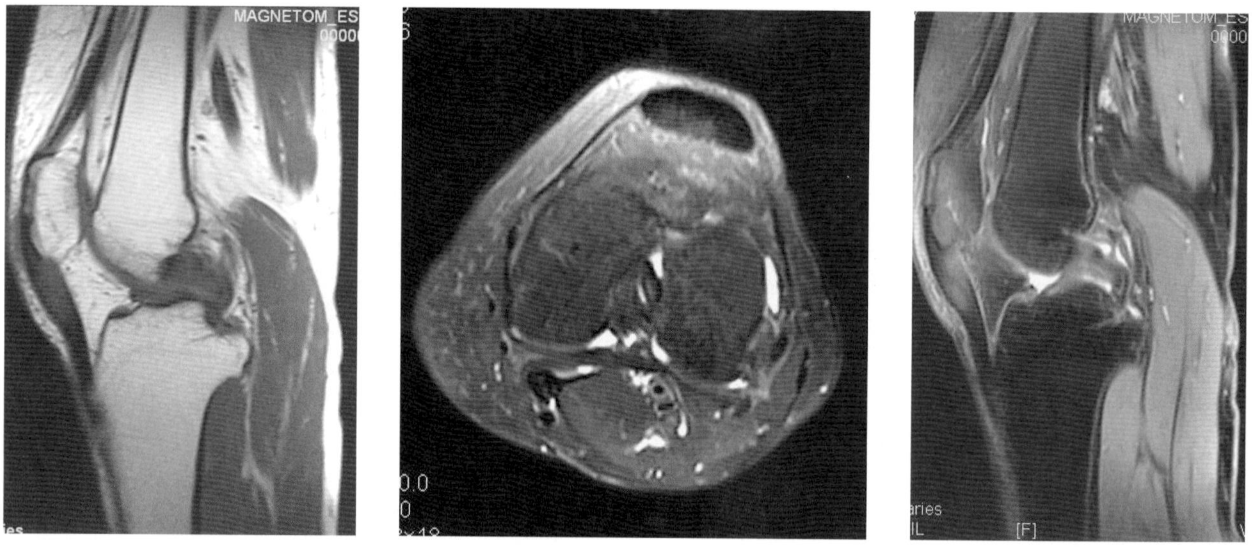

A B C

图 6-21-1 膝关节外伤 3 天，髌韧带损伤

A：T1WI 矢状位序列显示髌韧带上半段明显增粗，信号比正常高；B：T2 轴位压脂显示髌韧带增粗，形态不规则，信号不均匀增高，关节腔少量积液；C：PD 矢状位压脂序列显示髌韧带信号增高，关节腔积液，同时显示髌骨损伤、信号增高，前、后交叉韧带损伤

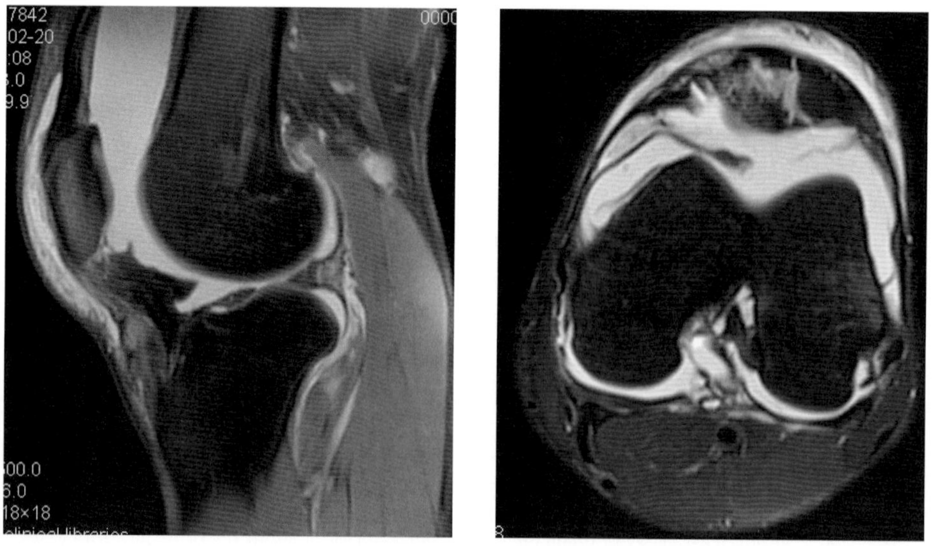

A B

图 6-21-2 矢状位及轴位脂肪抑制显示髌韧带下段损伤，局部增粗，呈明显高信号，合并关节腔及髌上囊多量积液，髌前皮下囊积液

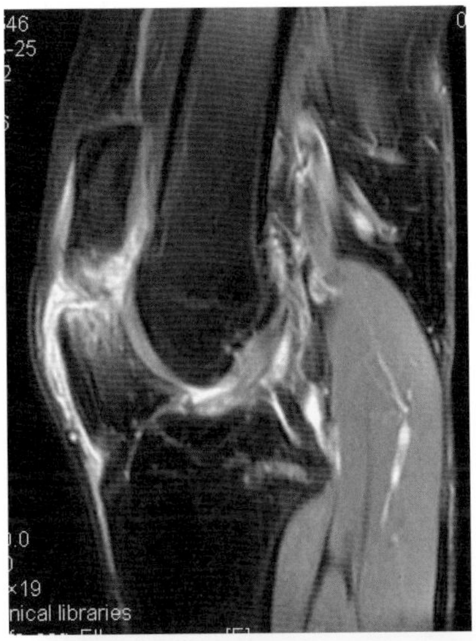

图 6-21-3　矢状位 PD 脂肪抑制显示髌骨下缘髌韧带损伤并撕脱，局部水肿呈高信号，髌骨向上移位

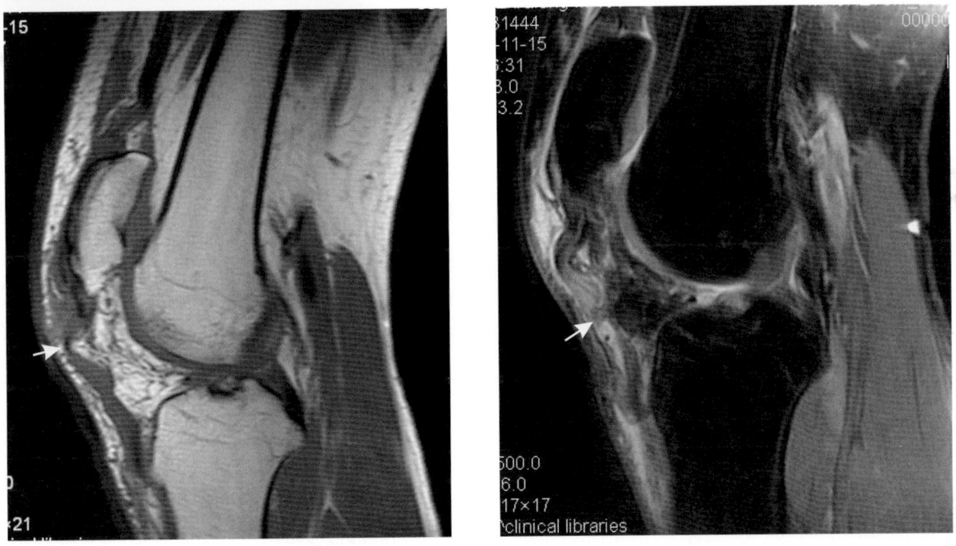

A　　　　　　　　　　　　B

图 6-21-4　髌韧带损伤

A：T1WI 髌韧带中段断裂，断端两侧回缩、迂曲，断端可见髌下脂肪组织充填（箭头）；B：PD 压脂髌韧带断端两侧局部水肿，断端充填脂肪组织呈低信号（箭头），髌骨向上移位

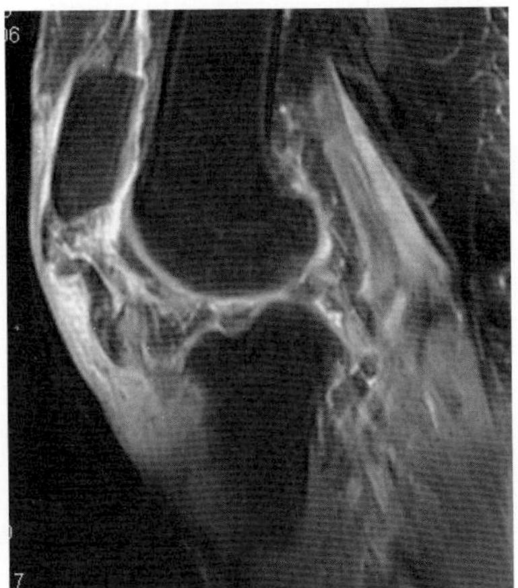

图 6-21-5　PD 压脂矢状位显示髌韧带上段和下段断裂，髌骨下缘及胫骨附着处空虚，由周围组织充填，断裂髌韧带迂曲，髌骨向上移位

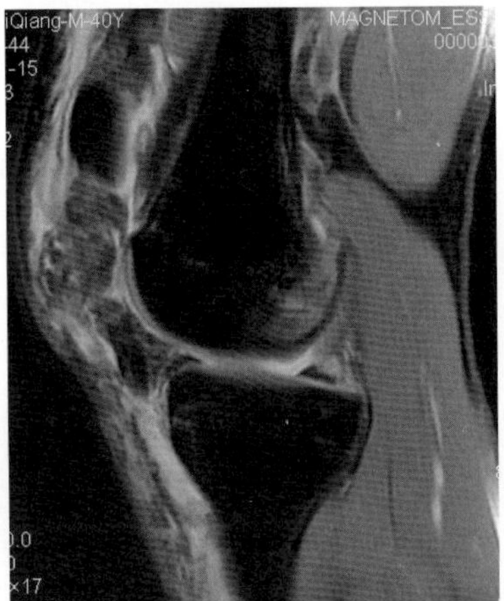

图 6-21-6　髌韧带多发性断裂，断端迂曲、缩短，髌下脂肪垫被挤压，髌骨向上移位。周围软组织挫伤、肿胀

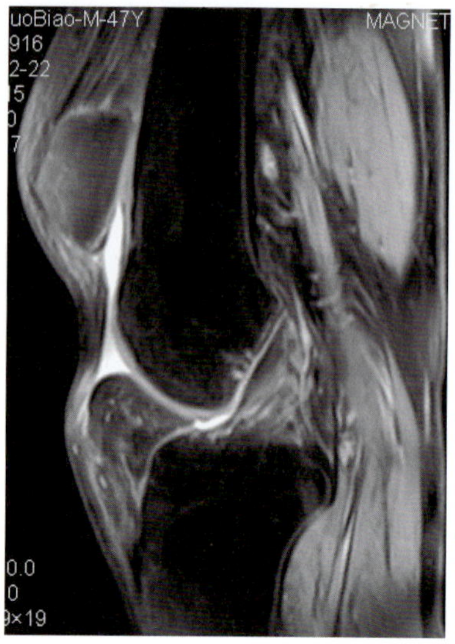

图 6-21-7 膝关节外伤 2 年，膝关节局部凹陷。PD 矢状位脂肪抑制显示髌韧带陈旧性完全断裂，断端髌韧带萎缩，残存两端信号增高，髌骨明显向上移位

（邝思驰 林云崖 邓星河）

第二十二节 髌韧带囊肿

一、概述

膝关节滑囊还包括腓侧副韧带滑囊及膝前的髌前滑囊、髌上滑囊、髌下滑囊等，当积液扩张时，可在相应部位出现囊肿。

腱鞘囊肿为关节附近结缔组织黏液变性、液化所形成的囊性结构，内衬以扁平梭形细胞并含胶冻样物质，多源于关节囊、腱鞘或韧带周围、交叉韧带等，临床症状较轻。

二、MRI 表现与病理基础

髌韧带滑膜囊肿较少见，国内未见报道，由于膝关节 MRI 检查日渐增多，偶尔可检查一些罕见病例，如发生在髌韧带的滑膜囊肿，其表现与膝关节交叉韧带囊肿相同，关节镜检查清楚显示囊肿（图 6-22-1，2）。病理可见纤维结缔组织，部分衬覆滑膜细胞，灶性滑膜细胞增生，间质血管增生，管壁黏液变性，少量淋巴细胞浸润（图 6-22-3）。MRI 表现：T1WI 显示髌韧带后缘于髌下脂肪垫前部可见囊性低信号影，其内隐约可见条状等信号纤维分隔致病变区呈分房状，髌下脂肪垫受压变形（图 6-22-4）；PD 脂肪抑制序列能明确显示基底紧贴髌韧带呈宽基底向外突的囊性高信号影，后下缘同时可见多个有分隔的小囊状分房性高信号影，边缘清楚，髌韧带上段受压变细，髌韧带下段鞘膜可见薄层高信号积液，髌下脂肪垫明显受压移位（图 6-22-5～6-22-7）。

三、诊断

髌韧带滑膜囊肿虽然罕见，但由于其特定的解剖部位，MRI 的高分辨力及其表现，以及周围组织结构的信号对比度，可提供明确的诊断依据。

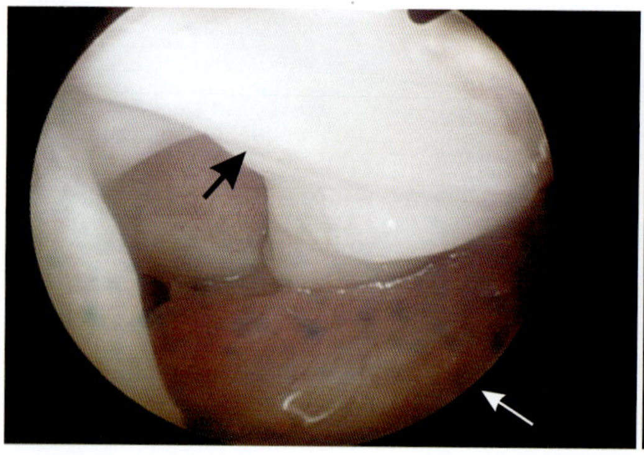

图6-22-1

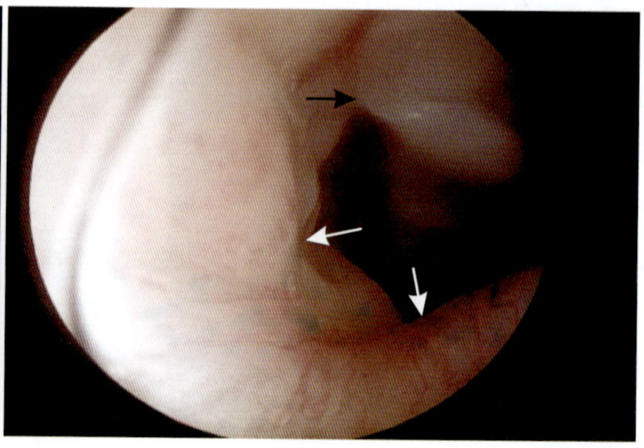

图6-22-2

图 6-22-1，2 关节镜下，髌韧带滑膜囊肿表面光滑，呈灰白色，并可见多个皱褶（黑箭头），可能为分房状囊肿边缘所致，暗红色为关节滑膜，表面显示明显的血管影（白箭头）

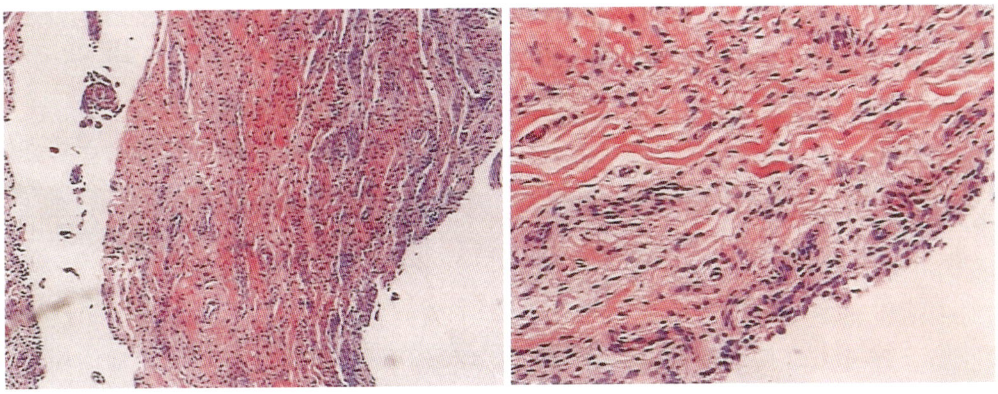

HE×40　　HE×100

图 6-22-3　镜下可见纤维结缔组织，部分衬覆滑膜细胞，灶性滑膜细胞增生，间质血管增生，管壁黏液变性，少量淋巴细胞浸润

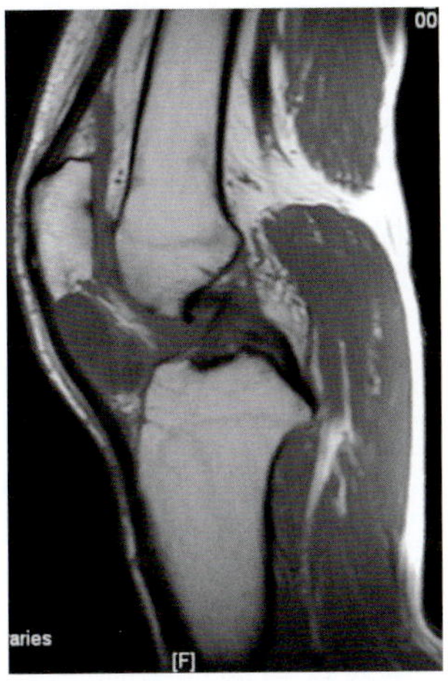

图 6-22-4　T1WI 显示髌韧带后缘于髌下脂肪垫前部可见囊性低信号影，其内隐约可见条状等信号纤维分隔致病变区呈分房状

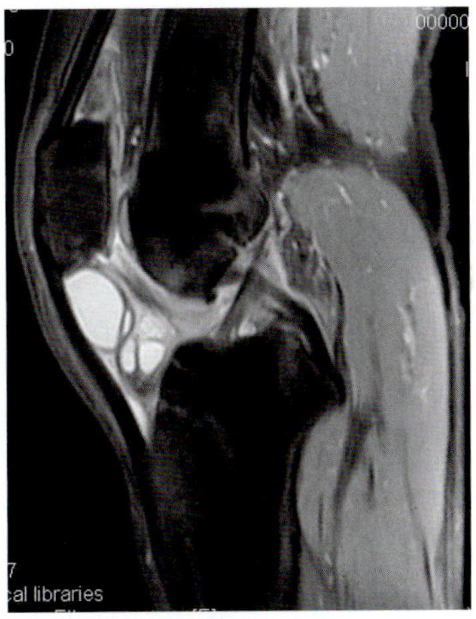

图 6-22-5　PD 脂肪抑制序列能明确显示基底紧贴髌韧带呈宽基向外突的多个囊性、分房状大小不等高信号影，髌韧带后缘见条状薄层高信号积液

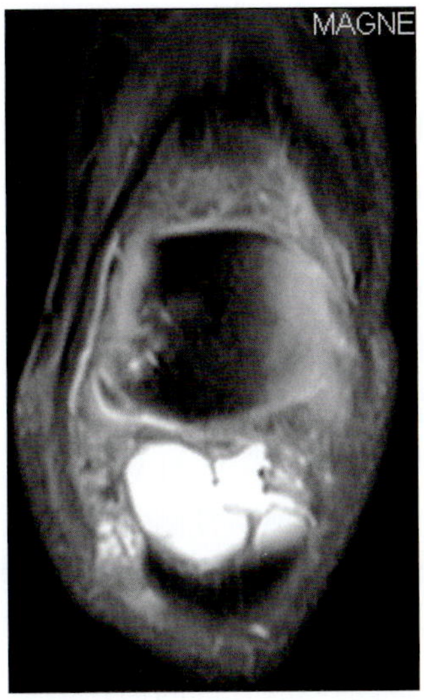

图6-22-6

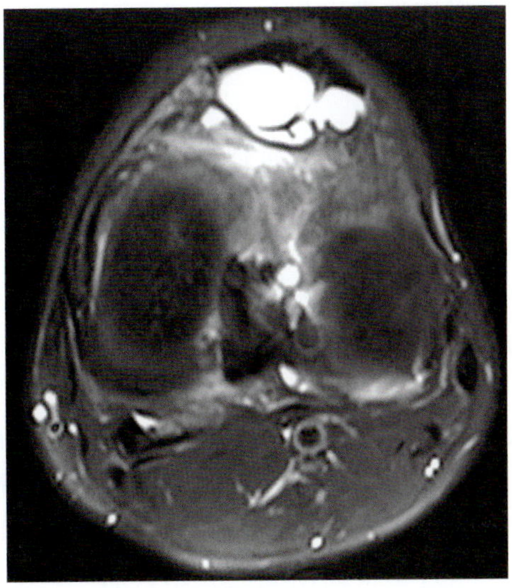

图6-22-7

图 6-22-6，7　冠、轴状位脂肪抑制显示髌韧带后缘多个分房状、大小不等囊性高信号影

（邓星河）

第二十三节　股四头肌肌腱损伤

一、概述

髌骨周围韧带是髌骨稳定的解剖基础，包括髌骨上方的股四头肌肌腱，下方的髌腱韧带，以及髌骨两侧的内外侧支持带。在维持髌骨稳定中，膝关节周围肌肉肌腱主要维持髌骨的动态平衡，而髌骨的内外侧支持带主要提供髌骨静态平衡。股四头肌肌腱纤维主要附着于髌骨的底部和两边。覆盖髌骨的前面向下延伸至髌骨下方止于胫骨粗隆，为髌韧带，也称髌腱。髌韧带主要附着于髌骨尖部的前面与后面，二者主要维持髌骨纵向稳定，同时股四头肌肌腱向侧方延伸参与髌内外侧支持带。髌内侧支持带的主要组成部分是髌股韧带，防止髌骨外移，在髌骨横向稳定中作用较大一些；髌外侧支持带可分为浅、深两层，是限制髌骨内移的主要结构。二者共同维持髌股关节稳定，且均为复合结构，组成部分起止点、走行不同。

股四头肌损伤与断裂是因股四头肌强烈收缩引起肌纤维损伤和部分或全部断裂，由于滑倒或绊倒的过程中，患者为阻止完全跌倒而反射性突然收缩股四头肌引起，一般在髌骨上方 2cm 处断裂，此处是韧带退行性改变的区域。膝关节损伤是临床较常见的外伤，多为复合性损伤，前、后交叉韧带及内、外侧副韧带的损伤较为常见且容易引起重视，而髌骨周围韧带损伤相对少见容易被忽视而漏诊。

二、临床表现

与髌韧带损伤相同，股四头肌肌腱损伤与断裂的发病多为青壮年，男性患者明显多于女性，致伤原因主要是创伤。双侧同时断裂或自发性断裂十分罕见，多为中老年，且绝大多数伴有慢性全身性系统性疾病，与代谢紊乱、全身系统性疾病包括肥胖、慢性肾衰竭、痛风、风湿性关节炎、糖尿病、甲状旁腺功能亢进、滥用激素、长期慢性损伤因素等相关。

股四头肌肌腱断裂并不多见，其发生机制为肌腱收缩，被动拉长超过负荷而断裂。股四头肌肌腱断裂略多于髌腱断裂。临床表现如下。

1. 伸膝及行走障碍　不完全性断裂时仍可主动伸膝，完全断裂时则不能伸膝。完全断裂的患者在没有人帮助下难以行走，个别股四头肌一侧头断裂的患者也可以自己行走。部分损伤的可以恢复一定的主动伸膝功能，但会丧失一定的活动度，可能会出现膝关节绞锁，不能上下楼梯，上坡时需要支持，患膝关节僵直，摆动时要抬高患侧髋关节等功能障碍。

2. 局部肿胀疼痛　其疼痛的程度大于跟腱断裂，当髌旁支持带没有断裂时，疼痛也可以较轻。对于典型的股四头肌强烈收缩所致的股四头肌腱断裂，受伤时往往有剧烈的撕裂性疼痛。

3. 断裂韧带处触诊空虚感　由于髌骨周围韧带损伤常为复合损伤，前述韧带损伤临床症状缺乏特异性，常被掩盖在其他损伤之下，特别是股四头肌肌腱及髌腱损伤，容易漏诊。如果股四头肌肌腱及髌腱损伤或断裂未能及时治疗，会影响患膝屈伸功能，导致行走障碍，如行走时膝部发软，甚至不能行走。单纯的股四头肌肌腱及髌腱损伤或断裂所致髌骨上下移位，进一步会影响髌股关节稳定，引发骨关节病改变。因此，在膝关节损伤中，及时诊断髌骨上下韧带的损伤至关重要。

三、影像学表现与病理基础

髌骨周围韧带是髌骨稳定的解剖基础，包括髌骨上方的股四头肌腱、下方的髌腱韧带以及髌骨两侧的内外侧支持带。股四头肌肌腱纤维主要附着于髌骨的底部和两边。膝关节韧带主要是由胶原纤维组成，氢原子被固定在多肽形成的致密网架上不能参与 MRI 成像，故其在任何序列上均为低信号。损伤后，多肽网架遭到破坏，氢原子及水肿液在 MRI 成像上表现为韧带内出现高信号，由于出血、水肿而表现为韧带增粗肿胀。

1. X 线平片表现　X 线检查可发现髌骨位置改变。在股四头肌肌腱完全断裂时，髌骨通常有上下位置的改变，必要时可双侧摄片对比髌骨位置。还有部分患者可见髌骨侧方移位。多数部分断裂的患者髌骨移位不明显。判断髌骨位置高低有 3 种方法。①Blumensaat 线判断法：画线方法是拍摄屈膝 30°侧位 X 线片。以股骨髁间窝顶的影像为准画线，髌骨的下极位于线上表示髌骨位置正常。如果髌骨下极位于线上较远位置，表示髌骨高位。②Insall 测量方法：拍摄屈膝 20°～70°侧位 X 线片，髌骨上极至髌骨下极的长度定义为髌骨长度，髌骨下极至胫骨结节的长度定义为髌腱长度，如果髌骨位置正常，二者应大致相等。即髌腱长度比上髌骨长度等于 1.02 ±0.13，如果髌腱长度多于髌骨长度的 20%，则表示髌骨高位。③Blackburne 测量判断法：由于 Insall 测量方法在患者患有胫骨结节疾病或髌骨下极显示不清时不利于应用，因此产生了此法。拍摄屈膝 20°~70°侧位 X 线片，胫骨平台至髌骨下极的垂直长度（A）与髌骨关节面的长度（B）之比，等于 0.80，无性别差异。

2. CT 表现　CT 检查可发现髌骨移位及软组织损伤情况，根据软组织损伤部位提示股四头肌肌腱断裂，但不能直接显示韧带损伤的情况。

3. MRI 表现　MRI 检查由于其对软组织具有较高的分辨率，对完全或不完全断裂的鉴别诊断有较高的价值。正常的股四头肌肌腱信号为均匀低信号，纤维信号连续，周围组织结构清晰。断裂者表现为正常韧带结构消失，韧带局部异常的高信号灶，韧带纤维信号不连续，或伴有韧带扭曲，可见断裂移位的韧带断端，髌骨移位，周围不同程度的水肿及关节腔积液。部分撕裂的韧带 MRI 表现为韧带连续性完整、韧带增粗、信号增高，PD 上呈中等信号，T2WI 和脂肪抑制序列呈高信号。完全撕裂 MRI 表现为韧带的连续性中断、断端回缩、走向异常，或有假团块形成、韧带增粗，局部或弥漫性信号增高，PD 上呈中等信号，T2WI 和脂肪抑制序列呈高信号（图 6-23-1~6-23-4）。MRI 对损伤的定位及手术入路的选择均有很大帮助。

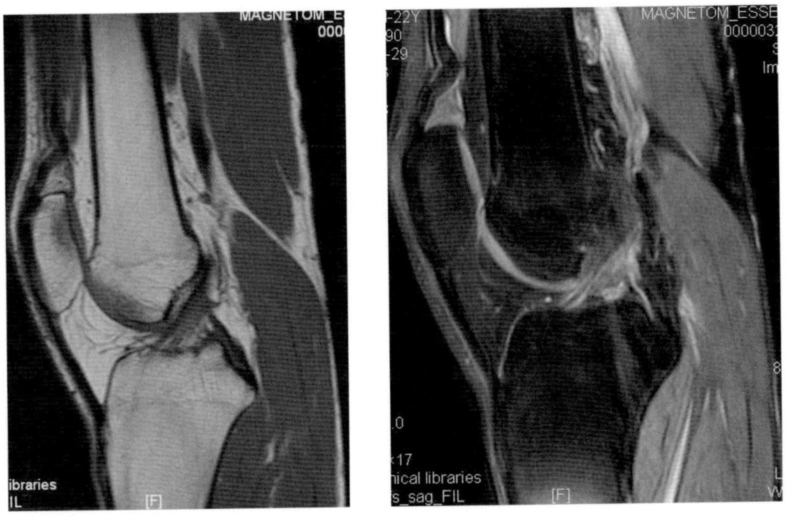

A　　B

图 6-23-1　股四头肌肌腱损伤

A：T1WI 矢状位序列显示股四头肌肌腱中段损伤合并部分撕裂、屈曲，信号稍高；B：PD 压脂矢状位序列显示股四头肌肌腱形态不规则，皱褶扭曲，信号不均匀

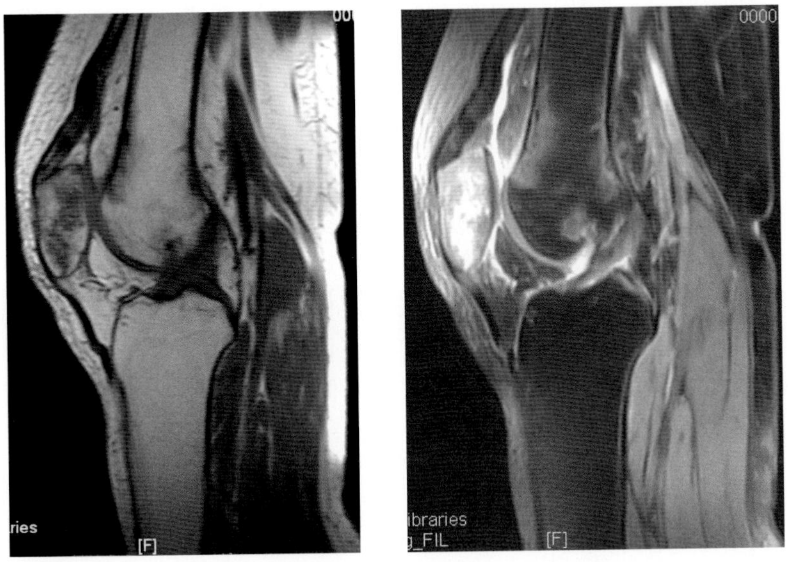

A　　B

图 6-23-2　膝关节外伤 2 天，疼痛明显，跛行，髌骨挫伤合并股四头肌肌腱损伤。

A：T1WI 矢状位，显示髌骨不均匀片状低信号，股四头肌肌腱韧带迂曲，信号欠均匀；B：PD 矢状压脂显示髌骨呈大片高信号，股四头肌肌腱呈分节状，信号增高，呈松弛状，髌韧带上段损伤信号增高，髌骨向下移位

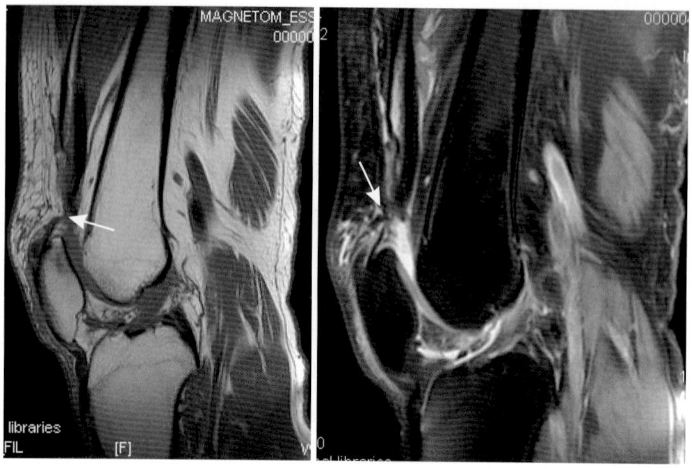

A　　　　B

图 6-23-3　股四头肌韧带下段断裂

A：T1WI 显示股四头肌下段断裂，髌韧带回缩、迂曲，髌骨上缘与股四头肌肌腱连接处空虚，并可见髌前上缘脂肪组织向断端充填（箭头），髌骨明显向下移位，髌韧带挛缩；B：PD 矢状位压脂显示股四头肌肌腱断裂处充填脂肪组织呈高信号水肿和髌上囊积液，髌骨明显下移，髌韧带挛缩，信号稍增高

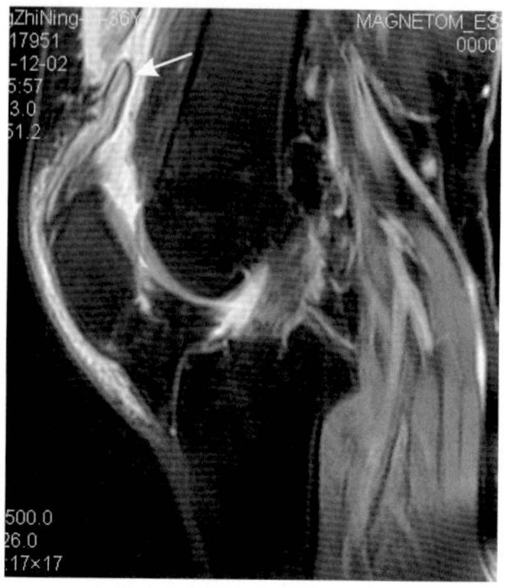

图 6-23-4　PD 矢状位压脂，股四头肌肌腱上段完全断裂，断端圆钝，肌腱呈明显高信号，股部肌肉挫伤，髌骨向下移位，合并前交叉韧损伤（箭头）

四、诊断

患者以青壮年为主，有较明确的外伤病史，或伴有慢性全身系统性疾病的中老年人，临床上出现膝关节疼痛、伸膝及行走障碍、触诊空虚感等症状及体征，X 线检查提示髌骨移位及周围软组织损伤，MRI 检查发现股四头肌肌腱形态异常及信号的不连续，伴有或不伴有膝关节骨质信号的改变，可明确诊断股四头肌肌腱断裂。

（邝思驰　邓星河）

第二十四节　髂胫束综合征

一、概述

髂胫束（iliotibial tract）起自大转子，向远端走行止于股骨髁、肌间隔，并止于更远端的胫骨前外侧（Gerdy 结节）。髂胫束综合征常发生于长距离行走者、骑脚踏车者或足球运动员，常有山地长距离步行或跑步史。

二、临床表现

本病临床表现是由于髂胫束与其下方的组织以及股骨髁之间过度摩擦所致，表现为关节外侧疼痛，膝部屈曲和伸展时均可有症状。

三、MRI 表现

MRI 检查对髂胫束综合征的诊断有很大的价值，除可确诊本病外，还可排除其他骨和软组织损伤。MRI 表现可因髂胫束损伤程度和病程的不同而有所不同，损伤部位多位于下段，损伤时多数显示边缘模糊，局部增粗；T1WI 显示损伤的髂胫束呈稍高信号（图 6-24-1），PD 压脂呈稍高信号，并可显示髂胫束鞘膜积液的高信号，并可见欠连续、迂曲，为撕裂改变；以及周围软组织炎症和积液（图 6-24-2～6-24-6）。

四、诊断与鉴别诊断

本病诊断并不困难，但在外伤的患者中，诊断时只注意膝关节其他主要的表现而忽略或掩盖了髂胫束损伤的存在而未能正确诊断。本病应与外侧半月板撕裂、外侧副韧带损伤、腘肌腱损伤鉴别。

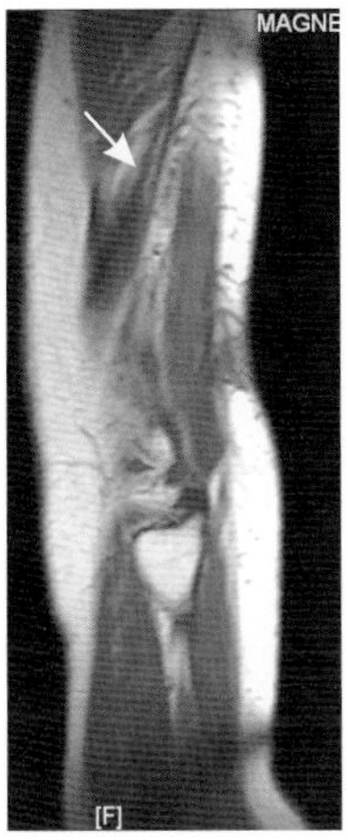

图 6-24-1 T1WI 显示髂胫束增粗、肿胀，呈中等信号，可能为出血（箭头）

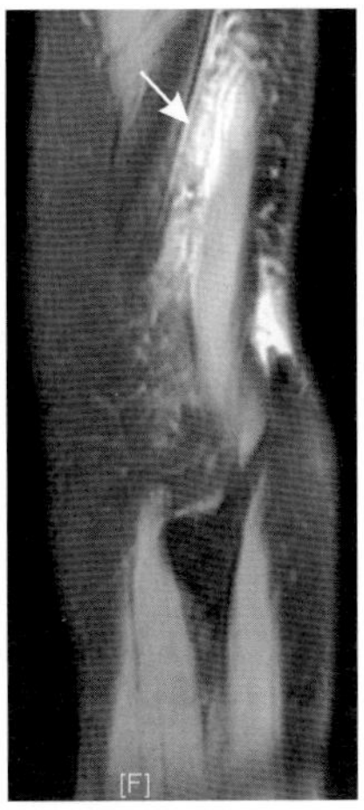

图 6-24-2 PD 矢状位，显示髂胫束肿胀、信号增高，髂胫束外侧软组织肿胀，呈高信号积液信（箭头）

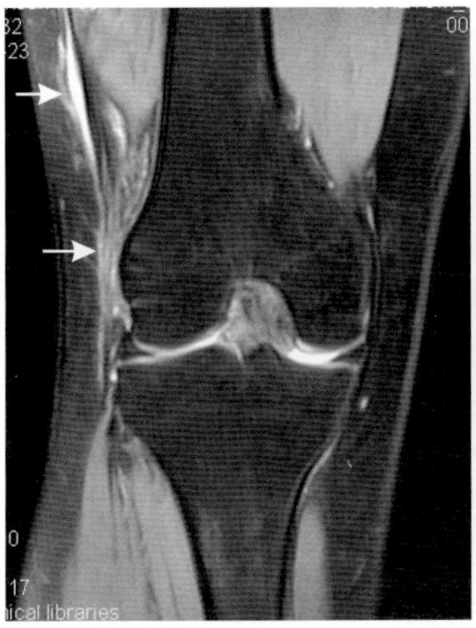

图6-24-3

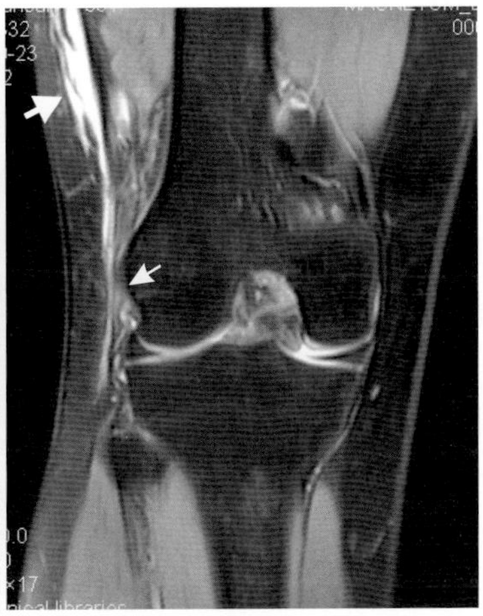

图6-24-4

图 6-24-3，4 PD 压脂，显示髂胫束增粗，信号增高，边缘模糊，其中隐约可见部分不连续，迂曲（细箭头），髂胫束外侧鞘膜可见明显的高信号积液（粗箭头）

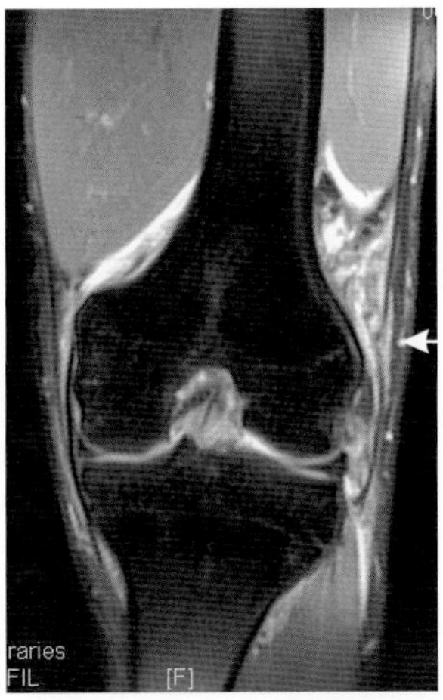

图 6-24-5 冠状 PD 压脂显示髂胫束水肿、增粗，呈条状高信号改变（箭头）

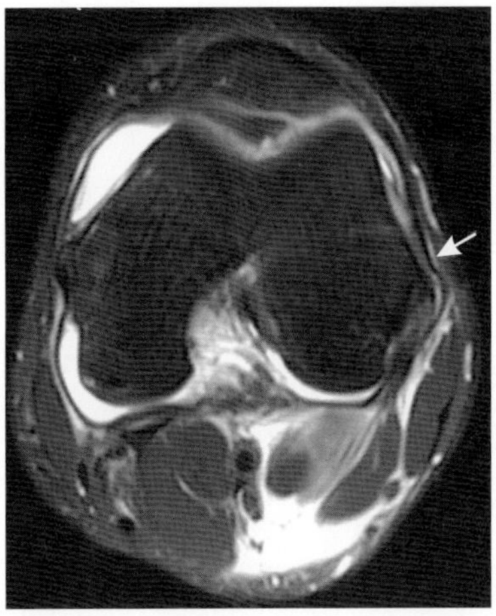

图 6-24-6 与图 6-24-5 为同一病例。轴位显示内侧髂胫束条状高信号水肿（箭头），股后部肌肉挫伤，水肿及肌间隙积液

（邓星河）

第二十五节　髂胫束囊肿

一、概述

腱鞘囊肿是一种充满澄清、高黏性、果冻状液体的良性囊性病变，内容物富含透明质酸和其他黏多糖。囊壁是一种密实的纤维结缔组织，无滑膜内层。通常位于关节囊或肌腱等持续受压部位，多见于腕背侧、手掌部和足的背外侧。膝关节内腱鞘囊肿相当少见，发病率 0.9%～1.3%。常见于交叉韧带，还可见于 Hoffas 脂肪垫、韧带黏膜（髌下皱襞）、膝关节后隔（位于后交叉韧带与关节囊后壁之间）等。多数患者无临床症状，但也可表现为疼痛、过伸过屈时加重、关节活动受限、绞锁、肿胀、关节积液等，可能与囊肿的位置和大小有关，临床诊断困难。髂胫束囊肿临床上罕见，影像学未见报道。但其病因和发病机制可能与其他腱鞘囊肿一样。

髂胫束是包绕股深筋膜-阔筋膜的外侧增厚部分。起自髂嵴前份的外侧缘，其上分为两层，包裹阔筋膜张肌，并与之紧密结合不易分离。下部的纵行纤维明显增厚呈扁带状，后缘于臀大肌肌腱相延续。髂胫束下端附着于胫骨外侧髁、腓骨头和膝关节囊。

二、临床表现

临床上，髂胫束除外伤外，其他原因不明，可能与慢性损伤有关，患者主要表现局部疼痛及肿胀，轻度压痛，局部可触及软组织包块。可一侧或双侧同时发病。

三、MRI 表现

早期炎症，可于髂胫束膝关节附着部 T1WI 呈低信号，PD 脂肪抑制显示增粗，腱鞘周围可见少许高信号积液，周围软组织肿胀，呈不均匀高信号（图 6-25-1）；慢性期，病史较长，液体较多积聚于鞘膜内，形成腱鞘囊肿，此时，由于髂胫束内侧紧

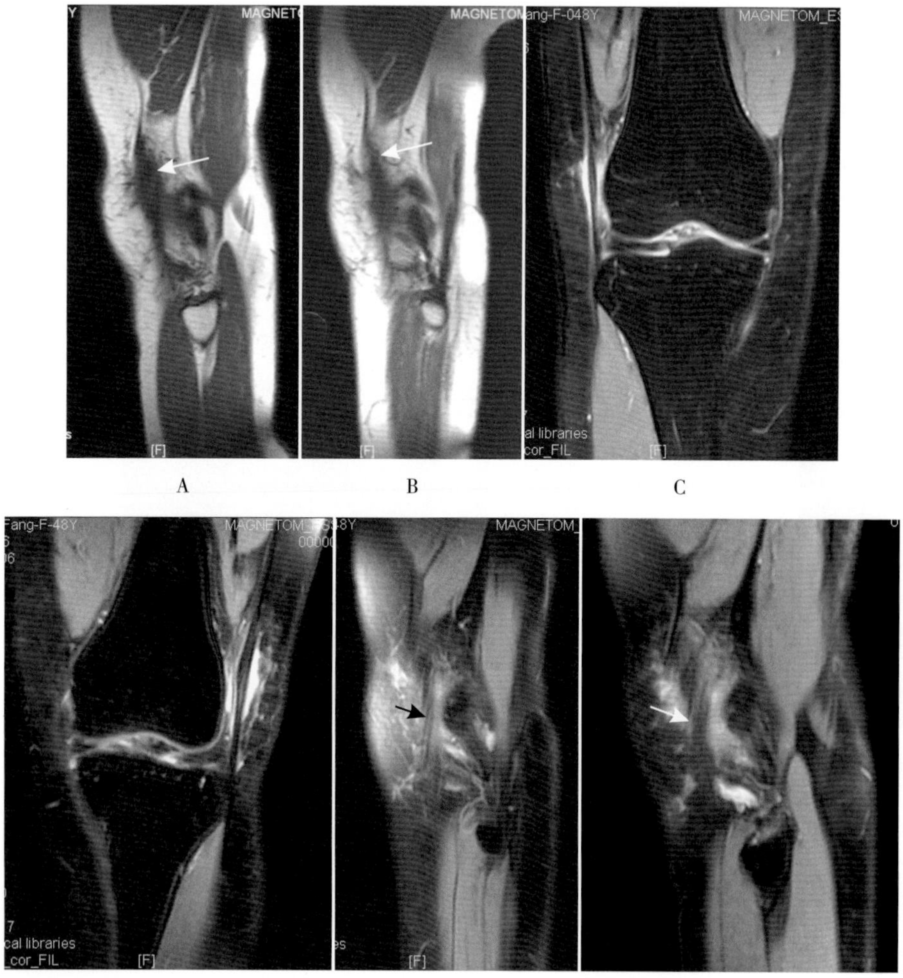

A　B　C　D　E　F

图 6-25-1　女，48 岁，双膝关节外侧肿痛 20 余天，双侧髂胫束腱鞘炎症

A、B：双膝关节 T1WI 矢状位，显示髂胫束下段周围呈片状低信号，髂胫束影被液体包绕，隐约可见（箭头）；C、D：双膝关节 PD 压脂冠状位，显示髂胫束下段增粗，信号增高，周围可见薄层高信号积液包绕，邻近皮下软组织肿胀，可见不均匀高信号；E、F：双膝关节 PD 压脂矢状位，显示髂胫束增粗，周围软组织肿胀，不均匀信号增高（箭头）

贴股骨，囊肿只可向外侧皮下突出，T1WI 呈低信号，T2WI 呈高信号，可见低信号的纤维分隔呈分房状，PD 脂肪抑制呈高信号，并见积液环绕髂胫束，矢状位时见基底紧贴髂胫束（图 6-25-2）。

四、诊断

髂胫束腱鞘炎诊断并不难，但由于临床上少见，特别是腱鞘囊肿形成，根据其解剖位置，可明确诊断。

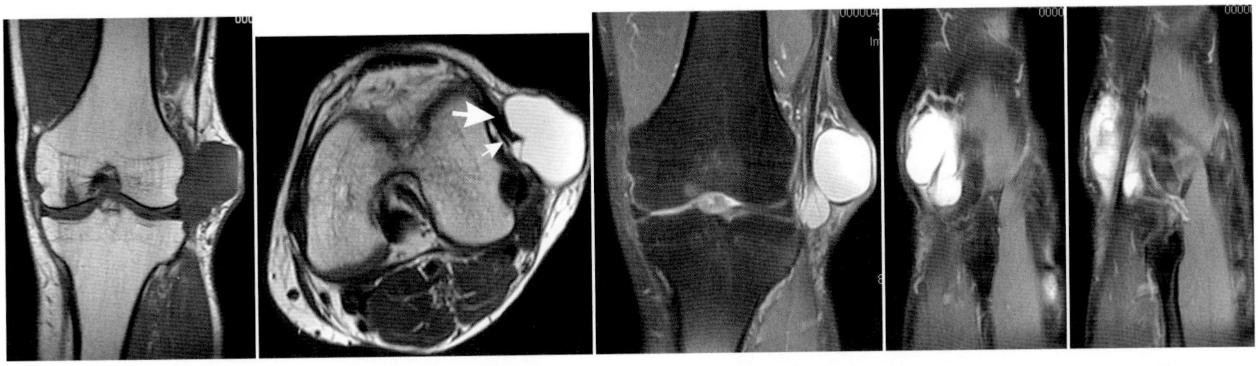

图 6-25-2　男，48 岁，左膝外侧肿痛 1 年余，近 2 个多月来局部可见一肿物突起，经手术病理证实为髂胫束囊肿

A：T1WI 显示左膝皮下一低信号囊性肿块突起，下部可见一中等信号影分隔成分房状，下段髂胫束显示欠清；B：T2WI 轴位，表现皮下组织一较大的高信号囊肿，外形清楚但欠规则，髂胫束被包绕（粗箭头），髂胫束内侧可见薄层高信号积液（细箭头）；C：冠状位表现为髂胫束外侧分房高信号的囊肿突起，边缘清楚、光滑；D、E：不同角度矢状位显示囊肿的分隔及髂胫束被积液包绕

（邓星河）

第二十六节　腘肌腱损伤

一、概述

腘肌腱（popliteus tendon，PT）是膝关节后外侧复合体（posterolateral complex，PLC）的重要组成部分，对膝关节有静力性和动力性双重稳定作用，Robert 等把它的静态作用看作是膝关节的“第五韧带”，具有限制膝关节内翻、胫骨外旋及胫骨前、后移动的功能。据报道，临床上 45.9% 的交叉韧带损伤会伴随 PT 的损伤，而 PT 单独损伤只占 8.3%，但由于对 PT 认识不足，损伤往往被忽视，易造成交叉韧带重建后膝关节旋转不稳定的症状出现，影响手术效果。目前国内还没有单独对其解剖学观察和影像学表现的报道。

膝关节后外侧复合体结构可分为 3 层，PT 位于中层，连接股骨外侧髁与腘肌，并通过腘腓韧带（PFL）连接于腓骨，是膝后外侧区域的重要结构。早在 1895 年 Higgins 等就对腘肌进行了解剖学观察。到了 20 世纪 90 年代，Stubli 等对腘肌的起止点、PT、腘半月板纤维束等进行更加详尽的描述，使人们对其解剖结构有了更深了解。1998 年 Carro 等首次报道关节镜下观察到 PT 分为两束的解剖变异，Blanquet 等也报道关节镜下发现 PT 分成两束的解剖结构变异。

PT 起始于股骨外侧髁腓侧副韧带（FCL）股骨附着处前下方（13.57±1.14）mm 处，穿其深面在胫骨平台下（9.01±1.20）mm 连于腘肌肌腹，PT 形似“柳叶”，呈上窄下宽状。PT 股骨止点距股骨外髁下缘（13.29±1.66）mm，距股骨外髁后缘（20.35±5.39）mm，PT 的横截面积（29.84±5.51）mm^2。

PT 与腓侧副韧带关系：PT 起自 FCL 股骨附着处的前下方（13.57±1.14）mm 处，与 PT 形成“∧”型结构，并构成（30.2±15.2）°的锐角（图 6-26-1，2）。PT 与外侧半月板关系：PT 自股骨外侧髁发出斜向下内走形，前下或后部纤维束与外侧半月板相连形成 PMF，外侧半月板中后 1/3 的外侧面面积（32.87±0.54）mm^2 的处于游离状态，与 PT 呈动态性接触，形成界限清晰的“外侧半月板-腘肌腱切迹”。在关节镜下可清晰看到 PT 的形态。

二、MRI 表现

腘肌肌腱损伤未见影像学报道，由于 PT 位置深在，单独损伤发生率相对较小，James 等用多数据系统搜索1985~2002年的文献，仅有16例报道PT断裂。虽然PT单独损伤少见，但膝关节后外侧复合体的损伤，尤其是交叉韧带的损伤（屈膝旋转胫骨上端，PT紧张），常会伴有PT的损伤。PT的损伤除肌腱增粗，信号增高外，常伴有腱鞘积液，腱鞘囊肿形成，积液可沿着肌束走行，MRI上PD脂肪抑制序列显示较清楚，显示梭形或分房状异常信号，T1WI呈低信号，PD脂肪抑制呈明显高信号，并可清楚显示肌腱与腱鞘囊肿的形态，即急性肌腱损伤导致鞘膜积液（图6-26-3~6-26-7）；慢性损伤即为腱鞘囊肿形成，此时囊肿呈分房状、大小不等，可见低信号薄层分隔的异常信号影，囊肿T1WI呈低信号，脂肪抑制呈高信号（图6-26-8~6-26-11）。

三、诊断

腘肌肌腱损伤诊断并不难，关键是要熟悉腘肌肌腱解剖。当膝关节损伤时，要注意腘肌及肌腱的损伤，以PD或T2脂肪抑制序列显示较为清楚，特别是腱鞘积液或囊肿形成，对诊断有较大意义，并为临床治疗提供更多的信息。

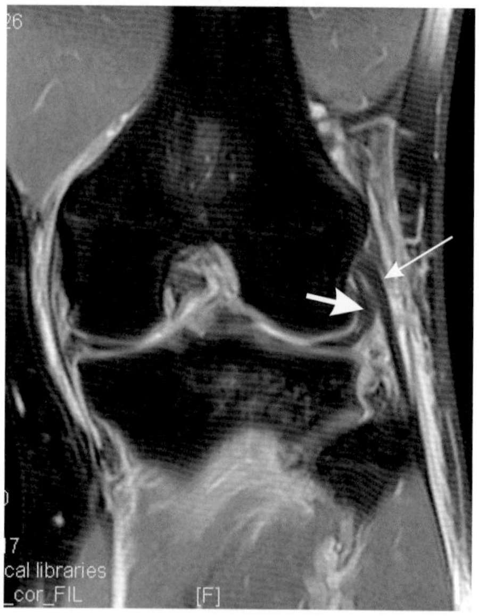

图6-26-1 腘肌肌腱（粗箭头）与外侧副韧带（细箭头）呈“∧”字形

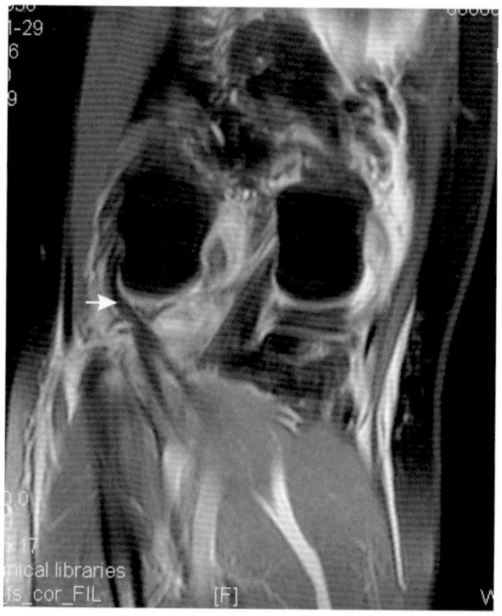

图6-26-2 腘肌肌腱（箭头）

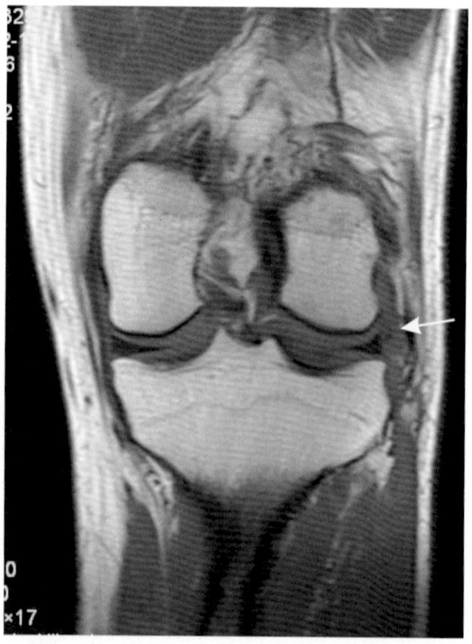

图6-26-3 T1WI冠状位显示腘肌肌腱损伤，呈片状稍高信号，正常肌腱形态欠清（箭头）（图6-26-3~6-26-7为同一病例）

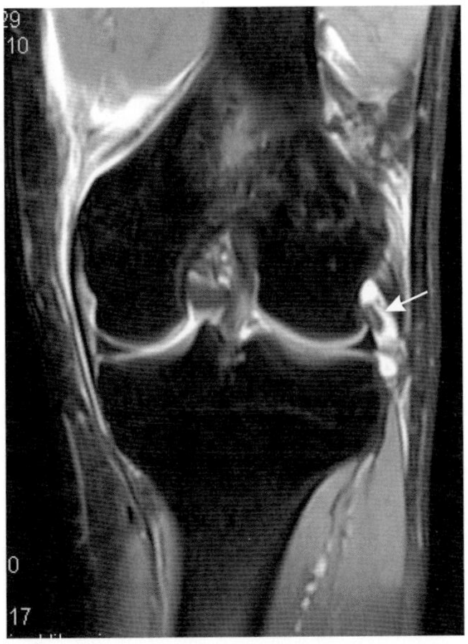

图 6-26-4 PD 脂肪抑制序列 显示肌腱信号稍高，外周被高信号积液包绕（箭头）

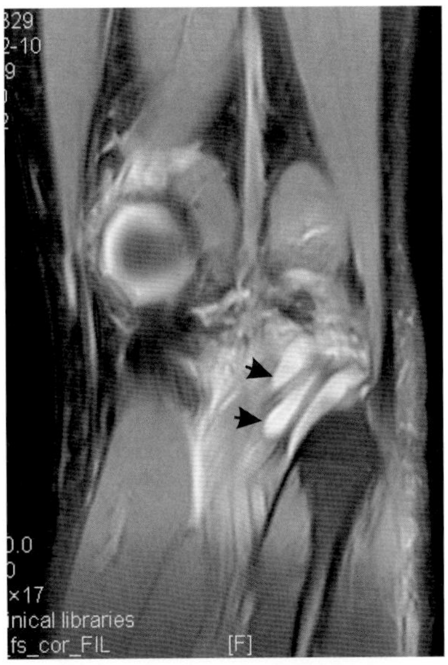

图 6-26-5 PD 冠状位显示腘肌肌腱损伤，肌腱信号增高，肌腱鞘膜呈梭形高信号积液，囊肿形成（箭头）

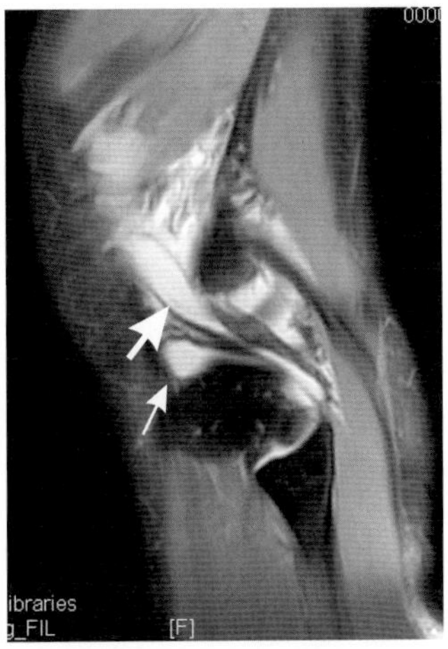

图 6-26-6 PD 矢状位显示腘肌肌腱损伤、增粗，信号不均匀增高及腱鞘梭形积液、囊肿形成（箭头）

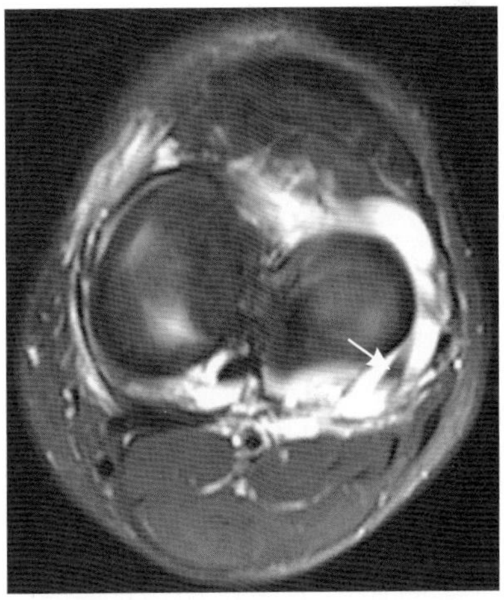

图 6-26-7 轴位显示肌腱鞘膜积液（箭头）

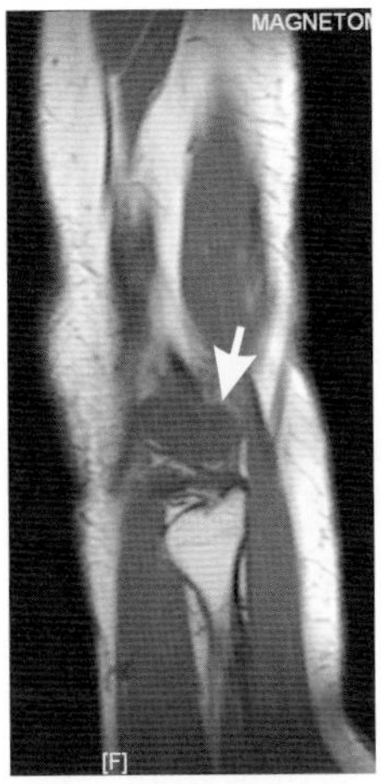

图 6-26-8 T1WI 矢状位显示腘肌肌腱分房状低信号囊肿形成（箭头）

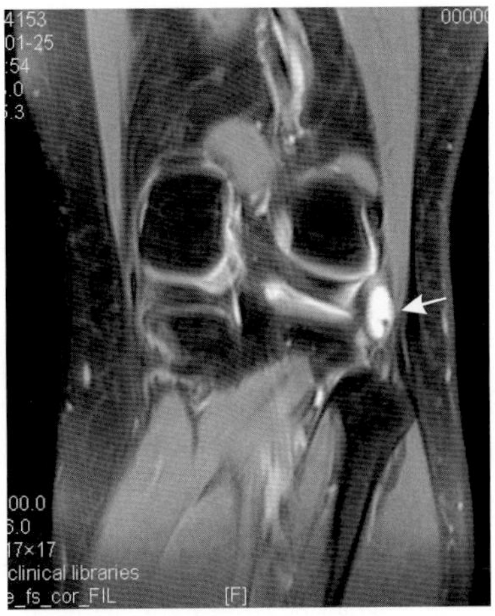

图 6-26-9 与图 6-26-8 为同一病例。冠状位显示高信号腱鞘囊肿形成（箭头）

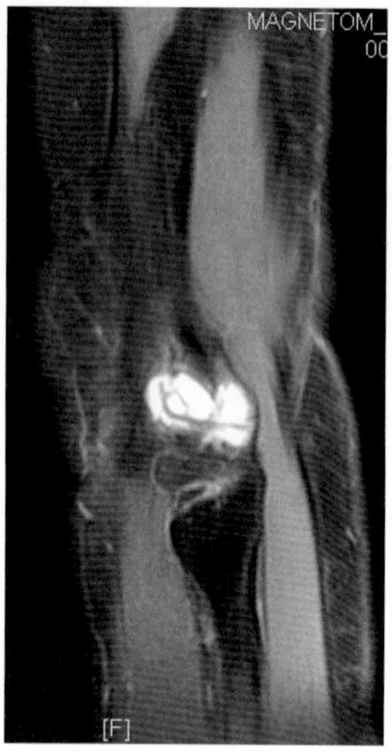

图 6-26-10　矢状脂肪抑制显示腘肌腱分房状高信号囊肿，内见多条低信号分隔

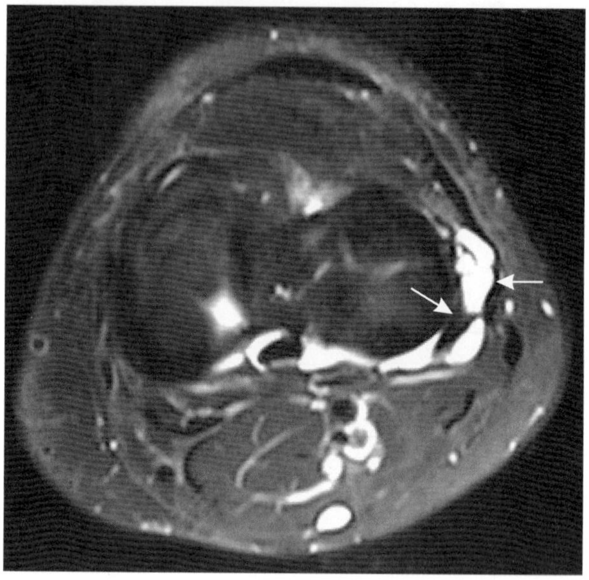

图 6-26-11　轴位压脂显示腘肌腱及分房性高信号囊肿（箭头）

（邓星河）

第二十七节　疼痛性二分髌骨

一、概述

1935 年，George 最早报道二分髌骨的发生率约为 2%；1977 年，Weaver 进一步报道了 40% 二分髌骨为双侧，男性是女性的 9 倍。近期，在连续 400 例膝关节 MRI 检查中，Kavanagh 等发现 3 例二分髌骨，发生率为 0.7%。

由两块或两块以上骨块构成的髌骨，称为二分髌骨或多分髌骨。目前，国内对疼痛性二分髌骨的影像学研究较少，相关的 MRI 研究国外已有一些报道。

二、髌骨发育与二分髌骨发生

髌骨是人体最大的籽骨，在出生时完全为透明软骨构成，2～5 岁时出现骨化中心，17～18 岁骨化完成，髌骨一般只有一个骨化中心，但有时可以有一个或数个次级骨化中心，在 10～14 岁时出现，次级骨化中心一般在 15 岁左右即愈合。二分髌骨乃少年阶段髌骨发育异常，出现 1 个或 2 个副骨化中心，常见位于髌骨外上角，个别在骨发育成熟后仍不与主骨融合，究属先天变异还是后天病变尚有不同见解。Saupe 根据副骨化核部位不同而分为三型：Ⅰ型骨化核位于髌骨下极，Ⅱ型位于髌骨外侧，Ⅲ型位于外上角。其中Ⅲ型最多见，占 75%，Ⅱ型最少，只占 5%。Ogden 认为股外侧肌的慢性抗力作用于髌骨上段外侧是二分髌骨的成因。有学者认为它是形成髌骨的多个骨化核发育过程中未能相互融合形成的发生学上的先天性遗留物；也有学者认为，本病为先天性发育不良所致，发病原因为劳损，造成软骨连接部位遭受牵拉损伤，类似 Osgood-Schlatter 病等骨骺部疾病的形成，故诊断为“二分髌骨损伤症”。

三、临床表现

二分髌骨一般无症状，故不常引起注意，当由于某种原因出现疼痛症状时，临床上即称之为疼痛性二分髌骨。在运动员特别是青少年运动员中，疼痛性二分髌骨并非少见，是引起膝关节前部疼痛的原因之一，常被误诊为髌骨软骨软化症或髌骨肌腱末端病。

四、疼痛性二分髌骨的发病机制

疼痛性二分髌骨的发病机制目前也未十分明确。主要有两种机制：①副髌骨直接受到打击，如跪地伤，副髌骨受到撞击后与主髌骨结合区受到损伤，出现症状；②膝关节半屈位时副髌骨反复受到股四头肌或股外侧肌的牵拉，损伤了与主髌骨相连接组织而出现症状。Iossifidis 等报道了 9 例（其中 7 例为非运动员）因髌骨外伤导致的疼痛性二分髌骨，Ogden 等从发育解剖学的角度提出，在主、副髌骨接触面存在慢性骨软骨张力的破坏。还有学者通过组织学研究，认为有症状的二分髌骨在主、副髌骨接触面存在慢性重复性损伤。作者收集了一例双侧二分髌骨，该患者并非运动员，亦没有明确的外伤史，患者表现为双膝关节反复一般性疼痛，摄片检查发现为双侧二分髌骨。

五、影像学表现与病理基础

最初，二分髌骨被认为是一种正常的解剖变异，人们并未意识到它对临床的重要意义。随后，人们逐渐发现二分髌骨与疼痛相关，是能产生症状的一种解剖变异，是引起膝关节前部疼痛的原因之一。影像学检查有其独特的表现和意义，特别是 MRI 表现，能说明疼痛性二分髌骨临床表现的病理学基础。

1. X 线平片表现　双侧二分髌骨均位于外上角，属于Ⅲ型，正位片：游离骨片与主髌骨间可见一低密度线状阴影，从内上向外下延伸，游离骨片与主髌骨之间边缘不光滑，表面欠整齐，副髌骨无明显移位；侧位片：透亮线影位于髌骨后缘，并可见小的囊性低密度影；轴位片：清楚显示游离骨片与主骨间的骨裂影，主、副髌骨边缘欠光滑，并呈凹凸不平（图 6-27-1，2），与文献报道表面光滑有所不同。双侧主髌骨位置正常，髌股关节无脱位。

2. MRI 表现　两侧主、副髌骨软骨面下骨髓水肿、呈囊性变，以副髌骨为著，T1 表现为局限性或弥漫性低信号、T2 像及压脂像高信号积液。另外，MRI 中还发现，副髌骨除自身呈高信号水肿外，附着于副髌骨的外侧支持带损伤，迂曲呈高信号，同侧髌上囊可见高信号积液（图 6-27-3，4）。这些改变，作者认为由于膝关节日常活动较多，加上患者多为年轻人，多数喜欢运动，髌骨内外侧支持带反复牵扯，导致主、副髌骨之间纤维组织或软骨的损伤，造成相当于慢性损伤及退行性变，而出现除表现局限性或弥漫性水肿外，并形成囊性变的病理基础。这也可作为主、副髌骨接触面损伤引起疼痛的主要原因。

六、诊断

二分髌骨影像学诊断并不难，要认识和熟悉各种骨关节正常 X 线变异的位置、形态以及骨龄的特点，结合 CT 及 MRI 检查可更加明确二分髌骨内影像学特征，根据影像学特点可有如下表现：①可以发生单侧可双侧髌骨；②常位于髌骨外上角；③主、副髌骨边缘欠光滑整齐，两端拟为纤维组织分隔；④透亮线边缘略宽而不锐利、两端

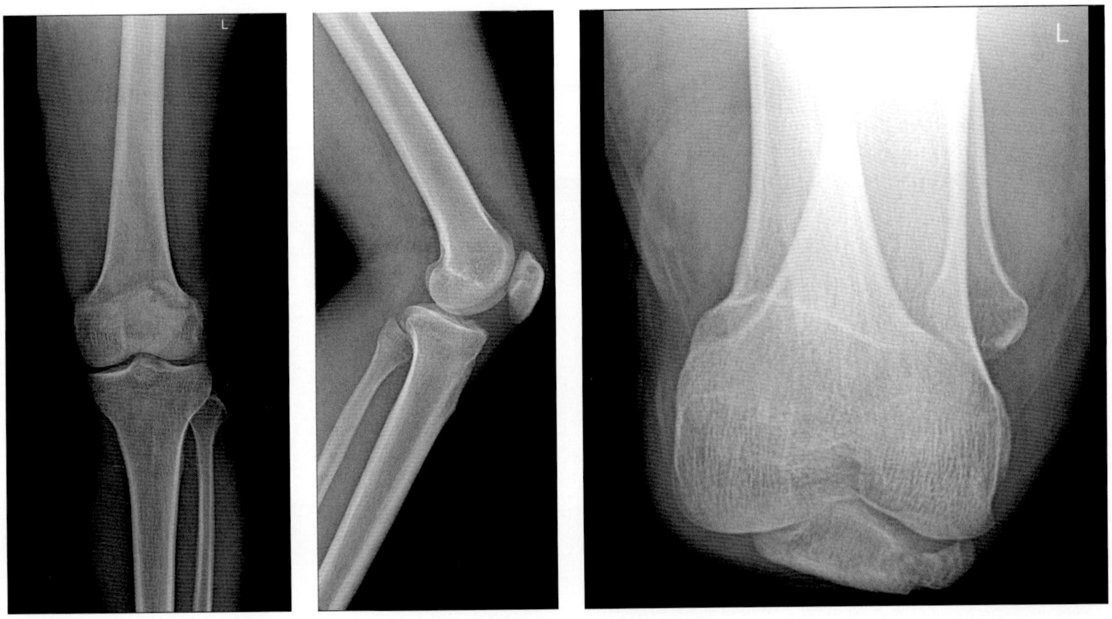

A　　B　　C

图 6-27-1　左膝关节 X 线正、侧、轴位片显示髌骨外上角两块髌骨，副舟骨较小，骨皮质较薄，主、副髌骨面欠规则，可见一稍宽的裂隙，但未见移位，侧位片显示前缘骨皮质连续，裂隙线位于中后部

无移位，侧位见透光线影位于髌骨后缘，不是前缘（一般骨折多在前缘）；⑤MRI 显示副髌骨软骨下水肿、主副髌骨相对面下欠规则，囊变，髌骨外侧支持带及相邻软组织肿胀，信号增高，可能为慢性损伤所致。同时，髌上囊外侧可见高信号积液。所以 MRI 更能显示二分髌骨的病理改变。

七、鉴别诊断

二分髌骨主要是与髌骨横行性骨折的鉴别。髌骨横行性骨折有明显外伤史，局部明显疼痛，局部软组织肿胀及功能障碍，甚至可触到游离骨块。发生的部位多位于髌骨的中部，骨折端多较清楚锐利，可有多种类型，如横断、粉碎、下极撕脱骨折，很少单独发生在外上角，折端虽然毛糙不整齐，但较锐利。二分髌骨的裂隙显示主、副髌骨面欠光滑并不整齐，表面较钝，裂隙稍宽，但无移位，利于与髌骨骨折区别。MRI 表现可提供更有价值的诊断依据。

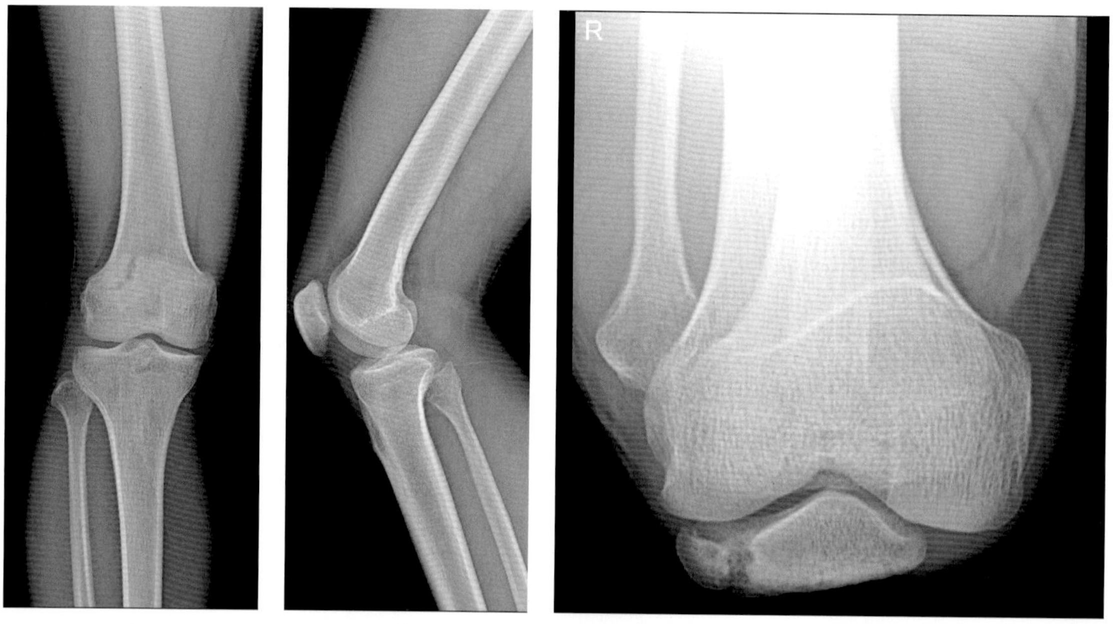

A B C

图 6-27-2 右膝关节 X 线正、侧、轴位照片显示髌骨外上角两块髌骨，主、副髌骨可见一稍低密度裂隙，主、副髌骨面欠规则，各见薄层稍高密度硬化缘，两骨未见移位

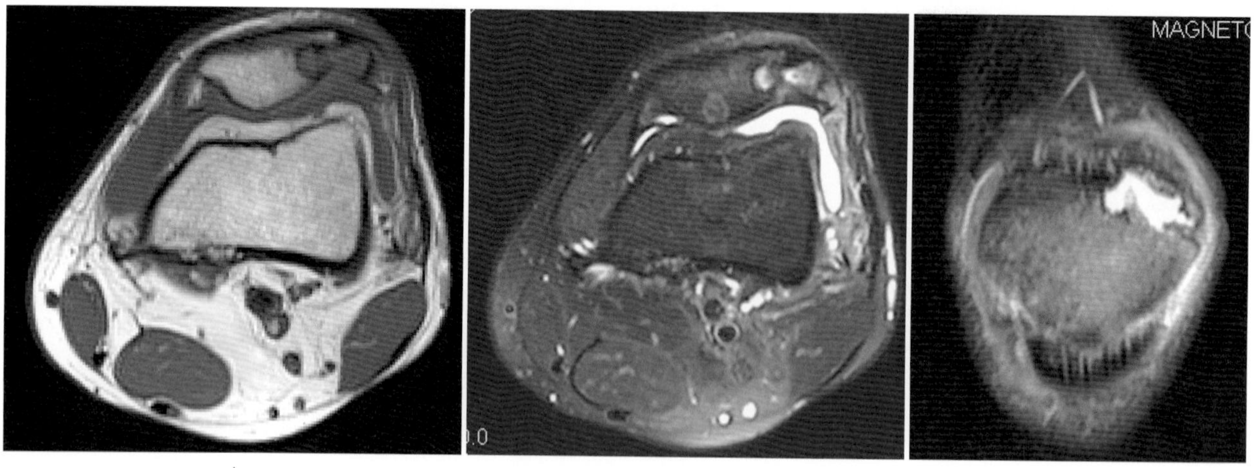

A B C

图 6-27-3 与图 6-27-1 同一病例，左膝二分髌骨

A：髌骨 T1WI 轴位显示外侧副髌骨及主髌骨外侧片状及囊性低信号，外侧支持带及周围软组织肿胀，髌上囊外侧可见低信号积液；B：T2 压脂轴位显示外侧二分髌骨呈片状高信号，内侧主髌骨边缘显示小囊状高信号，外侧支持带增粗，与周围软组织呈不规则高信号，髌上囊外侧可见弧形高信号积液；C：T2 冠状位压脂显示主、副髌骨裂隙不规则高信号积液，表示裂隙两侧边缘欠规则

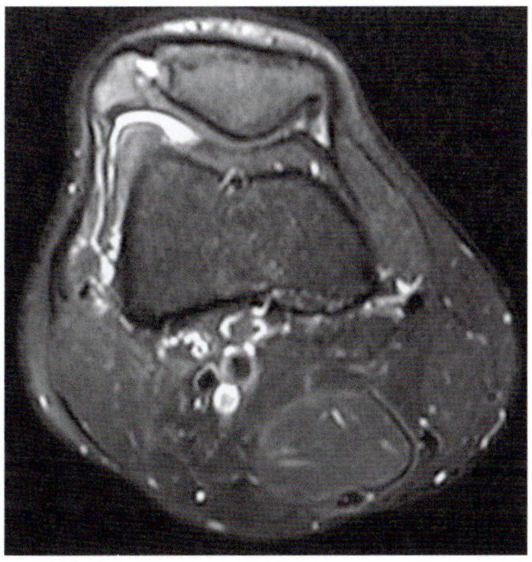

A

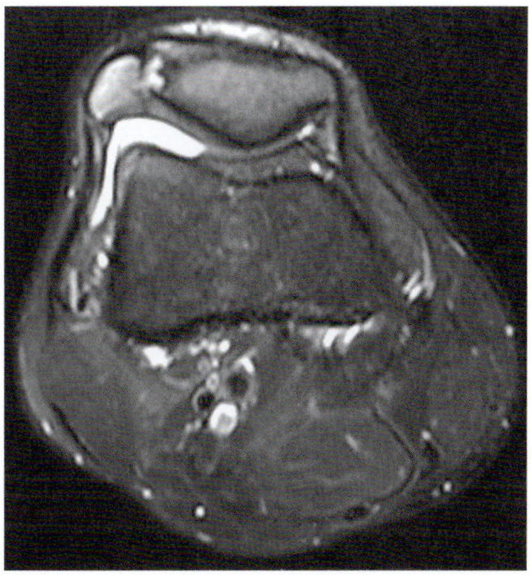

B

图 6-27-4　与图 6-27-1 同一病例。A、B T2 压脂显示右膝二分髌骨，可显示副髌骨呈高信号，裂隙两侧髌骨表面欠规则，其内可见高信号积液，外侧支持带损伤呈条状增粗，信号增高，髌上囊外侧可见弧形高信号积液

（邓星河）

第二十八节　纤维性骨皮质缺损

一、概述

纤维性骨皮质缺损（fibrous cortical defect of bone，FCD），又称干骺性（端）纤维性缺损、良性皮质缺损及干骺性骨皮质缺损等，是一种部分骨皮质被纤维组织取代的非肿瘤性病灶，主要发生于长骨干骺端。多数学者认为本病为是儿童发育中的一种正常变异，可自然消退。

二、临床表现

本病多见于男性，好发年龄为 4~8 岁。大多数因外伤意外发现，无明显症状及体征。少数可有局部间歇性钝痛，劳累后加重，局部压痛，无肿胀，皮肤色泽正常。少数病例可并发其他先天性异常，如先天性髋关节脱位、髌骨缺如等。

三、影像学表现与病理基础

病灶单发或多发，可单骨多发或多骨多发。大多位于距骺线和（或）骺板 3cm 内，最常见于股骨下干骺端和胫骨上、下干骺端内后侧骨皮质内，内 1/3 多见，偶可见于腓骨、肱骨、尺骨和肋骨。影像学表现为骨皮质局限性缺损，缺损区呈纤维组织密度，边缘硬化。术中见缺损表面无包膜，均局限于骨皮质内，不累及髓腔。病灶处刮出的纤维组织呈灰白色或暗红色，质地坚韧；镜下可见主要由梭形成纤维细胞组成，呈编织状、旋涡状或（和）束状排列，部分细胞胞质内含有较多含铁血黄素，并见散在分布的较小的多核巨细胞，部分细胞向泡沫细胞转化。背景中散在数量不等的炎性细胞，即淋巴细胞和浆细胞。在病灶内无胶原纤维，未见骨化（图 6-28-1~6-28-6）。

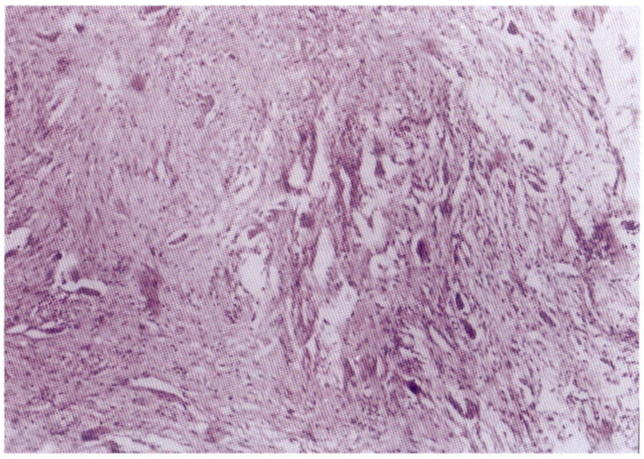

图 6-28-1　男，7 岁，因外伤就诊，发现右股骨下干骺端低密度影。1 年后疑为骨肿瘤手术，手术证实为纤维性骨皮质缺损。病灶主要有梭形成纤维细胞组成，呈编织状和束状排列，并见散在的多核巨细胞（HE×200）（图 6-28-1~6-28-3 为同一病例）

1. X 线平片表现　病灶于正位片呈椭圆形或类圆形，长轴与骨干长轴一致，少数病灶呈三角形、类方形或不规则形。缺损最大径 6~51mm。病灶距骺板 3~50mm，距骺板 30mm 内占大多数（图

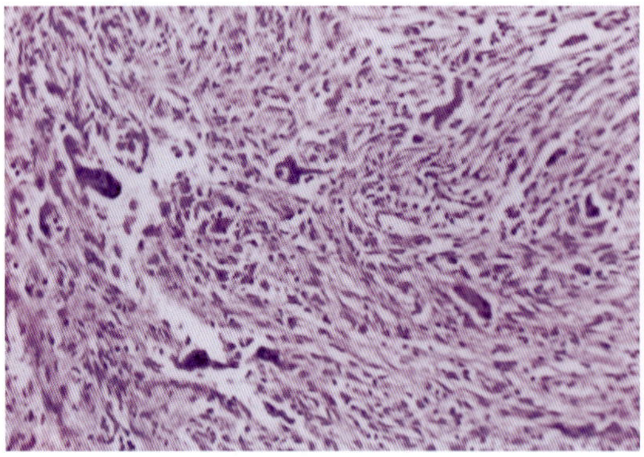

图6-28-2　HE×100

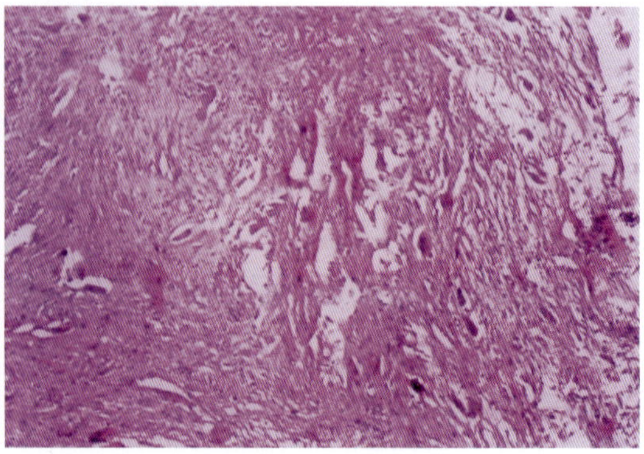

图6-28-3　HE×100

图 6-28-2，3　镜下见梭形细胞呈漩涡状排，可见散在多核巨细胞

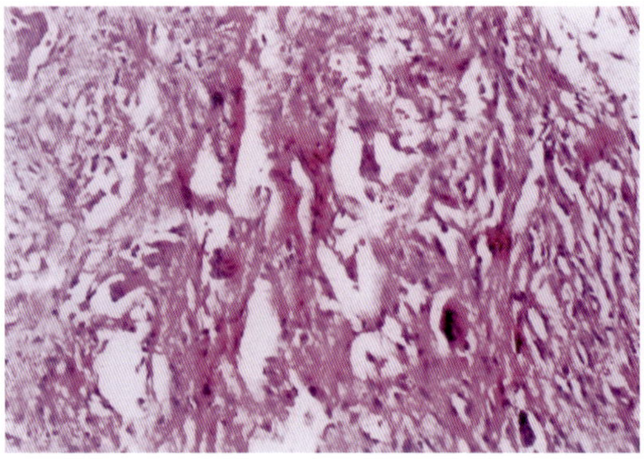

图6-28-4　HE×400

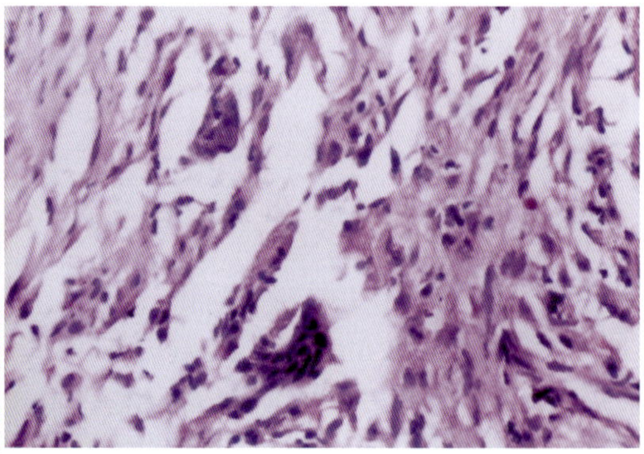

图6-28-5　HE×400

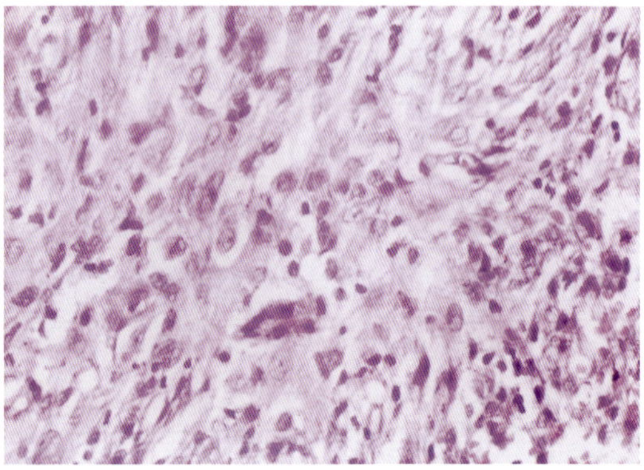

图6-28-6　HE×400

图 6-28-4~6-28-6　男，20 岁，因外伤就诊。左股骨下干骺端内侧低密度灶，手术为纤维性骨皮质缺损。镜下见梭形细胞呈漩涡状排列，可见散在多核巨细胞

6-28-7）。缺损边缘环以硬化线，硬化线宽 1~3mm，内缘清晰，外缘逐渐变淡，延续于正常骨密度区。股骨远端外旋位或胫骨近端内旋位有利于病灶显示。切线位表现为骨皮质内凹向髓腔的局限性低密度影，呈杯口样或碟形皮质缺损，深 2.0~8.5mm，平均 4.5mm。早期边缘硬化线窄，密度较淡，可不连续。部分缺损内可见纵向的骨性分隔，一般 1~2 条（图 6-28-8）。

2. CT 表现　病灶骨皮质呈杯口状或碟状缺损，深度可大于邻近骨皮质，内缘有硬化线与髓腔分隔，病灶表面无骨壳存在，而是骨皮质凹向骨髓腔的缺损，内充填以纤维组织。病灶区 CT 值

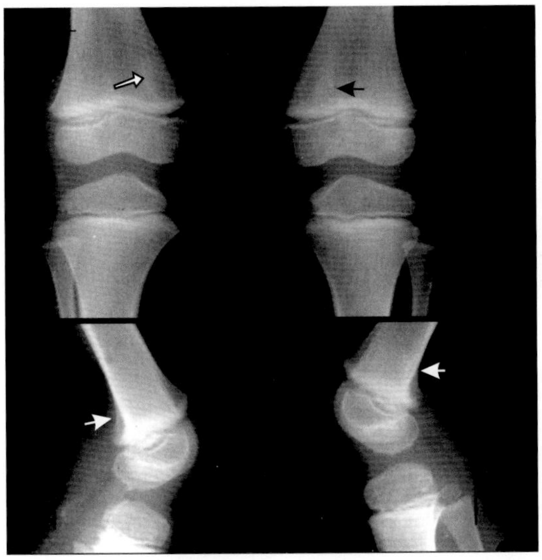

图 6-28-7　男，7 岁，因腿痛就诊。正位：双侧股骨下干骺端内侧缘可见类圆形低密度病灶，有硬化边，距骺板约 10mm；侧位：病变处骨皮质局部凹陷

37~85Hu，平均 64Hu。其后缘可见肌肉影与之相连，股骨远端骨皮质缺损相当于大收肌浅部或腓肠肌内侧头附着处；胫骨近端的缺损则与比目鱼肌起点或腘肌止点相符（图 6-28-9）。少数皮质缺损外缘为脂肪层附着。缺损内的骨性分隔，轴面像表现为自缺损底部硬化线凸起的骨嵴，呈“笔架征”（图 6-28-10）。在观察缺损的形态、表面有无骨壳和后缘有无肌肉附着等方面，CT 明显优于 X 线平片。图像经工作站进行表面遮盖技术（shaded surface display，SSD）重建，可清晰显示病灶处骨皮质局限性凹陷（图 6-28-11）。

3. MRI 表现　早期皮质内见边缘光滑的缺损，缺损内 T1WI、T2WI 多呈中到低信号，T1WI 见有类似脂肪的高信号到类似肌肉的等信号。病灶内缘硬化线及骨性间隔呈线状低信号。静脉注射 Gd-DTPA 后，病灶边缘可见细线状强化。随着病程进展，缺损区于 T1WI 和 T2WI 均呈等信号或低信号，如随访观察信号逐渐降低，提示病灶逐渐自愈。愈合期钙盐沉积，病灶在 T1WI、T2WI 均表现为低信号，接近骨皮质信号或与之相同。MRI 矢状位扫描，能比 CT 更清晰的显示肌腱在骺板的附着点及其与皮质缺损的关系。

4. SPECT 表现　病灶轻~中度的放射性浓聚。愈合期血池成像和延迟成像所见明显的放射性浓聚，均提示成骨活跃。

5. 随访　随访发现患骨骺板愈合前，有此消彼出的现象。约 1/4 病例可自愈，一般在自发现后 1 个月至 4 年完成。部分病灶可长期存在（图 6-28-10）。缺损修复有两种方式：原位骨化型和平复型。

（1）原位骨化型：组织学检查发现，在具有典型 X 线表现的病灶内有巨噬细胞和少量有丝分裂表现，认为是成熟期的一种假性退行性缺血性改变或退行性改变。因此，原位骨化型可能为缺损内纤维组织钙质沉积、骨化而愈合。随访系列片显示：边缘硬化线逐渐增宽，密度增高。病灶逐渐变小，最后完全由密实骨质充填。平片见原缺损部位低密度影呈骨皮质样高密度。CT 轴位像

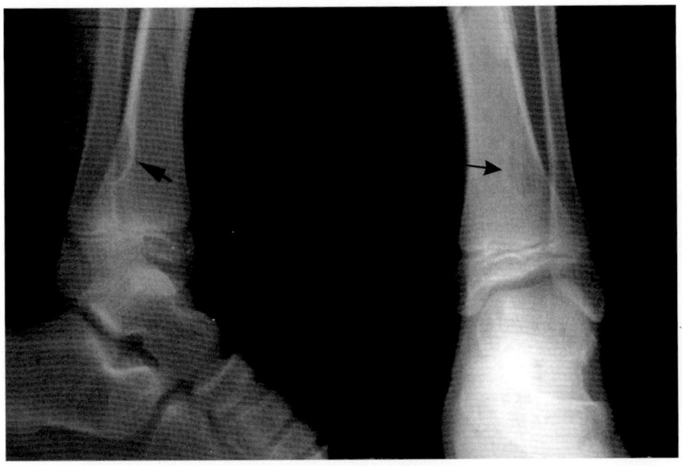

A

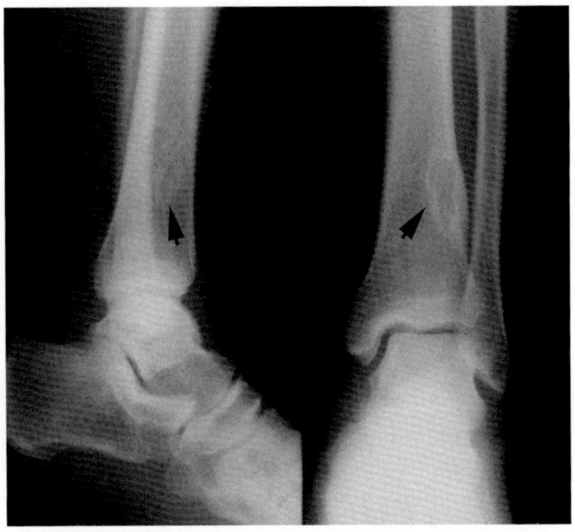

B

图 6-28-8　男，11 岁。外伤，左胫骨骨折。左胫骨下段外后缘可见椭圆形低密度病灶，长轴与骨干长轴一致，有硬化边。15 年后（患者 26 岁）复查病灶仍存在，并出现骨性间隔

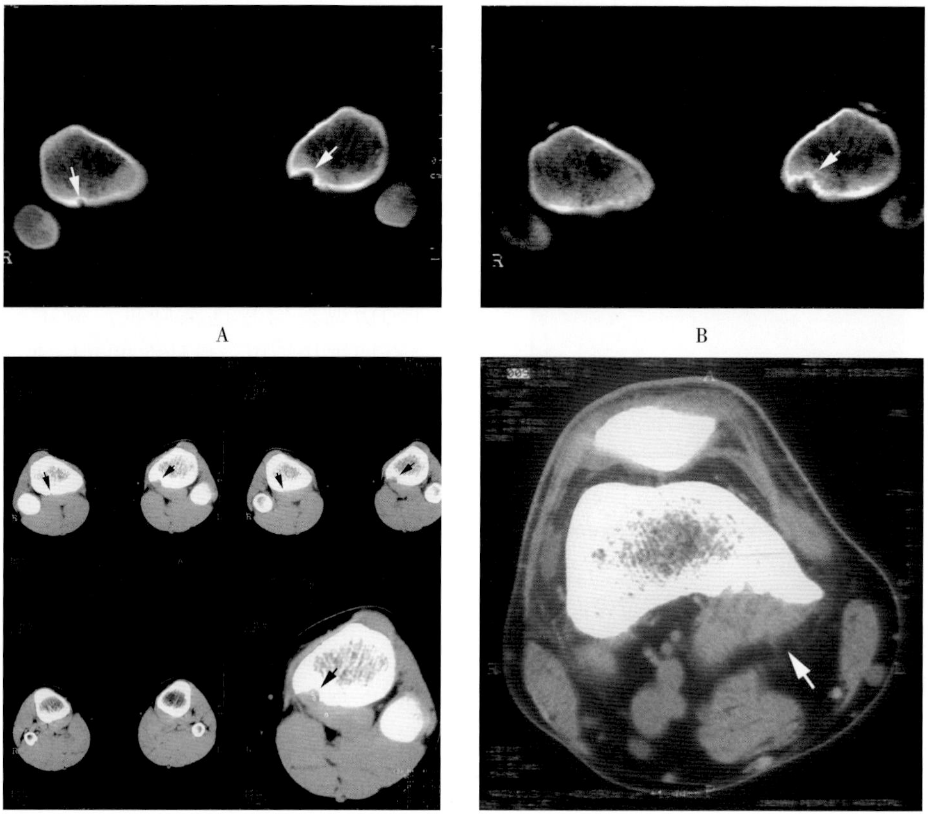

A B C D

图 6-28-9　男，14 岁，因外伤就诊

A：双侧胫骨上干骺端内后侧骨皮质呈碟状缺损，内缘有硬化线与髓腔分隔，外缘无骨壳；B：上一层面；C：软组织窗，病灶后缘可见肌肉影与之相连；D：男，40 岁。骨皮质缺损的位置相当于大收肌浅部或腓肠肌内侧头附着处

呈丘状骨密度灶凸向髓腔。MRI 表现为原缺损灶呈丘状凸向髓腔，均匀的皮质样低信号（图 6-28-12~6-28-14）。

（2）平复型：由于骨外膜恢复正常化骨，使缺损逐渐变浅而消失。随访系列片显示：缺损区硬化线厚度无明显变化，但向骨皮质表面迁徙，

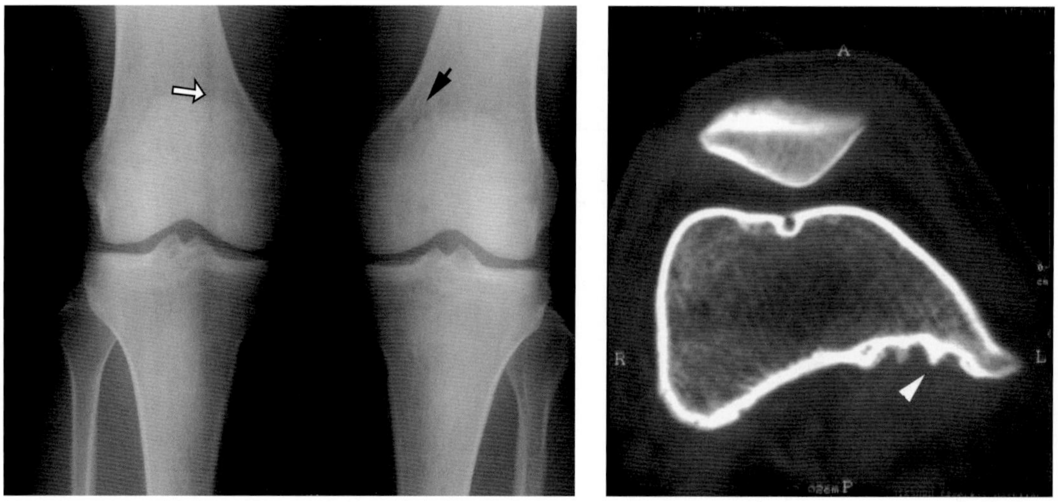

A B

图 6-28-10　男，38 岁，因腿痛就诊

A：平片双股骨下段端低密度影，左侧明显；B：2 年后复查，病灶仍存在，其内骨嵴呈典型的“笔架征”

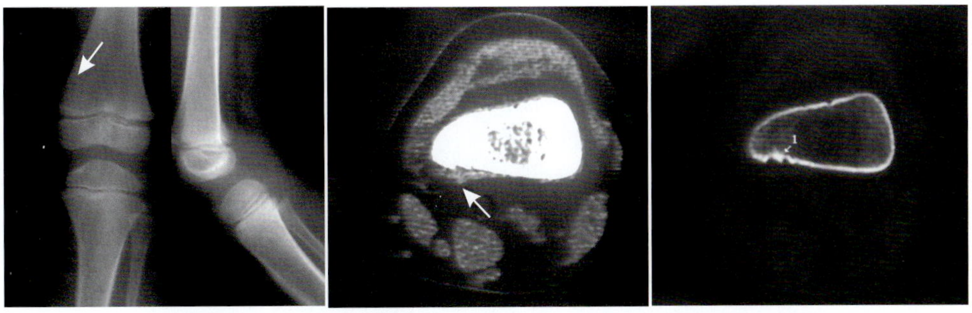

A B C

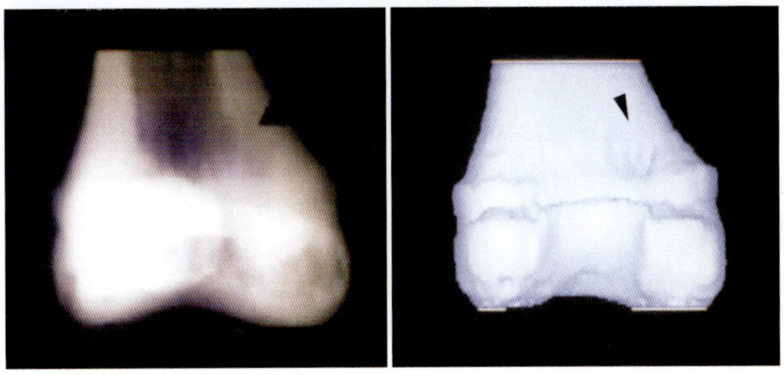

D E

图 6-28-11 男，5 岁，因外伤就诊

A：左股骨下干骺端缺损灶；B：CT 扫描软组织窗，后缘有肌肉附着；C：骨窗骨皮质凹陷内可见一骨嵴；D：VR 成像可见骨性间隔；E：表面遮盖成像（SSD）可见局限性凹陷与骨嵴，可见骨皮质局限性凹陷和骨性间隔

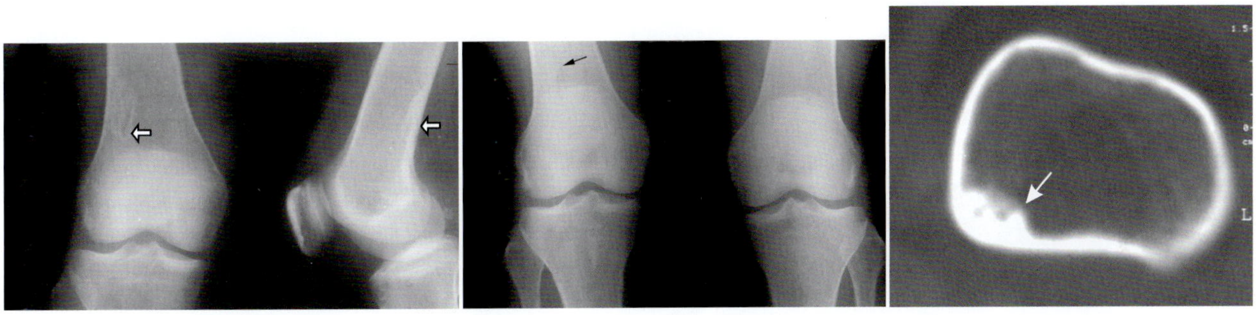

A B C

图 6-28-12 女，23 岁，因外伤就诊

A：右股骨下干骺端外后侧低密度灶，内有纵行骨嵴；B：16 年后（患者 39 岁）复查，原病灶区呈均匀的高密度影；C：CT 轴位像原病灶区见一丘状骨密度灶凸向髓腔，表现为原位骨化型

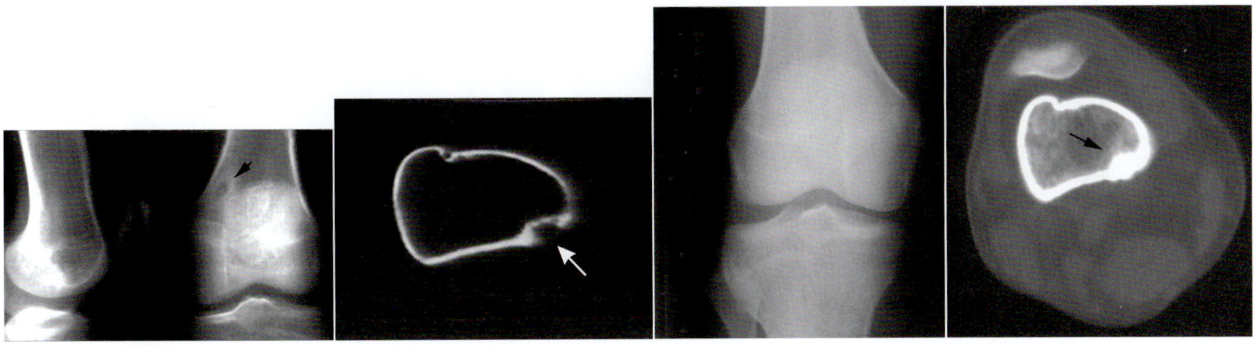

A B C D

图 6-28-13 男，28 岁，因腿痛就诊

A：右股骨下干骺端内后侧有一卵圆形低密度影；B：CT 轴位像示骨皮质凹陷，缺损与骨髓腔间有硬化线；C：39 个月后复查，原病灶处低密度影消失；D：CT 复查见病灶呈原位骨化性愈合

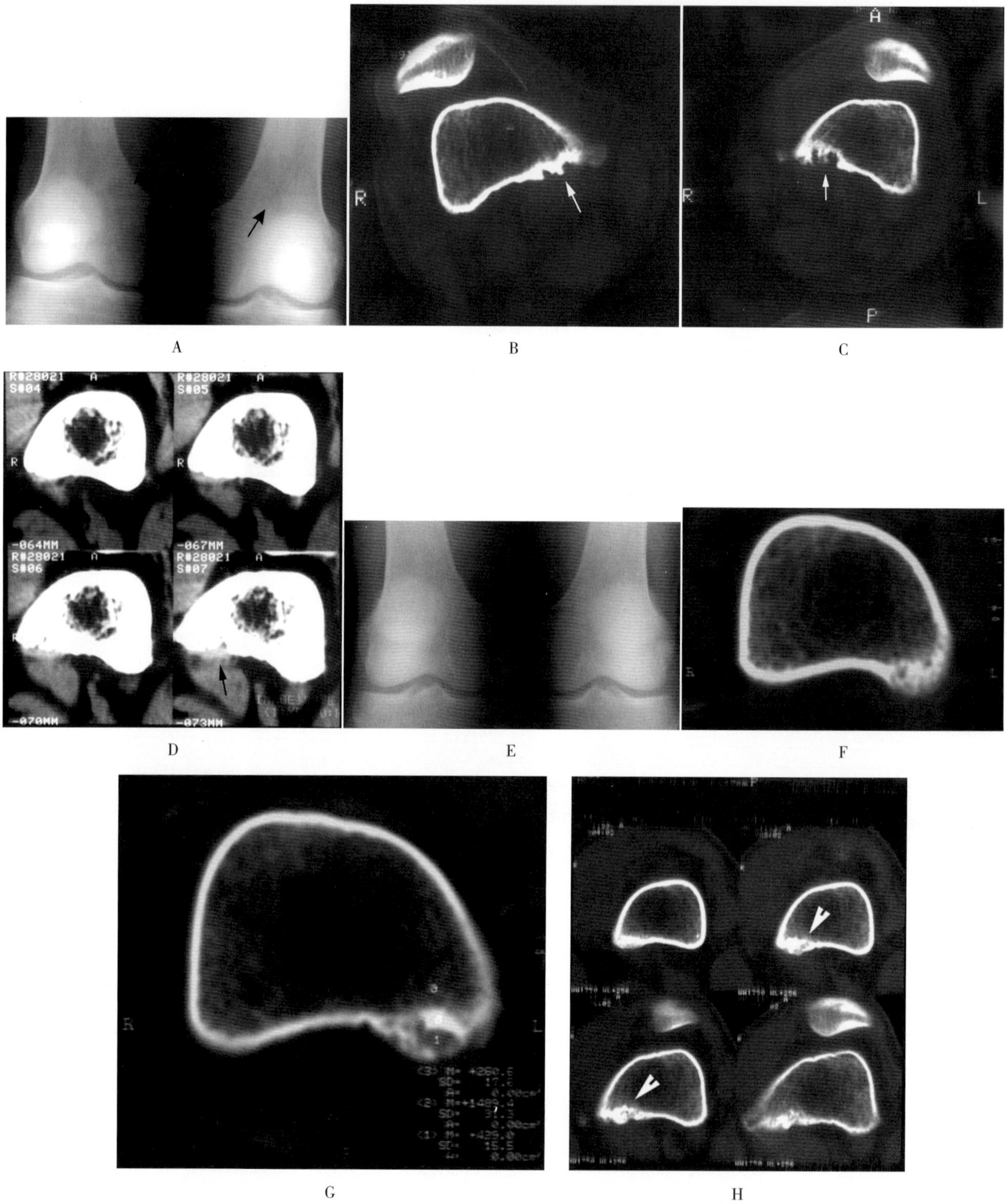

图 6-28-14 男，28 岁，因外伤就诊

A：双股骨干骺端内侧低密度灶，内有纵行骨性间隔；B：右股骨下干骺端缺损内见有粗大骨嵴；C：左股骨下干骺端后内侧骨皮质缺损，其内见有骨嵴，表面无骨壳；D：左股骨下干骺端软组织窗；E：41 个月后（患者 32 岁）复查，双股骨下干骺端低密度灶未显示；F、G：CT 复查见右股骨干骺端病灶病灶呈原位骨化性愈合；H：CT 复查见左股骨干骺端病灶亦呈原位骨化性愈合

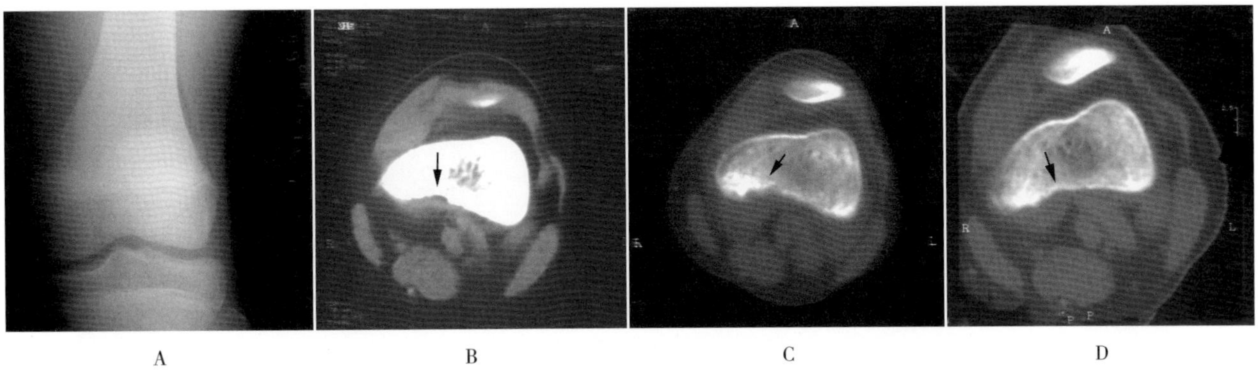

图 6-28-15 男，15 岁，因外伤就诊

A：左股骨下干骺端内侧卵圆形低密度灶；B：CT 平扫软组织窗缺损呈骨皮质局限性凹陷，后缘有肌肉附着；C：骨窗缺损呈骨皮质局限性凹陷；D：24 个月后复查，缺损消失，呈平复型

缺损逐渐变浅、消失。MRI 表现为病灶消失，骨皮质、髓腔信号、形态恢复正常（图 6-28-15）。

6. 纤维性骨皮质缺损与非骨化性纤维瘤的关系　纤维性骨皮质缺损与非骨化性纤维瘤发病年龄、好发部位及部分病灶影像表现相似，部分学者认为二者是同一种疾病的不同阶段的影像表现，部分学者认为二者是不同的二种疾病。

作者研究发现，纤维性骨皮质缺损有以下特点：①纤维性骨皮质缺损深度多大于邻近骨皮质的厚度，表明局部骨膜化骨障碍或滞后；②80%以上缺损后缘可见肌肉影与之相连；③病灶可长期存在而无明显变化；④病灶有自愈倾向，部位、形态表现典型者无一例转化成为非骨化性纤维瘤；⑤组织学检查：缺损内组织有假性退行性局部缺血性改变，或退行性变的表现，内无胶原纤维。典型的纤维性骨皮质缺损在 CT、X 线的表现与非骨化性纤维瘤有一定的差别。

有学者认为部分纤维性骨皮质缺损若 14 岁以后不愈合，则可能转化为非骨化性纤维瘤。缺损灶可能转化为非骨化性纤维瘤的征象有：①病灶距离骺线>30mm；②病灶深度>5mm；③CT 显示病灶表面边缘有薄层皮质骨向内延伸，随访可见其逐渐增长，最终形成完整的骨壳；④病灶后缘无肌肉影附着；⑤病灶逐渐增大（图 6-28-16，17）。

作者认为纤维性骨皮质缺损系局部骨外膜化

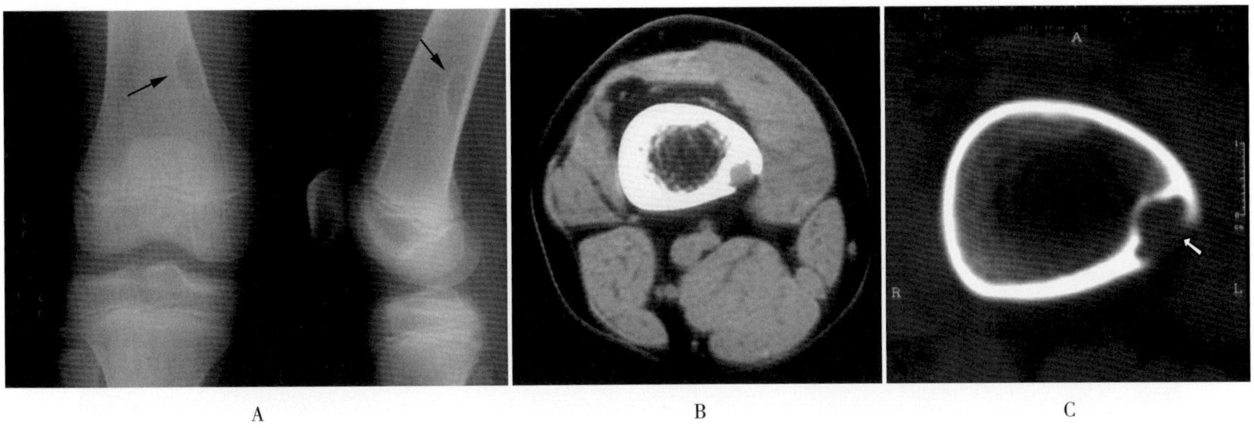

图 6-28-16 男，14 岁，因外伤就诊。非骨化性纤维瘤

A：病灶距右股骨下干骺端>4cm；侧位片不能确定病灶有无骨壳；B：软组织窗示病灶后缘无肌肉附着；C：病灶外缘无骨壳，可见边缘骨皮质内延，呈帽檐征（箭头）

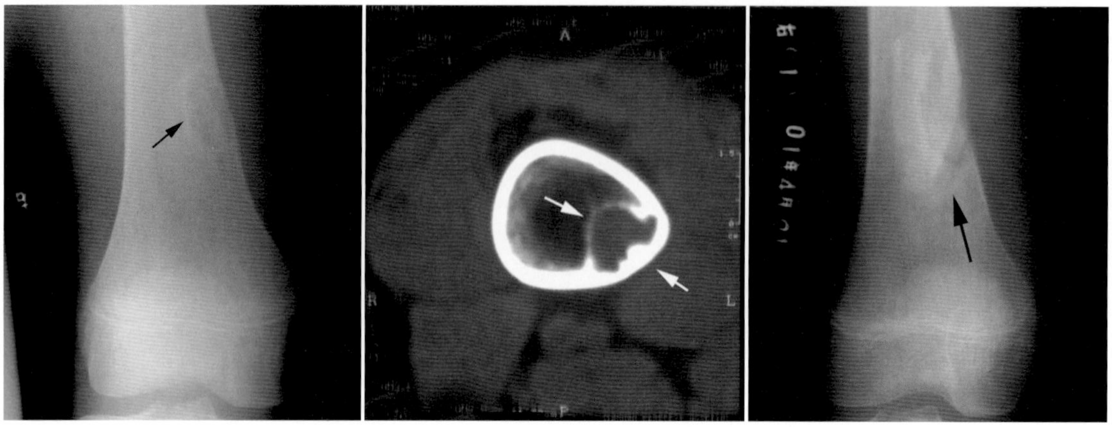

A B C

图 6-28-17 与图 6-28-16 为同一病例。25 个月后复查

A：病灶明显增大，病灶-骺板距增大 2cm，即“迁徙征”；B：CT 扫描病灶有完整骨壳形成，并突入骨髓腔；C：手术后平片复查，术后病理为非骨化性纤维瘤

骨障碍、纤维组织增生和充填导致的一种骨皮质的非肿瘤性纤维性缺损。建议将纤维性骨皮质缺损归入后天性骨发育障碍性疾病。非骨化性纤维瘤是纤维细胞来源的骨良性肿瘤。既往认为由纤维性骨皮质缺损转化成为非骨化性纤维瘤的病灶是否开始即为非骨化性纤维瘤，即纤维性骨皮质缺损与非骨化性纤维瘤不是一种疾病，只是部分非骨化性纤维瘤病灶早期的影像学表现上与纤维性骨皮质缺损类似。但是，由于发现该病灶时均未行组织学检查，不能与术后病理诊断相对照，此点有待于今后进一步细致的研究。

四、诊断

本病常因外伤意外发现，好发于男童。影像学表现为长骨干骺端骨皮质内的局限性低密度病灶，外缘无连续的骨皮质。X 线平片一般可准确诊断，不典型者可行 CT、MRI 检查确诊。

五、鉴别诊断

1. 干骺端结核　常发生于干骺端松质骨内，可跨越骺板。病灶内可有沙砾状死骨。纤维性骨皮质缺损位于干骺端皮质骨内，不跨越骺板，病灶密度均匀。

2. 骨样骨瘤　位于干骺端皮质骨内者，瘤巢

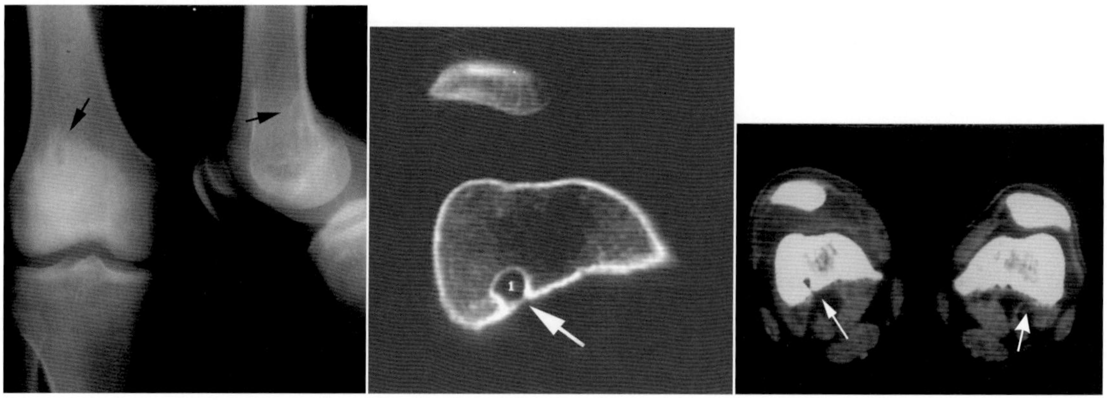

A B C

图 6-28-18 男，22 岁。因右膝关节痛就诊。骨内腱鞘囊肿

A：正位片右股骨干骺端外 1/3 可见一卵圆形低密度影，边缘可见硬化环。侧位局部向内凹陷，与纤维性骨皮质缺损不易鉴别；B：CT 示局部类圆形低密度灶，边缘硬化，有一狭颈向后与软组织通连。手术证实为骨内腱鞘囊肿；C：CT 软组织窗，右股骨病灶狭颈显示更加清楚；左侧股骨干骺端合并纤维性骨皮质缺损

周围骨硬化广泛，有时可见骨膜反应，与纤维性骨皮质缺损不同。局部疼痛较纤维性骨皮质缺损显著，且服用水杨酸类药物可缓解。

3. 骨内腱鞘囊肿　有时发生于干骺端，平片正面观病灶呈类圆形低密度影，边缘有环状硬化带，与纤维性骨皮质缺损不易鉴别。侧位不能显示杯口样或碟形皮质缺损，CT 可清晰显示病灶凸入松质骨内，口部狭小。MRI 扫描，病灶于 T1WI 呈低信号，在 T2WI 呈均匀高信号（图 6-28-18）。

4. 骨生理性切迹　一般见于并行的长管骨骨端，最多见于胫骨下端（图 6-28-19）。

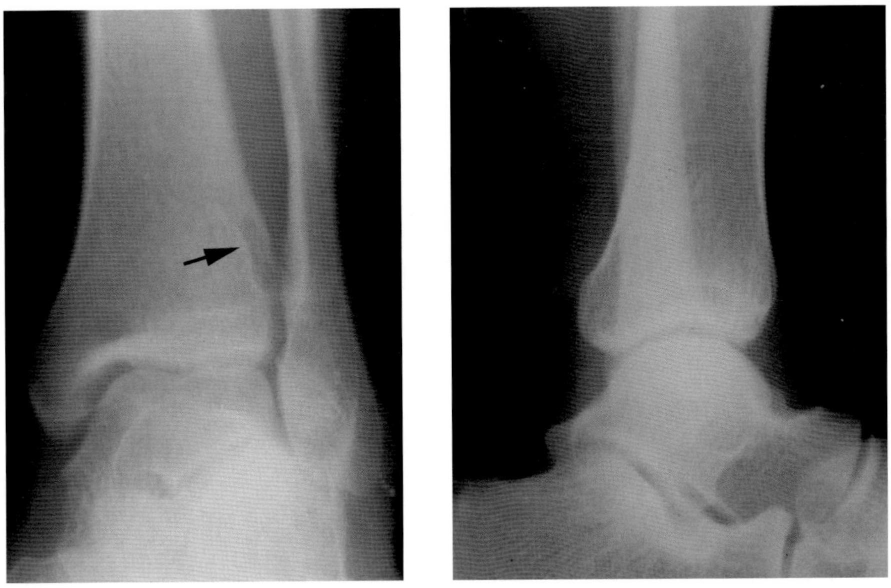

A　　　　B

图 6-28-19　男，26 岁，因外伤就诊

A：胫骨下胫腓关节面由于位置不正形成类卵圆形低密度影；B：侧位未见异常

（陈子敏　刘红光）

第二十九节　弥漫型腱鞘巨细胞瘤

一、概述

弥漫型腱鞘巨细胞瘤（D-GCTTS）是一种发生于大关节周围的罕见软组织肿瘤。GCTTS 最早由 Chassaignac 于 1852 年首先提出，表现为累及手指屈肌腱的滑膜结节性病变；Beekman 等在 1915 年对本病的大体和显微结构进行了具体的描述；1941 年，Jaffe 等首先提出将腱鞘、滑囊和关节滑囊归为同一解剖单位，均能引起同一类病变。GCTTS 可分为 3 种类型：①局限型腱鞘巨细胞瘤（L-GCTTS）；②弥漫型腱鞘巨细胞瘤（D-GCTTS）；③色素绒毛结节性滑膜炎（PVNS）。目前 WHO 将这类疾病命名为 GCTTS（包括 PVNTS 和 PVNB）和弥漫型巨细胞瘤（PVNS，关节内弥漫病变）。

与 PVNS 一样，GCTTS 的病因尚不明确，有人认为是局部滑膜的炎症反应性病变，可能与炎症或外伤以及慢性劳损有关；但也有人认为其属于肿瘤性疾病基于 GCTTS 有恶变的倾向，目前多数学者认为其是具有局部侵袭性的良性肿瘤。

二、临床表现

D-GCTTS 可发生于任何年龄，常见于 20～40 岁的成年人，以中青年女性较多见，儿童罕见。最常见于膝关节，其次是髋关节和踝关节。病变通常为无痛性缓慢生长，常以关节肿胀、活动受限等表现而就诊。有些患者可以有慢性进行性疼痛和关节肿胀，有时伴有局部发热、压痛和关节活动障碍，有时可无明显阳性体征。伴有关节内受累患者症状更加明显，可以有明显的关节腔内积液，穿刺可以抽出棕色或红色的关节液体。

三、影像学表现与病理基础

D-GCTTS、L-GCTTSD、PVNS 有共同的形态学特征。镜下主要由大的滑膜样单核细胞、小的单核组织细胞和破骨细胞样巨细胞组成：①大的滑膜样单核细胞可能是真正的肿瘤细胞，呈巢状或裂隙样排列，部分细胞质内有边界不清的嗜酸性包涵体，或在胞质边缘有环状含铁血黄素沉积；②小的单核组织细胞，呈圆形、卵圆形或短梭形，胞质较少淡染，可见核沟；③多核巨细胞，在肿瘤中多少不等，分布不均匀（图 6-29-1，2）。由于肿块含有含铁血黄素，X 线平片上病变密度较高，边界清晰；T1WI 和 T2WI 可见特征性的低信号或中等信号，这在 GRE 序列上显示更明显；当然 MRI 也可清楚显示肿瘤出血导致的 T1WI 上的高信号。由于肿块内含铁血黄素的多少不同，并可合并出血坏死，在 T2WI 信号可以比较混杂，可以为低信号、等信号或高低混杂信号。GCTTS 的纤维间质内含有比较丰富的毛细血管，故增强后强化多较明显。

1. X 线平片表现　典型 X 线表现为软组织肿胀或关节积液、关节间隙正常或轻度增宽，病程较长的患者可以伴有骨质疏松。骨质受侵相对罕见，可以见到灶状的骨皮质压迫性骨吸收，一般没有骨质破坏和骨膜反应。少部分病例可明显累及骨质，呈多发溶骨性破坏，边缘可见硬化带，而与原发性骨肿瘤难鉴别，邻近关节间隙一般无明显改变（图 6-29-3，4）。

2. CT 表现　CT 检查可较好地显示病变侵袭范围、肿物与邻近骨质和肌腱的关系，尤其是骨质受累的显示要优于其他影像检查方法。肿块本身有含铁物质的沉积，仅表现为滑膜增厚呈结节或肿块样密度增高影，但结节内没有骨化和钙化的成分。增强扫描可以显示滑膜弥漫性不均匀强化（图 6-29-5～6-29-8）。

3. MRI 表现　MRI 对本病的诊断具有极高的敏感性和特异性。典型表现为局限性或弥漫性的软组织肿块，呈圆形、类圆形或梭形，主要发生在关节外。如肿瘤反复出血致含铁血黄素沉积，故 T1WI 和 T2WI 上可见特征性低信号，由于肿块内含铁血黄素量不同，并合并出血、坏死，在 T2WI 上信号比较混杂，可以表现为低信号、等信号或高低混杂信号。当含铁血黄素含量较少，以胶原纤维为主时，T1WI 及 T2WI 信号稍高于骨骼肌信号；当含铁血黄素含量较多时，信号等于或稍低于骨骼肌信号。其相邻骨质可受压吸收或侵袭性破坏，可能与 GCTTS 和骨巨细胞瘤在生物学行为上极为相似有关。GCTTS 的纤维间质内含有比较丰富的毛细血管，增强后多呈中度或明显强化。由于 GCTTS 为腱鞘滑膜源性疾病，故其与邻近肌腱关系密切，这在 MRI 图像上可以清楚显示。

四、诊断

GCTTS 临床诊断较为困难，多被误诊为滑膜瘤、风湿结节、纤维瘤、腱鞘囊肿、腘窝囊肿等。误诊原因主要有临床医师对本病缺乏认识，而且肿瘤生长缓慢，无明显不适或仅有轻度疼痛，影响关节功能不明显，不易引起患者的足够重视。因此，当发生在大关节附近的无痛性或轻度疼痛性且基底固定而质地较韧的肿块；影像学上，CT 表现为大关节周围滑膜的增厚呈结节或肿块样密度增高影；MRI 表现肿块为弥漫性的 T1WI、T2WI 低信号，T2WI 信号更低，增强后中等度不规则的强化，无明显骨质破坏，应首先考虑本病。

五、鉴别诊断

1. 滑膜骨软骨瘤病　为起源于滑膜下层的结缔组织病变，关节滑膜软骨性化生，可以表现为

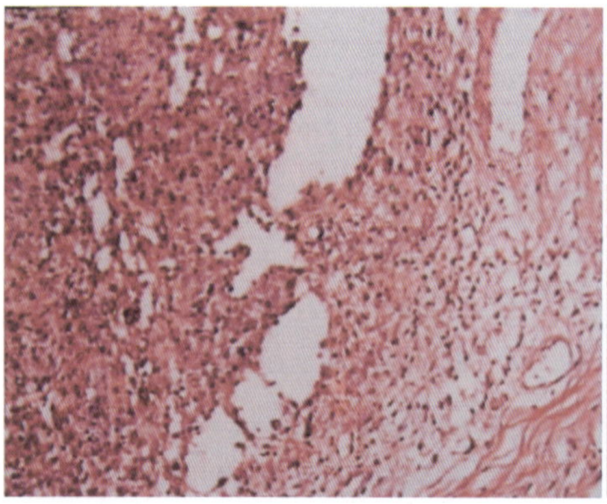

图6-29-1　HE×40

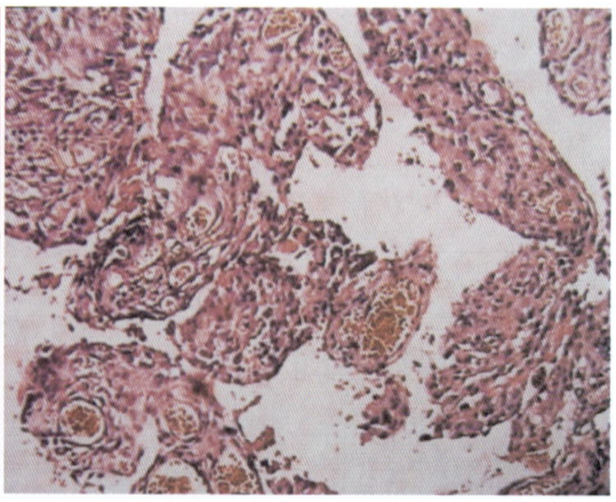

图6-29-2　HE×40

图 6-29-1，2　镜下见肿瘤由纤维组织分割成大小不等的结节状结构，细胞丰富，可见类滑膜细胞的组织细胞样细胞，以及泡沫细胞、炎症细胞及含铁血黄素细胞，多核巨细胞散在分布，细胞丰富区可见充血、出血。符合弥漫型腱鞘巨细胞瘤

关节囊内多发信号较低的结节影，但滑膜骨软骨瘤病多为突向关节腔内的结节，伴有关节腔积液，游离体根据成分的不同，信号多样，且无强化，可资鉴别。

2. 创伤后血肿　创伤后血肿有时也会在关节内或周围形成类似的软组织肿块。由于含铁血黄素的沉积，在 MRI 序列上都表现为低信号，但患者多有明确的创伤病史，而且血肿随着时间的推移会发生明显的变化。

3. 滑膜肉瘤　来源于间叶组织的恶性肿瘤，可发生在关节内、关节周围和其他无滑膜组织处，四肢多见，影像学表现为边界清楚的肿块影，少数可向周围浸润，并沿腱鞘蔓延，可有钙化出血坏死。肿瘤多呈 T1WI 低 T2WI 高信号影，明显不均匀强化。

4. 海绵状血管瘤　可出现在人体的各个部位，当其位于关节附近时，有时难以与 GCTTS 鉴别，但血管瘤多与腱鞘无明显关系，X 线可见静脉石，T1WI 表现为不均匀匍匐的高信号肿块影，T2WI 亦呈高信号，增强扫描显示病灶从周边向中央渐进性强化，有时还可发现肿瘤的供血动脉及引流静脉。

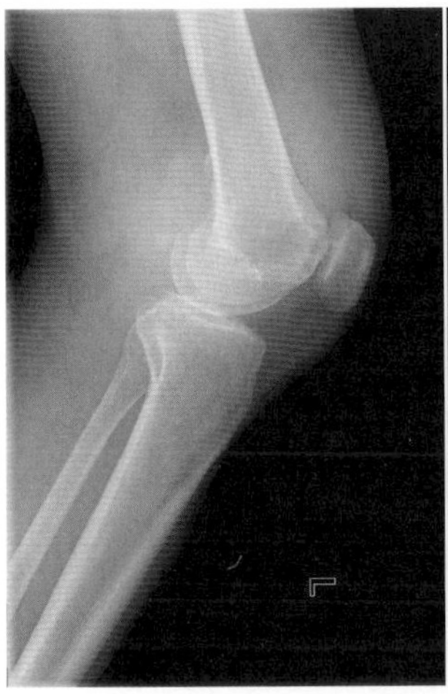

图6-29-3

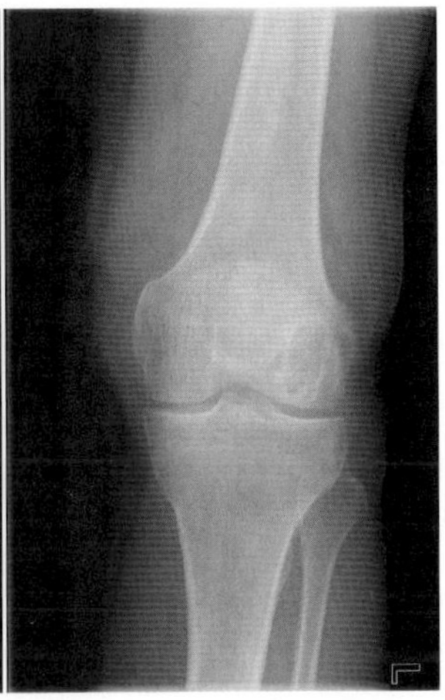

图6-29-4

图 6-29-3，4　左膝关节正侧位片，左膝关节周围软组织明显肿胀，密度增高，左侧股骨外侧髁见囊状骨质破坏区

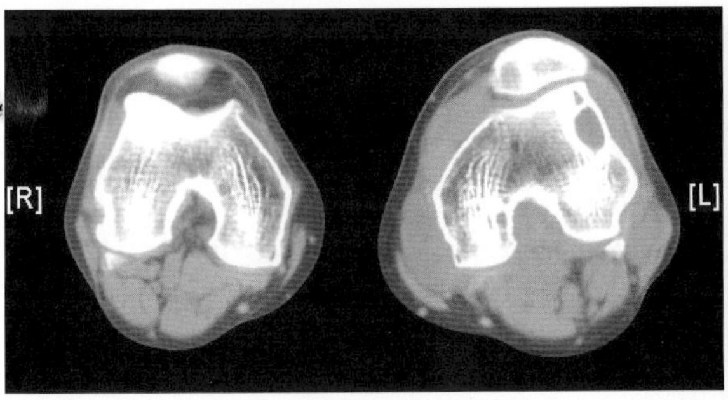

图6-29-5

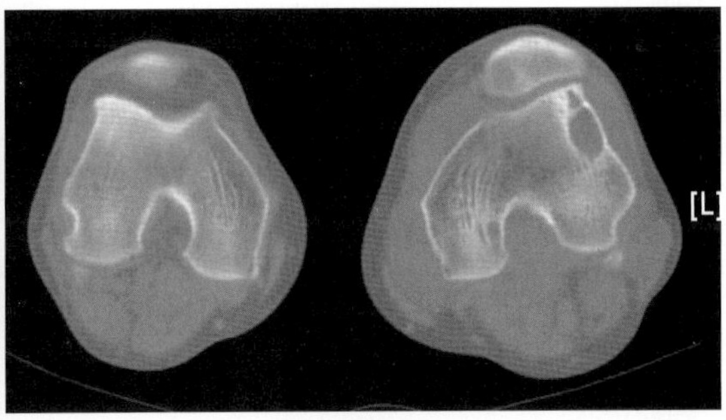

图6-29-6

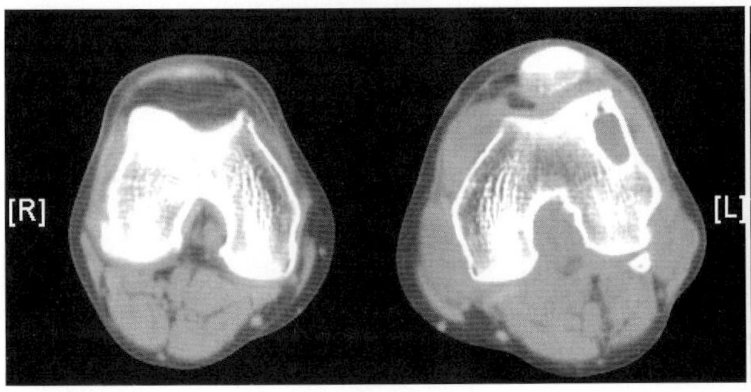

图6-29-7

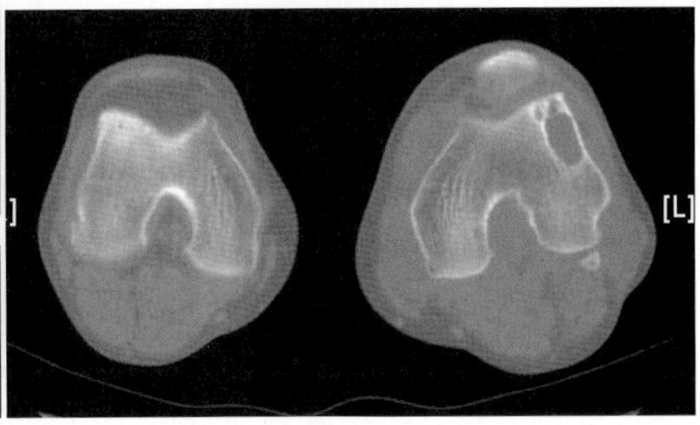

图6-29-8

图 6-29-5~6-29-8　左膝 CT 扫描软组织窗与骨窗，左膝关节周围见增厚软组织密度影包绕，密度较均匀，未见明显钙化及骨化影。左股骨外侧髁见囊状骨质破坏区，境界清楚，边缘见硬化带

（毛巨江　余　晖）

第三十节　骨旁脂肪瘤伴骨软骨瘤

一、概述

骨旁脂肪瘤是一种罕见的良性肿瘤，发病率极低，约占骨肿瘤 0.01%，占所有脂肪瘤 0.30%。本病病因不明，最早于 1836 年由 Seering 描述，因确信是来源于骨膜，曾称骨膜脂肪瘤，国内最早报道者就是以此命名；还有人称之为“肢体深部脂肪瘤”，然而骨膜是无脂肪细胞的，肿物实质上是一种与骨紧密相连的软组织脂肪瘤，常引起邻近骨的骨质改变；故近来绝大多数学者都承认是骨膜外起源的，Dary Power 在 1888 年将其正式命名为“骨旁脂肪瘤”，并得到多数学者承认。骨旁脂肪瘤伴或不伴有其附着处骨质异常，约 50%病例有骨质的改变，包括局部骨质增生或骨软骨瘤形成。

本病病因迄今未明，有人认为与遗传和先天因素有关，也有人认为与创伤和炎症因素有关。但 Schwartz 和 Chevrier 支持炎症学说，认为局限性骨膜炎刺激骨质变质转化而成骨旁脂肪瘤。Ewing 提出本病为遗传和先天性因素使脂肪发育障碍或继发于甲状腺及其他腺体疾病。

骨旁脂肪瘤伴有骨软骨瘤和骨突的病理机制仍不清楚，有学者认为是脂肪瘤对骨压力性刺激引起骨膜增生所致，也有认为是肿瘤内组织化生出现的钙化或骨化，另有学者则认为有可能像血管瘤等其他骨皮质旁病变一样是对骨膜牵引的反应。

二、临床表现

骨旁脂肪瘤发病年龄与皮下脂肪瘤相似，多见于成年人，40～60 岁多见，但也可幼年起病，最小年龄为 3 个月，病程一般缓慢，最长可达数十年。四肢长管状骨为好发部位，其中股骨发病率最高，肿瘤体表分布右侧多于左侧，依次桡骨、胫骨、腓骨、尺骨、肱骨；次发为扁平骨、不规则骨及短管状骨。

临床常表现为发病部位无痛性、渐进性肿块，生长缓慢，有假性波动感；骨旁脂肪瘤可根据发病部位不同而出现相应神经压迫并引起运动和（或）感觉异常，常压迫桡神经、坐骨神经、尺神经、正中神经和胫腓神经。若其下方的骨赘较大，则为质地较硬的肿块，肌肉收缩时界限不清，放松后可触及边界，软组织包块常是本病唯一的表现，肿块最大径线可达 20cm。

三、影像学表现与病理基础

骨旁脂肪瘤合并骨软骨瘤和骨突的病理学特点：大体标本显示为肉眼所见肿物为椭圆形，呈橘黄色，有很薄而透亮的完整包膜，骨蒂与肿物紧密相连，不能分开。肿物切面实性，呈黄色，脂肪瘤内骨性肿块边缘可见不规则、厚薄不均的白色或灰白色软骨组织，肿块内骨髓组织呈黄色或黄白色组织，中间可见不规则白色软骨成分，肿块内的脂肪、骨和软骨组织是平片、CT 和 MRI 显示的不同密度和信号的基本病理学基础；镜下观察肿瘤表面有完整纤维结缔组织包膜，肿瘤细胞大小一致，为圆形或椭圆形，胞质空，细胞核呈小圆形，位于瘤细胞边缘。瘤细胞被纤维结缔组织分隔成小叶状结构，肿瘤细胞形态及组织结构与脂肪组织极为相似。

1. X 线平片表现　X 线平片表现为病变区内类圆形厚环状低密度影透明区，“透明区”即“透光肿块”，是由于脂肪组织密度较低，对 X 线吸收少，使肿瘤与周围肌肉组织形成对比所致。由于肿瘤细胞形态及组织结构与脂肪组织极为相似，显示与正常脂肪组织密度相同的低密度，病灶由于与周围肌肉密度形成明显的对比度，阴影位于肌肉深层，境界清楚，边缘光整，并可见一薄层环状致密影（包膜）；其内可见包裹着一与相邻骨皮质相连的骨性赘生物突出，显示背向关节生长，骨性赘生物由骨皮质延伸，其内可见骨小梁，部分边缘可见不规则软骨钙化影（图 6-30-1）；病变区可见自骨干皮质伸向肿块的树枝状骨性突起；位于髂骨体或颈椎椎板则可见不规则骨质增生硬化。

骨软骨瘤和骨突的发生可能受脂肪瘤压力性刺激，引起骨过度增生所致。根据 Garber 研究脂肪瘤与骨骼接合部有 3 种形式：一种有明显骨质增生，一种骨膜纤维层生成很薄；另一种则完全无骨质变化。并证明骨突是由不成熟的骨膜下新骨构成。

2. CT 表现　CT 检查骨旁脂肪瘤主要目的在于确定肿瘤的组织类型，查明病变的准确范围和解剖位置，即病变是局限于十分明确的解剖边界内（肌肉间隔内），还是已经延伸到筋膜外间隙，肿瘤有否包膜，是否侵及临近组织，尤其大血管和主要神经。CT 显示骨旁类圆形的脂肪性肿块，边界清楚，有包膜的圆形脂肪密度区凸向邻近软

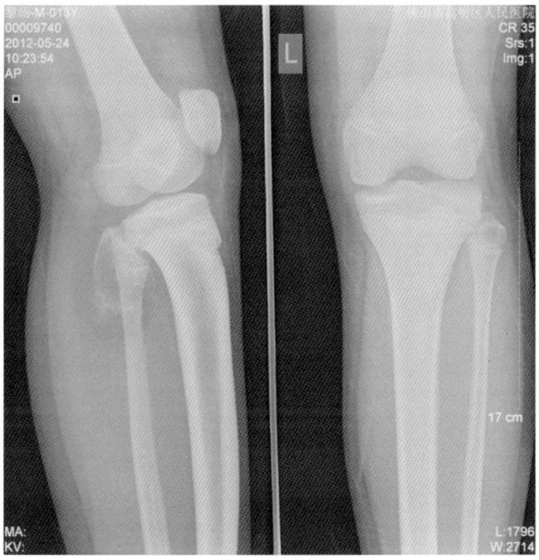

图 6-30-1 左膝关节正侧位显示胫骨骺后缘一骨性赘生物突出，基底部与骨骺相连，外缘可见薄层骨皮质，下缘或可见不规则，周围可见一厚层低密度脂肪组织包绕，骨性赘生物呈背向关节生长

组织内，肿块内可见多条中等密度条状影分隔。"分隔征"即"泡沫征"，网织状改变为瘤体内纤维结缔组织纵横交织，形成排列不整齐的细线分隔，状似网眼所构成，CT 值显示肿物密度与正常皮下脂肪组织相同，为-60～-200HU。肿块内可见包绕一骨性赘生物，基底部宽并与骨质相连，大部分骨皮质完整，内见不规则骨小梁，外缘部分可见不规则软骨钙化（图 6-30-2～6-30-5）。钙化或骨化为脂肪瘤内出血坏死所形成，表现病灶中央或边缘可见斑块状或结节状钙化，可能来自于脂肪组织的坏死皂化或间叶组织化生所致。

3. MRI 表现 脂肪瘤 MRI 检查报道不多，作者收集的一例中，由于信号特殊，肿块内信号混杂，T1WI 外围显示厚环状的高信号脂肪组织结构，肿块内包裹着骨性赘生物，骨性赘生物基底部与骨皮质紧密连接，肿块内可见骨小梁结构，骨性肿块边缘可见与关节面软骨信号相同，并于脂肪肿块内可见斑片状等信号影；T1 压脂外围脂肪瘤组织呈低信号，内可见条状细小的中等信号纤维组织间隔，显示脂肪瘤常见的特征，其内骨性赘生物呈不均匀中、高混杂信号，边缘为薄层高信号（软骨帽），骨髓内即显示与胫骨内骨髓信号一致；T2WI 显示肿块脂肪瘤组织、骨性赘生物的信号与周围脂肪以及骨组织结构和信号相同，骨性赘生物边缘及中央可显示厚薄不均的软骨组织信号；PD 压脂脂肪瘤的信号较 T1 压脂低，骨性赘生物边缘及中央亦显示软骨成分，但周围呈低信号即为大体标本显示骨髓内黄色脂肪变的病理基础（图 6-30-6～6-30-11）。

4. 超声表现 超声显示骨性肿块为一高回声肿块，边界清，肿块表面规则，肿块隆起于骨皮质表面，肿块内未见明显血流信号。

骨旁脂肪瘤内除伴发骨软骨瘤外，肿瘤边缘的骨质异常增生也是脂肪瘤其中一特征性改变，相邻骨质既有缺损又有增生性骨突起，发生部位不同骨质改变有所不同。多为伸向骨旁脂肪性肿块内的宽基底的骨性突起、刺样或树枝状骨性结构，多见于长骨骨干旁脂肪瘤，多数学者认为其是脂肪瘤对骨质产生压力性刺激而引起骨质反应性增生所致。文献报道，如骨质骨突形成，骨突形态各异、大小不等，（0.3cm×1.2cm）～(6.0cm×4.0cm)。认为这种罕见病变约超过

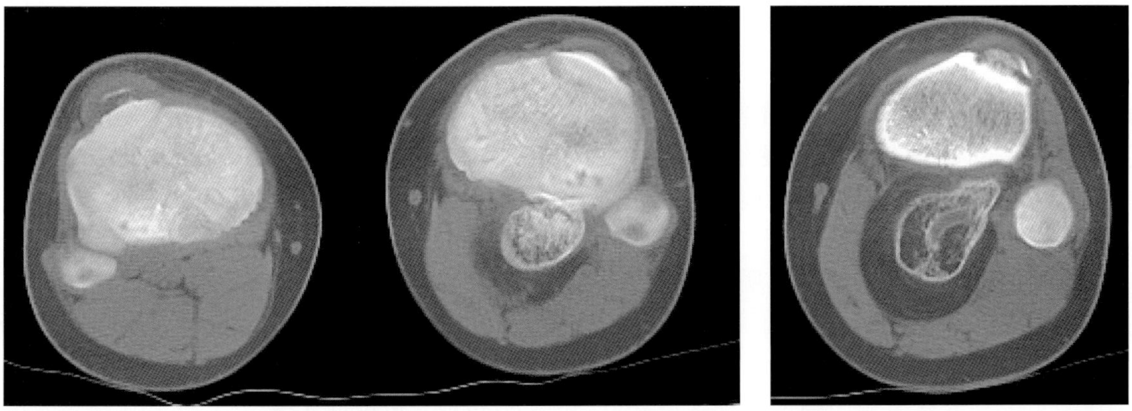

图6-30-2 图6-30-3

图 6-30-2，3 CT 扫描显示胫骨后缘的骨性组织突出，外缘可见骨皮质延伸，其内可见骨可见骨髓及骨小梁结构，周围可见环形低信号脂肪组织包绕，脂肪组织内可见条状中等密度影分隔

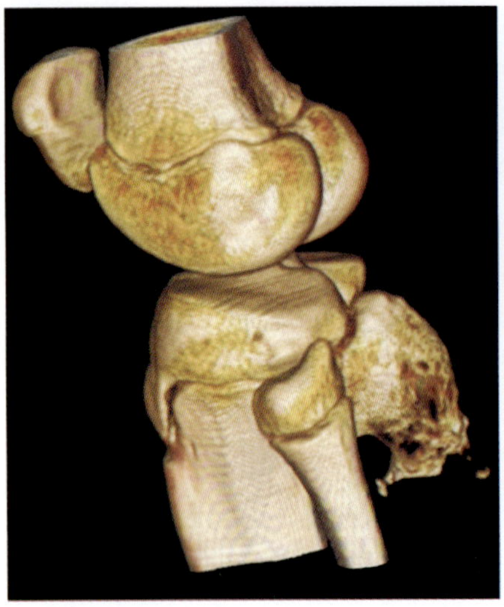

图6-30-4

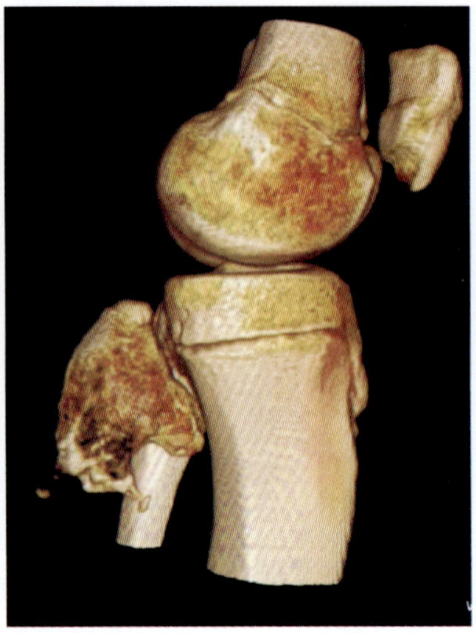

图6-30-5

图 6-30-4，5　CT 重建显示骨性赘生物与骨骺相连，下缘不规则，表面可见不规则软骨钙化

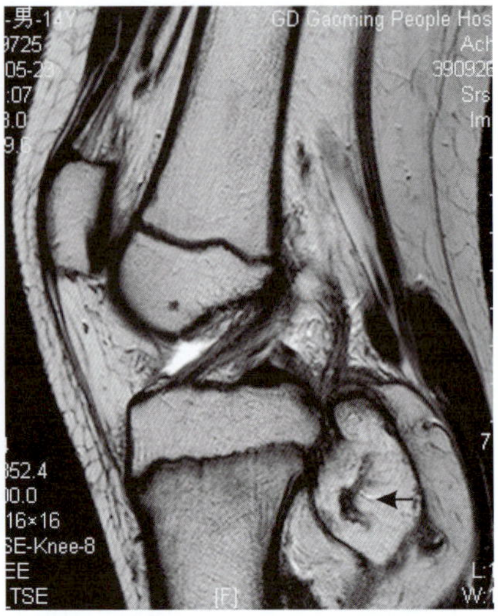

图 6-30-8　T2WI 显示骨性赘生物与脂肪组织信号，骨性赘生物内可见不规则条状低信号（箭头）钙化

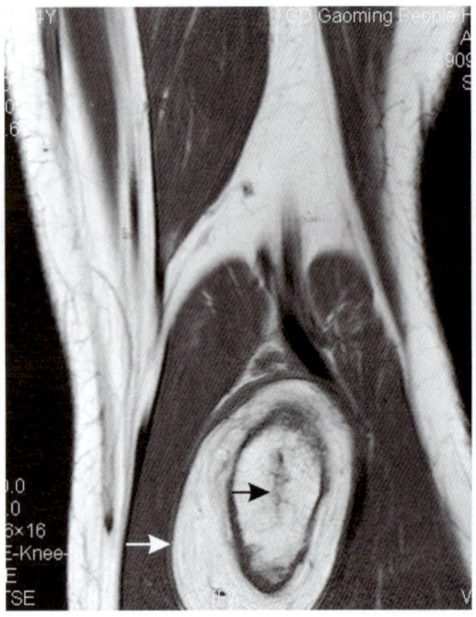

图6-30-6

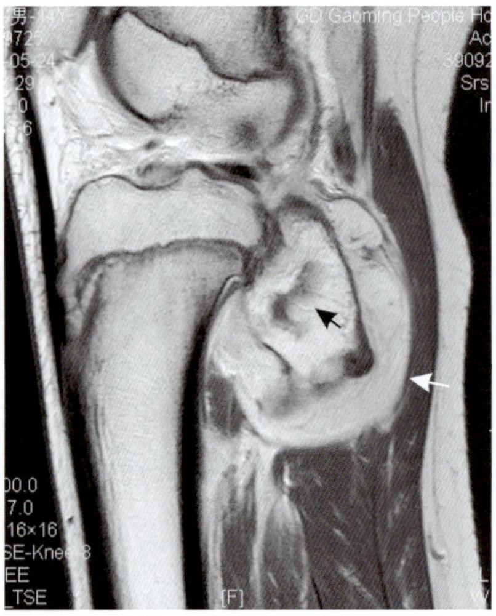

图6-30-7

图 6-30-6，7　T1WI 冠、矢状位显示胫骨后缘类圆形厚层高信号脂肪组织（白箭头）包绕着骨性肿块组织，二者之间可见一低信号影分隔（骨皮质），骨性肿块内可见条状低信号（黑箭头）

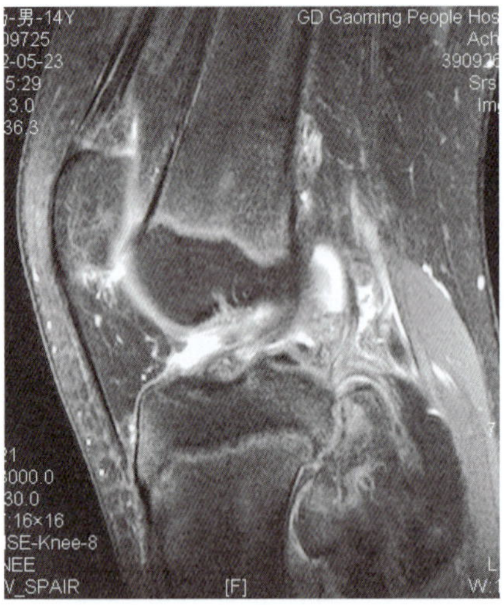

图 6-30-9　PD 压脂显示周围脂肪组织和大部分骨性组织呈低信号，其中骨性赘生物呈混杂信号

50%伴有邻近骨质的改变，其中骨质增生肥厚或骨突形成最常见。对于骨软骨瘤旁发生的脂肪瘤，二者之间的关系，骨软骨瘤发生在前，抑或脂肪瘤出现在后（就像骨质旁发生的脂肪瘤），或骨软骨瘤与脂肪瘤同时发生，目前尚未明了，也没有明确报道，亟待进一步探讨。

四、诊断

影像学上，骨旁既有脂肪瘤的特征又有骨软骨瘤的典型表现，即与骨相邻脂肪样密度或信号有包膜的肿块，边界清楚，密度或信号多较均匀，也可夹杂少量软组织密度或信号，多呈椭圆形分叶状。本病在 CT 切面上具有 X 线表现外还具有特征性表现，呈边缘光滑清楚、密度均匀减低有包膜的包块，CT 值-60～-200HU，肿物密度与正常皮下脂肪组织相同，个别瘤体内有钙化斑，骨质既有缺损又有增生性突起，合并骨软骨瘤者可明确显示肿瘤的形态。CT 或 MRI 还可以明确骨旁脂肪瘤基底部及骨软骨瘤和骨质突起与骨质关系。如有可能，可进行 X 线、CT 和 MRI 检查，作综合影像诊断，为正确诊断提供更多更具体信息。

五、鉴别诊断

1．骨软骨瘤　骨旁脂肪瘤伴骨软骨瘤或骨性突起应与单纯的骨软骨瘤鉴别，骨软骨瘤常发生于干骺端，有蒂与骨相连，肿瘤皮质与正常骨皮质相延续，肿瘤松质骨与骨的松质相连，肿瘤顶部可有软骨帽钙化，但骨软骨瘤周围无脂肪的透亮肿块；而骨旁脂肪瘤伴骨软骨瘤或骨性突起为软组织内的透明区所包绕，CT 或 MRI 可显示更多的影像学信息，一旦显示脂肪瘤的影像学特征，又表现有骨软骨瘤的影像学表现，可与单纯的骨软骨瘤相鉴别。

2. 骨旁脂肪瘤合并骨突　骨旁脂肪瘤内的骨软骨瘤容易与骨突混淆，组织学上细胞成分（软骨、骨、骨髓）也类似。两者的骨皮质和髓腔是否与其下方的骨质连续，是鉴别的关键，CT 和 MRI 均可清晰显示。骨突的皮质和骨髓腔与其下方骨质缺乏连续性，而骨软骨瘤的皮质和髓腔则与其下方骨质连续。CT 扫描还可以显示骨旁脂肪瘤的范围、骨软骨瘤和骨突的关系、骨皮质和骨髓腔与下方附着骨的关系，明确这些结构的关系可鉴别诊断。

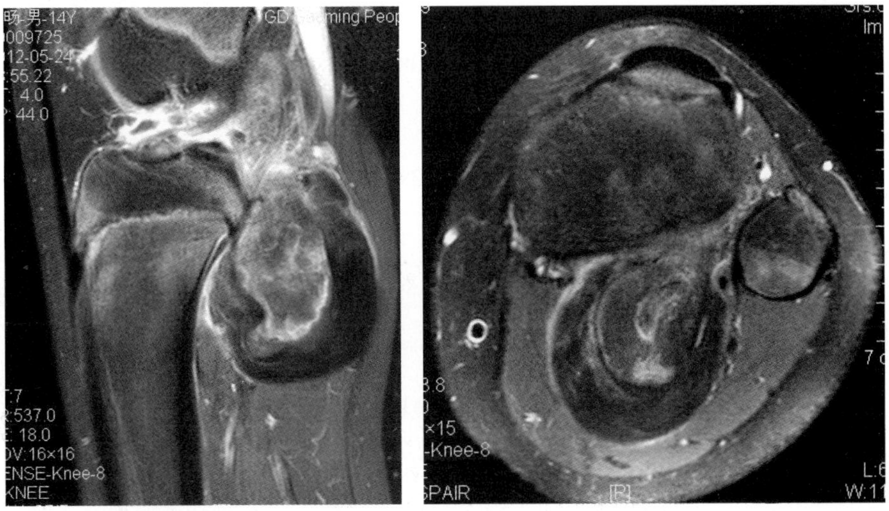

图6-30-10　图6-30-11

图 6-30-10，11　矢状位、轴位 T1 增强扫描显示骨性赘生物呈明显的不均匀强化，以下部软骨帽部分较明显，周围脂肪组织部分亦可见轻度不均匀小片状及条状强化影

（邓星河）

参 考 文 献

1. 张志忠，张炳仁，崔其国，等. 半肢骨骺发育异常（附五例报告）. 临床放射学杂志，1990，(6)：307~309
2. 徐德永，曹庆选. 半肢骨骺发育异常的临床 X 线表现（附 11 例报道）. 中华放射学杂志，1992，26（1）：53-56
3. Smith EL, Raney EM, Matzkin EG, et al. Trevor's disease：the clinical manifestations and treatment of dysplasia epiphysealis hemimelica. J Pediatr Orthop B, 2007, 16（4）：297-302
4. 陈炽贤. 实用放射学. 北京：人民卫生出版社，1998，856
5. Azzoni R. Dysplasia epiphysealis hemimelica of the talus. J Orthop Traumatol. 2009, 10（1）：43-46
6. Perl M, Brenner RE, Lippacher S, et al. Dysplasia epiphysealis hemimelica：a case report with novel pathophysiologic aspects. Clin Orthop Relat Res, 2009, 467（9）：2472-2478
7. 毛宾尧，张学义，乐兴群. 膝关节外科. 北京：人民卫生出版社，1987，259-260
8. 罗才尧，姜共为，周之德. 用带蒂腓肠肌腱瓣修补贝克氏囊肿. 上海医学，1992，15（1）：35
9. 朱通伯，戴戎，郭世绂，等. 骨科手术学. 北京：人民卫生出版社，1999，1927
10. 柏树令. 系统解剖学. 北京：人民卫生出版社，2004，111
11. 朱敏，丁晶. 腘窝囊肿的研究现状. 中国矫形外科杂志，2010，7：565-567
12. 杨志远，黄伟，余东，等. 腘窝囊肿的 MRI 诊断. 中外

健康文摘，2012，29
13. 陆裕朴，胥少汀，葛宝丰，等. 实用骨科学. 北京：人民军医出版社，1991，1289-1294
14. 程爱国，黄绍光，李林. 职业性外伤性滑囊炎的诊断和治疗. 工业卫生与职业病，1987，13（1）：19
15. International Labour Organisation. Encyclopaedia of Occupational Health and Safety. Genava：ILO，1983，313-345
16. Beancousin M. Occupational beat conditions（excluding beat knee）. Universite de Paris Ⅵ，Facultede Medecine Broussais，Hotel-Dieu Paris，1977，57（In French）
17. McLoughlin RF，Raber EL，Vellet AD，et al. Patellar tendinitis：MR imaging features，with suggested pathogenesis and proposed classification. Radiology，1995，197（3）：843-884
18. Khoury GY，Wira RL，Berbaum KS，et al. MR imaging of patellar tendinitis. Radiology，1992，184（3）：849-854
19. 曲绵域，于长隆. 实用运动医学. 第4版，北京：北京大学医学出版社，2003，780-781
20. Jerrold H Mink，et al. MRI of the knee. Raven Press，1993，1127-1301
21. Kim MG. Intra-articular ganglion cysts of the knee：clinical and MR imaging features. Euro Radiology，2001，11（5）：834-401
22. 金先跃，白崇恩，沈毓书，等. 应用关节镜诊治Hoffas病67例. 中国内镜杂志，1997，4：47
23. Janzen DL，et al. Cystic lesions around the knee joint：MR imaging findings. AJR. 1994，163：155
24. 陈永强，罗泽斌，郁成. 胫骨结节骨软骨炎的X线诊断. 实用诊断与治疗杂志，2007，7：497-498
25. 刘钟炎.58例胫骨结节骨软骨炎临床误诊分析. 吉林医学，2012，21：4602
26. 上海第一医学院《X线诊断学》编写组. X线诊断学. 上海：上海人民出版社，2006，493
27. 江尧彬. 对X线临床诊断踝部损伤的分析研究. 吉林医学，2011，32（36）：7767
28. 龚松林，刘南治，虞锁庚. 特殊病征临床X线诊断学. 西宁：青海省科学技术协会，2008，180
29. Hirano A，Fukubayashi T，Ishii T，et al. Magnetic resonance imaging of Osgood-Schlatter disease：the course of the disease. Skeletal Radiol. 2002，31：334-342
30. Rosenberg ZS，Kawelblum M，Cheung YY，et al. Osgood-Schlatter lesion：fracture or tendinitis? Scintigraphic，CT，and MR imaging features. Radiology，1992，185（3）：853-885
31. 吴恩惠. 医学影像诊断学. 北京：人民卫生出版社，2001，332-334
32. 王植，王林森，胡永成，等. 急性滑脱性髌股关节撞击征的认识与MRI诊断. 中华骨科杂志，2003，23：408-413
33. 赵涛，翁磊，刘薇，等. 膝关节外伤性骨软骨骨折的MRI诊断价值. 创伤骨科论坛，2003，32：195-196
34. 尚延春，黄霄汉，王战朝. 髌骨骨一软骨骨折诊治分析. 中华创伤骨科杂志，2007，2：192-193
35. 孙英彩，崔建岭，张英泽，等. 青少年急性单纯膝关节软骨骨折的MRI表现. 中华放射学杂志. 2007，12：1304-1308
36. 赵涛，翁磊，尤玉华，等. 膝关节外伤性骨软骨骨折的X线和MRI表现. 中华放射学杂志，2003，11：985-988
37. Bohndorf K. Imaging of acute injuries of the articular surfaces（chondral，osteochondral and subchondral fractures）. Skeletal Radiol，1999，28：545-560
38. Loeuille D，Olivier P，Mainard D，et al. Magnetic resonance imaging of normal and osteoarthritic cartilage. Arthritis Rheum，1998，41：963-975
39. Modl JM，Sether LA，Haughton VM，et al. Articular cartilage：correlation of histologic zones with signal intensity at MR imaging. Radiology，1991，18：853-855
40. Bohndorf K. Injuries at the articulating surfaces of bone（chondral，osteochondral，subchondral fractures and osteochondrosis dissecans）. Eur J Radiol，1996，22：22-29
41. Rubin DA，Harner CD，Costello JM. Treatable chondral injuries in the knee：frequency of associated focal subchondral edema. AJR，2000，174：1099-1106
42. Fischer SP，Fox JM，Del Pizzo W，et al. Accuracy of diagnosisfrom magnetic resonance imaging of the knee. J Bone Joint Surg，1991，72（1）：2-10
43. Mink JH，Levy T，Crues JV. Tear of the anterior cruciate ligament and menisci of the knee：MR imaging evaluation. Radiology，1988，167（3）：769-774
44. 齐晓东，王荣，黄洁红. 半月板损伤的MR I诊断及临床价值. 浙江临床医学杂志，2006，8（7）：767
45. 江浩. 骨与关节MRI. 上海：上海科学技术出版社，1999
46. 王同祥. 膝关节骨性关节炎的膝关节镜治疗分析. 海南医学院学报，2008，14（1）：62
47. 石珍，魏佃生，李健. 膝关节半月板撕裂的MRI诊断. 临床军医杂志，2009，37（6）：1088-1089
48. 王宇军，蒋伟忠. 膝关节半月板撕裂的NRI诊断. 浙江临床医学，2008，10（5）：604-605
49. Bmyee O，Genant H，Kothari M. Longitudinal study of magnetic resonance imaging and standard X-rays to assess disease progression in osteoarthritis. Osteoarthritis Cartilage，2007，15（1）：98-103
50. 王继琛，朱雪娥. MRI诊断膝关节半月板病变（上）. 中国医学影像技术，2011，27（1）：191-198
51. Dorsay TA，Helms CA. Bucket handle meniscal tears of the

knee : sensitivity and specificity of MRI signs. Skeletal Radiol, 2003, 32 (5) : 266-272
52. Helms CA, Laorr A, Cannon WD Jr. The absent bowtie sign in bucket handle tears of the menisci in the knee. AJR, 1998, 170
53. 郑卓肇，范家栋，谢敬霞. MRI 评价膝关节半月板的桶柄样撕裂. 中华放射学杂志，2003，37 (8) : 751-754
54. Wright DH, De Smet AA, Norris M. Bucket handle tears of the medial and later menisci of the knee : value of MR imaging in detecting displaced fragments. AJR, 1995, 165 (3) : 621-625
55. Camacho MA The double posterior cruciate ligament sign. Radiology, 2004, 233 (2) : 503-504
56. 张晋，冯华，洪雷，等. 无移位半月板桶柄样撕裂的诊断与可修复性判断. 中国运动医学杂志，2008，27 (5) : 593-596
57. Ververidis AN, Verettas DA, Kazakos KJ, et al. Meniscal bucket handle tears : a retrospective study of arthroscopy and the relation to MRI. Knee Surg Sports Traumatol Art hrosc, 2006, 14 (4) : 343-349
58. Wright DH, De Smet AA, Norris M. Bucket handle tears of the medial and lateral menisci of the knee : value of MR imaging in detecting displaced fragments. AJR, 1995, 165 : 621-625
59. Haramati N, Staron RB, Rubin S, et al. The flipped meniscus sign. Skeletal Radiol, 1993, 22 : 273-277
60. 徐永忠，刘旭林，张光辉，等. 半月板桶柄样撕裂的 MRI 表现. 临床放射学杂志，2008，27 (7) : 926-929
61. 王仁贵，高玉洁，蒋学祥，等. 膝关节半月板损伤的 MRI 诊断. 中华放射学杂志，1997，31 : 459-462
62. 梁绮玲，韩立新，曹惠霞. MRI 多征象分析诊断半月板桶柄状撕裂. 中国介入影像与治疗学，2011，8 (6) : 492-495
63. Sorrentino F, Iovane A, Nicosia A, et al. Inferomedial displacement of the meniscal free fragment: MR findings. Radiol Med, 2005, 110 : 630-635
64. 王淑丽，王林森，王植，等. 膝关节盘状半月板类型及损伤的 MRI 分析. 临床放射学杂志，2004，23 (1) : 66
65. Rohren EM, Kosarek FJ, Helms CA. Discoid lateralmeniscus andthe frequency of meniscal tears. Skeletal Radiol, 2001, 30 (6) : 316-320
66. 周根泉，张悦萍，马金忠，等. 膝关节盘状半月板的 MR I 诊断. 临床放射学杂志，2001，20 (1) : 59
67. 夏春，周江南，陈国能，等. 关节镜下盘状半月板的治疗. 中国微创外科杂志，2002，2 (6) : 381
68. Singh K, Helms CA, Jacobs MT, et al. MRI appearance of Wrisberg variant of discoid lateral meniscus. AJR, 2006, 187 (2) : 384-387
69. 周洁，程晓光，郑玄中. 盘状半月板 MRI 分型及其表现分析. 中国医学影像学杂志，2009，17 (6) : 435-438
70. 王军. 盘状半月板的 MRI 诊断. 中国医学影像技术，2003，19 (9) : 1191-1192
71. 李克，陈星荣. 盘状半月板的 MRI 表现. 中华放射学杂志，1993，27 : 250
72. 陈肃标，涂良携，姜苏明，等. 半月板和交叉韧带矢状断层研究. 解剖学研究，2000，22 : 88
73. Araki Y, Yamamoto T, Nakamura H, et al. MR diagnosis of discoidlateral menisci of the knee. Eur J Radiol, 1994, 18 (2) : 92
74. Stark JE, Siegel MJ, Weinberger E, et al. Discoid menisciin children : MR fearturse. J Comput Asst Tomogr, 1995, 19 (4) : 608
75. Breitenseher MJ, Trattnig S, Dobrocky I, et al. MR imaging ofmeniscal subluxation in the knee. Acta Radiol, 1997, 38 : 876-879
76. Rubin DA, Britton CA, Towers JD, et al. Are MR imaging signs of meniscocap sular separation valid?. Radiology, 1996, 201 : 829-836
77. Miller TT, Staron RB, Feldman F, et al. Meniscal position on routine MR imaging of the knee. Skeletal Radiol, 1997, 26 : 424-427
78. Berthiaume MJ, Raynauld JP, Martel-Pelletier J, et al. Meniscaltear and extrusion are strongly associated with progression of symptomatic knee osteoarthritis as assessed by quantitative magnetic resonance imaging. Ann Rheum Dis, 2005, 64 : 556-563
79. Sugita T, Kawamata T, Ohnuma MI, et al. Radial displacement of the medial meniscus in varus osteoarthritis of the knee. Clin Orthop Relat Res, 2001, (387) : 171-177
80. Kenny C. Radial displacement of the medial meniscus and Fairbank's Signs. Clin Orthop Relat Res, 1997, (339) : 163-173
81. 陈坚，吕厚山，劳山，等. 膝关节半月板周缘性移位现象的初步 MRI 研究. 中华放射学杂志，2006，40 (6) : 612-615
82. George M, Wall EJ. Locked knee caused by meniscal subluxation: magnetic resonance imaging and arthroscopic verification [J]. Arthroscopy, 2003, 19 (8) : 885-888
83. 周自明，丁永生，田芳，等. 膝关节半月板周缘脱位征象的 MRI 研究及其临床意义初探. 医学影像学杂志，2008，18 (9) : 1055-1058
84. 钟正，刘军. 外伤性膝关节半月板脱位的 MRI 初步探讨. 中国医师杂志，2008，10 (6) : 820-821
85. Vedi V, Williams A, Tennant SJ, et al1Meniscalmovement: an invivo study using dynamic MR I. J Bone Joint Surg Br, 1999, 81 : 372-411

86. Bylski-Austrow DI, Ciarelli MJ, Kayner DC, et al. Displacements of the menisci under joint load: an in vitro study in human knees. J Biomech, 1994, 27 (4): 421-431
87. Costa CR, Morrison WB, Carrino JA. Medial meniscus extrusion on knee MRI: Is extent associated with severity of degeneration or type of tear? AJR, 2004, 183 (1): 17-22
88. 黄加张，顾湘杰，潘哲尔，等. 半月板突出在膝关节骨关节炎中地位的初步研究. 中国临床医学，2004，11 (6)：1102-1104
89. Kurosawa H, Fukubayashi T, Nakajima H. Loadbearing mode of the knee: physical behavior of the knee jointwith orwithoutmenisci. Clin Orthop Relat Res, 1980, (149): 283-290
90. 王继琛，蒋学祥，高玉洁，等. 膝关节退行性骨关节病的MRI诊断. 中华放射学杂志，1996，30：125-127
91. 钟正，刘军. 外伤性膝关节半月板脱位的MRI初步探讨. 中国医师杂志，2008，10 (6)：820-821
92. 郭学军，刘鹏程，刘汉桥，等. 半月板囊肿的MR I诊断价值. 基层医学论坛，2006，10 (8)：724-725
93. 罗久伟，李绍林，张雪林. 膝关节半月板囊肿22例MR I分析. 医学影像学杂志，2004，14 (5)：414-416
94. Campbell SE, Sanders TG, Morrison WB. MR Imaging of Meniscal Cysts: Incidence, Location, and Clinical Significance. AJR, 2001, 177 (2): 409-413
95. 乔继红，薛世钦，王全华. 多层螺旋CT及其后处理技术在膝关节骨折中的应用. 实用诊断与治疗杂志，2006，20 (5)：375-376.
96. 陈喜中. 低场磁共振对膝关节半月板囊肿的诊断. 实用诊断与治疗杂志，2007，21 (4)：289-290
97. 胡群辉，龚向阳. 半月板囊肿的MRI诊断. 浙江创伤外科，2005，10 (3)：153-154
98. 江浩. 骨与关节MRI. 上海：上海科学技术出版社，1999，249-312
99. 徐爱德 等. 骨关节CT和MRI诊断学. 山东：山东科学技术出版社，2002，464-499
100. 刘子君. 骨关节病理学. 北京：人民卫生出版社，1992
101. Gentill A, Seeger LL, Vao L, et al. Anterior cruciate ligament tear: indirect signal at MR Imaging. Radiology, 1994, 1993 (3): 835
102. Brander ER, Riley MA, Berbaum KS, et al. MR Imaging of Aanterior Cruciate Ligament Injury Independent Value of Primary and Secondary Signs. AJR, 1996, 167 (1): 121
103. Brandser EA, Riley MA, Berbaum KS, et al. MR imaging of anterior cruciate ligament injury : independent value of primary and secondary signs. AJ R, 1996, 167: 121-126
104. 郑卓肇，范家栋，吕兴隆. 前交叉韧带损伤：MRI多征象分析. 中国医学影像技术，2004，20 (9)：1311-1314
105. 江浩. 骨与关节MRI. 上海：上海科学技术出版社，1999，249-312
106. 徐爱德 等. 骨关节CT和MRI诊断学. 山东：山东科学技术出版社，2002，464-499
107. 刘子君. 骨关节病理学. 北京：人民卫生出版社，1992
108. 江浩. 骨与关节MRI. 上海：上海科学技术出版社，1999，249-312
109. 徐爱德. 骨关节CT和MRI诊断学. 山东：山东科学技术出版社，2002，464-499
110. Sonin AH, Fitzgerald SW, Friedman H, et al. Posterior cruciate ligament injury: MR Imaging diagnosis and patterns of injury. Radiology, 1994, 190 (2): 455
111. Servant CT, Ramos JP, Thomas NP. The accuracy of magnetic resonance imaging in diagnosing chronic posterior cruciate ligament injury. Knee, 2004, 11: 265
112. Nakagawa S, Johal P, Pinskerova V, et al. The posterior cruciate ligament during flexion of the normal knee. J Bone Joint Surg Br, 2004, 86: 450
113. Huang GS, Lee CH, Chan WP, et al. Ganglioncyst of the cruciateligaments: MRifndingswiht clinicalcorelation. Acta Radiologica, 2002, 43 (4): 419-424
114. Burk DLJr, Dalinka MK, Kanal E, et al. Meniscal and ganglioncysts of the knee. MR evaluation. AJR, 1988, 150: 331-336
115. 王雪松，冯华，洪雷，等. 交叉韧带囊肿MR影像与临床表现分析，中国运动医学杂志，26 (3)：275-278
116. Mark E, Duc Tran, Diane M, et al. Medial collateral ligament injuries: evaluation of mutiple signs prevalence and location of associated bone bruises, and assessment with MR imaging. Radiology, 1995, 194: 825
117. Robert F, Jennifer K, Michael P, et al. Analysis of the static function of the popliteus tendon and evaluation of an anatomic reconstruction. Am J Sports Med, 2010, 38 (3): 543-549
118. Basmajian JV, Lovejoy JF. Functions of the popliteus muscle in man: a multifactorial electromyographic study. J Bone Joint Surg Am, 1971, 53 (3): 557-562
119. Higgins H. The popliteus muscle. J Anat Physiol, 1895, 29 (Pt4): 568-573
120. Stubli HU, Birrer S. The popliteus tendon and its fascicles at the popliteal hiatus: Gross anatomy and functional arthroscopic evaluation with and without anterior cruciate ligament deficiency. Arthroscopy, 1990, 6 (3): 209-220
121. 王植，王林森，胡永成，等. 急性滑腔性髌股关节撞

出症的认识与 MRI 诊断. 中华骨科杂志，2003，23（3）：4081
122. Sanders TG，Megynski MA，Feller JF，et al. Bone contusion patterns of the knee at MR1 imaging：foot p rint of the mechanism of injury. Radingraphics，2000，20（Supp 1）：1351
123. 周一新，蒋毅，张洪，等. 全膝关节置换术对髌骨内外倾运动的影响. 中华骨科杂志，2006，26（11）：7541
124. Van Kampen A，Huiskes R. The three-dimensional tracking pattern of the human patella. J Orthop Res，1990，8（4）：3721
125. 马秀山，王中伟，徐英杰. 髌骨不稳定所致髌股关节撞击的影像学改变. 吉林医学，2011，32（1）：44-45
126. Panagiotopoulos E，Strzelczyk P，Herrmann M，et al. Cadaveric study on static medial patellar stabilizers：the dynamizing role of the vastus medialis obliquus on medial patellofemoral ligament. Knee Surg Sports Traumatol Arthrosc，2006，14：7
127. Andrikoula S，Tokis A，Vasiliadis HS，et al. The extensor mechanism of the knee joint：an anatomical study. Knee Surg Sports Traumatol Arthrosc，2006，14：214
128. Stefancin JJ，Parker RD. First-time traumatic patellar dislocation：a systematic review. Clin Orthop Relat Res，2007，455：93
129. Diriml B，Haghighi P，Trudell D，et al. Medial patellofemoral ligament：cadaveric investigation of anatomy with MRI，MR arthrography，and histologic correlation. AJR，2008，191：490
130. 贺良，王陶，等. 髌腱及股四头肌腱断裂的诊断与治疗. 中华外科杂志，2002，（12）：41-45
131. 于春水，李坤成，韩悦，等. 髌支持带 MR 成像的初步研究. 中国医学影像技术，2003，19（8）：1024-1026
132. 郑卓肇，范家栋，吕兴隆，等. ACL 损伤：MRI 多征象分析. 中国医学影像技术，2004，20：1312-1316
133. 周雁玲，董延江. 膝关节韧带损伤的 MRI 诊断. 医学影像学杂志，2010，20：1174-1177
134. 张金华，杨小庆，孟宪平，等. 髌骨内外侧支持带损伤 MRI 表现初步研究. 中国医学影像学杂志，2011，19：450-454
135. 刘玉杰，敖英芳，陈世益. 膝关节韧带损伤修复与重建. 北京：人民卫生出版社，2008，12
136. 王淑丽，蔡跃增，王林森，等. 动态磁共振对髌股关节定量的评价. 临床放射学杂志，2008，27（12）：1716-1721
137. Thomas LC，Melania D，Pierre C. Transient medial patellar dislocation：injury patterns at US and MR imaging. Skeletal Radiol，2009，38（5）：519-523
138. Thaunat M，Erasmus PJ. Recurrent patellar dislocation after medial patellofemoral ligament reconstruction Knee，Surg Sports Traumatol Arthrosc，2008，16（1）：40-43
139. Mesgarzadeh M，Sapega AA，Bonakdarpour A，et al. Osteochondritis dissecans；analysis of mechanical stability with radiography，scintigraphy ad MR imaging. Radiology. 1987，165：775-780
140. Mesgarzadeh M，Schneck CD，bonakdarpour A. Magnetic resonance imaging of the knee and correlation with normal anatomy Radiographics，1988，8：707-733
141. 曲绵域，于长隆. 实用运动医学. 北京：北京大学医学出版社，2003，745-747
142. 李国庆，张云龙，赵建平. 疼痛性二分髌骨诊断与治疗. 中国骨伤，2006，19（2）：118
143. Vanhoenacker FM，Bernaerts A，Van de Perre S，et al. MRIof painful bipartite patella. JBR-BTR，2002，85：219
144. Kavanagh EC，Zoga A，Omar I，et al. MRI findings in bi-partite patella. Skeletal Radiol，2007，36：209-214
145. George R. Bilateral bipartite patella. Br J Surg，1935，22：555-560
146. 杨增敏，王金华，张世华，等. 二分髌骨 8 例报道. 山东中医药大学学报，2004，28（1）：48-49
147. George R. Bilateral bipartite patella. Br J Surg，1935，22：555-560
148. Weaver JK. Bipartite patella as a cause of disability in the athlete. Am J Sports Med，1977，5：137-143
149. Saupe E. Beitrag zur patella bipartita. Fortschr Rontgenstr，1921，28：37-41
150. Adams JD，Leonard RD. A developmental anomaly of the patella frequently diagnosed as fracture. Surg Gynecol Obstet，1925，41：601-604
151. Bourne MH，Bianco AJ. Bipartite patella in the adolescent：results of surgical excision. J Pediatr Orthop，1990，10：69-73
152. Echeverria TS，Bersani FA. Acute fracture simulating a symptomatic bipartite patella. Am J Sports Med，1980，8：48-50
153. Devas MB. Stress fractures of the patella. J Bone Joint Surg Br，1960，42：71-74
154. Iossifidis A，Brueton RN. Painful bipartite patella following injury. Injury，1995，26（3）：175-176
155. Ogden JA，McCarthy SM，Jokl P. The painful bipartitepatella. J Pediatr Orthop，1982，2：263-269
156. 杨柳，孙清荣，廖翠薇. 二分髌骨的影像学诊断. 重庆医学 2008，37（12）：1343-1344
157. 滕陈迪，邱乾德. 膝关节韧带损伤的诊断价值. 中国骨伤，2010，23：755-758

158. 贺良，王陶，等. 髌腱及股四头肌腱断裂的诊断与治疗. 中华外科杂志，2002，12：41-45
159. 于春水，李坤成，韩悦，等. 髌支持带 MR 成像的初步研究. 中国医学影像技术，2003，19（8）：1024-1026
160. 郑卓肇，范家栋，吕兴隆，等. ACL 损伤：MRI 多征象分析. 中国医学影像技术，2004，20：1312-1316
161. 周雁玲，董延江. 膝关节韧带损伤的 MRI 诊断. 医学影像学杂志，2010，20：1174-1177
162. 张金华，杨小庆，孟宪平，等. 髌骨内外侧支持带损伤 MRI 表现初步研究. 中国医学影像学杂志，2011，19：450-454
163. 刘玉杰，敖英芳，陈世益. 膝关节韧带损伤修复与重建. 北京：人民卫生出版社，2008，12
164. 王淑丽，蔡跃增，王林森，等. 动态磁共振对髌股关节定量的评价. 临床放射学杂志，2008，27（12）：1716-1721
165. Thomas LC，Melania D，Pierre C. Transient medial patellar dislocation：injury patterns at US and MR imaging. Skeletal Radiol，2009，38（5）：519-523
166. Thaunat M，Erasmus PJ. Recurrent patellar dislocation after medial patellofemoral ligament reconstruction Knee，Surg Sports Traumatol Arthrosc，2008，16（1）：40-43
167. 曹庆选，徐文坚，刘红光，等. 体质性骨病影像诊断图谱. 北京：人民卫生出版社，2012，267-273
168. 宋英儒，黄仲奎，龙莉玲. 纤维性骨皮质缺损的 X 线与 CT 诊断. 临床放射学杂志，2002，21（10）：808-811
169. 李惠民，曹桂民，苑青龙，等. 纤维性骨皮质缺损临床转归的影像学表现. 实用医学杂志，2007，23（22）：3557-3558
170. 丁建林，陈志新，梁立华，等. 纤维性骨皮质缺损的 X 线、CT 诊断价值. 实用放射学杂志，2006，22（4）：427-430
171. 刘红光，曹庆选，卢明花，等. 纤维性骨皮质缺损的 X 线、CT 表现和随访研究. 中华放射学杂志，2002，36（7）：629-633
172. Craver RD，Heinrich S，Mirra J. Fibrous cortical defect with bizarre nuclear features. Ann Diagn Pathol，1997，1（1）：26-30
173. Chassaignac M. Cancer de la gaine des tendons. Gas Hosp Civ Milit，1852，47（4）：185-190
174. Jaffe HL，Lichtenstein L，Sturo CJ. Pigmented villonodular synovitis bursitis and tensynovitis. Arch Pathol，1941，31：731-765
175. 汤莉，周隽，张惠箴，蒋智铭. 腱鞘巨细胞瘤的临床病理特征及研究进展. 临床与实验病理学杂志，2012，28（6）：666-668
176. Somerhausen NS，Cin P. Giant cell tumour of tendon sheath and diffuse-type giant cell tumour. In：Pathology and genetics of soft tissue and bone. Lyon，France：IARC，2002，110-114
177. 时惠平，张新合. 恶性腱鞘巨细胞瘤 1 例. 中国医学影像学杂志，2008，16（1）：76
178. 董越，伍建林，李莉. 弥漫型腱鞘巨细胞瘤的影像诊断和文献复习. 中国临床医学影像杂志，2007，18（11）：785-788
179. 李玉洁，郑林丰，王夕富，张贵祥. 腱鞘巨细胞瘤的影像学诊断. 现代生物医学进展，2012，12（1）：69-72
180. De Schepper AM，Hogendoorn PC，Bloem JL，Giant cell tumor of the tendon sheath may present radiologically as intrinsic osseous lesions. 2007，17：499-502
181. Kransdorf MJ，Murphey MD. Synovial tumors. In：Imaging of soft tissue tumors. Philadelphi，Pa：Lippincott Williams & Wilkins，2006，381-436
182. 顾东华，孙明. 腱鞘巨细胞瘤的影像学诊断（附 13 例分析）. 放射学实践，2011，26（5）：530-531
183. 宗少晖，陈前芬 . 3 例弥漫型腱鞘巨细胞瘤的诊断及手术治疗. 广西医科大学学报，2010，27（6）：929-930
184. 杨新明，刘昭，成日清. 骨旁脂肪瘤临床影像学表现与病理分析. 河北北方学院学报：医学版，2004，21（5）：67-70
185. Fleming RJ，Alpert M，Garcia A. Parosteal liponur AIR，1962，87：1075-1084
186. Imbriaco M，lgnan'a R，De Rosa N，el al. Parosteal lipoma of the Rib CT findings and pathologic correlation. Clin Imaging，2003. 27：435-437
187. 张德智，马天璇，胡连源. 肱骨骨旁脂肪瘤一例. 中华放射学杂志，2007，41：1410-1411
188. Murphey MD，Johnson DL，Bhatia PS，et al. Parostesl lipoma：MRimaging characteristics. AJR，1994，162：105-110
189. Rich PJ，Kingui. Benign cortical hyperostosis underlying soft tissue tulnori of thish. AJR，1982，138：419-422
190. Bispo Junior RZ，Guedes AV. Parosteal lipoma of the femur with hyperostosis：eade report and literatur revew. Clinics，2007，62：647-652
191. 孙英彩，崔建岭，石俊岭，等. 骨旁脂肪瘤伴有骨质异常的 CT 表现. 中华放射学杂志. 2009，43（3）：275-278
192. 杨新明，石蔚，杜雅坤，等. 骨旁脂肪瘤临床影像学表现与病理分析（文献综述附 14 例报告）. 中国矫形外科杂志，2007，15（15）：1135-1138
193. 孙凤霞，岳军艳. 骨旁脂肪瘤影像学特征及其诊断价值. 医学信息内・外科版，2009，22（6）：533-535
194. Bergin D，Morrison WB，Carrino JA，et al. Anterior cruciate ligament ganglia and mucoid degeneration：coexistence

and clinical correlation. AJR, 2004, 182 : 1283

195. Zantop T, Rusch A, Hassenpflug J, et al. Intra. articular ganglion cysts of the cruciate ligaments: case report and review of the literature. Arch Orthop Trauma Surg, 2003, 123 : 195

196. Huang GS, Lee CH, Chan WP, et al. Ganglion cysts of the cruciate ligaments. Acta Radiol, 2002, 43 : 419

197. Marra MD, Crema MD, Chung M, et al. MR I features of cystic lesions around the knee. The Knee, 2008, 15 : 423

198. Bui-Mansfield LT, Youngberg RA. Intra-articular ganglia of the knee: prevalence, presentation, etiology, and management. AJR, 1997, 168 : 123

199. 张燕，魏焕萍，单云官，等. 膝内侧副韧带解剖与临床研究现状，第三届全国解剖与临床研讨会论文汇编，19-21

200. 徐文坚，刘吉华，肖德贵，主译. 骨放射学—正常与早期病理表现的界定（第五版），2005，905

201. 江浩. 骨与关节 MRI. 上海：上海科学技术出版社，1999，249-312

202. 徐爱德 等. 骨关节 CT 和 MRI 诊断学. 山东：山东科学技术出版社，2002，464-499

203. 刘子君. 骨关节病理学. 北京：人民卫生出版社，1992

第七章 下肢病变（胫腓骨）

第一节 腓侧轴旁半肢畸形

人体小腿正常有胫骨和腓骨两条长骨，如果其中一骨缺损称为间位轴旁半肢畸形，或称腓骨缺损和胫骨缺损，腓骨缺损较多见。腓骨缺损合并腓侧趾、跖骨缺损则称为腓侧轴旁半肢畸形（图 7-1-1）。胫腓骨远段缺损称为半肢畸形，属末端横向缺损。

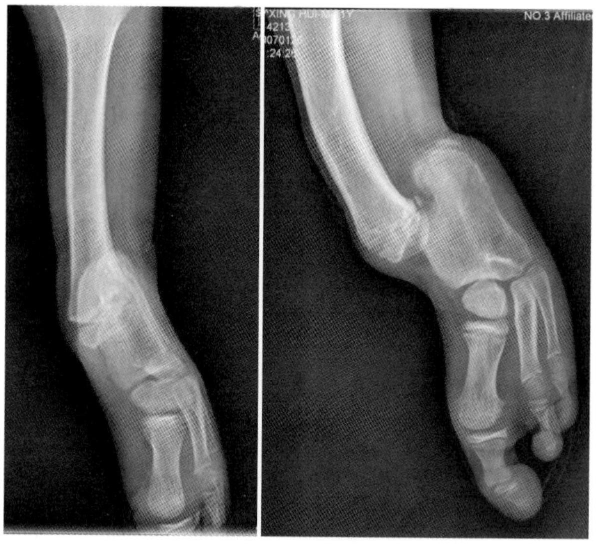

A　　B

图 7-1-1 腓骨缺损合并腓侧趾、跖骨缺损

（邓星河）

第二节 婴儿骨皮质增生症

一、概述

婴儿骨皮质增生症（infantile cortical hyperostosis）又称 Caffey 病，是一种侵犯骨骼及肌肉筋膜的可自愈性疾病。1930 年德国学者 Roke 首先报道，1945 年 Caffey 命名。本病发生于婴儿，是一种可以自愈的疾病，发病率极低。婴儿骨皮质增生症是一种特发性疾病，病因迄今未明。有些症状像感染，如局部肿痛，但从未自病灶处或体液中发现细菌或病毒。有些学者认为本病是一种具有较长潜伏期的病原体感染。个别病例可发生于一家数代人，故有学者认为本病是染色体显性或隐性遗传。由于皮质类固醇能缓解本病症状，故有人认为本病是一种胶原组织的变态反应。

二、临床表现

婴儿骨皮质增生症有明显的年龄限制，一般发病为 5~6 个月以内的婴儿，1~2 个月最多见，极少数可在胎儿期发病。男性居多，病程在数周至数月，少数达数年。骨皮质增生好发部位有下颌骨、尺桡骨、锁骨、肩胛骨等，最易发病的部位是下颌骨，可达 75%，因此，颜面部的症状最多见、最明显。可单发或多发，一般临床症状可于发病后 1~2 个月消失，4~6 个月后肿胀消退，X

线骨皮质消退需要更长时间，一般多在几个月内自愈，6~9个月后完全恢复正常，对生长发育无影响，但少数人可遗留轻微的病变痕迹及肢体过长。主要临床表现为烦躁、突发性哭闹，早期反复发热，局部软组织肿胀、变硬及压痛，不敢运动，呈假性瘫痪，皮肤不红、不热，患儿的体温可以升高，无淋巴结肿大。实验室检查可有红细胞沉降率增快，血清碱性磷酸酶水平升高和贫血，常伴有免疫球蛋白增高，特别IgA、IgM增高。部分病婴可伴有贫血。

三、影像学表现与病理基础

婴儿骨皮质增生症病理学特点：早期病变主要发生在骨膜内，细胞呈多数核分裂状态，且伴有黏液样水肿，骨膜失去原有的外围纤维组织，与毗邻的筋膜、肌肉、肌腱相互黏合，此后骨膜外层的纤维组织反复出现，骨膜下新骨形成，多由移位的骨小梁所形成。骨髓呈典型的纤维化，无其他异常细胞。后期增生的骨膜新骨逐渐吸收消失，增厚的骨皮质由内向外逐渐变薄，骨髓腔扩大，恢复到正常状态。

1. X线平片表现　X线表现可分为三期：早期（发病3~10天）、骨膜增生期（一般在发病2个月内）和修复期（开始于发病后5~6个月）。X线平片表现为病骨周围软组织肿胀，特点为软组织肿胀的范围与病骨基本一致，与皮下脂肪层分界清楚。骨膜增生是本病的主要X线征象（图7-2-1，2），但骨膜增生的形态多种多样，如线状、带状、花边状、丘状或簇状等。增生的骨膜可环绕整个病骨，病骨变粗变形，全身骨骼除指（趾）骨、腕骨、跗骨和脊柱外均可发生，但以下颌骨、锁骨、尺骨常见。如累及下颌骨、肩胛骨可形成“包壳征”，当累及长骨可形成“套管征”，原有骨皮质界限仍可见，长管状骨仅限于骨干，骨皮质多不受侵犯，如受累也较轻，常出现在下颌骨、肋骨、尺桡骨等处，大量骨膜增生可使骨皮质变薄，骨干向心性变细，髓腔变窄，干骺端不受累，但骨膜可增生，多为骨干骨膜增生的延续并终止于先期钙化带。后来新骨密度增高与原有骨皮质融合，经数月后逐渐吸收。骨骼病变的修复改变迟于临床症状的消失，痊愈期后还可见某些残余改变，如骨干膨胀、增长和弯曲畸形，以及相邻骨间骨桥，一般在3~9个月消失。

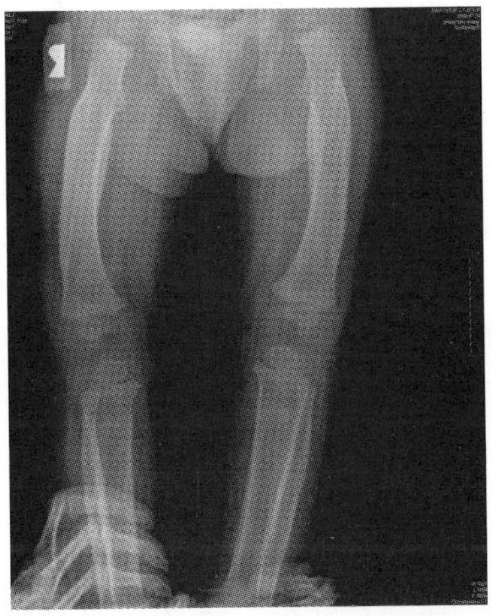

图7-2-1　双下肢正位像

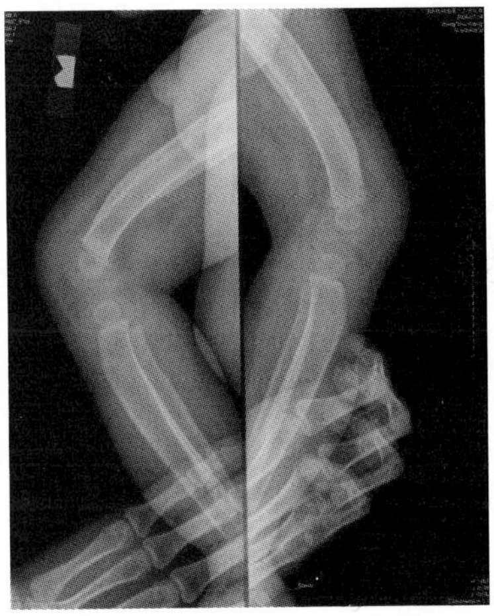

图7-2-2　双下肢侧位像X线检查示双侧股骨及双侧胫腓骨干可见线状、带状骨膜新生骨影，以双侧股骨干明显，厚为股骨干横径1/4~1/2，骨干骨皮质明显变薄，以双侧股骨干外侧为甚

2. CT表现　CT检查婴儿骨皮质增生症主要目的在于明确骨膜增生的范围、形态及如骨皮质间的空间位置关系，明确肿胀软组织区分界清楚与否。结合CT后处理重组技术更清楚限制骨膜反应、软组织肿胀与病骨范围。

3. MRI表现　MRI对软组织呈现敏感，能确定软组织肿胀、骨膜反应及骨髓腔病变的范围。

4. 超声表现　显示软组织肿胀模糊，骨膜反应。

四、诊断

影像学表现为病骨周围软组织肿胀范围与病骨基本一致，与皮下脂肪层分界清楚。骨膜增生和皮质增厚是本病的主要X线征象，颇似套管状。

增生的骨膜可环绕整个病骨，病骨变粗、变形，全身骨骼除指（趾）骨、腕骨、跗骨和脊柱外均可发生。累及长骨可形成“套管征”，与原有骨皮质界限仍可见，长管状骨仅限于骨干，骨皮质多不受侵犯。大量骨膜增生可使骨皮质变薄，骨干向心性变细，髓腔变窄，骺端不受累。后来新骨密度增高与原有骨皮质融合，经数月后逐渐吸收。骨骼病变的修复改变迟于临床症状的消失，痊愈期后还可见某些残余改变，如骨干膨胀、纵向过度生长和弯曲畸形，相邻骨间骨桥形成，以及突眼和面部不对称等。

五、鉴别诊断

典型临床表现和X线征象诊断无困难，但如对本病缺乏认识，往往易误诊。鉴别诊断包括：

1. 进行性骨干发育不良　可出现长管状骨对称性骨膜增生，骨干增粗，干骺端不受累，骨内外膜同时增生，髓腔变窄甚至消失，发病年龄4~10岁。

2. 骨肉瘤　婴儿骨皮质增生症发生在肩胛骨，且局部软组织无波动感，骨质广泛增生硬化伴有簇状骨膜增生极似成骨型骨肉瘤。但婴儿骨皮质增生症软组织肿胀弥漫，无局限性软组织肿块，无骨质破坏，1~2个月内逐渐加重而2~3个月后逐渐好转。

3. 化脓性骨髓炎　早期软组织肿胀轻，细带状骨膜增生，2周后可出现干骺端骨质破坏及层状骨膜增生，并见骨膜断裂，有红、热、痛与波动感。

4. 维生素A过多症　可有软组织肿痛及骨膜增生，多出现在长骨及跖骨，尤其是第5跖骨最常见，发病年龄在6个月以上，有长期服用维生素史。

5. 坏血病（维生素缺乏）　骨膜下出血后期骨化可类似婴儿骨皮质增生症，但婴儿骨皮质增生症无骨质疏松，无坏血病带，骨骺无“指环征”，多发生于人工喂养儿。

6. 先天性梅毒　长管状骨对称性带状骨膜增生，但可见干骺端骨质破坏，胫骨近端内侧破坏，双侧对称出现。

7. 婴儿生理性骨膜炎　多为初生儿，X线检查偶然发现，长骨出现线状骨膜增生，增生的骨膜不继续发展，无临床症状。

8. 外伤性骨膜下出血　有外伤史，多单发，局部有淤血、变色。

9. 骨折后骨痂　有产伤史，多单发，可见骨折线及骨折端移位。

（陈小启　丁建平）

第三节　疲劳骨折

一、概述

疲劳骨折是由有节律地反复阈下创伤引起的骨连续中断，是骨的一种慢性损伤。与暴力引起的骨折不同，是正常骨反复、多次经受轻微超负荷力量作用引起的骨折。是应力骨折的一种类型，多发生于青少年，更常见于入伍集训新兵、强化体能训练的运动员、舞蹈演员以及当运动员新近改变训练计划或开始使用新的训练器械时。胫骨是疲劳性骨折的好发部位，疾跑型训练多易发于中下1/3段或中上1/3段，跳跃型训练多易发于中下1/3段，长途行军训练多易发生于胫骨近段后内侧。当人单腿着地时胫骨后内侧所受应力最大，如发生代偿失调，应力点骨的细微结构失常并引起骨板层及骨小梁断裂，最终发生疲劳性骨折。过去认为跖骨是应力性骨折最好发的部位，而目前的研究显示其发病率远低于胫骨。新兵负重行军和长跑训练较易引起跖骨疲劳性骨折，其中第2、3跖骨的发生率最高。

二、临床表现

疲劳骨折为好发于青少年的应力性骨折，通常一至数周内有过度使用性损伤病史，如长距离行军、舞蹈训练、运动员集训、长距离乘车等大运动量活动。不知不觉中出现四肢或脊柱局部疼痛，随活动渐加重。早期多在活动后出现症状，继而会在训练中发生疼痛并影响活动，夜间休息后疼痛减轻。体格检查局部点状压痛、肿胀、骨折部局限叩痛，后期可触及梭形骨质增厚。

三、影像学表现与病理基础

动物胫骨疲劳骨折实验显示：实验6天内胫骨出现哈氏系统内血循环障碍、血管充血及血栓形成；第7天破骨细胞开始大量出现和骨皮质空腔形成；第10天哈氏系统周围粘固线处出现小裂隙，21天出现皮质部分断裂。12天可见骨膜下成骨细胞增多，白骨表面开始逐层增加堆积，至21天聚积成骨，原哈氏管扩大，腔内成骨细胞充填形成新骨。新生骨大量形成的同时，新骨内见为数不少的破骨细胞，成骨与破骨过程同时进行。后期，新生骨和原有骨进一步融合改建，骨皮质明显增厚。

1. X 线平片表现　早期约 2/3 普通 X 线片很难发现细小骨质损伤而不易作出正确诊断。3 ~ 4 周后才出现骨膜反应，92%有一特征 X 线表现，骨折裂缝部骨髓腔内大量内生骨痂，呈一条宽 1 ~ 3 cm 横行致密骨带；骨折端外骨痂呈丘状与骨皮质间有 1 ~ 3 mm 纵形低密度“相隔间隙”。晚期（3 个月后）骨折以修复为主，表现为骨皮质增厚（图 7-3-1，2）。

2. CT 表现　CT 薄层高分辨率扫描，对骨结构有最佳对比分辨率，能准确显示骨折线及骨膜增生，敏感性高于平片，对骨痂显示亦优于 MRI。病变敏感性方面不及 ECT 及 MRI，但特异性好，对于脊柱、骨盆等解剖结构复杂区域的骨折显示是其他手段不能比的。但有报道较细横形骨折线因扫描层厚度及方向的原因而漏诊。早期可见细小骨折线，中后期骨两侧缘和背侧缘有半环形高密度影（骨膜增生），胫骨外斑块状高密度影（骨痂），骨皮质增厚，骨髓腔变窄（骨质增生），骨髓腔内条片状高密度影（充血或纤维组织增生）。

3. MRI 表现　MRI 多方位多平面成像，具有较好的空间分辨率，敏感性优于 CT、X 线片，特别是能早期显示骨折线，以及骨折周围软组织、髓腔内的水肿和出血。表现在 T1WI 上低信号，T2WI 高信号，因骨小梁相互嵌顿、重叠，T2WI 也可呈高低混杂信号。成像中 T2 加权 STIR 序列像对诊断最有价值，T1 加权次之（图 7-3-3）。脂肪抑制序列最为敏感和明显，排除了关节腔积液和正常骨髓脂肪的影响，表现为被抑制的“黑背景”上较亮信号。对怀疑有疲劳骨折而行 MRI 检查应常规做脂肪抑制序列扫描。90%疲劳骨折在 6 个月内出现 STIR 异常，若 6 个月后仍有高信号，很可能是新的损伤，应引起重视。

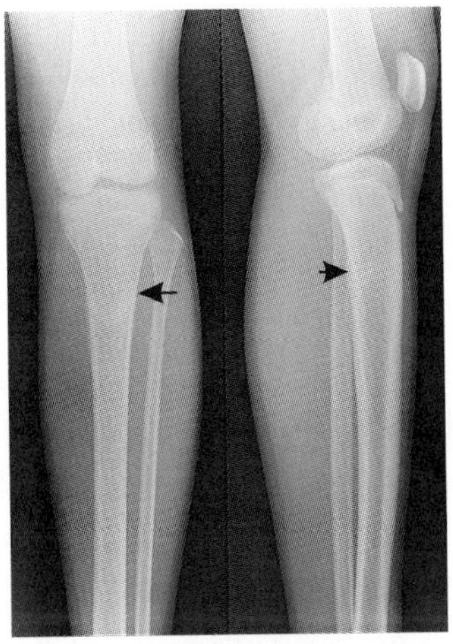

图 7-3-1　女，12 岁，运动员，无明显外伤史。X 线平片示胫骨上段见骨膜反应（箭头）

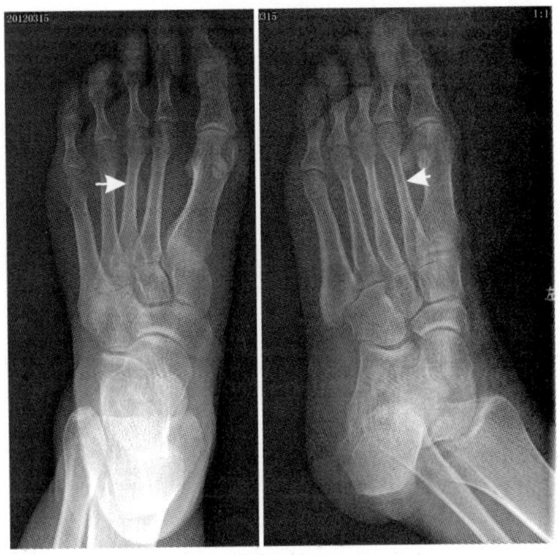

图 7-3-2　女，32 岁，售货员。有长期站立史，X 线平片示左足第 3 跖骨体隐约见透亮线，周围骨痂生长（箭头）

四、诊断

疲劳骨折时骨发生细微骨折（显微镜下可见），早期拍 X 线片时经常看不出明显的骨折，但活动疼痛剧烈。由于没有明显外伤史，症状表现不典型，临床上容易误诊。

五、鉴别诊断

1. 骨髓炎　慢性骨髓炎多有全身及局部炎症史，中晚期 X 线片显示骨密度不均匀，新生骨与死骨间可见低密度带状区。硬化性骨髓炎一般无骨膜反应及骨痂形成；骨干多增粗，CT 可发现圆形、卵圆形或不规则低密度小脓肿，且可直接显示骨折线。

2. 骨肿瘤　可从病史、症状、体征、影像及实验室多方面鉴别。恶性肿瘤一般生长迅速；疼痛多为持续性，且逐渐加重；常有局部高度肿胀和表面皮肤静脉曲张，也常伴有邻近关节积液；可出现全身中毒症状；X 线平片显示骨膜反应呈 Codman 三角改变或日光放射状改变；红细胞沉降率一般增快；碱性磷酸酶水平持续性或进行性增高。疲劳骨折近期多可回忆较大强度运动史；疼痛表现为白天加重，夜晚休息后减轻；邻近关节一般不出现积液；无中毒症状；X线平片动态观察4周时已表现为平行骨膜反应，出现低密度“相隔间隙”；红细胞沉降率正常；碱性磷酸酶水平呈升高-继续升高-缓慢下降-恢复正常的曲线变化。另外，疲劳骨折患者就诊时多为反应或恢复期，因此组织切片检查多为成熟骨痂期，破骨细胞较少；而骨肿瘤破骨细胞与成骨细胞均较多，特别是发现异型肉瘤细胞更可确立骨肿瘤诊断。CT、MRI对二者鉴别诊断有很大帮助。

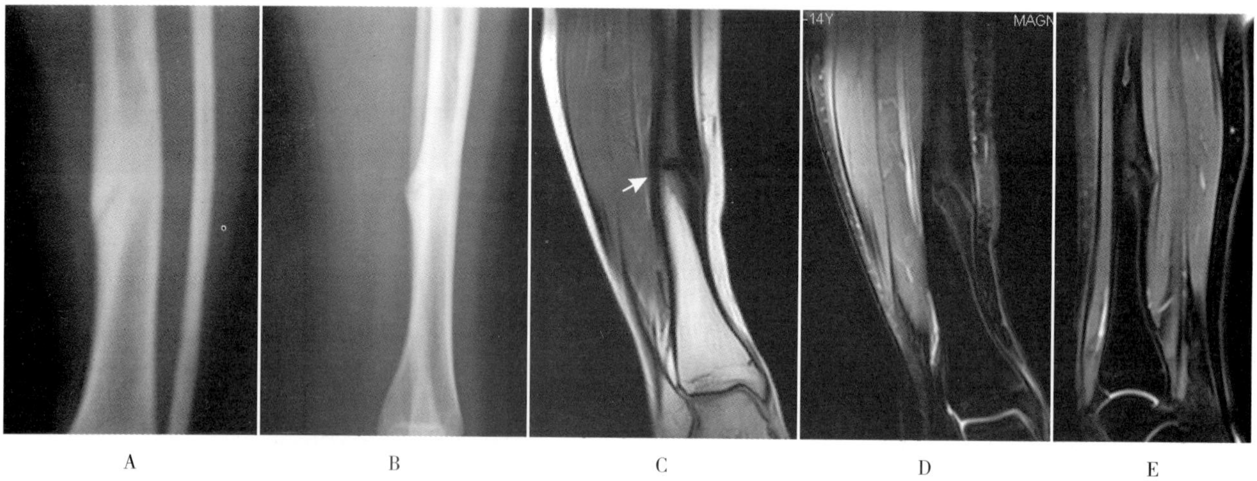

图7-3-3 女，14岁，2个月多前在校长跑后觉左小腿隐痛不适，自觉小腿中段局部有一硬块突起

A、B：小腿正侧位平片显示胫骨中段内后侧骨皮质内可见一斜形透明线影，侧位片显示局部骨皮质增厚突起，相邻骨髓腔骨质增生硬化，密度增高；C：T1WI显示胫骨中段骨皮质内可见一斜形线状等信号影（箭头），局部骨皮质增厚；D、E：T2压脂显示骨折线呈中等信号，周围骨皮质增厚呈低信号

（陈秀萍　吴政光　邓星河）

第四节　血管内皮细胞瘤

一、概述

血管内皮细胞瘤是一种弥漫浸润生长的低度恶性肿瘤，组织学分类属脉管源性肿瘤，具有一定的侵袭性。多发生于软组织、肝、肺等脏器，发生在骨内的十分罕见。WHO统计占原发性骨肿瘤的0.28%，占恶性骨肿瘤的0.52%。本病病因不明，Campanacci和Bourekas等依肿瘤细胞分化程度，将血管内皮细胞瘤分为3级。Ⅰ、Ⅱ级分化程度好，预后好；Ⅲ级分化程度差，预后差。

二、临床表现

血管内皮细胞瘤可发生在任何年龄组，主要见于中青年。男女均可发生，男女比例基本为1∶1。好发于颅骨、中轴骨和下肢骨，长骨常见于胫骨、股骨和肱骨干骺端或骨干，少数可位于骨骺。50%病例多发，为单骨多发病灶或多骨同时受累。临床症状以疼痛为主，无特异性，常表现为局部肿块伴疼痛，发生于脊柱者可伴有神经压迫症状。病变生长缓慢。

三、影像学表现与病理基础

肉眼可见肿瘤质软，无包膜，充满血凝块或海绵样胶状血块。镜下见肿瘤由增生的毛细血管组成。血管腔多发育不成熟，血管之间有吻合。病理特征是由增生的毛细血管所构成，为实性细胞条索或径小的管腔。血管腔内衬以略扁的内皮细胞，内皮细胞肥大，大多分化较好。瘤细胞呈圆形或多形性，三五成群呈小巢状、索状、不规则排列，分布于黏液间质中。瘤细胞内含有原始血管腔，有浓染的核和明显的核仁，胞质丰富（图7-4-1）。

1. X线平片表现　骨血管内皮细胞瘤在X线和CT上主要表现为溶骨性病变，大多数位于干骺端或骨干，可单独累及皮质骨、松质骨或二者同时受累，典型特征之一为单骨或多骨的多中心性病灶，位于下肢长骨的骨血管内皮细胞瘤常表现为气泡样改变和局部骨质膨胀，通常无骨膜反应，具有一定特征性。病变破坏骨皮质后可延伸至周围软组织，关节受侵常见（图7-4-2）。

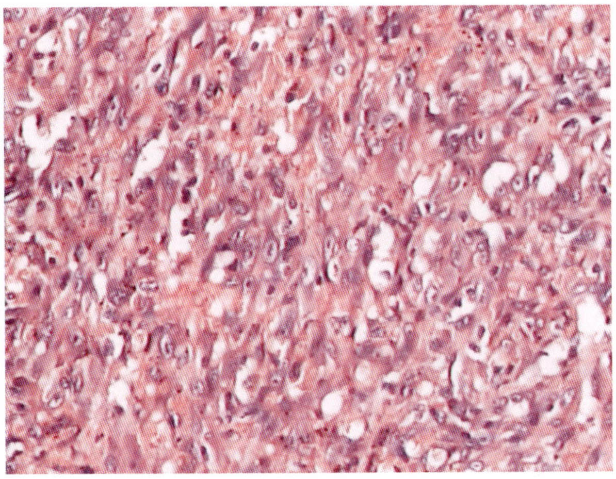

图 7-4-1　肿瘤由多量毛细血管构成，内皮细胞增生活跃并轻度异型，见个别核分裂象（HE×200）

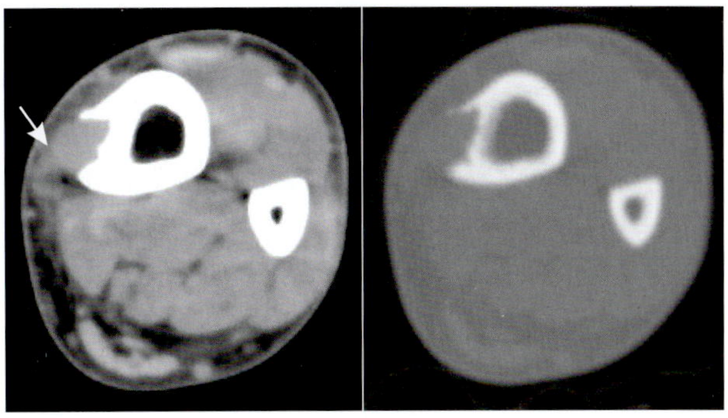

A　　B

图 7-4-3　CT 软组织窗（A）和 CT 骨窗（B）示左胫骨下段外缘骨皮质膨胀性骨质破坏区，其内为软组织密度影，病变外缘骨皮质中断，破坏区边缘欠规则，并穿破骨皮质，破坏区边缘骨皮质翘起，局部可见软组织肿块（箭头），病变邻近未见骨膜反应

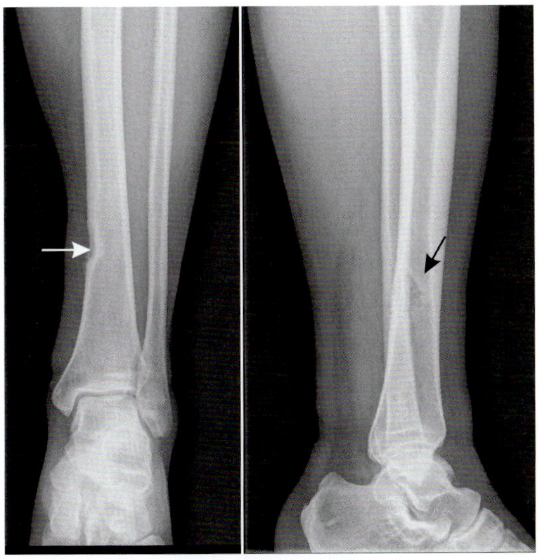

图 7-4-2　X 线平片示左胫骨下段内侧皮质区低密度骨质破坏区，边缘可见轻度硬化（箭头）

2. CT 表现　CT 可较好地显示病变范围及周围结构的关系。显示骨质呈溶骨性或膨胀性骨质破坏，其内为软组织密度影，密度不均匀，CT 值为 20～50HU。部分骨质边缘硬化，内可见分隔，并见粗大的骨嵴，轻度膨胀，少数病例病变明显膨胀皮质变薄。无骨膜反应、软组织肿块及肿瘤新生骨。增强后病灶均匀强化（图 7-4-3）。

3. MRI 表现　本病的 MR 信号无特异性，但 MRI 可清楚显示病变范围及邻近软组织受累情况，病变于 T1WI 为低或中等信号，T2WI 为高信号，水抑制序列呈高信号。病灶内信号欠均匀，病灶边缘显示为低信号环绕，增强后病灶均匀强化。

四、诊断

影像学诊断较难，位于下肢长骨的骨血管内皮细胞瘤常表现为气泡样改变和局部骨质膨胀，通常无骨膜反应，具有一定特征性。影像学上Ⅰ级肿瘤边界清晰，常有残留骨小梁，呈蜂窝状；Ⅱ级常表现为膨胀性骨质破坏，皮质变薄；Ⅲ级可见多个透亮区，边缘模糊不规则。骨血管内皮细胞瘤虽然影像学表现有一定特征，但临床少见，且易误诊。因此，本病诊断应遵循临床，影像、病理三结合的原则，最终诊断主要依靠组织病理学及免疫组化结果。

五、鉴别诊断

1. 骨巨细胞瘤　长骨血管内皮瘤的溶骨性破坏，呈泡沫状，偏心性、膨胀性骨质破坏，CT 可见部分边缘硬化。要注意与骨巨细胞瘤鉴别，骨巨细胞瘤主要见于成年女性，病变常发生在股骨远端胫腓骨近段。X 线表现为病骨的骨端见偏心性、膨胀性骨质破坏，内见“皂泡样”分隔，周边无硬化。

2. 骨转移瘤　骨转移瘤常发生于椎体及附件。X 线表现常为溶骨性骨质破坏，周围可见软组织肿块，椎间隙正常。

3. 脊索瘤　常表现为骶骨单发膨胀性骨破坏，可见软组织肿块，其内常残存骨化及钙化，可作为鉴别。

（毛巨江　余　晖）

第五节 双侧对称性毛细血管型骨血管瘤

一、概述

骨血管瘤（hemangioma）是一种少见的原发于骨的良性血管错构性病变，仅占良性骨肿瘤的1.58%~2.33%，极易漏诊。病因未明，可能与先天畸形或局部血液淤滞有关，也有报道其发生与外伤关系密切。可发生于任何骨骼，脊柱为好发部位，颅骨和下颌骨次之，长管状骨及肋骨少见受累。

二、临床表现

本病多无临床症状，仅偶然在X线检查或尸解发现。有症状者主要表现为局部肿胀和疼痛，邻近关节者可有不同程度的关节活动障碍，甚至可发生病理性骨折。

三、影像学表现与病理基础

病理组织学分为海绵型和毛细血管型两种，后者少见。好发于扁骨和长骨干骺端。

不同部位骨血管瘤，有不同的X线表现。典型者可呈栅栏状或网眼状（椎体）、放射状（颅骨）、泡沫状（管状骨）等，系肿瘤内血管间结缔组织的钙化、骨化或瘤壁上的硬化骨嵴所致。部分长骨血管瘤破坏不显著，却表现为骨皮质内外明显的骨质增生。可能由于骨血管瘤累及骨膜，血供丰富，骨膜成骨细胞活跃而致骨膜增生，而使骨皮质逐渐增厚，多为一侧性（图7-5-1~7-5-3）。

四、诊断

骨血管瘤由于其瘤体组织是在骨小梁间穿行生长，造成大部分骨小梁因肿瘤压迫、侵蚀而萎缩吸收，残存骨小梁因应力作用而增粗、增大。平片上表现为骨质的局灶性破坏，其内有多少不等的粗大骨小梁影。

五、鉴别诊断

1. 骨样骨瘤　长骨皮质增生硬化，内见圆形或类圆形透亮区，中央见骨化或不规则钙化（瘤巢）。

2. 硬化性骨髓炎　骨硬化广泛，多无局限性透亮区。

3. 单发性骨纤维结构不良　多为中心性多房性、膨胀性不明显的透明影，呈磨砂玻璃样改变，边缘不规则，边界不清，可累及骨髓并常超越骺板。

4. 单发性嗜酸性粒细胞肉芽肿　常为长骨骨干中部囊性透明影，边界不清，周围有骨膜反应，新生骨常超出病变区。

5. 疲劳骨折　请参阅本章第三节。

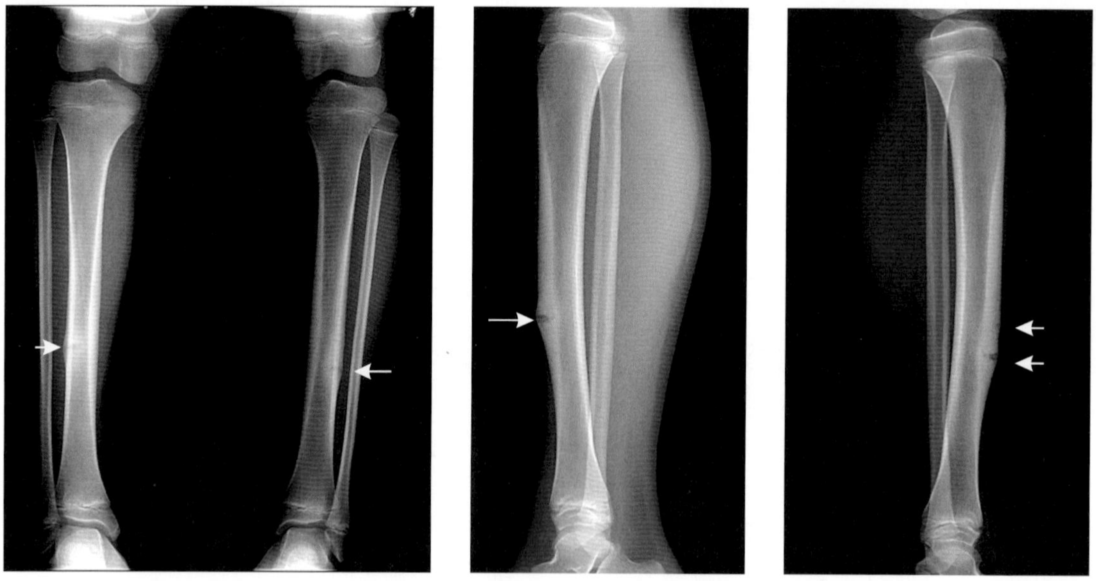

A　B　C

图7-5-1　男，11岁4个月，双侧胫骨前下段肿块2年，手术病理证实为双侧胫骨血管瘤（毛细血管型）。平片示双侧胫骨中、下段间前骨皮质增厚，中段骨皮质内呈类三角形低密度区，局部骨皮质增厚，右侧为一个，左侧为二个（箭头），边缘轻度硬化，内见点、横条状残存骨小梁影，局部髓腔稍变窄

（徐和平）

第六节 胫骨成纤维性纤维瘤

一、概述

骨成纤维性纤维瘤（desmoplastic fibroma）又称骨硬纤维增殖性纤维瘤、骨韧带样纤维瘤，为一种罕见的原发性骨肿瘤，1958年由Jaffe首先描述，约占原发骨肿瘤的0.1%。WHO将其归为良性纤维源性肿瘤，但病变有一定侵袭性，几乎可侵犯全身骨骼，以长骨多见。病变以单发多见，可发生于任何年龄，以30岁以下多见。本病病因未明，一些学者认为与外伤、内分泌改变或遗传因素有关。

二、临床表现

本病可发生于各年龄组，亦有胚胎时发病的报道，多发生于青少年。多数患者早期症状不明显，多因局部不适、肿胀、疼痛及跛行而就诊。一般认为关节活动受限，肿胀和疼痛的出现往往迟于病程的发展。当出现明显症状时，病变常已侵及相当大范围，亦有因病理骨折时才发现。

三、影像学表现与病理基础

骨成纤维性纤维瘤来源于纤维组织，大体标本呈白色或灰白色，坚韧、有弹性，如硬橡皮样，瘤内一般无钙化或骨化组织，偶有囊性软化区域。镜下特点为丰富的胶原纤维束，其间散在分布稀少的梭形成纤维细胞，很少有核分裂象。很难与分化好的纤维肉瘤鉴别，主要鉴别点在于胶原的量和成纤维细胞，分化好的纤维肉瘤胶原量少，细胞成分多，且核大深染，以及核分裂。

1. X线平片表现　本病全身骨骼皆可发生，长骨发生率高，尤其是骨骺未闭前的干骺端，长骨发生率约占56%，其中股骨、胫骨发生率占第1、2位，下颌骨及骨盆也是其好发部位。其X线表现变异很大，主要为溶骨性、膨胀性骨质破坏，骨皮质变薄，边界清晰，骨破坏区内常有所谓假小梁的不规则骨嵴影，形成多房状及皂泡状结构，密度均匀，无骨化及钙化，无骨膜反应，局部可有骨硬化（图7-6-1）。根据X线表现分为4种类型：①囊样型：主要呈囊样膨胀性改变，可见残存粗糙或纤细骨嵴；②溶骨型：呈类似恶性肿瘤的溶骨性破坏；③小梁型：表现为以肿瘤性骨小梁形成为主的改变；④骨旁型：主要表现为边缘性压迫性骨侵蚀。

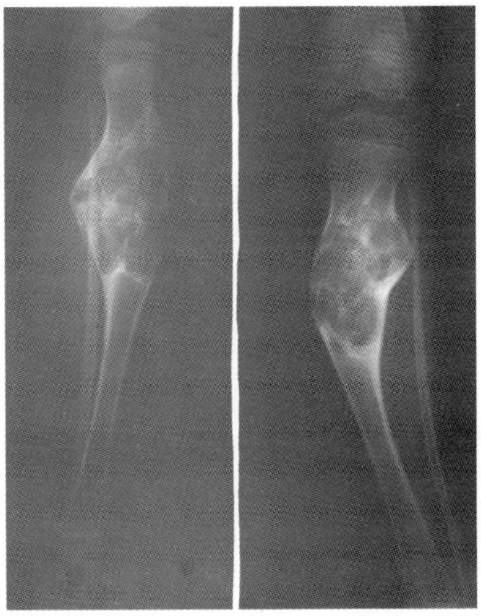

图7-6-1　女，4岁6个月，手术病理证实为左胫骨上段成纤维性纤维瘤。右胫腓骨正侧位平片示右胫骨上段见膨胀性多房状骨质破坏区，骨皮质变薄，部分中断、破坏，其内见不规则形骨嵴，破坏区与正常骨之间可见骨质硬化，病变区骨干增粗，弯曲变形，未见骨膜反应

2. CT表现　CT可以清楚地看到变薄的骨皮质凹凸不平，局部呈粗大的骨嵴，其内呈均匀的软组织密度，无坏死及钙化。

3. MRI表现　病变在MRI T1WI呈混杂低信号为主要表现，T2WI为低信号混杂的稍高信号，增强后为不均匀强化，胶原组织密集的区域在T2WI和增强后均为低信号。相反，胶原组织稀少的区域在T2WI和增强后均为高信号。

四、诊断

本病必须密切结合临床、影像学表现及病理检查才能最终作出正确的诊断。

五、鉴别诊断

本病影像学表现常需与骨囊肿、软骨黏液样纤维瘤、骨纤维异常增殖症、动脉瘤样骨囊肿等良性肿瘤鉴别；当肿瘤完全破坏骨皮质时，需与纤维肉瘤、恶性纤维组织细胞瘤或其他恶性肿瘤骨转移鉴别；当形成树枝状新生骨时其形态较特殊，要考虑硬纤维增殖性纤维瘤的可能。

（徐和平）

第七节 恶性蝾螈瘤

一、概述

恶性蝾螈瘤（malignant trition tumor，MTT）是恶性周围神经鞘膜瘤（malignant peripheral nerve sheath tumor，MPNST）的一种亚型，伴有横纹肌肉瘤分化，临床较为罕见，占全部 MPNST 不到 5%。患者年龄跨度较大，6 个月～80 岁，以 14～57 岁多见，平均发病年龄 33～35 岁。Masson 于 1932 年首次报道，认为该病的发生如同两栖类动物蝾螈中的正常神经置入到背部软组织内，能诱导含有肌肉和骨骼的肢体生长一样，故而得名。现该观点已得到证实。MTT 的两种成分均来源于原始神经嵴细胞，后者具有多向分化潜能，不仅能分化为施万细胞，亦可分化为骨、软骨及肌肉组织。

MTT 的发病机制至今不明，可能原因是病变局部微环境发生改变，原始神经嵴细胞与周围微环境相互作用并处于动态变化之中，相互作用的结果导致原始神经嵴细胞异常分化为肿瘤组织的横纹肌母细胞及梭形带状细胞，横纹肌母细胞及梭形带状细胞不断生长、增殖，即导致肿瘤发生。如果该推测成立，将来有可能人为造成病变局部微环境改变，从而诱导神经干细胞参与损伤组织的增生、修复。

二、临床表现

MTT 发生部位多与神经干有关，好发于头顶、躯干以及下肢，亦可发生于腹膜后及臀部，甚至骨骼、腮腺、纵隔、椎管及心脏内亦见散在报道。瘤体直径多为 1.5～12cm，亦有大达 82cm 的报道。

临床主要表现为肿瘤进行性增大及其引起的神经症状。Aldlyami 等把 MTT 分为两组：伴有神经纤维瘤病为Ⅰ组，不伴有神经纤维瘤病为Ⅱ组。Ⅰ组主要为年轻男性，瘤体大，恶性度高；而Ⅱ组则好发于老年人，瘤体小，恶性度低。

三、影像学表现与病理基础

肿瘤呈实性，质地硬韧，结节状、梭形或分叶状，边界一般较清楚，可有完整包膜，其长径与神经干平行或粘连。肿瘤切面呈灰白色、灰黄色或鱼肉样均质，有的可呈胶冻状，亦可见出血、坏死及囊性变。镜下主要由致密的梭形细胞组成，细胞核呈杆状或逗点状，染色质疏松，可见明显核分裂象，瘤细胞排列成编织状或漩涡状，在梭形瘤细胞间散在分布胞质丰富、强嗜酸性的细胞。肿瘤的恶性程度高、生长快，易引起内部的出血、坏死。免疫组化除 MPNST 成分可显示 S-100、Leu-7 和髓鞘碱性蛋白以外，横纹肌肉瘤成分可显示 des、Myoglobin 和 Myosin 阳性反应。

1. CT 表现　肿瘤一般表现为结节状、梭形或分叶状软组织密度肿块，内部坏死、囊变多见，多为单发，偶见多发。一般肿瘤境界清楚；伴有周围软组织侵犯或邻近骨质破坏时，边缘多变得模糊不清。肿瘤长径多与相应部位神经干平行或粘连。增强扫描肿块多不均匀强化，可见环形或线样强化影。短期内肿块可迅速增大，亦可伴有周围软组织及骨质破坏（图 7-7-1～7-7-4）。

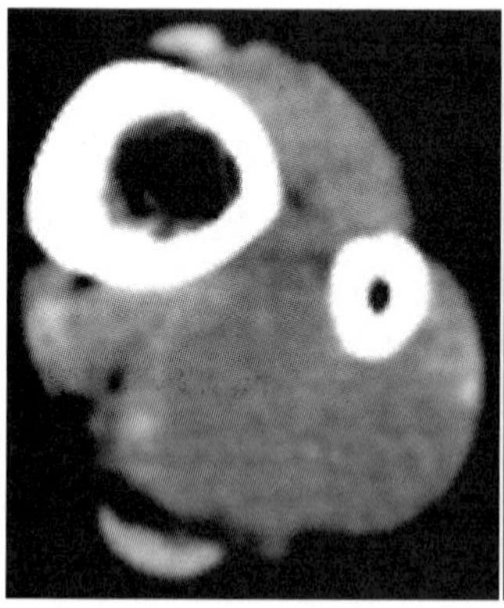

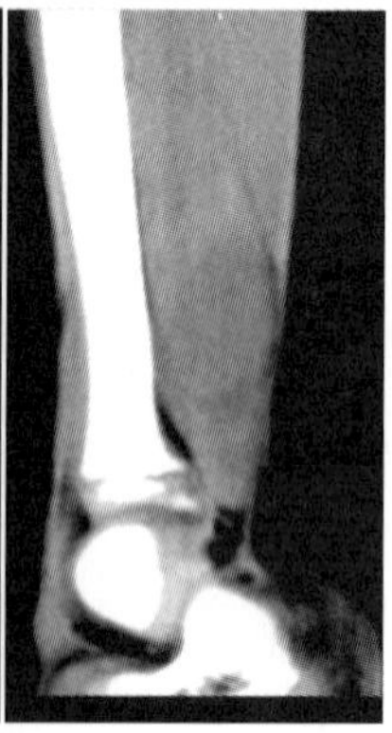

图7-7-1　图7-7-2

图 7-7-1，2　男，5 岁 1 个月，发现左小腿下段后方肿块 1 个月。手术病理诊断为左小腿下段后方外周神经鞘膜瘤伴有横纹肌分化（蝾螈瘤）。轴位 CT 平扫和矢状位重建示左小腿下段后方皮下与胫腓骨间见一类圆形软组织密度肿块影，密度均匀，边界较清楚，胫腓骨未见侵犯

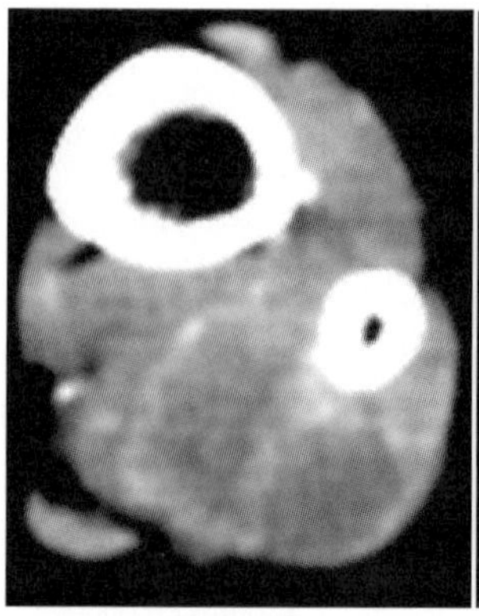

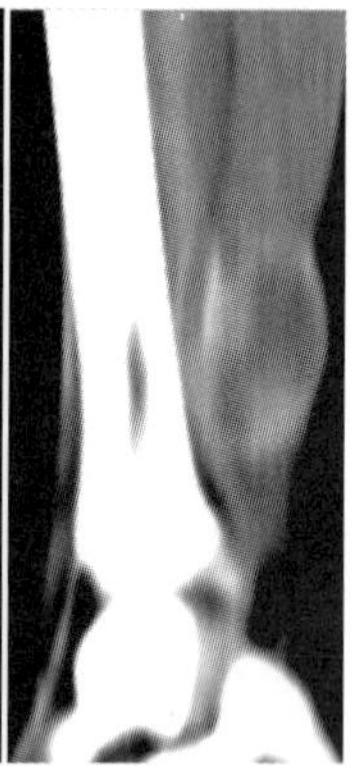

图7-7-3　图7-7-4

图 7-7-3，4　与图 7-7-1 为同一病例。轴位 CT 增强和矢状位重建示肿块不均匀强化，其周边和内部见环形和线状强化

2. MRI 表现　MTT 表现为 T1WI 稍低信号、T2WI 高信号的软组织块影，边界尚清楚，信号欠均匀，内见散在小斑片状 TlWI 更低信号、T2WI 更高信号的缺血坏死囊变区，在 T2WI 上肿块影内可见环形或线样低信号分隔影。增强扫描肿块内缺血坏死囊变区无强化，实质部分明显强化。

四、诊断

MTT 临床主要表现为肿块进行性肿大及其引起的神经症状 CT 或 MRI 表现复杂，仅能对肿块定位而无法定性，早期难以诊断。有人认为肿瘤生长快，MRI T2WI 在高信号肿块内环形或线样低信号分隔影具有一定的特征性，若合并多发神经纤维瘤则要警惕 MTT 的可能，确诊需依靠组织病理检查。

Woodruff 等认为诊断 MTT 必须具备以下 3 条标准：①肿瘤起源于周围神经或发生于Ⅰ型神经纤维瘤病；②以神经鞘细胞（施万细胞）的生长为主要成分；③出现真正的横纹肌肿瘤细胞，且非邻近部位横纹肌肿瘤的蔓延或转移。

五、鉴别诊断

仅凭影像学表现 MTT 与横纹肌肉瘤、恶性纤维组织细胞瘤、恶性周围神经源性肿瘤等较难鉴别，其最后确诊依靠病理及免疫组化检查，影像学检查在肿瘤解剖部位、累及范围、内部结构、恶性程度判断及患者预后等方面有着其他检查手段无法比拟的优势。

（徐和平）

第八节　腓骨弥漫性膨胀性转移瘤

一、概述

骨转移瘤是常见的恶性肿瘤，可以引起骨破坏和一系列临床症状，易与原发骨肿瘤及其他原发骨疾病相混淆。Baron 研究表明骨转移瘤以肺腺癌及子宫腺癌最多见。Clain 和张新涛统计表明肿瘤骨转移部位以脊柱最多见，其次是骨盆、长骨。骨转移瘤多表现为溶骨性、成骨性或混合性骨质破坏，也可表现为膨胀性骨质破坏，但长骨弥漫膨胀性骨质破坏者罕见。

二、临床表现

骨转移瘤的诊断包括原发病变及转移病灶的诊断两部分。患者以中老年男性多见。多有原发病灶临床症状，亦可无任何原发肿瘤的症状而以转移部位的症状就诊。

三、影像学表现与病理基础

病理学上肿瘤细胞多有原发肿瘤细胞的各种表现。本节中影像学资料为肺腺癌骨转移（图 7-8-1）。

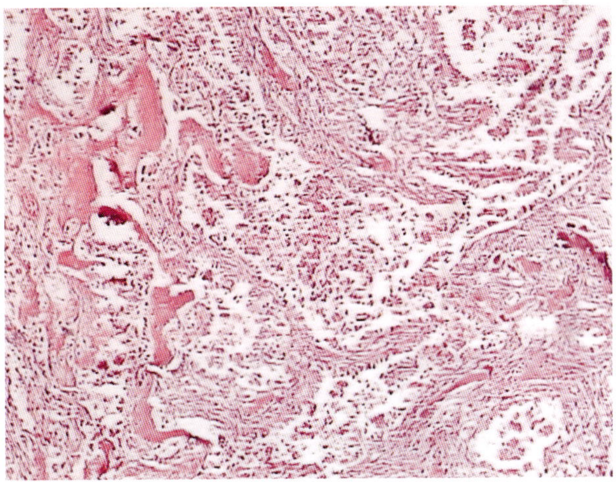

图 7-8-1　镜下显示细胞呈立方形或圆顶形，胞质呈泡沫状，胞核多位于细胞顶端，核内可见包涵体（HE×40）

1. X 线平片表现　骨转移瘤 X 线影像可以表现为溶骨型、成骨型和混合型三种，其中以溶骨型多见。X 线检查只有在骨小梁破坏超过 50% 并且病变直径超过 1～1.5cm 时，X 线才可获得阳性结果。转移瘤常先侵犯骨髓，早期难以诊断，老年患者因骨质疏松也亦漏诊。溶骨型发生于长骨者，多在骨干或邻近的干骺端，X 线主要表现是：骨松质中多发或单发的骨质破坏，呈融冰状、虫蚀状、多房状或斑片状低密度影，多数边缘不规则，骨膜反应及软组织肿块少见，病变逐渐发展，破坏区可融合成片，骨皮质也被破坏，常合并病理骨折。图 7-8-2 表现为弥漫性溶骨性骨质破坏，骨质膨胀，呈囊状扩张，骨皮质厚薄不均，局部骨皮质不连续，肿瘤破坏整个腓骨，此类表现极为少见。

2. CT 表现　较平片敏感，可清晰显示侵蚀性及溶骨性骨质破坏，并可显示软组织肿块；增强扫描可显示肿瘤的血供、软组织肿块及相互关系。常见溶骨型转移者表现为松质骨或（和）皮质骨的低密度缺损区，边缘较清楚，无硬化，常伴有

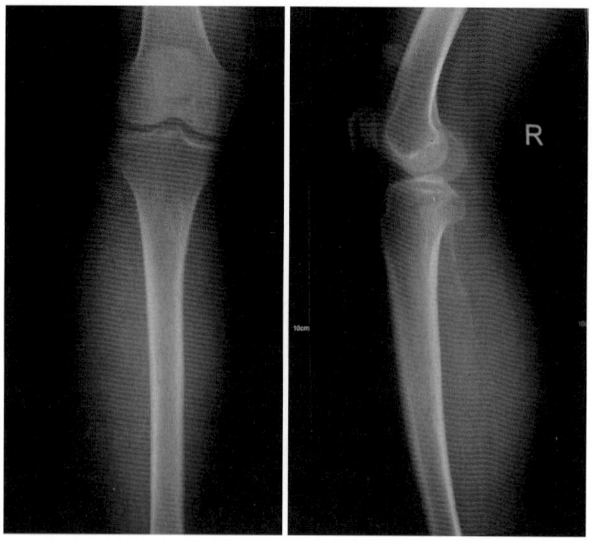

A　　　　B

图 7-8-2　平片显示腓骨弥漫性溶骨性骨质破坏，呈丝瓜瓤样，骨皮质菲薄，胫骨近端骨质内可见片状骨质破坏，边缘可见薄层硬化

不太大的软组织肿块。本节患者表现不同于常见的转移瘤，是弥漫性病变，边界不清，骨质破坏明显，破坏灶内密度不均，亦无明显硬化，可见软组织肿块突出于腓骨外（图 7-8-3）。

3. MRI 表现　灵敏度高，可准确显示病变侵袭范围、部位及软组织肿块，可多维成像，对早期病变最敏感。MR 增强扫描对病变的显示更加清晰，界线清楚，亦可显示多发病灶，增强后病变有强化。但 MRI 对皮质骨病变的显示有限。大多数骨转移瘤呈长 T1、程度不同的长 T2 信号，脂肪抑制序列显示清楚。图 7-8-4 病例 MR 信号明显不均，可见液体样信号，病变范围较大，骨皮质破坏显示不清晰。

4. 骨显像　可显示肿瘤的多发转移病灶，但有假阳性存在，单光子发射计算机断层成像（SPECT）技术对骨转移瘤诊断的灵敏性和特异性有了一定程度的提高。本节患者确诊后骨显像亦显示胸 11 椎体、骶骨上缘及右腓骨的多发异常浓聚。

5. 病理活检　是诊断的金标准，最准确、可靠。

四、鉴别诊断

骨转移瘤需要与骨髓瘤、原发性良恶性骨肿瘤、结核、骨髓炎等鉴别。

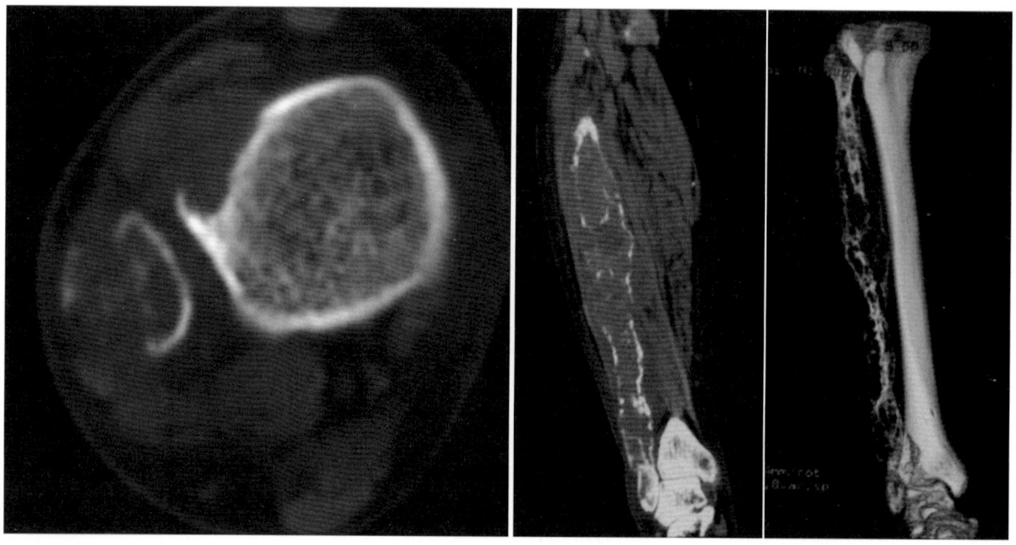

A　　　　B　　　　C

图 7-8-3　CT 轴位及冠状重建表现腓骨全段溶骨性破坏，皮质变薄，不连续，胫骨可见骨皮质破坏缺损，破坏区边缘可见较大的软组织肿块

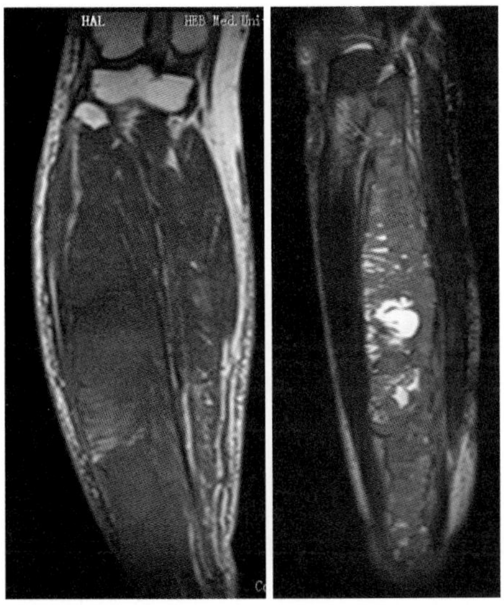

A　　B

图 7-8-4　MRI 腓骨病变呈不均匀长 T1（A）、显示不规则混杂性长 T2 信号（B），为腓骨弥漫性、溶骨性、膨胀性骨质破坏改变

（赵振江）

参 考 文 献

1. 荣独山. X 线诊断学. 第 2 版. 上海：上海科学技术出版社，2000，122-133
2. 王澍寰. 临床骨科学. 上海：上海科学技术出版社，2005，1440-1441
3. Caffey J. Pediatric X-ray diagnosis. Chicago：Year Book Medical Publisher，1945，1430-1441
4. Bernstein RM，Zaleske DJ. Familial aspects of Caffey's disease. Am J Orthpop，1995，24（10）：777
5. 刘小红，周荔乔. 婴儿骨皮质增生症的 X 线诊断（附 5 例分析）. 上海医学影像，2009，18（2）：150-151
6. 许森根，陈小启. 婴儿骨皮质增生症一例. 放射学实践，2008，23（2）：214
7. 张东，李靖，邬小平. 胫骨疲劳骨折的 CT 诊断及鉴别诊断. 实用放射学杂志，2010，26（10）：1496-1498
8. 杜天会，张富军. 疲劳骨折的影像学诊断. 医疗卫生装备，2012，33（7）：71-72
9. 黎德交. 新兵训练致跖骨应力性骨折 20 例分析. 医学理论与实践. 2012，25（2）：176-177
10. Andrew D，William J，Tbeodore A，et al. Principlds if stress fracture management；the ways and bows of an incrdasingly common injury. Postgrad Med，2001，110（3）：115-124
11. Iwamoto J，Takeda T，Mutoh Y. Streas fracturds in athletes；rewiew of 196 cases. J Orthop Sci，2003，8（3）：273-278
12. 赵天平，杨雷振，杜红，等. 下肢长骨疲劳骨折的早期 MRI 诊断. 实用放射学杂志，2003，19（7）：624-626
13. 邬海博，蔡幼铨，马林等. MR 成像诊断疲劳性骨折 CT、MRI 表现. 中国医学影像技术，2005，21（1）：101-103
14. 李勇. 骨样骨瘤的影像学诊断和病理分析. 实用医技杂志，2006，13（9）：1446-1447
15. 王玉凯. 骨肿瘤 X 线诊断学. 北京：人民卫生出版社，1995，289-298
16. 张泽坤，贾晓英，张伟. 肱骨头血管内皮细胞瘤一例. 中华放射学杂志，2004，38：89
17. Weiss SW. Enzinger FM. Epithelioid hemangioendothelionma：a vascular tumor often mistaken for a carcinoma. Cancer，1982，50（5）：970-981
18. 高静，张泽坤，张娇雷，等. 骨血管内皮细胞瘤的影像学诊断及鉴别诊断. 实用放射学杂志，2007，23（6）：784-786
19. Larochelle O，Perigny M，Lagace R，et al. Best cases from the AFIP：epithelioid hemangioendothelioma of bone. Radio Graphics，2006，26：265-270
20. 宋宝臣，姜文学. 趾骨血管内皮细胞瘤误诊 1 例报告. 中国矫形外科杂志，2001，8（10）：997
21. 余晖，沈桂权. 胫骨血管内皮细胞瘤一例. 中华放射学杂志，2009，43（7）：778-779
22. 独建库，郭建平. 骨血管内皮细胞瘤误诊 1 例. 临床军医杂志，2002，30（3）：130
23. 刘子君. 骨关节病理学. 北京：人民卫生出版社，1995，175-177
24. 龙冰，潘明志. 多发性骨血管内皮瘤 1 例. 西部医学，2008，20（6）：1188
25. 张宏波，韦福康，陈卫霞，等. 小儿长骨血管瘤 X 线表现及病理基础. 实用放射学杂志，2003，19：332-335

26. 徐和平，何四平，高雅君，等. 双侧胫骨对称性毛细血管型骨血管瘤1例. 中国医学影像技术，2009，25（5）：900
27. Ketelsen D. Hartmann J. Horger M. MR-imaging of aggressive fibromatosis. Rofo，2008，180（2）：83-86
28. 张泽坤，张伟，丁建平，等. 长骨硬纤维增殖性纤维瘤的影像学表现（附3例报告）. 中华放射学杂志，2006，40（12）：1307-1309
29. 王德玲，李卉，谢传森. 韧带样纤维瘤的影像学表现及病理特点. 中国医学影像技术，2012，28（1）：148-151
30. Aldlyami E，Dramis A，Grimer RJ，et al. Malignant triton tumor of the thigh—a retrospective analysis of nine cases. Eur J Surg Oncol，2006，32（7）：808-810
31. Woodruff JM. Christensen WN. Glandular peripheral nerve sheath tumors. Cancer，1993，72（12）：3618-3628
32. 任静，常英娟，宦怡，等. 恶性蝾螈瘤的CT和MRI表现（附3例报告及文献复习）. 实用放射学杂志，2008，24（1）：84-86
33. 司马蕾，佟杰. 下肢恶性蝾螈瘤一例. 中华肿瘤杂志，2011，33（5）：330
34. 石士奎，郭景理，周育夫，等. 恶性蝾螈瘤MR影像分析（附1例报道）. 解剖与临床，2010，15（5）：359-361
35. 李启凤，吴名耀. 恶性蝾螈瘤的研究进展. 汕头大学医学院学报，2010，23（4）：247-248
36. Baron MG，de la Gandara I，Espinosa E，et al. Bone metastases as the first manifestation of a tumour. Int Orthop，1991，15：373-376
37. Clain A. Secondary malignant disease of bone. Br J Cancer，1965，19：15-29
38. 张新涛，徐栋梁，谭本前，等. 转移性骨肿瘤897例临床分析. 中国骨肿瘤骨病，2005，4（3）：135-139
39. Rybak LD，Rosent hal DI. Radiological imaging for the diagnosis of bone metastases. Q J Nucl Med，2001，45（3）：53-64

第八章　足踝部病变

第一节　先天性病变

先天性巨指（趾）畸形

巨指（趾）畸形（macrodactyly）是一指或数指的结构成分均增大，包括骨节、软组织和皮肤（图 8-1-1），掌骨或跖骨不受累，或变化比较轻。可单侧或双侧发病。病因不明，可合并淋巴血管瘤、血管瘤或脂肪瘤。受累的巨大指骨可继发骨膜增厚，以远位指趾骨改变较明显。

跖骨过短畸形

跖骨过短畸形常累及第 4 跖骨，双侧多见，男女受累比率为 1∶25。第 4 和第 5 跖骨亦可同时变短（图 8-1-2）。

多趾畸形

按照手指畸形而言，多指位于桡侧者称为轴前多指畸形，位于尺侧者则称为轴后多指（趾）畸形，图 8-1-3 属于轴前多趾畸形。

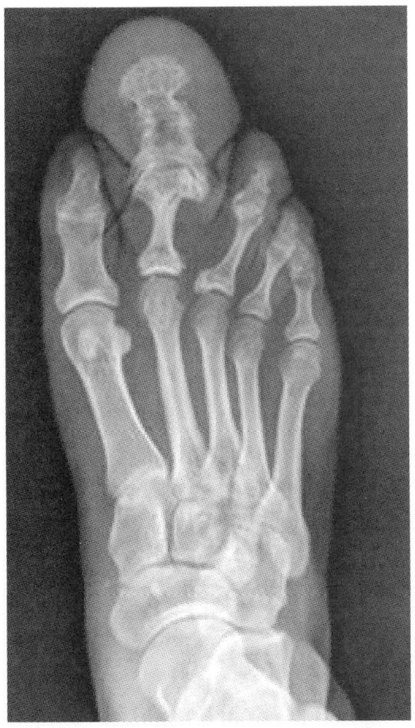

图 8-1-1　右足第二趾巨趾畸形，第二趾骨明显增大，以第 2、3 节明显，末节趾骨簇部呈蘑菇状增大，远端软也呈锤状增大

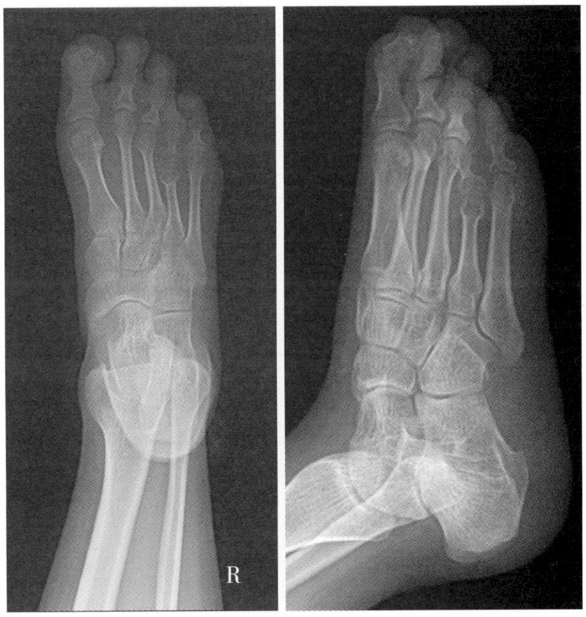

A　　　　B

图 8-1-2　第 4 跖骨过短畸形，且跖趾骨变小

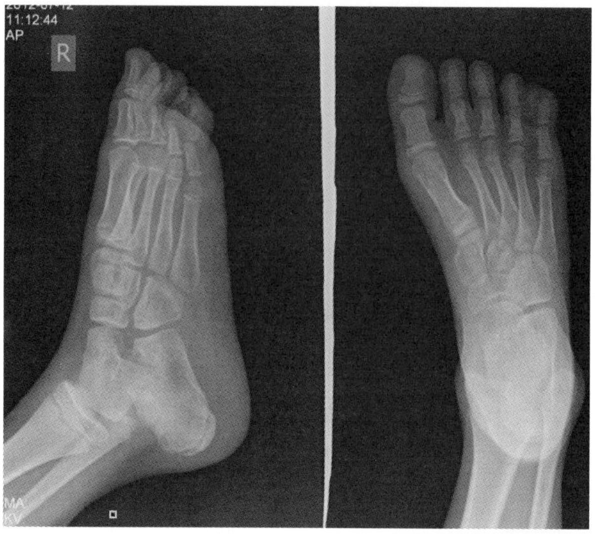

图 8-1-3 轴前多趾（第五趾末节多趾骨畸形）

（邓星河）

第二节 跟腱病变

跟腱是人体最厚最强的肌腱，它由腓肠肌和比目鱼肌的肌腱在足跟上方约 15cm 处融合而成。比目鱼肌起于胫骨的比目鱼肌线和腓骨后面的上部，而腓肠肌通过膝关节，起自股骨内外髁，这一重要的解剖特点解释了踝部较稳定，比目鱼肌却易发生退变。小腿三头肌和跖肌表面深筋膜向下延续至跟腱并构成跟腱外膜，在跟腱背面，深筋膜与跟腱之间有 4~8 层润滑层，每层有独立的营养血管，各层之间可相互滑动，以适应踝关节屈伸活动。

跟腱的血供来自胫后动脉和腓动脉，其走行方向与跟腱纤维一致。Lagergren 和 Lindholm 研究表明，跟腱在跟骨结节以上 2~6cm 范围内血供最差，恰好解释了这一区域是跟腱损伤的好发部位。Norris 研究证实，在跟腱中段，血管数量减少。Rau（1951 年）证明，跟腱内的血管数随年龄的增长逐渐减少，至 25~26 岁已明显。

从组织学上看，跟腱主要包括胶原纤维和周围的蛋白多糖基质以及数量较少的腱细胞。跟腱干重中胶原占 70%，其中 95% 为 I 型胶原，少量为弹性蛋白和蛋白多糖。正常跟腱细胞不断产生纤维性和非纤维性细胞外间质，同时也吸收胶原纤维。当跟腱损伤后，成纤维细胞异常活跃，增生并合成胶原蛋白和基质，最终形成胶原纤维束。

跟腱病变包括跟腱损伤、炎症，现将各病变分述如下。

跟腱损伤

一、概述

跟腱损伤是指直接或间接暴力使跟腱过度牵拉，从而引起跟腱纤维部分或完全断裂，跟腱损伤可发生于任何年龄段的体育活动，某些全身及局限性疾病。跟腱断裂局部诱发因素为跟腱正常血供纤细不足或解剖变异引起。日常生活和运动锻炼时，当足突然用力活动，如足背屈、屈曲或过度旋前等动作，可引发跟腱断裂。MRI 检查以明确跟腱是否已发生断裂以及断裂程度。

二、临床表现

跟腱完全性断裂较常见于男性，男性发病率较女性高 5~6 倍，跟腱断裂可发生于任何年龄段，完全性断裂通常见于 30~50 岁。

三、跟腱解剖特点与损伤部位的关系

跟腱是由小腿浅层肌群的腓肠肌和比目鱼肌的肌腱汇合而成，腓肠肌较比目鱼肌有较多的腱纤维参与跟腱的组成。成人跟腱长 10.0~15.0cm。前后径平均 6.0mm。跟腱近端呈扁平带状，愈向远端走行愈厚，并由轻微前凹后凸的形态变为椭圆形，于跟骨结节水平跟腱呈扇形。跟腱损伤经常发生在跟腱中段跟骨附着点上 3~4cm 处，其次是上段与下段。以中段发生率较高，这与其解剖特点有关，原因是该段血液供应较差又是跟腱厚

窄与宽薄的移行处抗张力较弱的部位。

四、影像学表现与病理基础

MRI在矢状位上可以明确是否有跟腱损伤，并能清晰地显示损伤位置，为手术治疗提供参考。跟腱损伤分为部分性损伤和完全性损伤。

1. 跟腱部分撕裂　MRI表现跟腱失去正常形态，矢状面和横轴面上T1WI、T2WI及PD压脂上表现为跟腱内局灶性片状或条状高信号，跟腱局灶的纤维增厚，不同程度增粗，边缘光整或部分毛糙，但至少在一个矢状面上显示肌腱的连续性，其周围可有轻度软组织损伤信号表现及少量积液、出血信号改变，跟腱退行性改变的病理学特征是肌腱内胶原纤维的退变，引起胶原纤维断裂及继发胶原母细胞修复。常表现为具有黏液样变化的肌腱及部分性肌腱撕裂。肌腱的中1/3段，由于血供不足，最易产生退变，也最易发生撕裂，反复发生的肌腱增厚可损伤这些血管，造成对肥大肌腱中心区域的血供减少或丧失，而致跟腱部分撕裂者增加，且肌腱愈合不良（图8-2-1，2）。

2. 跟腱完全性断裂　可见于上、中、下段，以中段较常见，断端可呈“毛刷”状改变，也可完全分离、跟腱回抽增粗呈“杵”状改变。两端断裂的絮状纤维束相互交错和重叠，出现出血、水肿及肉芽组织致使跟腱撕裂的范围相对较广，跟腱明显增粗，中断处由脂肪及软组织充填，肌腱周围的出血亚急性期T1WI上呈高信号，水肿在T2WI、T2或PD压脂上呈高信号。轴位表现断端间呈水样高信号，无跟腱信号影呈局部空虚表现。MRI的T1WI显示病变肌腱增粗和信号略升高，T2WI显示混杂的低信号纤维束和高信号液体或肉芽呈现紊乱的纵向条束样改变，断端间团块状和片状高信号结构。在T2或PD脂肪抑制序列跟腱前脂肪信号，能够显示跟腱周围结构的积液和水肿改变（图8-2-3～8-2-6）。

3. 合并出血及比目鱼肌及腓肠肌损伤、肌间隙积液　出血T1WI呈高信号，T2压脂呈高信号（图8-2-7）。由于肌腱的断裂，容易合并比目鱼肌及腓肠肌损伤，T2或PD压脂显示肌肉水肿和肌间隙不同程度积液，呈高信号（图8-2-8）。

五、诊断

跟腱损伤MRI能够清晰显示跟腱撕裂的部位、程度，还可以观察相邻软组织及骨骼损伤情况，能快速、准确地对损伤程度做出明确诊断，对跟腱撕裂的术前诊断具有很高的敏感性和特异性。

六、鉴别诊断

跟腱损伤需注意与跟腱其他疾病鉴别，如肌腱炎、非附着点跟腱炎、附着点跟腱炎。

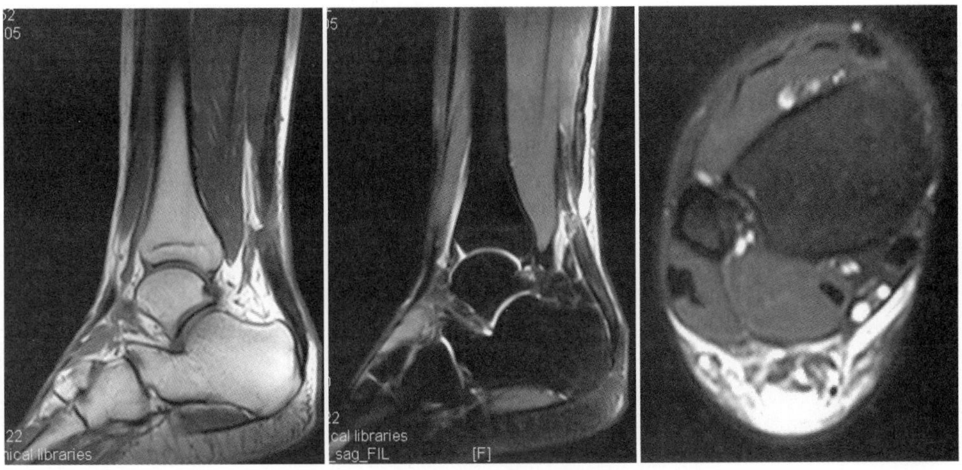

A　　　　B　　　　C

图8-2-1　跟腱中段断裂

A：T1WI矢状位显示跟腱中段部分连续性欠佳，局部可见片状稍高信号影，损伤两端肌腱可见条状稍高信号；B：PD矢状位压脂显示损伤肌腱端呈高信号，跟后Kager三角脂肪及跟腱后缘皮下组织显示高信号水肿；C：T2轴位压脂显示断端跟腱呈条状高信号，跟腱后缘及周围软组织可见高信号积液

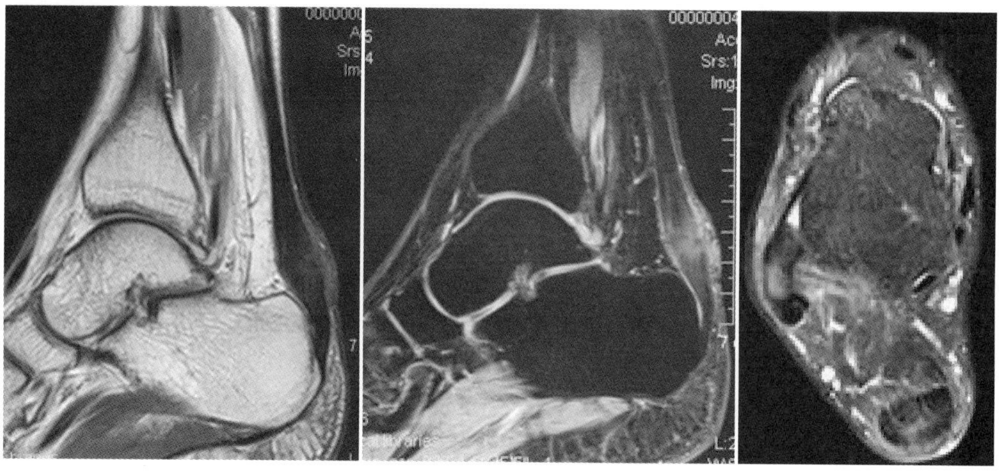

A　　　B　　　C

图 8-2-2　跟腱下段损伤合并部分撕裂

A：T1WI 显示跟腱下段损伤合并部分撕裂，损伤部显示梭形肿胀并呈片状稍高信号（出血）；B：PD 压脂显示跟腱下段损伤，损伤部呈梭形增粗，并呈片状高信号水肿；C：T2 轴位压脂显示损伤部呈小片不规则高信号水肿影

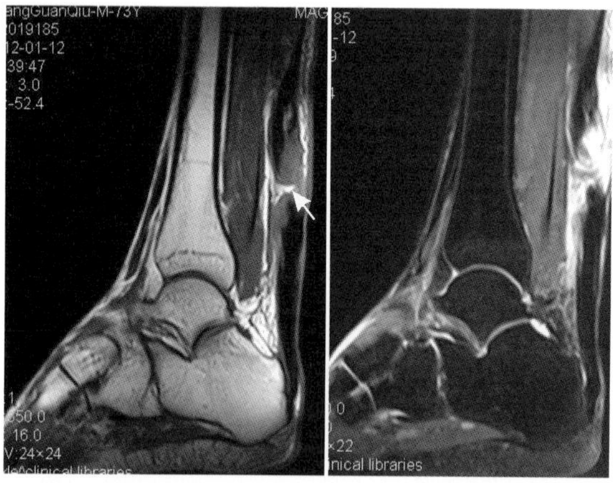

A　　　B

图 8-2-3　跟腱上段完全断裂

A：T1WI 显示跟腱上段完全断裂，断端上段回缩呈“杵”状增粗，断端两侧呈片状中等信号，可见横行条状高信号脂肪向断端充填（箭头）；B：T2 压脂显示跟腱上段完全断裂，上段回缩，下段增粗，断端充填脂肪组织呈低信号，周围可见高信号积液

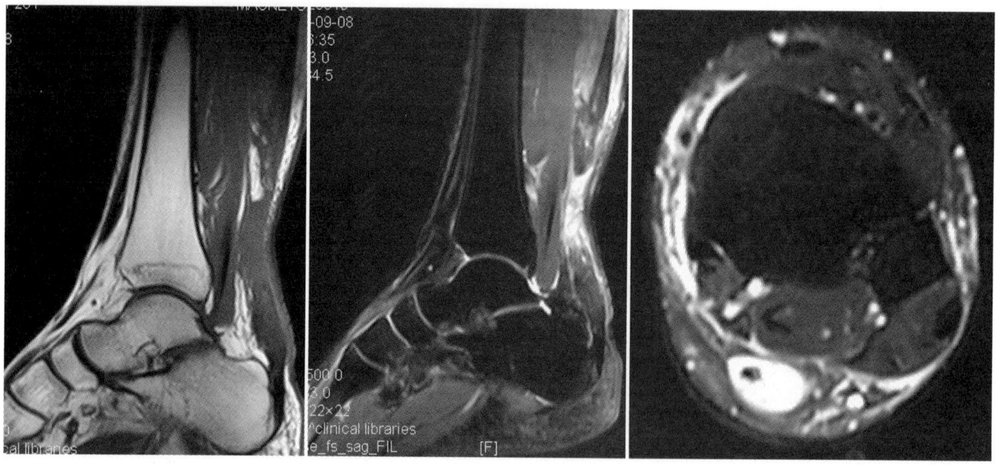

A　　　B　　　C

图 8-2-4　跟腱中段完全断裂

A：T1WI 显示跟腱中段完全断裂，两端回缩，增粗，信号增高，跟腱模糊，上段内缘可见条状高信号脂肪组织充填，其中两折端可见散在性小斑片状稍高信号为出血；B：PD 矢状压脂跟腱显示明显断裂，断端明显回缩、增粗、水肿呈高信号，断端较宽处可见高信号积液及充填的低信号脂肪组织，断端软组织明显向前凹陷；C：T2 轴位压脂取断端正中位图，显示断端完全呈“空虚”高信号积液，其内小圆点低信号为断端部分纤维的横切面

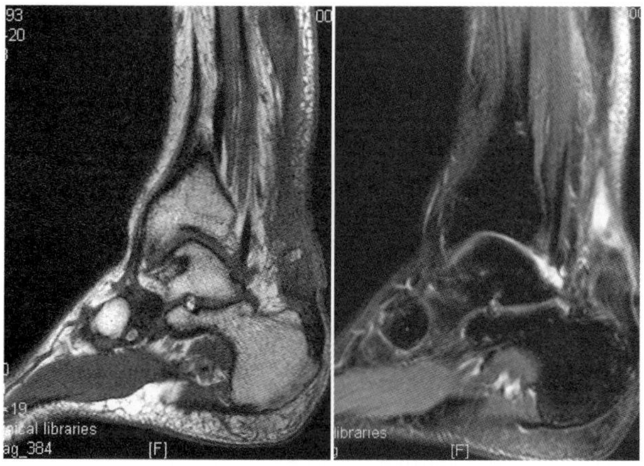

A　　　　　　B

图 8-2-5　跟腱下段完全断裂

A：跟腱下段完全断裂，下段断端回缩呈明显的“杵”状，T1WI 呈等信号，断端可见小片高信号出血；B：PD 压脂呈断端呈高信号，端口可见片状高信号积液及周围软组织肿胀

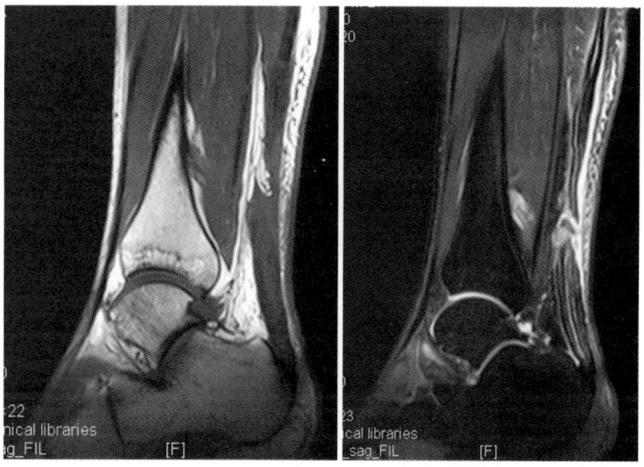

A　　　　　　B

图 8-2-6　跟腱上、中段断裂

A：跟腱上、中段断裂，T1WI 显示两断端增粗，信号中等，边缘模糊，断端口可见斜行状高信号脂肪影充填；B：PD 压脂显示跟腱断端呈“束状”水肿的高信号

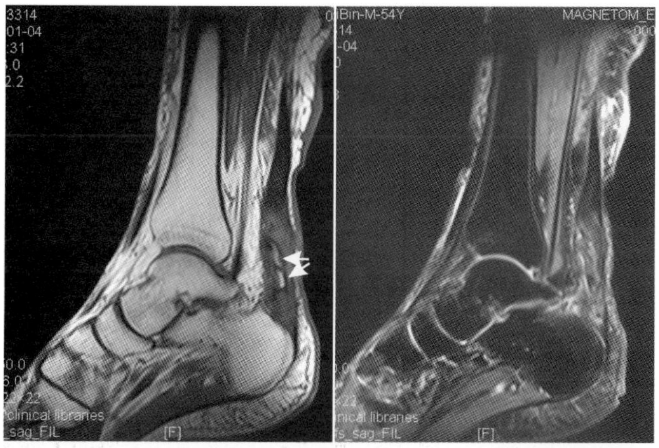

A　　　　　　B

图 8-2-7　跟腱中段完全断裂

A：跟腱中段完全断裂，T1WI 断端下段水肿、增粗，呈中等信号，内缘可见两小片高信号影（双白箭头），为跟腱断裂合并出血；B：PD 压脂表现为跟腱断端回缩增粗，呈高信号水肿，周围结构模糊，比目鱼肌损伤、水肿

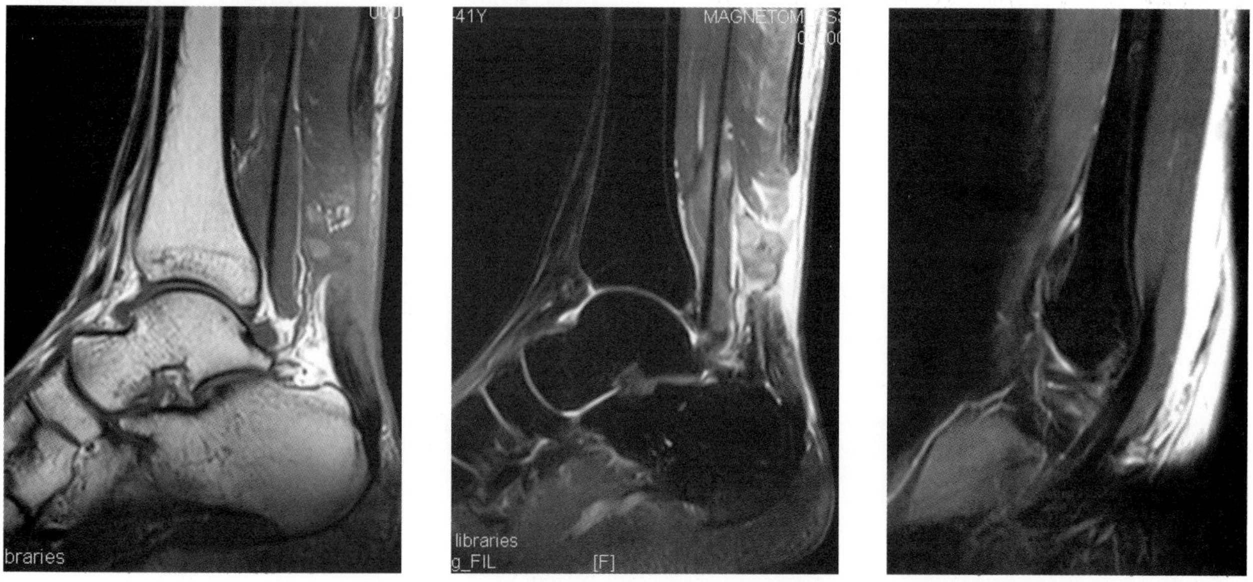

A　　　　　　B　　　　　　C

图 8-2-8　跟腱中段完全断裂合并比目鱼肌及腓肠肌损伤，断端出血

A：T1WI 显示跟腱与比目鱼肌连接处断裂，断端回缩并可见小片及点状出血的中等偏高信号出血，断端周围组织模糊；B：PD 压脂显示比目鱼肌断端回缩呈“杵”状，呈高信号水肿，周围组织可见高信号积液；C：PD 压脂显示皮下组织及肌间隙内多量高信号积液

跟腱炎

一、概述

跟腱炎临床上较为常见，对于从事跑跳、球类运动的运动员来说，它是最频发最严重的疾病。跟腱炎治疗不彻底常导致跟腱断裂，使一个运动员的运动生涯结束。迄今为止，跟腱炎确切的发病机制还不十分清楚，其病理生理解剖特点尚未完全明确。

跟腱炎的发病因素较多，发病机制还不太清楚。很多作者认为过劳、运动训练错误、鞋不合脚、僵硬和无力引起的解剖学异常等是引起跟腱炎的因素。但也有人认为跟腱炎的发生由可能与年龄有关的退变及腱组织缺血所致。另外，跟腱炎的病因还与自身免疫、遗传性胶原异常、神经功能不全、喹诺酮药物的应用等有关。现在普遍认为与跟腱自身解剖的腱性特点和其生物力学特性密切相关。

二、临床表现

Clancy 等把跟腱炎分为急性、亚急性和慢性三类：症状持续时间少于 2 周的为急性跟腱炎；症状持续时间 3～6 周，称为亚急性跟腱炎；症状持续时间多于 6 周，称慢性跟腱炎。急性跟腱炎多为猛然加速用力运动所致，通过休息可迅速减轻。亚急性跟腱炎症状包括加速运动时疼痛和吱喳样压痛，沿着跟腱组织弥散肿胀通常暗示腱周的增厚。慢性跟腱炎通常有局部的增厚，触及跟腱有小结节。Read 将肌腱疾患分为腱鞘炎和肌腱病，前者为腱鞘的炎性损害，症状表现为晨起后肌腱疼痛加剧，活动后缓解；后者以肌腱的退行性变为特征，可并有部分撕裂，表现为活动后疼痛加剧。

跟后疼痛是主要的临床特征性表现，有关肌腱病疼痛的来源尚未明了，目前认为可能是某些未明的生化因子刺激腱周传入神经感受器而产生疼痛。曲绵域认为是跟腱及腱周组织中的感觉神经被压迫牵拉所致。Marilynl 等指出，虽然跟腱损伤的疼痛通常归咎于炎症，但这并不恰当，慢性症状代表了长时间跟腱的退变并伴随跟腱纤维瘢痕的积累，进一步压迫刺激跟腱，摩擦增加了力学刺激，这些特征比炎症浸润更能引起疼痛症状。也有人认为，长时间跑步后，跟腱组织中的黏多糖增加，并认为这是疼痛的原因。

三、影像学表现与病理基础

跟腱炎是因肌腱反复轻微撕裂造成胶原纤维破坏，反复损伤和愈合过程会造成肌腱增厚，肌腱纤维拉力减弱，产生增生性瘢痕组织而增粗。其本身为慢性炎症，罕有多核细胞、淋巴细胞存在，镜下显示肌腱纤维退变、撕裂、黏液样变。纤维细胞增生及血管的纤维样变，使肌腱的弹力减弱，增加了急性撕裂的危险。

X 线平片对于软组织肿胀、跟腱组织的钙化、有无踝关节骨折脱位等有重要意义；B 超扫描可看到跟腱有无断裂，跟腱滑囊积液，跟腱组织肿胀、增粗和跟腱周围软组织肿胀等，还可以诊断跟腱早期的退行性变。MRI 对诊断跟腱炎有重要的价值。根据跟腱炎症程度显示的范围不同，轻度者呈局限性增粗、水肿，中度炎症范围较大。较重者则可波及跟后滑囊及跟后皮下滑囊。波及跟后滑囊即为非附着点跟腱炎，多发生在低血流灌注的区域，表现为跟腱局部或弥漫的增厚，更甚者可表现为整条跟腱增粗、肥厚，在 T1WI 呈弥漫或线状的中等偏高信号，并且通常并发跟腱前脂肪炎症，病理上可能是肌腱纤维退变、撕裂、黏液样变所致，PD 或 T2 脂肪抑制序列上呈高信号；如波及跟后皮下滑囊时，跟腱后皮下滑囊表现为炎症水肿的高信号。有时病变向跟后下延伸导致合并足底筋膜炎症（图 8-2-9~8-2-13）。

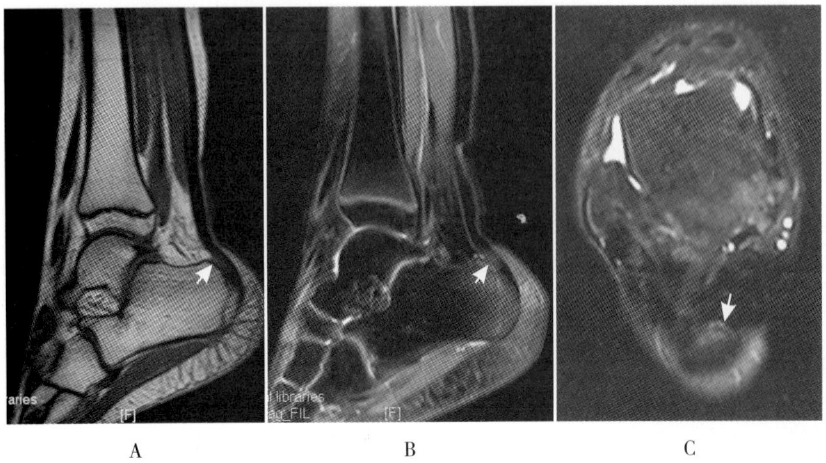

A　　B　　C

图 8-2-9　跟腱炎

A：T1WI 跟骨结节后缘可见跟腱呈局限性条状稍高信号（箭头）；B：（矢状）、C（轴位）：PD 压脂显示跟骨结节后上缘局限性高信号（箭头），跟骨结节可见片状水肿稍高信号

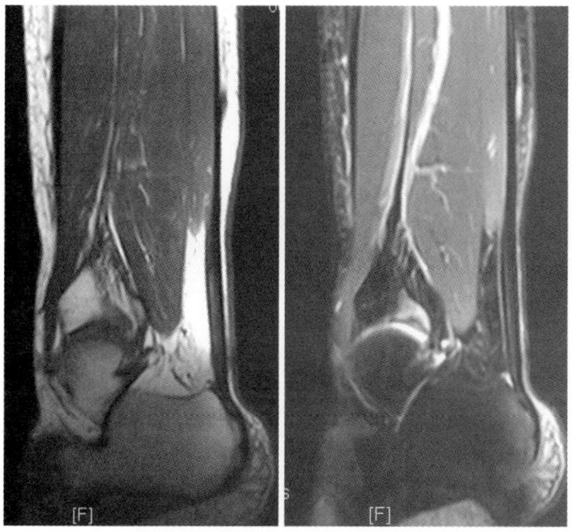

A B

图 8-2-10 跟腱炎

A：T1WI 显示跟腱表现为中等偏高信号；B：PD 脂肪抑制显示跟腱呈条状高信号

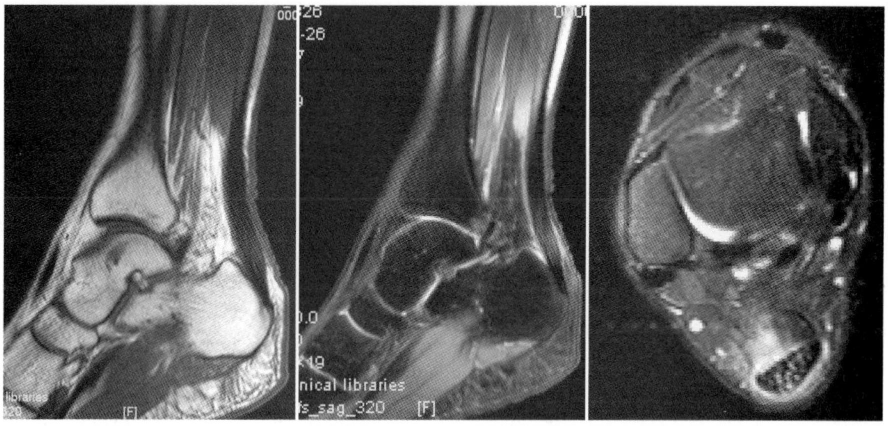

A B C

图 8-2-11 跟腱炎

A：T1WI 显示跟腱下段增粗，呈中等信号影；B：T2 轴位压脂显示跟腱纤维断面、跟后滑囊及跟后皮下滑囊肿胀，呈高信号；C：PD 压脂显示跟腱下段增粗及局部呈片状高信号，跟腱相邻的前脂肪垫、跟后滑囊及跟后皮下滑囊显示条状高信号炎症水肿

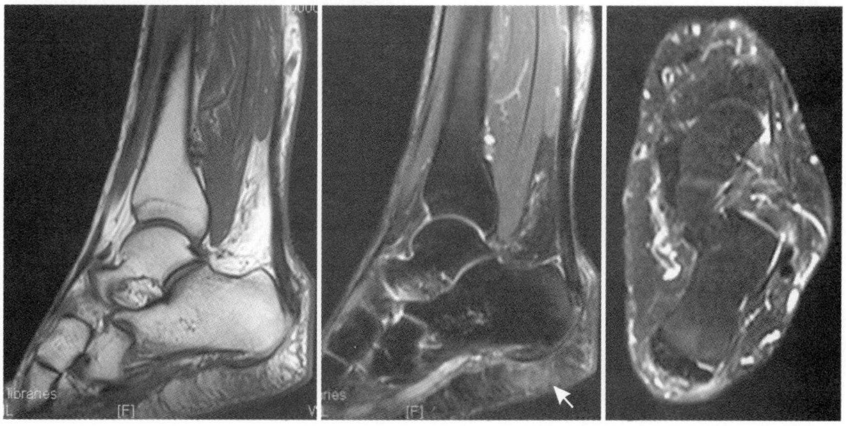

A B C

图 8-2-12 跟腱炎

A：T1WI 显示跟腱下段稍增粗，呈中等信号，跟后皮下囊局限性肿胀；B：PD 压脂表现跟腱下段信号增高，跟后滑囊及跟后皮下囊轻度肿胀，信号增高，跟骨足底部筋膜及脂肪组织呈片状炎症水肿高信号（箭头）；C：T2 压脂跟腱点状高信号，跟后皮下滑囊呈片状高信号

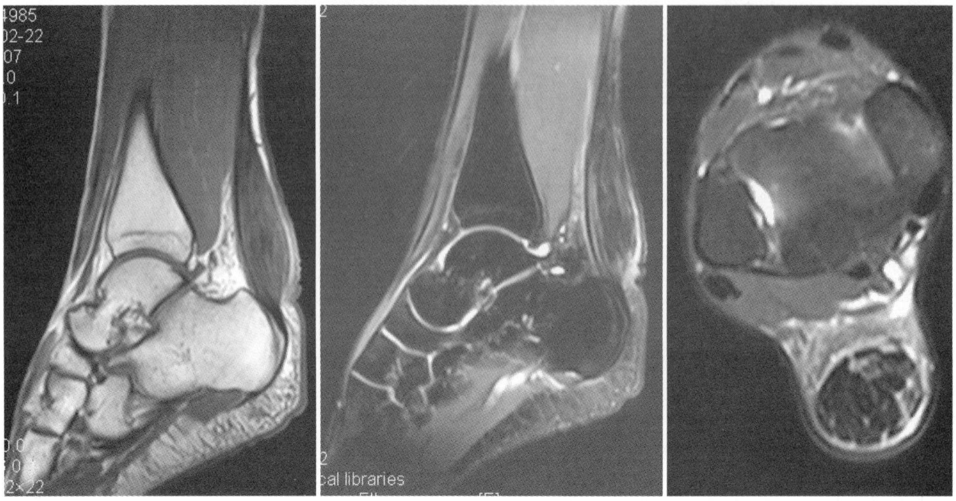

A　　B　　C

图 8-2-13　跟腱炎

A：T1WI 显示跟腱梭形肿胀、增粗，跟腱纤维呈条状中等偏高信号，其内可见小片低信号灶；B、C：脂肪抑制显示跟腱纤维呈梭形肿胀，其内显示条状不均匀高信号及小片状低信号灶，可能为纤维组织增生

四、诊断与鉴别诊断

跟腱炎的诊断应根据临床及 MRI 表现进行确诊，由于跟腱炎可单独存在炎症改变，此表现可明确诊断。但如果波及跟后滑囊及跟后皮下囊导致炎症改变时，跟后滑囊及跟后皮下囊炎可同时出现炎症，但跟后滑囊及 Kager 三角脂肪、跟后皮下囊炎症水肿较轻。

附着点跟腱炎

一、概述

附着点跟腱炎见于老年人和过度肥胖者，表现为肌腱附着点处疼痛、肿胀。本病报道较少。当跟腱损伤后，成纤维细胞异常活跃，增生并合成胶原蛋白和基质，最终形成胶原纤维束。因此，附着点跟腱炎可能是跟腱附着点的慢性损伤、跟腱及跟骨结节损伤、退行性变所致的非感染性炎症改变。

二、MRI 表现与诊断

MRI 显示主要是跟腱附着点和跟骨结节的改变，病变轻者 T1WI 表现为跟腱下段附着点及跟骨结节的信号改变，表现为中等信号，跟骨结节皮质线模糊；PD 脂肪抑制显示跟腱近附着处水肿呈高信号，但跟腱增粗不明显，同时可累及跟后软组织，表现为水肿，脂肪组织信号增高，结构模糊（图 8-2-14）。病变较重者除跟腱病变外，跟骨结节局部受破坏，T1WI 跟腱轻度增粗，呈中等信号，骨质破坏区呈环形低信号；PD 和 T2 脂肪抑制显示跟腱为不均匀的高信号，以跟骨结节明显，骨质破坏区信号较高，局部环形影高信号，跟后软组织包括跟后皮下囊受累，信号增高，脂肪组织结构模糊改变（图 8-2-15）。本病部位及 MRI 表现较明显，根据其表现诊断并不难。

（邓星河）

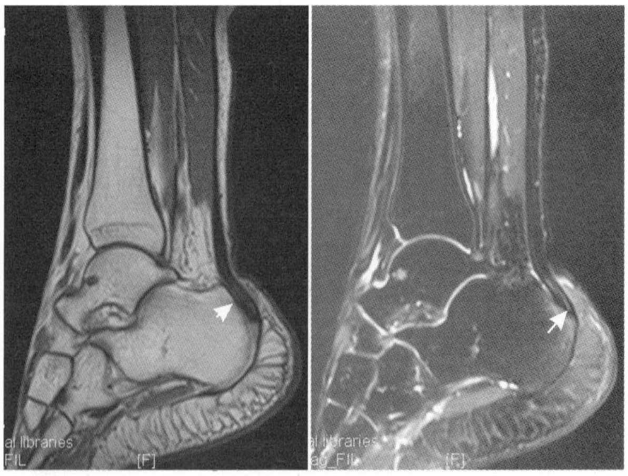

A　　B

图 8-2-14　附着点跟腱炎

A：跟骨结节后缘跟腱呈中等信号，跟骨结节骨皮质低信号影显示欠清（箭头）；B：跟腱附着点、跟骨皮质下骨质及跟后软组织肿胀呈高信号改变（箭头）

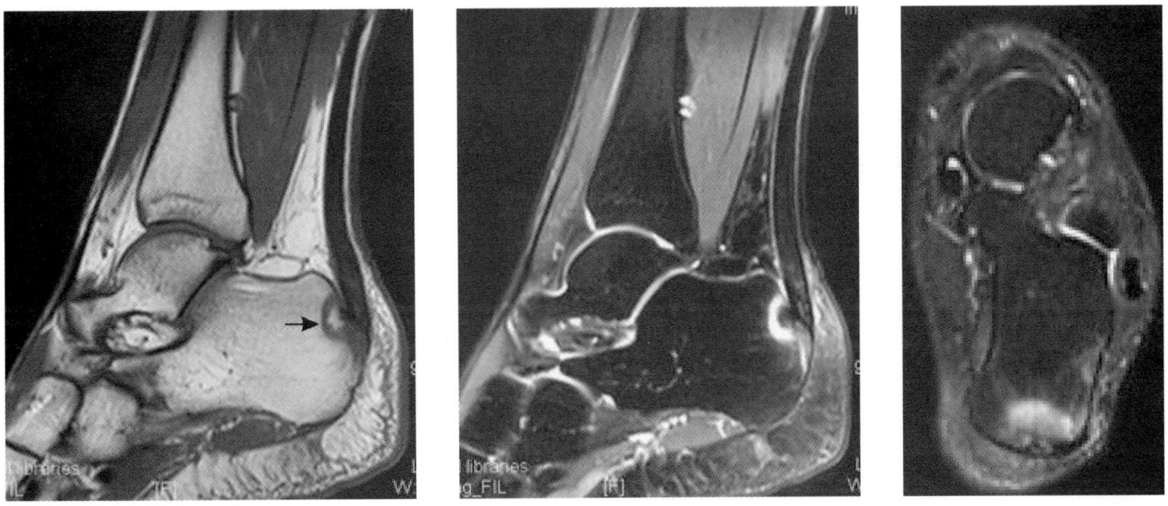

A　　　　B　　　　C

图 8-2-15　跟后结节肿胀，疼痛。排除其他病变（如类风湿及痛风病）

A：T1WI 跟骨结节跟腱附着点可见骨皮质下骨质破坏，骨髓腔内可见环形低信号影并见一小块骨性信号影呈游离状（箭头），跟腱下段肿胀，呈中等信号；B：PD 压脂跟骨结节骨皮质下骨质破坏环形影呈高信号（拟剥脱性骨软骨炎样），跟腱呈不均匀小片状高信号，跟后软组织肿胀，信号增高；C：T2 压脂表现跟后结节骨质破坏，骨皮质下见片状高信号水肿，其中可见数点高信号影为跟腱断面

跟腱痛风肉芽肿

一、概述

痛风（gout）为嘌呤代谢紊乱和（或）尿酸排泄障碍所致血尿酸增高的一组异质性疾病。人体内的嘌呤经过一系列的代谢，最终形成尿酸排出体外。由于参与嘌呤代谢的酶先天异常或某些不明原因导致代谢发生紊乱，使尿酸的合成增加或排出减少，均可引起高尿酸血症。若血尿酸浓度达到饱和［37℃时血清尿酸的饱和浓度约为 420μmol/L（7mg/dl）］，尿酸即以钠盐的形式沉积在关节、软组织、软骨和肾脏中，引起组织的异常炎症反应，从而导致痛风。

尿酸盐几乎可以沉积于除中枢神经系统（与血脑屏障有关）外的全身所有组织，最常累及的部位是骨、关节及周围软组织，其次是肾脏，典型的好发部位是第一跖趾关节，约占 80%。尿酸盐沉积于跟腱内形成痛风肉芽肿非常少见，仅少数个案报道。

二、临床表现

痛风可分为原发性和继发性。原发性痛风多见于中、老年人，大多数在 40 岁以上发病，男性占 95% 以上，女性多见于更年期后发病，常有家族遗传史。近年来，痛风的发病率有逐年递增的趋势，所有年龄段痛风的患病率约为 0.84%。

痛风的自然病程可分为急性期、间歇期、慢性期。①急性期：发病前可无任何征兆，或为局部发热、红肿及明显触痛，类似急性感染；②间歇期：急性发作缓解后，一般无明显后遗症状，有时仅有发作部位皮肤色素加深；③慢性期：痛风石的出现是病程进入慢性期的标志，多在起病 10 年以后出现。

跟腱痛风肉芽肿多为双侧发病，病程较缓慢，2~6 年，跟腱处可触及芝麻到鸡蛋大小肿物，最大一例达 150mm×50mm×40mm，质中或硬，边界清楚，有压痛，局部可有红肿。曾有报道由于跟腱痛风结节导致跟腱断裂。生化指标为高尿酸血症，部分患者可有红细胞沉降率增快、C 反应蛋白增高等非特异性改变。穿刺或活检内容物在显微镜下见白细胞内有双折光现象的针形尿酸盐结晶是诊断的金标准。

三、影像学表现与病理基础

尿酸盐反复沉积使局部组织发生慢性异物样反应，沉积物周围被单核细胞、上皮细胞、巨噬细胞包绕，纤维组织增生形成结节。

1. X 线平片表现　X 线平片多无阳性发现，在高质量图像上或能在周围脂肪衬托下显示跟腱肿胀、周围脂肪间隙模糊等外形改变（图 8-2-16）。

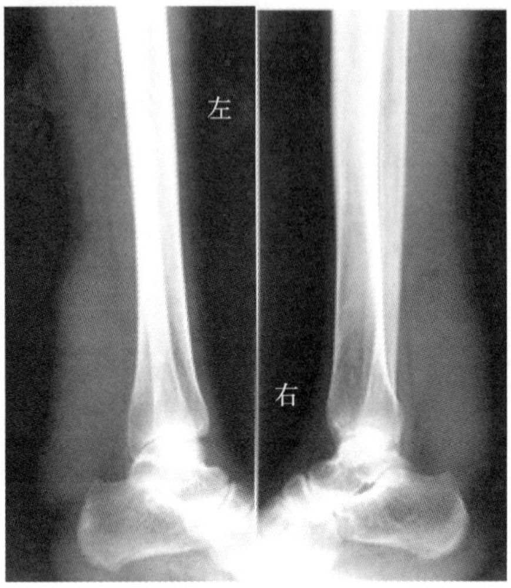

图 8-2-16　X 线显示双侧跟腱明显肿胀、增粗，边缘欠清楚，跟后脂肪组织受压，正常脂肪组织影消失

2. CT 表现　常规 CT 检查应用于跟腱痛风肉芽肿的报道不多，可显示为跟腱形态及密度改变，跟腱外形肿胀，内部尿酸盐结晶 CT 值（170±30）Hu。随着 CT 检查设备的发展，双源 CT 痛风识别技术在检测痛风患者尿酸盐结晶沉积中的应用越来越多，原理是以软组织为基准的一种基于两种物质分界算法，以光子衰减的物理原则为基础，通过进行双能量数据采集，分析不同能量的 X 线下组织对应的 CT 值变化，能够区分不同成分的组织，有利于机体组织的区分定性，并以伪彩显示，但双源 CT 用于痛风患者体内尿酸盐沉积的研究尚处于探索阶段。

3. MRI 表现　跟腱肉芽肿显示为跟腱肿胀，局部类似肿块状，信号不均匀，T1WI 为等或稍低信号；T2WI 呈低信号，其内可见少许结节状稍高信号，增强扫描可不均匀强化，病变边缘光滑，周围肌肉可受压（图 8-2-17～8-2-20）。

4. 超声显示　肌腱纤维回声紊乱，可见斑点状、斑片状强回声区。痛风石的致密程度不同，回声亦有所不同，可分为软性痛风石和硬性痛风石。软性痛风石表现为稍高回声，后不伴星影；硬性痛风石为后伴星影的强回声。有时可在高回声结节周围显示一圈低回声肉芽组织影包绕。

四、诊断

临床上肌腱病变较常见于血清阴性脊柱关节病、痛风、外伤和高脂血症，偶见于类风湿性关节炎，也可见于特发性肌腱炎，不合并关节病变的单纯性跟腱痛风性肉芽肿非常罕见。通过了解有无外伤、慢性劳损病史以及 HLA-B27、类风湿因子（RF）、血脂等实验室检查指标可作为排除性诊断依据。中老年患者、有家族史及代谢综合征表现，血尿酸增高，双侧跟腱肿胀、疼痛，需考虑跟腱痛风肉芽肿的可能。影像学检查首选 B 超和 MRI 检查，B 超显示肌腱回声紊乱，可见斑点状、斑片状强回声区；MRI 可显示为跟腱肿胀，局部类似肿块状，信号不均匀，T1WI 为等或稍低信号；T2WI 呈低信号，其内可见少许结节状稍高信号，增强扫描可不均匀强化，病变边缘光滑，周围肌肉可受压。双源 CT 的应用为痛风石的诊断及治疗监测开辟了新的方向。确诊需通过穿刺或活检取材证实尿酸盐结晶。

五、鉴别诊断

跟腱痛风肉芽肿须与慢性跟腱损伤、黄色瘤病、脂质沉着症及类风湿性关节炎鉴别，鉴别时需密切结合临床及实验室检查。

（陈　忠　谭仲伦）

钙化性跟腱炎

肌腱钙化多发生于肩袖肌腱，尤其冈上肌腱钙化最多见。跟腱钙化在临床上罕见，国内罕见报道。纽约 Sobel 等曾报道 1 例糖尿病患者跟腱断裂后钙化。因病例罕见，直接的发病原因还不明确。其发病机制为：患者多有创伤史，创伤后局部血性渗出、炎症反应，甚或异物存留都成为跟腱钙化的基础；随着年龄的增加，因跟腱过度使用逐渐脆弱、供血不足等导致跟腱退行性变；工作生活中跟腱的反复牵拉、摩擦造成局部无菌性炎症渗出，渗出液被吸收后，跟腱纤维组织被瘢痕组织替代，同时钙盐沉积。反复发作，纤维组织失去原有弹性而钙化。小而分散的钙化物可以或不可引起临床症状，通常在拍 X 线片时发现。当钙化物缓慢增大造成对周围组织的刺激时，可出现酸胀、疼痛、跛行、相关肌肉萎缩等症状和体征。

X 线平片表现：左跟骨结节跟腱附着处见小块不均匀密度增高影，跟骨前后结节均见骨刺形成，跟腱影增粗（图 8-2-21）。

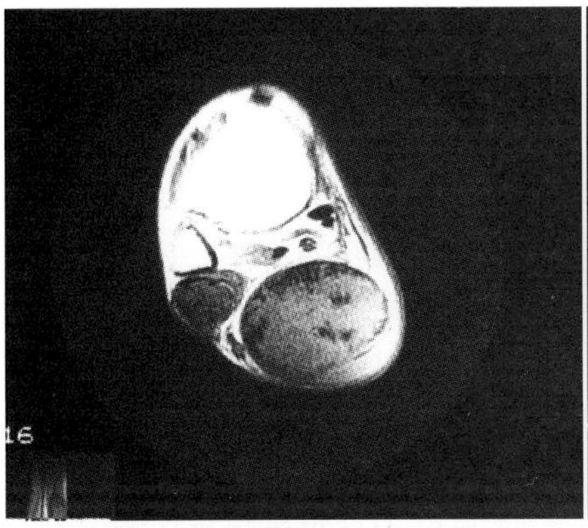

图8-2-17

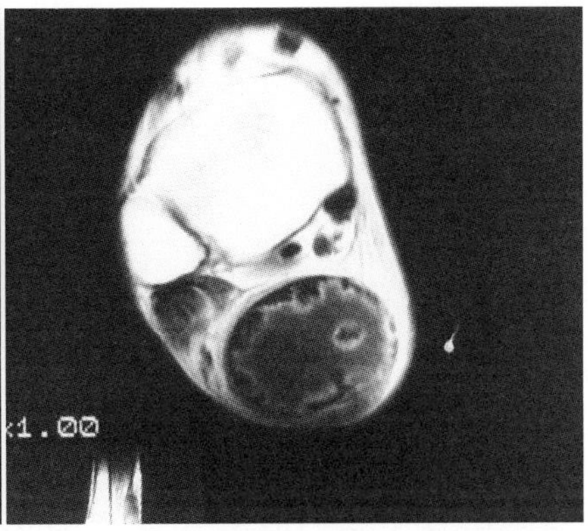

图8-2-18

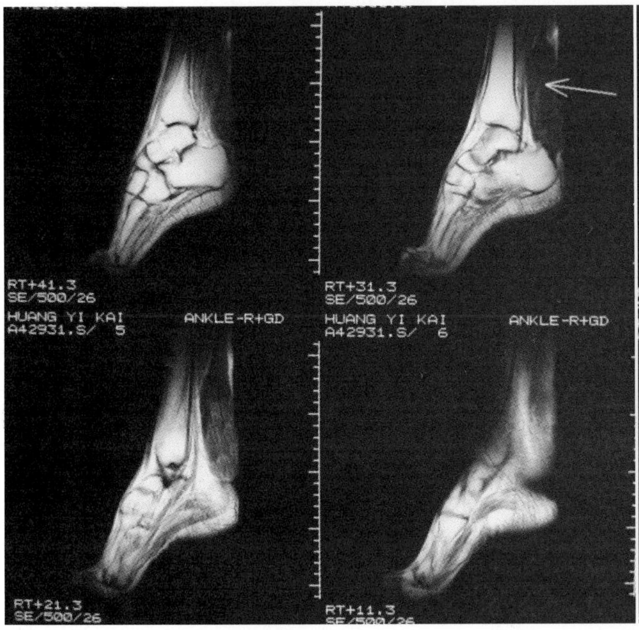

图8-2-19

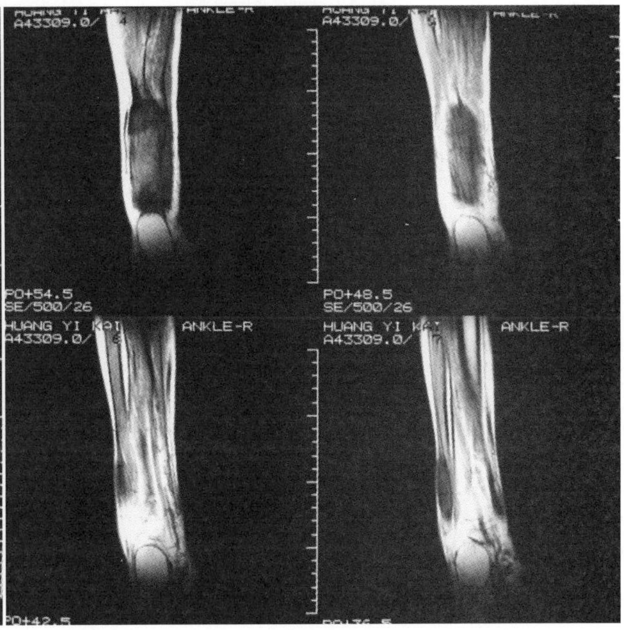

图8-2-20

图 8-2-17～8-2-20　右踝关节横断位、矢状位及冠状位 T1WI 图像，显示肿胀跟腱信号增高，呈中等信号

图 8-2-18 与图 8-2-17 为同一病例。T1WI 横断位增强图像，右足后跟皮下，沿跟腱长轴分布软组织信号肿块，等信号为主，信号不均匀，增强扫描肿物不均匀强化，边缘明显并不规则

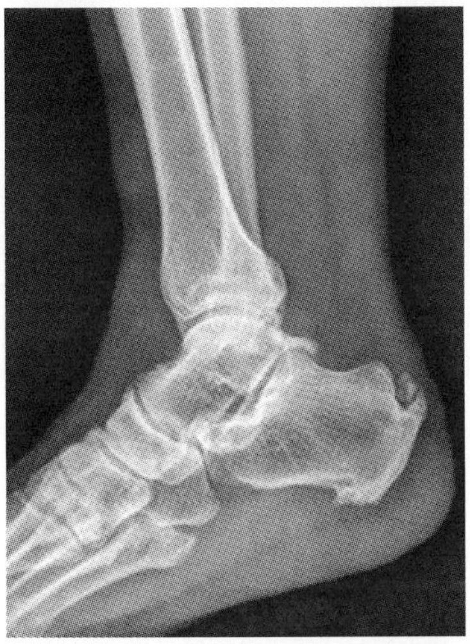

图 8-2-21　X 线平片显示跟骨结节跟腱附着处小块不均匀钙化，跟骨前后结节骨刺形成，跟腱影增粗

（邓星河）

第三节 滑 囊 炎

跟后滑囊炎

一、概述

跟骨滑囊炎是指滑囊的急性或慢性炎症。滑囊是结缔组织中的囊状间隙，由内皮细胞组成，内壁为滑膜，有少许滑液。足跟部共有两个滑囊：一个位于皮肤与跟腱之间，叫跟腱后滑囊（跟后皮下囊）；一个位于跟腱与跟骨后上角之间，称跟骨后滑囊。如跟腱炎、跟骨滑囊炎、跟腱后滑囊炎三种病变可独立存在，也可都受累，如合并一明显的跟骨滑囊突出物，称 Haglund 综合征。该征也是一种局部病变，被认为继发于明显滑囊突出压迫区域软组织。该综合征以跟骨滑囊明显突出，跟骨后滑囊炎、跟腱增厚和跟腱附着处表浅软组织膨隆为特征，以称作跟腱黏液囊炎。它是后跟痛及跟腱附着处痛性软组织肿块的一种常见原因。

滑囊炎都与直接压迫、摩擦有关。站立行走、运动量大是造成跟下滑囊炎直接原因；而所穿鞋后帮的过硬、过紧、活动量过多是造成跟后滑囊炎的直接原因。滑囊在慢性损伤的基础上，也可因一次较大损伤导致炎症加剧、滑膜小血管破裂，滑液呈血性。

二、临床表现

主要症状为跟部疼痛及肿胀。走路时疼痛加重。早期足跟后上方只见一个小的变硬有压痛的红斑，当炎症的滑囊肿大时，则出现一个疼痛的肿块。

三、影像学表现及诊断

跟骨后滑囊炎时，踝关节 X 线侧位片上可见其后方的透亮三角区消失或不清晰。MRI 表现跟腱前滑囊脂肪消失，滑囊充满液体，T1WI 可显示呈三角形片状低信号，由于炎症波及与其紧密接触的跟腱，导致局部跟腱水肿、增粗，信号与滑囊积液信号相同，T2 及 PD 压脂呈片状高信号，T2 轴位显示跟后滑囊增大，呈大片不规则并可见分隔的高信号，由于炎症反应明显，并可同时波及跟后皮下滑囊及跟骨骨质，跟骨骨髓水肿呈片状不均匀的片状高信号（图 8-3-1，2）。除跟骨后滑囊炎同时合并跟腱炎、跟后皮下滑囊炎之外，还可同时波及足底筋膜炎症改变，T1WI、PD 及 T2 脂肪抑制表现与跟后滑囊炎相同，唯有波及足底筋膜，表现足底筋膜炎症水肿改变，PD 及 T2 脂肪抑制序列表现

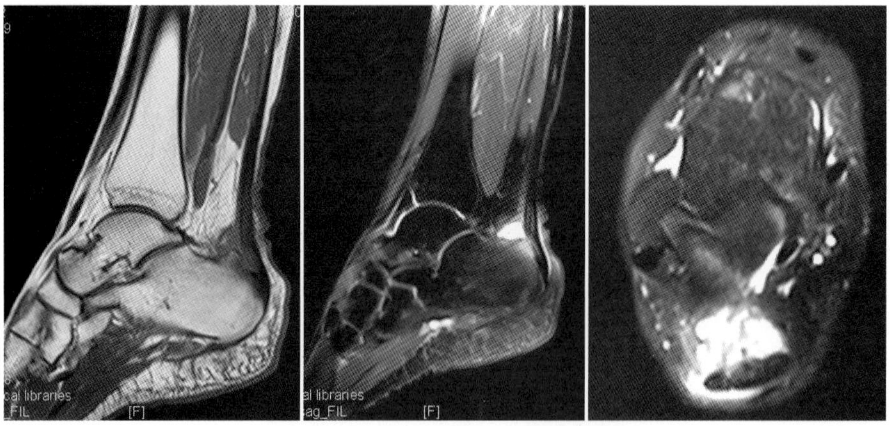

A　　　　B　　　　C

图 8-3-1　跟后滑囊炎

A：T1WI 表现跟骨后滑囊脂肪组织呈局限性类三角形中等信号，跟骨结节骨皮质信号影消失，局部模糊，相邻跟腱增粗，呈中等信号；B：PD 脂肪抑制显示跟后滑囊炎症改变，滑囊呈小片高信号积液，跟骨后缘呈片状中等偏高信号，跟腱下段呈条状高信号影，跟后皮下囊前缘呈条状高信号；C：T2 轴位脂肪抑制显示跟后滑囊明显增大，呈明显高信号，其内可见多条等信号影分隔呈分房状，外形不规则，高信号的积液向跟后皮下囊延伸，跟腱信号增高

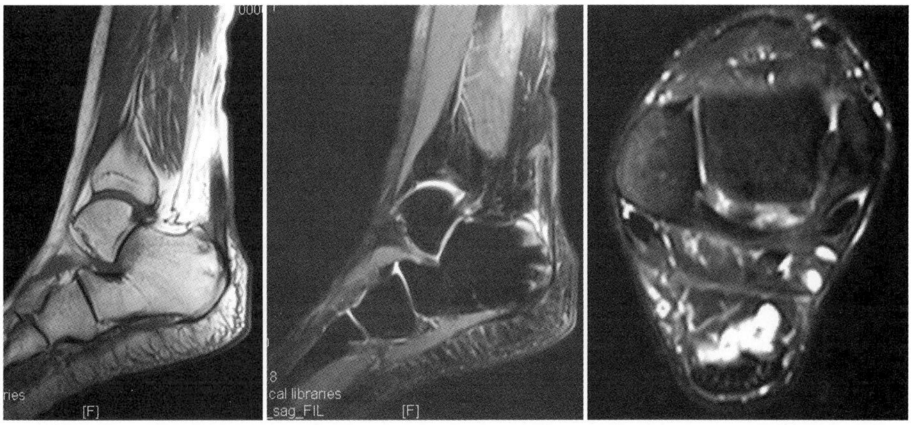

A　　　　B　　　　C

图 8-3-2　跟后滑囊炎

A：T1WI 显示跟后滑囊及跟腱中下段呈中等信号，跟骨结节骨皮质下可见多处小片低信号影；B：PD 矢状压脂跟后滑囊、跟腱及跟骨结节骨质可见小片状高信号；C：T2 轴位脂肪抑制显示跟后滑囊增大，呈不均匀高信号积液，外形欠规则，跟腱可见小点状高信号影

足底筋膜呈片状高信号表现（图 8-3-3）。根据 MRI 表现，本病诊断并不难，但注意其病因是否为类风湿关节、痛风及外周型强直性脊椎炎所致的改变。

跟腱后皮下滑囊炎

一、概述

发生在跟腱上方的滑囊炎症，是足跟位置与功能异常的结果。最多见于青年女性，男性也可发生。由于足跟在整个步伐周期中容易以内翻的

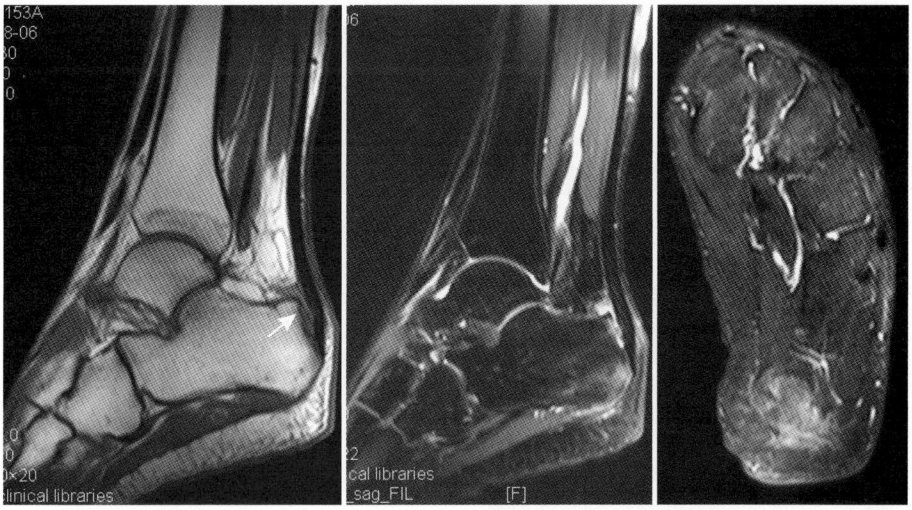

A　　　　B　　　　C

图 8-3-3　跟后滑囊炎

A：T1WI 显示跟后滑囊、跟腱及跟骨结节信号异常，表现为中等信号改变（箭头）；B：PD 脂肪抑制显示跟后滑囊高信号积液，跟腱呈稍高信号，跟后皮下滑囊呈小片高信号，跟骨前结节筋膜呈条状高信号，相应下缘脂肪组织结构模糊，信号增高；C：跟骨底部筋膜呈片状高信号模糊影（水肿）

位置活动，过度压迫跟骨外后侧面与鞋帮之间的软组织（形成跟部硬茧）。跟骨的这一面变得隆起，易于触及，常被误认为外生骨疣。跟腱止点及周围软组织，位于跟骨与后侧鞋帮间。在两者间长期反复挤压、摩擦形成滑囊炎。

Heneghan 等研究 Haglund 足跟痛综合征，认为跟骨跖面内侧结节的骨性突出和鞋跟高低，对 Haglund 足后跟痛的发病和治疗起重要作用。

二、临床症状

早期在足跟的后上方只见到一个小的轻度、变硬有压痛的红斑，患者常在此处贴上胶布以减轻鞋的压迫。当发炎的滑囊增大时，在跟腱上就出现一个疼痛的红色肿块。根据患者所穿鞋型，有时肿胀扩展到跟腱的两侧。慢性病例的滑囊形成永久性纤维化。因长期持续压迫、摩擦，引起跟腱及滑囊充血、水肿、浆液性渗出，可出现纤维性增生、粘连、囊壁增厚，跟腱周围粘连等症状。

局部皮色正常或潮红，温度略增高，触痛明显。休息时放松跟腱，疼痛减轻反复发作的慢性患者，有发生跟腱或滑囊钙化或骨化的可能。X 线早期无改变，晚期可有跟骨结节脱钙、囊样变，也可有骨质增生。要注意滑囊突有无增生，压迫跟腱。

三、MRI 表现与诊断

跟腱后皮下滑囊位于跟腱后方的皮下软组织内。跟腱滑囊炎并不少见。MRI 检查可清楚显示出滑囊炎的表现，由于跟后皮下滑囊与跟腱紧密贴靠，一旦滑囊炎发生后，往往波及跟腱，导致跟腱炎症，但表现较轻，以 PD 或 T2 脂肪抑制序列表现明显，皮下滑囊炎积液一般表现较轻，PD 或 T2 压脂显示跟后皮下滑囊局限性小囊状高信号，当波及相邻的跟腱或者跟后滑囊时，跟腱及跟后滑囊可表现为轻度水肿呈小点片状高信号（图 8-3-4）。

另外，由于跟后滑囊、跟腱及跟后皮下滑膜关系密切，除单独存在外，三者还常见不同程度的同时存在的炎症改变（图 8-3-5）。

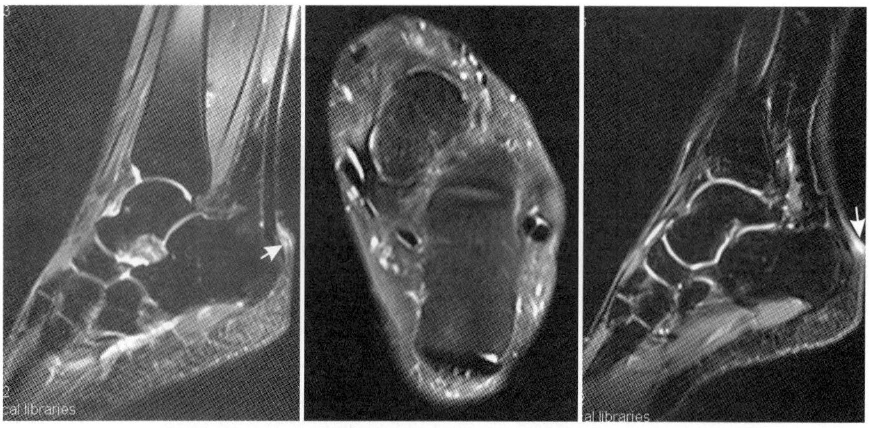

A　　B　　C

图 8-3-4　跟腱后皮下滑囊炎

A（PD）、B（T2）：压脂显示跟后皮下滑囊呈局限性高信号影，皮下囊轻度肿胀（箭头），跟后滑囊少许高信号积液，跟腱可见点状高信号；C：PD 压脂显示跟后皮下滑囊局限性小囊状高信号积液（箭头）

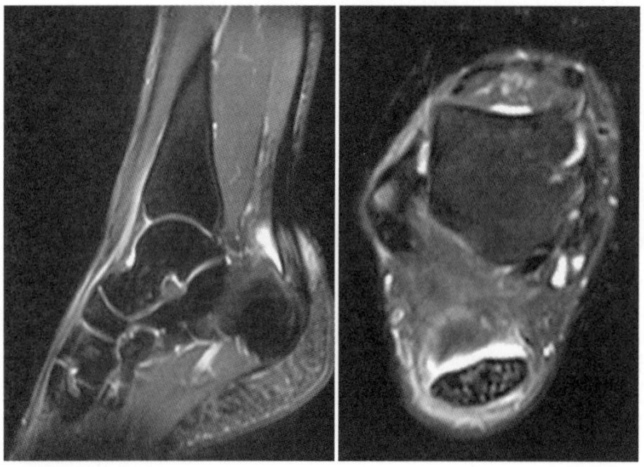

A　　B

图 8-3-5　T2 压脂矢状位、轴位显示跟后滑囊、跟腱及跟后皮下滑囊炎同时表现为高信号炎症水肿

（邓星河）

第四节 足副舟骨疼痛综合征

一、概述

足副舟骨（accessory navicular bone）是足部最常见的副骨，又称“外胫骨”，足舟骨副骨发生率为4%~14%，位于舟骨内后侧，多双侧对称出现，于青春期出现。本病是一种较常见骨骼变异，部分患者表现足舟骨结节处局部隆起、压痛，严重者影响行走，多发生于青少年，相关症候群称足副舟骨疼痛综合征（symptomatic accessory navicular bone）。副舟骨可伴有胫后肌肌腱（posterior tibial tendon，PTT）附着或功能异常，部分患者会继发胫后肌肌腱功能不全（posterior tibial tendon dysfunction，PTTD），导致成人非对称获得性扁平足，发展到一定阶段可造成整个下肢的疼痛、无力及行走不便等。

二、临床表现

足的副舟骨是舟骨结节部第二骨化中心的先天发育异常，在舟骨结节处形成一个独立的副骨，双侧多同时对称发生。舟骨结节部位骨性突起，局部饱满且有压痛，多伴有滑囊炎。抗阻力足内翻检查阳性，长时间行走及站立后出现足内侧疼痛，也可伴有足底疼痛。部分患者无不适症状，仅在因外伤等原因摄片检查时发现。副舟骨是足部结构上的缺陷，影响足的稳定，症状严重。

三、副舟骨解剖特点与病因

副舟骨患者胫后肌走行的方向与常人不同，正常胫后肌肌腱是经过舟骨内端下缘止于2、3楔骨与2、3跖骨底面。有副舟骨时，胫后肌肌腱走行于副舟骨内侧的上缘，止于舟骨或副舟骨上，从而使胫后肌提起纵弓及使足内翻的作用丧失，极易引起平足，出现相应症状。副舟骨易和内踝接触，妨碍足内翻。加上足外展肌反向收缩，久之发生足外翻和纵弓塌陷。行走时的摩擦，使局部发生滑囊炎及胫后肌腱鞘炎。

四、影像学表现与病理基础

足副舟骨影像学表现较多样，根据副舟骨的形态、位置及与舟骨有无软骨结合，可分为3型：

Ⅰ型（严格意义上的足舟副骨）：为嵌在胫后肌腱远端的籽骨，2~3cm，与足舟骨粗隆间无软骨连接，通常位于其上方5mm偏外侧。均未见明显症状。

Ⅱ型：为三角形或心形，直径可达12mm，被认为是足舟骨的副骨化中心，与足舟骨粗隆以1~2mm厚的纤维软骨或透明软骨相连接，部分胫骨后肌腱可附着在此小骨上。此型常与足舟骨粗隆融合，多有临床症状。

Ⅲ型：指突出特别明显的足舟骨残留（角状足舟骨），可被认为是Ⅱ型的融合。Ⅲ型因位于其上方滑囊的慢性炎症可产生症状。

Ⅰ型副舟骨为小的骨块，边缘光滑整齐，呈圆形或椭圆形，为胫后肌腱内籽骨，与舟骨结节不相连，此型在临床上常无症状。Ⅱ型副舟骨和舟骨粗隆间以纤维软骨或软骨相连，而不是滑膜关节连接，故此型易发生退变，常伴有疼痛。

1. X线平片表现　X线平片显示足舟骨粗隆和副舟骨间软骨下骨质增生硬化或关节面下低密度囊变（图8-4-1）。

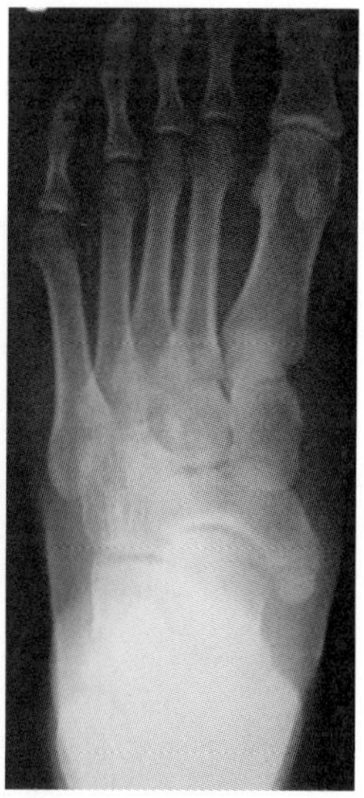

图8-4-1　左足X线平片显示副舟骨，与正常舟骨可见一明显的低密度分隔，双侧密度增高

2. CT表现　CT显示囊变较明显、清晰，舟骨与副舟骨对应部位骨质增生、硬化，边缘骨结构毛糙不规则，骨质疏松。

3. MRI表现　能清晰显示副舟骨的慢性应力损伤（特别是Ⅱ型）及继发性坏死。发生明显应力损伤的副舟骨T1WI上呈低信号，T2WI及PD脂肪抑制呈高信号，是炎性水肿所致，关节面欠光滑，舟骨侧关节面下可见小低信号囊变影。Ⅲ型：副舟骨和舟骨结节间有部分骨相连，结构相对较稳定，此型不易发生退变，但位于其上方的滑囊的慢性炎症可产生症状。足舟骨副骨影像学表现较多样，对不规则副骨有外伤史的患者最易误诊为新鲜骨折或陈旧性骨折。当副舟骨部产生滑囊炎，胫后肌腱与副舟骨间也可产生滑囊炎，胫后肌腱附着处腱鞘炎并显示腱鞘积液的囊肿形成（图 8-4-2~8-4-4）。

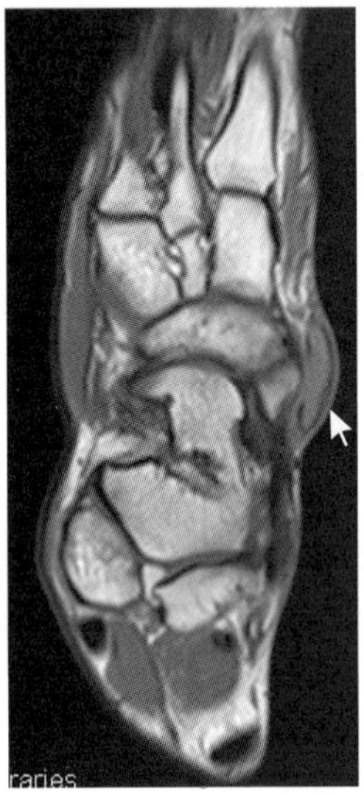

图 8-4-2 MRI T1WI 显示舟骨与副舟骨软骨面下骨质呈低信号，双侧软骨面下欠光滑，内侧皮下可见一弧形等信号（箭头）低信号影，条形低信号影与周围组织分界清楚

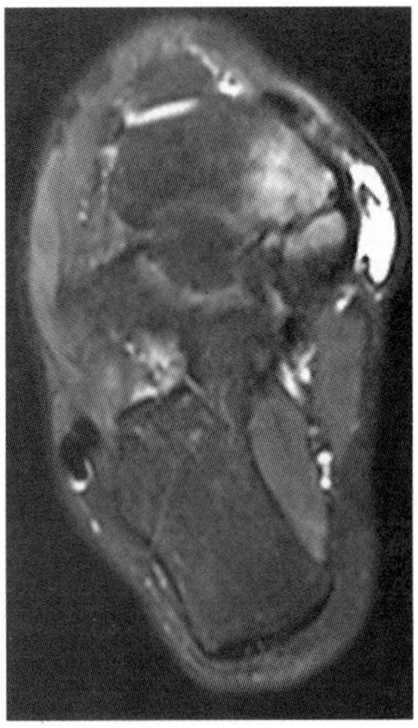

图 8-4-3 T2 脂肪抑制，副舟骨和舟骨结节骨质呈对称性高信号水肿，内侧皮下可见条形高信号影（积液），为胫后肌腱腱鞘囊肿形成

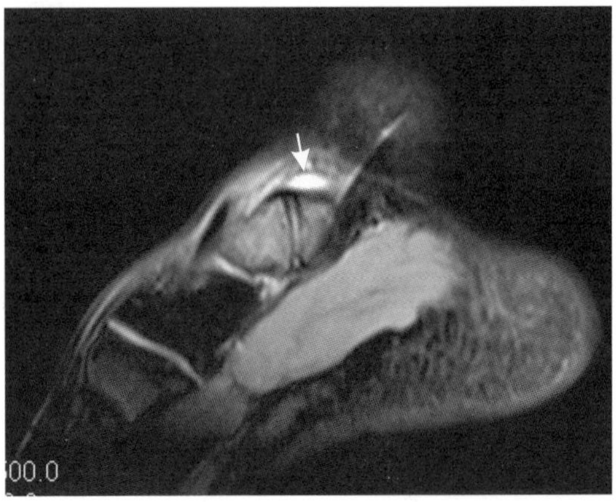

图 8-4-4 PD 矢状位脂肪抑制显示副舟骨和舟骨结节骨质水肿，骨质呈高信号，内侧软组织肿胀，并可见高信号积液（箭头）

五、诊断与鉴别诊断

副舟骨是一种青春期后较常见骨骼变异，副舟骨是足部骨结构上的缺陷，影响足的稳定性。足舟骨副骨影像学表现较多样，有外伤史的患者有时需要与骨折相鉴别，正确认识足舟骨副骨有较大的临床意义。通过 X 线检查，结合病史、体征、症状，仔细观察分析可作出正确诊断，必要时可行 CT、MRI 进一步检查。不但可了解局部骨质形态，而且还可了解周围是否合并腱鞘炎及囊肿形成。本病需与舟骨骨折鉴别。

（邓星河）

第五节　足底筋膜炎

一、概述

足底筋膜炎是足底筋膜和周围软组织的炎症，是足后跟疼痛的常见原因。足底筋膜炎的病因一般分为机械性、退行性和系统性病变。机械性原因包括劳损综合征及导致足部排列异常的各种原因。改变足部生物力学机制的疾病，如爪行足、足下垂和足外翻均可导致足底筋膜炎。劳损也可导致足底筋膜炎，特别是运动员，如长跑、网球、篮球和舞蹈运动员中较多见。退行性病变包括跟部脂肪垫的萎缩和与年龄增长有关的足下垂。与全身病相关的病变包括风湿性关节炎和其他类型的关节炎。

足底筋膜又称足底腱膜，是位于足底表面的一层较厚的纤维组织带。它是足纵弓的主要支持结构，在足底表面起弓弦的作用。足底筋膜由多层纤维组织组成，分为内、中、外三带，以中带最厚、最强壮。中带在跟骨结节后内侧起始处较窄，恰位于趾短屈肌的表面，向远端伸展，呈扇形散开进入皮肤和近端趾骨。较薄小的内带和外带覆盖于拇展肌和小趾展肌的表面。

二、临床表现

晨痛和晨僵是最常见的症状，常在行走数步后减轻或在拇趾背屈时加重。未经治疗时疼痛常有进行性加重的趋势。持续性足后跟疼痛有许多原因，包括跟骨骨刺、跟骨应力性骨折、腓短肌肌腱炎、腓短肌前期滑膜炎和跗骨窦综合征，而筋膜炎只是足后跟疼痛的原因之一。

三、影像学表现与病理基础

MRI 检查是诊断足底筋膜炎最佳方法。MRI 可确定足后跟疼痛的确切病因。正常筋膜在所有序列 MRI 上均呈低信号，正常仅为 2~4mm 厚，上下缘清楚。筋膜在跟骨附着处周围环绕以脂肪为主。当发生足底筋膜炎时，常见的 MRI 表现为足底筋膜周围软组织水肿，T1WI 表现为病变区呈低信号（图 8-5-1，2）；T2WI 或 PD 压脂序列显示筋膜周围软组织呈边界不清的高信号。足底表面软组织水肿明显，常比深部筋膜周围的软组织水肿更显著，有时可见邻近筋膜起始处的跟骨骨髓水肿，在 T2WI 和 PD 压脂呈明显高信号（图 8-5-3~8-5-6）。由于炎症或筋膜内发生微小撕裂，在 T2WI 或 PD 压脂序列像足底筋膜内信号增高，筋膜可以增厚，特别在其跟骨附着处（图 8-5-7）。

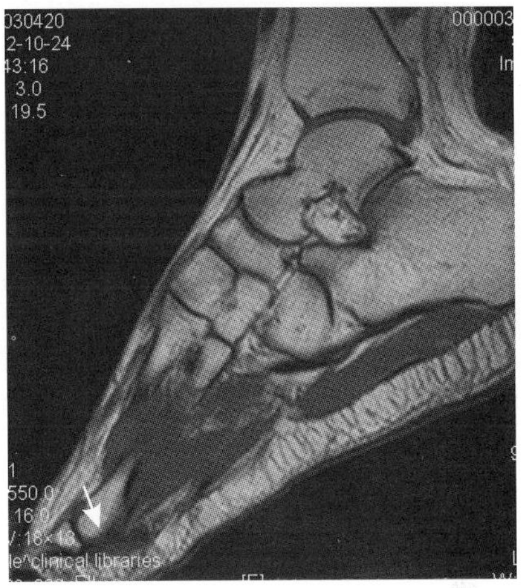

图 8-5-1　女，21 岁，长期穿高跟鞋，第一跖趾关节处疼痛，以行走时明显。T1WI 显示第一跖趾关节足底部软组织肿胀，呈低信号（箭头）

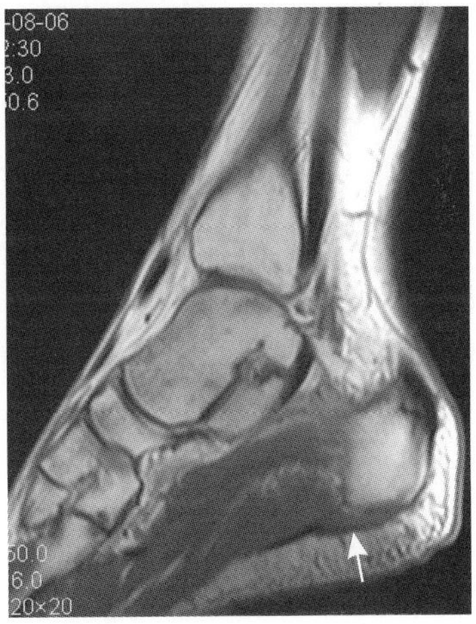

图 8-5-2　T1WI 显示跟骨下缘跟膜间隙软组织肿胀，模糊（箭头）

四、诊断

足底筋膜炎的疼痛通常从跟骨的起始部附近的足底筋膜开始，但足底中部及远隔部位也有发生。常可触及弹性肿瘤状肿胀腱膜。具有上述压痛和肿胀可确定足底筋膜炎的诊断。X 线观察足部形态，特别是可见有无骨性拱桥状态及跟骨骨刺。

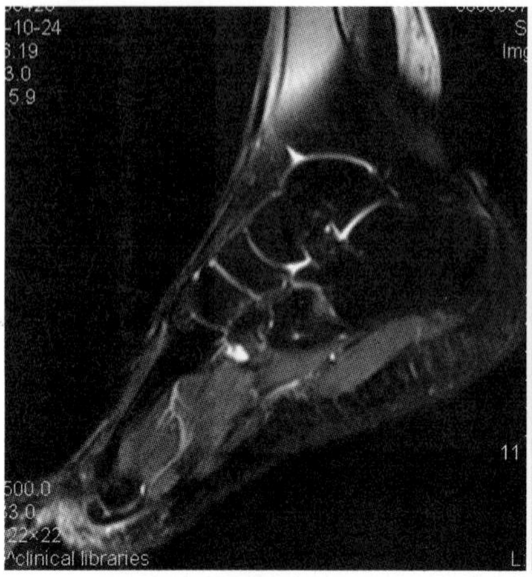

图8-5-3

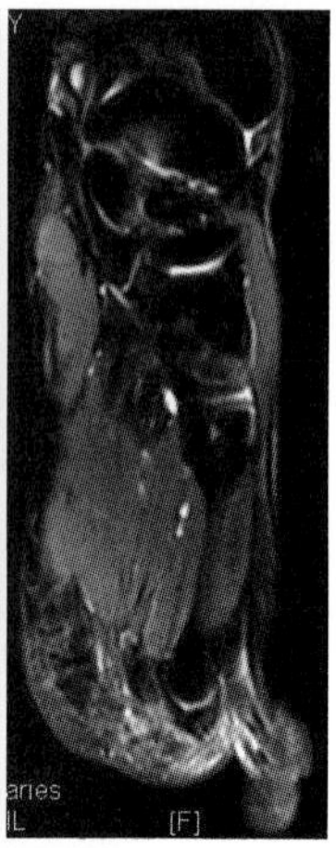

图8-5-4

图 8-5-3，4　与图 8-5-1 同一病例。PD 压脂冠、矢状位显示第一跖趾关节下足底筋膜及脂肪组织呈片状高信号水肿

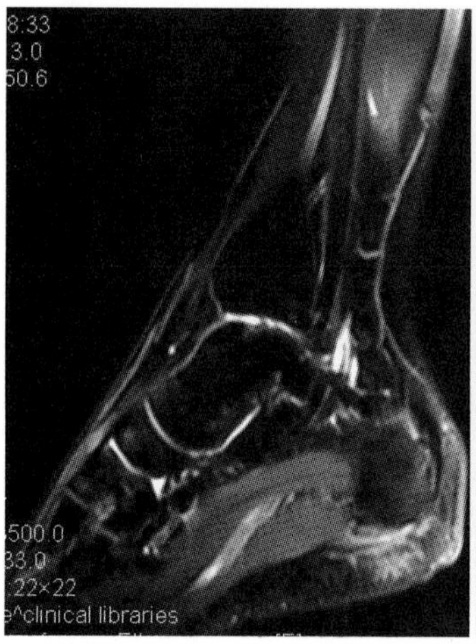

图8-5-5

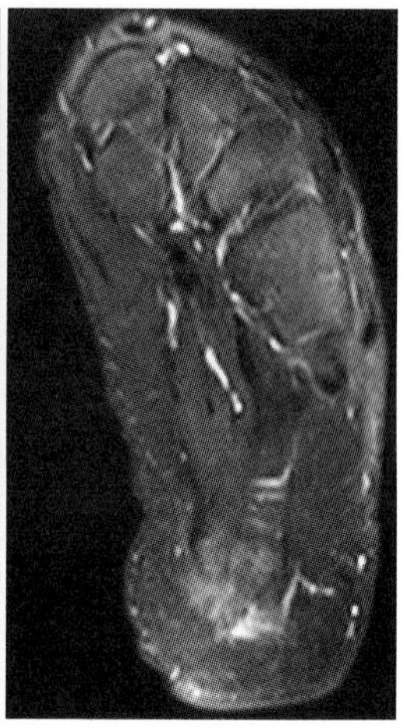

图8-5-6

图 8-5-5，6　与图 8-5-2 同一病例。PD 压脂跟骨及跟骨后下缘筋膜及皮下脂肪组织呈片状高信号水肿

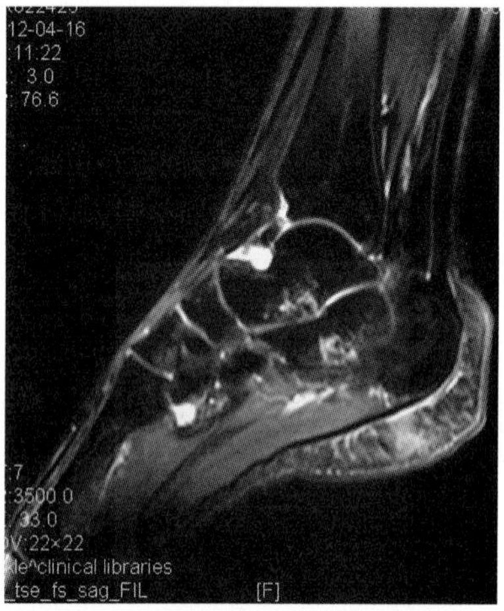

图 8-5-7　PD 压脂跟骨后下缘筋膜增厚，水肿呈高信号，筋膜下脂肪组织呈片状不均匀高信号

MRI 检查可观察到足底筋膜炎的特征表现是跟骨骨髓水肿和足底筋膜软组织水肿，二者在脂肪抑制序列被可靠地显示，对诊断有较大帮助。

五、鉴别诊断

对运动损害所致的足跟、足底疼痛应作鉴别。如跟骨有疲劳性骨折，跟骨有压痛，随其修复，X 线检查可显示骨硬化；走行于足跟管至足底的胫后神经分支绞窄性损害，足跟产生灼痛；足底纤维瘤是在足底筋膜上形成的弹性肿瘤，多发生于足底中央附近。MRI 检查可清楚显示病变部位、筋膜水肿部位、骨质改变等均可与足底筋膜炎鉴别。

（邓星河）

第六节　足底钙化性跖腱膜炎

一、概述

跖腱膜是起自跟骨结节向前称扇形分布，止于五个跖骨头及近节趾骨基底的纤维腱性组织。其作用是维持足的纵弓、缓冲震荡的作用。

跖腱膜炎病因可能是突然增加体育活动，或跑跳造成跖腱膜损伤，年轻患者常与足部外伤有关；小腿三头肌（小腿肚）过紧，牵拉跟骨，增加了跖腱膜的张力；步态、走路姿势的改变及身体的不平衡，造成跖腱膜张力增加；足部肌肉力量下降，不能保持足部正常姿态，使跖腱膜异常受力；足部畸形，平足或高弓足等。

二、临床表现

本病多见于 40 岁以上的中老年女性，尤其年轻时职业穿高跟鞋，突然改为穿平底鞋者。临床表现为跟下、足心部剧烈疼痛，甚至有胀裂感。清晨第一步下地最为明显，行走一段路程后疼痛缓解。临床检查于跟骨大结节的跖腱膜附着部有明显压痛，尤其是偏内侧压痛明显。临床上跖腱膜钙化并不多见。

三、影像学表现及诊断

当跟骨结节足底跖腱膜附着处发生钙化时，MRI 可显示跟骨结节足底跖腱膜附着处低信号影，T1WI 呈低信号，T2 或 PD 压脂局部呈稍高及低的混杂信号，病理上可能为跖腱膜外伤及出血后导致机化改变，但 T2 及 PD 压脂可见相邻跟骨及足底脂肪组织呈小片高信号，并呈环形包绕低信号的钙化组织（图 8-6-1~8-6-3）。可根据病史及影像学表现作出诊断，如 X 线平片及 CT 扫描可能更清楚显示局部钙化，对诊断更有帮助。

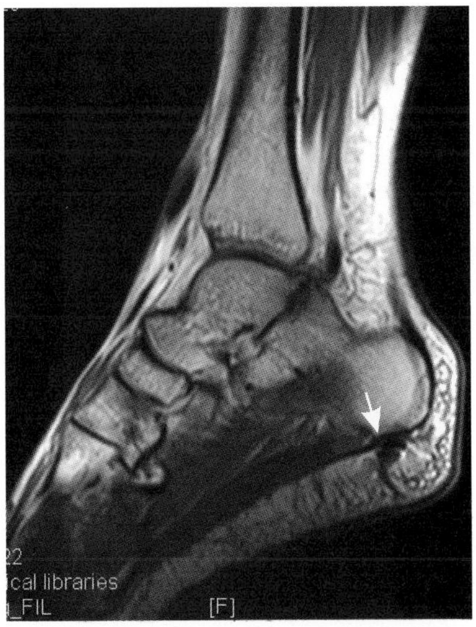

图 8-6-1　男，16 岁，一年多前踢足球扭伤右足，未作系统治疗，右踝及足跟底部反复疼痛。T1WI 显示跟骨结节跖腱膜附着处钙化小片状低信号影（箭头）

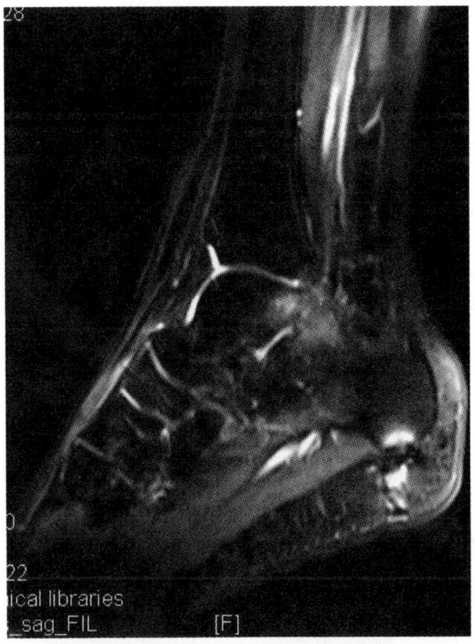

图 8-6-2　与图 8-6-1 为同一病例。PD 脂肪抑制矢状位显示跟骨结节下小片高低混杂信号影，跟骨结节下及足底脂肪垫小片高信号水肿。距下关节损伤，关节间隙变窄，跟距关节面见片状高信号水肿

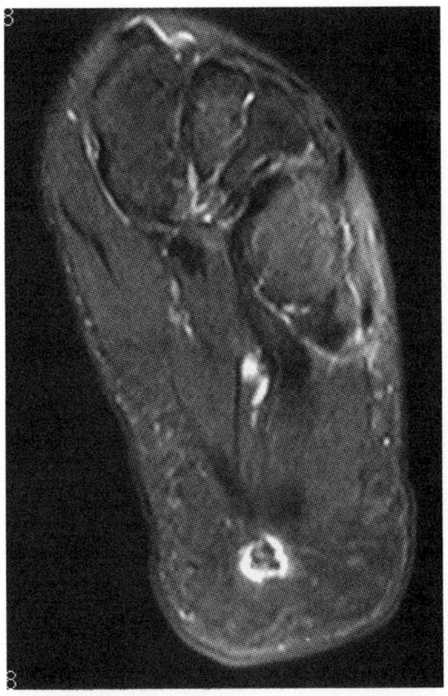

图 8-6-3　与图 8-6-1 为同一病例。T2 脂肪抑制轴位显示足底跖腱膜钙化影呈高、低混杂信号，周围可见环形高信号影包绕

（邓星河）

第七节　跟骨骨骺骨软骨病

一、概述

跟骨骨骺骨软骨病多见于 8~12 岁儿童，女孩较男孩多见，发病可能与外伤有关，且多因足外伤而发现。临床症状为足跟疼痛，可有肿胀。本病并不少见，MRI 表现报道不多。

二、影像学表现

1. X 线平片表现　为跟骨结节骨骺密度增高、不规则、变扁或呈碎裂状，局部软组织肿胀（图 8-7-1）。

2. MRI 表现　T1WI 显示病变跟骨骨骺呈不均匀等信号，其内可见不规则小片低信号影，骨骺线尚清楚；PD 和 T2 脂肪抑制显示骨骺及跟骨骨骺线下骨质呈不均匀高信号，骨骺线不规则，骨骺可见不连续的碎裂信号；跟后缘软组织肿胀，脂肪组织结构浑浊，呈高信号（图 8-7-2~8-7-4）。

三、诊断与鉴别诊断

本病可根据病史及 X 线平片作出诊断，MRI 可进一步显示骨骺病变时的信号特点及周围软组织改变，诊断更为明确。由于跟骨结节骨骺正常变异较大，形态各异，密度可不均且稍高，因而诊断本病要注意与正常跟骨骨骺鉴别。

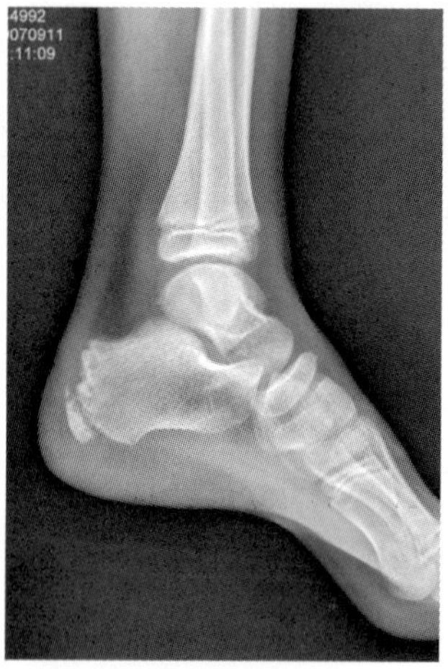

图 8-7-1　跟骨平片显示跟骨骨骺密度增高，骨骺部分碎裂，跟后软组织肿胀

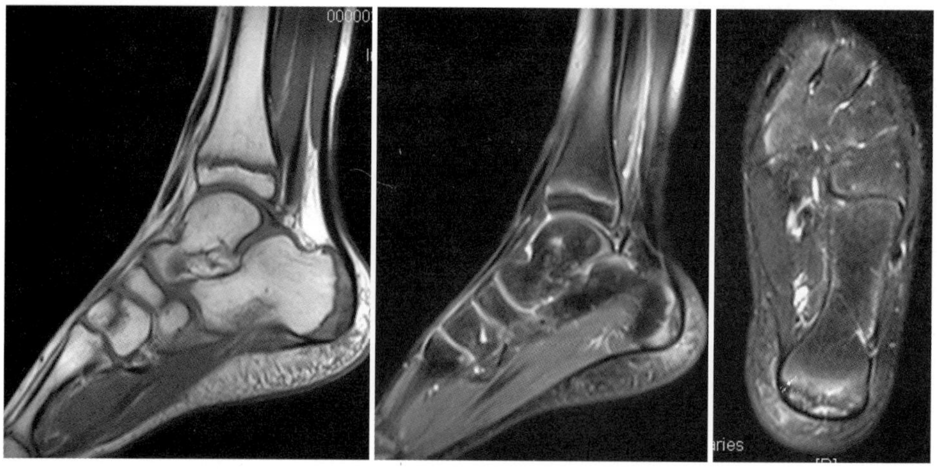

A　　B　　C

图 8-7-2　跟骨骨骺骨软骨病

A：T1WI 显示骨骺不均匀中低混杂信号影；B、C：脂肪抑制显示骨骺及骨骺线下骨质呈片状高信号，骨骺信号欠均匀，并可见不连续碎裂信号改变，跟后软组织肿胀，脂肪组织呈片状不均匀高信号

（邓星河）

第八节　跟骨滑膜肉瘤

一、概述

跟骨滑膜肉瘤极少见、易误诊，据报道误诊率可高达60%。滑膜肉瘤恶性度高，多发生于关节旁，与腱鞘、滑囊和关节囊关系密切，可侵犯骨组织，少见于关节腔内，约占原发性恶性软组织肿瘤的10%，发生率在软组织肿瘤中居于第4位；在儿童和青少年中则居于横纹肌肉瘤之后，是第二好发的恶性软组织肿瘤。

二、临床表现

本病可发生于任何年龄，好发于20～40岁，男多于女，约为1.2∶1。好发部位为四肢大关节，可能与外伤有关，下肢多于上肢，以膝关节最多见，亦可发生于全身其他部位，如头颈胸部、纵隔、腹壁以及腹膜后区等，但较为罕见。金春等将滑膜肉瘤的病程发展分为三种临床类型。滑膜肉瘤多以局部无痛性肿块或局部疼痛就诊，病变区均有压痛，局部皮肤多无红肿、皮温正常，一般不引起明显的功能障碍。第18对染色体t（p11.2；q11.2）和X染色体易位是滑膜肉瘤发生的潜在特异性标志。

三、影像学表现与病理基础

滑膜肉瘤镜下示肿瘤组织由上皮性细胞和梭形细胞组成，梭形细胞大小一致、排列紧密，细胞间质少（图8-8-1）。

滑膜肉瘤具有一定的影像学特征，但发生于罕见部位时较易误诊。

1. X线平片表现　无明显特征性表现。多表现为关节旁软组织肿块影，可跨越关节生长，肿块内可出现偏心性或近肿块边缘的斑点状、短条状或不规则形钙化，少数可出现广泛的骨样组织及骨形成。肿瘤内的钙化无特殊性，但却是非常重要的诊断依据，对滑膜肉瘤的定性有较大价值。少数可侵蚀破坏邻近的骨质，或呈多囊状骨质破坏，亦可出现骨膜反应等。囊状骨质破坏多表现为病变骨内多发直径5～10mm大小不等的囊状低密度区，边界较清晰，这种表现亦是滑膜肉瘤的一个影像学特点。滑膜肉瘤较有价值的X线征象是关节旁的软组织肿块、肿块内钙化或骨化以及邻近骨质改变。但作者收集两例不位于关节处，均位于跟骨，表现为跟骨旁软组织肿块，肿块内可见点条状钙化，骨膜反应轻微，骨质破坏明显，骨质内病变为主，无囊状表现，软组织肿块相对略小（图8-8-2）。

2. CT表现　较平片敏感，是X线检查很有价值的补充，对较小的肿块或发生于较复杂部位的肿块，能较X线提供更多的信息。肿瘤多表现为关节或骨旁与周围肌肉组织呈等或稍低密度的偏侧性肿块，边界清楚或不清晰。有时可显示较小的钙化灶或骨质侵犯。增强扫描肿块常呈显著不均匀强化。在作者收集病例中，显示肿块密度与周围肌肉近似，边界较清，钙化较小，骨质侵犯明显，可见明显的片状骨破坏区（图8-8-3）。

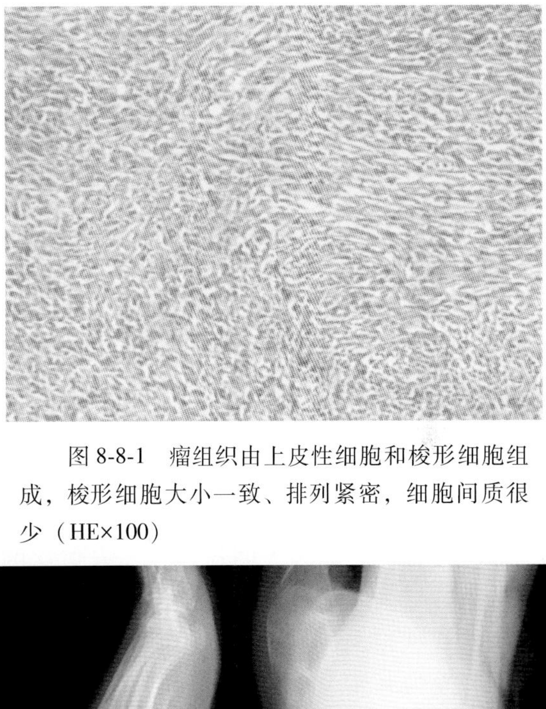

图8-8-1　瘤组织由上皮性细胞和梭形细胞组成，梭形细胞大小一致、排列紧密，细胞间质很少（HE×100）

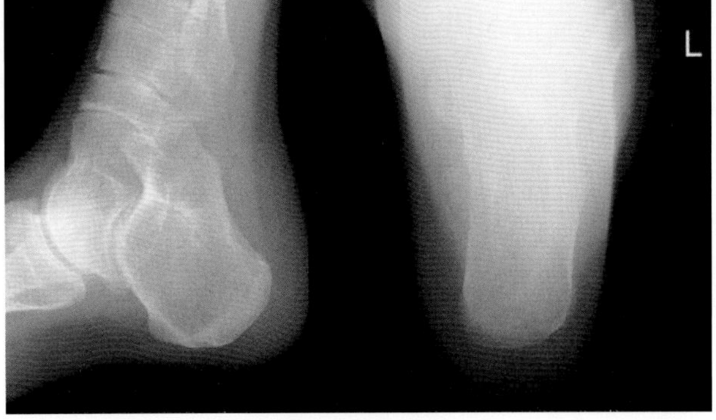

图8-8-2　X线平片示左跟骨内大片状偏心性低密度，边缘硬化，足内侧软组织增厚，密度稍不均匀

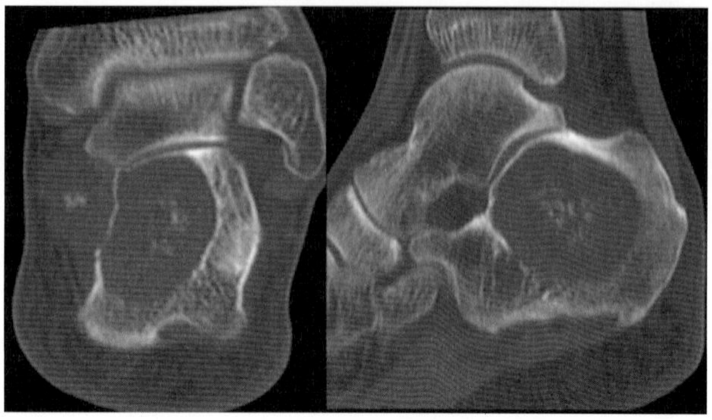

图 8-8-3 CT 平扫示左跟骨偏内侧大片状溶骨性骨质破坏，其内多发点片状沙砾样高密度影，跟骨内侧骨皮质欠连续，足内侧可见软组织肿块影，其内亦可见沙砾样钙化

3. MRI 表现 灵敏度高，对早期病变最敏感，亦可清晰显示肿块与邻近组织间的关系，对软组织肿瘤良恶性定性诊断正确率较高。滑膜肉瘤少见关节内生长或直接侵犯入关节腔者。与周围肌肉信号相比，肿块实体部分多呈长 T1、中长 T2 信号，出血灶多表现为 T1WI 片状高信号，瘤体内的坏死或钙化则表现为 T1WI 更低信号，T2WI 坏死区及新鲜出血区呈高信号，钙化区及陈旧性出血区含铁血黄素沉着则呈低信号。部分滑膜肉瘤瘤体内 T2WI 尚可见有低信号分隔，可表现为单一肿块内的条索样低信号带，亦可表现为多发囊变区或结节间的低信号分隔带。增强扫描，肿块呈不均匀显著强化，分隔多无明显强化，未强化的分隔可能为肿瘤内间质胶原纤维或瘤结节之间残存或增生的纤维组织。软组织肿瘤内的分隔样改变多提示肿瘤为恶性。肿瘤信号不均、T2WI 肿瘤内结节状高信号和肿瘤内出现间隔，以及瘤周浸润是滑膜肉瘤的 MRI 特征性表现。发生在关节附近的滑膜肉瘤多可见囊状表现，Nakanishi 和 Morton 等认为囊肿为继发性改变，病理学特征是含有透明液体的多发小囊肿，发生于脊柱等非关节旁处时与其他恶性肿瘤影像表现无明显差异。当滑膜肉瘤肿块较小，边界较清晰，信号较均匀时较易误诊为良性肿瘤，本组两例均因此误诊。而肿块信号不均匀，均呈长 T1、长 T2 信号，未见出血、坏死信号，钙化呈 T1、T2 低信号。肿块内出现低信号分隔；增强扫描肿块不均匀明显强化，分隔无强化。一例病变骨质内呈现同肿块样信号影（图 8-8-4，5），另外病变骨呈弥漫性水肿信号影，类似炎症，并无囊状表现。

四、诊断

滑膜肉瘤典型部位诊断不难。当出现临近关节，尤其是下肢关节的肿块，X 线及 CT 显示其内可见钙化或囊状骨破坏，MRI 肿块表现为多发结节及分隔，并可见坏死、囊变或出血信号，增强扫描呈不均匀明显强化时，应考虑滑膜肉瘤的诊断。但对较小的滑膜肉瘤信号相对较均匀，边界较清晰时，或对罕见部位发生的滑膜肉瘤，影像诊断仍有一定的困难，需结合 X 线、CT 以及 MRI 多种影像检查手段，最终确诊需结合病理检查。

五、鉴别诊断

1. 色素沉着绒毛结节性滑膜炎 软组织肿块一般位于关节内，呈分叶状，常合并关节内积液。关节滑膜明显增厚，增强扫描明显强化。

2. 滑膜软骨肉瘤 多继发于滑膜软骨瘤病恶变，影像表现无特异性。多表现为关节内散在钙化的软组织肿块，呈分叶状，侵及邻近组织，增强扫描不均匀强化。

3. 骨纤维肉瘤 发病年龄一般较大，以 50～70 岁为高峰。主要发生于四肢长骨的干骺端或骨干内，不跨越关节。呈溶骨性骨质破坏，骨膜反应明显。软组织内纤维肉瘤多由外向内侵犯骨质，破坏边缘可见硬化带，肿瘤内少见钙化灶。

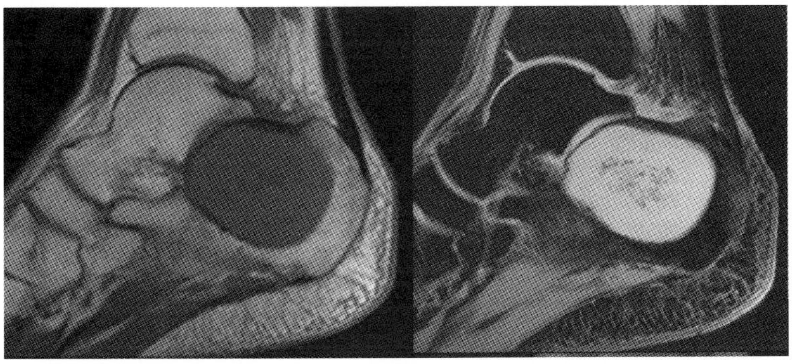

图 8-8-4　MR 平扫示左跟骨病变及软组织肿块呈不均匀长 T1、长 T2 信号，其内见多发点片状长 T1、短 T2 信号，病变边界较清晰

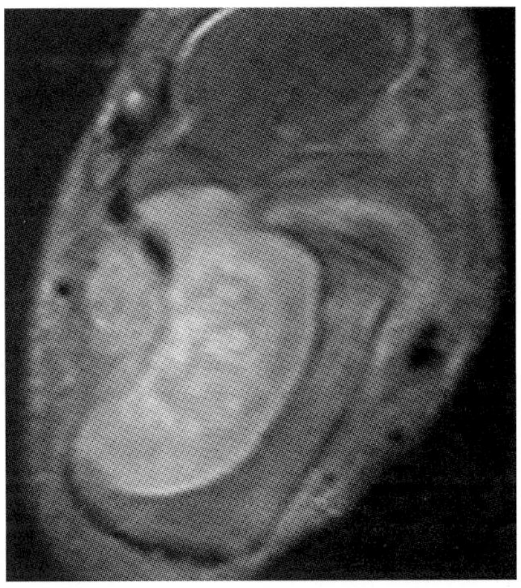

图 8-8-5　增强扫描病变区及软组织肿块呈明显不均匀强化

（赵振江）

第九节　肌腱韧带病变

拇长伸肌肌腱断裂

一、概述

胫骨前肌腱、拇长伸肌腱和趾长伸肌腱位于小腿、足和踝的前面，且均为腱鞘所包绕，前群肌腱的急性撕裂并不多见，但曾有骨折、退行性关节炎及其他诱发因素的患者可发生肌腱断裂，胫骨前群肌腱损伤可在赛跑运动员或直接外伤多见，损伤多发生在肌腱穿出伸肌上支持带之处，在伸肌上、下支持带之间可触及回缩的肌腱远端。

临床上病变表现为局部疼痛、踝前肿胀。查体时可有足背屈能力下降。

二、MRI 表现与诊断

MRI 检查对发现和显示拇长伸肌腱断裂，T1WI 显示断裂部可见断裂迂曲的肌腱，断端及周围软组织肿胀，呈低信号；PD 及 T2 压脂显示韧

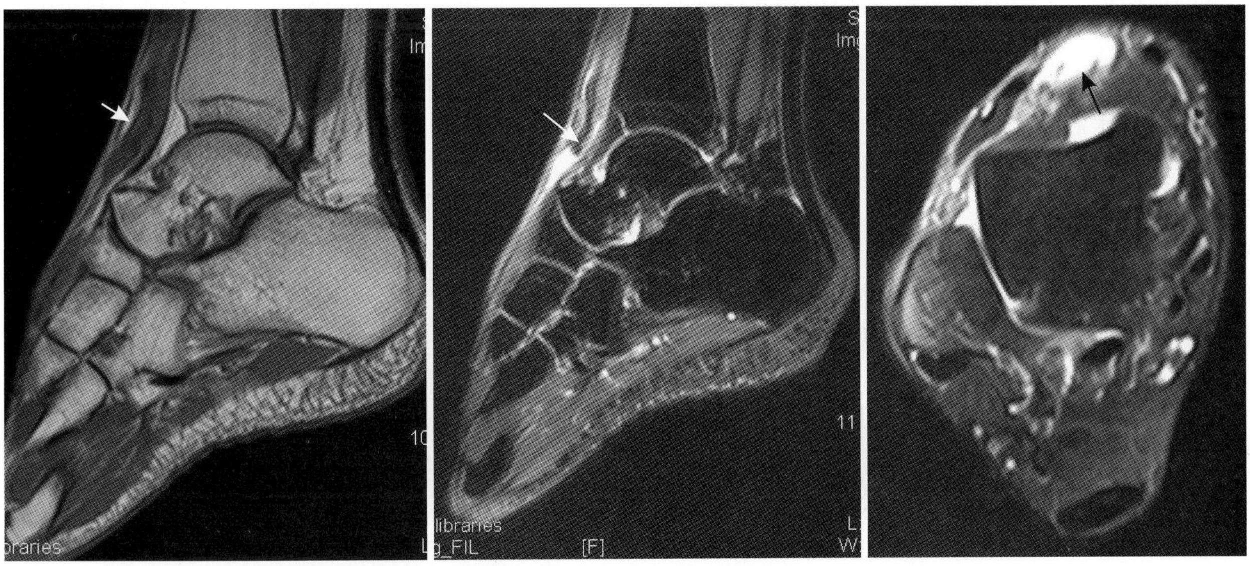

A　　B　　C

图 8-9-1　拇长伸肌肌腱断裂

A：T1WI 矢状位显示拇长伸肌肌腱断裂处及周围软组织肿胀，呈低信号，断裂近端肌腱隐约可见（白箭头）；B：矢状压脂显示肌腱断裂近端增粗、回缩迂曲，断端可见高信号积液（白箭头）；C：轴位压脂显示断端积液，远断端变细被高信号积液包绕（黑箭头）

带断端呈明显的条状高信号，近端迂曲，断端可见囊状积液高信号，即液体填充断裂间隙，肌腱远端显示欠清，积液包绕的远端韧带移位，纤细，韧带周围软组织肿胀呈稍高信号（图 8-9-1）。

足拇长伸肌腱断裂由于部位表现特殊，显示清楚，比较容易观察，容易判断，诊断并不难。

腓骨长、短肌肌腱损伤

一、概述

腓骨长肌和腓骨短肌位于小腿后筋膜间室内，是踝和足后部的支持结构，主要功能为使足部抬高和外翻。腓骨长肌起源于胫骨外踝、肌间膜和腓骨近端。腓骨短肌起源于腓骨中远段。在踝关节上方，腓骨短肌位于腓骨长肌的深部。在踝关节平面，这两条肌肉的肌腱在外踝后部并行并由共同的腱鞘包绕，经腓骨下面弯曲到达跟骨外侧。两肌共同的腱鞘在跟骰关节平面分隔为两个腱鞘、两个扁平腱膜，即上下腓骨支持带在外踝后方踝后沟内包裹腓骨肌腱。

腓骨肌腱是辅助中足跖屈和外翻。腓骨肌损伤分为变性、部分撕裂和完全撕裂，大多数撕裂显纵向部分撕裂。腓骨长、短肌肌腱损伤的机制和临床表现有所不同。腓骨肌腱可能为急性或慢性损伤，急性损伤相对少见，多发生在具有腓籽骨的患者，且常在足旋后内翻时出现，此时腓籽骨可移位或撕脱。慢性腓骨长肌腱损伤常为退变所致的纵向撕裂，其常起自外踝的边缘，并向近端和远端延伸。损伤也可发生在跟骨腓侧突水平，除肌腱形态和信号强度的变化外，还可见到跟骨外侧的骨髓水肿。腓骨肌腱病变包括肌腱病、腱鞘炎、肌腱炎、肌腱撕裂和肌腱脱位。肌腱病为退行性病变，临床上并不常见。腱鞘炎和肌腱炎的原因包括急性创伤、慢性劳损、跗骨融合导致的足部力学异常、炎症性关节病、腓骨结节先天性或后天性增生和不明原因的其他因素。

二、MRI 表现与诊断

腓骨短肌腱损伤多为长 2.5～5.0cm 的纵行撕裂，手术中常可见到多个裂隙。腓骨短肌腱撕裂的 MRI 表现后发现，腓骨损伤综合征常表现为腓骨短肌腱断裂、腓骨沟变平或突起以及腓骨沟后外侧面骨刺形成。同时发现腓骨肌腱鞘内积液增多者占 55%，腓骨长肌肌腱肿大占 15%。腓骨长肌肌腱发生病理改变（如肌腱病、腱鞘炎等），损伤常为退行性变，所致的纵向撕裂常起自外踝的边缘，并向近端和远端延伸。

腓骨肌腱慢性损伤合并炎症，肌腱炎和腱鞘炎均可出现大量腱鞘内积液。若为肌腱炎，肌腱常增粗边缘不规则。当腱鞘内大量积液时，应注意腓跟韧带是否撕裂。腓跟韧带撕裂可使踝关节与腓肌腱鞘相交通，致关节积液渗入腱鞘内，酷似腱鞘炎。MRI 在 T1WI 表现为纵形线条状稍高信号影（图 8-9-2，3）或呈囊状低信号影，PD 压脂呈高信号，腱鞘周围可见多量高信号积液，局部呈局限性囊状高信号积液似腱鞘囊肿（图 8-9-4～8-9-6）；横切位 T2 压脂图像上呈囊状高信号，腓短肌腱环绕腓长肌腱走行呈 C 字形外观的囊肿状高信号积液（图 8-9-7）。

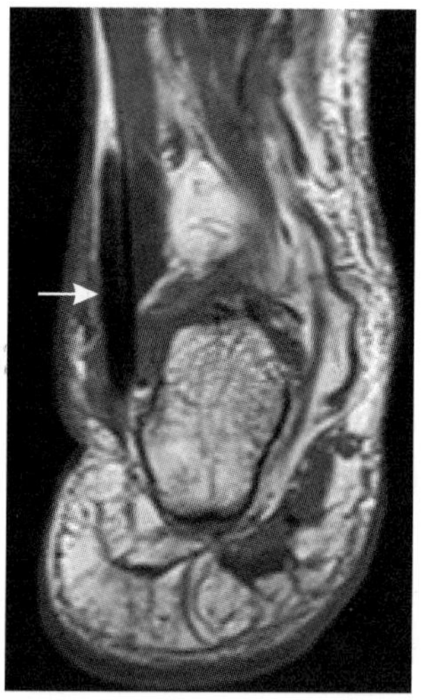

图 8-9-2 T1WI 显示腓骨短肌腱慢性损伤，腱鞘周围可见梭形低信号积液包绕，内、外踝软组织肿胀明显（箭头）

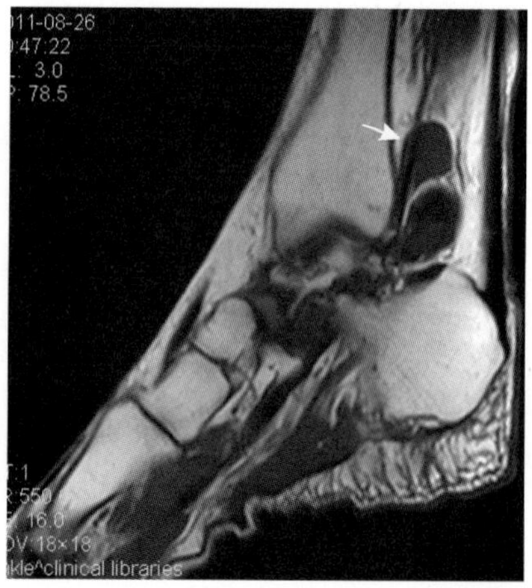

图 8-9-3 T1WI 显示腓骨短肌腱周围可见囊状低信号影包绕（箭头），下缘类圆形混杂信号为跟后滑膜增生改变

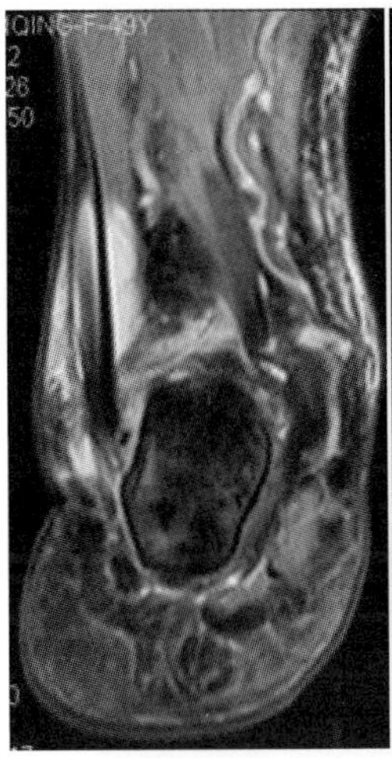

图8-9-4

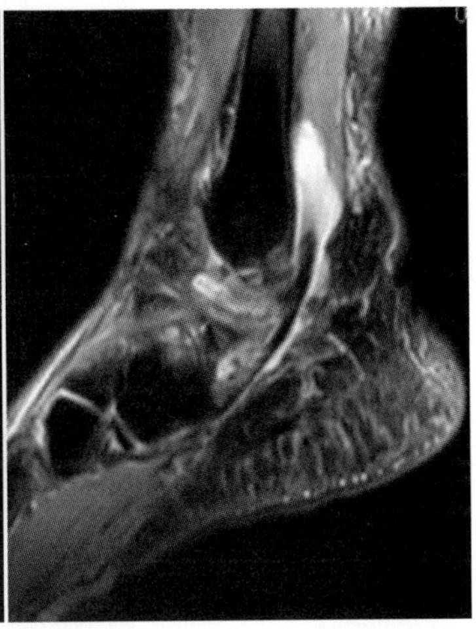

图8-9-5

图 8-9-4，5　与图 8-9-2 为同一病例。PD 压脂冠状、矢状位显示腓骨短肌腱鞘梭形高信号积液，肌腱信号稍增高，周围软组织肿胀，结构模糊

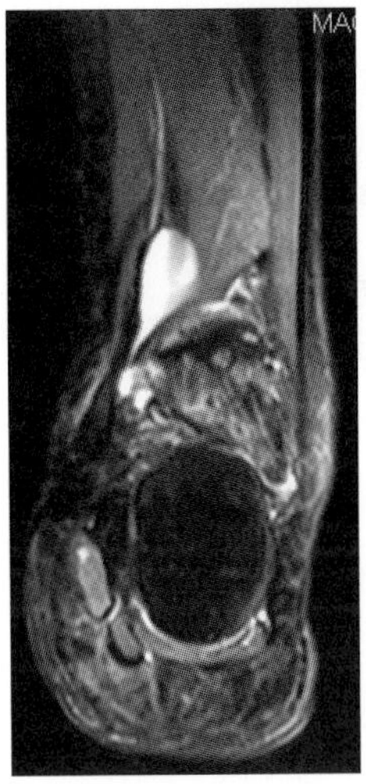

图 8-9-6　与图 8-9-3 为同一病例。PD 压脂冠状位显示腓骨短肌腱鞘囊性高信号积液

单纯腓骨长肌肌腱损伤多发生在跟骰关节平面或腓骨远端，少数见于籽骨平面。腓骨长肌肌腱完全撕裂在横切位和矢状位上均可得到很好的显示，表现为正常低信号带消失或缺如，肌腱纤维的连续性中断，液体或出血填充断裂间隙。肌腱损伤时 T1WI 或质子密度像均呈不均匀信号，PD 压脂呈长条状稍高信号，T2WI 压脂轴位腱鞘呈稍高信号，长、短肌腱可见高信号鞘膜积液包绕。在踝关节腓骨短肌腱损伤的患者中，16%～29%同时伴发外踝平面的腓骨长肌肌腱撕裂（图 8-9-8～8-9-11）。

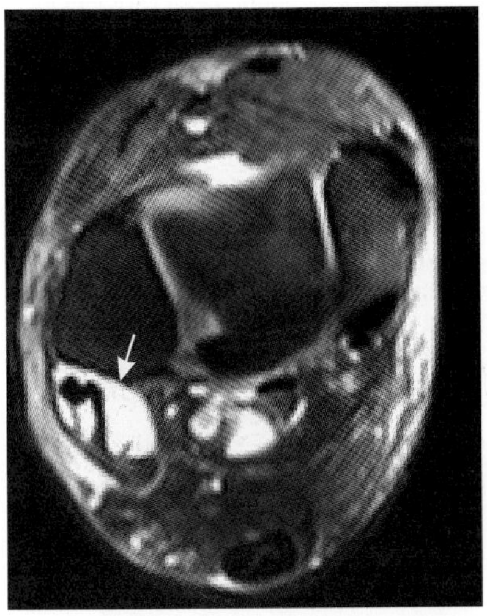

图 8-9-7　与图 8-9-2 为同一病例。PD 压脂轴位，腓骨短肌腱环绕腓骨长肌腱走行呈 C 字形外观的囊肿状高信号积液（箭头）

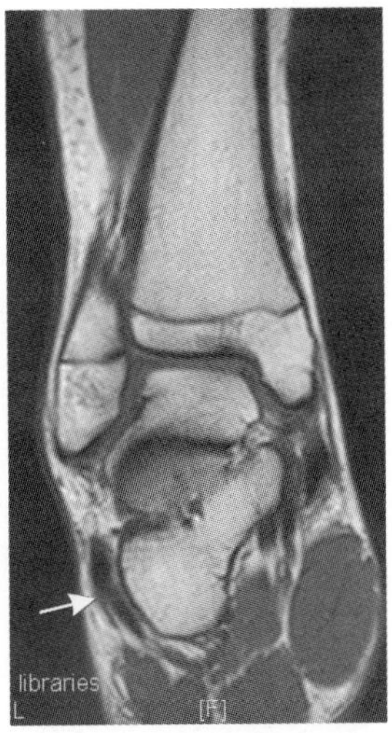

图 8-9-8　T1WI 显示伴行的腓骨长、短肌腱内显示长条状稍高信号（箭头）。肌腱边缘模糊呈低信号（图 8-9-8～8-9-11 为同一病例）

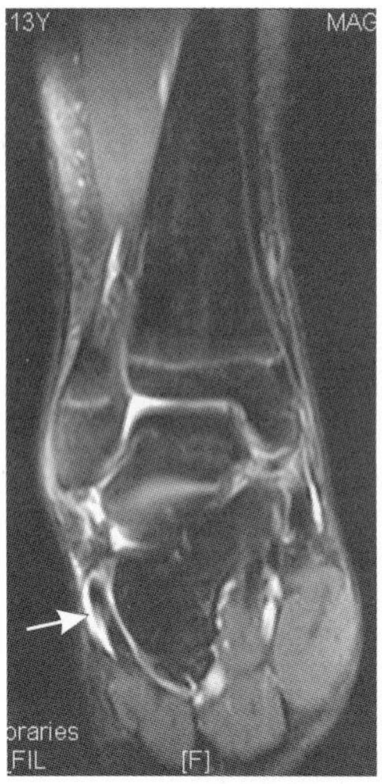

图 8-9-9　PD 冠状位，除显示长、短肌腱内条状稍高信号外，腱鞘周围可见少量高信号积液（箭头）

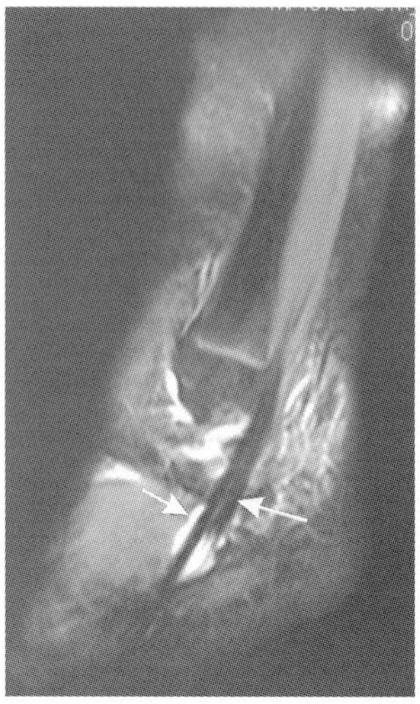

图 8-9-10　PD 压脂矢状位，腓骨长、短肌腱损伤，肌腱内可见条状稍高信号，腱鞘周围可见高信号积液包绕（箭头）

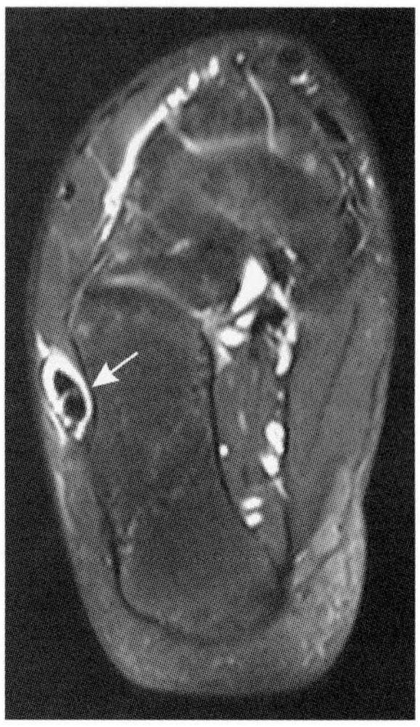

图 8-9-11　T2 压脂轴位，显示腓骨长、短肌腱被环形高信号积液包绕，中间可见薄层高信号腱鞘膜分隔（箭头）

胫骨后肌肌腱损伤

一、概述

胫骨后肌肌腱损伤多见于中、老年妇女，多为反复发生轻微外伤和慢性退行性变引起。胫骨后肌肌腱撕裂最常见于内踝平面，此处肌腱在骨突的下方急转向前走行，故在该处肌腱的供血血管较少也是其易发撕裂的另一个原因。肌腱撕裂可逐渐发展，从其最初的撕裂处向近端或远端延伸。撕裂的另一个常见部位为肌腱的舟骨结节附着处，肌腱病、撕裂和胫骨后肌腱的撕脱均可在该部位发生。

二、MRI 表现与诊断

MRI 是评价胫骨后肌腱撕裂最好的检查方法，特别是在早期临床诊断困难时更有价值。胫骨后肌腱是踝关节后筋膜间室中最常靠内侧的肌腱，紧邻内踝，位于趾长屈肌和拇长屈肌肌腱的前方，是紧邻内踝的最大肌腱，正常情况下其直径是趾

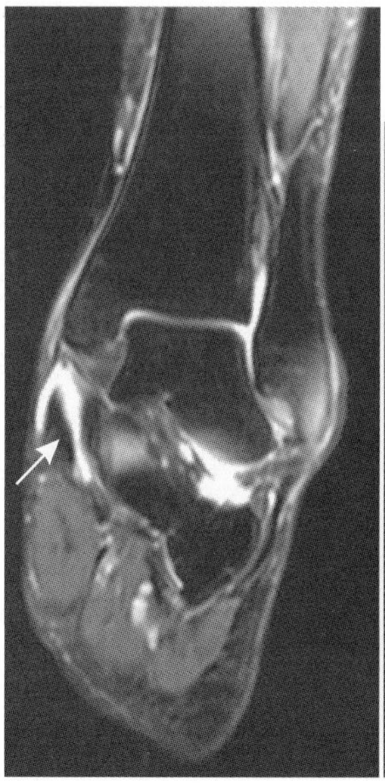

图8-9-12

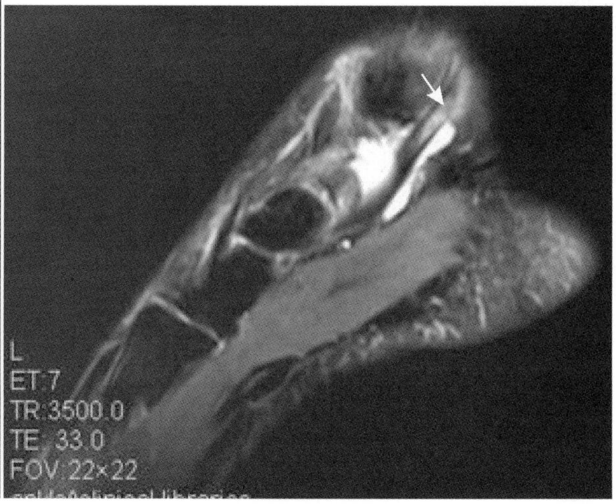

图8-9-13

图 8-9-12，13　踝关节冠状 PD 压脂显示胫骨后肌肌腱损伤撕裂，呈条状高信号合并腱鞘积液（箭头）（图 8-9-12～8-9-14 为同一病例）

长屈肌和拇长屈肌肌腱的 2～3 倍。正常肌腱在 T1WI 及 T2WI 均呈均匀低信号影，肌腱在舟骨附着处信号可稍不均匀，呈中等信号。正常情况下腱鞘内可无或有少量液体。

胫骨后肌肌腱撕裂可分为 3 个类型：Ⅰ型撕裂为部分性轻微撕裂和肌腱内纵形撕裂，通常在肌腱的下表面，肌腱可因水肿、出血或斑痕形成而增粗。在 MRI T1WI 和质子密度像上肌腱内可有点状信号增高，但在 T2WI 仍低信号。随着肌腱退行性变，肌腱撕裂可逐渐发展成Ⅱ型撕裂。Ⅱ型撕裂时，肌腱内纵形撕裂延长，伸展并逐渐加重，导致肌腱闭锁。Ⅲ型撕裂为完全撕裂，表现为肌腱的连续性中断或肌腱一致性退行性变。T2WI 可见信号异常，主要为断端间隙内信号增高，肌腱挛缩在此序列上显示最好。腱鞘内可充满液体、脂肪或发生黏液性变。腱鞘内大量液体常提示腱鞘炎，腱鞘炎最常伴发于部分性肌腱撕撕裂。

根据作者收集病例显示，质子和 T2 压脂显示胫骨后肌腱损伤表现为肌腱肿胀、增粗，其内呈条状高信号，肌腱腱鞘可见囊状高信号液体包绕，提示为腱鞘炎囊肿形成改变（图 8-9-12～8-9-17）。

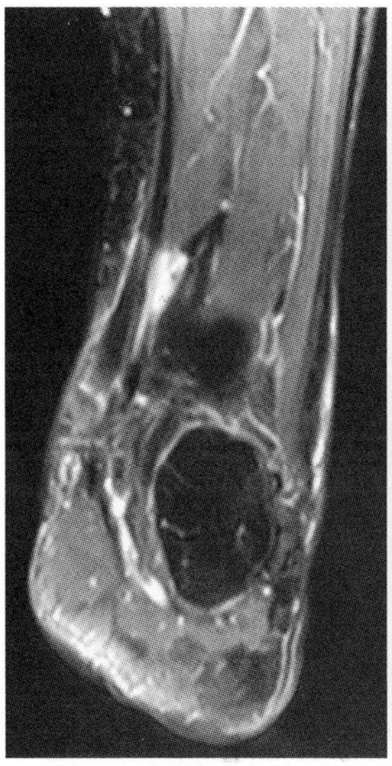

图8-9-15

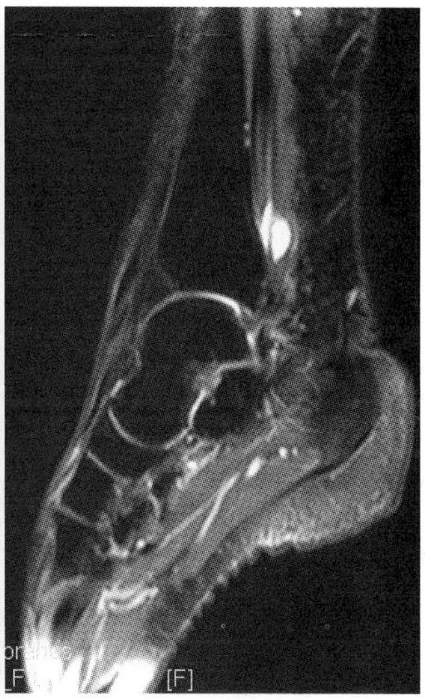

图8-9-16

图 8-9-15，16　PD 压脂冠、矢状位显示胫骨后肌腱呈条状高信号，撕裂局部鞘膜可见囊状高信号的积液包绕（图 8-9-15～8-9-17 为同一病例）

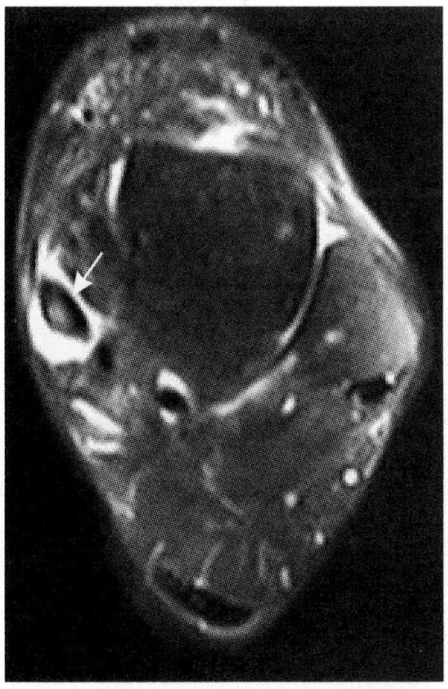

图 8-9-14　T2 压脂，胫骨后肌肌腱损伤，肌腱内可见条状高信号，腱鞘周围可见环形高信号积液，显示腱鞘撕裂合并积液改变（箭头）

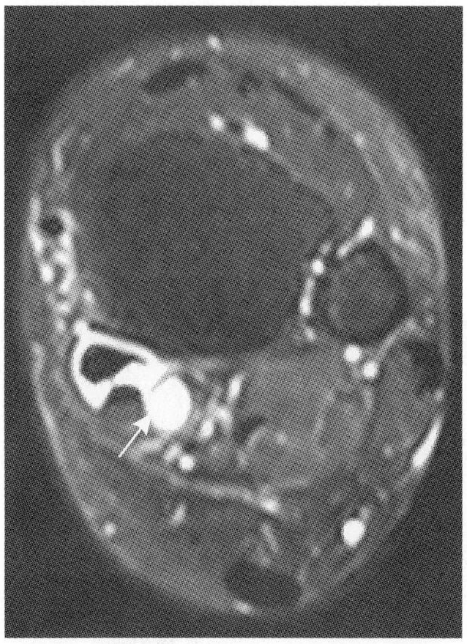

图 8-9-17　脂肪抑制轴位显示胫骨后肌腱信号增高，肌腱周围可见环形高信号的鞘膜积液，后缘可见与鞘膜囊相连的囊状高信号影突出（箭头）

距腓前、后韧带损伤

一、概述

解剖学上踝关节周围有 4 个重要起稳定作用的韧带，即外侧副韧带、三角韧带、联合韧带和跟距韧带。外侧副韧带由 3 条韧带组成，包括前、后距腓韧带和腓跟韧带。这些韧带从外侧稳定踝关节。位于内侧的三角韧带分为浅、深两层，联合韧带包括前胫腓韧带、后胫腓韧带和骨间韧带。这些韧带稳定远端胫腓关节，跟距韧带由一部分伸肌支持带、颈韧带和跟距骨间韧带组成。

临床上韧带损伤主要表现为关节肿胀、疼痛，严重者关节松弛，使受损关节功能丧失。

二、MRI 表现与诊断

MRI 检查于 PD 或 T2 压脂时能清楚显示韧带损伤，表现为韧带增粗、肿胀、信号增高，边缘模糊，韧带周围鞘膜积液（图 8-9-18）。由于损伤的程度和严重性不同，肌腱可完全断裂。当韧带断裂时，局部结构模糊，韧带显示不清（图 8-9-19）。如急性断裂，可清楚显示韧带断端分离，回缩，周围积液明显（图 8-9-20）。

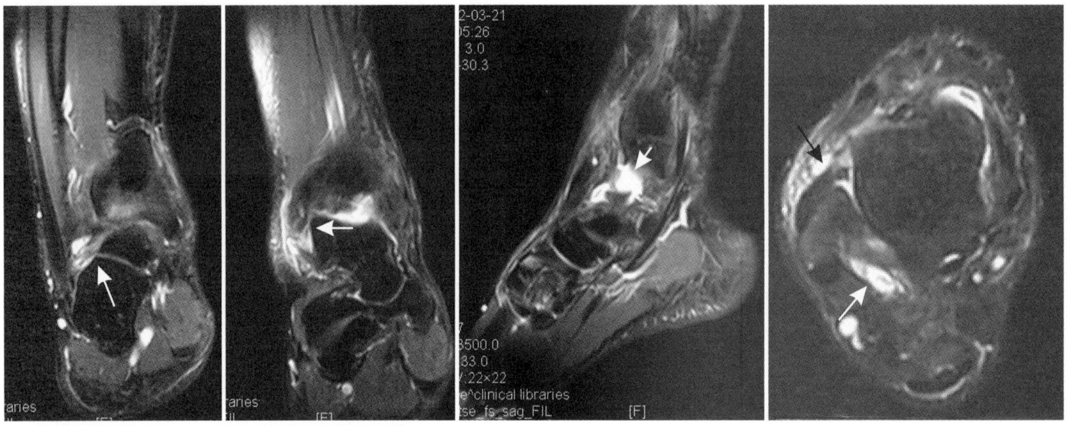

A B C D

图 8-9-18 距腓前、后韧带损伤

A：PD 冠状压脂显示距腓后交叉韧带损伤合并鞘膜积液（箭头）；B：PD 冠状压脂显示距腓前交叉韧带损伤，韧带增粗，边缘模糊，韧带周围鞘膜积液（箭头）；C：距腓前韧带损伤 PD 矢状位显示韧带损伤及鞘膜积液（箭头）；D：距腓前（黑箭头）、后韧带（白箭头）损伤，韧带肿胀、增粗、信号增高合并鞘膜积液

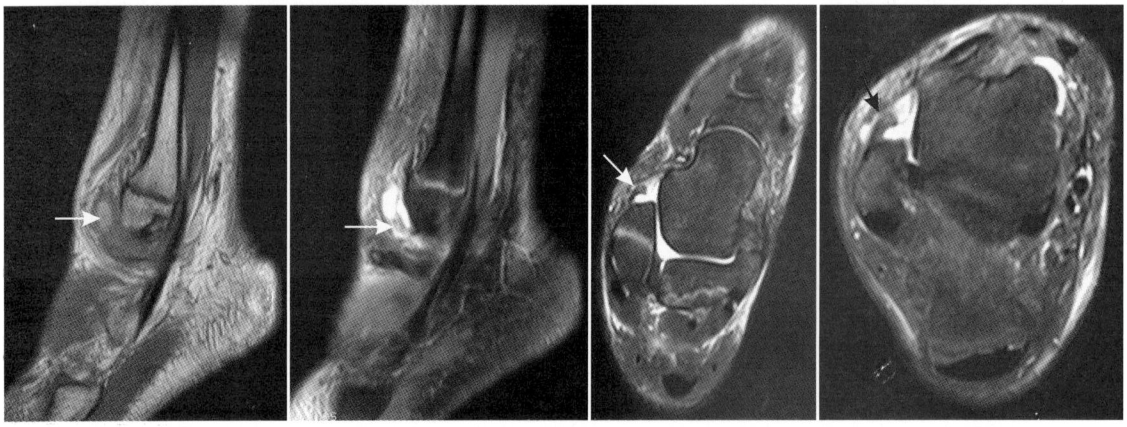

A B C D

图 8-9-19 距腓前韧带断裂

A：距腓前韧带断裂，T1WI 距腓前韧带区模糊，并可见小片类圆形中等信号血肿影（箭头）；B：T2 压脂矢状位显示前距腓韧带损伤，增粗，周围可见高信号积液包绕（箭头）；C、D：T2 压脂冠、轴状位显示前距腓韧带断裂，断端回缩，周围可见高信号积液（箭头）

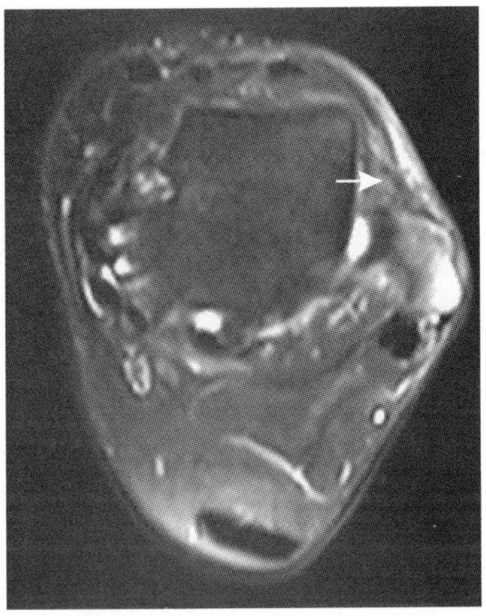

图 8-9-20　T2 压脂轴位显示距腓前韧带陈旧性断裂，局部结构紊乱，韧带形态显示不清（箭头）

三角韧带损伤

一、概述

踝关节内侧副韧带又名三角韧带，起自内踝下缘，呈扇形向下，分束止于足舟骨、距骨和跟骨前内侧，根据纤维走向及止点分为 3 束，呈三角形，分为胫跟韧带、胫距后韧带及胫舟韧带。此韧带分为深浅两层，十分坚韧不易断裂。主要功

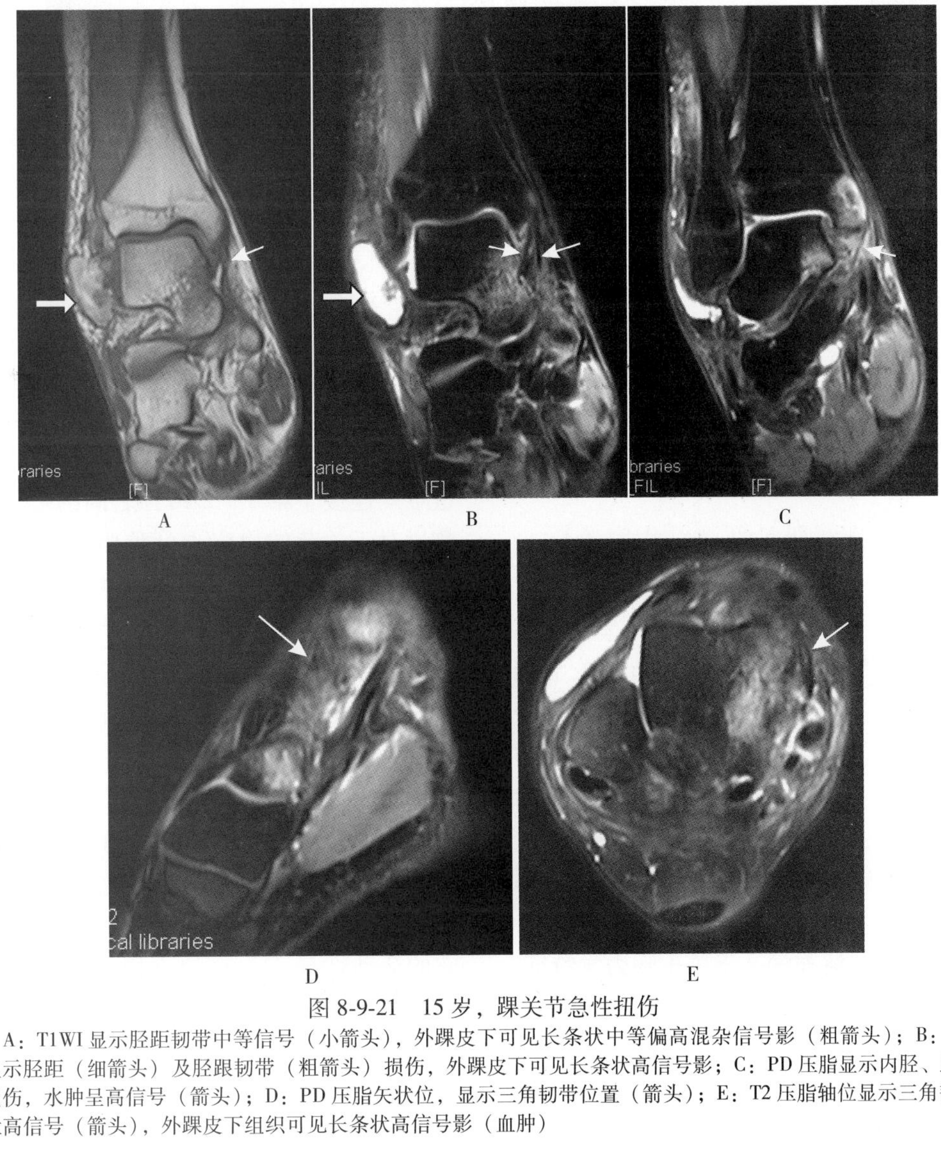

A　B　C　D　E

图 8-9-21　15 岁，踝关节急性扭伤

A：T1WI 显示胫距韧带中等信号（小箭头），外踝皮下可见长条状中等偏高混杂信号影（粗箭头）；B：PD 压脂显示胫距（细箭头）及胫跟韧带（粗箭头）损伤，外踝皮下可见长条状高信号影；C：PD 压脂显示内胫、距、跟骨损伤，水肿呈高信号（箭头）；D：PD 压脂矢状位，显示三角韧带位置（箭头）；E：T2 压脂轴位显示三角韧带呈条状高信号（箭头），外踝皮下组织可见长条状高信号影（血肿）

能是限制踝关节外翻及过度外旋。大多数情况下内侧韧带损伤由外翻或外旋暴力所致，此种外力通常引起内踝和（或）外踝骨折。但如果暴力十分突然，亦可引起三角韧带断裂。其中单纯韧带断裂者少见，多并发有外踝骨折和（或）下胫腓关节分离。

二、MRI 表现与诊断

三角韧带损伤在 MRI 上可清楚显示，当踝关节外翻及过度外旋损伤时，除韧带损伤外，内踝骨质及周围脂肪组织损伤，胫距关节呈对冲损伤，三角韧带同时受损伤，所以 MRI 对内踝骨质、胫距后韧带、胫跟韧带显示较为清楚。T1WI 显示为条状中等信号，与正常低信号的韧带能显示出其较明显的对比，PD 可 T2 压脂均可显示韧带及周围组织水肿，信号增高。胫距关节对冲损伤水肿呈高信号（图 8-9-21，22）。

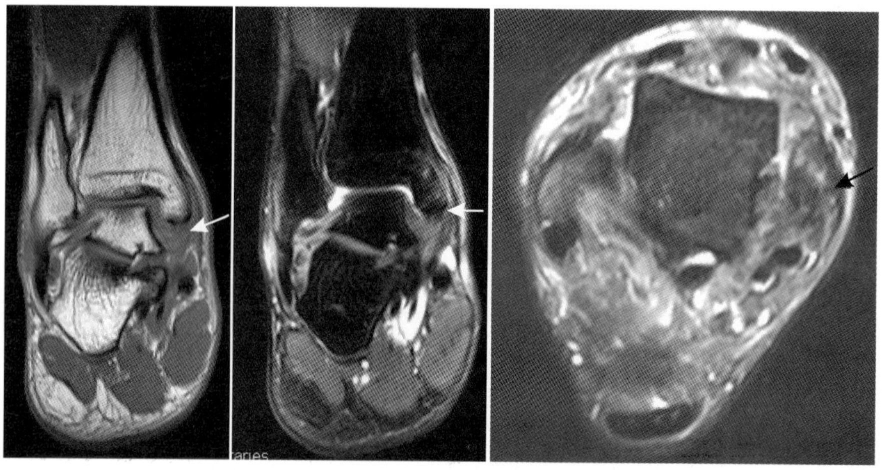

A　　B　　C

图 8-9-22　三角韧带损伤

A：T1WI 内踝三角韧带区片状等信号影，局部结构模糊，三角韧带显示不清（箭头）；B、C：冠状、轴位脂肪抑制可见胫跟韧带损伤、部分撕裂，不连续，断端回缩迂曲，韧带信号增高（黑白箭头），胫距后、胫舟韧带显示不清，踝关节周围软组织肿胀

楔跖（Lisfranc）韧带损伤

一、概述

Lisfranc 关节就是跖跗关节，以法国 Jaqcues Lisfranc 的名字命名。当时有一位士兵在骑马时受伤，前足发生坏疽，为他做截肢手术时发现通过这个关节可以不用截断骨骼，从此，跖跗关节损伤就被称为 Lisfranc 损伤，约占 0.2%。近年来随着 CT、MRI 等检查手段的广泛应用，这一损伤的发生率有增高趋势。由于 Lisfranc 关节解剖结构的复杂性，以及容易与一般的前足扭伤相混淆或被其他严重的合并损伤所掩盖，容易误诊，误诊率约 20%。

二、Lisfranc 关节解剖学及相关生物力学特征

近年来提出了 Lisfranc 关节复合体的概念，它包括跖骨及其与楔骨和这些骨骼之间的关节，以及关节之间韧带所组成的复合体。Lisfranc 韧带位于足底连接于内侧楔骨和第 2 跖骨基底之间，第 2~5 跖骨基底之间有横向的韧带连接，而第 1~2 跖骨基底之间没有横向的韧带，所以 Lisfangc 韧带是唯一连接于第 1、2 跖骨之间的韧带连接，其完整性对于关节的稳定十分重要。第 1、2 跖骨与内侧楔骨和中间楔骨之间只有关节囊和薄弱的背侧韧带连接，受到暴力时容易损伤。第 2 跖骨的基底部嵌插于由三块楔骨远端关节面组成的凹陷中，是关节稳定的主要结构，因此称第 2 跖骨是关键点（keystone）。1986 年，Myeson 提出了 Lisfanc 关节损伤的三柱理念，即第 4、5 跖骨与骰骨及其间的关节组成了外侧柱，由于它的活动性相对较大，对于创伤后不稳定的耐受性也较强；第 2、3 跖骨和中间和外侧楔骨及其中间的关节组成中间柱，它的活动性最小，它的不稳定对于步态的影响较大；第 1 跖骨与内侧楔骨及其间的关节组成的内侧柱的活动性介于前二者之间。

三、损伤机制

损伤原因轻的可以是下楼梯时扭伤，重的可

以是高处坠落伤或交通事故的高能量损伤，损伤机制根据受力部位可简单地分为直接损伤和间接损伤，其中间接损伤更为常见。直接损伤是指跖跗关节为直接的受力部位，可以是重物砸伤或交通事故损伤，这种损伤常伴有严重的软组织损伤。间接损伤的机制比较复杂，前足跖屈的情况下突然承受暴力，暴力沿足的内外两侧纵弓传导，可造成损伤，通常由于胫后肌力量强于胫前肌并且足跖侧韧带强于足背侧韧带，足背侧韧带更容易断裂，跖骨基底部通常向跖侧移位。

四、临床表现

除了询问病史外，应认真细致地进行体格检查，包括：①观察足底是否有以 Lisfranc 关节为中心的淤斑；②中足足背是否有肿胀畸形及压痛；③检查者一手固定足跟，另一只手跖屈和背伸跖骨头，观察跖跗关节是否出现疼痛；④观察患者仅以患足的足跟着地单足站立时是否会引起疼痛。

五、影像学表现

足中部损伤都应该常规进行 X 线检查，除包括常规的足部正斜位外，还应摄侧位片，有时还需摄对侧足进行对照。阅片时应注意前后位片，第 1 跖骨基底的外侧缘与内侧楔骨的外侧缘排列是否紧密并在一条直线上，第 2 跖骨基底的内侧缘与中间楔骨的内侧缘排列是否紧密并在一条直线上，第 1、2 跖骨之间的间隙应该与内侧楔骨和中间楔骨之间的间隙是相当的；斜位片，第 4 跖骨基底的内侧缘与骰骨的内侧缘排列是否紧密并在一条直线上，第 3 跖骨的外侧缘与外侧楔骨的外侧缘排列是否紧密并在一条直线上以及关节间隙出现小的撕脱骨片，即斑点症（fleck sign），对诊断也有重要价值。

MRI 检查对 Lisfranc 关节及韧带损伤意义较大，特别是骨质挫伤及韧带损伤可清楚显示。第 2 跖骨基底部骨折，内侧楔骨，第 1 跖骨外侧骨质挫伤或骨折，T1WI 显示低信号，PD 压脂呈明显高信号（图 8-9-23～8-9-26）。由于 Lisfranc 韧带位于第 1 楔骨与第 2 跖骨之间，一旦第 2 跖骨基底部骨折，该韧带同时损伤，此时，PD 压脂可清楚显示韧带增粗，肿胀，特别是在周围软组织肿胀，水肿的衬托下，显示更为清楚，韧带迂曲，或断裂，信号增高（图 8-9-27）。足背及关节周围软组织肿胀，呈高信号水肿。

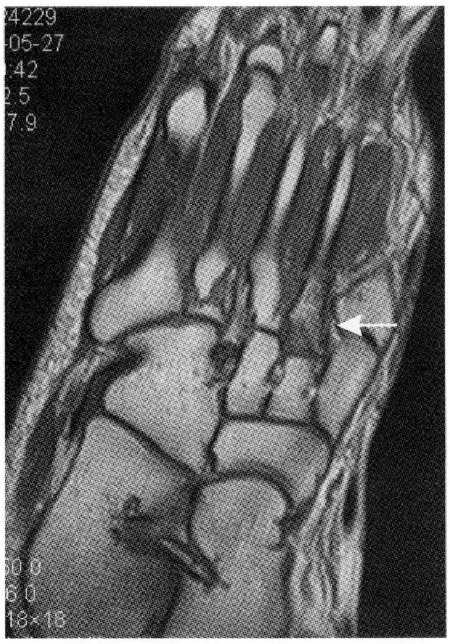

图 8-9-23　T1WI 显示第 2 跖骨基底部骨折及第 1 楔骨挫伤，骨折部呈低信号，Lisfranc 韧带损伤，信号稍高（箭头）

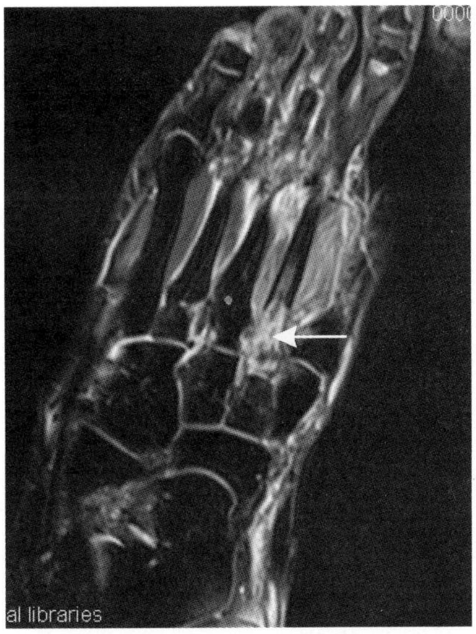

图 8-9-24　与图 8-9-23 为同一病例。PD 压脂骨折端及损伤韧带呈高信号（箭头）

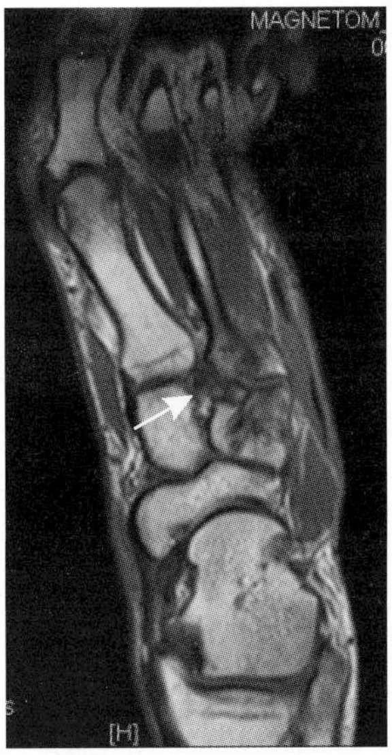

图 8-9-25　Lisfranc 损伤。T1WI 显示第 2 跖骨基底部，中间楔骨骨折，其中中间楔骨呈粉碎性，呈低信号，Lisfranc 韧带损伤断裂，迂曲呈等信号（箭头）

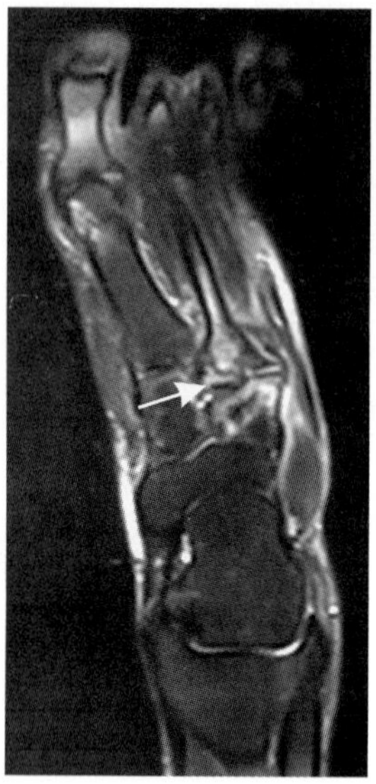

图 8-9-26　与图 8-9-25 为同一病例。PD 压脂第 2 跖骨基底部，中间楔骨骨折呈不均匀高信号，Lisfranc 韧带损伤断裂，迂曲，呈高信号（箭头）

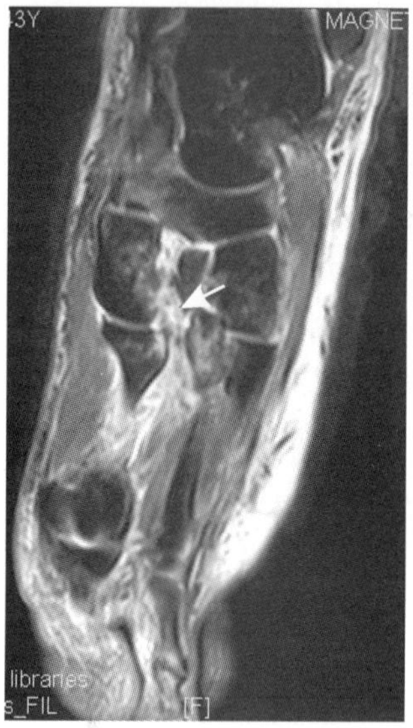

图 8-9-27　PD 压脂除显示 Lisfranc 关节损伤外，在周围组织水肿衬托下 Lisfranc 韧带水肿，迂曲（箭头）

足部腱鞘囊肿

一、概述

腱鞘囊肿是指发生于关节和腱鞘附近的囊肿。腱鞘囊肿是腕背侧最常见的一种肿块，身体其他部位的关节囊、腱鞘上也可发生，如足踝肌腱腱鞘。目前大多数学者认为，该病的发生是由于关节囊、韧带、腱鞘的结缔组织因局部营养不良，发生退行性变而形成囊肿，部分患者与外伤有关。其病因是滑液由关节囊或腱鞘内向外渗出形成的疝状物，或是结缔组织内局部胶样变性等因素所致。

二、临床表现

腱鞘囊肿临床以腕关节背侧或掌侧、踝关节肌腱腱鞘及足部背趾长伸肌腱鞘囊肿为多见。青壮年尤其是女性多见。囊肿大多逐渐发生，生长缓慢，与长期的劳损有关。多无明显临床症状，少数按之有酸胀、疼痛或自觉无力感。初起质软，触及有轻微波动感或坚硬如橡皮样质感，表面光滑饱满，与皮肤无粘连；日久纤维化后，则可变硬。囊的基底部与腱鞘紧密粘连。囊肿部位有高出皮面的肿块隆起，呈圆形或椭圆形、大小不等，临床常见的为蚕豆大小或呈梭形长条状肿块。

三、MRI 表现与病理基础

发病部位起源于足踝部肌腱鞘囊性异常信号病灶，囊肿附着于关节囊上或腱鞘内与腱鞘沟通，T1WI 呈低信号（图 8-9-28，29）。可为单房性和多房性，囊壁的外层为纤维组织构成，内层为白色光滑的滑膜所覆盖，囊内充满着淡黄色澄清的胶冻状黏液，T2 及 PD 压脂呈明显高信号，肌腱被囊肿包绕，边缘清楚，韧带受压变细（图 8-9-30~8-9-34），皮下组织受压推移。

四、诊断

本病的诊断不难，根据临床及 MRI 表现，如腕背侧、掌侧或足背等处出现生长缓慢的半球形、表面光滑、张力较大的囊性肿块即可确诊。但需与表皮样囊肿、皮脂腺瘤或脂肪瘤相鉴别，以免误诊。

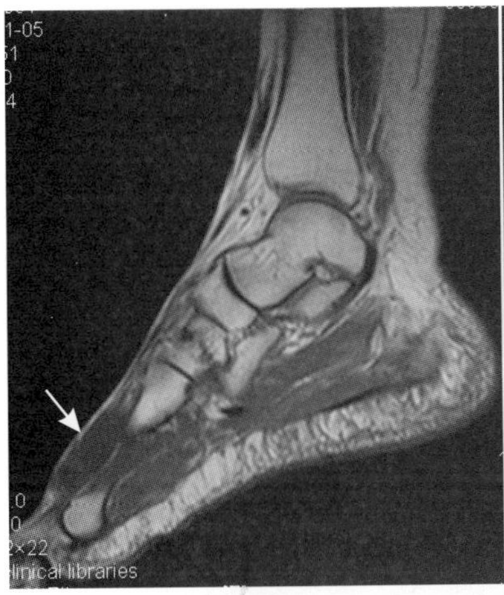

图8-9-28

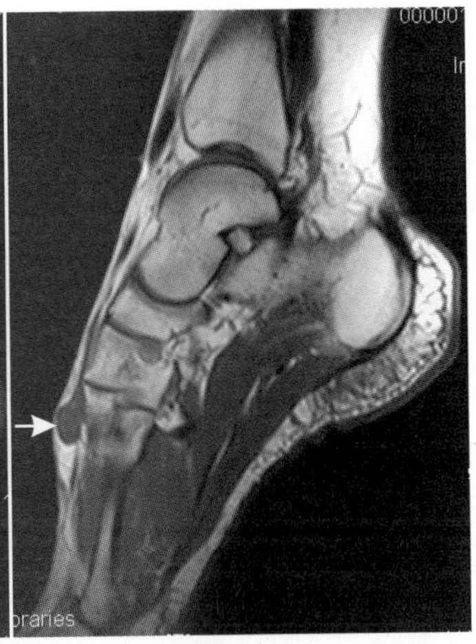

图8-9-29

图 8-9-28，29　T1WI 足背相当于跖骨中远端皮肤下趾长伸肌腱显示一梭形（图 8-9-28）及类圆形（图 8-9-29）低信号影（箭头）

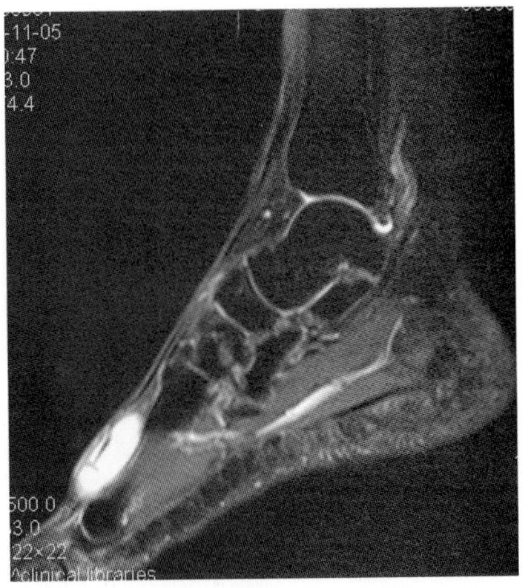

图 8-9-30　与图 8-9-28 为同一病例。PD 矢状位压脂显示足背梭形囊性高信号影，腱鞘被包绕，囊肿位于腱鞘后缘，囊肿内可见一条状低信号影分隔

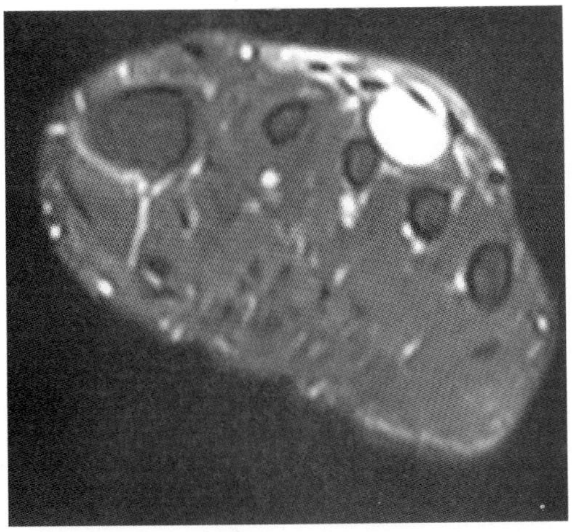

图 8-9-31　与图 8-9-28 为同一病例。T2 轴位压脂，显示囊肿位于腱鞘后缘，呈均匀高信号，腱鞘受压变细

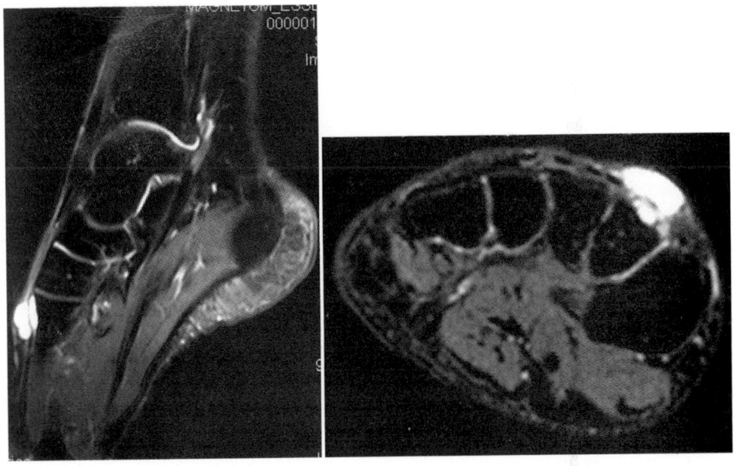

A　　B

图 8-9-32　与图 8-9-29 为同一病例。A：PD 压脂显示趾长伸肌腱鞘高信号积液影包绕，腱鞘位于囊肿中间分隔显示呈分房状，B：T2 压脂轴位，鞘膜囊肿包绕肌腱，显示分房表现

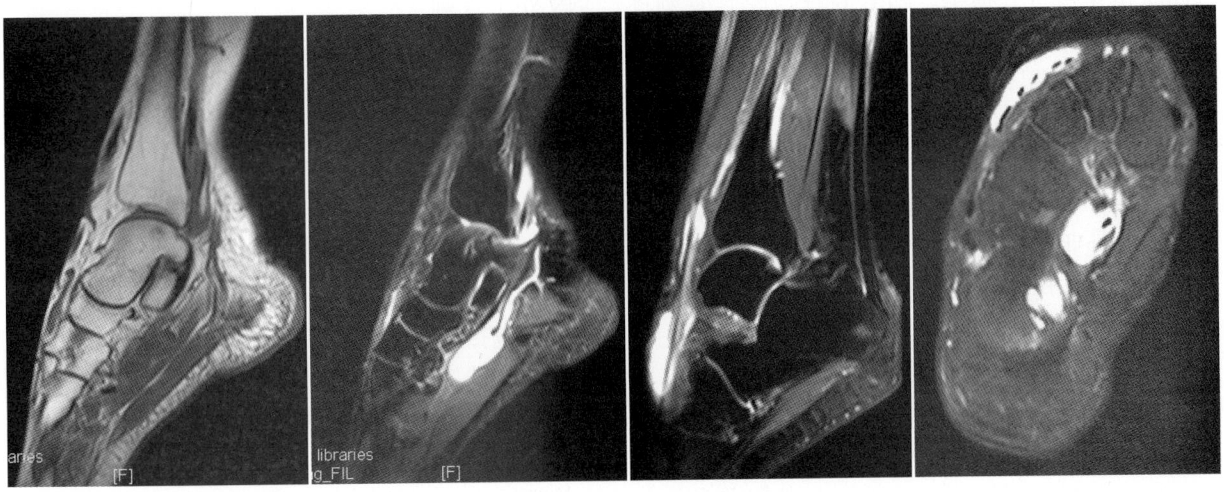

A　　B　　C　　D

图 8-9-33　足部腱鞘囊肿

A：T1WI 显示足踝部拇长、趾长屈肌肌腱、胫骨后肌腱、腓骨长短肌肌腱及足背趾长伸肌肌腱腱鞘囊性低信号；B～D：PD 矢状位及轴位显示足踝部拇长、趾长屈肌肌腱，胫骨后肌腱，腓骨长短肌肌腱及足背趾长伸肌肌腱腱鞘被囊性高信号积液包绕

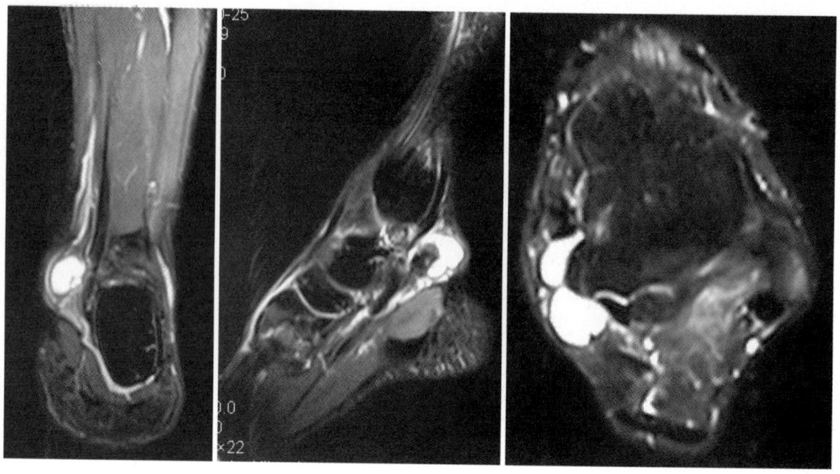

图 8-9-34 T2 压脂冠状位、矢状位、轴位显示趾长屈肌腱踝关节部腱鞘囊肿形成，囊肿呈不规则分房状高信号，矢状位显示腱鞘增粗

（邓星河）

第十节 踝关节撞击综合征

前踝关节撞击综合征

一、概述

踝关节撞击综合征是由于关节软组织的摩擦造成慢性疼痛，并随踝关节生物力学改变而逐渐加重恶化。踝关节撞击综合征中，尤以前踝撞击最为常见。前踝撞击是以鸟嘴样骨刺形成为特征，而这些骨刺位于踝关节囊内胫骨关节面前缘及与之相对应的距骨颈部关节面，在踝关节反复强力背屈时相互接近并撞击。随着胫骨与距骨骨刺逐渐增大，撞击也愈加明显，导致踝关节运动范围受限和局部软组织的陷入卡压状态及局部炎症反应。

关于前踝撞击骨刺的形成机制，目前还没有得到统一。有学者认为足的反复过度跖屈致前关节囊附着处张力增加，从而引起局部牵引性骨赘形成。在对足球运动员的生物力学相关性研究中发现，在试验条件下足球与足的撞击过程中，踝关节过度跖屈引起局部张力增加例数占 39%。然而，关节镜下发现大多数骨刺位于距关节囊附着处 5~8mm 的胫距关节前缘，因此，该病这种过度跖屈致病机制多不可信。目前，大多数学者认为前踝撞击的发生是由于踝关节跖屈时产生的压力反复作用于踝关节前部的非承重缘，从而造成局部软骨损伤、骨小梁骨折和骨膜出血，这些外伤性损害最终都以骨性增生形式愈合。

二、临床表现

前踝撞击综合征通常表现为踝关节疼痛、僵硬、肿胀和踝关节背屈活动受限。上述症状在体育运动过程中表现更为明显。前踝和足中段的疼痛可能放射至外踝。因此，疼痛刚开始时是弥散的，经过一段时间最终被定位于前踝关节。疼痛在踝关节背屈时加重，踝关节跖屈时减轻。在体格检查中，在距骨颈部可能会触及外生骨刺。

三、影像学表现与病理基础

骨性关节炎或一些慢性损伤引起踝关节软骨的前缘和内缘损伤，软骨损伤修复的瘢痕组织增生纤维化，最终形成骨赘，以及由此伴发的前侧滑膜炎、增厚、瘢痕，是引发症状的因素。

1. X 线平片、CT 表现　对于前踝撞击综合征而言，其影像学表现有一定的敏感性及特异性，包括 X 线、CT 和 MRI。X 线及 CT 可以发现引起前踝撞击的异常骨性结构。平片容易发现胫骨前缘和附在距骨颈部边缘的骨赘、外生骨疣等骨性结构（图 8-10-1，2），这些病理结构是引起前踝撞击疼痛的主要原因。最大背屈侧位平片可以显示撞击骨刺的大致情况，并有助于量化限制活动的程度。有学者将其分为四度：Ⅰ度：滑膜撞击，X 线片显示有炎性反应，骨刺大小为

3mm；Ⅱ度：骨软骨反应性骨赘＞3mm；Ⅲ度：严重的外生骨赘，可伴有或不伴碎裂，在距骨背侧可见继发性骨赘，常伴骨赘的碎裂；Ⅳ度：距骨和胫骨关节骨性关节炎改变。X 线平片能发现引起前踝撞击的异常骨性结构，但无法准确评估撞击骨刺的大小。目前传统放射线摄片的这种内在局限性已被 CT 的矢状面重建图像或 MRI 矢状位图像所替代。

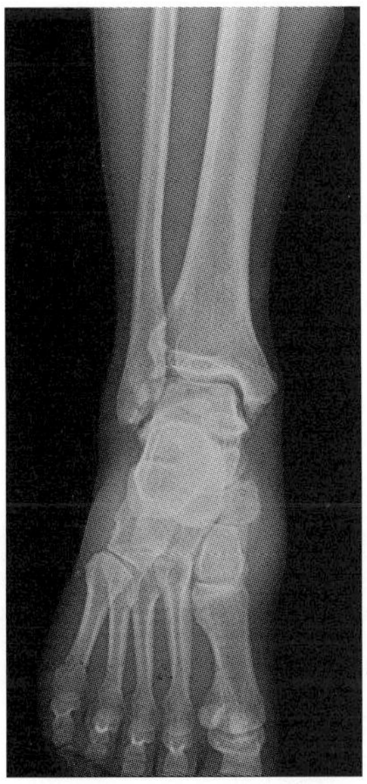

图 8-10-1　男，30 岁，经常踢足球，反复踝关节外伤，疼痛。X 线平片正位显示胫腓骨骨质增生，关节面密度增高

2. MRI 表现　MRI 由于其特殊的成像原理，在评估前踝撞击中软组织的损伤程度时具有明显优势。通常，MRI T1WI 上撞击骨刺表现为低信号，位于邻近胫骨骨刺的关节囊处可见中等信号的积液及滑膜增生，而软骨下骨硬化则表现为低信号。T2WI 可清楚显示软骨磨损情况，并可显示伴随的胫距关节面下片状 PD 或 T2WI 压脂高信号影。邻近胫骨骨刺的关节囊处的积液和增生滑膜呈等高信号，异常增生纤维结缔组织则呈高信号。由于长期的撞击可造成性关节软骨损伤，导致距骨关节面软骨及软骨下骨损伤并囊变（图 8-10-3）。增强后炎性滑膜增生及异常纤维组织可有不同程度的强化。MRI 可以发现在伴随骨刺形成的软骨损伤、软骨下骨髓水肿、滑膜炎症及邻近异常软组织。

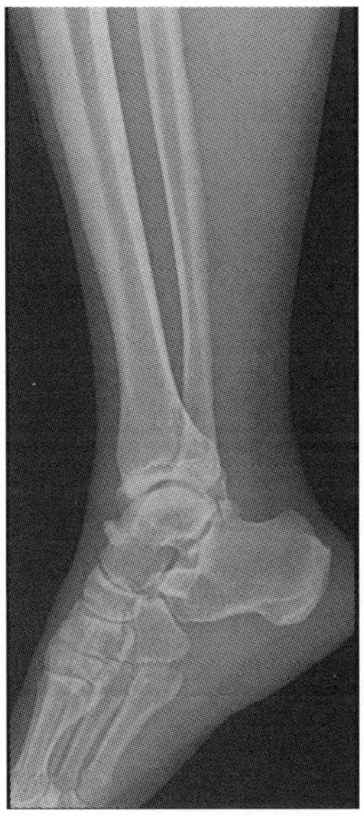

图 8-10-2　与图 8-10-1 为同一病例。侧位片示胫骨前缘骨质增生，局部骨质密度增高，距骨颈部骨赘形成，呈外生骨疣样突起

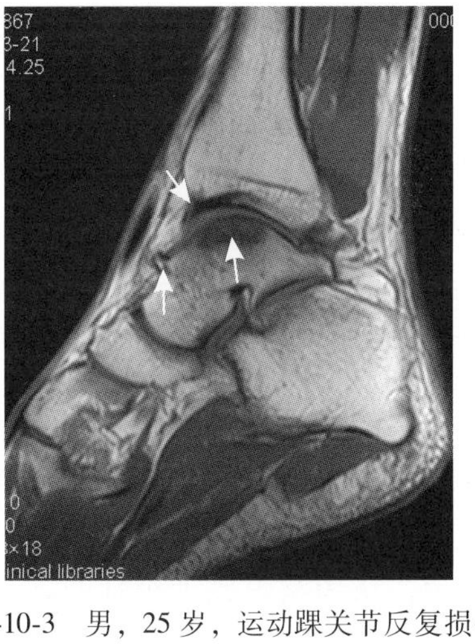

图 8-10-3　男，25 岁，运动踝关节反复损伤 3 年。T1WI 矢状位显示胫骨前缘关节面骨质增生硬化，距骨关节面及关节面下骨质呈大片低信号，距骨颈部骨质增生呈骨赘形成突起（箭头），后关节囊滑膜增生

四、诊断

前踝关节撞击综合征的形成是多因素的。撞击既是造成踝关节生物力学改变的原因，也可成为踝关节生物力学改变的结果。临床检查是判断是否患有踝关节撞击综合征的主要手段，影像学

方法是了解撞击综合征可能的发病机制和局部结构病变的主要方法。因此，只有将两者有机结合才能对前踝关节撞击综合征的诊断、鉴别诊断做出准确判断。

五、鉴别诊断

临床病史结合影像学检查可确诊，无需鉴别。

（刘卫敏　邓星河）

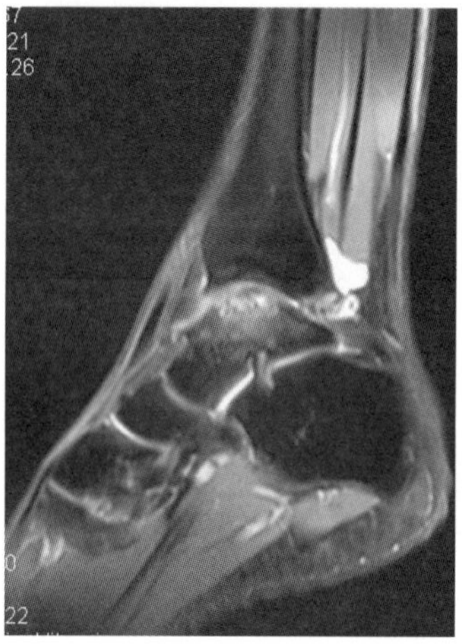

图 8-10-4　与图 8-10-3 为同一病例。PD 脂肪抑制显示胫骨前缘骨质增生变尖，呈低信号，距骨穹隆部关节面软骨不规则缺损，正常关节面消失，关节面下骨质呈囊性变，周围可见片状高信号水肿，后关节囊可见滑膜增生呈高信号

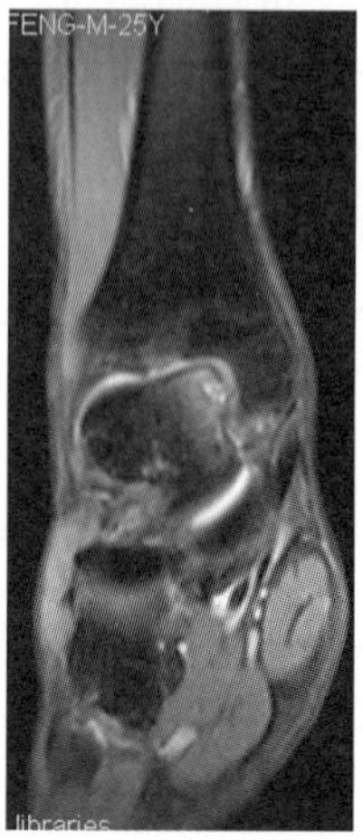

图 8-10-5　与图 8-10-3 为同一病例。冠状位脂肪抑制显示内踝胫骨关节面骨质欠规则，距骨穹隆部局限性囊性变，关节间隙变窄，周围可见片状高信号水肿

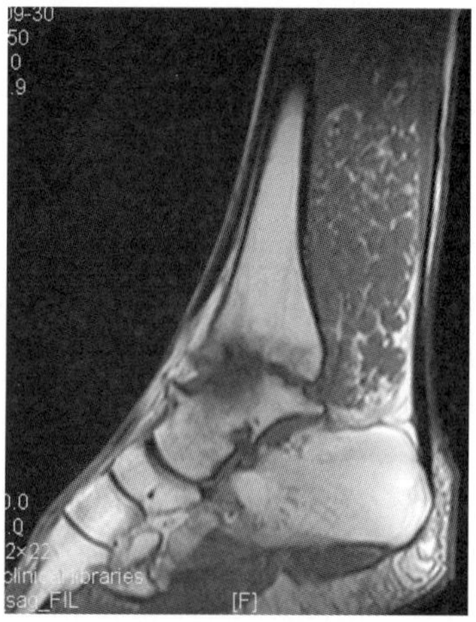

图 8-10-6　男，26 岁，经常运动踝关节反复损伤，关节疼痛，合并小腿下段蔓状血管瘤。T1WI 显示胫骨前缘骨质增生、骨赘形成，胫骨及距骨关节面软骨损伤，增生硬化，呈低信号，正常关节软骨面消失，距骨颈部明显骨质增生，呈外生性骨疣突起

后踝关节撞击综合征（三角籽骨综合征）

一、概述

后踝关节撞击综合征有许多不同的术语，包括三角籽骨综合征、距骨受压综合征等，是后踝关节慢性反复疼痛常见的病因之一。本病在 1804 年首次报道，认为是附属于距骨的副骨。1822 年 Shepard 等认为三角籽骨是距骨后外结节骨折的结果，而 Turner 则认为是二次骨化中心，Gorgan 等经标本病理证实符合二次骨化中心，源于距骨，由软骨桥相联接。有临床症状的三角籽骨不论是继发于骨折，还是二次骨化中心，其病理及发病机制相似，治疗方法相同，故采用与病理学相关的三角籽骨综合征、后踝撞击综合征或距骨受压综合征命名。

后踝关节撞击综合征发生机制与三角籽骨有密切关系。三角籽骨既可来自二次骨化中心与距骨后缘间骨性连接失败，但仍保留两者之间软骨连接，也可来自距骨后部三角骨性突起骨折后未能形成骨性连接。距骨后部三角骨性突起的长度对三角籽骨的形成具有重要临床意义。在足突然强制性跖屈情况下，较长的三角骨性突起撞击后踝的胫骨下关节面，从而导致其发生急性骨折。这种骨折曾被命名为牧羊人骨折。而胫骨远端关节面后部反复受到三角籽骨撞击，引起后踝撞击

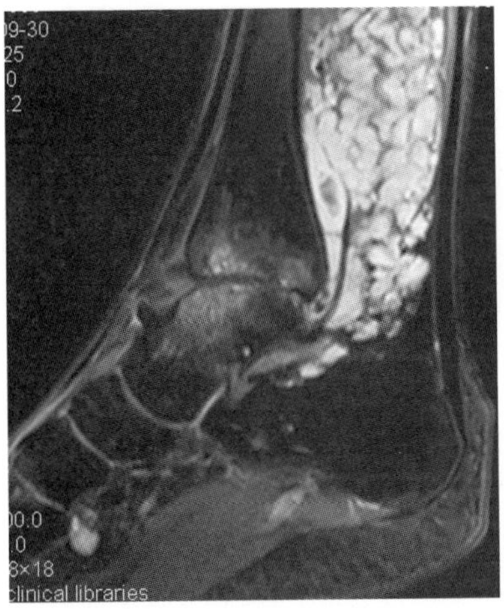

图 8-10-7 与图 8-10-6 为同一病例。PD 脂肪抑制序列，胫距关节面软骨质破坏消失，关节面下可见多发性小囊性变，周围骨质表现为片状高信号水肿，胫骨前缘及距骨颈部骨赘形成，呈低信号的外生性骨疣突起

的症状和体征。在临床上，大多数被诊断为后踝关节撞击综合征的患者有踝关节反复跖屈的病史，这也就可以解释为何该综合征常出现于芭蕾舞演员、登山运动员和足球运动员这样特定的人群。

二、临床表现

后踝关节撞击综合征患者常以急性踝关节损伤为首发症状。足强制性跖屈导致胫骨后下缘或跟骨上缘撞击引起距骨后部三角骨性突起骨折或者透明软骨连接失败。踝关节过度屈曲增高距腓后韧带张力，从而引起距骨后部外侧结节撕脱。因此，在踝关节深度屈曲时，患者足跟后部或后外侧常发生疼痛和肿胀。但有时后内踝也会出现相似的症状，可能由于并发拇长屈肌腱炎所致。虽然两者在临床上鉴别比较困难，但拇长屈肌腱炎在膝完全伸展和踝关节最大限度背屈情况下可出现拇长屈肌腱弹响伴有拇指背屈运动减少，而后踝关节撞击综合征常会在踝关节最大屈曲出现反复踝关节后足内翻扭伤，可能是由于三角籽骨的存在引起后足不稳。体格检查没有特异性，主要表现为跟腱前方后踝局部压痛，在足跖屈时疼痛症状加重，同时伴有关节僵硬和局部软组织肿胀以及踝关节不对称屈曲。Howse 报道过一种相对特异的刺激性检查方法，即通过踝关节屈曲同时旋转跟骨撞击胫骨下关节面后部从而重现相应症状。

三、影像学表现与病理基础

后踝关节撞击综合征的症状是由距骨后外结节病理结构引起的。疼痛主要原因是反复微损伤导致三角籽骨与距骨后缘软骨连接的撕裂，其他引起疼痛的原因包括距骨后部三角骨性突出的骨折、拇长屈肌肌腱炎、后踝胫距关节骨性撞击以及关节腔内游离体。反复踝关节跖屈引起后踝不断发生撞击，从而引起三角籽骨变形、碎裂、囊变、增生以及胫骨后下缘或跟骨上缘变形、增生改变。同时，后踝撞击也使邻近滑膜关节囊内压力增加，引起局部软组织卡压而发生炎症反应，从而导致拇长屈肌腱腱鞘炎以及关节囊增厚、纤维化。

1. 骨扫描 在放射性核素骨扫描检查中，后踝关节撞击综合征患者在延迟静态图像上表现为三角籽骨区域放射性示踪剂浓聚；如骨扫描未见放射性示踪剂浓聚，则可排除三角骨综合征的诊断。然而，Sopov 等发现距骨后三角区放射核素浓聚在没有症状的训练士兵中是一个比较常见的现象。因此，如果三角籽骨区域见放射性示踪剂浓聚，则可怀疑三角籽骨综合征的存在，但仍需进一步检查明确。

2. X 线平片表现 在传统 X 线平片上，三角籽骨形态一般为三角形，常单个孤立存在，也可两个或多个，一般小于 1cm，边缘光滑或锯齿状。X 线标准侧位平片既可清晰直观地显示急性或慢性距骨后部三角骨性突起的骨折、三角籽骨的存在及后踝其他异常骨性结构，又可监测三角骨性突起急性骨折的愈合过程。跖屈位 X 线侧位平片还可观察后踝骨性撞击。三角骨性突起急性骨折后的碎片多为三角形且边缘呈锯齿状，而陈旧性骨折的碎骨片边缘常规整。虽然 X 线平片上跟腱边缘不规则以及伴发跟腱前脂肪扭曲常提示有急性骨折或炎症的存在，但其仍不足以作出三角籽骨综合征的诊断。X 线平片仅能显示三角籽骨的存在与否、大致形态结构改变及其他骨质结构异常，这种内在局限性已被 CT 的矢状面重组图像或 MRI 矢状位图像所替代。

3. CT 表现 与传统 X 线平片相比，CT 具有高密度分辨力，可以清晰显示三角籽骨变形、碎裂、囊变、增生等一系列改变以及后踝其他异常骨性结构（图 8-10-8）。CT 三维成像技术可以很好地展现三角籽骨与距骨后缘的对应关系，同时还能显示周围软组织肿胀、模糊及关节囊内积液等征象。但 CT 也主要局限于骨性结构的观察，其软组织分辨力远比不上 MRI。

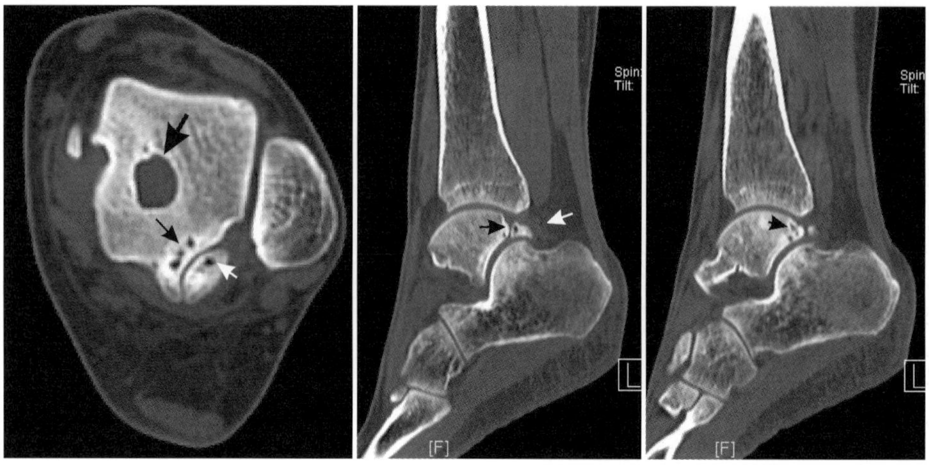

A　　B　　C

图 8-10-8　后踝关节撞击综合征

A：CT 轴位平扫，显示三角籽骨与距骨后的撞击综合征，籽骨与距骨后缘形成假关节，关节面下骨质增生硬化，双侧骨关节面下可见低密度小囊状影，以距骨后缘明显（小黑箭头、白箭头）。距骨中部可见骨内腱鞘囊肿形成（粗黑箭头）；B、C：矢状重建可清楚显示三角籽骨与距骨后的撞击综合征所致的骨质改变，后缘脂肪垫密度增高（箭头）

4. MRI 表现　由于无创伤性、软组织分辨力高，具有多方位、多序列成像功能，近年来在后踝关节疼痛诊断中的应用逐渐增多，可以清晰显示三角籽骨形态、骨的信号强度、软骨损伤、软骨下骨髓水肿、滑膜炎症、邻近肌腱损伤及其他异常软组织，在后踝关节撞击综合征的诊断中显示出良好的应用前景。MRI 检查 T1WI 对后踝基本解剖结构的显示效果最佳，T2WI 最有助于后踝病理结构的显示，STIR 或 PD 脂肪抑制序列对骨髓水肿、软组织及韧带损伤、软骨病变及关节积液等的显示有帮助。踝关节矢状面 T2WI 不仅可以在高信号积液背景衬托下更加清晰地显示距后三角区域低信号的三角籽骨以及周围筋膜轻度增厚，而且还能显示邻近三角籽骨与距骨后外侧结节软骨连接退行性囊性变，即在距骨的后侧见圆形的高信号结构，周围环绕以低信号结构。STIR 或 PD 脂肪抑制序列显示三角籽骨与距骨后缘间距增宽，其内正常的透明软骨信号被液性高信号所替代，提示三角籽骨与距骨后缘之间透明软骨连接撕裂，同时还可显示拇长屈肌肌腱炎以及其腱鞘内积液（图 8-10-9）。足跖屈及伸展位矢状面 GRE 序列动态观察三

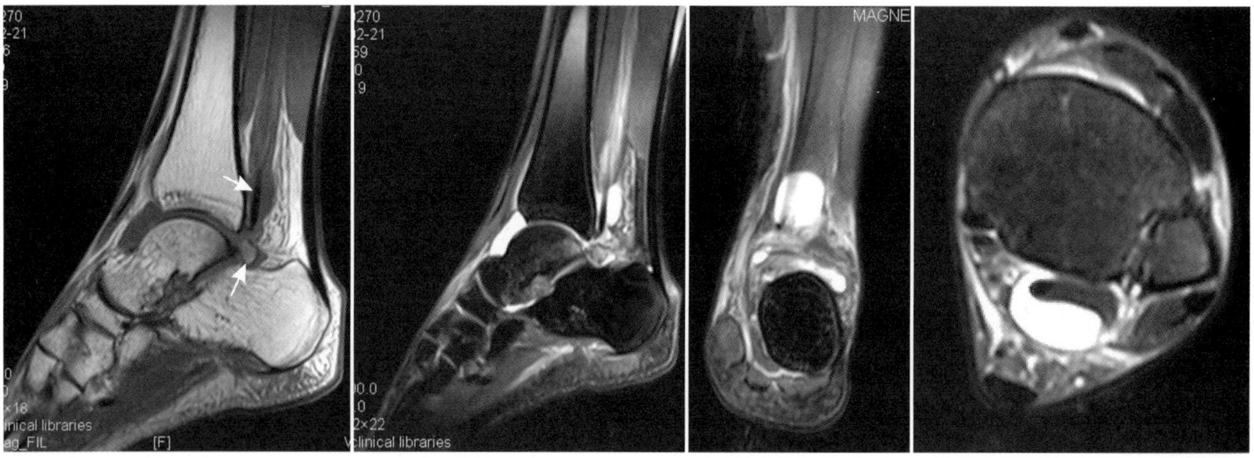

A　　B　　C　　D

图 8-10-9　男，19 岁，踝关节疼痛 2 年

A：T1WI 矢状位，显示距骨后缘三角籽骨，籽骨及距骨后缘呈中等信号，周围可见薄层低信号积液包绕，拇长屈肌肌腱炎以及其腱鞘内见低信号梭形积液包绕（箭头）；B：PD 脂肪抑制显示三角籽骨及距骨后缘呈高信号，跟后脂肪组织呈片状高信号水肿，拇长屈肌肌腱腱鞘积液，跟前脂肪垫处见长条状高信号积液；C、D：拇长屈肌肌腱炎以及其腱鞘内积液（囊肿形成），跟后脂肪组织显示不均匀高信号水肿

角籽骨的运动，可以更为清晰地证实后踝撞击效应的机械损伤机制的存在。个别病例可同时合并前、后踝关节撞击综合征，为二者影像学表现同时存在（图 8-10-10）。

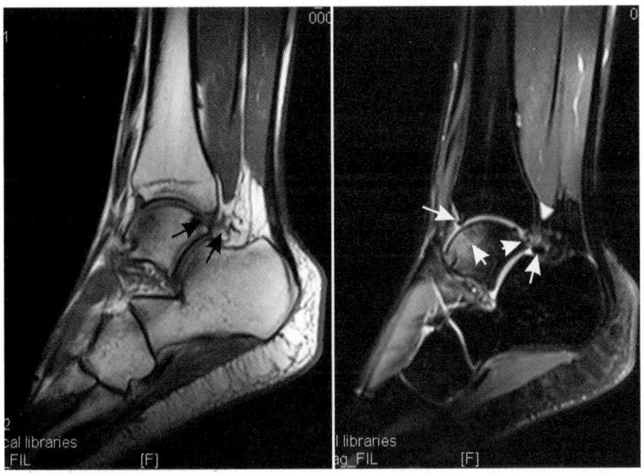

A　　　　　　　　B

图 8-10-10　男，25 岁，经常体育运动，踝关节反复扭伤，疼痛，前、后踝关节撞击综合征

A：T1WI 显示三角骨及距骨后缘、三角骨、距骨穹隆部骨质呈小片低信号（黑箭头），胫骨关节面前缘骨质增生呈尖状突出；B：T2WI 显示三角骨、距骨后缘、距骨穹隆部骨质呈片状高信号，胫骨前下缘骨质增生变尖呈低信号（白箭头）

四、诊断

后踝关节撞击综合征因踝关节急性创伤或过度使用，以致三角骨性突起骨折或软骨连接失败而形成三角籽骨，引起后踝关节不断发生撞击。影像学检查是判断是否患有后踝关节撞击综合征的主要手段，可以提供更加完整全面的诊断信息。因此，只有综合全面分析各种影像学资料，同时结合相应临床症状和体征，才能对后踝关节撞击征诊断做出准确判断。

五、鉴别诊断

1. 踝关节慢性关节炎　炎性病变的滑膜可延伸至三角籽骨处，但以全关节病变为主。

2. 胫骨后肌腱撕裂　偏内侧，无距骨后三角突起或三角籽骨的骨结构改变。

3. 距骨后三角籽骨急性骨折　可见到清晰锐利的骨折线。

（刘卫敏　邓星河）

踝关节前外侧软组织撞击综合征

一、概述

临床将踝关节扭伤后无骨折脱位，反复出现踝关节前外侧肿痛称为踝关节前外侧撞击综合征。随着关节镜的应用，已证实肿痛是由前距腓韧带、前下胫腓韧带损伤后瘢痕化，滑膜炎症反应以及受到撞击所致，因此也称为踝关节前外侧软组织撞击综合征。

病理机制：踝关节外侧距腓间为踝关节外侧沟，其解剖边界内侧为距骨，外侧为腓骨，上界为胫骨和胫腓韧带，前界由前距腓韧带、跟腓韧带和前下胫腓韧带构成，后界包括后距腓韧带、跟腓韧带、后下胫腓韧带。踝关节扭伤致这些解剖结构发生变化可引起不适症状。踝关节内翻扭伤易致前距腓韧带撕裂、前下胫腓韧带甚至跟腓韧带撕裂。踝关节内翻扭伤后，踝关节可能有轻微不稳，导致跟骨触地时踝关节前外旋转不稳，距骨前外半脱位，而足离地后复位，行走时距骨的这种反复旋转运动引起距骨前外侧与前下胫腓韧带远侧束的撞击。总之，踝关节前外侧撞击综合征主要是由于踝关节扭伤后，外侧沟周围组织损伤，出现炎性反应，增生、肥厚、瘢痕形成，在外侧沟内受到撞击，导致慢性外踝处肿痛。

二、临床表现

患者均有一次或多次踝关节扭伤史。大部分患者是在体育运动中扭伤，均有局限性踝关节前外侧疼痛，持续行走、跑步或运动后加重，并有该部位间歇性肿胀。另外，Ferkel 等报道患者常有打软腿的感觉，查体均有踝关节前外侧的局限性压痛，主要在前距腓韧带、前下胫腓韧带和关节间隙处；踝关节背伸活动可正常或轻度受限，但疼痛加重；Meislin 等报道背伸踝关节可出现“咔嚓”音。Liu 等总结有 6 种临床表现，认为至少有 5 种出现时可考虑诊断为踝关节前外侧撞击综合征。这 6 种临床表现为：①踝关节前外侧压痛；②踝关节前外侧肿胀；③踝关节背伸和外翻时疼痛；④患踝单腿下蹲疼痛；⑤踝关节活动痛；⑥无踝关节不稳。

三、影像学表现与病理基础

踝关节前外侧撞击综合征因为是软组织撞击所致，所以普通 X 线片检查常无异常发现。Ferkel 等认为 X 线片对诊断踝关节前外侧撞击综合征无帮助，但对诊断导致踝关节慢性疼痛的其他因素有用。

MRI 表现：MRI 检查在骨关节损伤中应用越来越广泛，但对踝关节前外侧撞击综合征的诊断价值仍有争论。Liu 等认为对踝关节前外侧撞击综合征的诊断率低，其敏感性为 39%，特异性为

50%，但对评估软骨、骨软骨损伤等结合应用则有价值。Farooki 等报道 MRI 对撞击综合征诊断的敏感性、特异性、精确性分别为 42%、85%和 69%，认为踝关节常规 MRI 检查对诊断前外侧撞击不敏感，但对前距腓韧带肥厚和外侧沟内软组织填充的诊断有意义，因此在怀疑有撞击的患者实施 MRI 检查对除外其他情况及解释病变有帮助。Rubin 等认为当外侧沟内有液体充填时，MRI 能区别前距腓韧带与异常软组织结构，对撞击能作出精确评估，但没有液体充填时，则不能证实撞击，故 MRI 诊断有局限性。Jordan Ⅲ 等则认为 MRI 能有效分辨跗骨窦综合征、腓骨肌腱损伤、骨软骨损伤等引起踝关节前外侧疼痛的因素，认为通过观察外侧沟内增生的滑膜和踝关节外侧副韧带的损伤，对诊断踝关节前外侧撞击有用，对观察踝关节内其他软组织团块也有用。MRI 检查以 T2 压脂或 PD 脂肪抑制可以清楚显示足部各韧带的损伤及与周围组织的改变，可明确损伤的表现。

总之，通过 MRI 脂肪抑制序列检查可明确显示前距腓韧带撕裂、前下胫腓韧带、跟腓韧带撕裂，外侧沟内积液及跗骨窦综合征（图 8-10-11）。

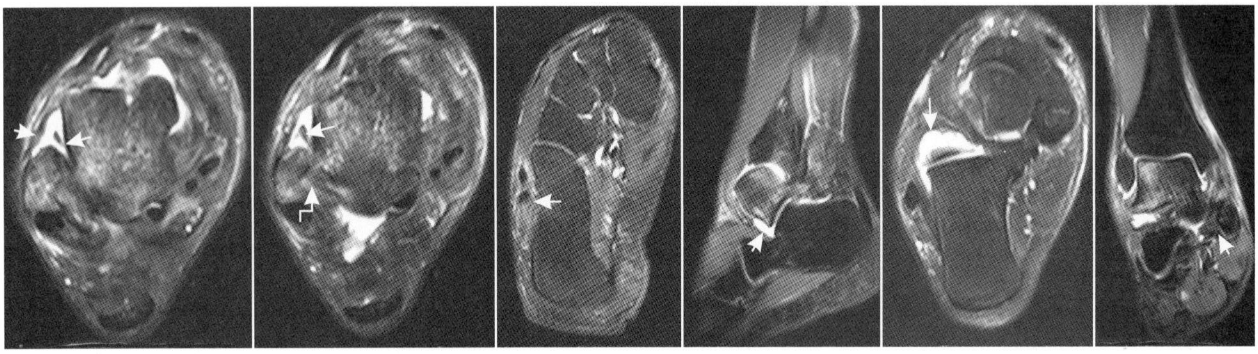

A　B　C　D　E　F

图 8-10-11　踝关节前外侧软组织撞击综合征

A：PD 脂肪抑制序列显示距腓前韧带（粗白箭头）局部增粗，信号增高，（细白箭头）为断裂回缩的前下胫腓韧带，踝关节外侧沟多量高信号积液，并包绕前下胫腓韧带；B：PD 脂肪抑制序列显示（细白箭头）断裂的前下胫腓韧带，断端回缩增粗，周围被踝关节外侧沟积液包绕，距腓后韧带损伤、增粗，信号增高（弯箭头）；C：PD 脂肪抑制序列显示前下胫腓韧带（白箭头）损伤、增粗，周围信号增高；D~F：显示跗骨窦积液（跗骨窦综合征）（白箭头）

（邓星河）

参 考 文 献

1. Mark W. Scioli, MD. Achilles Tendinitis. Orthopedic clinics of ncrth america. 1994，25（1）：177
2. 高建明. 跟腱缺损修复的研究进展. 中国临床解剖学杂志，2000，18（2）：99-101
3. 曲绵域. 实用运动医学. 北京：北京大学医学出版社，2003，841-844
4. Hattrup SJ，Johnson KA. A review of ruptures of the Achillestendon. Foot Ankle，1985，6：34
5. Quinn SF. Achilies tendon：MR imaging at 1.5T. Radiology，1987，164：767
6. Harris CA，Peduto AJ. Achilles tendon imaging. Australas Radiol，2006，50（6）：513
7. 姚健，孙鼎元，王林森. 急性跟健撕裂的 X 线诊断. 中华骨科杂志，2000，20：639
8. 赵家博，桑雅荣. 跟腱损伤的 MR 诊断. 医学影像，2008，5（4）：75-76
9. Ulrich Fredberg MD，Lars Bolvig MD. Significance of ultrasonographically detected asymptomatic tendinosis in the patellar and achilles tendons of elite soccer players. Am J Sports Med，2002，30（4）：488-491
10. Nicola Maffulli Vittorino Testa，et al. Results of percutaneous longitudinal tenotomy for Achilles tendinopathy in Middleand longdistance runners. Am J Sports Med，1997，25（6）：835
11. Anthony A Schepsis，MD Achilles Tendon Disorders in Athletes. Am J Sports Med，2002，30（2）：287-305
12. 曲绵域. 实用运动医学. 北京：北京大学医学出版社，2003，841-844

13. Marilyn L. Yodlowski, MD, et al. Surgical treatment of achilles tendinitis by decompression of the retrocalcaneal bursa and the superior calcaneal tuberosity. Am J Sports Med, 2002, 30 (3): 318-321
14. 王振平，李增春. 左跟腱钙化 1 例报告. 中国矫形外科杂志，2005：21
15. Carroso JJ, Liu N, Traill MR, et al. Physiology of the retrocalcaneal ursa. Ann Rheum Dis 1988, 47: 910-912
16. Pavlev H, Heneghan MA, Hersh A, et al. The Haglunc syndrome: initial and differential diagnosis. Radiology, 1982, 144: 83-88
17. Berquist TH. Magnetic resonance techniques in musculoskeletal diseases. Rbeum Clin Nortb Am, 1991, 17: 599-615
18. Berquist TH. Radiology of the foot and ankle, 2nd ed. Philadelphia: Lippincott Williams & Wilkins, 2000
19. 陈志峰，董硕文，张居仁. 等. 滑膜肉瘤 37 例分析. 中华外科杂志，1974，17：489
20. 张朝晖，孟悛非，张小玲. 四肢滑膜肉瘤的 MRI 诊断. 临床放射学杂志，2006，25（10）：941-944
21. Laor T. MR imaging of soft tissue tumors and tumor-like lesions. Pediatr Radiol, 2004, 34 (1): 24-37
22. 段庆红，王学建，赵震奇. 滑膜肉瘤的影像学表现. 实用放射学杂志，2005，21（9）：937-939
23. 彭志远，史丹妮，余江，等. 原发性肺单向性滑膜肉瘤 1 例. 中国医学影像技术，2005，21（10）：1524
24. McCarville MB, Spunt SL, Skapek SX, et al. Synovial sarcoma in pediatric patients. AJR, 2002, 179 (3): 797-801
25. Murphey MD, Gibson MS, Jennings BT. Imaging of synovial sarcoma with radiologic-pathologic correlation. Radiographics, 2006, 26 (5): 1543-1565
26. 陈建宇，梁碧玲，黄穗乔，等. 软组织肿瘤 MRI 征象在定性诊断中的作用及其病理基础. 中华放射学杂志，1997，31（增刊）：27-31
27. Nakanishi H, Araki N, Sawai Y, et al. Cystic synovial sarcomas: imaging features with clinical and histopathologic correlation. Skeletal Radiol, 2003, 32 (12): 701-707
28. Morton MJ, Berquist TH, MeLeod RA, et al. MR imaging of synovial sarcoma. AJR, 1991, 156 (2): 337-340
29. Koehler SM, Beasley MB, Chin CS, et al. Synovial sarcoma of the thoracic spine. Spine J, 2009, 9 (12): 1-6
30. 叶任高，陆再英. 内科学. 北京：人民卫生出版社，2006，862-868
31. 陈忠，马超进. 双足跟部巨大痛风结节 1 例. 实用医学杂志，2000，13（2）：14
32. 李天旺，任杰，古洁若. 超声引导穿刺协助诊断痛风性跟腱炎一例. 中华风湿病杂志，2005，9（1）：62
33. 张华文，李春梅. 双跟腱痛风性肉芽肿 1 例. 中国医学影像技术，2004，20（11）：1767
34. Patrick G. Mahoney, Peter D. James, Christopher J. Howell, et al. Spontaneous rupture of the Achilles tendon in a patient with gout. Annals of the rheumatic diseases, 1981, 40 (4): 416-418
35. Gerster JC, Landry M, Dufresne L, et al. Imaging of tophaceous gout: computed tomography provides specific images compared with magnetic resonance imaging and ultrasonography. Ann Rheum Dis, 2002, 61: 52-54
36. Gerster JC, Landry M, Duvoisin B, et al. Computed tomography of the knee joint as an indicator of intraarticular tophi in gout. Arthritis Rheum, 1996, 39: 1406-1409
37. Terkeltaub R. Update on gout: new therapeutic strategies and options. Nat Rev Rheumatol, 2010, 6 (1): 30-38
38. Dalbeth N, McQueen FM. Use of imaging to evaluate gout and other crystal deposition disorders. Curt Opin Rheumatol, 2009, 21 (2): 124-131
39. 邓星河，葛英辉. 特殊与少见骨关节病影像诊断学. 北京：中国协和医科大学出版社，2011，240-245
40. 韩祖斌，李承球，孙贤敏. 足部的籽骨与副骨. 中华骨科杂志，1993，13（2）：143
41. 刘兴甲，张海春. 足舟骨变异误诊骨折 1 例. 中国法医学杂志，2006，21（3）：180
42. 周依华，徐晓红. 胫外副骨损伤的 X 线诊断. 浙江临床医学杂志，2001，3（9）：640
43. 黄映宏，吴桂丽，黄楚绵，等. 副舟骨痛综合征的临床及 X 线诊断. 中国现代医生，2008，32：141
44. Steinbach LS. Painful syndromes around the ankle and foot: magnetic resonance imdging evaluation. Top Magn Reson Imaging, 1998, 9: 311-326
45. Schepsis AA, Leach RE, Gorzyca J. Plantar fasciitis: etiology, treatment, surgical results, and revew of the literature. Clin Orthop, 1991, May (266): 185-196
46. Mota, L Rosenberg ZS. Magnetic resonance imaging of the peroneal tendons. Top Magn Reson Imaging, 1998, 9: 273-285
47. Ton ER, Schweitzer ME, Karasick D. MR imaging of peroneal tendon disorders. AJR, 1997, 168: 135-140
48. Sammarco GJ. Perneal injuries. Orthop Clin North Am, 1994, 25: 135-145
49. Khoury NJ, el-Khoury GY, Saltzman CL, et al, MRI imaging of posterior tibial tendon dysfunction. AJR, 1996, 167; 675-682
50. Conti SF. Posterior tibial tendon problems in athletes. Orthop Clin North Am, 1994, 25: 109-121
51. Vuori JP, Aro HT. Lisfranc joint injuries: trauma mechanisms and associated injuries. J Trauma, 1993, 35: 40-45

52. Englanoff G, Anglin D, Hutson HR. Lisfranc fracture-dislocation: a frequently missed diagnosis in the emergency department. Ann Emerg Med, 1995, 26 : 229-233
53. Mantas JP, Burks RT. Lisfranc injuries in the athlete. Clin Sports Med, 1994, 13 : 719-730
54. Heckman JD. Fractures and dislocations of the foot. In: Rockwood CA, Green DP, Bucholz RD, eds. Rockwood and Green's Fractures in adults. 3d ed. Philadelphia: Lippincott, 1991, 2140-2151
55. Myerson M, Fisher R, Burgess A, et al. Fracture dislocations of the tarsometatarsal joints. end results correlated with pathology and treatment. Foot Ankle, 1986, 6 : 225-242
56. Cerezal L, Abascal F, Canga A, et al. MR imaging of ankle impingement syndromes. AJR, 2003, 181 (2) : 551-559
57. Bahr R, Pena F, Shine J, et al. Biomechanics of ankle ligament reconstruction: an in vitro comparsion of the brostrom repair, Watsonjones reconstruction, and a new anatomic reconstruction technique. Am J Sports Med, 1997, 25 (4) : 424-432
58. Tol JL, Slim E, Van Soest AJ, et al. The relationship of the kicking action in soccer and anterior ankle impingement syndrome. A biomechanical analysis. Am J Sports Med, 2002, 30 (1) : 45-50
59. Van Dijk CN, Tol JL, Verheyen C. A prospective study of prognostic factors concerning the outcome of arthroscopic surgery for anterior ankle impingement. Am J Sports Med, 1997, 25 (6) : 737-745
60. DeBerardino TM, Arciero RA, Taylor DC. Arthroscopic treatment of soft-tissue impingement of the ankle in athletes. Arthroscopy, 1997, 13 (4) : 492-498
61. Lui SH, Raskin A, Osti L, et al. Arthroscopic treatment of anterolateral ankle impingement. Arthroscopy, 1994, 10 (2) : 215-218
62. Ferkel RD, Karzel RP, Del Pizzo W, et al. Arthroscopic treatment of anterolateral impingement of the ankle. Am J Sports Med, 1991, 19 (5) : 440-446
63. Egol KA, Parisien JS. Impingement syndrome of the ankle caused by a medial meniscoid lesion. Arthroscopy, 1997, 13 (4) : 522-525
64. Mosier-La Clair SM, Monroe MT, Manoli A, et al. Medial impingement syndrome of the anterior tibiotalar fascicle of the deltoid ligament on the talus. Foot Ankle Int, 2000, 21 (5) : 385-391
65. Robinson P, White LM, Salonen D, et al. Anteromedial impingement of the ankle: using MR arthrography to assess the anteromedial recess. AJR, 2002, 178 (3) : 601-604
66. 包磊，姚伟武. 前踝撞击综合征的发生机制和影像学评价. 上海医学影像，2010，19（2）：146-148
67. Chao W. Ostrigonum. Foot Ank le Clin, 2004, 9 (4) : 787-796
68. Shepherd FJ. Ahithert oundes cribed fracture of astragalus. J Anat Physiol, 1882, 17 (1) : 82-83
69. Grogan DP, Walling AK, Ogden JA. Anatomy of theos trigonum. J Pediatr Orthop, 1990, 10 (5) : 618-622
70. Wakely C D, Johnson CP, Watt I. The value of MR imaging in the diagnoses of ostrigonum syndrome. Skeletal Radiol, 1996, 25 (2) : 133-136
71. Bureau NJ, Cardinal R, Hobden R, et al. Posteriorankle impingement syndrome: MR imaging findings in seven patients. Radiology, 2000, 215 (2) : 497-503
72. Rathur S, Clifford PD, Chapman CB. Posterior ankle impingement: os trigonum syndrome. Am J Orthop, 2009, 38 (5) : 252-253
73. Lo L D, Scheitzer ME, Fan JK, et al. MR imaging findings of entrapm ent of the flexor hallucis longus tendon. AJR, 2001, 176 (5) : 1145-1148
74. Robinson P, White LM. Soft-tissue and osseous impingement syndromes of the ankle: role of imaging in diagnosis and management. Radiographics, 2002, 22 (6) : 1457-1469
75. Davies MB. Theost rigonum syndrome. Foot, 2004, 14 (3) : 119-123
76. Abramow it zY, Wollstein R, Barzilay Y, et al. Outcome of res ection of as ymptomaticos trigonum. J Bon e Joint Surg Am, 2003, 85 (6) : 1051-1057
77. Theodoropoulos JS, Wolin PM, Taylor DW. Arthroscopic release of flexor hallucis on gustendon using modified post eromedial and post erol at eral portals in the supin eposition. Foot (Edin b), 2009, 19 (4) : 218-221
78. Howse AJ. Post erior block of the ankle joint in dancers. Foot Ankle, 1982, 3 (2) : 81-84
79. Minoves M, Company A, Ardevol J, et al. Radionu clide imaging in bilateralos trigonum syndrome in a young athlete. Clin Nucl Med, 2001, 26 (3) : 237-238
80. Sopov V, Liberson A, Gros har D. Bone scintigraphicn dings of ostrigonum: a prospective study of 100s oldiers on active duty. Foot Ankle Int, 2000, 21 (10) : 822-824
81. Wybenga JM, Biemans JM, Pollet V. Ostrigonum syndrome. JBR-BT R, 2008, 91 (3) : 128-129
82. Escobedo EM, MacDonald TL, Hunter JC. Acute fracture of the os trigonum. Emerg Radiol, 2006, 13 (3) : 139-141
83. Donovan A, Rosenberg ZS. MRI of ankle and lateral hindfoot impingement syndromes. AJR, 2010, 195 (3) : 595-604
84. 包磊，姚伟武，李梅. 三角籽骨综合征的发生机制与影像学评. 放射学实践，2011，26（7）：799-801
85. lahm A, Erggelet C, Reichelt A. Ankle joint arthroscopy

for meniscoid lesions in athletes. Arthroscopy, 1998, 14 (6): 572-575
86. Ogilvie Harris DJ Ogilvie Harris DJ, Gilbart Mk, Chorney K, et al. Chronic pain following ankle sprains in athletes: the role of arthroscopic surgery. Arthroscopy, 1997, 13 (5): 564-574
87. Kim SH, Ha KI. Arthroscopic treatment for impingement of the anterolateral soft tissues of the ankle. J Bone Joint Surg, 2000, 82B (7): 1019-1021
88. Bassett FH, Gates SH, Bilys BJ, et al. Talar impingement by the anteroinferior tibiofibular ligament. A cause of chronic pain in the ankle after inversion sprain. J Bone Joint Surg, 1990, 72A (1): 55-59
89. Meislin JR, Rose JD, Parisien SJ, et al. Arthroscopic treatment of synovial impingement of the ankle. Am J Sports Med, 1993, 21 (2): 186-189
90. Akseki D, Pinar H, Bockurt M, et al. The distal fasciele of the anterior inferior tibiofibular ligament as a cause of anterolateral ankle impingement. Acta Orthop Scand, 1999, 70 (5): 478-482
91. Ferkel RD, Kael RP, Pizzo WD, et al. Arthroscopic treatment of anterolateral impingement of the ankle. Am J Sports Med, l991, 19 (5): 440-446
92. Guhl J. Soft tissue synovial pathology in ankle arthroscopy: Pathology an d Surgical Techniques. Thorofare. NJ, Slack Publishing, 1988, 93-135
93. 王立德，张羽飞，王福生，等. 关节镜下治疗踝关节软组织撞击综合征. 中华骨科杂志，2000，20（4）：230-233
94. liu SH, Nuccion SL, Finerman G. Diagnosis of anterolateral ankle impingement: comparison between MRI and clinical examination. Am J Sports Med, 1997, 25 (3): 389-393
95. Rubin DA, Tishkof NW, Britton CA, et al. Anterolateral soft tissue impingement in the an kle: Diagnosis using MR imaging, AJR, 1997, 169 (3): 829-835
96. Jordan HI LK, Helms CA, Cooperman AE, et al. Magnetic resonance imaging findings in anterolateral impingement of the ankle. Skeletal Radiol, 2000, 29 (1): 34-39
97. Shepherd FJ. Ahithert oundes cribed fracture of astragalus. J Anat Physiol, 1882, 17 (1): 82-83
98. Grogan DP, Walling AK, Ogden JA. Anatomy of theos trigonum. J Pediatr Orthop, 1990, 10 (5): 618-622
99. Wakely CD, Johnson CP, Watt I. The value of MR imaging in the diagnoses of ostrigonum syndrome. Skeletal Radiol, 1996, 25 (2): 133-136
100. Bureau NJ, Cardinal R, Hobden R, et al. Posteriorankle impingement syndrome: MR imaging findings in seven patients. Radiology, 2000, 215 (2): 497-503
101. Rathur S, Clifford PD, Chapman CB. Posterior ankle impingement: os trigonum syndrome. Am J Orthop, 2009, 38 (5): 252-253

第九章　软组织损伤、血肿、脓肿及肿瘤

第一节　肌 肉 损 伤

一、概述

体育运动损伤是目前最常见的肌肉损伤，由于不恰当、过度的运动能引起肌肉损伤，甚至失去肢体功能。尽管平片、CT、核医学和超声很早就已经应用于肌肉损伤的检查，但因其软组织分辨力低而受到很大限制。MRI 具有独特的软组织分辨能力，是诊断肌肉损伤的实用和可靠的检查方法。

肌肉损伤除由直接外力作用引起肌肉挫伤外，主要是由间接外力作用下使肌肉发生拉伤。股后群肌肉的拉伤最为常见，股内收肌、腰背肌、腹直肌、小腿腓肠肌和比目鱼肌、上臂肌等都是肌肉拉伤的易发部位。

二、临床表现

肌肉拉伤后，伤处局部疼痛、压痛；肿胀、肌肉紧张、发硬、痉挛；功能障碍。当受伤肌肉主动收缩或被动拉长时疼痛加重；肌肉收缩抗阻力试验阳性，即疼痛加剧或有断裂的凹陷出现。有些伤员受伤时有撕裂样感，肿胀明显及皮下淤血严重，触摸局部有凹陷或见一端异常隆起者，可能为肌肉断裂。

三、影像学表现与病理基础

肌肉损伤的 MR 表现随损伤的类型不同而各具特点。肌肉损伤分为直接和间接损伤，直接损伤包括肌肉挫伤、刺伤等；间接损伤包括肌肉拉伤或撕裂，以及神经、血管因素所造成的肌肉受损。其中，肌肉拉伤是肌肉损伤中最为常见的类型。文献报道，肌肉拉伤的 MR 表现与拉伤的严重程度亦关系密切。肌肉拉伤分为 3 级，即轻度（Ⅰ度拉伤）、中度（Ⅱ度拉伤）和重度（Ⅲ度拉伤）。

Ⅰ度拉伤：肌肉-肌腱单元的微小损伤，典型者肌肉或肌腱纤维的撕裂<5%。临床上受伤肢体活动范围不受限制。因损伤部位的水肿和出血，MRI 表现为肌肉韧带结合部在 T2WI 或 PD 脂肪抑制序列呈条纹状高信号，并且水肿和出血常沿肌束间隙扩散，呈现羽毛样外观，而 T1WI 显示局部呈低信号。另外，液体也可能沿肌腹或肌肉之间扩散，发生率达 87%（图 9-1-1，2）。

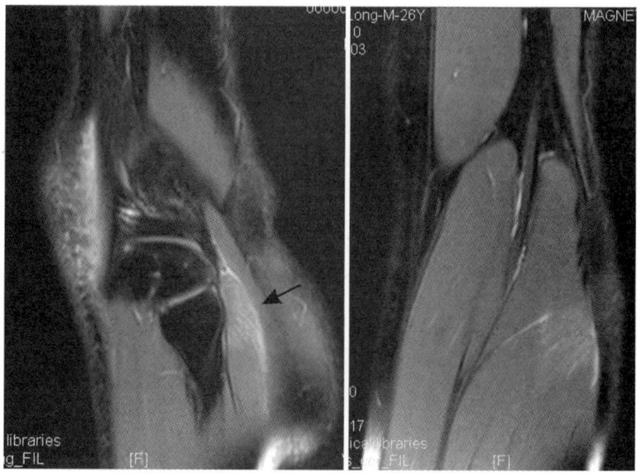

A　　　　B

图 9-1-1　小腿外伤 1 天，肌肉Ⅰ度拉伤

T2 矢状位脂肪抑制显示小腿腘肌Ⅰ度拉伤，肌肉内呈羽毛样高信号影（黑箭头）

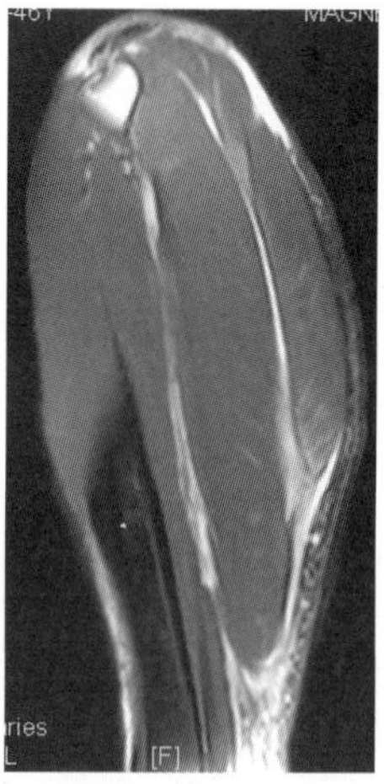

图 9-1-2　小腿外伤 2 天，腓肠肌Ⅰ度拉伤

PD 矢状位压脂小腿腓肠肌Ⅰ度拉伤，腓肠肌呈羽毛样高信号水肿，水肿沿肌腹延伸，肌间隙内可见高信号积液

Ⅱ度拉伤（部分撕裂）：肌肉-肌腱连接处部分撕裂，损伤处可有部分肌肉或肌腱纤维保持其连续性。MRI 所见除Ⅰ度拉伤的表现外，还可见肌纤维的断裂处呈“星状”的组织缺损，伴有邻近肌腱的变薄及紊乱，此时 PD 压脂呈“星状”高信号（图 9-1-3）。肌肉-肌腱连接处血肿是Ⅱ度拉伤的特征性表现。Ⅱ度拉伤按损伤程度的不同又分 3 级，小于<1/3 的韧带撕裂为轻度；<1/3～2/3 的韧带撕裂为中度；2/3 的韧带撕裂为重度（图 9-1-4，5）。临床上表现为伸展能力下降。根据损伤程度和时间的不同，MRI 表现也不一样。损伤 2 周后，MRI 上可见损伤处瘢痕影像。急性损伤时，

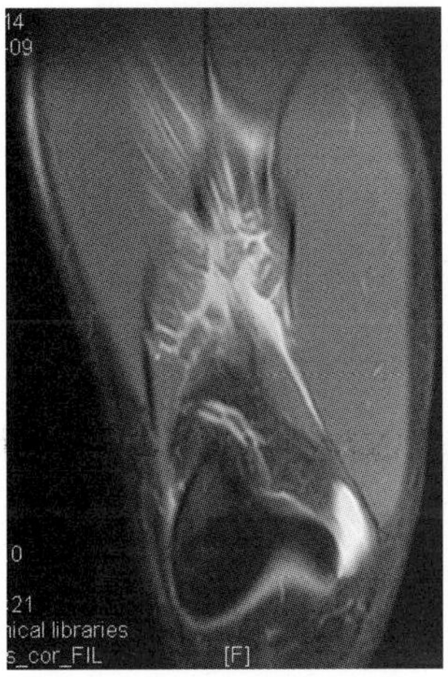

图 9-1-3　大腿肌肉急性拉伤（Ⅱ度）

肌肉损伤，部分断裂，水肿区表现为“星状”高信号水肿

T2WI 或 PD 压脂序列呈弥漫性高信号。出血为Ⅱ度拉伤的特征性表现。肌束间隙和肌群间液体扩散，T2WI 或 PD 压脂序列呈高信号。慢性损伤时，含铁血黄素以及肌纤维化在 T2WI 及 PD 压脂呈低信号，如果恢复不完全，MRI 可见肌肉韧带结合部萎缩的征象。大多数Ⅱ度损伤患者 1 周内在临床上可基本恢复，但 MRI 征象可持续一段时间，并且再次受伤的机会也更大。

Ⅲ度拉伤：为严重损伤，是肌肉-肌腱连接处的完全断裂，伴有或不伴有肌肉回缩。肌纤维回缩在临床上可扪及肿块或肌纤维缺损。MRI 上表现为损伤处广泛的水肿和出血影像，并可见到完全撕裂的肌腱边缘不规则且彼此分离，撕裂肌肉的收缩可以形成局部“肿块”，该“肿块”与正常肌肉具有相同的信号，同时，两断端间被血液和水肿液填充（图 9-1-6～9-1-8）。MRI 还可表现为肌纤维和韧带的不连续，肌纤维松弛，在断裂口出现较大的血肿。在慢性损伤病例中，常出现粘连、瘢痕和纤维化。肌肉在制动 10 天后开始出现萎缩，4 个月后出现不可逆性萎缩。

四、诊断

肌肉损伤通过 MR 影像表现并结合临床病史，一般可作出正确诊断，但是当外伤史较长或没有明确外伤史时，临床上意义较大。MRI 作为一种无创的检查手段，软组织对比度好，空间分辨率高，可以多参数多平面成像，能够根据肌肉形态和信号的改变来诊断肌肉损伤，能够确定损伤的部位、范围、程度及有无血肿形成。

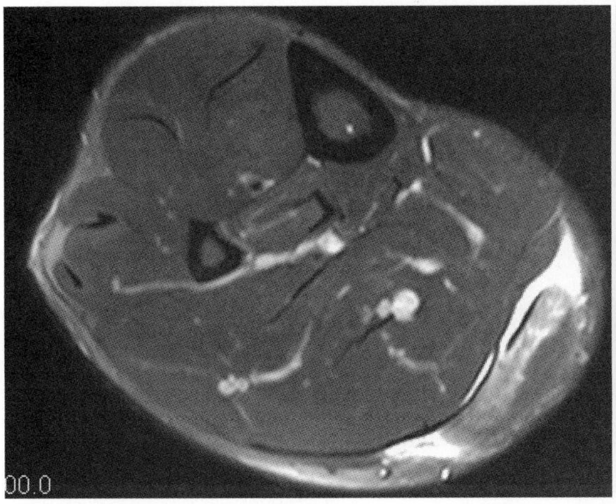

图9-1-4

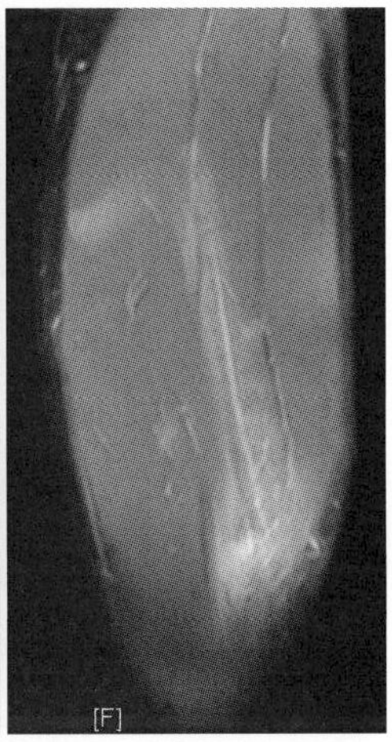

图9-1-5

图 9-1-4，5　小腿损伤 2 天，肌肉急性拉伤（Ⅱ度）。T2 压脂显示腓肠肌弥漫性片状高信号，肌间隙内可见高信号积液

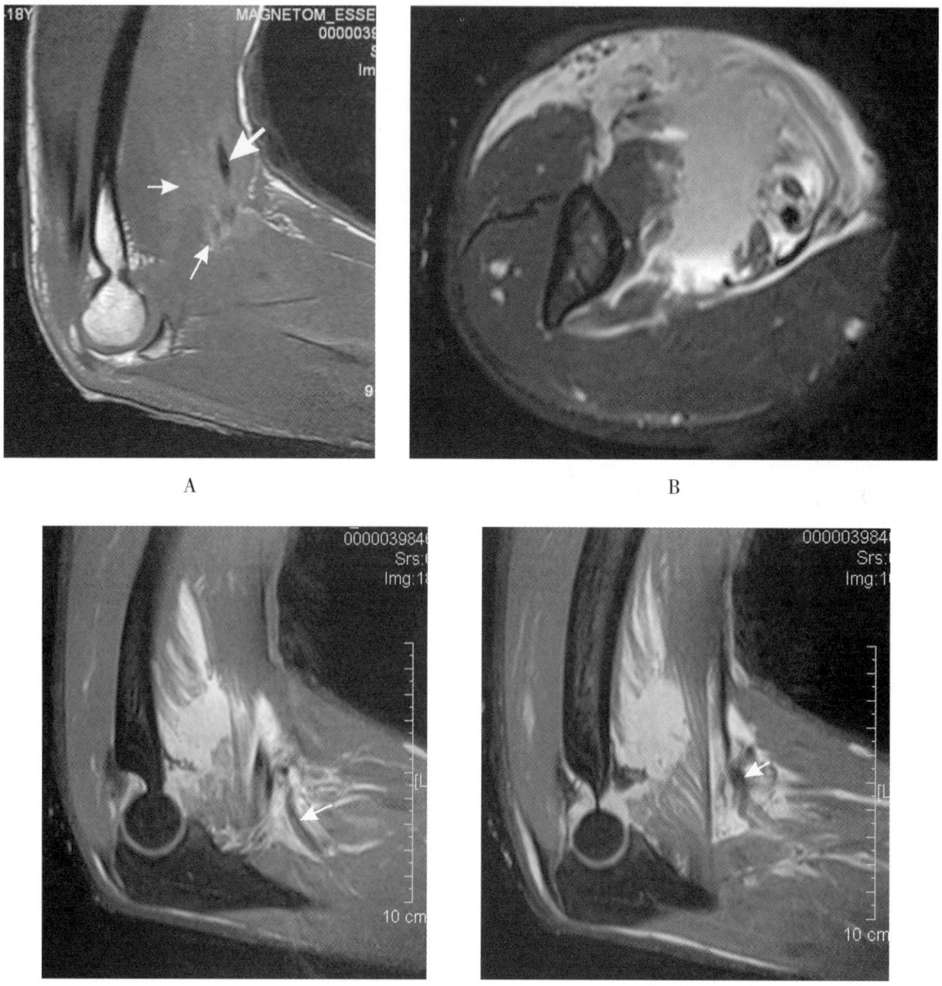

A　　B

C　　D

图 9-1-6　右肘损伤 1 小时，右侧肱肌及肱二头肌损伤、断裂（Ⅲ度拉伤）

A：T1WI 矢状位显示肱二头肌肌腱撕裂，断端回缩呈条状低信号（粗箭头），肱肌及肱二头肌周围可见片状稍高信号出血影（细箭头）；B：T2 轴位压脂显示肌肉损伤部大片出血呈中等信号，周围肌间隙及皮下组织内可见高信号积液；C、D：矢状位压脂显示肱肌呈大片状及羽毛样高信号，其中显示肱二头肌腱撕裂，回缩、迂曲，信号增高（箭头）

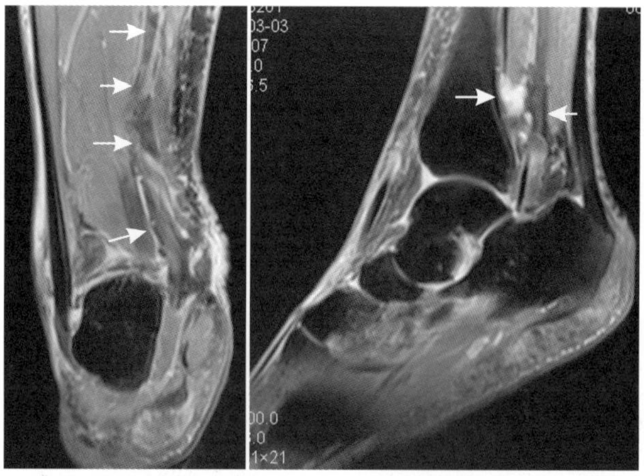

A　　B

图 9-1-7　小腿损伤 7 个月（Ⅲ度损伤）

A：PD 冠、矢状位压脂显示拇长屈肌肌肉与肌腱连接处断裂，肌肉及肌腱萎缩变小，冠状位显示呈中等信号（细箭头）；B：矢状位压脂显示断端可见片状高信号水肿（粗箭头），断裂回缩肌腱（三角箭头）

第五节　进行性肌营养不良

一、概述

进行性肌营养不良（progressive muscular dystrophy，PMD）是一组以缓慢进行性加重的对称性肌无力和肌萎缩为特点的遗传性肌肉病变。本病的遗传方式不一，临床分为多种类型，表现为假性肥大型（DMD）最为多见，发病率约为30/10万，为X连锁隐性遗传病，男性发病。有典型的临床症状、体征及家族史者不难诊断，但对较轻型、变异型及肢带型者因其遗传方式不一。男女均发病，临床症状较轻，容易造成误诊。

PMD是一种常见的遗传性肌源性疾病，目前认为发病机制主要是由于肌营养不良蛋白（dystrophin）基因缺失，引起肌细胞的慢性变性所致。据国外资料报道，PMD基因突变率较高，约10.5×10^{-5}（基因/代），有1/3 PMD患者由新突变产生。

二、临床表现

本病发病年龄7～67岁，男女均可发病，病程可较长，但临床症状较轻。临床表现为进行性四肢无力，走路姿势异常。主要阳性体征：肌无力步态，从轻度的步态异常到重度鸭步；四肢肌力减退，肌肉萎缩，肌张力减低，腓肠肌肥大；四肢腱反射对称性减弱。

实验室检查：磷酸肌酸激酶（CPK）水平显著升高（正常值：酶速法，男：24～195μ/L；女：24～170μ/L），数十倍至数百倍于正常值，在疾病早期甚至无症状期即可出现显著升高。CPK是肌细胞能量代谢的关键性中间产物，CPK催化ATP的末端磷酸基转移到肌酸形成磷酸激酶。肌细胞含有丰富的肌酸激酶，人体肌肉约占总重量的40%，因此肌纤维坏死时大量的CPK被释放入血液，使血清CPK值显著升高。肌电图（EMG）检查肌源性损害。肝功能示AL升高。

肌肉活检提示肌营养不良样改变，肌纤维大小不一，脂肪结缔组织增生，可见肌纤维坏死和再生，可见散在嗜酸性肌肥大肌纤维，缺乏炎症细胞浸润。

临床根据发病部位和发病年龄本病分为五型。

1. 假肥大型（Duchenne型，DMD）　本型是由Duchenne于1868年首先描述，是儿童中最常见的一类肌病。为X连锁隐性遗传，几乎均影响男孩，占活产男婴的（1/3 000）～（1/4 000）（欧美）和1/22 000（日本）。女性仅为异性染色体携带者，不发病。多于儿童期起病，常以骨盆带肌无力、肌张力低、走路缓慢、易摔倒为首发症状。病情进展较迅速，可逐渐累及肩胛带、四肢远端肌群及面肌。背部伸肌无力则站立时腰椎过度前凸，臀中肌无力则行走时骨盆向两侧摆动，呈典型的“鸭步”；患儿仰卧位站起时，先翻转为俯卧位，再用双手支持床面及下肢才能缓慢站起称Gowers征；由于肩胛带肌及前锯肌无力，可呈现“游离肩”和“翼状肩胛”，以上为该型的特征性表现。约90%的患儿有肌肉的假性肥大，以腓肠肌最明显，三角肌、股四头肌、臀肌、冈下肌、肱三头肌及舌肌等也可受累。

另外，尚有一种与此型临床表现类似的类型，称为良性假肥大型（Becker型），由Becker于1957年首先报道，常在5～25岁缓慢起病，病程较长，多在起病后15～20年才不能行走，占出生男孩的（3～6）/10万，心肌受累少见，智力多正常。

2. 肢带型（Erb型）　本型呈常染色体隐性遗传形式，各年龄均可发病，10～20岁起病较为多见，男女均可患病。临床上肌无力及肌萎缩先出现在骨盆带与肩胛带的部分肌肉。初起时两侧常不对称，病情进展缓慢，但年幼起病者发展较快。以下肢无力开始的患者大多10年内累及上肢，腱反射减弱或消失。心肌受累者少见。

3. 面-肩-肱型（Landotlry-Dejerine型）　本型呈常染色体显性遗传，男女均可发病，患病率为（0.4～0.5）/10万，多见于成年人，通常在20岁左右才出现临床症状，亦有从刚出生即出现症状者。病变主要侵犯面肌、肩胛带及上臂肌群，也可累及胸大肌，呈特殊的“苦笑面容”，见垂肩、“翼状肩”及“游离肩”，但下肢受累较轻，偶尔见到腓肠肌和三角肌的假性肥大。影响心脏者甚少见。对寿命影响不大。

4. 远端型（Gower型）　由Gower于1902年首先报道，甚少见。属于常染色体显性遗传。通常在40～60岁发病，逐渐出现胫前肌、腓肠肌及手部小肌肉的进行性无力和萎缩。病程进展缓慢，逐步累及肢体近端。早期腱反射正常，晚期则出现腱反射消失。

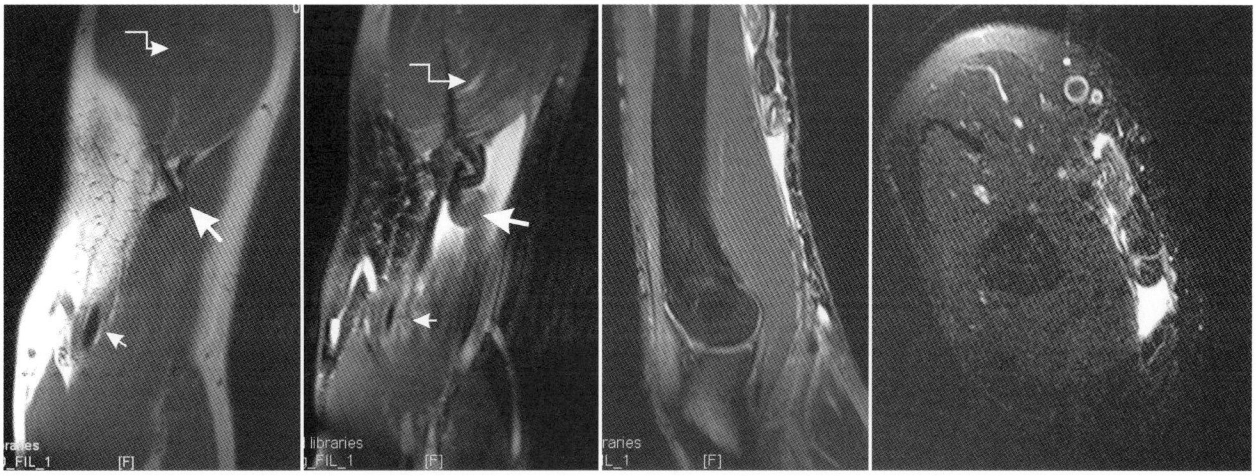

A　　B　　C　　D

图 9-1-8　左前臂拉伤 2 天，肱二头肌肌腱损伤、撕裂（Ⅲ度拉伤）

A：T1WI 肱二头肌肌腱断裂，近端回缩迂曲（粗箭头），呈低信号另一端呈小条状低信号（细箭头），肱二头肌回缩，局部肌肉增大（弯箭头）；B：T2 压脂显示肱二头肌腱断裂，近端回缩迂曲呈一结节状（粗箭头），为“假肿块”，远断端呈条状（细箭头）。周围肌肉组织呈大片状高信号水肿，肱二头肌回缩，局部增大，呈羽毛样高信号（弯箭头）；C、D：T2 压脂矢状及冠状位，肱二头肌近断端回缩至上臂中段皮下，呈“肿块”状低信号影，皮下软组织表现为片状高信号积液及水肿

（邓星河）

第二节　血　　肿

一、概述

软组织出血可由于穿透伤、肌肉劳损、钝伤、凝血障碍性疾病或原发性血管畸形形成，也可发生在肿瘤坏死区。创伤是最常见原因，多见于年轻人。出血可因间接或直接原因引起。软组织出血可表现为间质组织出血和实质组织出血。实质组织的出血可穿透基质组织而呈边界模糊的羽毛状外观，若出血部位较局限和受出血周围组织的限制，血液不断地在局部聚集，则形成血肿。血肿内没有或很少间杂有基质组织。血肿周围常可见实质内出血的表现，即血肿和出血同时存在。软组织内出血和血肿的变化不同，只有血肿可在 MRI 上呈现特征性信号改变。

二、临床表现

患者受伤后均因局部疼痛及功能受限就诊，疼痛多呈剧烈胀痛，活动时明显加剧，但均无局部皮肤发红与皮温升高，可扪及肿块，局部肌肉肿胀。较大肌肉血肿的占位效应使该肌肉解剖间室内压显著升高，可损害间室内肌肉神经的血供，因而患者疼痛显著，功能受限，也可诱发骨筋膜室综合征。

三、影像学表现与病理基础

血肿可见于肌肉内、肌束间脂肪层或皮下软组织内。因患者常有明显的外伤史，故容易诊断。但有时部分患者不能提供明确的外伤史。对于这些患者，MRI 发现血肿的特征性信号改变是诊断的关键。血肿的 MRI 表现随出血时间而异。总之，软组织内血肿的 MRI 表现与脑实质内血肿的 MRI 变化相似。

血肿在整个演变过程中经历几个阶段。骨骼肌内超急性期血肿由于细胞内还有血红蛋白的存在，使其在 MRI 上产生独一无二的表现，即 T1WI 及 T2WI 均为低信号。

1. 急性血肿（<2 天）　T1WI 表现常为等信号，T2 及 PD 压脂呈不均匀高信号（图 9-2-1~9-2-7）。这一信号特点与细胞内去氧血红蛋白有关，也有报道认为急性期血肿 T1WI 为低信号，T2WI 为高信号，这主要与血肿的液体性质有关。在一些较大血肿内有时可见液-液平面。在皮下急性血肿，T1WI 呈等信号，T2 及 PD 脂肪抑制呈高信号（图 9-2-8~9-2-10）。

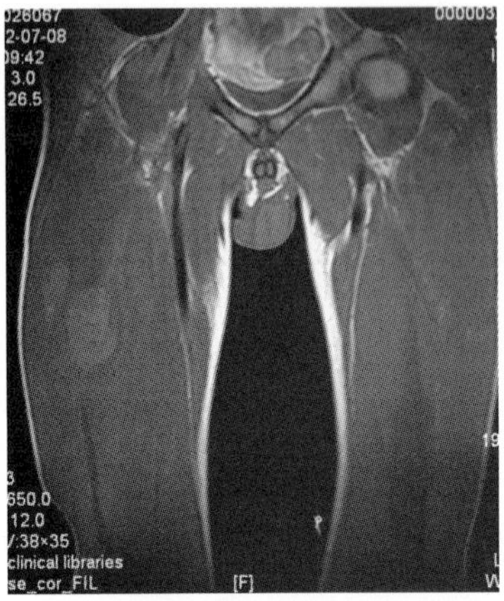

图 9-2-1　右股外伤 1 天。右股中肌及股外侧肌间可见两个大小不等的片状中等偏高信号影

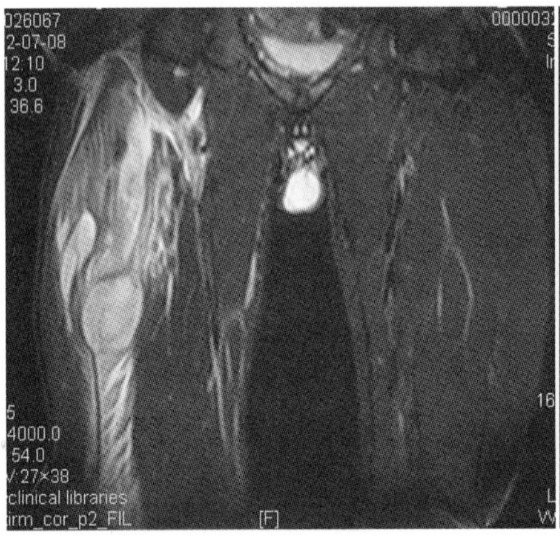

图9-2-2

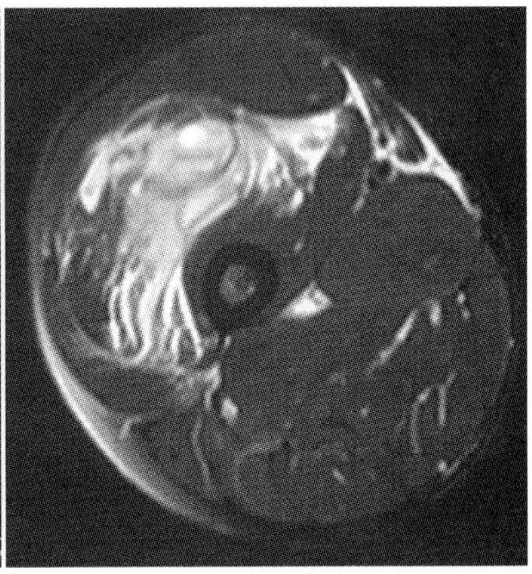

图9-2-3

图 9-2-2，3　与图 9-2-1 为同一病例。T2 冠状位、轴位压脂序列显示一类圆形及弧形条状以高信号为主的混杂信号，边缘清楚，周围肌肉呈大片状羽毛样高信号，肌纤维水肿明显

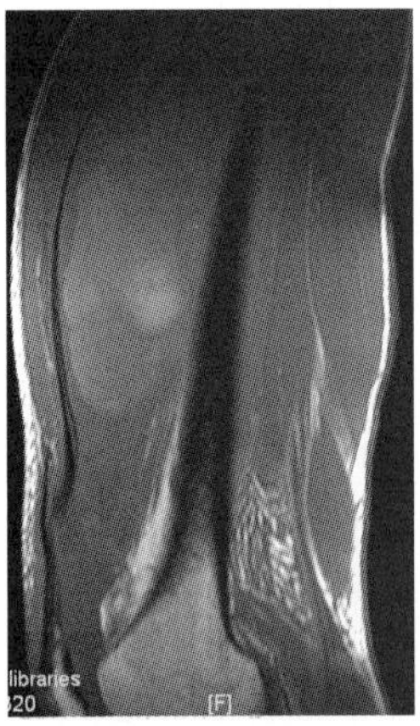

图 9-2-4　右股外伤 1 天血肿形成。T1WI 显示股直肌内可见一长梭形中等偏高信号影，边缘隐约可见，内侧可见局限性小片高信号影（图 9-2-4～9-2-7 为同一病例）

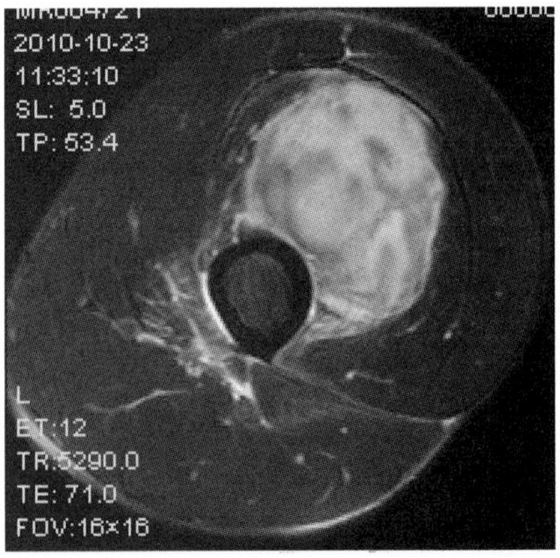

图 9-2-5　T2 脂肪抑制显示股直肌内大片以高信号为主的不均匀混杂信号，边缘清楚，邻近肌肉可见大片状高信号

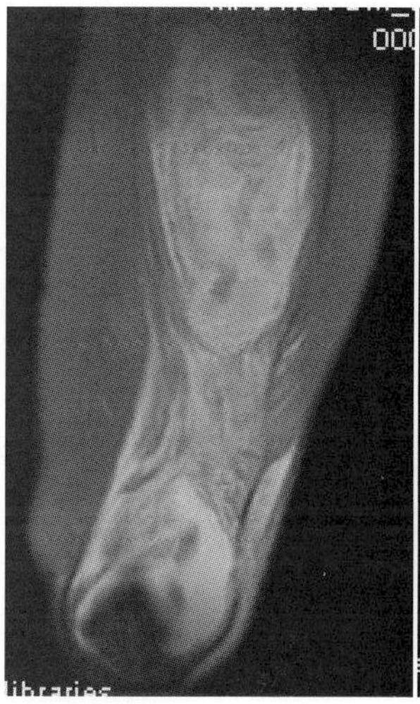

图9-2-6

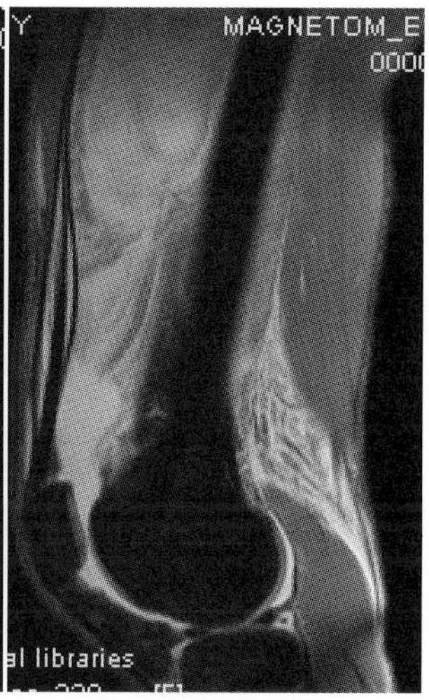

图9-2-7

图 9-2-6，7　PD 冠状位、矢状位压脂，血肿椭圆形呈不均匀以高信号为主的混杂信号，血肿下部肌肉组织呈大片状高信号水肿

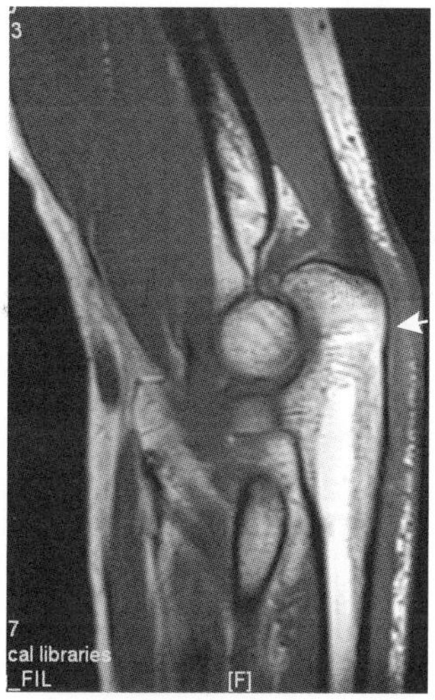

图 9-2-8　肘部外伤 1 天，急性鹰嘴皮下滑囊血肿形成。鹰嘴皮下滑囊呈条状等信号，局部正常脂肪组织信号消失（箭头）

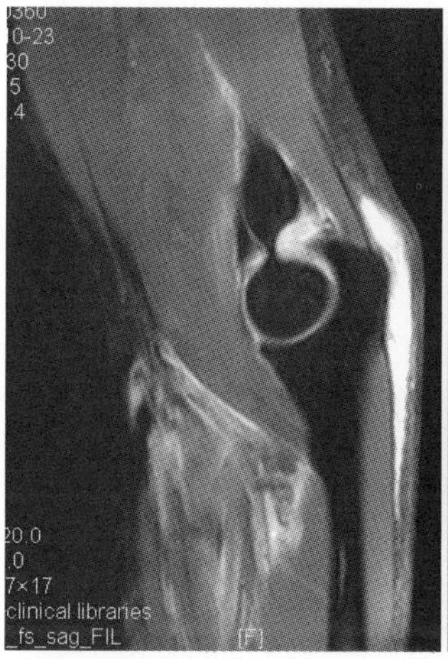

图9-2-9

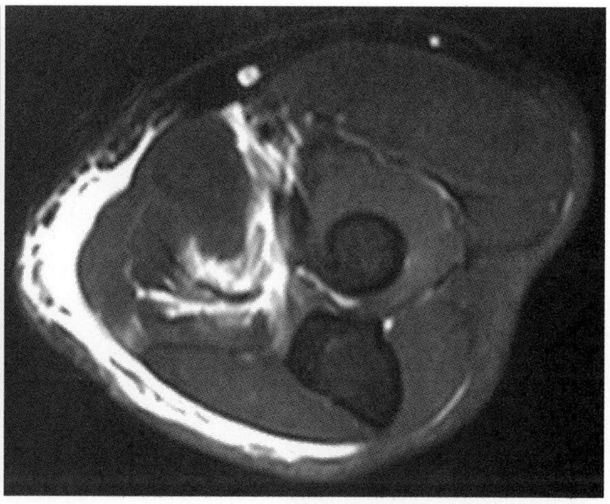

图9-2-10

图 9-2-9，10　与图 9-2-8 为同一病例。T2 脂肪抑制矢状位、轴位显示鹰嘴皮下滑囊呈条状高信号，桡侧腕长伸肌及肌间隙可见大片状高信号水肿和积液

2. 亚急性血肿　为出血 3～4 天后的血肿。随时间延长，血肿内亚铁血红蛋白逐渐氧化转变为高铁血红蛋白。即在高场强 MRI 表现为 T1WI 和 T2WI 或 PD 压脂均呈较高信号（图 9-2-11～9-2-12），这与正铁血红蛋白的沉积有关。随着血肿的演变，内部退变产物的不同，MRI 上表现为混杂信号。实验研究显示，高铁血红蛋白的形成在出血后 80～90 天时最显著。高铁血红蛋白可明显缩短 T1 弛豫时间，故在 T1WI 产生特征性高信号，首先出现在血肿边缘，以后血肿内逐渐充满高铁血红蛋白，此时整个血肿呈均匀一致高信号。但在实际病例中，在受伤 5 天左右，T1WI 表现为等信号，T2 或 PD 脂肪抑制均呈等信号，血肿内可见小点状稍高信号，血肿边缘隐约可见薄层低信号环，在脂肪抑制序列中，周围受伤的肌肉仍呈高信号（图 9-2-13～9-2-15）。

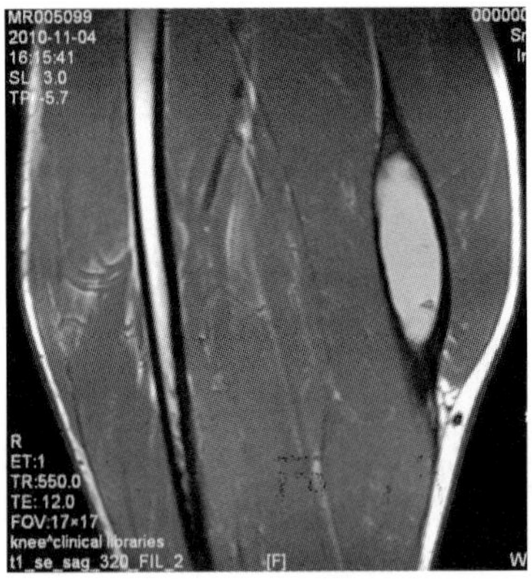

图 9-2-11　右小腿外伤 3 天，亚急性血肿形成。T1WI 冠状表现为腓肠肌与比目鱼肌间隙内长梭形高信号，其内可见散在小点状低信号影，可能为部分含铁血黄素沉着

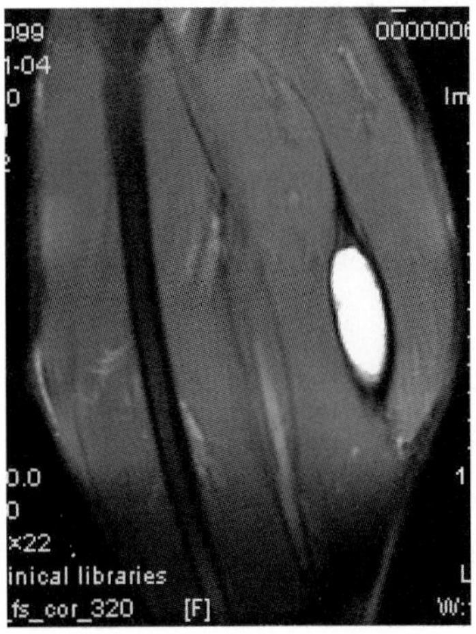

图 9-2-12　与图 9-2-11 为同一病例。PD 压脂冠状位，腓肠肌与比目鱼肌间隙内显示长梭形更高信号影

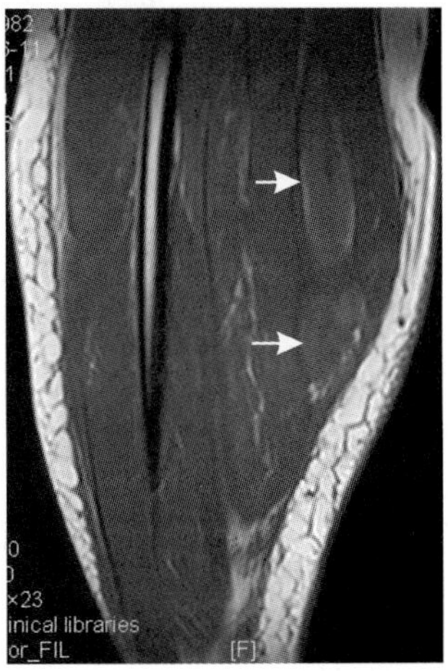

图 9-2-13　小腿损伤 5 天，亚急性血肿形成。T1WI 冠状位显示小腿腓肠肌与比目鱼肌间隙内长条状中等偏高不均匀信号，边缘清楚（箭头）

3. 慢性血肿（<30 天）　病变后期血肿内高铁血红蛋白被吸收或降解，转变成含铁血黄素和铁蛋白沉积于血肿和邻近软组织内。含铁血黄素和铁蛋白在化学组成上有密切关联，提示血肿为慢性期的特征。这两种物质在 MRI 上不产生信号，故在血肿周围形成一特征性低信号环。在梯度回波序列扫描时，由于这两种物质可产生磁敏感伪影，最利于这两种物质的显示。最后，随着高铁血红蛋白的降解，整个血肿缩小且均呈低信号反应。此时血肿于 T1WI 呈低信号，T2 及 PD 脂肪抑制序列均呈高信号（图 9-2-16～9-2-19）。由于含铁血黄素的沉积，慢性血肿经常形成一低信号的边缘。如果出血内的成分被完全吸收，则可能形成血清肿。慢性血肿示其时间长短，如时间更长的血肿，血肿最终完全机化，T1WI、T2WI 及压脂序列上均呈低信号（图 9-2-20～9-2-26）。

肌肉由众多肌纤维构成，少量出血可在肌束间隙内蔓延，但大量出血如何聚集并形成局限血肿的机制目前尚未明确，因此就决定了血肿内成分及随时间演变的不确定性，同时有些患者就诊时无法明确损伤时间或无明确外伤史，因此，定期随诊 MR 则显得尤为重要。

四、诊断与鉴别诊断

肌肉损伤通过 MR 影像表现并结合临床病史，一般可作出正确诊断，但是当外伤史较长或没有明确外伤史时，临床上意义较大，这主要是因为血肿与肿瘤出血较难鉴别。Routin 认为增强扫描可以为鉴别诊断提供重要依据：血肿一般没有强化，而一旦病变肌肉内出现结节样强化灶则肿瘤的可能性比较大。

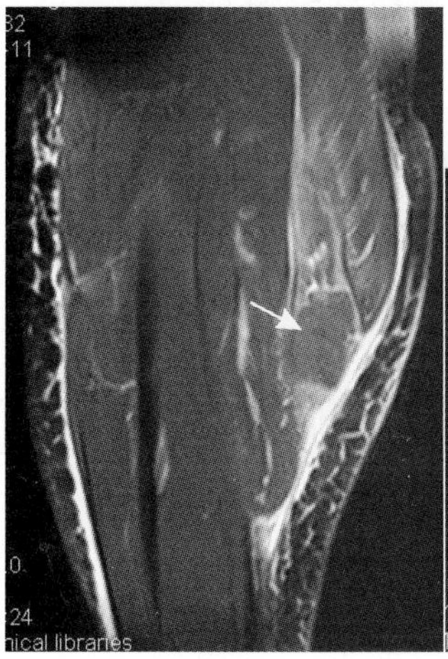

图9-2-14

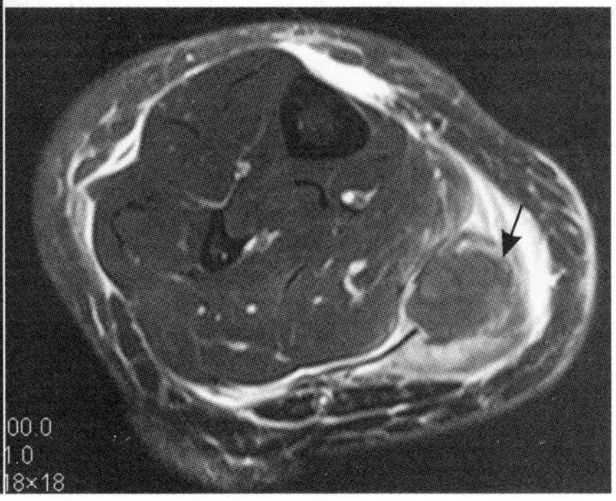

图9-2-15

图 9-2-14，15　与图 9-2-13 为同一病例。T2 脂肪抑制序列肌间隙内血肿仍呈中等信号，边缘隐约可见薄层低信号影，拟含铁血黄素环形成（箭头），周围肌肉水肿，肌间隙内可见高信号积液

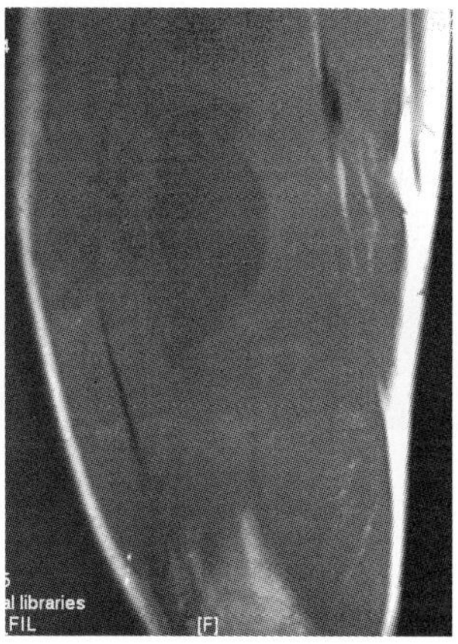

图 9-2-16　股外伤 3 周，慢性血肿。T1WI 显示股直肌内大片不规则形低信号影，边缘清楚。周围肌间隙模糊（与图 9-2-16~9-2-19 为同一病例）

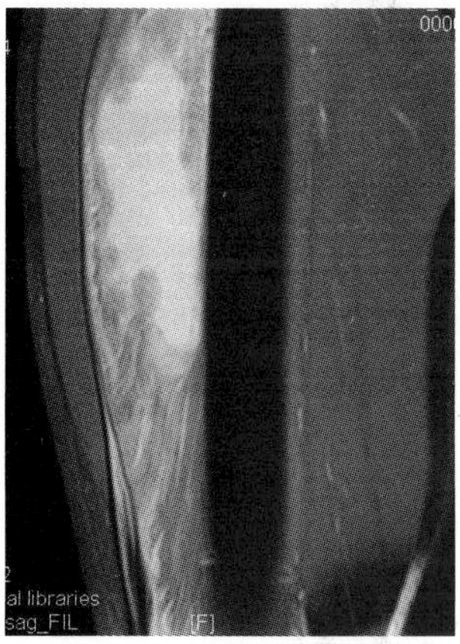

图 9-2-17　PD 显示股股直肌内大片长条不规则形高信号，周围肌肉呈羽毛样高信号改变

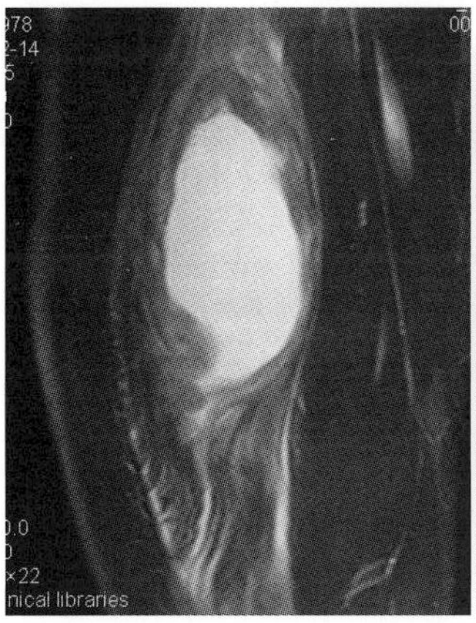

图9-2-18

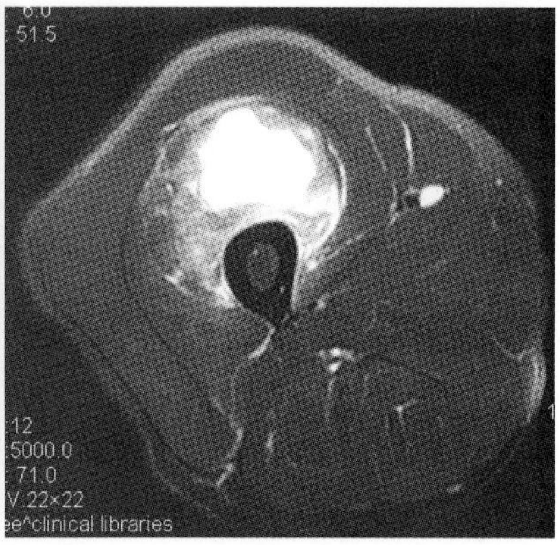

图9-2-19

图 9-2-18，19　T2 矢状位、轴位脂肪抑制序列，显示血肿呈高信号，周围肌肉呈大片状高信号水肿

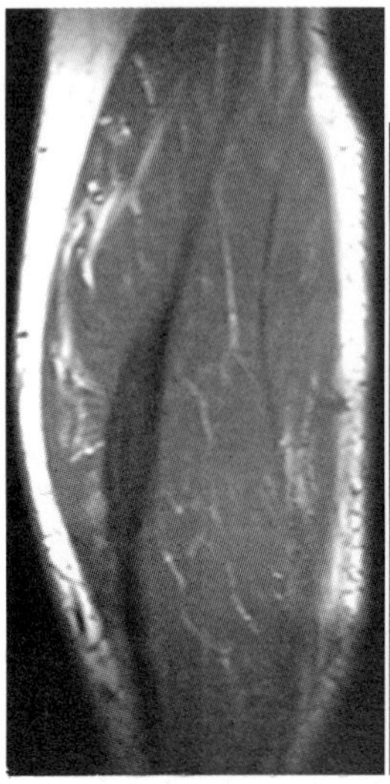

图9-2-20

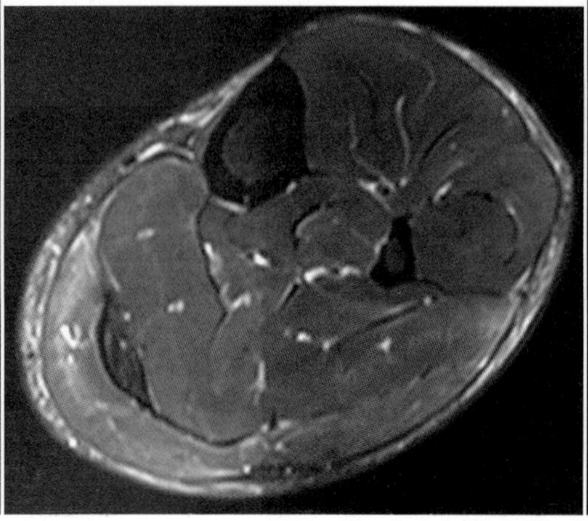

图9-2-21

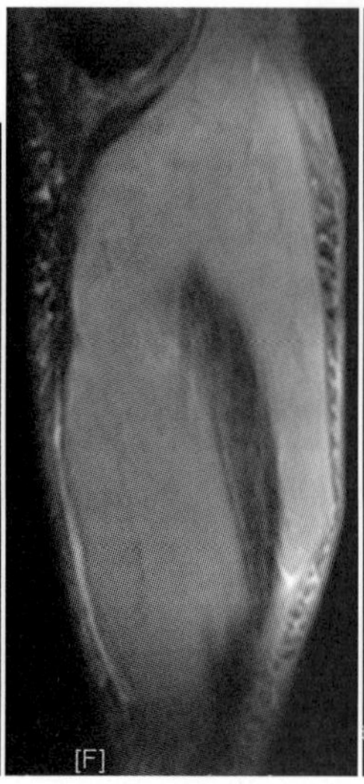

图9-2-22

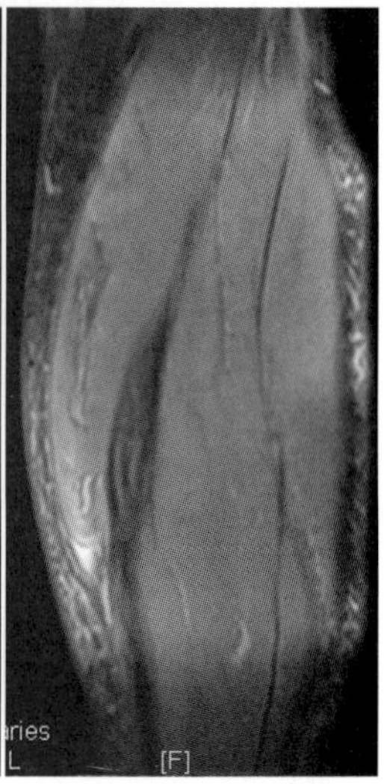

图9-2-23

图 9-2-20～9-2-23 小腿外伤 7 个月，肌间隙内血肿机化。T1WI（9-2-20）、T2（9-2-21）及 PD（9-2-22、9-2-23）脂肪抑制序列，腓肠肌内侧头与比目鱼肌间隙内可见条状以低信号为主的混杂信号影（血肿机化），腓肠肌内侧头表现为不均匀淡薄高信号影

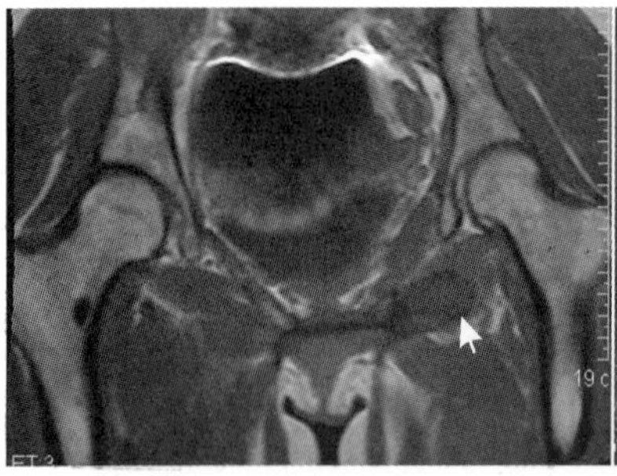

图9-2-24

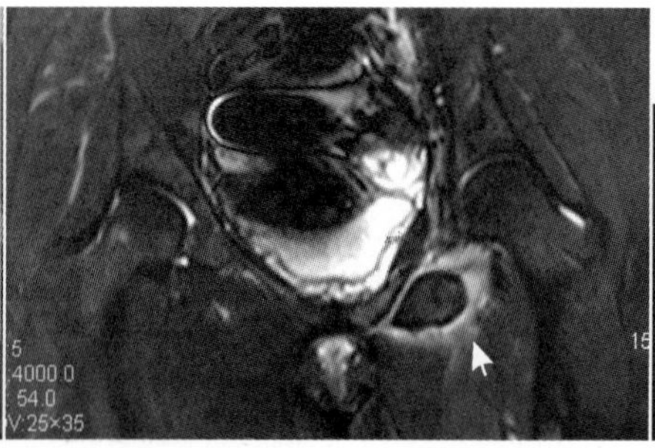

图9-2-25

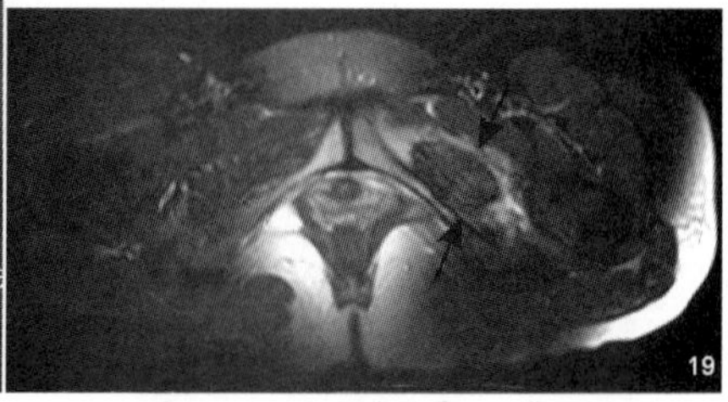

图9-2-26

图 9-2-24～9-2-26 左股部外伤 1 年陈旧血肿。图 9-2-24（T1WI）、图 9-2-25、图 9-2-26（T2 压脂）显示左侧股内侧闭孔外肌可见一椭圆形低信号影，边缘可见一薄层含铁血黄素沉着低信号环（箭头），T2 脂肪抑制周围可见小片环状高信号水肿。

（邓星河）

第三节 化脓性肌炎和脓肿

一、概述

化脓性肌炎是骨骼肌的原发性细菌感染性疾病。由于该病多见于生活在炎热而潮湿地区的人群，故化脓性肌炎又被称为热带肌炎。本病最常见的病原菌为葡萄球菌，约占所有化脓性肌炎患者的 90%。

化脓性肌炎多发生于一侧肢体远端，约半数患者为多个部位受累。与自体免疫性肌炎不同，本病在获得性免疫缺陷综合征（AIDS）患者中的发病率较高，受累肌肉常为非对称性且与肌肉的劳损无关。肢体远端肌肉特别是臀部和股部肌肉是好发部位。相邻的软组织内也可有炎症发生，但皮下软组织炎症程度常轻于蜂窝织炎和筋膜炎的皮下软组织感染，且与肌肉感染的发生不成比例。病变邻近的骨皮质和骨髓多不受累。

二、影像学表现与病理基础

MRI 检查是诊断深部软组织感染的重要方法。早期可见感染肌肉增粗和水肿，随病变进展，肌肉发生坏死，逐渐形成液体积聚和软组织内脓肿。早期 T1WI 改变不明显，但局部肿胀明显，主要可见受累肌肉轻度增粗和皮下软组织水肿，T2WI 脂肪抑制可见受累区域呈明显高信号（图 9-3-1～9-3-3）。化脓性肌炎多伴有肌肉内脓肿形成。软组织内脓肿的 MRI 信号变化较多，典型的脓肿呈圆形、卵圆形或不规则形，可单发或多发，脓肿大小不一，T1WI 呈低信号，T2WI 呈高信号，部分脓肿内可见分层状信号影（图 9-3-4～9-3-7）。有时由于慢性脓肿内蛋白质含量较高，T1WI 可呈高信号或等信号，脓肿壁多为高信号，从而在脓肿边缘形成一高信号环（图 9-3-8～9-3-10）。其机制目前尚不完全清楚，有研究者推测可能与脓肿边缘存在顺磁性物质有关。增强扫描时脓肿壁呈明显厚环状强化，而脓肿中心区域仍呈低信号。周围肌肉组织可示其炎症程度表现为不同程度的水肿（图 9-3-11～9-3-15）。

三、诊断与鉴别诊断

化脓性肌炎症与脓肿形成诊断并不难，MRI 表现较具特征性，结合临床病史与 MRI 表现是确诊本病的主要根据。本病注意与慢性肌肉血肿和肌肉囊性病变鉴别。

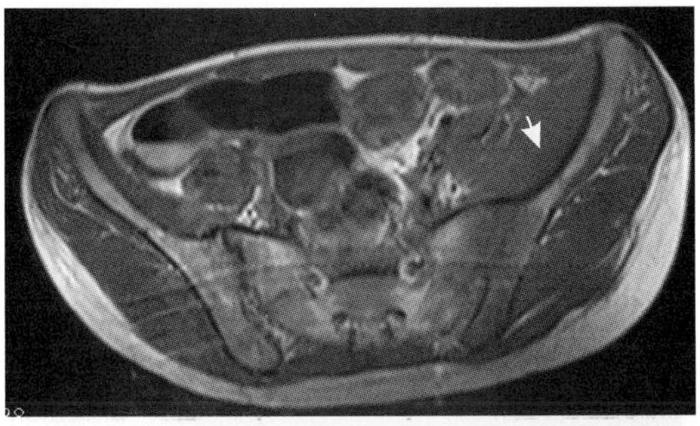

图 9-3-1　男，13 岁，运动后 1 周左髋部疼痛，全身发热。T1WI 显示左髂腰肌肿胀，局部隐约可见梭形低信号影（箭头）（图 9-3-1～9-3-3 为同一病例）

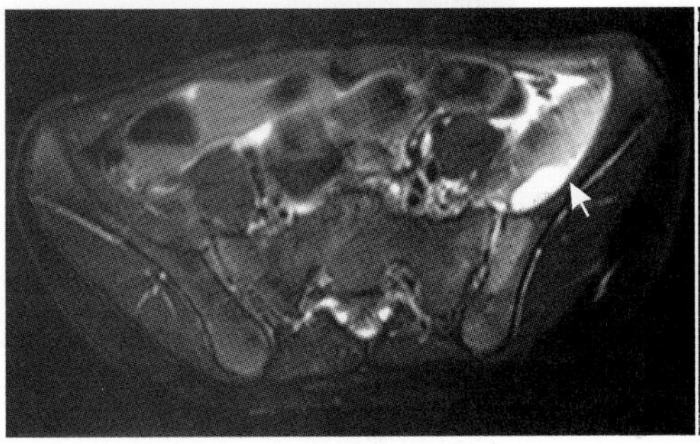

图9-3-2

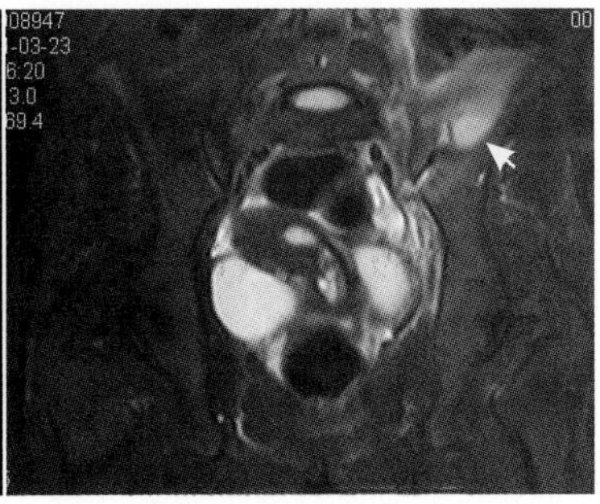

图9-3-3

图 9-3-2，3　轴、冠状位 T2 脂肪抑制显示左髂腰肌肿胀呈弥漫性高信号，左骶髂关节外上方可见一梭形高信号，为化脓性肌炎合并早期脓肿形成（箭头）

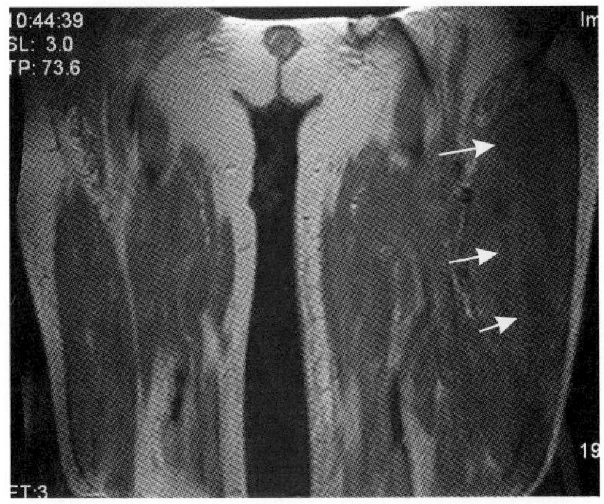

图 9-3-4　左股肿痛 13 天。T1WI 冠状位显示左股股外侧肌肿胀，内隐约可见多个大小不一的稍低信号区（箭头）（图 9-3-4～9-3-7 为同一病例）

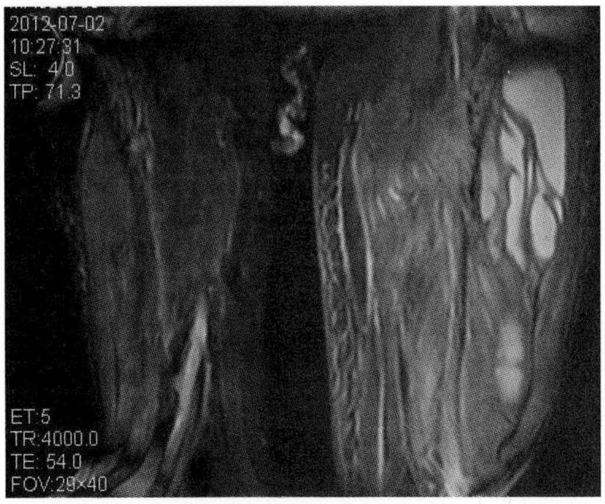

图 9-3-5　T2 压脂显示左股股肌肉弥漫性肿胀，信号增高，股外侧肌内可见多个大小不等、不规则形的高信号影，边缘清楚的液性高信号影

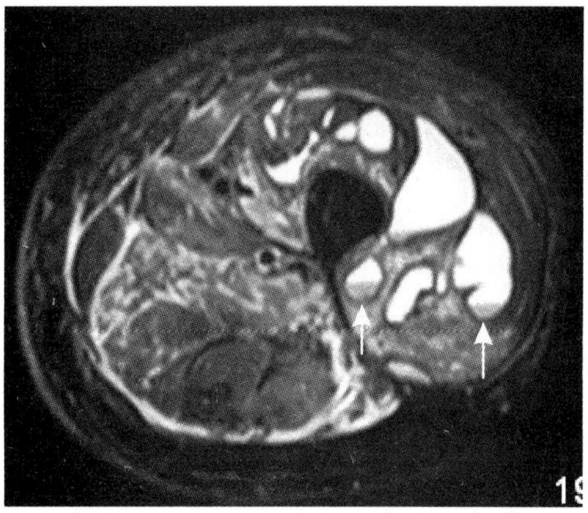

图 9-3-6　T2 压脂轴位显示股外侧肌内可见多个大小不等、不规则形的高信号影，边缘清楚的液性高信号，其中部分脓肿内可见上高下低信号的液-液平面（箭头）

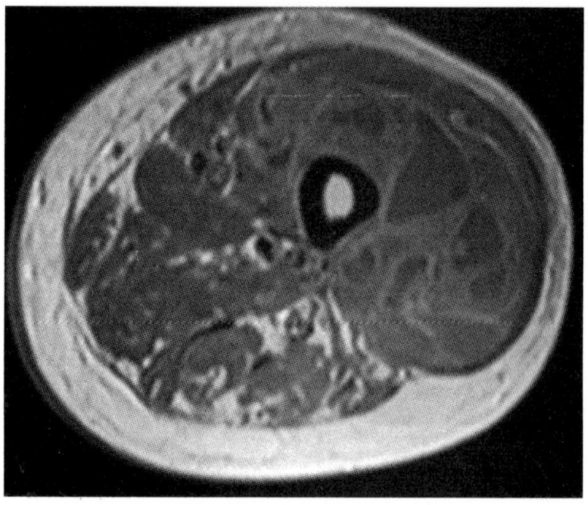

图 9-3-7　T1WI 增强扫描显示股外侧肌轻度强化，肌肉内脓肿边缘清楚，脓肿边缘轻度强化

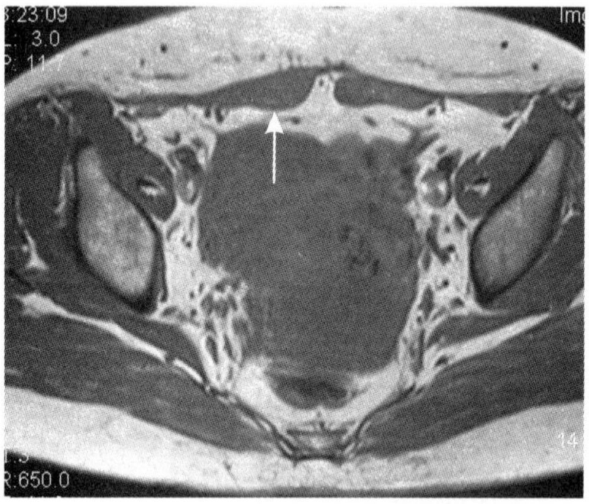

图 9-3-8　T1WI 显示右侧腹直肌靠近中线处呈轻度梭形肿胀，但肌肉信号无改变（箭头）（图 9-3-8～9-3-10 为同一病例）

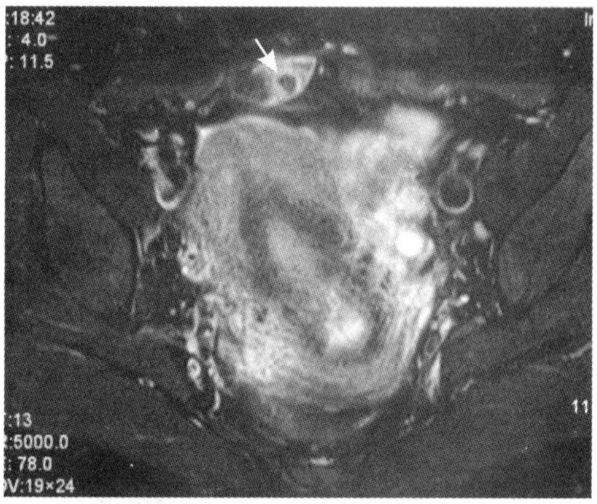

图 9-3-9　T2 压脂显示右腹直肌呈片状高信号，其内可见一类圆形，边缘清楚的低信号病灶（箭头）

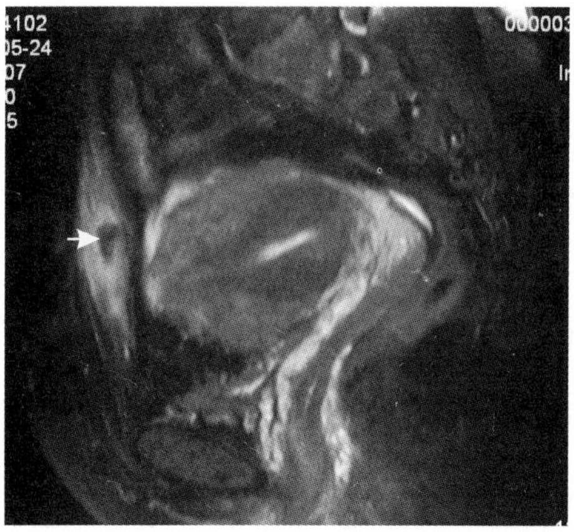

图 9-3-10　T2 压脂右侧腹直肌呈梭形肿胀，肌肉呈高信号炎症水肿，其内可见小片边缘清楚的低信号脓肿病灶（箭头）

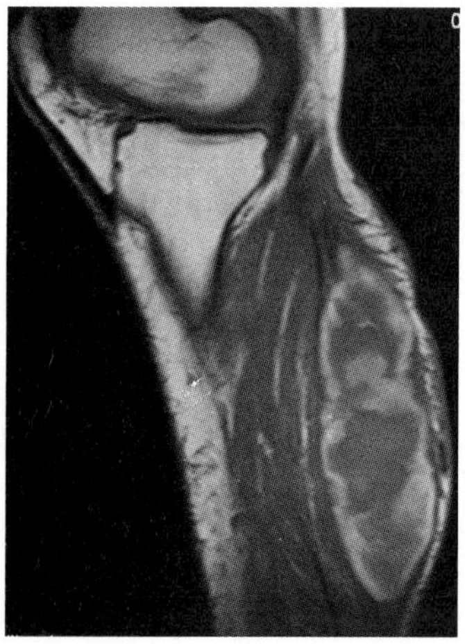

图 9-3-11　T1WI 显示小腿腓肠肌内可见一长梭形，边缘清楚但欠规则高信号影，内缘欠光滑，其内可见大片状不规则的低信号（图 9-3-11～图 9-3-15 为同一病例）

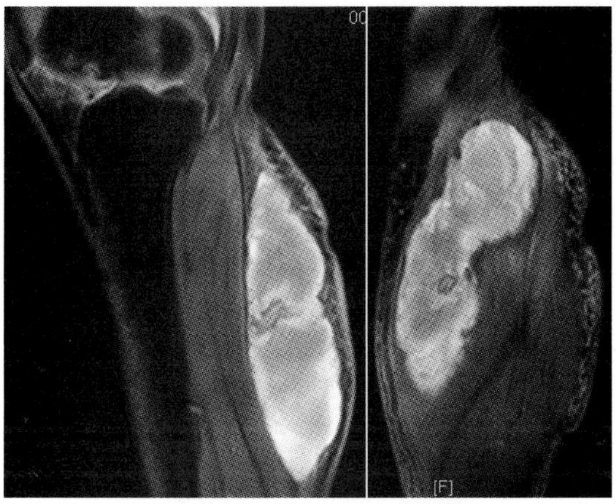
图9-3-12　图9-3-13

图 9-3-12，13　PD 脂肪抑制矢、冠状位，可见肌肉病变区呈不均匀稍高信号，但边缘呈不规则高信号

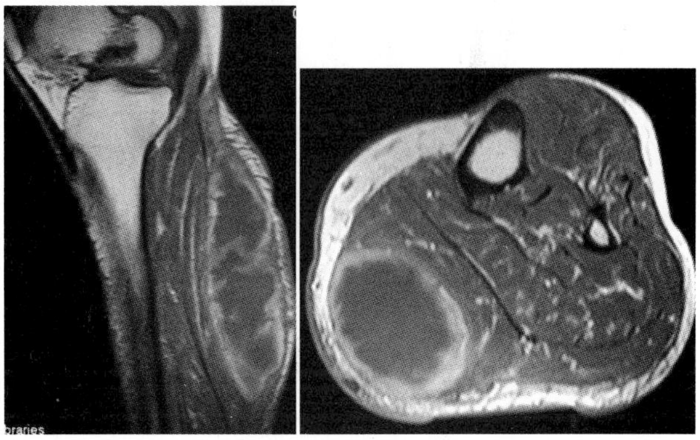
图9-3-14　图9-3-15

图 9-3-14，15　T1WI 增强扫描显示脓肿边缘呈中等度环形强化，内壁厚薄不均，脓肿内坏死并可见多条不完整的中等信号条状影

（邓星河）

第四节　四肢肌内异位腱鞘囊肿

一、概述

四肢肌内异位腱鞘囊肿（gamdionyst）是一种少见的局限于关节附近肌肉内的良性病变，以往常误诊为其他疾病。但其他部位的肌肉内也可发生，如腰部肌肉。

四肢肌内异位腱鞘囊肿最常发生在膝关节附近，又称腓神经腱鞘囊肿。继发于关节囊、腱鞘和神经鞘膜滑囊疝，疝形成后与其宿主组织分离，所分离出来的疝囊沿着组织的薄弱区游走，若潜入肌腱，则形成腱鞘囊肿；若游入肌肉内则形成肌肉内异位腱鞘囊肿；若渗透进入骨内则可能形成骨内腱鞘囊肿。

二、临床表现

根据国内报道，本病发病年龄 20～57 岁，中位年龄 35.5 岁，男多于女。临床上患者均以发现肿块为主诉，其余无明显疼痛史，病程不一，3 个月至 5 年不等；查体可扪及肿物并有压痛，较大的肿物可见局限性隆起并伴有压痛。发病部位可见于膝关节、肘关节、踝关节等。

三、影像学表现与病理基础

四肢肌内异位腱鞘囊肿为边界较清的囊性病灶，T1WI 呈低信号，T2WI 呈高信号，其间可见飘带状低信号分隔带，病灶周缘可见“花环状”或“云絮状”高信号，边缘欠清；T2WI 水抑制呈低～等信号；Gd-DTPA 增强扫描病灶及囊壁无明显强化。病灶中的飘带样低信号分隔，且无明显强化、粗细基本均匀一致，病理上可能①病变纤维组织分隔构成的多房样变所致；②由于游入肌肉组织内囊变的腱鞘组织因肌间隔、肌包膜、肌管系统及骨筋膜鞘的阻隔、限制。

“病灶及灶内无明显强化的窄飘带样分隔带征”，是由于①病灶压迫及病灶长期刺激使其分支小血管受压和（或）炎性狭窄而致组织血供障碍；②囊壁为缺乏血管组织的纤维组织或胶原纤维、散在少量成纤维细胞、内衬不连续的扁平细胞以及有时可见结缔组织黏液变性所致。病灶周围出现的“花边状”或“云絮状”长 T1、长 T2 信号、T2FLAIR 呈低、等信号改变，是由于囊液向周边组织薄弱区或肌间隙扩大的区域渗透所致。根据作者收集病例中，病变多位于股中间肌及股外侧肌，且囊肿均发生于肌肉表面，位于肌间膜下肌肉内，肌肉与肌腱延伸处。如发生在前臂可见于肘部腕屈肌肌肉与肌腱连接处。MRI 除采用 T1WI 序列外，PD 或 T2 脂肪抑制序列能更清楚显示囊肿的大小、形态及分隔结构，根据病变大小不同，囊肿可呈局限性或沿肌纤维走向呈长条分房状，分房影大小不等、形态各异，显示肌肉鞘膜薄层线状高信号积液，并可清楚显示局部肌纤维肿胀，信号增高（图 9-4-1～9-4-13）。如发生于腰部肌肉，囊肿可沿肌肉走向呈长条囊性分房状异常信号影（图 9-4-14～9-4-17）。

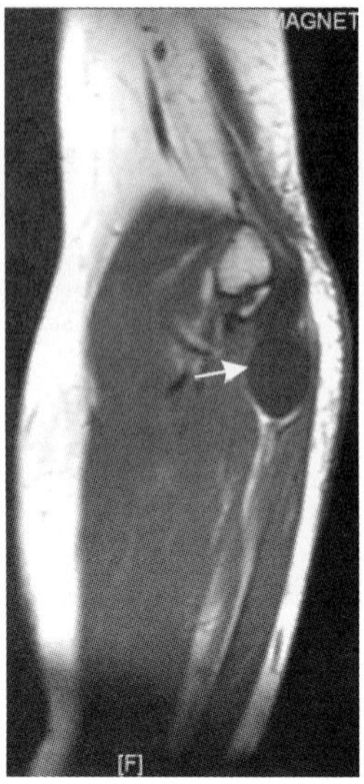

图 9-4-1 T1WI 显示肘部尺侧屈肌肌腱连接处可见一囊状，外形欠规则的低信号影，局部肌肉肿胀（箭头）（图 9-4-1 ~ 9-4-4 为同一病例）

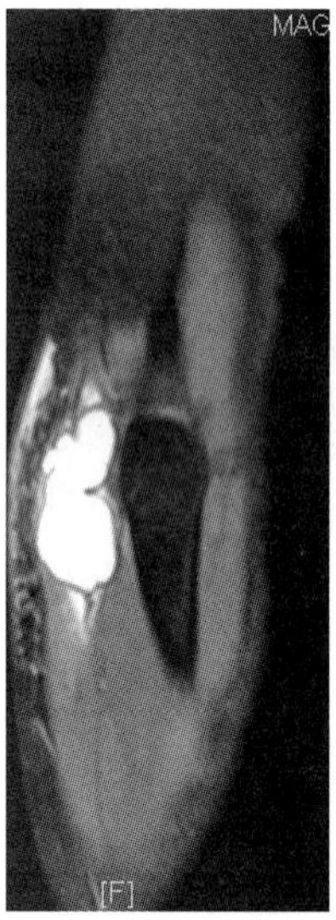

图 9-4-2 冠状位 PD 脂肪抑制显示肌肉内多个大小不一的囊状高信号影，邻近皮下软组织水肿，信号增高

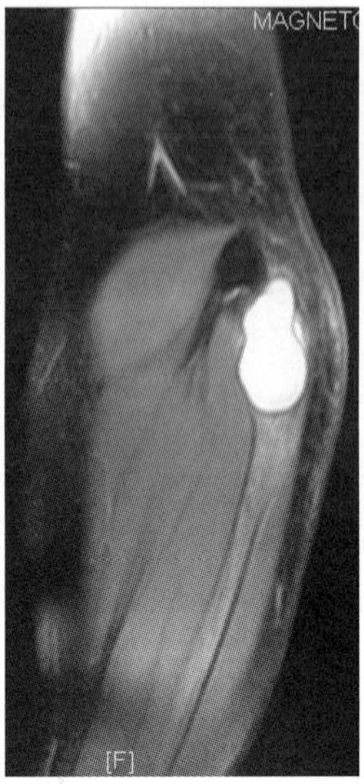

图 9-4-3 矢状位脂肪抑制显示肌肉内不规则形囊状高信号影

四、诊断

肌肉内异位腱鞘囊肿多见于中年患者，好发于下肢大关节附近，临床上多表现为无痛性肿物，质软、挤压可滑动，局部皮肤一般无红肿热痛。MRI 表现有一定的特点：T1WI、T2WI 囊肿呈典型的液体信号，其长轴与肌肉长轴一致，囊肿壁菲薄，内部显示薄层均匀一致的低信号分隔；囊壁周围组织可见少许水肿带；囊肿多呈分叶状，一般不与关节相通。注射对比剂后，囊肿内部低信号分隔带无强化，囊液及灶周水肿无强化，MRI 诊断时，只要注意这些特点，可为临床提供正确的诊断。

五、鉴别诊断

肌肉内异位腱鞘囊肿主要应与肌内黏液瘤、脓肿、肿瘤的坏死囊变、淋巴管瘤等鉴别。

1. 肌内黏液瘤 多缺乏完整的包膜，若病灶内的黏液物质进入相邻的肌肉组织引起反应性的脂肪沉积，MRI 可见肿瘤周围脂肪带信号；黏液对邻近组织刺激所引起的水肿可使病变邻近的肌肉在 T2WI 和液体敏感序列上的信号强度增加。黏液瘤 Gd-DTPA 增强后可见不均匀强化。

2. 肌内脓肿 临床上有典型的红肿热痛病史，MRI 的 T2FLAIR、DWI 序列上呈高信号。Gd-DTPA 增强呈光整的环壁强化。

3. 肌内原发肿瘤的坏死、囊变 常表现边缘不规则和壁结节，Gd-DTPA 增强后边缘不规则强化、壁结节明显强化，患者往往有先痛后肿块的病史。由于骨骼肌对肿瘤的转移有一定的排斥性，肌肉的收缩运动、局部的生化环境及肌肉血管的特性等因素可能不利于转移瘤生存，因此四肢肌内转移瘤罕见。

4. 肌内淋巴管瘤 MRI 影像上“低信号分隔征”出现率较异位腱鞘囊肿低，低信号分隔线较异位腱鞘囊肿更纤细、均匀，且发生于四肢肌内罕见。

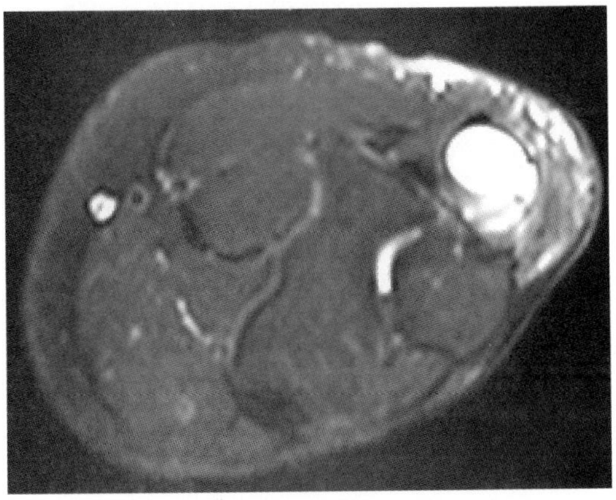

图 9-4-4　轴位脂肪抑制显示多个大小不一的囊状高信号影，内可见分隔，周围软组织显示小片模糊“云絮状”高信号影

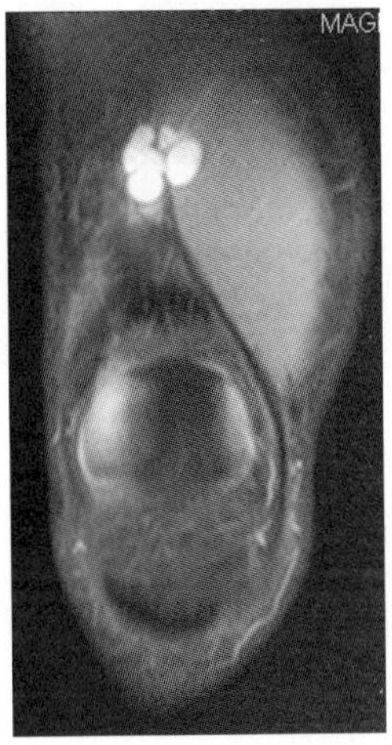

图 9-4-5　PD 冠状压脂显示股外侧肌肌间膜下肌肉内大小不等分房状多囊性高信号影，内见低信号分隔，外形呈“花瓣状”（图 9-4-5~9-4-8 为同一病例）

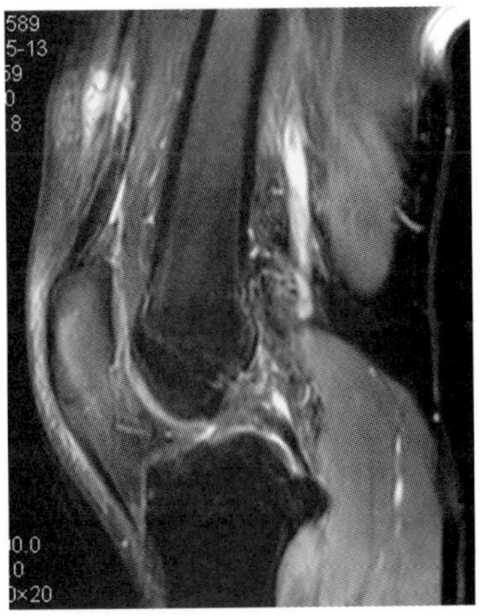

图 9-4-6　PD 压脂肌纤维肿胀，可见高信号积液包绕

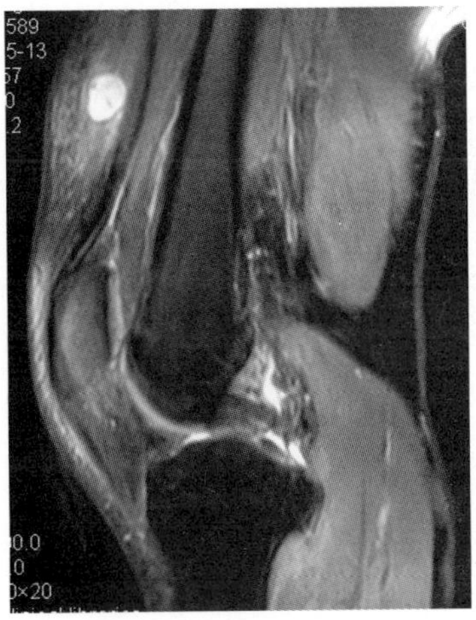

图 9-4-7　PD 压脂不同层面显示肌肉内囊状高信号影，周围可见小片状云絮状高信号水肿影

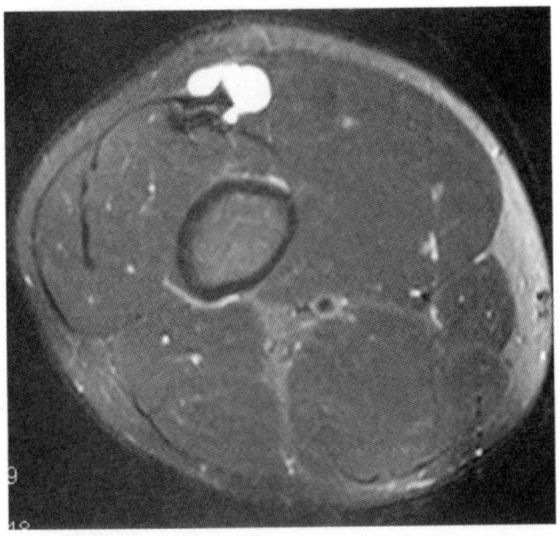

图 9-4-8　T2 轴位压脂，显示股外侧肌肌间膜下肌肉内大小不等，不规则形分房状多囊性高信号影

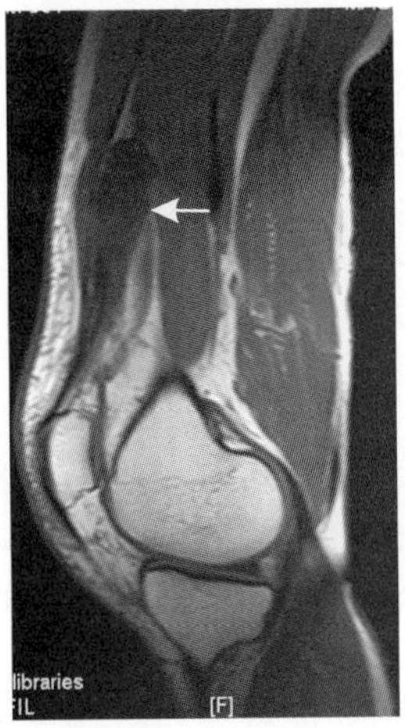

图 9-4-9　矢状位 T1WI 显示股中间肌与肌腱延伸处多房状囊性长条低信号影，病灶部肌肉肿胀（图 9-4-9~9-4-13 为同一病例）

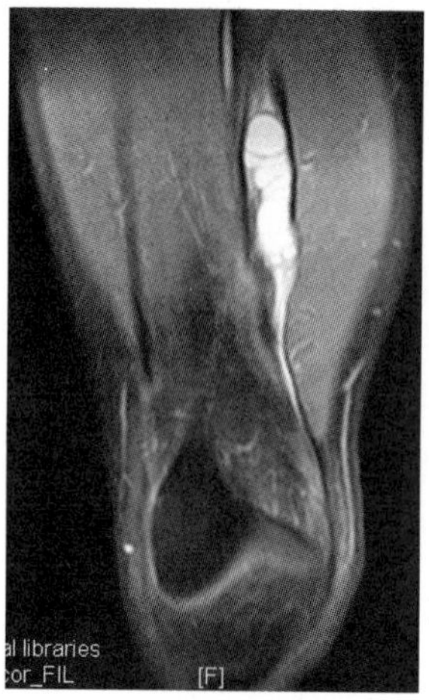

图9-4-10

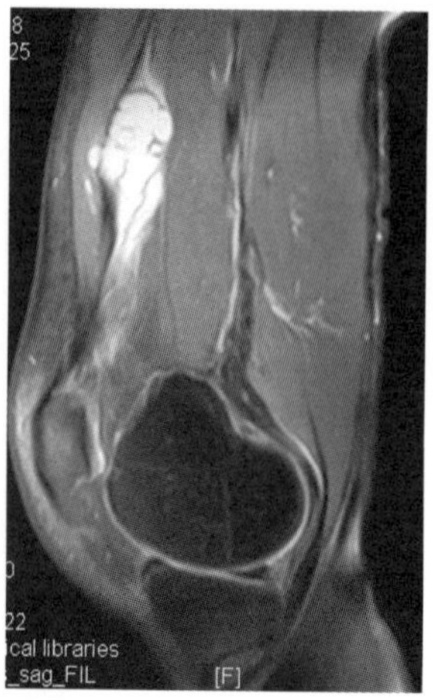

图9-4-11

图 9-4-10，11　PD 冠、矢状位显示股中间肌长条状、大小不等、形态不一囊性病变、内见窄飘带样分隔带征，肌间膜可见长条高信号积液，病变上、下缘可见小片云絮状高信号影

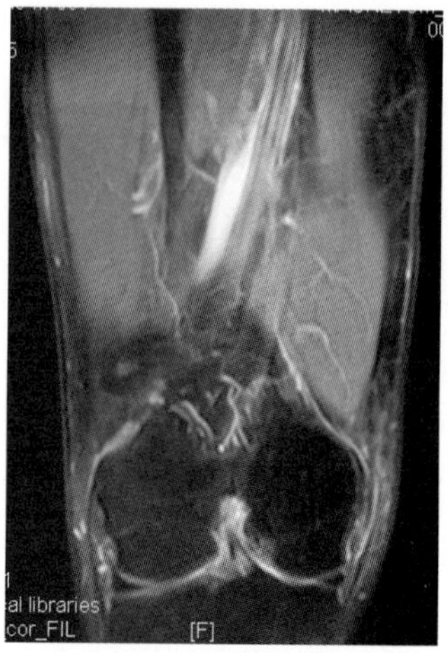

图 9-4-12　PD 冠状压脂显示股中间肌肌纤维肿胀，信号增高，肌肉内可见条片状高信号积液

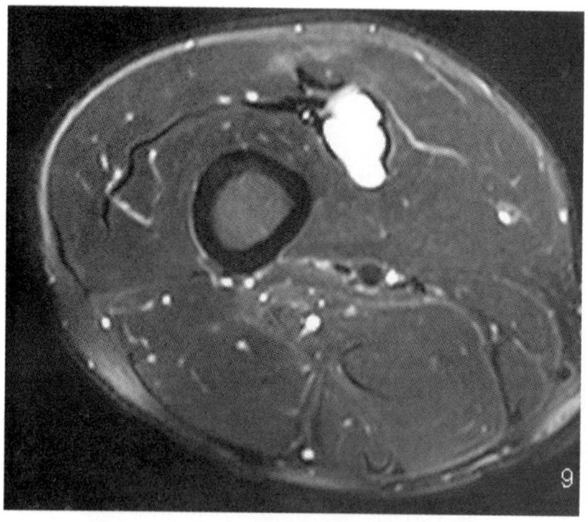

图 9-4-13　轴位压脂显示股中肌肌间隙内囊性不规则形高信号影

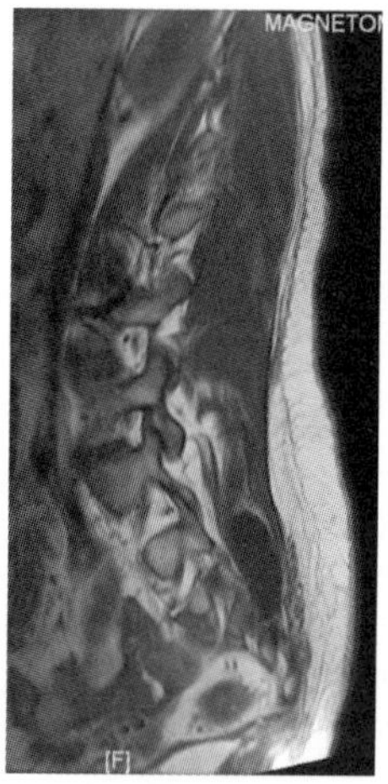

图 9-4-14　T 1WI 矢状位显示腰多裂肌腰及髂肋肌处沿肌肉走行呈长梭形低信号影，边缘清楚，后缘部分肌纤维受压

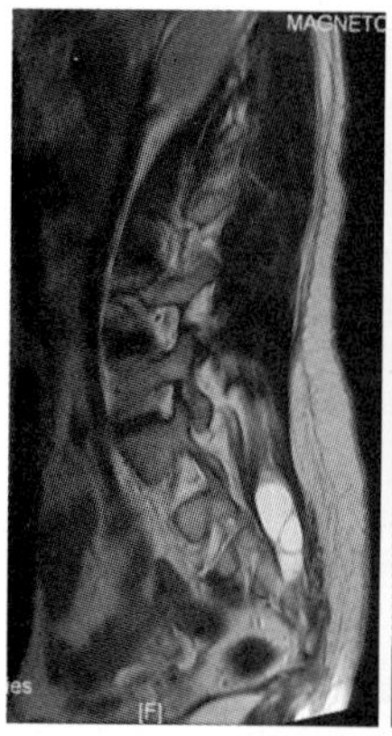

图9-4-15

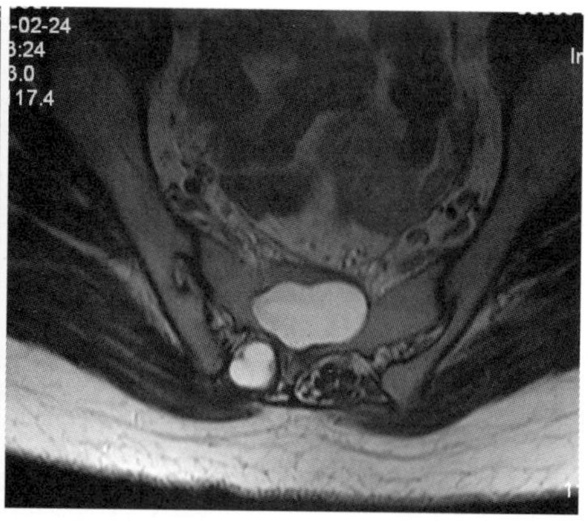

图9-4-16

图 9-4-15，16　T2WI 矢、轴位显示腰多裂肌及髂肋肌处呈长梭形分房状囊性高信号影，内见薄层低信号纤维组织分隔，9-4-16 还显示骶管囊肿，但与肌肉内囊肿无连接。

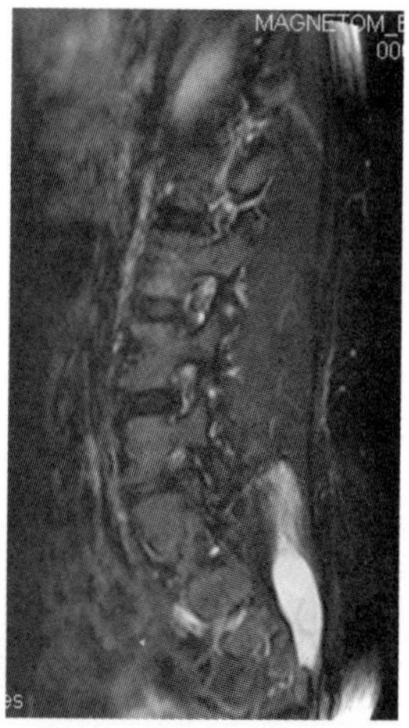

图 9-4-17　T2 矢状压脂显示呈明显高信号，其内隐约可见低信号纤维分隔，上缘见“云絮状”薄层高信号水肿影

（邓星河）

5. 眼肌型（Kiloh-Nevin 型） 本型罕见。

三、MRI 表现与病理基础

DMD、Becker 型 PMD 及肢带型 PMD 患者的骨盆、股部及小腿诸肌群均见受累，DMD，肢带型和 Becker 型的分布特点类似，均以近端肢体受累为主，受累最早、最重的肌肉分布在股前部肌群及股二头肌，包括股直肌、股内侧肌、股外侧肌、股中间肌；其次为股后部肌群，包括缝匠肌、股薄肌、大收肌、长收肌、半膜肌、半腱肌小腿肌肉。

臀肌肌群 T1WI 可见大片呈明显长条状、T2 显示呈中等及小条状混杂信号改变，肌肉萎缩不明显，但 T2 压脂呈中等及低信号。股部受累肌群 MRI 表现较为明显，T1WI 及 T2WI 显示条纹状高信号，轻者 T1WI 显示肌肉内散在斑点状脂肪沉积；小腿肌群受累，肌肉假性肥大增粗，T1WI 呈不均匀杂乱的等和斑点状高的混杂信号、PD 及 T2 压脂呈高信号改变，病变可不对称（图 9-5-1～9-5-10）。病理上为肌纤维内横纹消失，空泡形成，肌细胞呈链状排列并往中央移动。晚期肌纤维普遍萎缩，并有大量脂肪细胞和结缔组织填充，DMD 的肌肉是肌束内大量脂肪组织堆积所引起的。肉眼下可见受累的骨骼肌色泽较正常的苍白，且质软而脆；是 T1WI 及 T2WI 高信号的病理基础，T2 脂肪抑制及 PD 压脂除脂肪组织被抑制外，表现为肌间隙增宽，肌纤维形态欠清，肌肉组织呈高信号。病理光学显微镜下早期可见灶性坏死，肌纤维粗细不均，同时有散在的蛀虫样变，肌肉组织水肿所致。

在面部，面肌显示欠清，咬肌、翼内肌及翼外肌的信号及解剖形态均未见异常。在肩胛带，斜方肌、冈上肌、冈下肌、肩胛下肌、腰大肌，多裂肌呈不同程度信号改变，腰大肌可完全脂肪性变，正常腰大肌形态及信号消失。MRI 上于 T1WI 及 T2WI 均呈高信号改变，T2 压脂由于受累肌肉脂肪沉积多少或肌肉是否水肿而显示信号有所不同，如脂肪性变严重者即表现为脂肪明显受抑制而呈低信号，但多数受累肌肉由于在病理上表现为组织坏死，肌纤维破坏，而表现为水肿的高信号（图 9-5-11～9-5-16）。

由于肌肉间结缔组织的存在，在 MRI 上，各块肌肉的解剖形态易于识别。正常肌肉组织的信号为介于骨皮质与皮下脂肪之间的中等强度信号；在股部，由于肌肉间隔存在较多的脂肪组织，单块肌肉较易识别；在小腿，由于肌间隔内脂肪组织较少，单块肌肉根据 MRI 解剖学特点，分辨并不困难；在面部，由于面肌较薄，且周围脂肪存在较多，各块肌肉也较难区别，但只要 MRI 扫描序列应用恰当，细心观察，尚可分辨。

各型 PMD 的 MRI 由于其病理改变相同，信号表现基本相似，主要表现为 2 种信号改变，即短 T1、长 T2 信号及长 T1、长 T2 信号，前者提示脂肪替代改变，后者提示炎症坏死和（或）水肿病变。在面-肩-肱型 PMD 患者中，上述 2 种信号在同一患者中常混合存在，可表现为信号混杂。

PMD 中的 DMD、Becker 型及肢带型在下肢的表现基本类似，只是肌肉病损的程度及进展的速度存在差别。Becker 型肌病及肢带型 PMD 相对比较良性。病变在下肢两侧较对称，均以臀肌受累最重，其次为股二头肌及小腿后肌群，病变肌肉的 MRI 表现大多为脂肪替代改变，而炎症坏死和（或）水肿改变少见，这可能是与肌肉受累相对较重且病程进展较快有关；在 T2WI 高信号的脂肪病变中，有人认为尚包含炎症水肿的成分在内，只是其所占比例较小，被脂肪的高信号所遮盖。在上述类型的 PMD 患者中，两侧的缝匠肌、股薄肌、半腱肌及胫骨后肌相对保存完好。在 DMD 患者中，两侧闭孔内肌及长收肌亦相对不受累，可能是这类 PMD 的一个显著特点。上述肌肉相对不受累，可能是与这些肌肉在人体活动中主要起协调作用而受力相对较小有关，还可能与这些肌肉的解剖结构有关，这些肌肉大部分为梭形，而且大都跨越两个以上的关节。

MRI T2 或 PD 脂肪抑制上的高信号反映了肌肉的水肿和炎性反应，标示着疾病的急性炎性过程。T2WI 对肌肉内水肿较敏感，水肿组织在 T2WI 上为高信号。但常规 T2WI 不易鉴别水肿和脂肪，二者均呈高信号，通过脂肪抑制技术可以将二者鉴别开来。MRI 上反映的高信号的范围、程度、信号强度通常与疾病的活动性相关，可用于监测治疗反应。

四、诊断

1. 临床、实验室诊断 目前，PMD 的诊断主要通过：①肌无力等临床表现；②肌酶检查，血清肌酶尤其是 CPK 的检测对神经肌肉疾病的诊断具有重要价值；③肌电图检查；④肌肉病理活检。其中，肌肉的病理活检对诊断起着关键作用，肌电图检查能够提示肌肉的肌源性损害或神经源性损害，在临床上广为应用，但二者均为创伤性检查，不易为患者接受，难以重复检查。

2. 病理特点与诊断　各型 PMD 虽然自然演变过程不同，但由于骨骼肌纤维对各种致病因子的病理反应较局限，其病理改变基本相同，主要表现为肌纤维的退变、坏死和再生，坏死的肌纤维呈多时相、多灶性分布，并有吞噬细胞反应。早期可见不透明肌纤维，间质中有明显的纤维组织或（和）脂肪组织增生；疾病晚期肌纤维普遍萎缩，并有大量脂肪和纤维组织充填。DMD 患者尚可累及心肌，导致心传导系统障碍。

3. MRI 诊断　随着 MRI 在临床中的广泛应用，其应用于骨骼肌肉系统的优越性逐渐体现，但有关 PMD 诊断的研究和报道仍十分少见。MRI 在 PMD 诊断中，能够判断肌肉病变的部位、范围及程度，能够区别肌肉的脂肪变性或炎症水肿病变，具有较高的特异性及敏感性，根据各型 PMD 的 MRI 特点，结合临床表现，以及血清肌酶尤其是 CPK 的检测，能够较准确地对各型 PMD 作出诊断。

五、鉴别诊断

早期患者，单纯的 MRI 检查有时无法作出较明确的诊断，因为，MRI 检查对于区别 PMD 早期的局灶性坏死和早期多发性肌炎的炎症水肿反应有时存在困难，二者的信号基本类似。因此，尚需结合临床表现、酶学检查及肌肉病理检查等，才能作出比较准确的诊断。通过临床、实验室、病理和 MRI 的资料综合征，对诊断和鉴别诊断很有帮助。

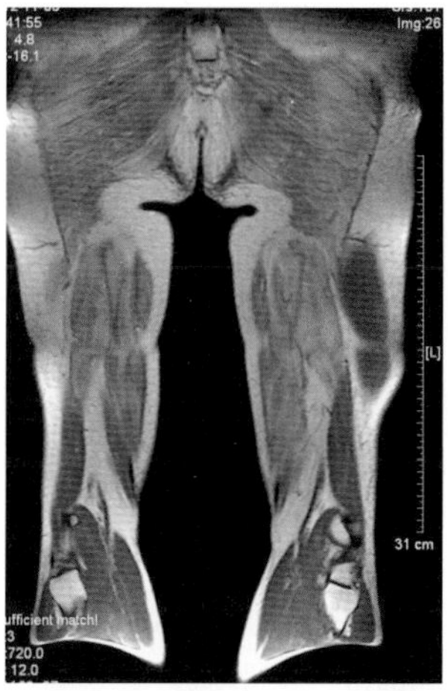

图 9-5-1　T1WI 显示臀部及股后部肌肉多量脂肪性变，正常肌肉组织被脂肪组织替代，呈条状及片状高信号，正常肌纤维形态消失（图 9-5-1~9-5-10 为同一病例）

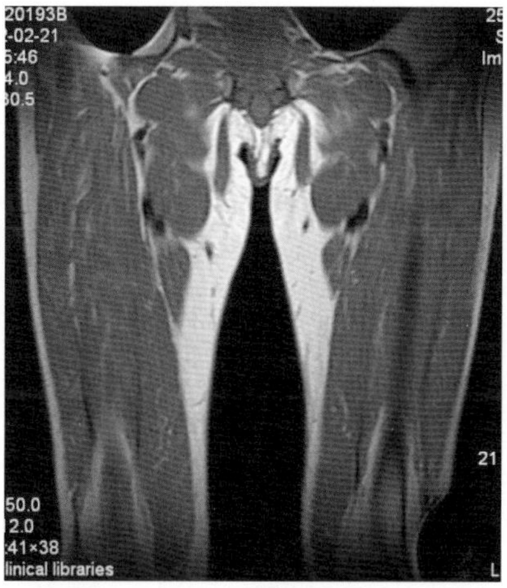

图 9-5-2　T1WI 显示臀部、股前外侧肌肉组织内可见多量条状高信号脂肪沉积

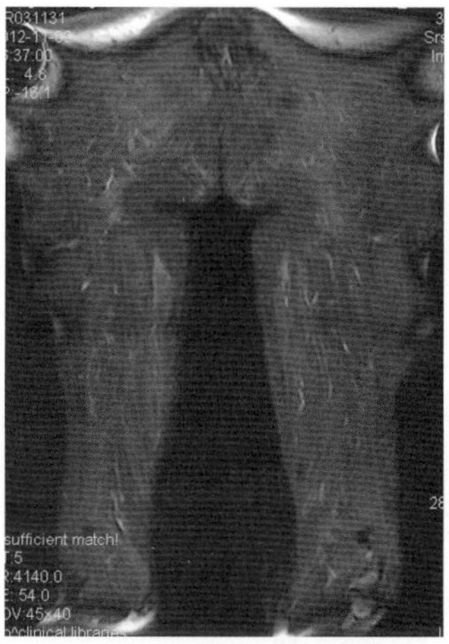

图 9-5-3　T2 压脂显示臀部及股后部肌肉组织脂肪被抑制外，肌肉内可见条状及片状高信号影，示为肌肉水肿。

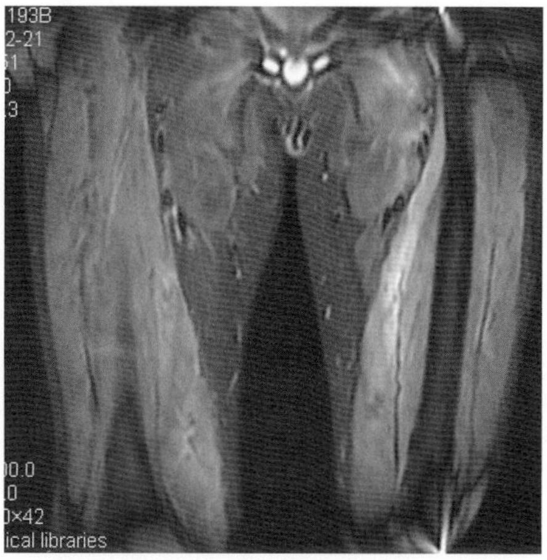

图 9-5-4　T2 压脂显示臀部及大腿肌肉弥漫性不同程度信号增高，其中以左侧中间肌明显，信号明显增高

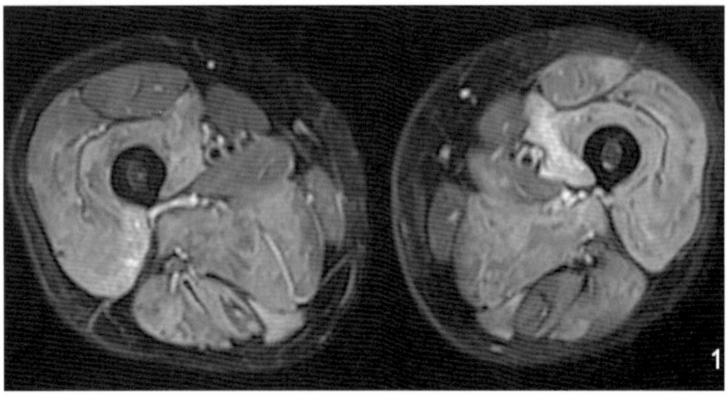

图 9-5-5　T2 轴位脂肪抑制，显示双股除缝匠肌和股薄肌外，其他肌群普遍性信号增高，以左侧中间肌明显，信号明显增高

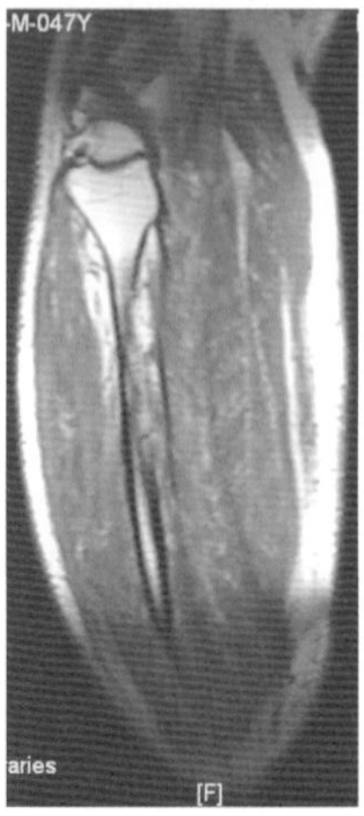

图 9-5-6　T1WI 显示小腿肌肉肿胀，除皮下脂肪外，小腿肌群显示数条不规则脂肪高信号影，肌肉呈混杂信号，肌肉肿胀

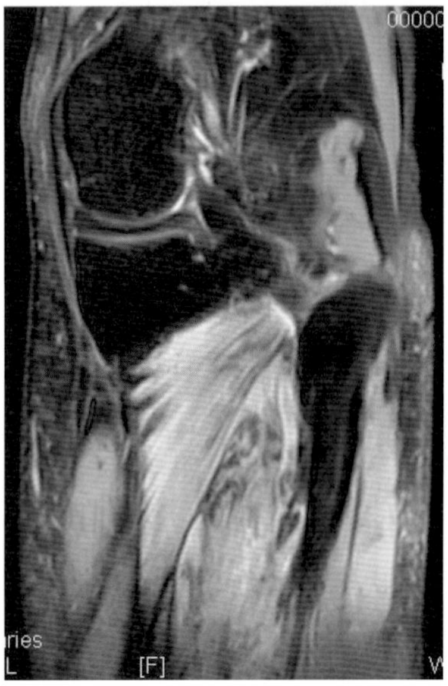

图9-5-7

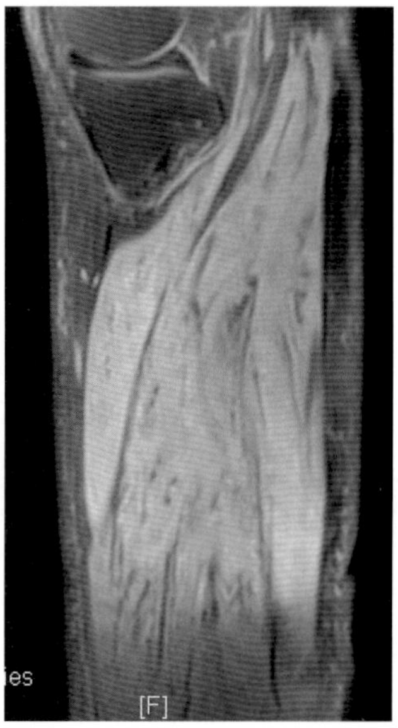

图9-5-8

图 9-5-7，8　PD 压脂冠、矢状位显示小腿肌群明显肿胀，信号增高但不均匀，肌纤维结构紊乱，皮下组织可见网状高信号水肿

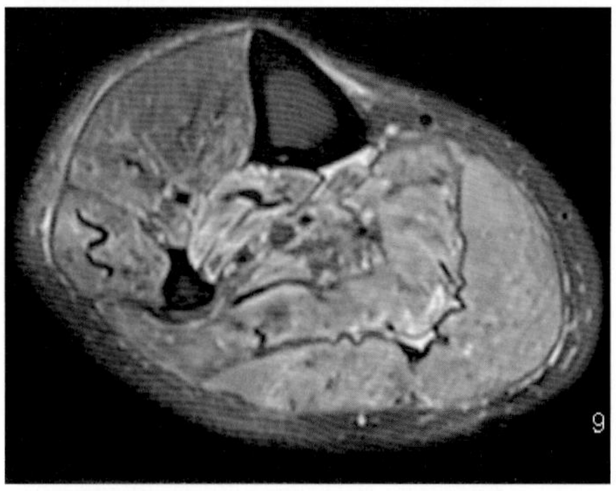

图9-5-9

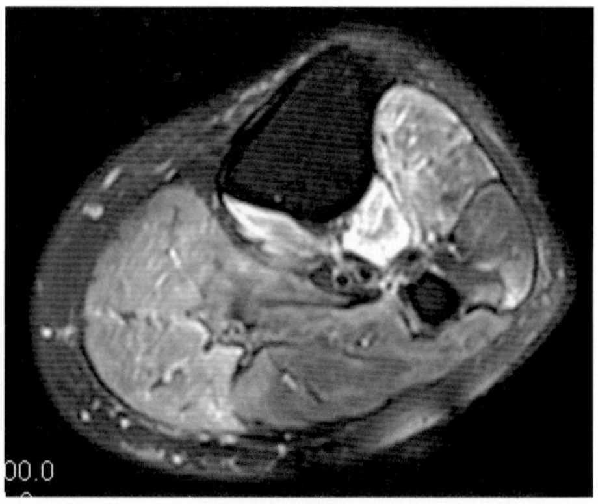

图9-5-10

图 9-5-9，10　双侧小腿 T2 轴位压脂，显示双侧小腿肌群不同程度水肿，信号增高，以左侧胫骨后肌及趾长伸肌明显，右小腿部分肌组织萎缩，肌间隙增宽

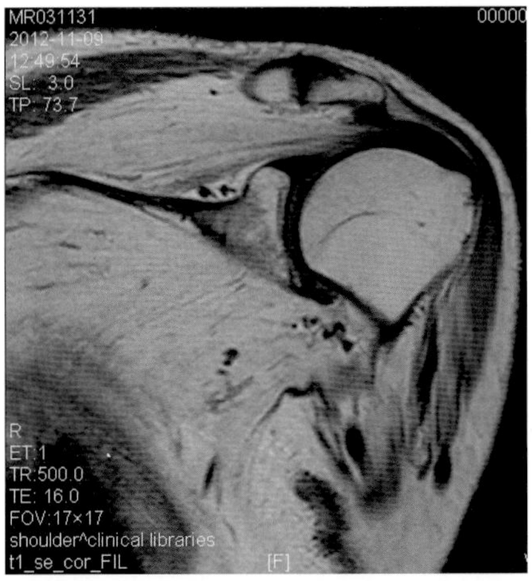

图 9-5-11　T1WI 显示冈上肌及斜方肌脂肪沉积呈高信号，冈上肌基本上呈脂肪性变

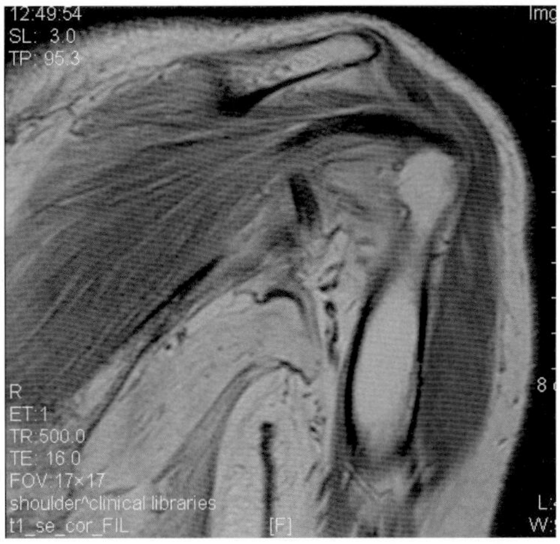

图 9-5-12　T1WI 显示肩胛下肌、冈下肌脂肪沉积，以肩胛下肌明显并呈脂肪性变

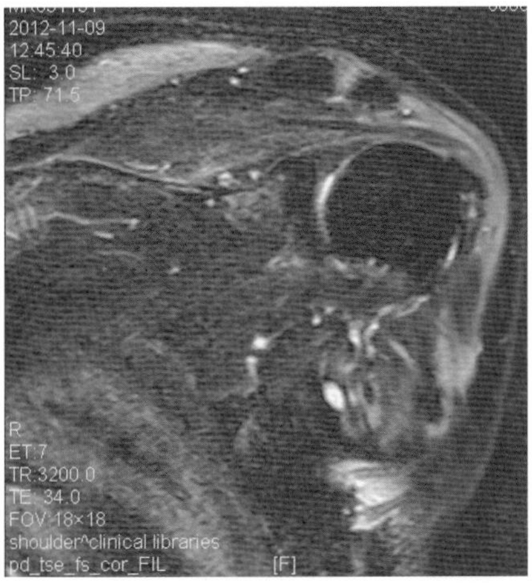

图 9-5-13　PD 压脂冠状位显示冈上肌脂肪组织被抑制呈低信号，其内可见轻度高信号水肿，斜方肌呈高信号水肿

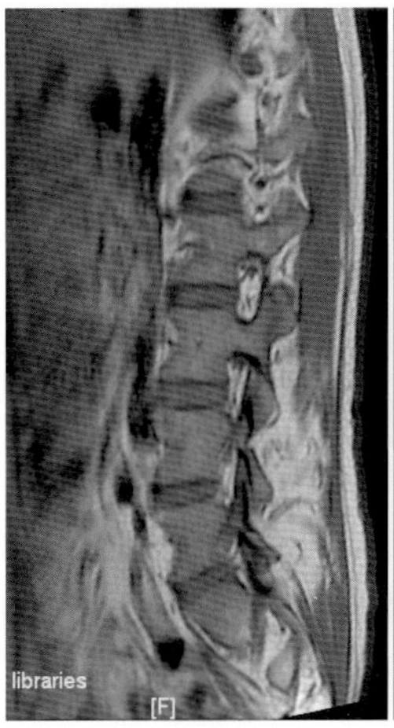

图9-5-14

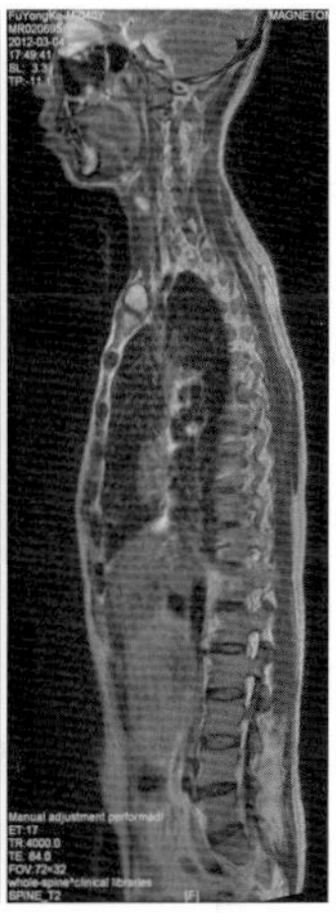

图9-5-15

图 9-5-14（T1WI），15（T2WI）　矢状位显示腰部肌群呈多量脂肪沉积

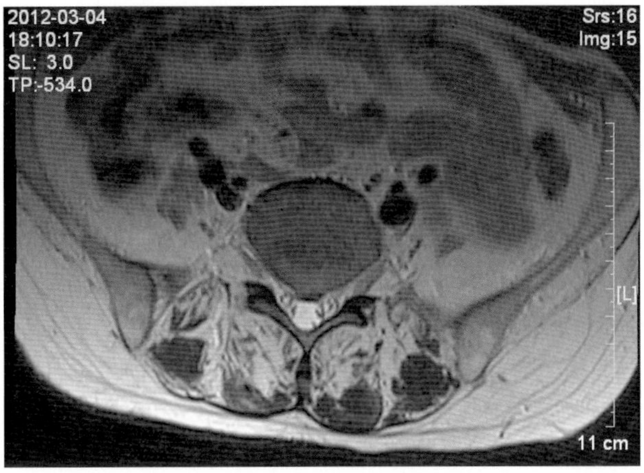

图 9-5-16　T2WI 轴位显示腰髂肋肌、多裂肌、腰最长肌部分脂肪性变，其中腰大肌完全脂肪性变、萎缩，正常形态消失

（邓星河）

第六节 肌肉原发非霍奇金淋巴瘤

一、概述

淋巴瘤可分为单纯淋巴结病变、单纯结外病变、结外伴结内病变。肌肉淋巴瘤为极为少见的结外淋巴瘤，可分为原发和继发两大类，其中，原发更为罕见。原发肌肉淋巴瘤的影像诊断标准包括①既往无淋巴瘤病史；②组织病理学证实为肌肉淋巴瘤；③CT等检查未发现其他部位淋巴瘤；④肌肉病变早于或范围大于骨骼病变；⑤邻近肿瘤的骨骼表现为边缘侵蚀性改变等。无论原发还是继发，肌肉淋巴瘤极为罕见。一般认为肌肉淋巴瘤缺乏影像学特征，与外周型原始神经外胚瘤、恶性纤维组织细胞瘤和骨化性肌炎等容易混淆，术前诊断很难。

二、临床表现

原发肌肉淋巴瘤好发于四肢尤其是股部及上肢部位，即肩关节和髋关节周围。继发肌肉淋巴瘤多有其他部位淋巴瘤病史，以腰大肌、髂肌等常见。实际工作中，首次诊断肌肉淋巴瘤时，原发和继发多难以判定。无论原发还是继发肌肉淋巴瘤，非霍奇金淋巴瘤占大多数，霍奇金淋巴瘤少见。原发肌肉淋巴瘤各年龄段均可发生，但以中老年人多见。临床表现为局部疼痛，肿胀或全身不适，可伴有发热、消瘦。部分患者可无自觉症状。原发肌肉淋巴瘤和继发肌肉淋巴瘤影像学表现相仿。

三、影像学表现与病理基础

原发肌肉淋巴瘤多起源于与骨骼关系密切的深部肌肉，常侵犯多个解剖肌腔隙，并突到皮下，部分肿瘤甚至从深部肌群浸润至皮肤。与大多数肌肉恶性肿瘤不同，肌肉淋巴瘤形态不规则，境界很不清楚，瘤内常见固有解剖结构如增粗的肌纤维、肌腱和肌间脂肪的残留。

1. CT表现　CT显示肌肉弥漫性增大，密度与邻近肌肉相仿，密度比较均匀，边界清楚或毛糙。肌肉淋巴瘤体积虽较大，但占位效应不明显，仍保留原肌肉的大致外形，因此，可根据肌肉的解剖位置判断病变的起源肌肉。近1/3肌肉淋巴瘤沿着神经血管束侵犯。PET/CT显示肌肉淋巴瘤为高代谢，PET/CT对肌肉淋巴瘤的术后或放化疗的随访很有价值。

2. MRI平扫表现　MR显示肌肉淋巴瘤形态不规则，肿瘤与邻近正常结构相互交织；部分肿瘤邻近可见水肿，T2WI脂肪抑制最容易显示。与邻近肌肉相比，肌肉淋巴瘤T1WI呈等信号、略高信号或略低信号，信号较为均匀，病灶边缘常见肌腱形成线条状低信号，以及脂肪形成的线条状高信号；T2WI呈轻度或中度高信号，信号均匀，但信号强度低于绝大多数软组织恶性肿瘤，对诊断有一定的提示性。T2WI病灶边缘也可见肌腱形成的线条状低信号，以及脂肪形成的线条状高信号。T2WI有利于显示病灶内坏死，坏死呈高信号。与相似大小的其他恶性肿瘤相比，肌肉淋巴瘤信号较均匀，坏死范围小，因此，有学者用“密实”来形容淋巴瘤。肌肉淋巴瘤T2WI脂肪抑制呈显著高信号，此序列能更清楚地显示病灶与邻近结构的关系。原发肌肉淋巴瘤可侵犯邻近骨骼，多表现为边缘性侵蚀改变，骨髓内可出现较大范围水肿。区别伴有巨大软组织肿块的原发骨骼淋巴瘤和原发肌肉淋巴瘤，诊断时应注意局部骨骼的侵犯情况，原发肌肉淋巴瘤骨骼破坏为边缘侵蚀性，而原发骨骼淋巴瘤骨骼破坏为中心性。

3. MRI增强表现　与大多数外周结外淋巴瘤为少血供肿瘤不同，原发肌肉淋巴瘤血供较为丰富，增强扫描明显强化。尽管肿瘤很大，肌肉淋巴瘤强化相对均匀弥漫，即使出现不强化坏死区，坏死区一般很小。动态增强肌肉淋巴瘤呈进行性延迟强化，动脉期明显强化，实质期持续强化。除了显示肿瘤的血流动力学外，增强扫描有助于显示肿瘤与邻近肌肉的境界，有助于显示邻近肿大淋巴结。肌肉淋巴瘤可伴邻近淋巴结的异常增大，强化较为均匀。其中，邻近非引流区淋巴结的增大对诊断有定性价值（图9-6-1～9-6-10）。

MR具有很高的组织分辨率，不仅可确定病变的位置、大小和范围，骨骼受侵程度，还可区分肿瘤的骨髓侵犯和骨髓水肿，为肌肉淋巴瘤的诊断、分期和治疗后随访提供准确信息。

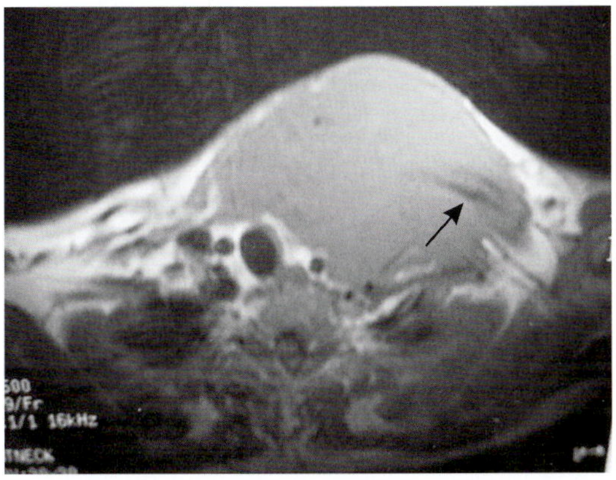

图 9-6-1　颈部肌肉淋巴瘤。病灶同时累及深部和表浅多个肌群，皮肤受侵。颈部肌肉弥漫性增大，T1WI 肿瘤呈略高信号，病变左侧缘低信号线条影为肌腱残留（箭头），高信号线条影为肌间脂肪（图 9-6-1～9-6-4 为同一病例）

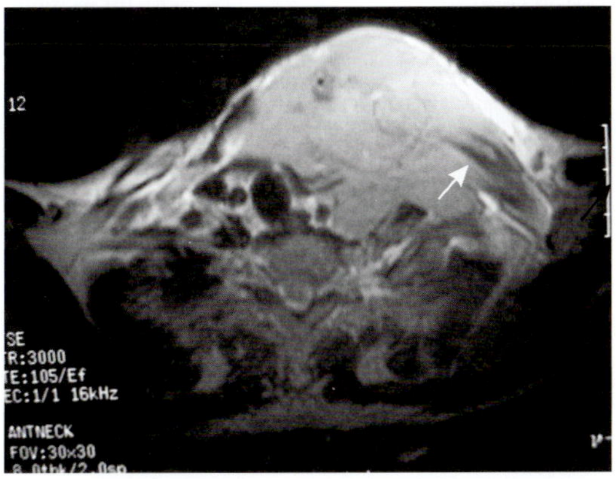

图 9-6-2　T2WI 肿块呈较高信号，病变左侧低信号线条影为肌腱残留（箭头），高信号线条影为肌间脂肪

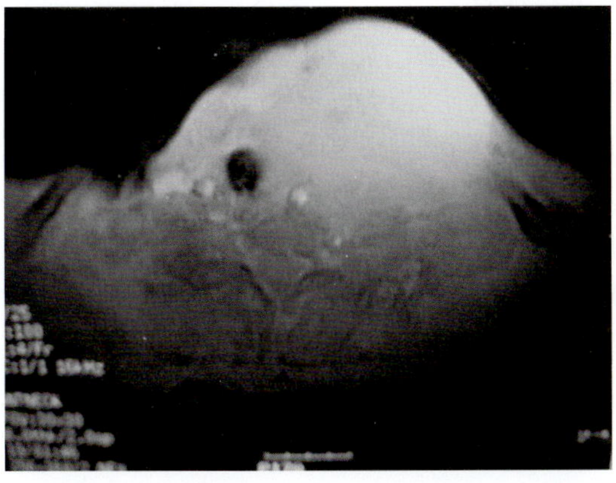

图 9-6-3　T1WI 增强病灶呈中等程度均匀强化

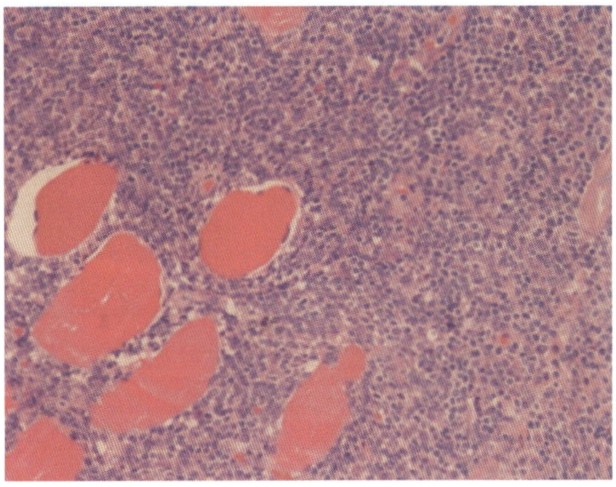

图 9-6-4　肿瘤与肌肉、肌腱穿插，部分肌纤维、肌腱之间肿瘤细胞浸润（HE×100）

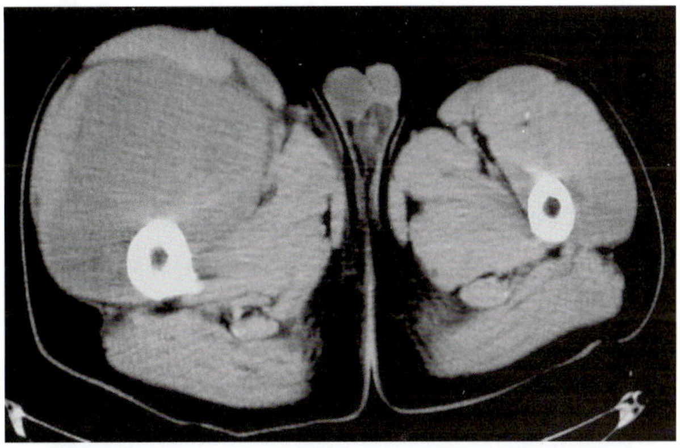

图 9-6-5　右股肌肉淋巴瘤。CT 平扫表现右股巨大低密度肿瘤，略低于肌肉，密度均匀，病灶同时累及深部和表浅多个肌群（图 9-6-5～9-6-10 为同一病例）

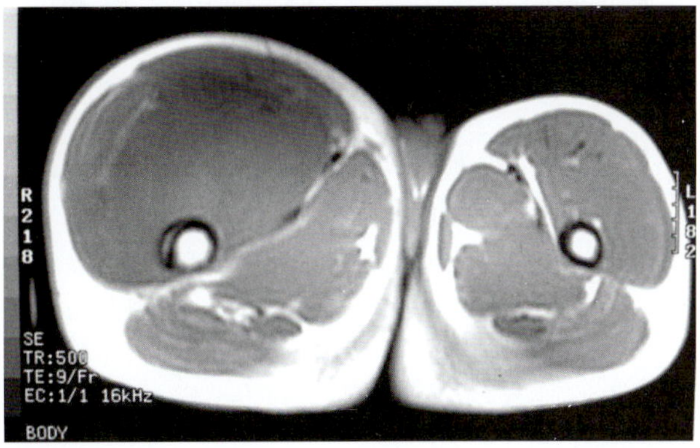

图 9-6-6　T1WI 肿瘤呈略低信号

原发肌肉淋巴瘤 MR 表现的病理基础：大体病理方面，原发肌肉淋巴瘤为巨大软组织肿瘤，质硬；镜下，肌肉淋巴瘤为典型小细胞肿瘤，多为

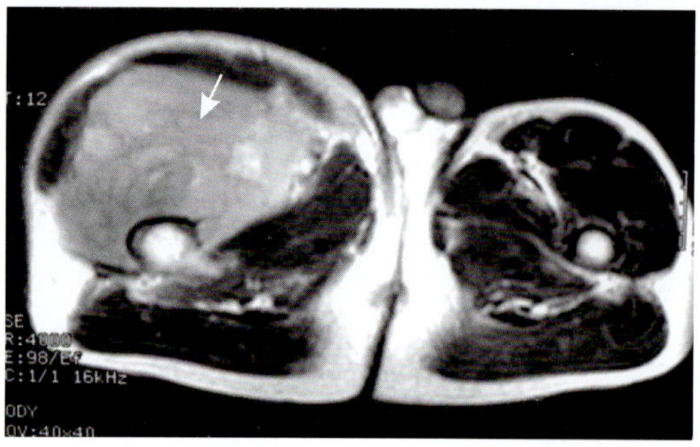

图 9-6-7 T2WI 呈较高信号，内可见线条状低信号为肌腱残留（箭头），病灶内依稀可辨肌肉形态

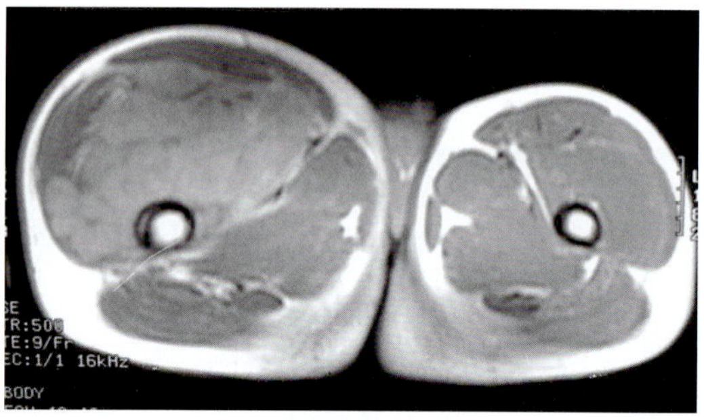

图 9-6-8 T1WI 动脉期增强肿块呈中等程度强化

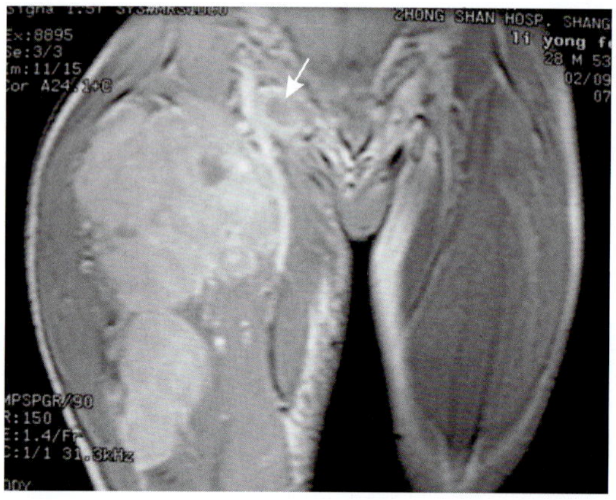

图 9-6-9 T1WI 实质期增强肿瘤呈持续强化，强化较不均匀，其内可见小的坏死区，肿瘤上下极沿着神经血管束浸润。病变巨大、坏死区较小，腹股沟内可见一类圆形，边缘可见环形强化的高信号影，内为无强化的低信号影，为肿大的淋巴结（箭头）

单一细胞为主堆积，浸润生长形成软组织团块。因此，肿瘤没有包膜，瘤内伴有少量间质形成和少许坏死。肌肉淋巴瘤细胞密集度高，富含液体的间质成分少，因而 CT 平扫和增强肿瘤密度均匀

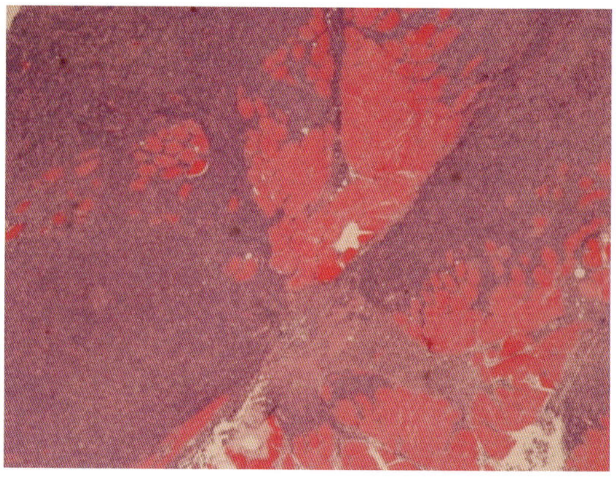

图 9-6-10 低倍病理显示肿瘤组织包绕肌纤维、肌腱（HE×50）

较高，MRI T1WI 信号与肌肉相仿，T2WI 信号低于其他恶性软组织肿瘤，MR DWI 为高信号。肌肉淋巴瘤团块可见丰富小血管，故动脉期中度强化，实质期持续强化。由于肌肉淋巴瘤单细胞为主堆积、浸润生长，瘤细胞与肌纤维及肌腱穿插分布，肿瘤内可见正常形态的肌纤维和肌腱，以肿瘤边缘最为明显。

四、诊断

原发肌肉淋巴瘤起源于深部肌肉并浸润至皮下，常侵犯多个解剖肌腔隙，肿瘤占位效应较轻，瘤内常见增粗的肌纤维、肌腱和肌间脂肪等固有解剖结构，肌肉外形依稀可以辨认，部分肿瘤沿着神经血管束浸润。T1WI 呈等低信号，T2WI 呈略高信号或高信号，T2WI 信号强度低于绝大多数软组织恶性肿瘤；增强扫描呈中度强化，强化均匀弥漫。邻近骨骼多表现为边缘侵蚀性改变，骨髓内可出现较大范围的水肿区。

五、鉴别诊断

外周型原始神经外胚瘤与肌肉淋巴瘤同属小细胞肿瘤，好发部位相似，但外周型原始神经外胚瘤多见于儿童或青少年，肿瘤形态较肌肉淋巴瘤更不规则，境界更不清楚，囊变坏死显著，强化更明显且不均匀。恶性纤维组织细胞瘤 MR T2WI 与肌肉淋巴瘤相似，但恶性纤维组织细胞瘤多呈圆形或椭圆形，坏死、囊变显著，增强扫描强化显著。

（周建军）

第七节 脂肪肉瘤

一、概述

脂肪肉瘤是成人软组织肉瘤中较为常见的恶性肿瘤，占所有软组织肉瘤的14%～18%。起源于间叶细胞，因肿瘤内含有已分化的脂肪成分而得名；而不是由脂肪组织衍变而来，只是在组织中含有未分化的不等量的脂肪组织。WHO于2002年将脂肪肉瘤分为5个亚型：分化良好型、去分化型、黏液型、多形型及混合型。脂肪肉瘤中最常见的是高分化型及黏液型，高分化型占50%，黏液型占20%～50%。高分化型脂肪肉瘤分化良好，一般预后好，术后复发少见。单纯黏液样脂肪肉瘤复发及远处转移相对较少，当圆细胞超过5%时，其恶性程度随之增加。预后与年龄密切相关，老年黏液脂肪肉瘤患者复发者侵袭性更强。本病病因未明，目前报道的可能相关因素有病毒感染、外伤血肿、放射治疗等。

二、临床表现

脂肪肉瘤主要发生于成年人，发病高峰年龄40～60岁，肿瘤很少发生于儿童，男性稍多见于女性。脂肪肉瘤多发生在深部软组织内，可起源于肌筋膜或深部血管丰富的部位，后腹膜和下肢是两个极其好发的部位。少见部位包括眼眶、鼻窦、唇、舌、甲状腺、喉、咽、食管。临床表现缺乏特异性，肿瘤通常表现为深在性、无痛性肿块，质地较软，往往在明显增大或出现疼痛、功能障碍以及压迫邻近组织器官出现相应症状时才就诊治疗。软组织肿块常为唯一表现，肿块体积大、范围广，可合并浅静脉曲张、皮温升高。脂肪肉瘤的不同组织学亚型，具有不同的肿瘤生物学行为，肿瘤转移的发生率和肿瘤细胞的分化程度密切相关。分化好的，恶性程度低的肿瘤可以局部复发，但不倾向远处转移；分化差的，恶性程度高的肿瘤复发率和转移率均较高。

三、影像学表现与病理基础

黏液型脂肪肉瘤含有黏液基质、树枝状血管网及异型脂母细胞，少量成熟脂肪。与所有脂肪肉瘤相同，影像学检出少量脂肪成分是诊断的关键。少数情况下难以发现具有确诊价值的少量脂肪。而占巨大比例的黏液基质的高含水量决定了该亚型的特征性影像。

多形型是最少见的亚型，恶性度高、生长快、病程短，且术后易复发。镜下该型由不同发育阶段的异形脂肪母细胞和瘤巨细胞组成，表现出高度的细胞多型性。与其他亚型相比，该亚型较少含有成熟的脂肪成分，反映了组织学的高度间变及肿瘤的高分级特点。故影像学表现为质地不均的软组织肿块。

去分化脂肪肉瘤为双向分化的脂肪肉瘤，部分为分化型，部分为非脂肪性的肉瘤成分。混合型脂肪肉瘤在病理上为上述亚型的不同组合，其临床及影像学表现均为上述亚型的组合。

1. X线平片表现　四肢的脂肪肉瘤在X线平片表现为在肌肉内的圆形或卵圆形低密度区。有完整包膜的则表现为该包块边界清楚。如瘤内含有分化不良的脂肪组织或其他纤维组织及血管组织，则表现为网状或小片状高密度影。

2. CT表现　脂肪肉瘤的CT表现与脂肪肉瘤的分化程度、脂肪含量多少有关。

（1）分化良好的脂肪肉瘤：呈现以脂肪密度为主的不均质肿瘤，其内含有不规则较高密度区，有的呈条纹状，这是分化良好脂肪肉瘤的特征。病理上分化良好的脂肪肉瘤硬化性亚型由成熟脂肪细胞和在致密纤维化区域中含有不典型细胞所组成。增强后强化幅度低，表明肿瘤为少血管性。

（2）黏液型脂肪肉瘤：呈囊性外貌，肿瘤密度均匀，CT值近似水，而不是脂肪密度，部分肿瘤中央呈软组织密度，有的肿瘤内可见坏死区。病理见黏液型脂肪肉瘤属中度恶性肿瘤，包括三种主要的组织学成分：增生的脂肪母细胞、纤细的毛细血管丛和黏液基质内含大量的黏多糖，细胞外黏液基质常形成较大的黏液池，呈网纹状。此类型的脂肪肉瘤根据脂肪细胞的分化程度、黏液及纤维组织成分不同而有不同的CT表现。脂肪母细胞集中的区域可以表现为脂肪密度由于肿瘤内含毛细血管丛，故强化明显。增强后病灶呈网状延迟强化，同时表明病灶内为黏液基质和纤维成分混合存在。

（3）多形性脂肪肉瘤：为具有浸润性的高度恶性肿瘤，病理上由多形性成脂肪细胞组成。这一型最少见，约占脂肪肉瘤的5%。因为基本不含较成熟的脂肪成分和黏液成分，故CT表现为不均匀软组织肿块影，脂肪密度少或无。增强后呈不均匀强化。

（4）去分化脂肪肉瘤：CT 表现因其成分不同而不同。脂肪成分和非脂肪性肿瘤实性成分分界清晰，分界呈突然中断征象。

3. MRI 表现　脂肪肉瘤 MRI 表现特点与其组织学构成和分化程度有关。

（1）分化良好的脂肪肉瘤：肉眼上可类似良性脂肪瘤，典型 MRI 表现为以脂肪信号为主的肿块，非脂肪成分表现为厚度≥2mm 的分隔和范围<2cm 的局灶性结节，或片状非脂肪信号，但与良性脂肪瘤相比，信号分布不均匀，边界具有一定的浸润性。GD-DTPA 增强扫描，显示无强化或轻微强化，表明肿瘤为少血管性。所有分化型脂肪肉瘤均显示中（25%）~重度（75%）间隔强化。由于肿瘤含丰富的脂质在 T1WI 呈高信号，故在观察增强后影像时，应采用压脂像。

（2）黏液型脂肪肉瘤：在 MRI 上大多缺乏明显的脂肪信号，原因是其以黏液基质为主，含脂质的脂肪母细胞量少，呈散在分布，在 MRI 上不足以显示。以黏液样成分为主型，在 MRI 上多表现为长 T1、长 T2 信号，甚至类似囊性改变（图 9-7-1~9-7-6）。黏液样成分含有丰富的毛细血管，故增强扫描呈明显示强化。Jeline 和 Sundaram 报道，少数黏液型脂肪肉瘤也可呈现少量的脂肪信号，病理上这些区域是脂肪母细胞高度聚集的区域，组织学上酷似分化良好的脂肪肉瘤。

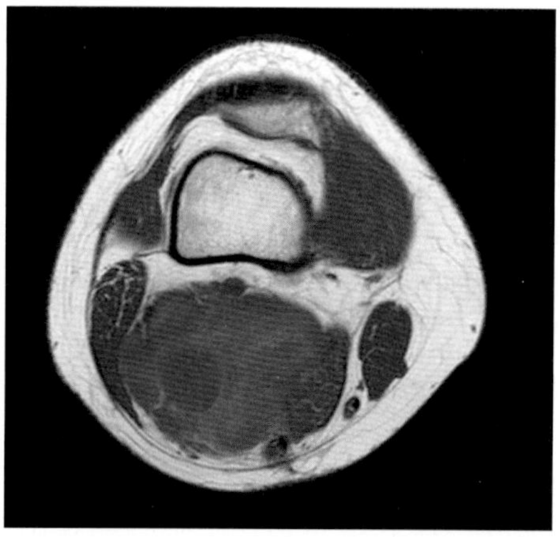

图 9-7-1　T1WI 股骨远端后方软组织内团块状不规则混杂信号影，呈稍短 T1 信号为主，内见囊状等 T1 信号影

（3）多形性脂肪肉瘤：病理上肿瘤细胞呈多形性，包括一些奇异的恶性巨细胞，缺乏特征性的脂肪母细胞是和恶性纤维组织细胞瘤很难区分。缺乏特异的影像学表现，在 T1WI 无脂肪高信号，但坏死和出血较常见，T1WI 和 T2WI 信号不均匀。

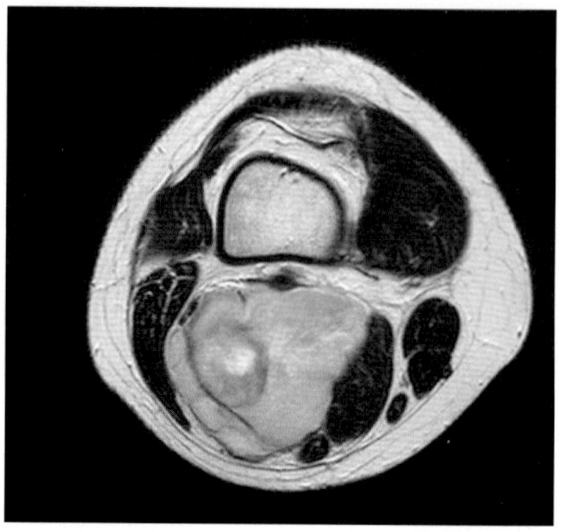

图 9-7-2　T2WI 病变以长 T2 信号为主，内见局限性不规则更长 T2 信号

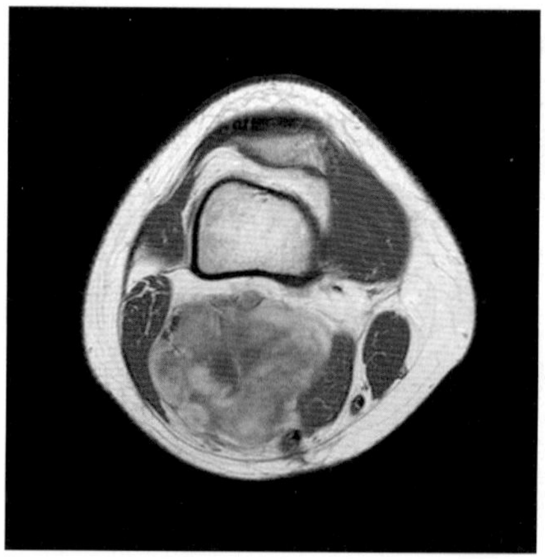

图 9-7-3　TIWI 轴位增强扫描，病变呈明显不均匀强化

（4）去分化型脂肪肉瘤：MRI 上表现为局灶性、结节样非脂肪区，范围一般>1cm，肿瘤大部分由非脂肪组织构成。

四、诊断

软组织脂肪肉瘤病理表现的复杂性与多样性决定了其影像学表现的多样性，总的诊断原则是在巨大软组织肿块内发现数量不等的脂肪成分，对于脂肪不明确者，要考虑黏液型或去分化型、多形性的可能性。分化良好型和以黏液样成分为主的黏液型在影像学上有一定的特征性，前者脂肪

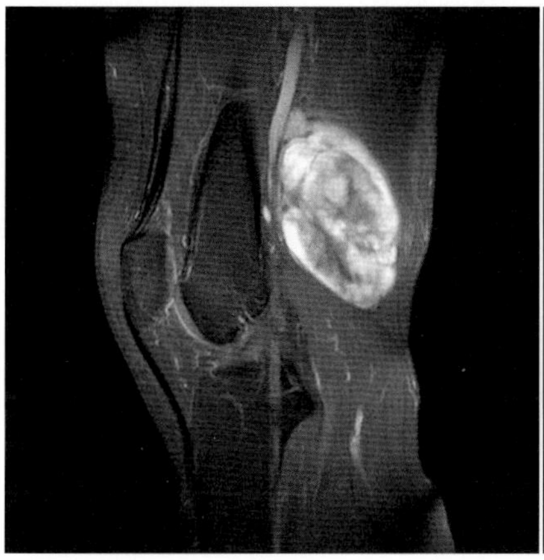
图9-7-4

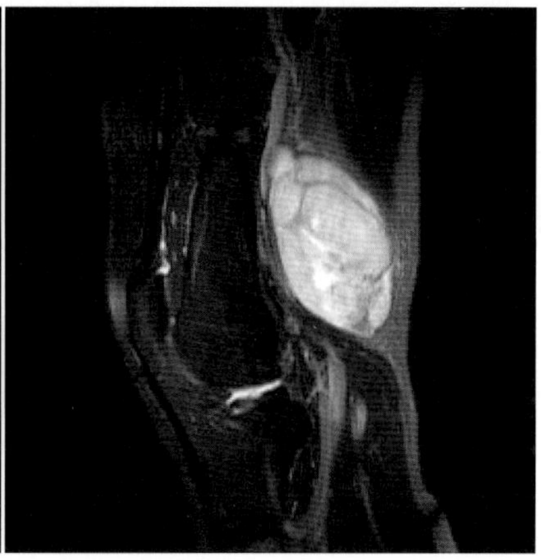
图9-7-5

图 9-7-4，5　TIWI 增强矢状位，显示病变不均匀

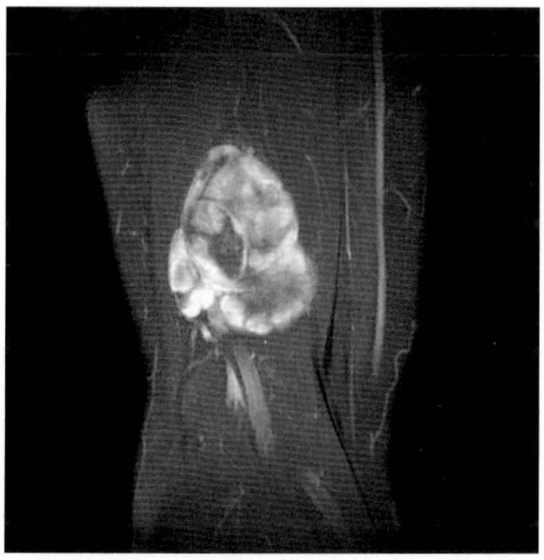

图 9-7-6　TIWI 增强扫描冠状位，显示病变明显不均匀

成分含量最多，后者水分含量最多，信号轻度不均匀，边界清楚或相对清楚，一般不具有侵袭性；而去分化型、以圆形细胞成分为主的黏液型和多形型恶性程度高，影像学表现不具有特异性，信号呈中度或明显不均匀，边界不清楚或相对清楚，具有一定的侵袭性，含有成熟脂肪成分时有提示意义。尤其需要注意，多种亚型、不同分化程度可在同一肿瘤中并存，因此，病理检查必须与术前影像学评估综合分析，才能获得更为准确的诊断。

五、鉴别诊断

1．脂肪瘤　含脂肪较多的高分化脂肪肉瘤需与脂肪瘤鉴别。脂肪肉瘤与脂肪瘤均含有较多脂肪成分，二者影像不同点在于：脂肪瘤中脂肪成分占 90%以上，脂肪肉瘤脂肪成分在 75%左右或以下；高分化脂肪肉瘤有厚分隔，厚度>2mm，并含有局灶性结节等非脂肪成分，而脂肪瘤分隔<2mm；Enzinger 等认为分化良好的脂肪肉瘤较脂肪瘤有更多的纤维间隔，不规则分叶状的脂肪周围可见由不典型细胞或具有液泡的成脂肪细胞与成纤维细胞样的梭形细胞混杂组成的间隔。MRI 增强扫描对两者的鉴别尤其有价值。Ohguri 等指出 58%的脂肪瘤无强化，37%的脂肪瘤显示间隔的中度强化。与此截然相反，所有分化型脂肪肉瘤均显示中（25%）~重度（75%）间隔强化。Glant 认为 FS T2WI 及 STIR 技术有助于二者的鉴别，分化型脂肪肉瘤的间隔仍为高信号，而脂肪瘤内的间隔则为低信号。另外，两者好发部位也不同，脂肪瘤发病部位广泛，可位于皮下或深部肌间隙，而脂肪肉瘤主要发生于腹膜后及四肢肌间隙深部。

2．黏液瘤及黏液纤维肉瘤　黏液性脂肪肉瘤要与肌间隙黏液瘤、黏液纤维肉瘤鉴别。肌间隙黏液瘤无包膜，深入肌间隙呈浸润性生长，多引起周围肌肉萎缩及脂肪沉积，增强后呈表现不一的不均匀强化，切除后不复发。黏液纤维肉瘤发病年龄偏大，发生率低，肿瘤位置表浅，发生于皮下者显著多于肌肉，呈多结节状生长，界限不清，弥漫浸润周围皮下脂肪，周围卫星灶多见。T1WI 和 T2WI 信号混杂，增强后因其内细胞间隙及血管密度差异而强化不均。下肢黏液变性的恶性神经鞘瘤来源于神经，常引起所支配的肢体感觉异常，增强后实性部分强化更明显。

3. 纤维组织细胞瘤及横纹肌肉瘤　纤维组织细胞瘤及横纹肌肉瘤均为明显软组织肿块。MRI T1W1 低于肌肉信号强度；T2W1 信号强度不均匀增高，内无高信号的脂肪结节，病灶与周围组织分界不清，侵犯骨骼可引起骨膜反应，增强见不均匀强化；且横纹肌肉瘤多见儿童，滑膜肉瘤多见于关节周围，可跨关节生长。

（毛巨江　余　晖）

参 考 文 献

1. Boutin RD, Fritz RC, Steinbach LS. Imaging of sports related muscle injuries. Radiol Clin N Am, 2002, 40（2）：333-362
2. Shellock FG, Mink J, Deutsch AL. MR imaging of muscle injuries. Appl Radiol, 1994,（2）：11-16
3. Garrett WE. Injuries to the muscle - tendon unit. Instr. Course Lect, 1988, 37：275-282
4. De Smet AA, Fisher DR, Heiner J P, et al. Magnetic resonance imaging of muscle tears1 Skeletal Radiol, 1990, 19（4）：283-286
5. Art hur A, De Smet. Magnetic resonance findings in skeletal muscle tears. Skeletal Radiology, 1993, 22（7）：479-484
6. Sánchez Márquez A, Gil-García M, Valls C, et al. Sport srelated muscle injuries of the lower ext remity：MR imaging appearances. Eur Radiol, 1999, 9（6）：1088-1093
7. Deutsch AL, Mink JH. Magnetic resonance imaging of musculoskeletal injuries. Radiol Clin North Am, 1989, 27（5）：983-1002
8. Boutin RD, Fritz RC, Steinbach LS. Imaging of sport srelated muscle injuries. Radiol Clin N Am, 2002, 40（2）：333-362
9. Steinbach LS, Fleckenstein JL, Mink JH. Magnetic resonance imaging of muscle injuries. Orthopedics, 1994, 17：991-999
10. Swenson SJ, Keller PL, Berquist TH, et al. Magnetic resonance imaging of hemorrhage. AJR, 1985, 145：921-927
11. Unger EC, Glazer HS, Lee JKT, et al. MRI of extracraninl hematomas：preliminary observations. AJR, 1986, 146：403-407
12. Gordon BA, Martinez S, Collins AJ. Pyomyositis：characteristics at CT and MR imaging. Radiology, 1995, 197：279-286
13. Fleckenstein JL, Burns DK, Murphy FK, et al. Differential diagnosis of bacterial myositis in AIDS：valuation with MR imaging. Radiology, 1991, 179：653-658
14. Steinbach LS, Tehranzedah J, Fleckenstein JL, et al. Human immunodeficiency virus infection：musculoskeletal manifestations. Radiology, 1993, 186：833-838
15. 罗速祥. MRI 和 X 线检查在膝关节外伤中的比较. 中国 CT 和 MRI 杂志，2005，3（1）：54-56
16. 徐爱德. 骨关节 CT 和 MRI 诊断学. 山东：山东科学技术出版社，2002，499
17. Kambolis C, Bullough PG, Jaffe Hz. Gamglionic cystic defects of bone. J Bone Joint Surg, 1997, 55：496-505
18. 陈歆，丁小毅. 骨内异位腱鞘囊肿的 CT 影像学表现. 中国医学计算机成像杂志，2006，12（2）：120
19. 张朝晖，孟俊非，张小玲. 四肢黏液样脂肪肉瘤的 MRI 诊断. 中华放射学杂志，2007，41（1）：68
20. 陈志刚，李涛，朱轶珍. 肌内黏液瘤的临床 MRI 诊断-附 1 例报告并文献复习. 罕少疾病杂志，2006，13（3）：34
21. Bancroft L, Kransdor F, Menke DM, et al. Intramuscularmyxcma：Characteristic MR imaging features. AJR, 2002, 178：1255-1259
22. Murphey MD, McRac GA, Fanburg-Smith JC, et al. Imaging of soft-tissue myxoma with emphasis on CT and MRI and comparison of radiodogican and pathologic findngs. Radiology, 2002, 225：215-221
23. 季学满，卢光明，王中秋. MR 扩散加权成像鉴别颅内囊性病变的价值. 中华放射学杂志，2007，41（7）：682
24. 韩月东. 软组织磁共振诊断学. 北京：人民军医出版社，2006，315
25. 齐旭红. 膝关节退行性骨关节病的 X 线平片与 MR 影像诊断比较. 中国 CT 和 MRI 杂志，2007，5（1）：42-43
26. 白红军，王广平，刘暋丹. 四肢肌内异位腱鞘囊肿的 MRI 影像与病理分析. JHMC，2012，18（10）：31-33
27. 文星，伍小芳，肖立华，等. 四肢肌内异位腱鞘囊肿的 MRI 诊断. 中国 CT 和 MRI 杂志，2008，6（23）：63-65
28. 胡亚美，江载芳. 诸福棠实用儿科学. 第 7 版. 北京：人民卫生出版社，2002，2357-3361
29. 黄延凤，朱朝敏. 儿童进行性肌营养不良 16 例临床分析. 重庆医学，2005，34（2）：194
30. 蓝丹，经承学. 19 例进行性肌营养不良的误诊分析. 广西医学，2003，25（1）：103
31. 王培鑫，林幼敏. 进行性肌营养不良误诊分析. 浙江大学学报（医学版），1999，28（4）：192

33. Schreiber A, Smith WL, Ionasescu V, et al. Magnetic resonance imaging of children with Duchenne muscular dystrophy. Pediatr Radiol, 1987, 17：495-497
33. 史玉泉. 实用神经病学. 第 2 版. 上海：上海科学技术出版社，1994，889-895
34. Lamminen AE. Magnetic resonance imaging of primary skeletal muscle diseases：patterns of distribution and severity of involvement. Br J Radiol, 1990, 63：946-950
35. 郑贤应，倪希和，慕容慎行. MRI 在进行性肌营养不良症中的应用研究，中华放射学杂志，2001，35（10）761-765
36. Pitt AM, Fleckenstein JL, Greenlee RG Jr, et al. MRI guided biopsy in inflammatory myopathy：initial results. Magn Reson Imaging, 1993, 11：1093-1099
37. Grunshaw ND, Chalmers AG. Skeletal muscle lymphoma. Clin Radiol, 1992, 45（6）：399-400
38. Ludwig K. Musculoskeletal lymphomas. Radiologe, 2002, 42（12）：988-992
39. Lee VS, Martinez S, Coleman RE. Primary muscle lymphoma：clinical and imaging findings. Radiology, 1997, 203：237-244
40. 刘瑛，吴宁，石木兰. 肌肉淋巴瘤的 CT 表现. 临床放射学杂志，2002，21（11）：876-879
41. 郁万江，杜湘珂，徐爱德. 原发骨骼肌非霍奇金淋巴瘤的影像学表现特点. 中国医学影像技术，2004，20（5）：752-754
42. Suresh S, Saifuddin A, O'Donnell P. Lymphoma presenting as a musculoskeletal soft tissue mass：MRI findings in 24 cases. Eur Radio, 2008, 18（11）：2628-2634
43. Borazan A, Ustmn H, Ecirli S. Primary non-Hodgkin lymphoma of skeletal muscle coexistence with cutaneous infiltration. Acta Medica（Hradec Kralove）, 2003, 46（4）：213-214
44. Gill SI, Gibbs SD, Hicks RJ, et al. Primary skeletal muscle marginal zone lymphoma with persistent tissue tropism and PET-avidity. Leuk Lymphoma. 2006, 47（1）：117-120
45. Eustace S, Winalski CS, McGowen A, et al. Skeletal muscle lymphoma：observations at MR imaging. Skeletal Radiol, 1996, 25（5）：425-430
46. 周建军，丁建国，周康荣，等. 结外淋巴瘤：影像学共性特征与病理的关系. 临床放射学杂志，2007，26（6）：618-622
47. Heyning FH, Kroon HM, Hogendoorn PC, et al. MR imaging characteristics in primary lymphoma of bone with emphasis on non-aggressive appearance. Skeletal Radiol, 2007, 36（10）：937-944
48. 周建军，丁建国，王建华，等. 原发性骨骼恶性纤维组织细胞瘤影像表现与病理对照研究. 中华放射学杂志，2008，42（4）：396-400
49. Evans HL. Liposarcomas and atypical lipomatous tumors：a study of 66 cases followed for a minimum of 10 years. Surg Pathol, 1988, 1（1）：41-54
50. 娄鉴娟，朱岩，张晶，等. 软组织脂肪肉瘤 10 例影像学表现回顾性分析. 医学影像学杂志，2009，19（10）：1322-1325
51. 李杰，丁小南，袁建华. 软组织脂肪肉瘤 CT 表现与组织分化的关系. 实用肿瘤学杂志，2006，20（3）：227-229
52. 何瑜，贺国庆. 右小腿脂肪肉瘤伴下肢静脉曲张 1 例. 中国医学影像技术，2007，23（1）：44
53. 赵康艳，李新春，陈镜聪，等. 下肢高分化及黏液型脂肪肉瘤的影像表现与病理分析. 影像诊断与介入放射学，2012，21（2）：133-136
54. Nishida Y, Tsukushi S, Nakashima H, et al. Clinicopathologic prognostic factors of pure myxoid liposarcoma of the extremities and trunk wall. Clin Orthop Relat Res, 2010, 468：3041-3046
55. 胡曙东，吕维富，魏中华，等. 原发性四肢软组织脂肪肉瘤 MRI 表现与病理学对照. 医学影像学杂志，2009，19（10）：1319-1321
56. Mark D, Lynn K, Julie FS. Imaging of musculoskeletal liposarcoma with radiologic-pathologic correlation. Radio Graphics, 2005, 25：1371-1395
57. Peterson JJ, Kransdorf MJ, Bancroft LW, et al. Malignant fatty tumors：chassification, clinical course, imaging appearance and treatment. Skeletal Rsadiol, 2003, 32：493-503
58. Mi-Sook S, Heong SK, Fin SS, et al. Myxoid liposarcoma：appearance at MR imaging with histologic correlation. Radio Graphics, 2000, 20：1007-1019
59. 张朝晖，孟悛非，邓德茂. 软组织脂肪瘤与分化良好型脂肪肉瘤的 MRI 鉴别. 中华放射学杂志，2007，41：1096-1099
60. Costea R, Vasiliu E, Zamcscu NO, et al. Large thigh liposarcoma diagnostic and therapeutic features. J Med Life, 2011, 4：184-188
61. Christopher D, Unni K, Mertens F. Adipocytic tumors. In：WHO classification of tumors. Pathology and genetics：tumors of soft tissue and bone. Lyon, France：IARC, 2002, 19
62. 陈健宇，宋碧玲，刘庆余. 四肢软组织脂肪肉瘤 MRI 表现与组织分化的关系. 癌症，1999，2：213
63. Tateishi U, Hasegawa T, Beppu Y, et al. Primary dedifferentiated liposarcoma of the retroperitoneum. Prognostic significance of computed tomography and magnetic resonance imaging features. J Comput Assist Tomogr, 2003, 27（5）：799-804

64. Enzinger FM, Weiss SW. Liposarcoma: soft tissue tumors. St. Louis: Mosby, 2001, 641-670
65. Barile A, Zugaro L, Catalucci L, et al. Soft tissue liposareoma: histological subtypes, MRI and CT findings. Radiol Med (Torino), 2002, 104 (3): 140-149
66. 倪恩珍，王亚非. 四肢黏液性脂肪肉瘤 MR 表现与鉴别诊断. 医学影像学杂志，201，21（7）：1059-1062
67. 聂佩，郝大鹏，徐文坚，等. 四肢软组织脂肪肉瘤的 MRI 与病理对照研究. 临床放射学杂志，2010，29（3）：366-370

第十章 外周神经损伤与卡压

第一节 臂丛神经损伤

一、概述

臂丛神经损伤在成人多为牵拉伤、对撞伤（如被快速汽车撞击肩部或肩部被飞石所击伤）、切割伤或枪弹伤、挤压伤（如锁骨骨折或肩锁部被挤压）、产伤（分娩时胎位异常或产程中牵拉致伤等。臂丛神经损伤好发于年轻人，致残率高。

二、临床表现

一般分为上臂丛损伤（Erb 损伤）、下臂丛损伤（Klumpke 损伤）和全臂丛损伤，1985 年 Leffert 按臂丛损伤的机制与损伤部位作出以下分类：①开放性臂丛损伤；②闭合（牵拉）性臂丛损伤；③锁骨上臂丛损伤：包括神经节以上臂丛损伤和神经节以下损伤（节后损伤）；④锁骨下臂丛损伤；⑤放射性臂丛损伤；⑥产瘫。臂丛神经损伤有明确的外伤史，临床表现为不同程度的上肢运动和感觉功能障碍和（或）肌肉萎缩（图 10-1-1，2），严重损伤可致肢体瘫痪。

三、MRI 表现与病理基础

臂丛神经损伤的 MRI 表现有以下几种。

1. 神经根消失或离断　节前损伤可发现神经根断裂或缺失。早期认为创伤性脊膜囊肿是臂丛神经根损伤的主要 MRI 表现（图 10-1-3～10-1-5），后来发现尽管它与神经根撕脱相关性良好，但约 20% 创伤性脊膜囊肿并无神经根损伤，同时发现某些神经根损伤亦不伴有脊膜囊肿，因此普遍认为观察神经根是否存在或完整十分重要。而节后损伤可清楚显示神经根断裂（图 10-1-6～10-1-9）。

2. 创伤性脊膜囊肿　含脑脊液的囊状病变位于椎间孔或通过椎间孔到达臂丛神经行程区，主要机制是损伤时出现鞘膜囊撕裂，使蛛网膜下隙内脑脊液流到硬膜外，并可通过神经孔渗到椎管外的肌间隙中，周围损伤组织的瘢痕形成使脑脊液局限、包裹，形成一定形态，因而可由 MRI 显示成为哑铃形、宽带形、圆形、卵圆形（图 10-1-10～10-1-12）。

3. 椎管内、外囊状脑脊液积聚　病变从椎管内沿损伤节段神经根鞘进入椎间孔并向椎管外延伸，T2 压脂呈分节囊状高信号（图 10-1-10，11）。

4. 黑线征　臂丛神经根节前损伤可出现此征，主要由于硬膜撕裂使脑脊液漏出到硬膜外形成，T2WI 增厚的硬膜在硬膜内外脑脊液的高信号衬托下显示为低信号（图 10-1-13）。

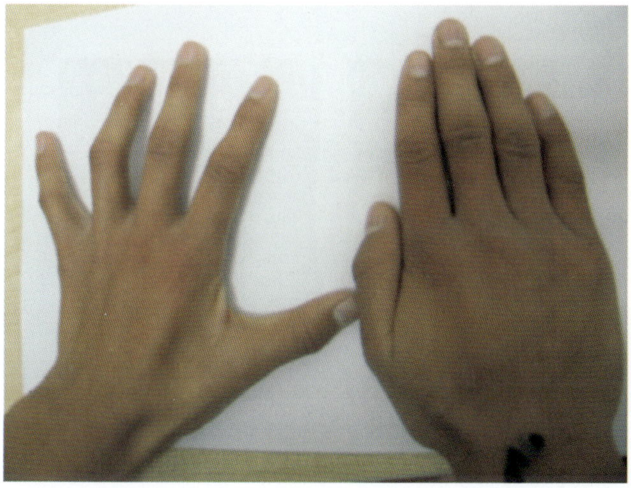

图10-1-1

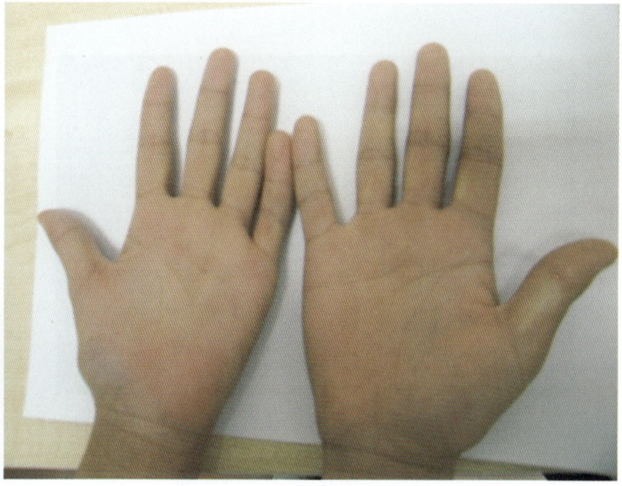

图10-1-2

图 10-1-1，2　臂丛神经损伤。男，16 岁，左颈部外伤一年，左手无力，左臂及手部肌肉萎缩。左手掌指肌肉、大小鱼际肌萎缩，手指不能伸直及并拢（图 10-1-1～10-1-5 为同一病例）

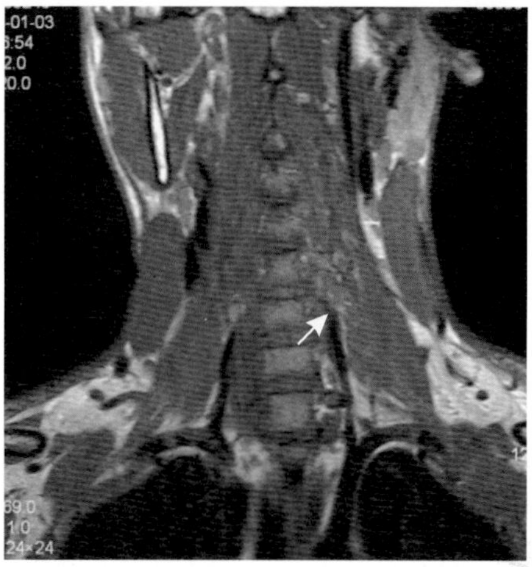

图 10-1-3　T1WI 显示颈 5 左侧椎旁小片状稍高信号影（箭头）

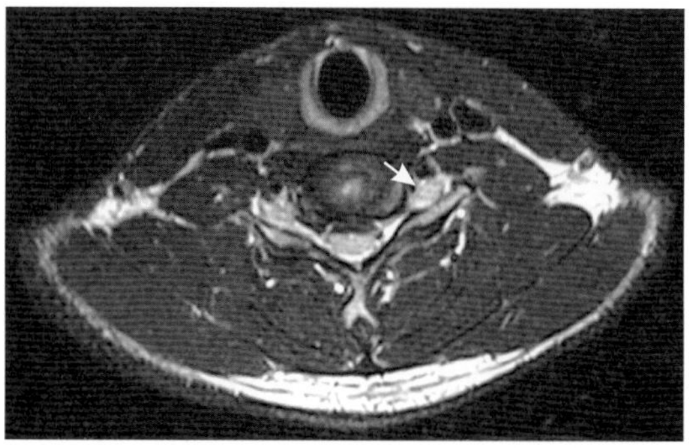

图 10-1-4　T2WI 显示颈 5 左侧神经根断裂，断端回缩呈中等信号小结节（节前）

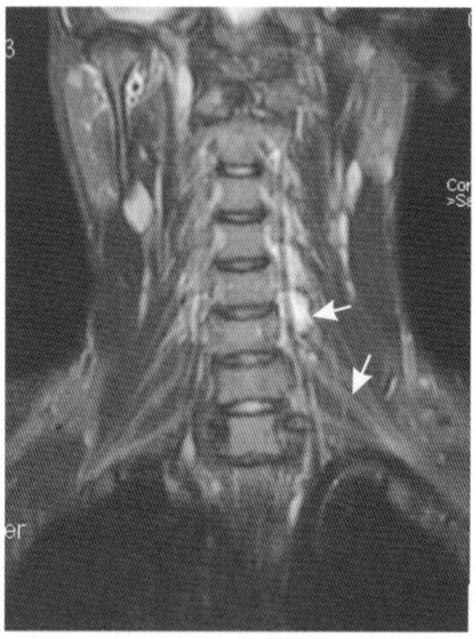

图 10-1-5　MPR 显示颈 5 左侧神经根椎间孔小片高信号积液，颈 5 上干断端迂曲，萎缩，变小（箭头），颈 6 神经中干增粗，左侧神经根聚拢

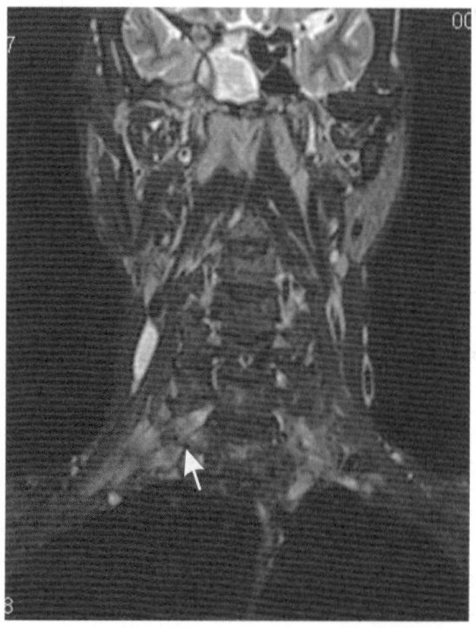

图 10-1-6　臂丛神经损伤。右侧颈部跌伤颈肩部半年，右上肢疼痛、麻痹、手指伸屈受限。T2 压脂冠状位，显示右侧颈 6 臂丛神经中断（节后损伤），近端鞘膜少量积液（箭头）

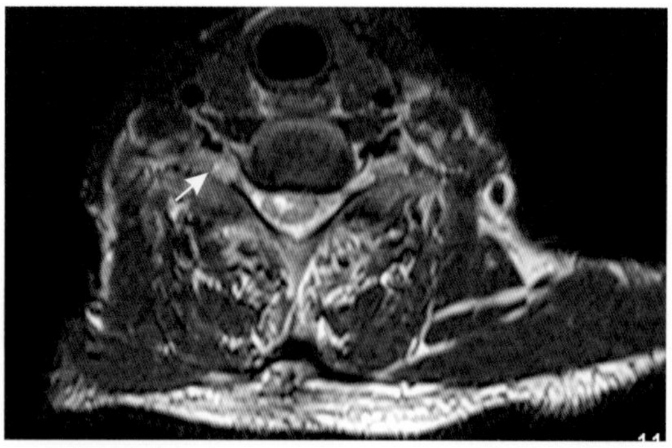

图 10-1-7　与图 10-1-6 为同一病例。T2WI 轴位，远断端肿胀，信号增高（箭头），近端鞘膜少量积液，脊髓右侧脊髓损伤水肿，呈高信号

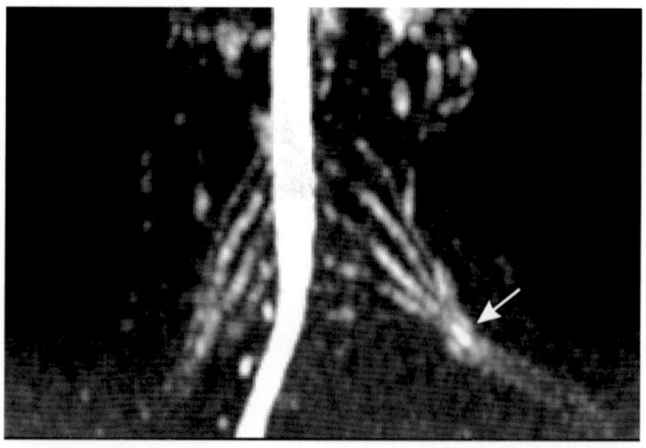

图 10-1-8　冠状面薄层无间隔 VDWIBS 原始图像曲面重建图显示左侧臂丛神经干损伤（节后损伤），局部信号明显减低，且远端可见小条状囊性高信号（箭头）

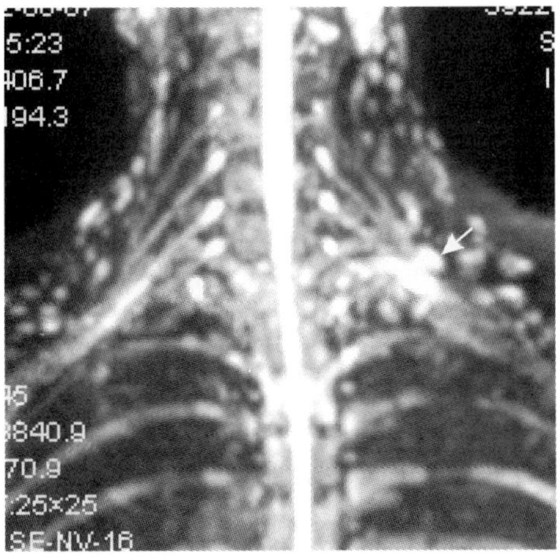

图 10-1-9 男，21 岁，重物砸伤左颈肩部，左手不能抬举及垂腕 1 个月。冠状面薄层无间隔 VDWIBS 原始图像曲面重建显示左肩，左侧臂丛神经干断裂，局部可见不规则囊性高信号积液，远断端神经根显示不清（箭头）

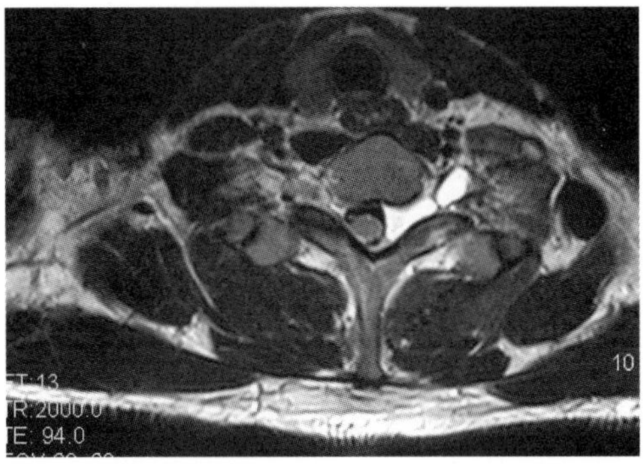

图 10-1-10 左臂被机器拉伤半个月，左臂完全下垂，运动功能完全丧失。T2WI 显示左侧臂丛神经节前损伤，神经根全断裂，左侧脑脊液沿神经根从左侧椎间孔向外延伸，呈长条分节高信号的脑脊液积聚，脊髓向右受压推移（图 10-1-10～10-1-13 为同一病例）

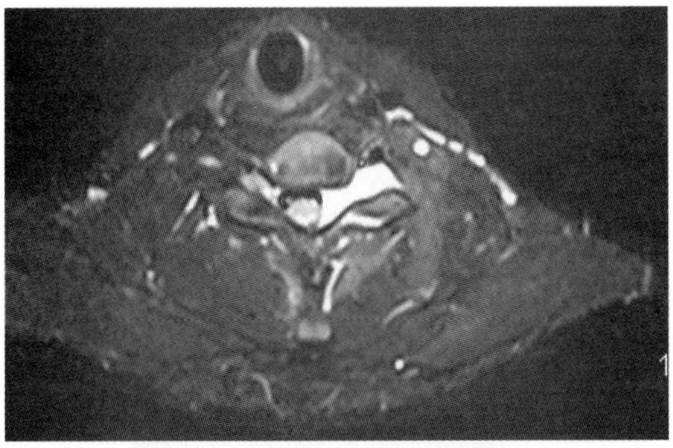

图 10-1-11 T2 压脂左侧脊膜囊沿椎间孔向外延伸呈长条状高信号脑脊液积聚（鞘膜囊肿），脊髓向右受压移位

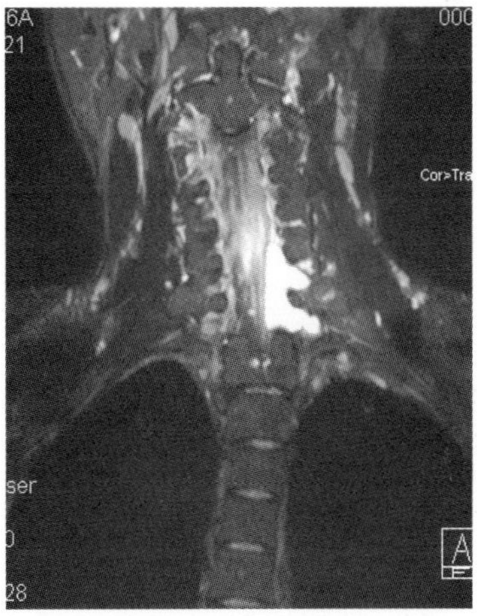

图 10-1-12 MIP 显示脊膜囊内见长条状高信号脑脊液积聚，并沿颈 5、6，6、7 椎间孔向外伸延

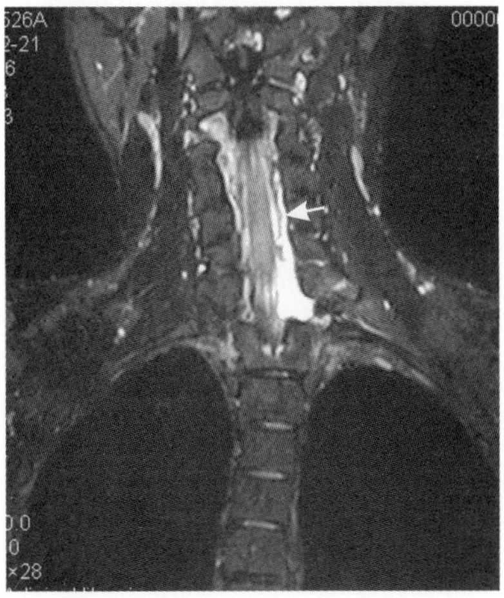

图 10-1-13 左侧椎管内显示硬脊内外均见条状高信号脑脊液积聚，其中间可见一长条状低信号影分隔“黑线征”（箭头）

5. 脊髓移位及变形（图 10-1-10，11）。

四、诊断

根据臂丛神经损伤部位不同分为节前和节后损伤：

1. 节前损伤　直接征象是神经断裂或瘢痕形成；间接征象是创伤性脊膜囊肿，椎管内、外囊状脑脊液积聚，黑线征，脊髓移位及变形等表现可作诊断臂丛神经损伤的依据。

2. 节后损伤　臂丛神经节后损伤分为 4 型。

（1）正常神经表现型：神经的连续性存在，MRI 表现基本正常，神经束边缘清晰或稍模糊。

（2）神经变性型：由于神经水肿、脱髓鞘和黏液变性，组织的含水量增加，表现为神经的连续性存在，T2WI 上神经增粗呈高信号，而 T1WI 呈等或低信号。

（3）神经瘢痕型：为损伤的神经不完全断裂导致局部出血、机化、包裹，最后神经纤维化，神经结构被破坏。MRI 表现为损伤神经在 T1WI 上呈稍高信号，T2WI 上呈等或稍低信号，但神经的连续性存在，中斜角肌信号不均。

（4）神经消失型：为神经完全断裂后向远端回缩，局部神经结构消失由瘢痕组织取代。MRI 表现为神经的连续性中断，神经结构消失，局部由信号不均瘢痕组织取代。中斜角肌信号明显不均，边缘不清晰。

（邓星河）

第二节　桡神经损伤

一、概述

桡神经起源于颈段 5～8 髓节，也常有胸段髓节神经根参与，支配桡侧伸腕，伸指诸肌和前臂背侧直至腕关节桡侧缘的皮肤。桡神经贴近骨质，此处肱骨骨折时桡神经易受损伤，骨痂生长过多或桡骨头脱臼也可压迫桡神经。另外，创伤、炎症、肿块压迫，其中创伤是桡神经损伤最严重的损伤表现。

二、临床表现

1. 手腕畸形　由于伸腕、伸拇、伸指肌瘫痪手呈“腕下垂”畸形。肘以下平面损伤时，由于桡侧伸腕肌分支已发出，故腕关节可背伸，但向桡侧偏，伸拇伸指不能。

2. 感觉异常　损伤后在手背桡侧、上臂下半桡侧的后部及前臂后部感觉减退或消失。

3. 前臂运动障碍　上臂桡神经损伤时，各伸肌属广泛瘫痪，肱三头肌、肱桡肌、桡侧腕长短伸肌、旋后肌、伸指总肌、尺侧腕伸肌及示指、小指固有伸肌均瘫痪。故出现腕下垂，拇指及各手指下垂，不能伸掌指关节，前臂有旋前畸形，不能旋后，拇指内收畸形。检查肱三头肌及伸腕肌时，均应在反地心引力方向进行。拇指失去外展作用，不能稳定掌指关节，拇指功能严重障碍。因尺侧腕伸肌及桡侧伸腕长短肌瘫痪，腕部向两侧活动困难。前臂背侧肌肉萎缩明显。在前臂背侧桡神经伤多为骨间背神经损伤，感觉及肱三头肌，肘后肌不受影响，桡侧腕长伸肌良好。其他伸肌均瘫痪。

三、MRI 表现

上臂桡神经损伤时，特别是利器伤，会直接将桡神经切断，车祸间接损伤，MRI 显示则有所不同（图 10-2-1～10-2-7）。

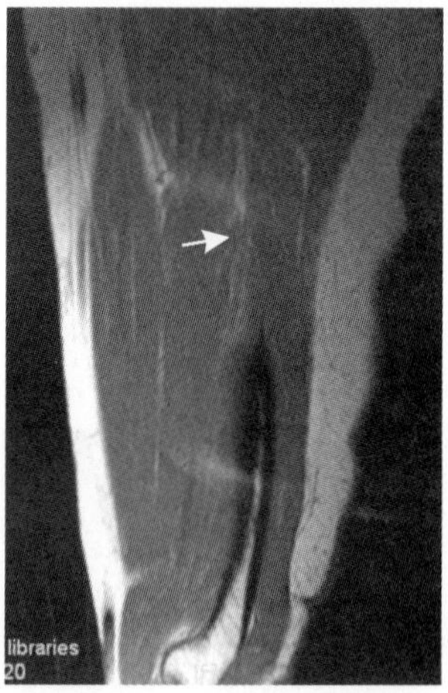

图 10-2-1　桡神经损伤。女，车祸伤及左上臂 1 个月，右臂无力，轻度垂腕。手术证实桡神经损伤。T1WI 显示右上臂上段隐约可见桡神经增粗影（箭头）（图 10-2-1～10-2-3 为同一病例）

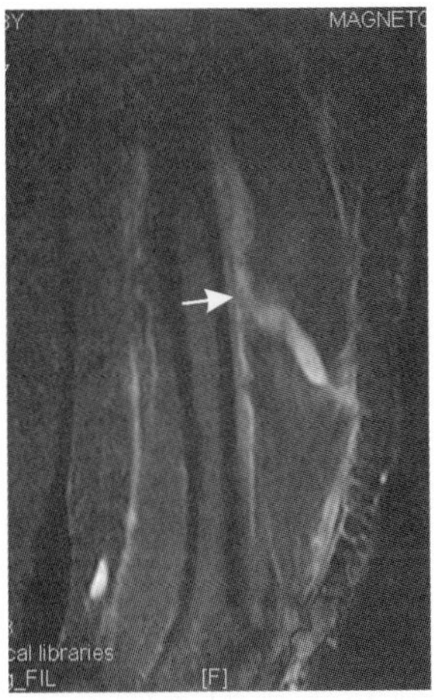

图 10-2-2　T2 压脂桡神经欠连续，周围可见高信号的鞘膜积液包绕（箭头），外侧肌肉内可见一长条状不均匀高信号影向外延伸，为外伤，血肿形成

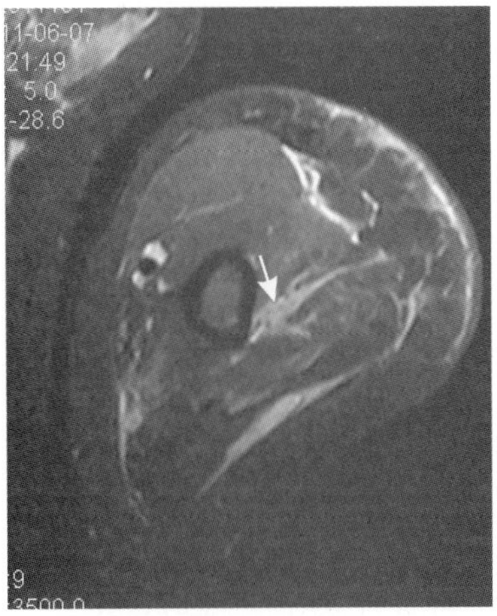

图 10-2-3　T2 轴位压脂隐约可见桡神经断面被周围高信号积液包绕（箭头），周围肌肉呈不均匀损伤后的高信号

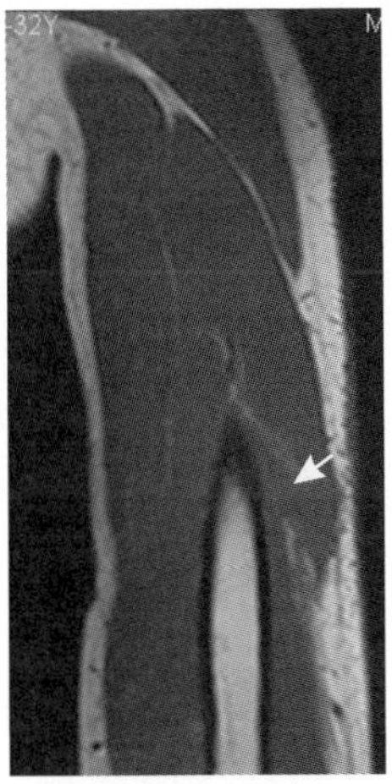

图 10-2-4　桡神经损伤。左上臂被刀砍伤 1 个月余，右臂无力下垂。T1WI 显示左臂中段肌肉间隙脂肪影中断不连续（箭头）（图 10-2-4~10-2-7 为同一病例）

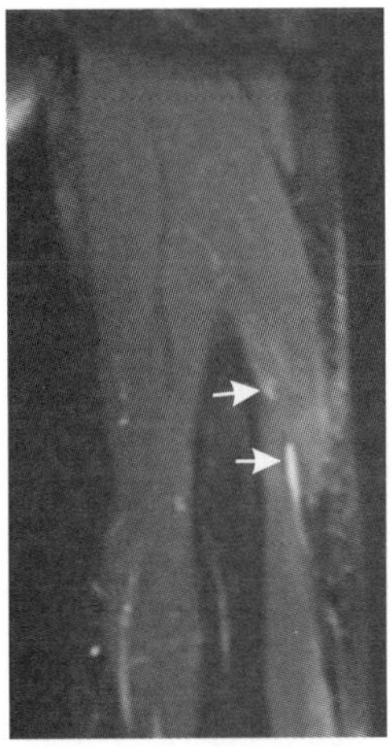

图 10-2-5　PD 脂肪抑制序列显示左臂中段被切断的两端桡神经鞘膜积液高信号影（箭头），断端周围软组织肿胀、信号增高，结构紊乱

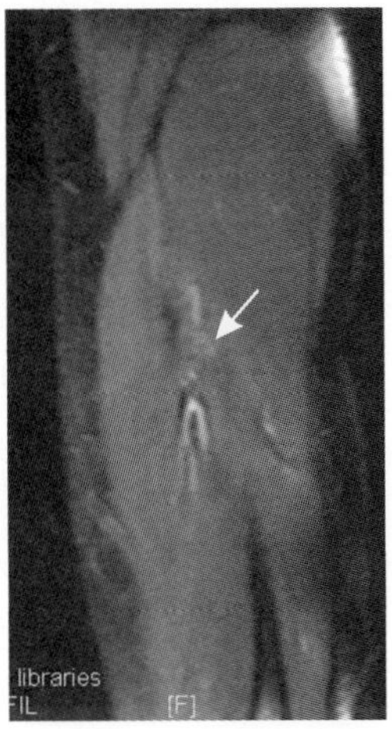

图 10-2-6　PD 压脂矢状位，断端局部组织水肿（箭头）

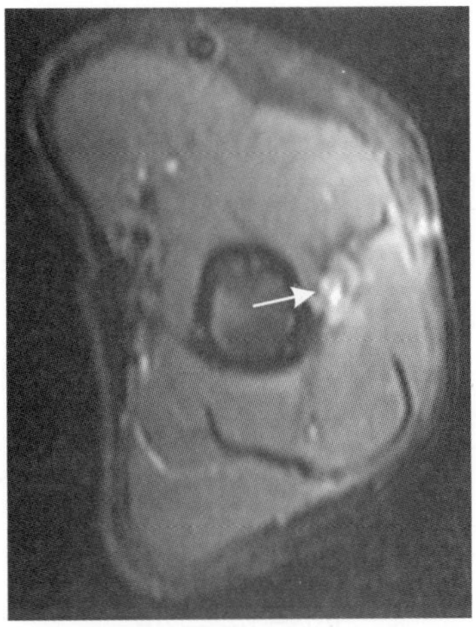

图 10-2-7　PD 轴位压脂，显示断端水肿的桡神经（箭头），周围肌肉肿胀，信号增高

（邓星河）

第三节　周围神经卡压综合征

概述

因骨-纤维隧道、腱膜、筋膜狭窄、增生、肥厚、粘连而使该处的周围神经被挤压，导致神经传导功能障碍，甚至造成永久性神经功能障碍的现象称为神经卡压综合征。常见有腕管综合征、肘管综合征、腕尺管综合征、梨状肌综合征、腓总神经卡压综合征及踝管综合征。

病因

病变多位于一些特定解剖部位，骨-纤维管，或无弹性的肌肉纤维缘、腱弓等神经通道关键卡压点，该处受压神经难以回避、缓冲。病因可归纳成三大类：①管内压迫：如腱鞘囊肿、神经纤维瘤、神经慢性损伤性炎症；②管外压迫：如骨疣、骨与肌腱损伤、韧带损伤；③全身疾患：类风湿性关节炎、黏液水肿、肥胖、糖尿病、甲状腺功能亢进、妊娠等可合并神经卡压综合征。

病理改变

神经卡压病变的致伤因素为神经缺血和机械性损害。急性短期的压迫可使神经缺血，受压轴索轴浆流受阻，缺氧、水肿。压迫严重持久可使神经纤维发生脱髓鞘变化，甚至远端轴索崩解，髓鞘发生 Waller 变性。肢体活动时，处于狭窄通道内神经纤维在机械刺激下发生慢性损伤性炎症，并加重水肿、缺血的恶性循环。但一般病理变化都在 Seddon 功能麻痹阶段和 Sunder land 五度分类的第Ⅰ、Ⅱ度。大部分为可背叛逆转性损害。Sunder land 五度分类法。

Ⅰ度：仅神经传导功能丧失，轴索仍保持完整或有部分脱髓鞘改变。

Ⅱ度：神经轴索中断，损伤的远端发生瓦勒变性，神经内膜仍完整。

Ⅲ度：神经束内神经纤维中断，束膜仍保持连续性。功能恢复较好。

Ⅳ度；部分神经束中断，神经外膜仍完整，可形成束间瘢痕。

Ⅴ度：神经完全断裂，出血、水肿形成断端瘢痕，神经功能无法恢复。

肘管综合征

一、概述

肘管综合征是指尺神经在肘部神经沟的一种慢性损伤。常见病因为肘外翻、尺神经半脱位、肱骨外上髁骨折、创伤性骨化等均可导致尺神经卡压改变。

二、肘管解剖

1958 年 Strsford 和 Teindel 首先提出“肘管”名称，并认为与迟发性尺神经炎的发生有关。肘管是肘部的一纤维骨性管道，底部由尺骨鹰嘴、外侧肘关节、内髁、内侧副韧带内侧组成，顶部为内上髁与鹰嘴间筋膜带。钟世镇报道肘管深面为尺神经沟、肘关节束和屈指深肌，浅面为尺侧屈腕肌起点的弓状韧带。肘管内有尺神经通过。

三、临床表现

患者起病缓慢，逐渐出现肘部、前臂和手尺侧疼痛、麻木，尺神经分布区感觉减退，感到手背尺侧、小鱼际、小指及环指尺侧麻木或刺痛，严重者骨间肌和小鱼际肌萎缩，然后出现小指对掌无力及手指收、展不灵活。屈肘时尺神经可滑出神经沟，变粗且厚硬，有压痛，叩击蒂内尔征阳性。蒂内尔征（Tinel sign）是根据其发现者 Jules Tinel（1879～1952）而命名的，Tinel 征是指叩击神经损伤或神经损害的部位或其远侧，出现其支配皮区的放电样麻痛感或蚁走感，代表神经再生的水平或神经损害的部位。

四、MRI 表现与病理基础

外伤后所致的神经损伤可导致骨-筋膜纤维增生，形成非特异性炎症、渗出、粘连，神经鞘膜积液。MRI 检查对发现尺神经受压改变较有特异性。T1WI 表现尺神经沟局部呈条状低信号（图 10-3-1），PD 或 T2 脂肪抑制序列对显示局部神经鞘积液较为敏感，PD 或 T2 压脂可清楚显示局部神经鞘膜呈高信号，其内可隐约可见尺神经水肿，信号增高影（图 10-3-2～10-3-4）。

五、诊断

肘管综合征可根据病史及临床尺神经卡压综合征的表现，结合 MRI 的表现诊断，由于病因较多，不同病因的肘管尺神经受压及周围表现不同，不管哪一种原因，只要显示尺神经卡压，即可诊断为肘管综合征。

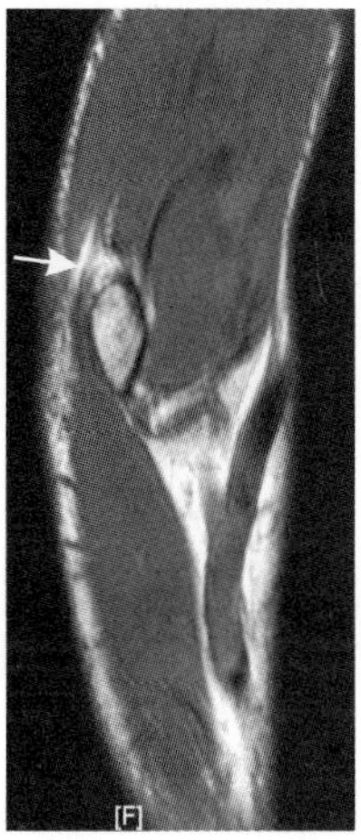

图 10-3-1　男，22 岁，右肘部撞伤半年，近 2 周右肘伴远端麻木。T1WI 矢状位显示肘管内条状等信号影，周围可见少许高信号脂肪包绕（箭头）

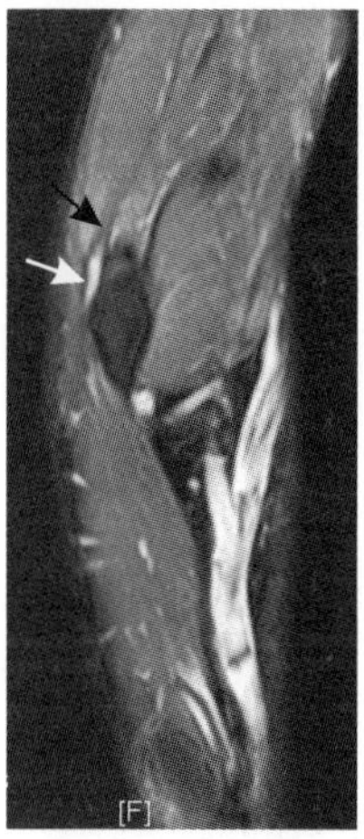

图 10-3-2　PD 尺神经鞘膜呈条状高信号积液包绕（白箭头），上缘隐约可见尺神经影（黑箭头）

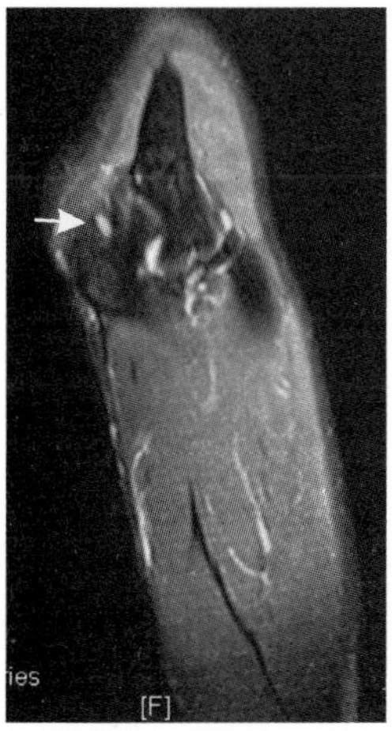

图 10-3-3　PD 冠状压脂，尺神经沟内可见条状高信号影（箭头）

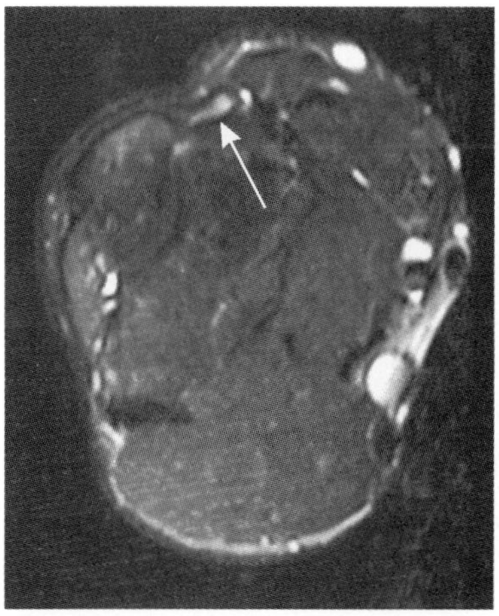

图 10-3-4　T2 轴位压脂，尺神经沟内可见条状高信号影，其内可见点状更高信号影为尺神经水肿（箭头）

腕尺管综合征

一、概述

腕部尺管综合征，又称 Guyon 管综合征、豆-钩裂孔综合征、Ramsay-Hunt 综合征。腕部尺管截面为三角形，前壁为浅腕横韧带，后壁为深腕横韧带，内侧壁为豌豆骨及豆钩韧带。内容尺神经和尺动、静脉通过。尺神经在其内受压引起尺管综合征。

在腱鞘囊肿引起者最多，占 28.7%，慢性损伤占 23.5%，挫伤占 10.3%。其他原因有骨折、先天性畸形及全身疼痛。浅支受累引起尺神经支配区感觉障碍。深支卡压可致手的内在肌萎缩、无力，手深部胀痛和灼痛，夜间痛显著，拇指内收，其他四指收展无力，环、小指可表现为爪形畸形，夹纸试验。电生理检查可发现瘫痪肌肉纤维颤动肌电图（EMG），神经传导速度减慢。

二、MRI 表现

当患者表现为腕掌部腱鞘囊肿时，即可表现为腱鞘肿胀，T1WI 显示腕掌部腱鞘呈片状等信号模糊影，其内隐约可见被包绕的肌腱影（图 10-3-5），PD 或 T2 脂肪抑制序列能清楚显示腱鞘及囊肿，腱鞘囊肿可单发或多发，多发者对尺神经受压程度较明显，特别是尺侧第 4、5 指腱鞘囊肿，由于尺管与腱鞘关节密切，故容易波及，神经鞘膜积液导致尺管综合征，此时，腱鞘囊肿及尺神经管呈高信号（图 10-3-6～10-3-8）。

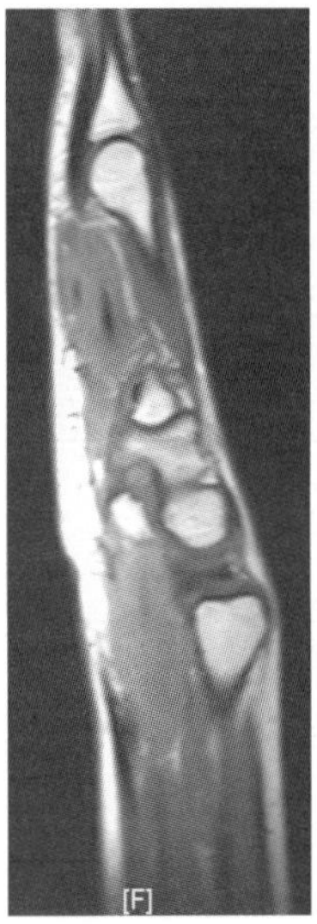

图 10-3-5　T1WI 矢状位显示，腕掌部腱鞘呈片状等信号模糊影，其内隐约可见被包绕的屈肌腱影

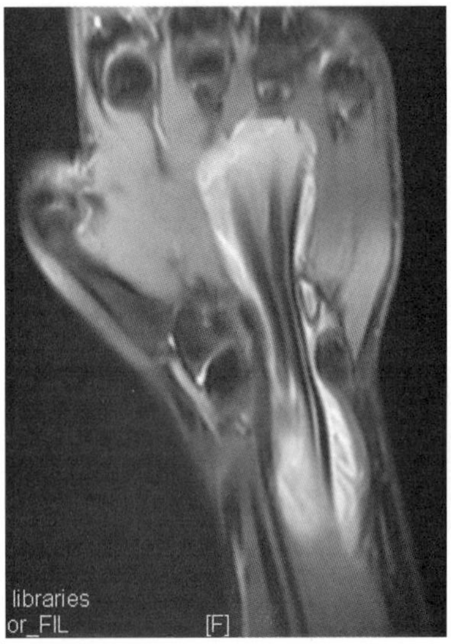

图 10-3-6　PD 压脂冠状位显示尺管 3~5 指屈肌腱腱鞘囊肿形成

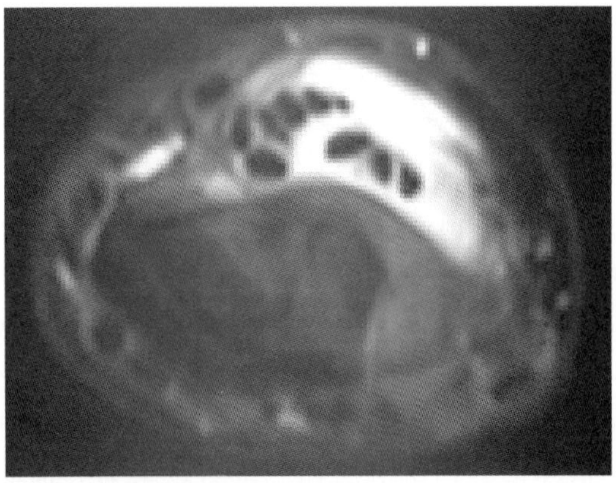

图 10-3-7　T2 水激发成像显示尺管及腕带周围高信号囊肿形成

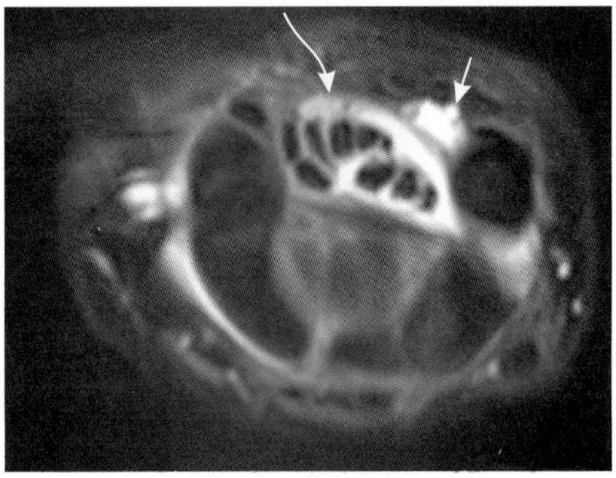

图 10-3-8　T2 水激发成像显示尺管及腕带周围高信号囊肿形成，尺神经鞘膜积液（箭头）正中神经增粗，信号增高（弯箭头）

三、诊断

临床上一旦表现为腕掌腱鞘囊肿，MRI 是诊断的主要手段，可清楚显示腱鞘囊肿的表现，还可明显观察尺神经受鞘膜水肿、积液压迫改变。

腕管综合征

一、概述

腕管综合征，又称迟发性正中神经麻痹，是正中神经在腕管内受压引起。腕管位于掌根部，底部和两侧由腕骨构成，腕横韧带横跨其上，形成骨-纤维通道。

手和腕长期过度使用引起慢性损伤，腕横韧带及内肌腱均可发生慢性损伤性炎症，使管腔狭窄是最常见的原因。其次是腕部急性损伤，桡骨远端骨折，月骨脱位可引起正中神经急性或继发受压。某些全身疾病可通过腕管内容物增大，如类风湿性关节炎，可引起正中神经损害。

二、临床表现

本病好发年龄为 30~60 岁，女性为男性的 5 倍，一般为单侧发病，也可双侧。起病缓慢，正中神经支配区疼痛、麻木、发胀，常入睡数小时后痛醒，活动后缓解。正中神经支配区皮肤感觉迟钝，过敏。大鱼际可有萎缩，拇指笨拙无力。叩击腕部可出现蒂内尔征，腕关节极度屈曲 60 秒，手的感觉异常可加重（Phalen 试验），腕管内压增高。血压计充气超过收缩压 30~60 秒可诱发患手疼痛。过度伸腕与屈腕试验同样引起感觉异常和疼痛加重。腕管掌侧卡压点压痛及放射痛。正中神经传导速度减慢。

三、MRI 表现与病理基础

腕管综合征在腕部 MRI 检查以 PD 或 T2 压脂像显示尤为清楚，由于腕部病变腕管内容物增加而导致掌侧环状韧带肿胀、膨出。如腕关节腱鞘炎症渗出积液，腱鞘膨大，形成腱鞘囊肿。T1WI 显示腱鞘炎或囊肿呈等信号，PD 或 T2 压脂呈高信号（图 10-3-9～10-3-12）。如果病变是正中神经炎症导致正中神经肿胀，鞘膜积液，此时，可清楚显示鞘膜炎症包绕增粗的正中神经，导致腕管综合征。当腕部损伤或重物压伤，正中神经损伤，正中神经受挤压而导致水肿，T1WI 呈片状等信号，PD 或 T2 压脂可显示正中神经被高信号鞘膜积液包绕，正中神经呈不均匀高信号（图 10-3-13～10-3-15），周围肌腱及鞘膜信号未见异常。

四、诊断

腕管综合征有其特征性的临床及影像学表现，主要显示腕关节周围病变对正中神经压迫即可明确诊断。

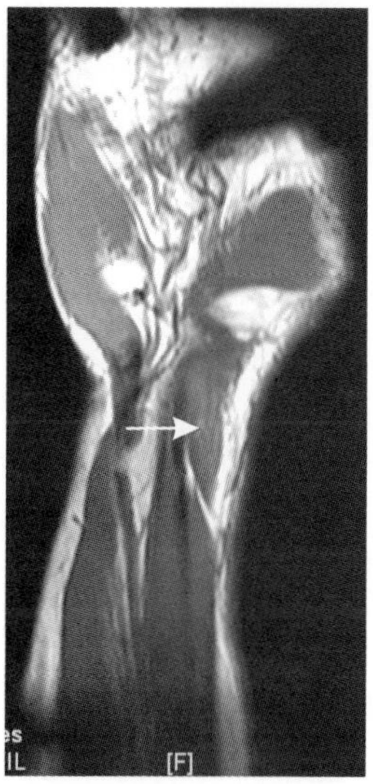

图 10-3-9　T1WI 冠状位显示桡侧多条屈肌腱炎症，鞘膜积液，呈片状等信号（箭头）

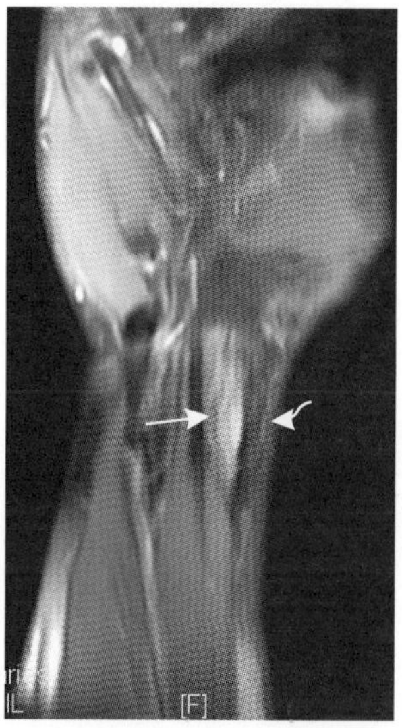

图 10-3-10　PD 冠状位压脂显示腱鞘炎症，鞘膜积液，呈高信号，可见正中神经信号增高，受压迂曲（箭头），其中桡侧可见条状更高信号影（弯箭头）

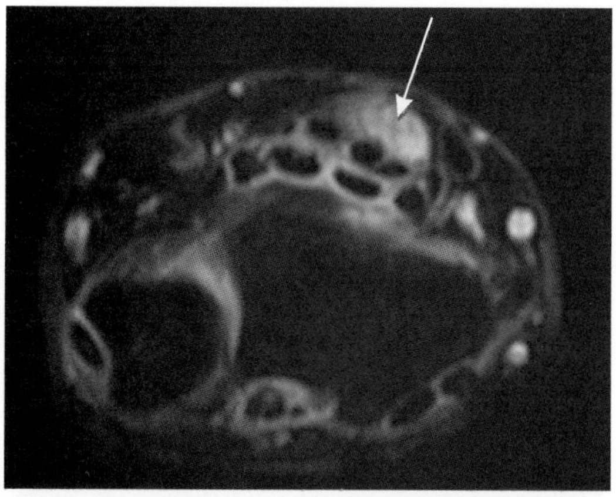

图 10-3-11　T2 压脂掌侧及背侧肌腱鞘膜增厚，可见少量高信号积液，其中以正中神经鞘膜积液明显，显示不均匀混杂信号（箭头），肌腱内信号增高

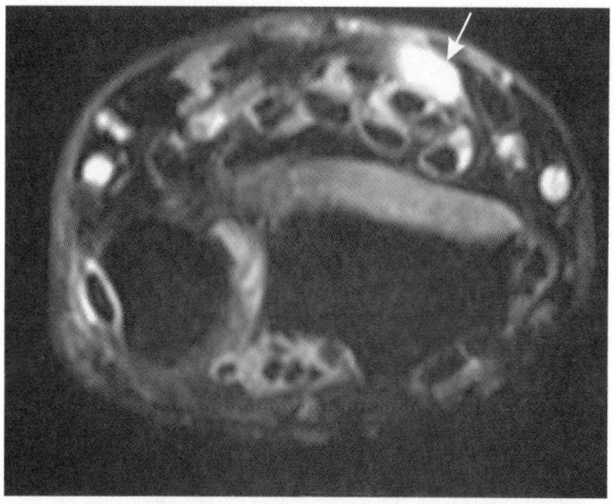

图 10-3-12　与图 10-3-11 为同一病例。不同层面 T2 压脂肌腱鞘膜均见不同程度高信号积液，正中神经鞘膜积液呈更高信号的积液（箭头），肌腱内可见信号增高，为肌腱炎症改变

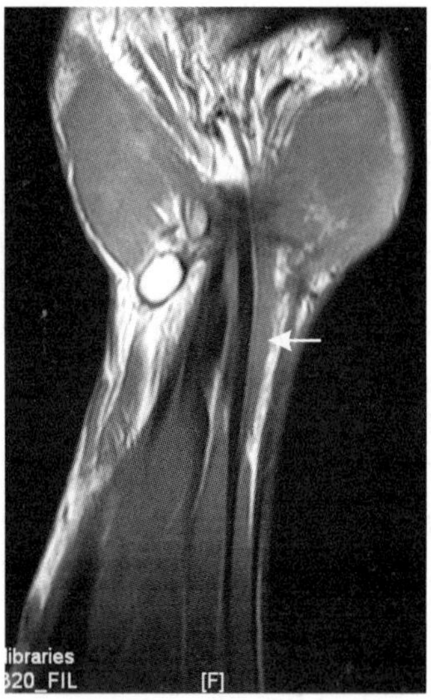

图 10-3-13　男，28 岁，右腕部被机械压伤手腕麻痛 1 个月。T1WI 右腕部腱鞘旁正中神经走行区呈条片状等信号（箭头）（图 10-3-13~10-3-15 为同一病例）

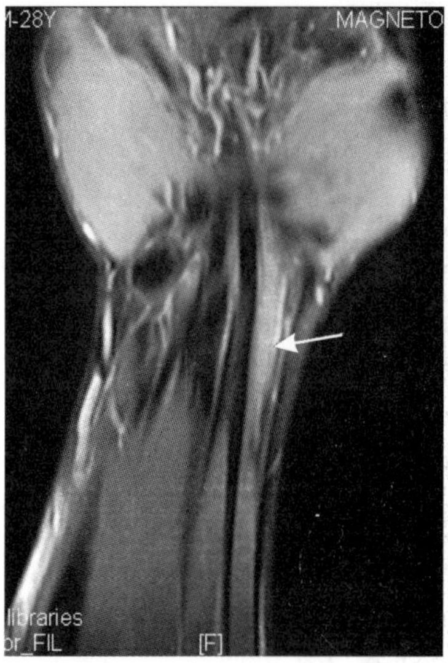

图 10-3-14　PD 冠状压脂呈条状中等偏高信号影，邻近腱鞘信号正常

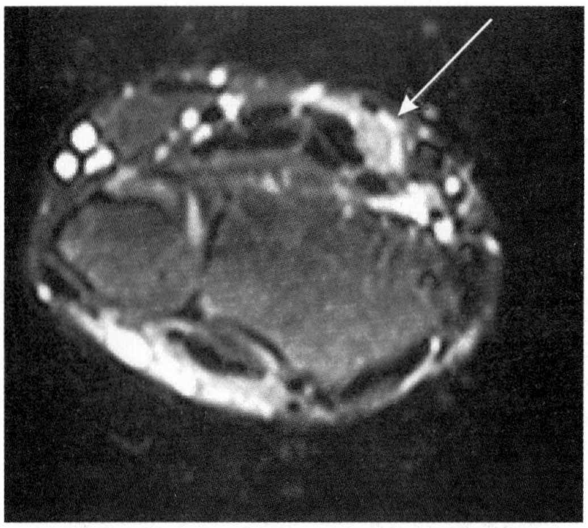

图 10-3-15　T2 轴位压脂显示正中神经鞘膜积液，正中神经明显增粗，信号增高（箭头）

梨状肌综合征

一、概述

梨状肌综合征为坐骨神经受卡压的临床特征，坐骨神经越过坐骨切迹一般在梨状肌前下，于该肌下缘和上孖肌之间的梨状肌下孔中穿出，该处坐骨神经卡压引起梨状肌综合征。病因主要是梨状肌的急性或慢性损伤，周围软组织炎症，坐骨神经受累，炎症渗出。患者主诉臀部疼痛和感觉异常，并向股后侧放射，检查可发现梨状肌部位深压痛，抗阻力患髋外展外旋可诱发疼痛，并感到活动无力，被动屈髋、内收、内旋肘疼痛加重。

二、MRI 表现与诊断

由于坐骨神经受压或周围炎症，导致坐骨神经水肿增粗，此时 MRI 可清楚显示坐骨神经近端形态，MRI 检查脂肪抑制序列能清楚显示坐骨神经及周围组织改变，T1WI 表现为等信号，T2 脂肪抑制序列可清楚显示坐骨神经增粗、水肿，信号增高，可见坐骨神经周围软组织肿胀，信号增高

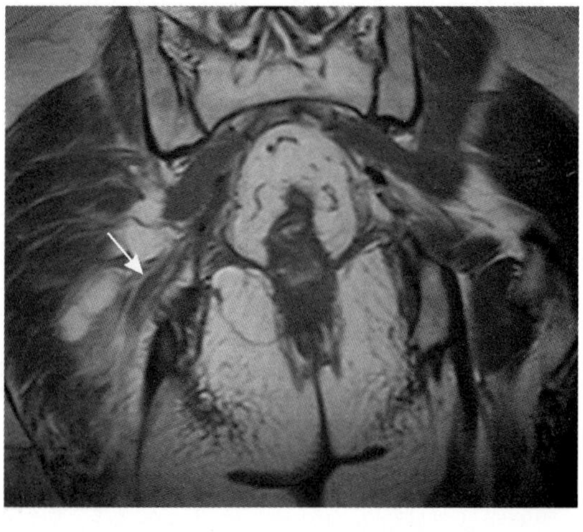

图 10-3-16　右侧臀部及右腿后部疼痛 1 个月余。T1WI 显示右侧坐骨神经形态，坐骨神经呈中等信号（箭头），与周围肌肉信号相同（图 10-3-16~10-3-19 为同一病例）

（图 10-3-16～10-3-19）。当损伤合并炎症时，可导致炎症渗出，坐骨神经增粗、水肿，并可出现鞘膜积液形成小囊肿（图 10-3-20～10-3-22），加重坐骨神经的卡压。

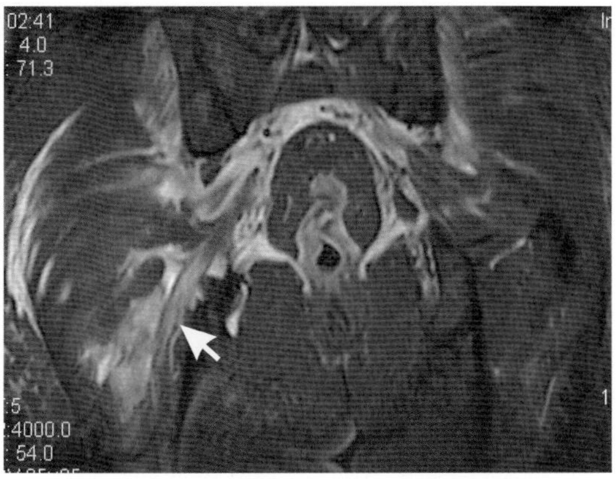

图 10-3-17　T2 压脂清楚显示坐骨神经呈条状偏高信号（箭头），右侧臀大肌及梨状肌大片不均匀高信号水肿，为肌肉炎症改变

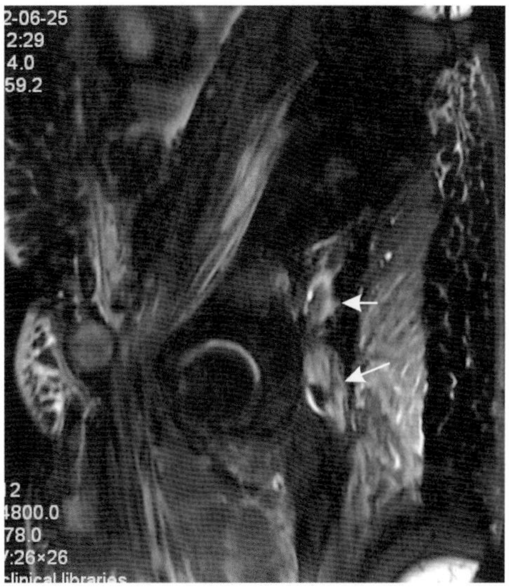

图 10-3-19　T2 矢状位压脂，显示坐骨神经鞘膜积液，坐骨神经受压，信号增高（箭头）

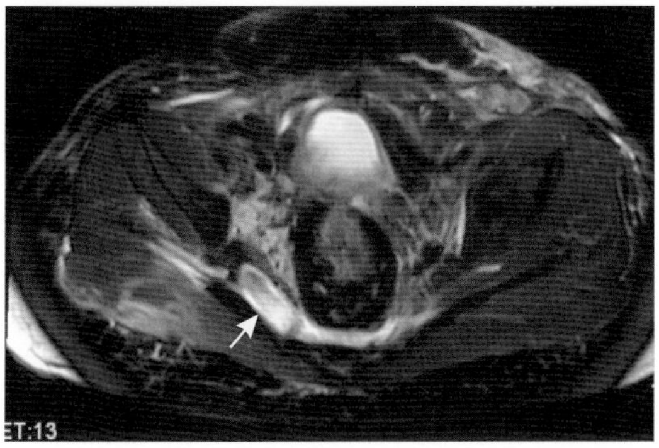

图 10-3-18　T2 轴位压脂显示坐骨神经增粗，水肿呈高信号，神经鞘膜可见高信号积液包绕（箭头），右侧臀大肌及梨状肌大片高信号炎症水肿表现

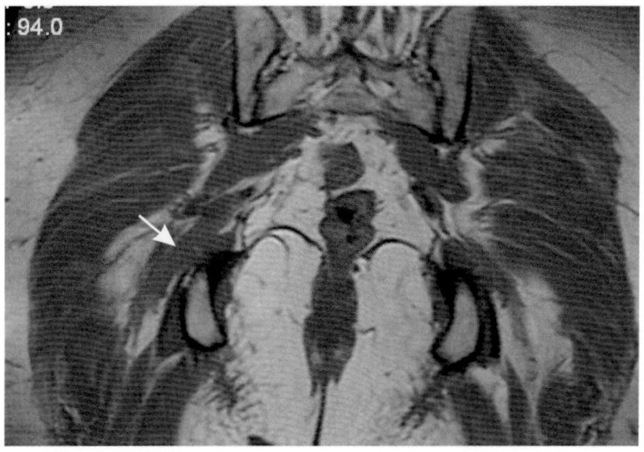

图 10-3-20　右臀部及右腿后部疼痛 1 个月余。T1WI 显示右侧坐骨神经近段长条状中等信号（箭头）（图 10-3-20～10-3-22 为同一病例）

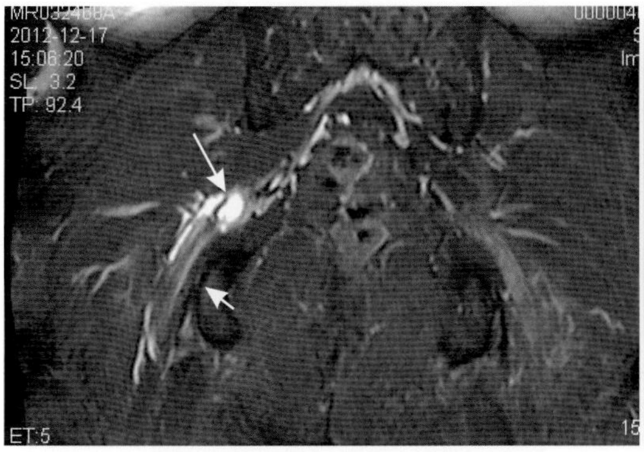

图10-3-21

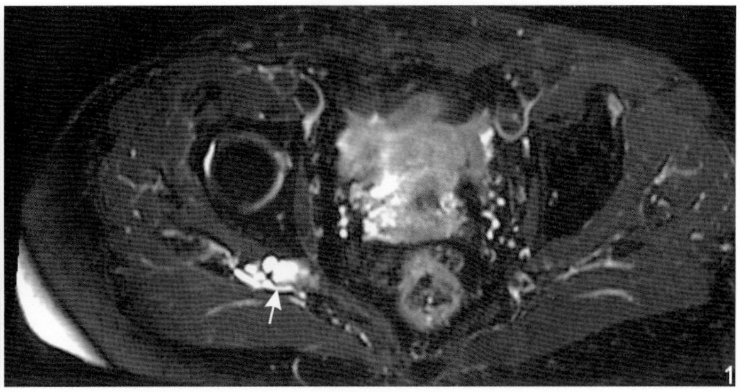

图10-3-22

图 10-3-21，22　T2 压脂显示坐骨神经水肿，呈中等偏高信号，神经根部鞘膜可见多个小囊状高信号积液，即神经鞘膜囊肿形成（箭头）

腓总神经卡压综合征

一、概述

腓总神经卡压综合征，是指腓总神经从坐骨神经分出后，至进入小腿前外侧肌群的行程中，任何部位受压或损伤所导致的一系列症候群。临床上如股二头肌腱鞘囊肿、恶性滑膜肉瘤、膝关节半月板囊肿、腓侧副韧带损伤及周围软组织炎症等均可压迫腓总神经产生临床症状。腓骨颈骨折或血肿压迫、下肢石膏固定不当、下肢牵引不当，腓骨上端的结缔组织水肿增生等，也可压迫腓总神经而产生神经麻痹。

二、腓管的组成结构及长度

腓管为腓骨长肌起始部纤维与腓骨颈所围成的一狭窄的骨-纤维管。腓总神经从腓骨头与腓骨颈交界处的后外侧进入腓管内，在狭窄的腓管内，腓总神经与腓骨颈处的骨膜紧紧相贴。腓管的顶全长为腓骨长肌，其结构为肌性者占 1%，腱性者占 5%，肌性和腱性混合者占 94%。腓管的长度为 2312～3314（2615 ±115）mm。腓总神经在腓管内的长度为 2018～3212（2315 ±117）mm。腓管入口和出口至腓骨头尖的距离分别为 818 ～ 1714（1215 ±115）mm 和 2813 ～ 4416（3211 ±217）mm。

三、临床表现

腓总神经在腓骨颈的骨-筋膜管内被卡压引起本病，损伤和体外压迫为常见病因，表现为足与小腿外侧痛、麻木。运动障碍为踝背伸、伸趾无力（图 10-3-23，24），外翻力弱或消失，小腿外侧及足外侧可有感觉障碍。腓骨颈处可有压痛和蒂内尔征。

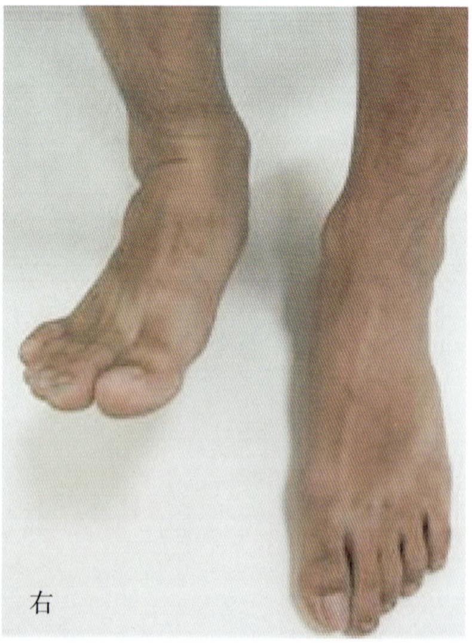

图 10-3-23　双足作踝背伸、伸趾检查。右足背伸运动正常，左足背伸运动无力。（图 10-3-23～10-3-28 为同一病例）

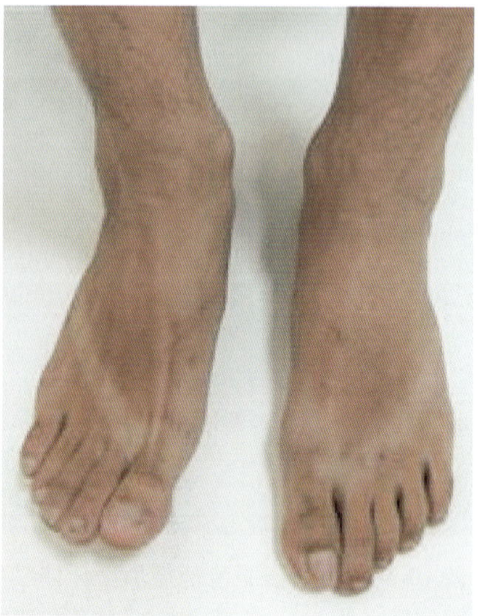

图 10-3-24　双侧伸趾显示左拇趾伸趾无力

四、MRI 表现

由于神经较小，正常情况下难以分辨，当腓神经管周围软组织炎症、水肿或损伤时，均可对腓总神经卡压，此时，MRI 上常以脂肪抑制序列显示腓总神经在腓骨颈的骨-筋膜管内异常改变，如周围软组织炎症或局部损伤，T1WI 表现为腓神经增粗，信号略增高，PD 或 T2 脂肪抑制可显示神经及鞘膜高信号改变（图 10-3-25～10-3-30）。

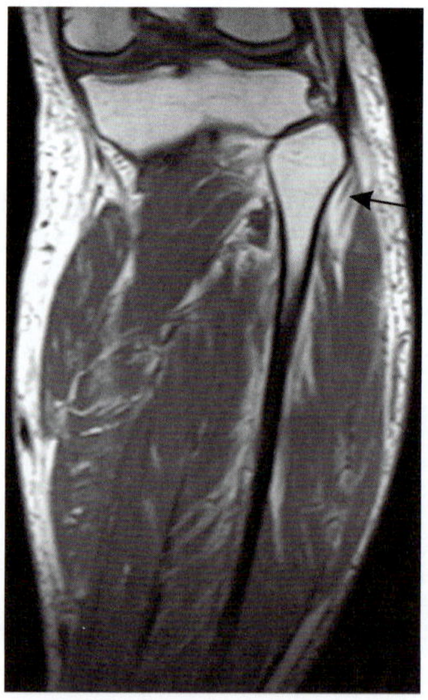

图 10-3-25　T1WI 显示腓神经管条状等信号腓神经影（黑箭头）

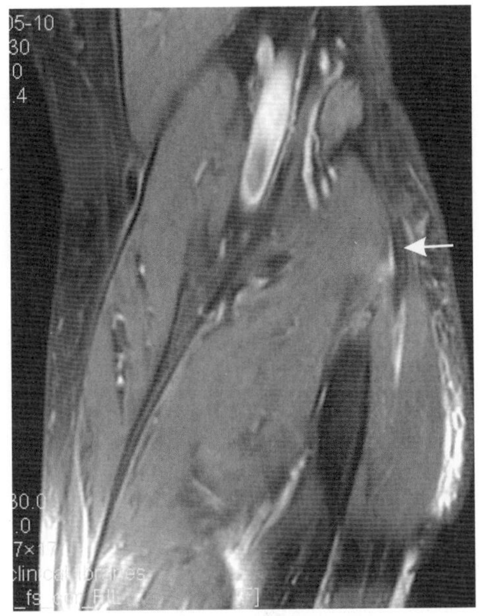

图 10-3-26　PD 冠状位脂肪抑制序列，显示腓总神经出口段增粗、水肿，呈条状稍高信号（箭头）

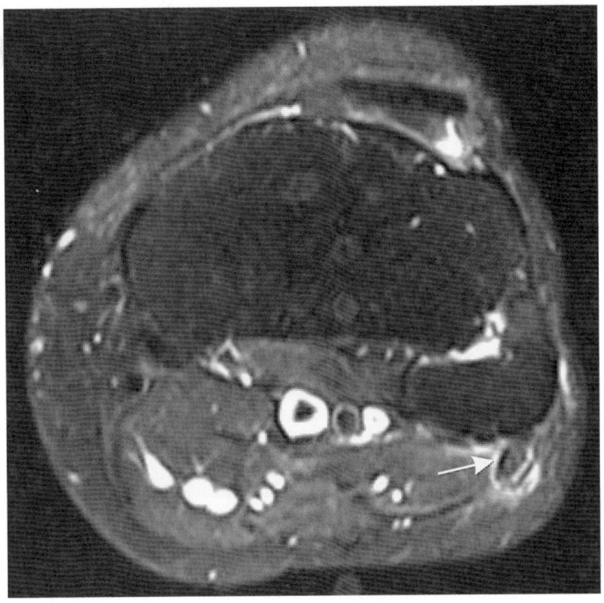

图 10-3-28　T2 轴位脂肪抑制序列显示腓骨颈部神经出口处腓总神经增粗，信号增高，神经鞘膜可见薄层高信号积液影（箭头），周围软组织可见薄层高信号水肿

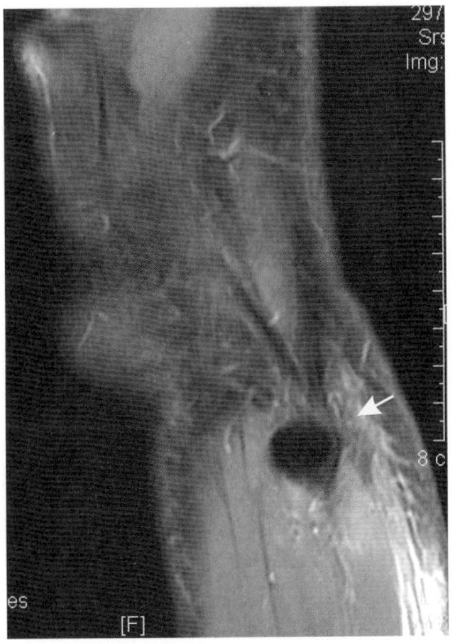

图 10-3-27　PD 矢状位脂肪抑制序列，显示腓骨颈部增粗的腓总神经，局部信号增高（箭头）

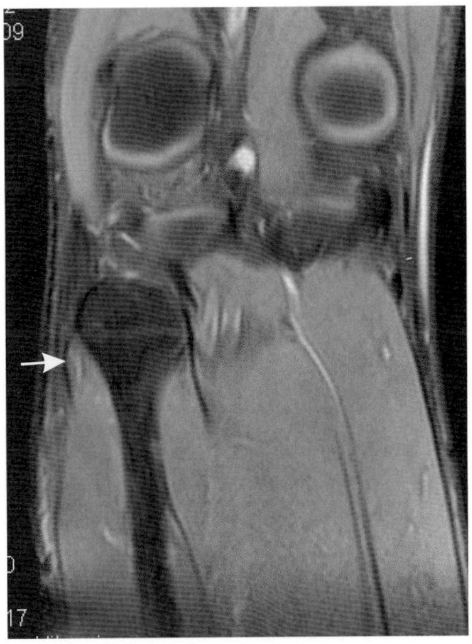

图 10-3-29　PD 压脂冠状位显示腓骨颈条状高信号（箭头）

五、诊断

腓总神经卡压综合征的诊断根据病史、临床表现及 MRI 检查，MRI 能清楚显示腓骨颈的骨-筋膜管内局部改变，或周围组织病变累及腓神经，脂肪抑制序列可显示腓总神经及神经鞘膜积液的高信号改变，是对本病诊断的可靠根据。

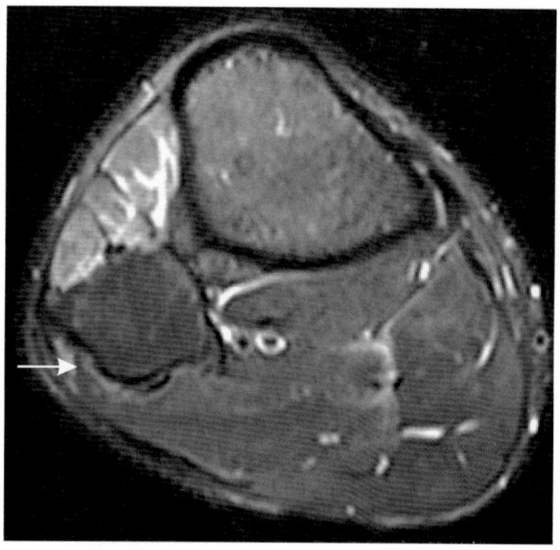

图 10-3-30　与图 10-3-29 为同一病例。T2 轴位压脂显示腓骨长肌、趾长伸肌、胫骨前肌信号增高，肌间隙模糊，腓总神经增粗、水肿，鞘膜积液，信号增高（箭头），邻近软组织肿胀，信号增高，为周围肌炎引起神经炎改变

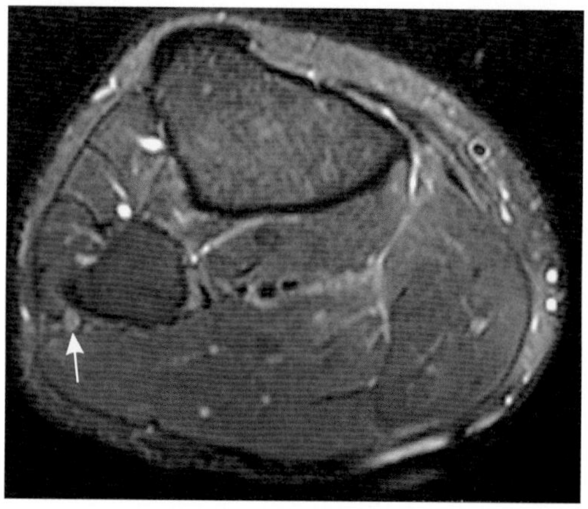

图 10-3-31　T2 压脂可见腓骨颈旁腓总神经鞘膜呈环形稍高信号包绕，中央可见小点状低信号影为腓总神经切面（箭头）

踝管综合征

一、概述

踝管又称跗管（tarsal tunnel），是位于踝关节后内侧的纤维骨管，内有胫后神经、血管束走行。踝管内的占位性病变可以导致胫后神经受压，引起踝管综合征。踝管综合征又称跖管综合征，是指胫神经或其分支经过胫骨内踝后面屈肌支持带（分裂韧带）下面的骨纤维管时，受压而引起的症候群，本病在临床上不易引起注意，经常误诊。病因如类风湿性关节炎、静脉曲张、踝关节的反复扭伤、外伤致使局部软组织出血、机化等，均可使踝管内容物增加，造成胫神经压迫。其中占位性病变常见的有局部腱鞘囊肿、神经鞘瘤、先天性异常肌肉、副舟骨、距跟融合、外生骨疣及跟骨骨折愈合过程中骨痂等均可压迫胫后神经而导致发生踝管综合征。

二、临床表现

胫后神经在内踝后下被屈肌支持带及跟骨形成的骨-纤维管内受压引起本病。足过度使用引起的慢性损伤是常见病因。主诉足底或足跟有间歇性棘痛、灼痛或麻木，长久站立或步行可加剧疼痛，常有夜间痛，使患者痛醒。内踝后下可有压痛。跖趾关节屈曲力弱，止血带充气试验可诱发足痛。

三、踝管的正常解剖及 MRI 表现

踝管是位于踝关节后内侧的纤维骨管，自内踝上部屈肌支持带上缘水平延伸到足部拇展肌水平，内侧壁由距骨内侧壁、载距突和跟骨内侧壁组成，外侧壁为屈肌支持带。踝管内自前向后排列有胫后肌腱、趾长屈肌腱、拇长屈肌腱、胫后神经和胫后动静脉；自内向外排列有拇长屈肌腱、胫后神经和胫后动静脉。踝管内有许多横向纤维分隔，依此可将其分为三个室：前室，内容胫后肌腱、趾长屈肌腱；后浅室，内容胫后动静脉、胫后神经；后深室，内容拇长屈肌腱。胫后神经在踝管内分为三支：内侧跖神经、外侧跖神经和跟内侧支，踝管内很小的病变即可造成胫后神经及其分支的受压，引起足底和足跟内侧部的症状。

四、MRI 表现与病理基础

胫后神经及其分支在踝管内可因多种原因受到压迫：首先造成局部缺血，胫后神经有丰富的血液供应，其神经纤维对缺血十分敏感；其次踝管内、外各种原因引起胫后神经运动、感觉和营养的一系列病理变化，即胫后神经受压，后踝管内压力急剧上升，导致胫后神经外膜上的小动脉或小静脉的血流减少，神经缺氧，进而毛细血管内皮细胞损害，蛋白漏出，产生水肿，又转而增加踝管内的压力，进一步压迫神经外膜的血管。因而病变早期，受压神经的近端肿胀，远端则苍白，触及较硬。由于神经的连续性保持完整，神经节段在显微镜下呈现水肿，细胞增殖及纤维化，轴束元改变，如及时给予减压，则神经受损可

治愈。

不同病因致胫后神经受压 MRI 表现不同。类风湿性关节炎，由于关节滑膜增生，周围软组织肿胀，腱鞘积液对胫后神经压迫，神经肿胀、增粗，信号增高（图 10-3-32～10-3-35）。而腱鞘囊肿是由关节旁结缔组织黏液样变性所致的囊肿形成，MR I 表现为较大的囊性肿块，特别是拇长屈肌腱和趾长屈肌腱囊肿，由于胫后神经的血管位于两屈肌腱之间，当较大的囊肿时，特别是拇长屈肌腱，由于与胫后神经相隔较近，很容易压迫胫后神经，在 T1WI 上呈低信号，T2WI/PDWI 上呈稍高信号（图 10-3-36～10-3-38）。如果为神经性肿瘤，主要显示肿瘤的大小并显示神经受压改变（图 10-3-39）。

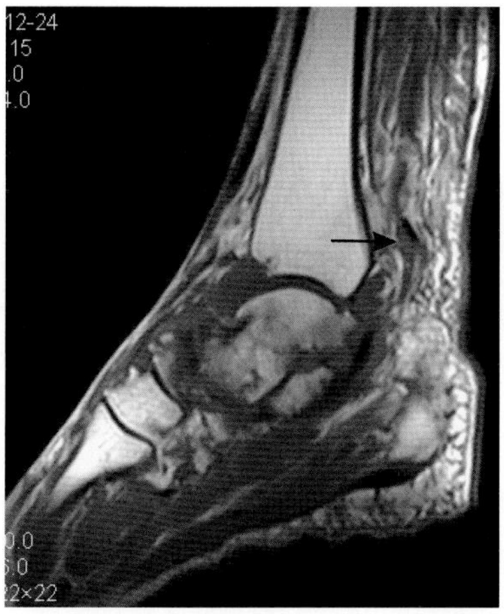

图 10-3-32　踝关节类风湿性关节炎。T1WI 显示右踝类风湿性关节炎，踝关节广泛性滑膜增生，胫后神经受压、肿胀、迂曲，信号增高（箭头）（图 10-3-32～10-3-35 为同一病例）

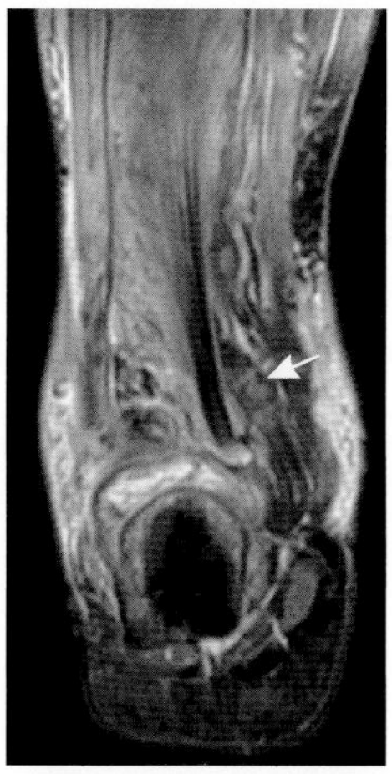

图 10-3-33　PD 冠状压脂显示踝关节软组织广泛肿胀，胫后神经受压、肿胀（箭头）

五、诊断

踝管综合征主要根据病史和临床表现及 MRI 表现的特征，特别是较明确的踝管病变对胫神经受卡压表现，类风湿性关节炎。踝部腱鞘囊肿和肿瘤等病变的表现可作为明确诊断的根据。

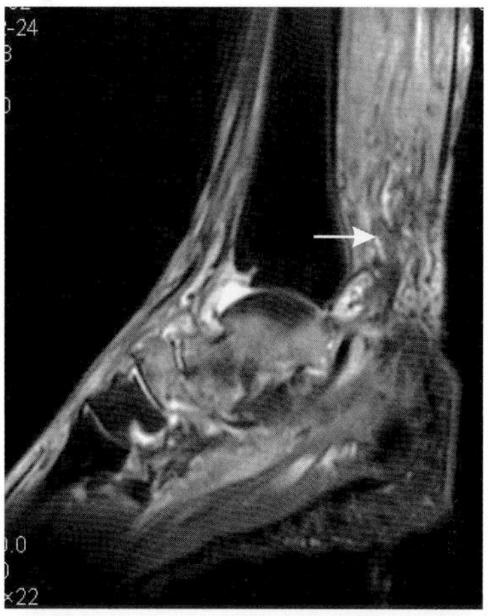

图 10-3-34　PD 矢状压脂显示后踝滑膜增生，胫后神经受压，增粗、迂曲，信号增高（箭头），踝关节软组织肿胀，结构紊乱

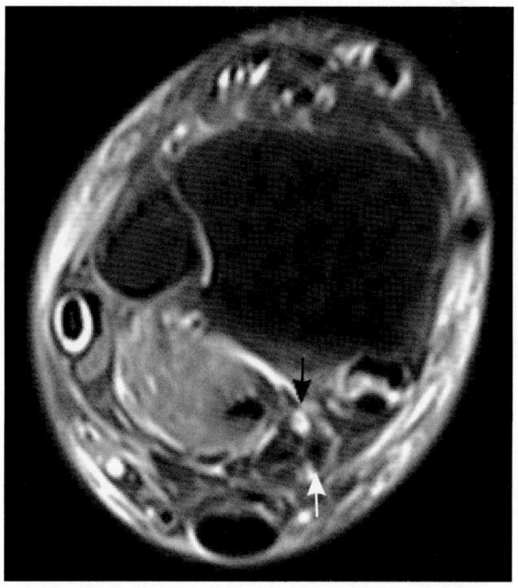

图 10-3-35　T2 轴位压脂显示后踝脂肪肿胀，拇长屈肌腱被包绕受压，边缘欠光滑，胫后神经受压增粗，信号增高（白箭头为胫后神经、黑箭头为血管影）

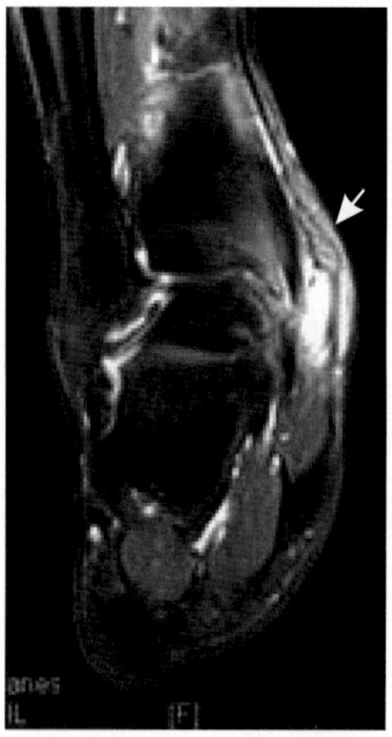

图 10-3-36　T2 冠状压脂显示拇长屈肌腱鞘膜大量高信号积液形成较大的腱鞘囊肿，胫后神经受压移位，增粗，信号增高（箭头）

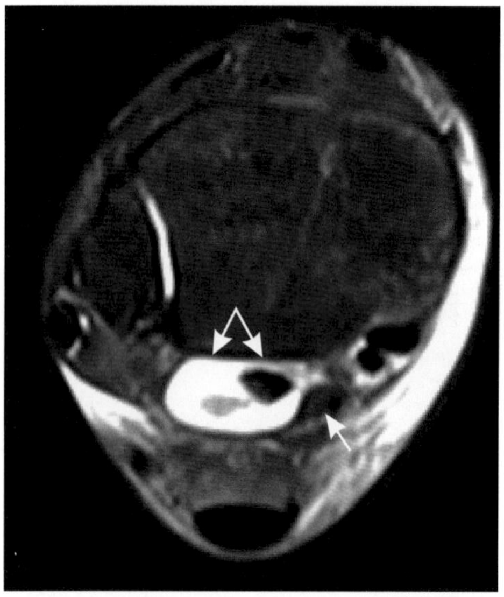

图 10-3-37　与图 10-3-36 为同一病例。轴位压脂显示拇长屈肌腱鞘膜大量高信号积液形成较大的腱鞘囊肿，胫后神经受压移位，增粗，信号增高（单白箭头为受压迫的胫后神经，双白箭头分别为拇长屈肌腱及腱鞘囊肿）

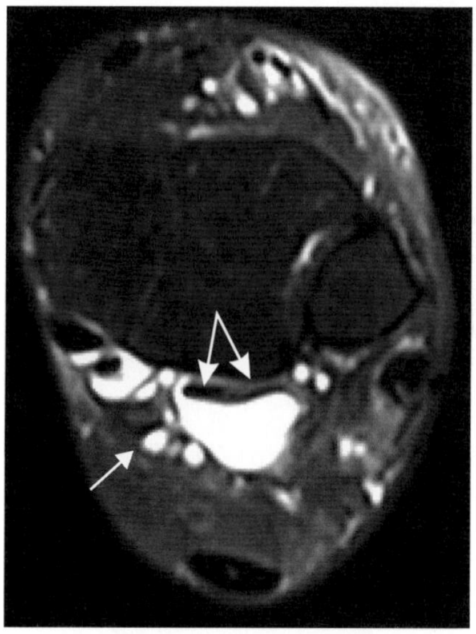

图 10-3-38　拇长屈肌腱鞘膜大量高信号积液形成较大的腱鞘囊肿，拇长屈肌腱受压变扁并明显前移（单白箭头为受压迫的胫后神经，双白箭头分别为拇长屈肌腱及腱鞘囊肿）

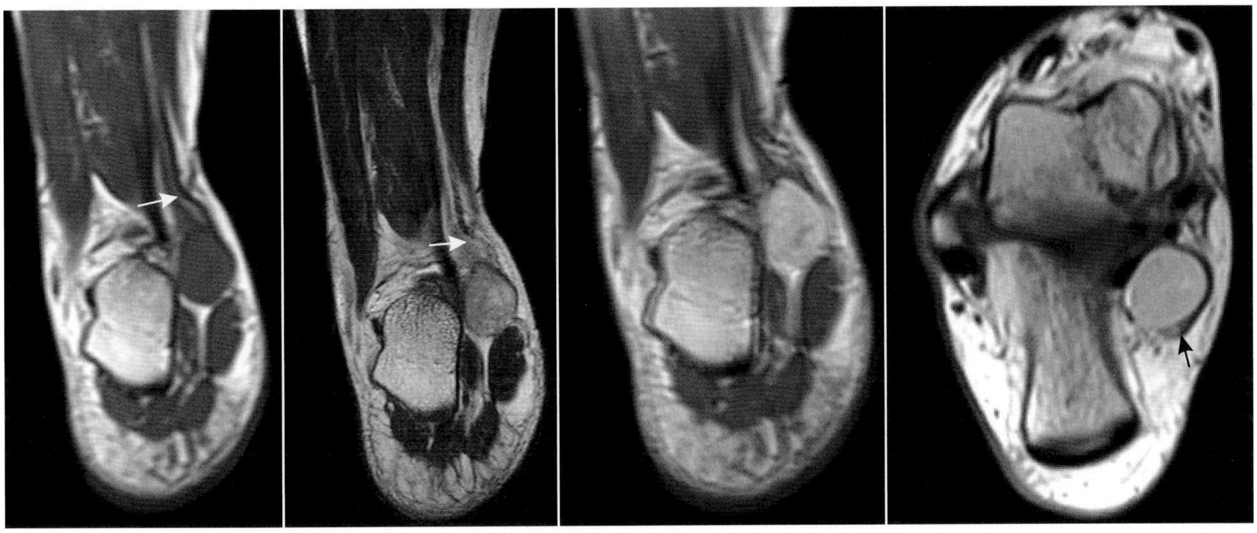

A B C D

图 10-3-39 踝部内侧胫后神经鞘瘤

A：T1WI 显示踝关节内侧类圆形等信号的肿块，上缘可见胫后神经受压向外移位，呈低信号（箭头）；B：T2WI 显示肿瘤中央为稍高信号，肿块上缘软组织（包括胫后神经肿胀）；C：T1 增强扫描冠、轴位显示肿瘤呈明显强化；D：胫后神经志肿块紧贴，受压向外后推移（黑箭头）

（邓星河）

参 考 文 献

1. Hems TE，Brich R，Carlstedt T. The role of magnetic resonance imaging in the managemant of traction injuries to the adult brachial plexus. J Hand Surg Br，1999，24（5）：550
2. 李新春，陈健宇，沈君，等. 正常臂丛节后神经 MR 神经成像术. 中国医学影像技术，2004，20（1）：105
3. 高明勇，梁碧玲，许扬滨，等. 臂丛神经根损伤的 MRI 诊断及其应用价值. 中华创伤杂志，1999，15（2）：151
4. 石凯军，潘建华. 创伤性尺神经炎诊断与治疗. 第四军医大学矫外资料汇编，1989
5. 何炳峨，陆裕朴，石凯军，等. 创伤性尺神经炎. 中华手外科杂志，1994，10（1）：39-41
6. 江浩. 骨与关节 MRI. 上海：上海科学出版社，1999，205-207
7. 李丹，孟玉兰. 腓总神经卡压综合征 22 例报告. 华北国防医药，2005，17（3）：191-192
8. 李锦永，瞿福英，刘士同，等. 腓总神经嵌压综合征. 中华骨科杂志，1997，17（6）：367-368
9. 尹望平，陈琳，陈德松. 腓总神经卡压的应用解剖学研究. 中华骨科杂志，1998，18（8）：477-479
10. 王正义. 足踝外科学. 北京：人民卫生出版社，2006，547
11. 孟悛非. 骨肌系统影像诊断与临床. 北京：人民军医出版社，2009，219
12. Breitenseher M. MR imaging strategies for the lower extremities. NewYork：Thieme Medical Pub，2004，64
13. Erickson SJ，Quinn SF，Kneeland JB，et al. MR imaging of the tarsal tunnel and related spaces：normal and abnormal findings with anatomic correlation. AJR，1990，155：323
14. Yu KS，Lee MF，Chau LF. Tarsal tunnel syndrome secondary to aganglion. J HK Coll Radiol，2001，4：234
15. Morrison WB，Sanders TG. Problem solving in musculoskeletal imaging. Philadelphia：Elsevier Inc，2008，695
16. 宣昭鹏，刘志刚，马春野. 大骨节病致踝管综合征的诊治分析. 中国地方病学杂志，2004，23（6）：593-594
17. 郝大鹏，王振常，张建中，等. 踝管腱鞘囊肿的 MRI 应用初探. 临床放射学杂志，2010，29（3）：412-415

第十一章 神经鞘瘤

第一节 颈椎骨神经鞘瘤

一、概述

骨神经鞘瘤为一种罕见的良性骨肿瘤，起源于骨内神经鞘的施万（Schwann）细胞，又称骨施万瘤或骨神经膜瘤。神经鞘瘤一般为起源于周围神经髓鞘的良性肿瘤，可发生于各周围神经，但主要生长于大神经干。本病发病率低，仅占原发骨肿瘤的 0.19%～0.25%。骨内神经鞘瘤可穿破骨皮质而侵入软组织，但这并不是恶性指征。

二、临床表现

骨内神经鞘瘤女性较多见，发病年龄 17～65 岁，40～50 岁的中年人最多见，约占 40%。该病好发于颌骨和骶骨，一般无自发疼痛或不适。生长缓慢并有自限性，肿瘤直径一般不超过 2cm。本病就诊前症状期多较长，可达几年，侵及椎体时主要表现为神经压迫症状。可有局部骨质酸痛伴有轻压痛，周围软组织可轻度肿胀。实验室检查：血常规，红细胞沉降率，碱性磷酸酶正常。诊断主要依靠病理检查。化疗或放疗对本病均无效。但预后良好，偶有复发，一般无恶性变。

三、影像学表现与病理基础

肿瘤多呈圆形或卵圆形。以纤维成分为主时，质地较坚实；当组织血管丰富时则较柔软。肿瘤较大者可发生坏死、囊变、出血，但骨内神经鞘瘤与软组织神经鞘瘤相比，囊性变常较轻。镜下可见 Antoni A 型与 Antoni B 型两种组织的典型结合。前者是密集的束状、漩涡状神经鞘细胞，核呈栅栏状或成排排列；后者包含疏松网状水肿性黏液瘤性组织，并形成微囊肿区，散在有神经鞘细胞、淋巴细胞与组织细胞等。镜下肿瘤组织根据细胞数目和排列方式可分为束状型和网状型，多常以一型为主。按 Enneking 外科分期属 S1（$G_0T_0M_0$）期，治疗上行刮除植骨即可；如肿瘤侵犯骨外邻近组织和脏器，则属 S1（$G_0T_0M_{0-1}$）期，可做肿瘤边缘切除或广泛切除。

1. X 线平片表现　骨质破坏区呈类圆形透亮区，其内密度不均匀，可见骨嵴和骨性分隔影，边缘清楚伴硬化边，皮质完整、呈轻度膨胀改变、无骨膜反应（图 11-1-1）。病变侵及椎间孔时可见椎间孔扩大改变。合并病理性骨折时可见相应骨折征象。

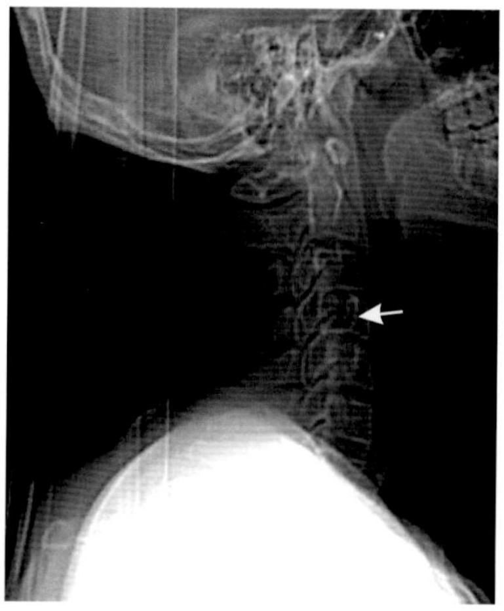

图 11-1-1　X 线平片显示颈 4 椎体骨质破坏区呈类圆形透亮区，其内密度不均匀，可见骨嵴和骨性分隔影，边缘清楚伴硬化边，皮质完整（箭头）

2. CT 表现　多为单发，偶为多发。肿瘤多起源于松质骨或骨干髓腔，常为偏心性生长，病灶呈单囊或分叶状，边界清楚，密度多不均匀，多伴有高密度硬化缘和突入病灶的骨嵴，相邻骨皮质多有膨胀变薄和断裂，一般无骨膜反应。增强扫描多为明显不均匀强化（图 11-1-2～11-1-4）。

3. MRI 表现　骨质破坏区见不规则破坏，T1WI 表现为低信号，T2WI 压脂呈不均匀高信号（图 11-1-5～11-1-7）。当病变区液化坏死或囊变时

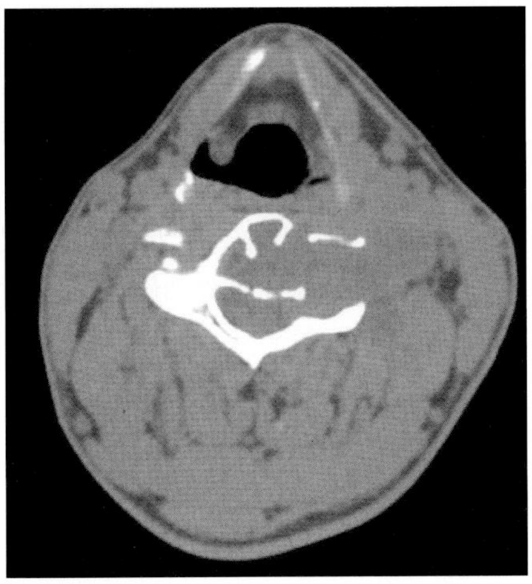

图11-1-2

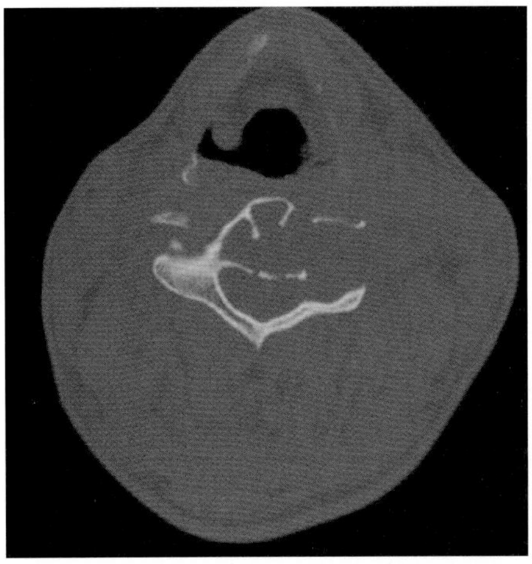

图11-1-3

图 11-1-2，3　CT 扫描显示颈 4 椎体内骨质呈溶骨性破坏，其内见分隔，边缘稍硬化，左侧椎间孔扩大，相邻附件骨受累，软组织肿块影突向左颈部及椎管内，其内局限液化坏死，硬膜囊受压

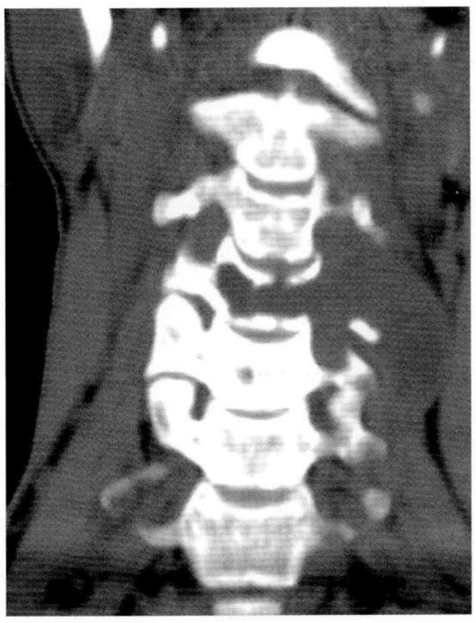

图 11-1-4　CT 冠状位重建，颈 4 椎体骨质破坏并见软组织团块影及向左颈部肌间内延伸，椎间孔扩大

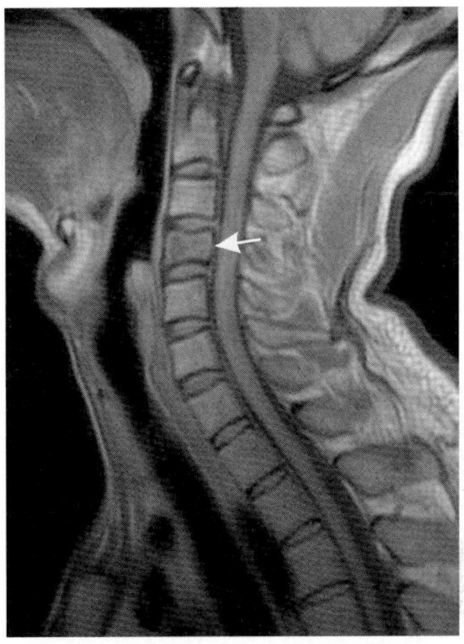

图 11-1-5　MRI T1WI 见颈 4 椎体内骨质破坏，椎体骨质压缩变扁，中间凹陷，T1WI 表现为低信号（箭头）

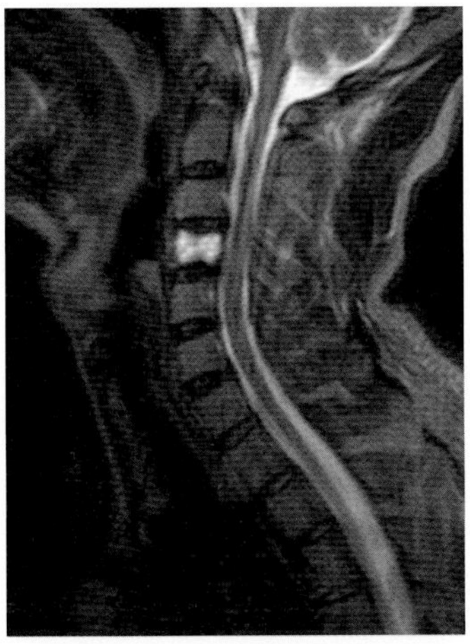

图 11-1-6　矢状位 T2WI 压脂见破坏区呈不均匀高信号

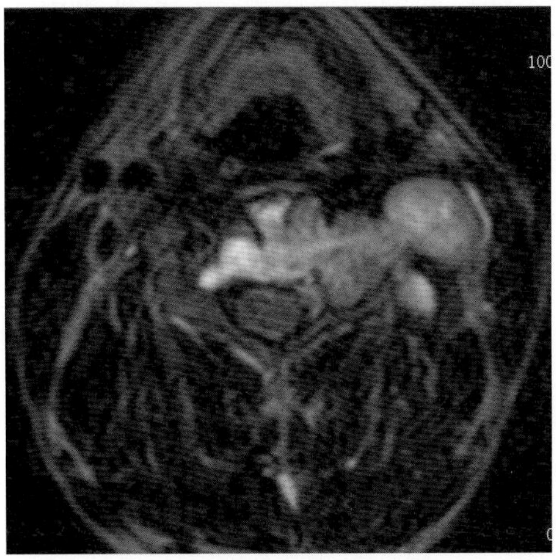

图 11-1-7　T2WI 压脂横轴位扫描示颈 4 椎体骨质破坏，并可软组织肿块影呈分叶状，肿块沿破坏区及椎间孔向左椎体外生长，呈哑铃状改变

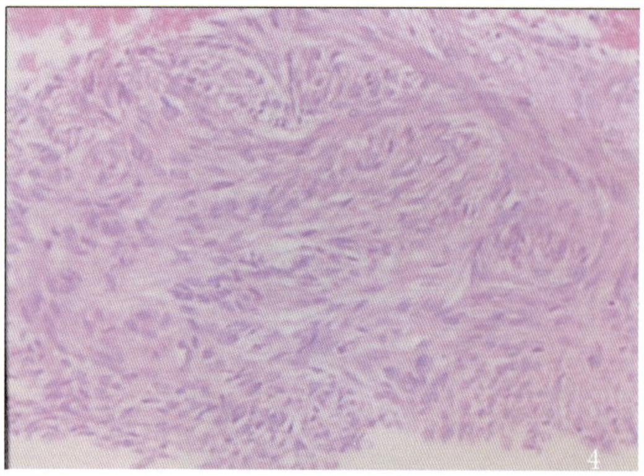

图 11-1-8　光镜下见梭形细胞，呈“人字”形，漩涡样排列（HE×300）

为更高信号，Gd-DTPA 静脉注射后扫描，非坏死囊变区多明显强化。

四、诊断

影像学上，骨质破坏区可见不规则软组织肿块，其内密度多不均匀，可有膨胀改变，但无骨膜反应，病灶内可见骨嵴，骨质破坏区边缘清楚并有硬化带，骨皮质可完整，但可穿破骨皮质形成软组织包块。CT 及 MRI 增强扫描，由于病变为实性组织，肿块明显强化，病灶囊变区较小，无强化表现。该病术前诊断困难，确诊依赖病理组织学检查。

五、鉴别诊断

1. 良性骨巨细胞瘤　骨巨细胞瘤多数发生于骺线闭合后成熟的骨端。X 线检查表现为偏心性囊样膨胀性破坏，其内骨嵴的投影形成皂泡征或分房征影像，病变骨皮质变薄可残留菲薄骨壳，边缘清晰，骨质硬化较少。CT 检查可以显示病变部位的骨质破坏范围及破坏程度，良性骨巨细胞瘤表现为膨胀性、溶骨性破坏，边缘骨壳完整或部分消失，病变与周围组织分界清晰。骨巨细胞瘤实性部分在 MRI 上表现为 T1WI 呈略低、等信号，T2WI 呈中等或略高信号，肿瘤坏死及陈旧性出血形成的囊变区可呈小斑点状或斑片状 T2WI 高信号区，若合并动脉瘤样骨囊肿时可出现液-液平面，此时，在 T1WI 上，液面上层相对下层呈低信号，T2WI 上层均呈高信号。

2. 骨母细胞瘤　骨母细胞瘤是一种少见的肿瘤，起源于成骨性结缔组织，最好发于椎体附件，其次为四肢长管状骨、手足短管状骨，其他部位少见。一般表现为发病部位局部肿胀、疼痛，而位于脊柱者多表现为脊髓压迫症状。X 线、CT 表现为不同程度的膨胀性骨质破坏，边缘不清，病灶内可见钙化或骨化。MRI 表现明显囊性膨胀性骨质破坏，囊变区呈等或长 T1、长 T2 信号，周围环形骨性包壳及内钙化、骨化均呈长 T1、短 T2 信号，其内可见纤维条索分隔及多个小液-液平面，增强扫描，病灶呈不均匀强化，囊变区无强化。

3. 动脉瘤样骨囊肿　动脉瘤样骨囊肿是病因尚不明确的类肿瘤样骨病，发病机制可能是骨内动静脉异常交通，血流动力学改变，静脉压持续升高，血管床扩张，受累骨质被吸收并发生反应性修复。分为原发性和继发性两种，为一种少见的良性骨病。典型的 X 线表现发生于长骨干骺端或骨干的病变为偏心性生长，可呈吹气样膨出骨外，形成骨质包围的透过区，其内常有许多骨性间隔，有的病灶呈蜂窝状，病灶外缘的骨皮质变薄，有穿破现象，并有新骨形成。位于脊柱或扁平骨的动脉瘤样骨囊肿，病变可跨越椎间盘，侵入临近椎体，常呈囊状膨胀。CT 表现呈囊状膨胀性骨质破坏，骨壳菲薄，其内面凹凸不平，有多数骨嵴。破坏区可见多个含液囊腔，并可见液-液平面，破坏区与正常骨交界区可有硬化。囊腔间隔为软组织密度，并可见骨化或钙化，增强扫描囊间隙强化显示更清晰。MRI 表现为 T2WI 上层为高信号，下层为低信号，液-液平面是动脉瘤样骨囊肿的一个重要信号特征。与本病鉴别并不困难。

（张加强）

第二节　肩胛骨恶性周围神经鞘瘤

一、概述

神经鞘瘤是一种起源于外周神经施万细胞的良性肿瘤，可发生于各周围神经，好发于脊神经干、大神经干，发生部位以后纵隔多见，偶可恶变。神经鞘瘤在软组织肿瘤中常见，但在骨内颇为罕见，主要来源于骨膜的小神经分支（或骨膜神经）或伴随骨营养血管的小神经分支，来源于骨神经者很少见，发生部位可见于长骨、肋骨、肩胛骨、髌骨、手的管状骨。

二、临床表现

临床表现随肿瘤大小与部位而异，病灶较小时一般无症状，肿瘤不断增大压迫神经干或恶变侵蚀时，可引起麻痹或疼痛。患者从幼儿至老年均可发生，病程较长，一般在5年以上，少数患者病程可较短暂，只有数月之久。

三、X线平片表现与病理基础

手术大体标本显示肿块切面为褐红色肉样物。镜下瘤细胞呈梭形，栅栏状排列，为恶性外周神经鞘瘤表现（图11-2-1）。

肩胛骨下部呈膨胀性骨质破坏，似肥皂泡样改变，内可见不规则粗细不均的骨嵴，边界较清楚，与正常骨交界处可见较厚的骨质硬化缘，肿瘤可较大，大小约7 cm×6 cm，邻近骨膜未见增生反应，亦未见明显的软组织块影（图11-2-2）。

文献报道，骨膜型神经鞘瘤表现为透镜状皮质陷凹，有硬化边，或表现与皮质内血管性溶骨相似，外被覆一层薄而膨出的骨壳，有时可为多发性溶骨；中央型神经鞘瘤表现为球形溶骨区，周边可见薄的硬化线。

四、诊断与鉴别诊断

骨骼的神经鞘瘤极少见，而发生在肩胛骨神经鞘瘤更为罕见，国内未见报道，影像学特殊性表现未见报道，极易误诊。影像学诊断尚较困难，确诊仍有赖于病理组织学检查。作者认为，在临床上遇到类似的病例表现，要注意本病的可能。但由于本病X线表现酷似骨巨细胞瘤或动脉瘤样骨囊肿，但后两者发病年龄相对较年轻，并相对常见，但骨巨细胞瘤病理上为破骨细胞主要表现，破坏区边缘一般无骨质增生硬化，但如果合并动脉瘤样骨囊肿时边缘可出骨质硬化，诊断时必须注意特征性表现。如有可能，行CT及MRI检查可能更有利于诊断和鉴别诊断。

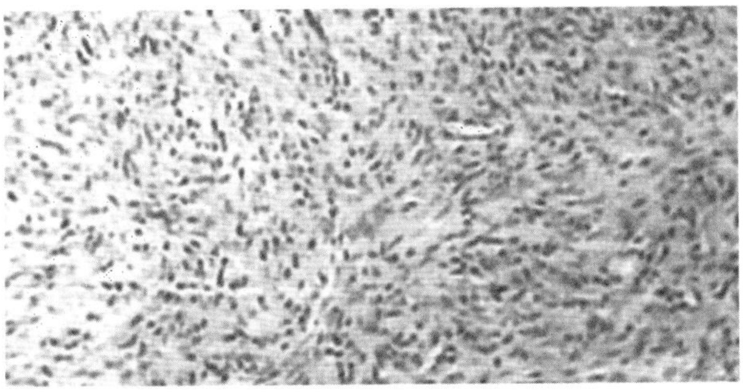

图11-2-1　镜下表现瘤细胞呈梭形，栅栏状排列（HE×100）

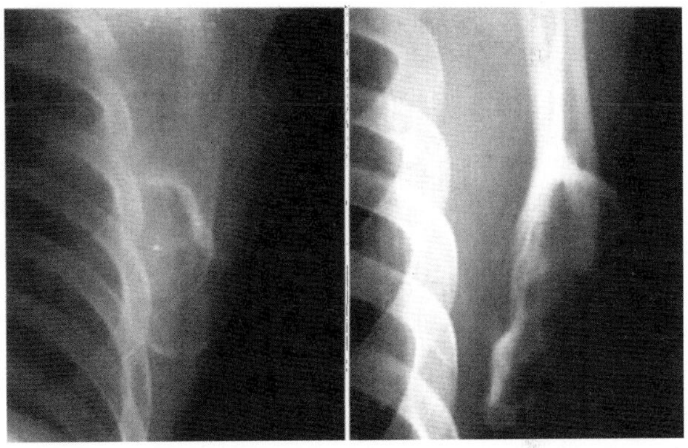

图11-2-2　X线平片示肩胛骨下角呈膨胀性骨质破坏，内见粗细不均的骨嵴，周边可见硬化缘，其中与正常骨交界处骨质增生硬化更为明显

（叶奕兰）

第三节　腰椎原发性神经鞘瘤

一、概述

神经鞘瘤（schwannoma）又称施万细胞瘤，是软组织中较为常见的肿瘤，为来源于施万细胞的良性肿瘤。施万细胞来自胚胎的神经嵴，因而施万细胞瘤属于非神经胶质的神经外胚层肿瘤。

神经鞘瘤占颅内原发肿瘤的6%~8%，颅内最多见于听神经，三叉神经次之，椎管内多见于颈段，胸段次之，周围神经的神经鞘瘤多见于较大的神经干。原发于骨内的神经鞘瘤十分罕见，常见部位是胫骨、下颌骨、骶骨和股骨。腰椎原发性神经鞘瘤，属少见病变的少见部位发病。

二、临床表现

腰椎神经鞘瘤多见于成年人，40~60岁，女性多见。其生长缓慢，临床表现多不明显。表浅者可触及肿块，常伴隐痛或酸痛，可有轻度压痛。最特征的临床表现是蒂内尔征（Tinel征，蚁走感）阳性。

三、影像学表现与病理基础

腰椎神经鞘瘤病理大体上，多为圆形或椭圆形，有完整的包膜，表面光滑或略呈结节状。切面为鱼肉状，实性、囊性或由出血及梗死形成的坏死区。镜检有两种组织类型：①Antoni A型，有紧密互相交叉的梭形施万细胞束，网硬蛋白及胶原，并可见 Verocay 小体；②Antoni B 型，在疏松的基质上有散在分布的星形细胞。普遍认为此肿瘤是一种神经鞘的肿瘤，但究竟是起源于施万细胞，还是起源于神经鞘的成纤维细胞，尚有争论。可以自然发生，也可能为外伤或其他刺激的结果（图 11-3-1）。

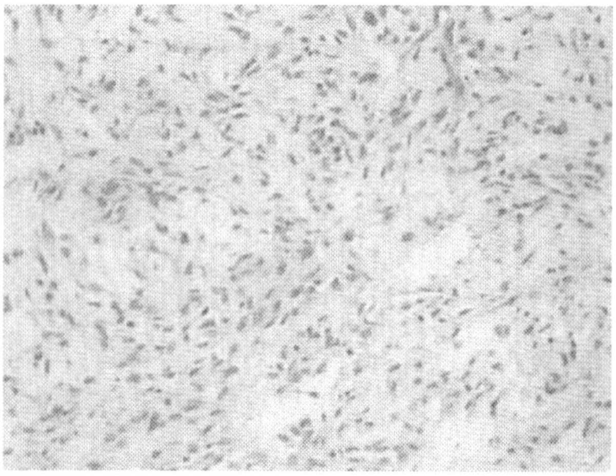

图 11-3-1 病理示肿瘤细胞较丰富、均匀（HE×100）

1. X 线平片表现 X 线平片表现为病变区为囊状膨胀性骨质破坏区，密度均匀，边缘硬化（图 11-3-2，3）。

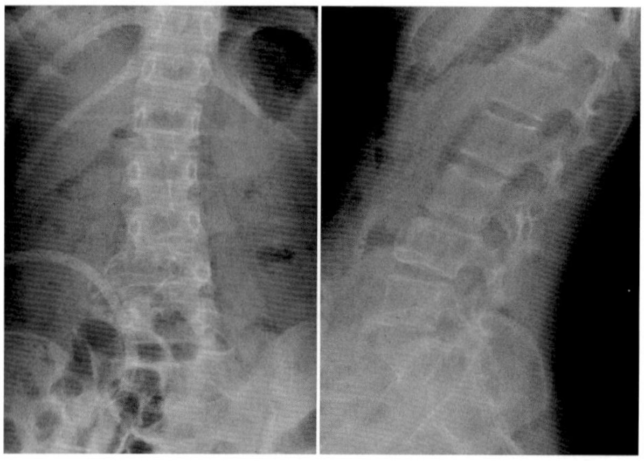

图11-3-2 图11-3-3

图 11-3-2，3 X 线平片显示腰 4 椎体右侧病变区为囊状膨胀性骨质破坏区，密度均匀，椎弓根影消失，破坏区边缘硬化

2. CT 表现 CT 检查可明确腰椎肿瘤骨质破坏程度、骨皮质的连续性及肿瘤与周围组织关系。CT 表现为囊状膨胀性骨破坏区，破坏区为等密度或稍低密度，破坏区边缘可见骨质增生硬化，骨皮质尚完整（图 11-3-4）；增强扫描示明显强化。钙化及出血少见。

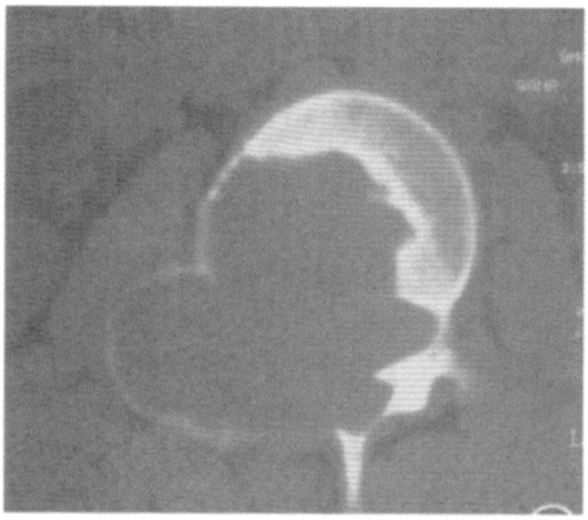

图 11-3-4 CT 表现为囊状膨胀性骨破坏区，破坏区为等密度或稍低密度，破坏区边缘欠规则并可见骨质增生硬化，骨皮质尚完整，破坏区范围较大

3. MRI 表现 MRI 表现为病变区 T1WI 与周围肌肉组织呈等信号，T2WI 为高信号，肿瘤信号可均匀或欠均匀，病变区内可见小囊状更长 T1、长 T2 信号。病变可突入椎管压迫硬膜囊或脊髓（图 11-3-5，6）。

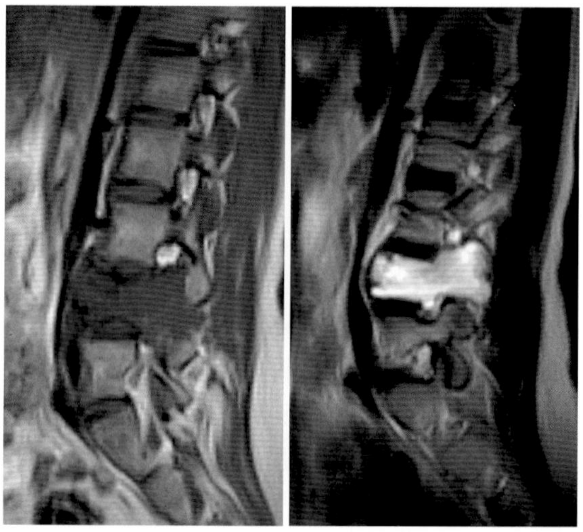

图11-3-5 图11-3-6

图 11-3-5，6 MRI 表现为病变区 T1WI 与周围肌肉组织呈等信号，T2WI 为高信号，肿瘤信号可均匀或欠均匀，病变区内可见小囊状更长 T1、长 T2 信号。病变可突入椎管压迫硬膜囊及脊髓

四、诊断

影像学上，腰椎原发性神经鞘瘤表现为囊状膨胀性骨破坏区，骨皮质完整，病变区内密度（信号）不均，增强扫描示明显强化。腰椎原发性神经鞘瘤罕见，影像学表现无特征，诊断较困难，确认依赖病理组织学检查。

五、鉴别诊断

1. 骨巨细胞瘤　椎体骨巨细胞瘤明显较神经鞘瘤多见。骨巨细胞瘤呈膨胀性溶骨性破坏，骨皮质消失，典型表现为“肥皂泡状”改变，肿瘤内可有出血。

2. 椎体转移瘤　腰椎转移性肿瘤是最常见的继发性肿瘤。椎体改变为溶骨性破坏，椎体周围有软组织肿块，多个椎体发病及原发病史可资鉴别。

（陈训贵）

第四节　四肢神经鞘瘤

一、概述

神经鞘瘤又称为施万细胞瘤，是起源于神经束鞘膜施万细胞的良性肿瘤，以颅内及椎管发病多见。外周神经鞘瘤相对少见，可发生于任何年龄，20~40岁多见，常发生于男性青壮年。常见发病部位包括颈部及脊椎旁的交感神经根分布区、四肢肌肉深部，组织结构单一，具备完整的包膜，生长缓慢。

四肢神经鞘瘤常发生于肢体及关节的屈侧，位于神经血管束走行区。神经鞘瘤多发生于神经主干。四肢的主要神经走行于屈肌肌群中的神经血管鞘内。尺神经、正中神经及桡神经，是臂丛构成的支配上肢的主要神经，这三条神经几乎平行且自内向外依次排列，由腋窝向下穿行于上臂前部肌群、肘窝及前臂屈肌群，在沿途发出分支。下肢主要由坐骨神经及其分支支配，坐骨神经自臀后梨状肌出口出盆腔，向下穿过股后部肌群，在腘窝上角分为内侧的胫神经及外侧的腓总神经，后者进一步分为腓浅及腓深神经，向下穿过小腿屈肌群，经踝关节后方分布到足底及足背。基于上述解剖特点，四肢神经鞘瘤常见于腋窝、肘关节及前臂屈侧、股背侧、腘窝、踝关节后方。

二、临床表现

发生于四肢软组织神经鞘瘤不多见，多为良性单发性病变，较少发生恶变。神经鞘瘤可发生在任何年龄，常见于20~50岁，无性别差异。易发生在头颈部和上、下肢的屈侧面。是一种生长缓慢、起源于神经鞘膜施万细胞良性肿瘤。下肢神经鞘瘤多起自神经主干，偏心性生长，基底部与神经束切线相交。瘤体有完整包膜，与神经束结合疏松，也可起自较细小的神经分支，位置表浅，找不到起源神经，部分病例与神经呈中心性相连。肿瘤多单发，形态呈类圆形或椭圆形，轮廓清晰，体积较小，直径多为1~3cm，瘤体大小与发生时间密切相关。大多数股神经鞘瘤患者因自己摸到包块就诊，临床症状不典型，偶伴有放射性疼痛。按压瘤体，肢体远端可出现疼痛麻木症状，这是区别于非神经源性肿瘤的特征性表现。

三、影像学表现与病理基础

四肢神经鞘瘤呈结节状，光滑，浅黄色，包膜完整，有弹性，切面灰白，质较韧，分叶状，

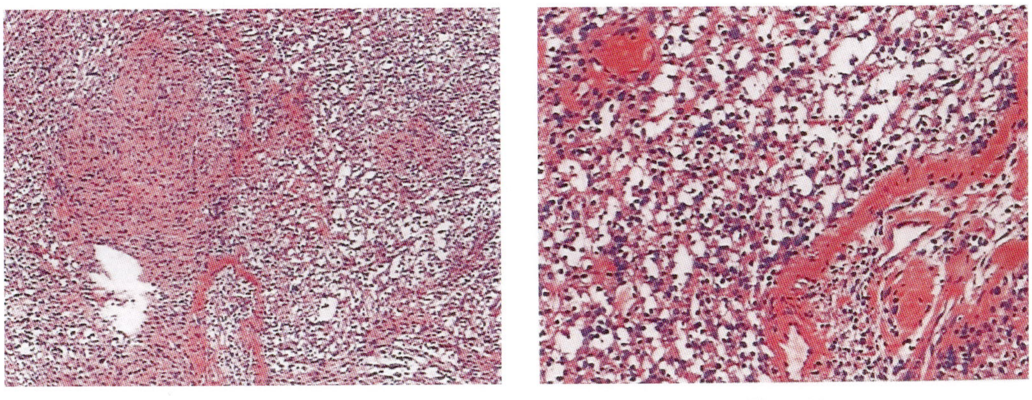

HE×40　　HE×100

图 11-4-1　镜下显示肿物边界清楚，由梭形细胞构成，并呈束状及栅栏状排列，瘤细胞核纤细或波浪状，具有红染纤维样胞质，间质可见厚壁玻璃样变的血管（足底神经鞘瘤）

部分呈胶冻样，部分有囊性变。镜下见瘤细胞为梭形，呈束状或编织状排列，细胞核圆形或梭形，可见单排或双排栅栏排列，细胞分化好，无核分裂（图 11-4-1）。瘤体与神经束偏心性相连是四肢神经鞘瘤的特征性表现，神经鞘瘤多起自神经主干，偏心性生长，基底部与神经束切线相交，影像学检查肿瘤与神经束偏心性相连。瘤体有完整包膜，与神经束结合疏松，手术多能完整剥离而不致损伤神经；也可起自较细小的神经分支，位置表浅，找不到起源神经，部分病例与神经呈中心性相连。

1. X 线平片表现　一般不做 X 线平片检查，仅表现为软组织肿胀或软组织内肿块影，缺乏特异性。

2. CT 表现　CT 检查可表现为软组织内稍低或等稍低混杂密度影，边界清楚，沿神经干走行呈纵形椭圆形，直径一般≤4cm，增强扫描可见强化，部分因完全囊变强化不明显。

3. MRI 表现　依据细胞含量及黏液变性程度，神经鞘瘤分为两种组织类型：Antoni A 和 Antoni B 型，Antoni A 型由紧密排列的梭形瘤细胞组成，含水少，T2 弛豫时间短，呈低信号；Antoni B 型瘤细胞少，排列稀疏，混杂较多黏液基质，形成大小不一的囊腔，含水丰富，T2 弛豫时间明显延长，呈高信号。通常情况下，Antoni A、B 型相间分布，缺乏规律，T2WI 表现为高低混杂信号，高信号区多于低信号区。如果 Antoni A 型集中在瘤体中央，Antoni B 型分布在周围，出现“靶征”。增强检查 Antoni A 型明显强化，Antoni B 型不强化。神经鞘瘤黏液变性的概率大，MRI 表现有一定特征，定位于神经束走行区的肿瘤，T2WI 呈混杂囊状或条片状水样高信号，结合 T1WI 及脂肪抑制序列，除外亚急性出血及脂肪组织后，应考虑 Antoni B 型变性，支持神经鞘瘤的诊断。

矢状面 MRI 可直接显示肿瘤及神经束长轴，横断面垂直于神经干及瘤体。如果神经外膜局部中断，肿瘤与神经束相切，且接触面较短，则称为“神经束-肿瘤偏心性相连征”，是神经鞘瘤的典型生长方式，可作为定性诊断依据。如果神经束与肿瘤头尾两极相连，神经束节段性消失，被肿瘤代替，则称为“神经束-肿瘤中心性相连征”，多见于神经纤维瘤，神经鞘瘤少见（图 11-4-2～11-4-6）。

四、诊断

影像学上，MRI 对四肢周围神经鞘瘤的评估明显优于 CT。MRI 具有很高的软组织分辨力，而且不同软组织信号差异较明显，可精确地显示肿瘤的大小、外形、边缘和周围组织结构的关系。尤其是 MRI 的 T2WI 序列更能够显示肿瘤的病理变化和组织特征。一般来说，在 T1 相肿瘤的信号强度与肌肉相同或稍高，在 T2 相或 T1 增强相可见周边有一高强度信号带，中央低信号，如肿瘤较大发生中心性坏死，中央部分液化，在 T2 相可出现高强度信号影，T1 相可出现低信号。MRI 增强扫描显示不均质明显强化改变，内部可见有分隔或中央低信号。有报道认为 MRI 强化强度反映病

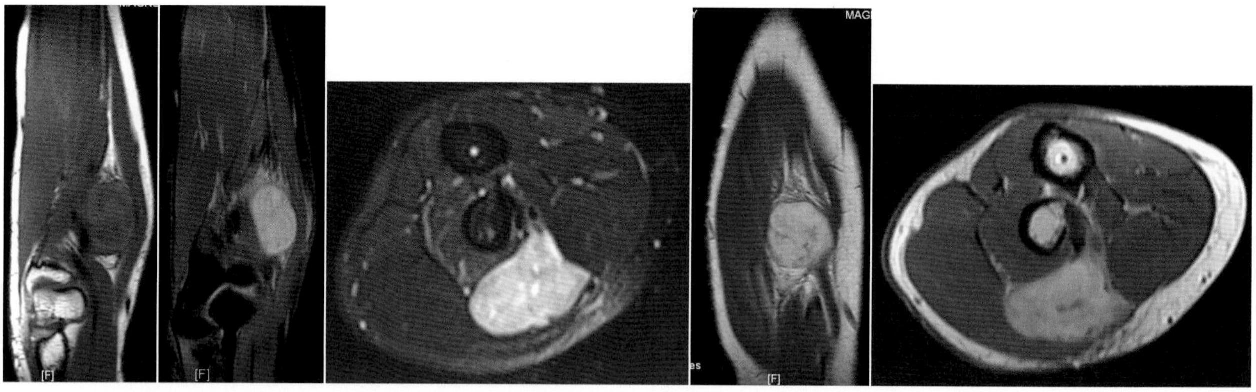

A　B　C　D　E

图 11-4-2　女，55 岁，右前臂近端神经鞘瘤

A：T1WI 显示右前臂近端桡神经行走处类圆形肿块，肿块中央呈中等信号，周围可见低信号围绕，肿块边缘清楚；B：PD 脂肪抑制显示肿块呈高、中混杂信号；C：轴位压脂显示肿块位于肌间隙内椭圆形的高信号，外侧显示桡神经受压，为偏心性相连（箭头）；D、E：T1 增强扫描显示肿块明显强化，肿块中央可见长条状无强化的低信号坏死灶，周围组织受压移位

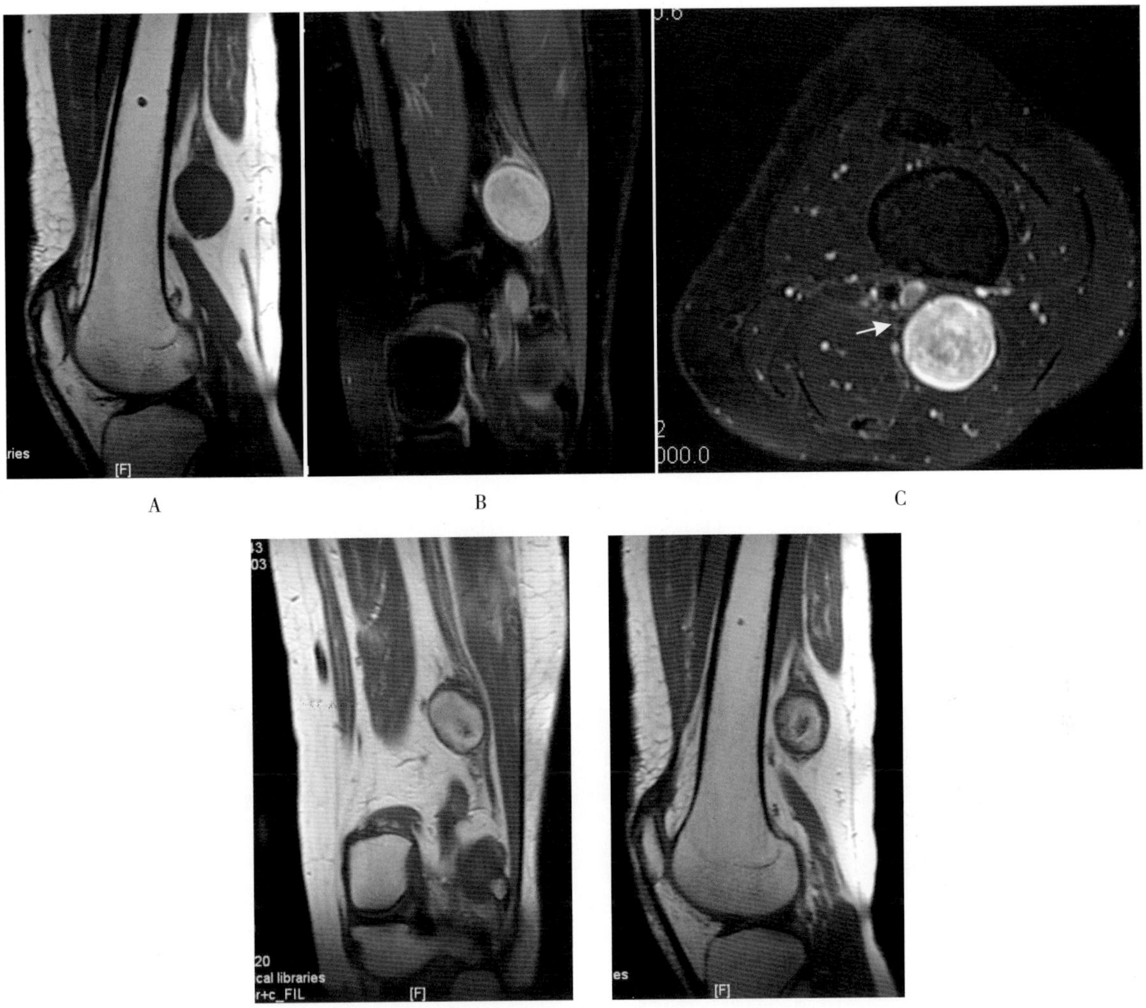

A　B　C　D　E

图 11-4-3　腘窝区神经鞘瘤

A：T1WI 显示肿瘤呈低信号，边界清楚；B：PD 压脂呈混杂高信号；C：轴位脂肪抑制显示肿块圆形，中央可见高信号，其周围可见环形低信号包绕呈靶征，并显示腓总神经呈“神经束偏心性”相连表现（箭头）；D、E：增强扫描显示肿瘤明显不均匀强化，中央可见类圆形低信号靶征

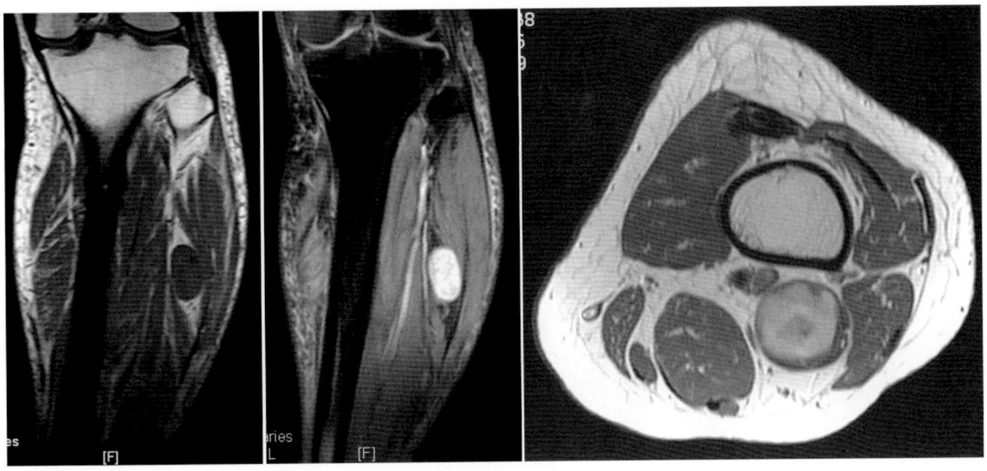

A　B　C

图 11-4-4　腓神经鞘瘤

A：T1WI 显示腓神经走行处可见一椭圆形肿块，为中等偏低信号，中央信号稍高；B：PD 压脂显示肿瘤呈不均匀高信号；C：增强扫描轴位显示肿瘤明显强化，中央呈稍低信号，表现为靶征

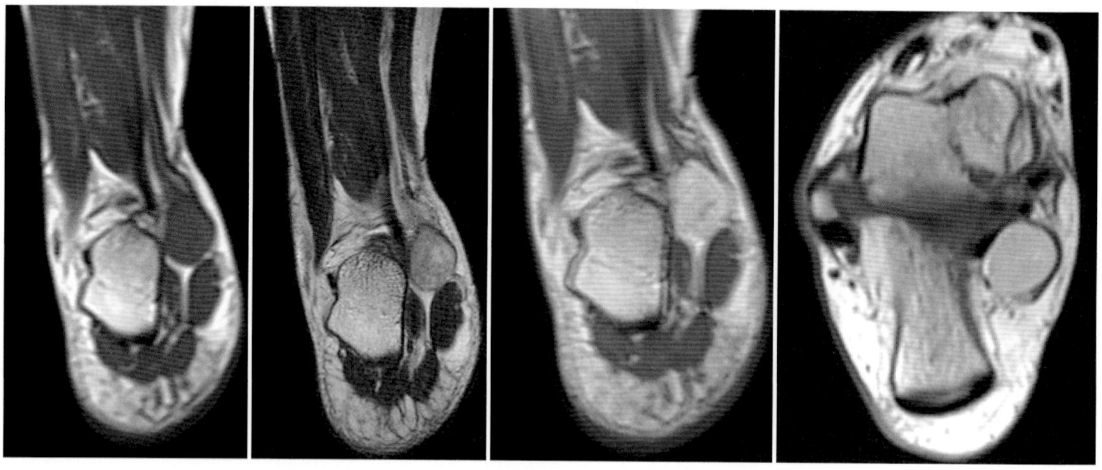

A　　B　　C　　D

图 11-4-5　踝部内侧胫后神经鞘瘤

A：T1WI 显示踝关节内侧类圆形等信号的肿块；B：T2WI 显示肿瘤中央为稍高信号；C、D：T1 增强扫描冠、轴位显示肿瘤呈明显强化，其中 C 显示肿瘤内长条状无强化的低信号

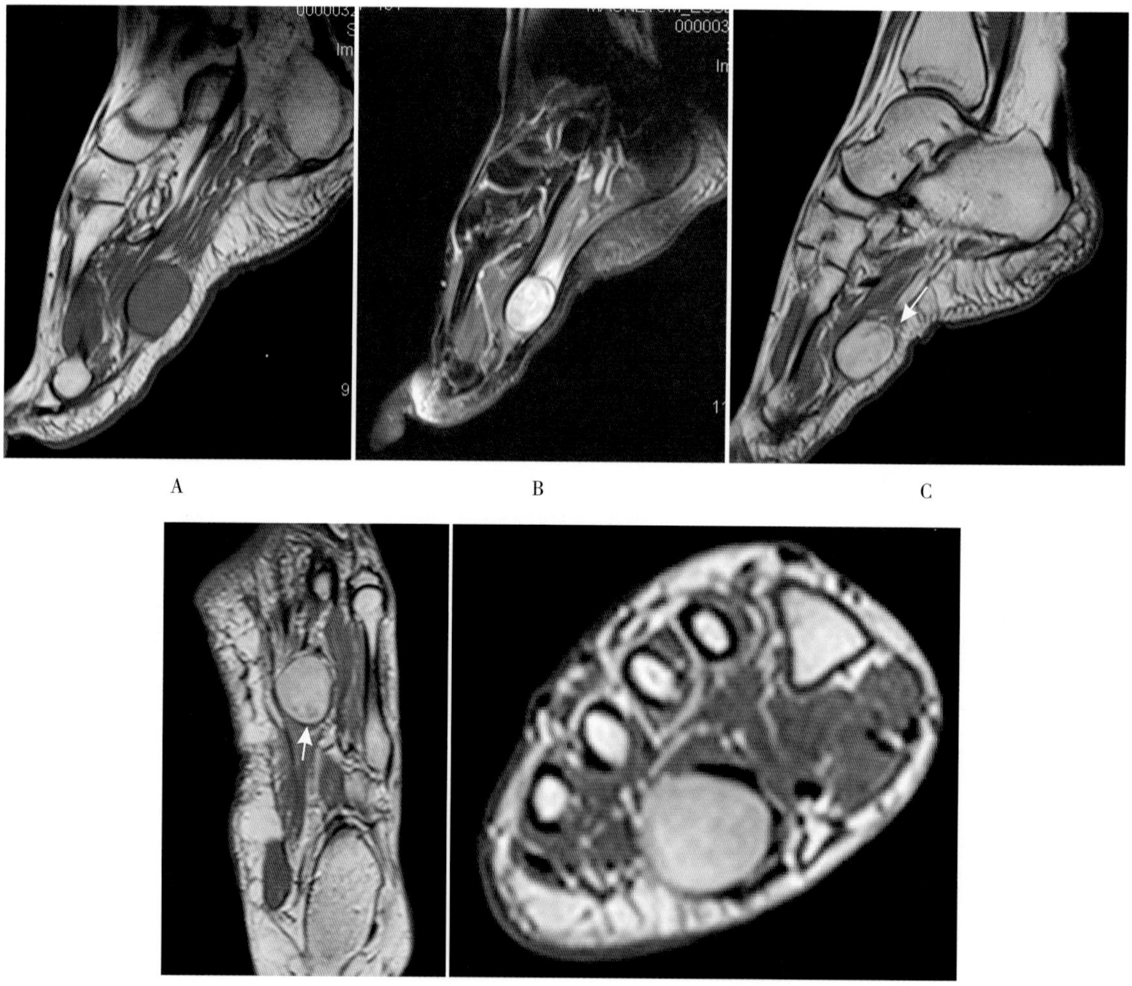

A　　B　　C

D　　E

图 11-4-6　与图 11-4-1 为同一病例，足底部神经鞘瘤

A：T1WI 显示足底部椭圆形软组织肿块，肿块呈等信号，边缘清楚，周围组织受压推移；B：PD 脂肪抑制显示高中混杂信号，边缘清楚的肿块影；C~E：T1 增强扫描显示肿瘤明显强化，其中 C、D 显示肿块偏心性条片状无强化的低信号（箭头）

变的血供、细胞外液间隙和组织学特性。增强作用与三个因素有关：①血液供应传送对比剂；②从血管内弥散入细胞外液间隙的通道；③对比剂的分布容量。靶征是神经鞘瘤比较有特征的表现，表现为T2WI上肿瘤周围呈高信号，中央低信号。靶征与肿瘤组织学表现相关，反映病变中央的病理基础为大量紧密排列的肿瘤细胞成分及纤维组织，周围为结构较疏松的黏液样组织。

影像学上，四肢神经鞘瘤有典型表现，即位于上、下肢沿神经血管束走行椭圆形不均质肿块，内见较多的囊变坏死区，边缘光滑清楚，与神经束偏心性相连。MRI可清楚显示肿瘤生长的部位、大小、形态、信号特征与周围组织关系。

五、鉴别诊断

1. 海绵状血管瘤　位置可相似，但超声检查其内见较多血流，CT或MRI增强检查可见渐进性显著强化，可以鉴别。

2. 转移性淋巴结肿大　有原发病史，较少沿神经束走行，囊变较前者略轻，且其他部位淋巴结常见肿大，易鉴别。

（刘卫敏　王晓红　邓星河）

第五节　髌骨神经鞘瘤

一、概述

原发于髌骨的肿瘤及肿瘤样病变少见，冯乃实等于1997年报道的4327例骨肿瘤中发生于髌骨者仅4例。骨神经鞘瘤更少，发病率男女无差异，成人患者较多，30~40岁多见。半数位于下颌骨，其次为四肢长骨、骶骨、肋骨、髂骨、脊椎、肩胛骨、手部小骨和跟骨等，发生于髌骨者国内外仅检索到一例报道。

二、临床表现

临床常表现为发病部位出现无痛性、渐进性肿块，生长缓慢，可伴有发病部位的肿胀和疼痛不适。皮温正常，表面静脉无曲张，无色素沉着。实验室检查无特殊。

三、影像学表现与病理基础

X线平片表现为髌骨内多囊状膨胀性骨质破坏区，外缘有薄的硬化边，内见多条分隔，髌骨后缘皮质中断，周围软组织肿胀（图11-5-1）。

骨神经鞘瘤的病理学特点：大体标本显示肿瘤组织颜色淡红或灰黄，质软而脆，呈黏液样。体积大的肿瘤常有广泛的变性，形成空腔。镜下见肿瘤组织由Antoni A型和Antoni B型组成（图11-5-2）。前者肿瘤细胞呈束状排列互相平行成栅栏状，细胞核细而长，细胞间含有丰富的细长网状纤维，又称“致密区”；后者肿瘤细胞排列紊乱而疏松，细胞及纤维间含有液体，液体可聚集形成囊腔，也称“疏松区”。位于骨内的神经鞘瘤容易发生广泛变性。此外，还可以见到陈旧出血及泡沫细胞。有时可见大而深染的细胞核，非恶性表现。

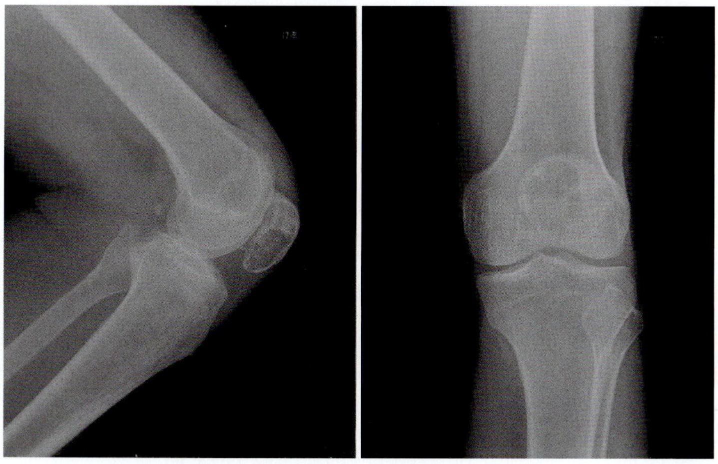

A　　B

图11-5-1　左侧髌骨内见多囊状膨胀性骨质破坏区，外缘有薄的硬化边，内见多条分隔，髌骨后缘皮质中断，周围软组织稍肿胀

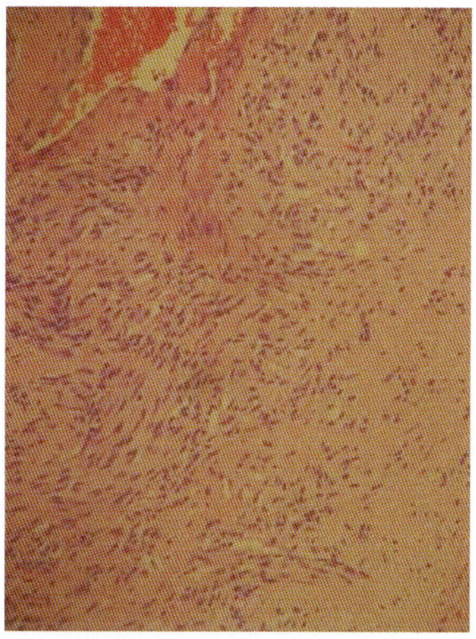

图11-5-2　镜下显示Atoni A型B型结构（HE×100）

四、诊断与鉴别诊断

1. 骨巨细胞瘤　偏心性膨胀更明显，其内为皂泡状，周围少有硬化。

2. 动脉瘤样骨囊肿　具有完整的骨性包壳，其内常见骨嵴分隔及液平。

（杨献峰）

第六节　趾间神经瘤

一、概述

趾间神经瘤，即跖间神经瘤（intermetatarsal neuroma，IMN），又称 Morton 神经瘤，为趾总神经受到刺激或压迫等多种因素，产生一系列病理变化而引发疼痛等症状的一组症候群。1845 年英国学者 Durtlacher 首次报道了此病，将其描述为“第 3、4 跖骨间神经病变性神经瘤痛”，1876 年美国学者 Morton 进一步描述了其临床表现，并命名为 Morton 趾。由于大部分患者趾总神经局部出现类似神经瘤样膨大，尽管病理研究显示其神经病变有别于外伤性或神经离断所致的神经瘤，大多数学者仍然习惯将其称为 Morton 神经瘤或跖间神经瘤。

IMN 发病因素尚不清楚，可能跟多个因素有关：穿高跟鞋时，鞋跟增高，前足负重增加；穿着窄鞋，前足两侧的压力增加，这些因素均使跖间隙变窄并使间隙内压力增高，从而加重了趾总神经的受压程度。同时，由于穿高跟鞋使跖趾关节长时间背屈，趾总神经受到牵拉而绷紧、上移，也加重了位于其上方的跖间横韧带对神经的卡压。拇趾外翻等足部病变也容易在步态中牵拉或压迫趾神经而诱发此病。跖、趾骨骨折，局部软组织损伤，骨关节脱位及前足压砸伤也可能促使生成神经瘤。此外，局部炎症、占位性病变也可形成 IMN。某些职业或娱乐活动需要反复使用前足，包括跖趾关节反复背伸活动，例如芭蕾舞蹈演员或经常在崎岖路面行走者，也容易发生 IMN。对跖间隙的反复挤压和牵拉类似于一种生物力学刺激，是产生 IMN 的直接因素。

二、临床表现

目前多数认为 IMN 是趾总神经的反应性退行性变，在 4 个足趾间隙均有发生，以第 3、4 足趾间为著，占 80%～95%，第 2、3 足趾间的发生率为 15%～20%。IMN 单发居多。流行病学研究显示，IMN 患者发病年龄为 40～60 岁，中年女性居多。双足 IMN 发生率约 2%，单足多个 IMN（2 个或 2 个以上）的发生率约 2%。IMN 主要表现为趾间神经痛，趾间神经痛的特征是沿着一支或多支足部神经向足趾放射的突发性疼痛。患者早期，仅主诉跖骨头部轻度疼痛或不适，最常见的部位为第 3、4 跖骨头区，呈烧灼感或针刺感，通常在穿某一款式的鞋时，症状比穿其他式样的鞋时更为明显。随着病情的进展，常有向足趾放射的烧灼感。严重者在走路时为减轻疼痛，往往需脱鞋行走，或夜间有痛醒史。体格检查可及病损趾总神经相邻侧足趾皮肤感觉减退，甚至皮肤干燥不出汗。跖骨间隙有压痛，尤其是前足横向挤压时压痛更易引出，即横足挤压征。

三、影像学表现与病理基础

通常认为 IMN 是前足的趾间神经受到反复的挤压和摩擦所致，对神经组织慢性的累积性压迫性刺激可引发神经的微血管变化并导致局部缺血，最终引起神经的组织形态学改变，产生增生和膨大。IMN 的组织学检查发现，在瘤样改变的区域中，神经的髓鞘变薄、出现不同程度纤维化、硬化，神经内膜水肿，神经纤维脱髓鞘，在受压迫的神经组织内发现沉积的无定形嗜酸性晶体，成纤维细胞和胶原纤维增多，轴突水肿、坏死。神经纤维中可见胶原纤维蛋白增多，电镜下可见这些物质并不来自于施万细胞，而是由神经纤维细胞膜中梭形成纤维细胞产生。

1. X 线平片表现　由于对软组织病变分辨率不高，限制了平片在诊断 IMN 的应用。但作为基础的检查，有助于排除一些骨性病变。

2. CT 表现　当患者俯卧、足跖屈位时，CT 可将神经病变与周围脂肪组织区分开来。但由于其对软组织病变的分辨率和在对前足痛疾病的鉴别诊断方面逊于 MRI，故逐渐被 MRI 取代。

3. MRI 表现　由于 IMN 病变由大量聚集的神经纤维组成，周围被皮下脂肪包绕，故 MRI 可提供病变的准确定位。IMN 典型的 MRI 表现：①神经病变位于跖骨间隙，以神经血管束为中心，且位于跖骨间横韧带的跖侧面，此可与位于跖骨间横韧带背侧面的跖骨间滑囊炎或由于长期负重所致跖骨头下软组织水肿相鉴别；②结节界限清晰；

③易于识别的组织信号，T1 加权像与肌肉组织信号相同或略高（图 11-6-1），但由于周围组织水肿，T1WI 未能清楚显示瘤体的真正边缘。据报道，T2 加权像与邻近脂肪组织信号相同或略低。PD 脂肪抑制显示瘤体中等偏低信号，边缘清楚。周围组织呈片状高信号，趾间筋膜信号亦明显增高（图 11-6-2）；增强扫描瘤体呈明显强化，更加清晰显示其外形和边界（图 11-6-1）。相比之下，Tl 加权像显示更加清晰，而跖骨间滑囊于 T2 加权像中呈高信号影。跖骨间隙中小于 3mm 的结节可以认为是正常的。MRI 显示 IMN 的横径为 3～7mm。MRI 诊断 IMN 的敏感性为 87%，准确性为 89%，特异性为 100%。脂肪抑制扫描可以更加清晰显示其外形和边界。Wiliams 等则认为静脉注射 GD-TPA 是诊断该病的最有效的方法。

4. 超声显示 IMN 表现为边缘清晰的卵圆形，位于跖骨间隙跖骨头近端的低回声团块，矢状位扫描可见其长轴与跖骨平行。超声表现归纳为①近跖骨头处椭圆形低回声结节，长轴与跖骨平行，结节边界清晰，不伴后方回声增强；②病变处常表现为血流信号增多；③横向挤压时低回声结节（瘤体）可随挤压而呈上下移动。

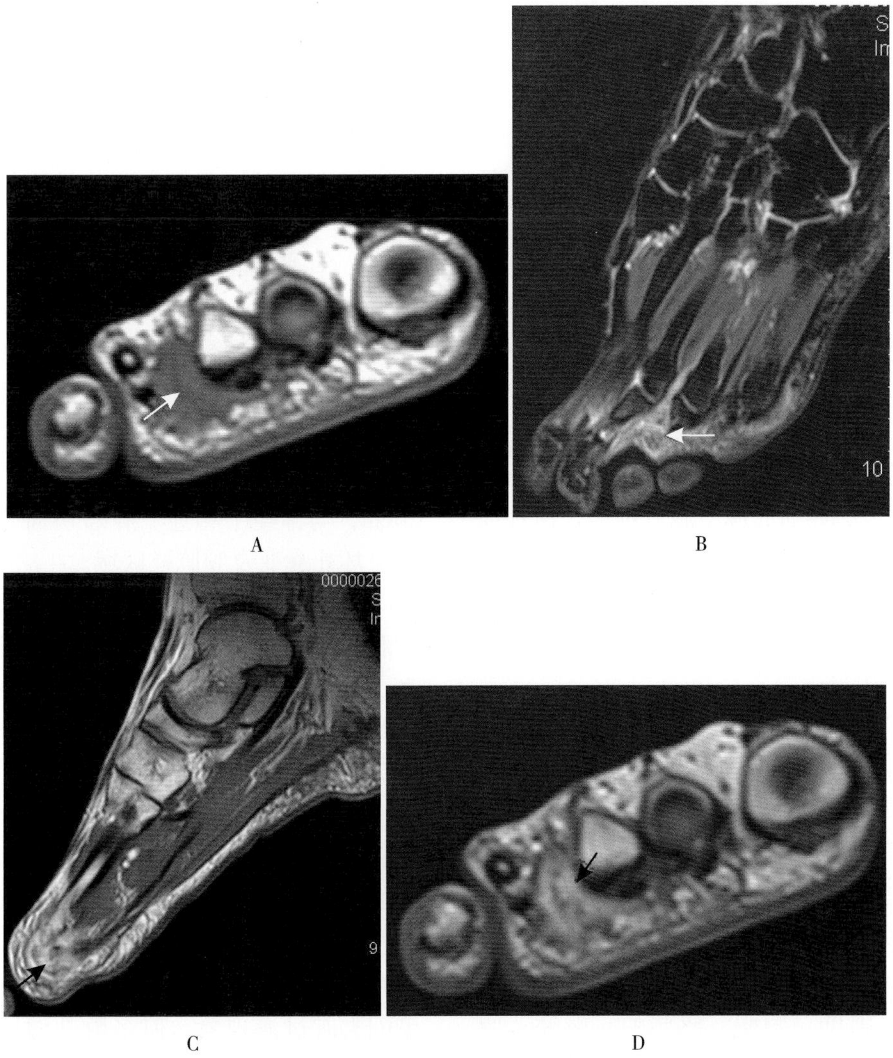

图 11-6-1 趾间神经瘤

A：T1WI 显示第 3、4 趾骨间筋膜及足底部大片状中等信号影，其内隐约可见一类结节影（箭头）；B：PD 脂肪抑制显示边缘清楚的瘤结节呈中等信号，其内可见多个小点状稍高信号影，周围筋膜及足底组织呈环形高信号影包绕（箭头）；C、D：增强扫描显示瘤体呈结节状明显强化，瘤结节部分边缘可见低信号影包绕，周围筋膜组织强化较瘤结节轻（箭头）

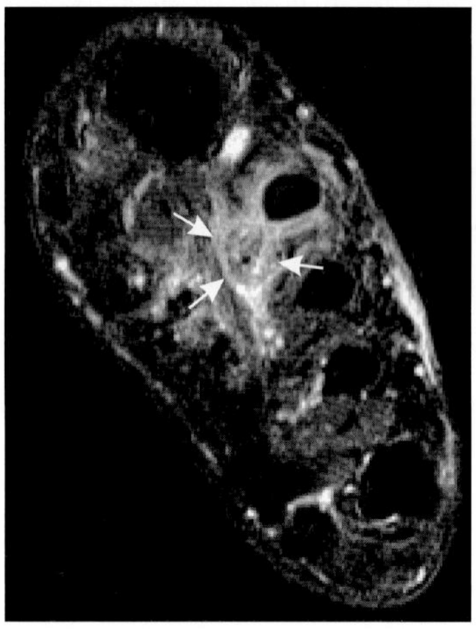

图 11-6-2 PD 压脂显示瘤体边缘清楚的结节，信号欠均匀呈混杂信号，内见多个小点状高信号影，周围可见环形高信号的趾间筋膜及脂肪组织包绕（箭头）

四、诊断

根据 IMN 表现特点，临床诊断一般不困难，但许多 IMN 的所在部位与其疼痛部位不一定相符，术前需要准确定位，此时影像学诊断成为必要。藉此可与跖骨应力性骨折、异物反应、腱鞘囊肿和骨软骨炎（Freiberg 病）等相鉴别。

五、鉴别诊断

1. 跖骨应力性骨折　外伤史，X 线片可见骨质不连。

2. 腱鞘囊肿　为非肿瘤性的含液性病变，典型超声表现为圆形的无回声伴后方回声增强，在感染或出血的情况下囊内会出现低回声，此时要与实性包块相鉴别。当低回声包块在彩色血流下显示内部有血流信号时，可排除腱鞘囊肿，在无血流信号的情况下，有内部回声的腱鞘囊肿很难与实性包块鉴别。必要时，可通过超声引导进行诊断性或治疗性穿刺抽吸。

（刘卫敏　邓星河）

第七节　恶性神经鞘膜瘤

一、概述

恶性神经鞘膜瘤（malignant neurilemmoma，MN）又称恶性神经纤维肉瘤，是一种罕见的恶性肿瘤，发病率极低，约 1/10 万，占骨原发肿瘤的 0.09%。恶性神经鞘膜瘤起源于施万细胞，由神经鞘细胞、神经束膜和神经内膜细胞组成的恶性肿瘤，不含神经细胞。可为原发恶性，也可由良性恶变而来，具有多发性及较高侵袭性特点，而神经鞘瘤本身恶变少见。

二、临床表现

恶性神经鞘膜瘤可发生于任何年龄，好发年龄 20~60 岁，最小年龄发生于 15 个月幼儿，男女性别无差异。本病主要累及大、中神经，而小神经和脑神经极少受累。发病部位以四肢和躯干多见，坐骨神经也常受累。恶性神经鞘膜瘤有发生于颅内、椎管内、卵巢、子宫颈、前列腺、精索、面颊部、眼眶、纵隔、胸膜、腹膜后、胰腺、膀胱、指（趾）等部位的报道。常见症状为发病部位的肿块，直径 5~10cm，多为无痛，少数表现为疼痛性肿块，或肿块压迫症状和远处肢体麻木感及放射性疼痛。肿瘤可局部侵犯，也可发生远处淋巴结及血运转移。

三、影像学表现与病理基础

恶性神经鞘膜瘤：大体标本肉眼所见：肿物为球形、梭形及分叶或结节状，常有假包膜，质地软硬不等，大小不一，最小者约 0.3cm，大者达 20cm，与神经干相连。肿瘤切面苍白或淡灰伴有出血坏死囊变及胶胨样区域。

恶性神经鞘膜瘤组织学可分为 5 个亚型：梭形细胞型、上皮样型、黑色素型、异质化生型和腺型。光镜下病理组织为 2 种类型：①Antoni A 型，由紧密互相交叉的梭形施万细胞排列成栅栏状或不完全的旋涡状，细胞界限不清，核呈长椭圆形，有网硬蛋白及胶原，并可见 Verocay 小体；②Antoni B 型，细胞稀少，在疏松的基质上有散在分布的星形细胞，排列为稀疏的网状结构或少数成行排列，易于黏液变。此 2 型区域分布不等，都可间杂有胶原、微囊、钙化并存于同一肿瘤中，此 2 型间夹有过渡现象，但多数肿瘤以其中一型结构为主。

恶性神经鞘膜瘤以胖梭形细胞为主，核扭曲呈波浪状，核仁少见，核分裂象常见。免疫组织化学显示 S-100 常阳性，髓鞘碱性蛋白或超微结构显示肿瘤细胞具有神经鞘细胞分化的特征（图 11-7-1）。

1. X线平片表现 因肿瘤的部位而异，表现为软组织肿块，有时可见部分肿瘤钙化及骨质破坏（图 11-7-2）。

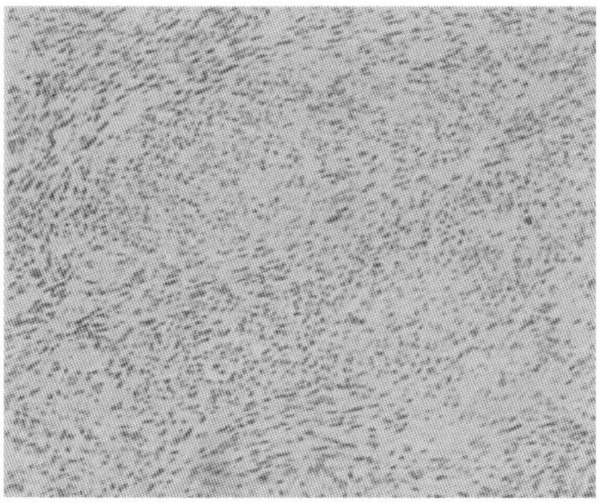

图 11-7-1 肿瘤细胞大部分呈梭形，其间可见瘤巨细胞，核分裂象多见，可见富含细胞的密集区和细胞较少的稀疏区，密集区细胞排列成束状（HE×100）

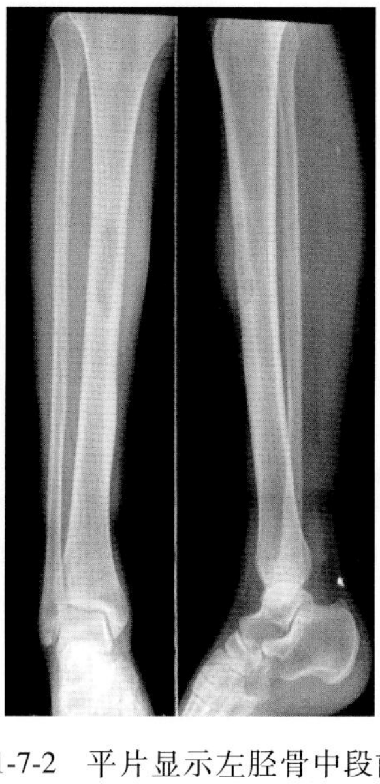

图 11-7-2 平片显示左胫骨中段前部可见长梭形骨质破坏区，大小约 6.2cm×1.6cm×1.8cm，边缘不清，邻近左胫前可见扁丘状软组织肿块

2. CT 表现 为孤立性或弥漫性肿块，大小不一，部分有包膜，边缘可光整或模糊，为等密度或稍低密度影，其密度欠均，黏液变为低密度区。钙化及出血少见。增强扫描实性部分明显强化，囊变、黄色瘤样变或局部细胞稀疏而强化不明显，较大肿瘤明显不均匀强化，网格状、斑片状。邻近骨质破坏边缘不整，无硬化。周围肌间隙模糊（图 11-7-3，4）。

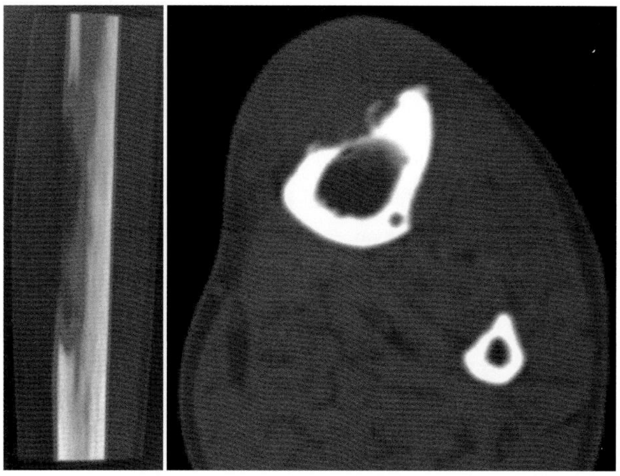

图11-7-3 图11-7-4

图 11-7-3，4 CT 平扫+矢状位重建示左胫骨中段前外侧长梭形骨质破坏区，边缘模糊，并见骨棘影，破坏区前缘可见软组织肿块，肌间隙与皮下组织结构模糊

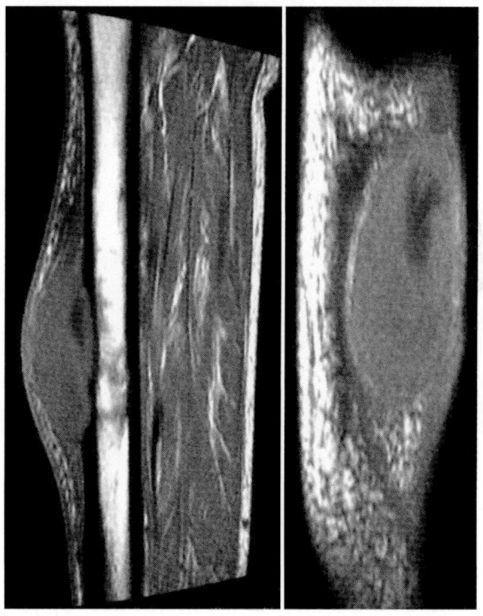

图11-7-5 图11-7-6

图 11-7-5，6 矢、冠状位 MRI、T1WI 平扫示左胫骨中段骨皮质呈蝶状表浅缺损，前外侧软组织内见类长梭形肿块，肿块与肌肉信号相等，其内见新月状低信号，周围包膜不完整，部分与皮下组织分界欠清

3. MRI 表现 可明确肿瘤的解剖位置及范围，与神经干相连，平扫 T1WI 多与周围肌肉呈均匀等信号，T2WI 常呈高信号强度。Gd-DTPA 增强后，肿瘤明显均匀强化，较大的肿瘤因肿瘤囊变、出血、黏液样变而表现信号不均（图 11-7-5 ~

11-7-9）。

4. 超声显示　B 超显示肿瘤呈高或低回声肿块，回声不均，常有假包膜。CDFI 肿块血流丰富。

四、诊断

影像学上，与神经干相连的肿块，成分丰富，组织结构不均，尤其是中心出现大面积不强化区，实性部分中~重度强化，呈斑片状、网格状强化。伴有侵犯邻近组织，尤其是骨质破坏等。当影像学和临床资料不能为常见病解释时，应考虑到恶性神经鞘膜瘤的可能。X 线平片、CT、MRI 和超声检查作综合影像学诊断，为正确诊断提供更多更具体的信息。

五、鉴别诊断

1. 神经纤维瘤　多发生于皮肤或皮下表浅部位，多发或丛状神经纤维瘤多见于神经纤维瘤病Ⅰ型，多位于躯干。CT 常表现为卵圆形或梭形的肿块，密度均匀，且密度低，增强后不强化或轻度强化，部分可见到内部边缘模糊的云雾状强化。脊神经发生者，可见椎间孔扩大；发生于肋间神经者，可见肋骨压迹。T1WI 呈境界清楚中等信号，T2WI 信号增高，有时见到“胡椒盐征”，部分见到“靶征”，Gd-DTPA 增强后多数不均匀强化，部分为均匀显著强化。肿瘤较少出现坏死、囊变及出血。

2. 恶性纤维组织细胞瘤　是原发于骨或软组织的恶性肿瘤，T1WI 呈低信号，T2WI 呈高信号强度。如肿瘤内纤维组织含量较多，即纤维瘤型恶性纤维组织细胞瘤则 T1WI 可表现为低信号强度。

3. 纤维瘤　肿块境界清楚，密度或信号与肌肉相似，其内可见有条状与皮下脂肪相似密度或信号，Gd-DTPA 增强后可不均匀强化。

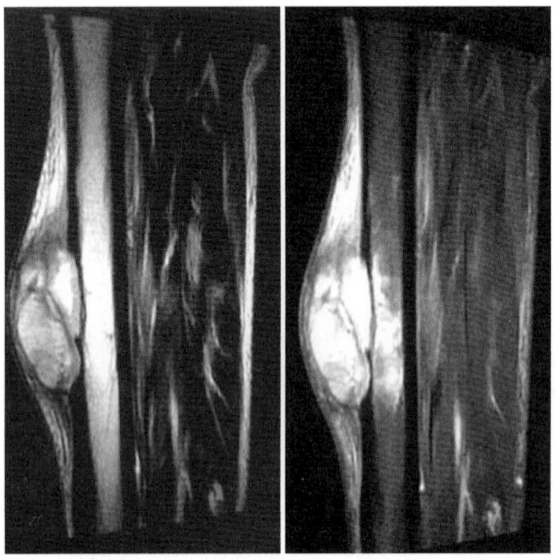

图11-7-7　　图11-7-8

图 11-7-7，8　矢状位 T2WI（11-7-7）、矢状位 STIR（11-7-8）呈不均匀高信号，其内可见“Y”形低信号，肿块可见条状低信号呈薄层分隔

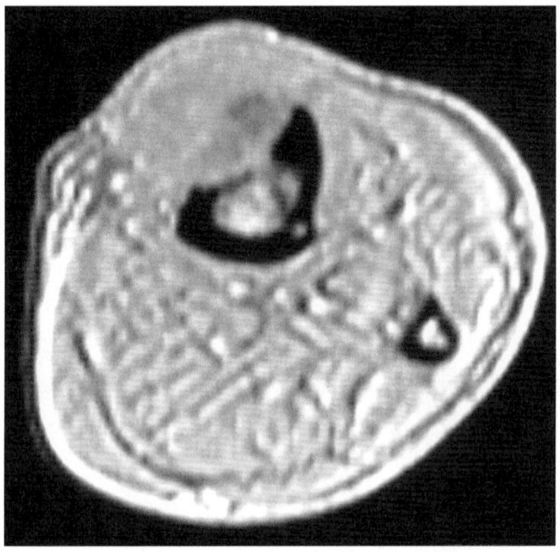

图 11-7-9　轴位显示胫骨骨皮质虫蚀状破坏，呈蝶状缺损，破坏区并向骨髓浸润，信号增高，破坏区向邻近软组织浸润，形成明显的软组织肿块

（陈小启　丁建平）

参考文献

1. 于萍，孙西河，黄文波，等. 腰椎骨神经鞘瘤 1 例. 中国临床医学影像志，2006，17（6）：360
2. 赵斌. 右股骨下端骨神经鞘瘤一例报告. 中华创伤骨科杂志，2004，6（5）：549
3. 田守进，朱贤，丰宇芳. 月骨神经鞘瘤一例报告. 中华骨科杂志，2002，22（7）：397
4. 陈科，杜绪仓，汪敬群. 不同影像学检查方法在骨巨细胞瘤诊断中的应用价值. 华中科技大学学报（医学版），2011，40（2）：221-224，228
5. 罗振东，陈卫国，叶琼玉，等. 少见部位骨母细胞瘤的影像学分析. 医学影像学杂志，2011，21（2）：266-268
6. 李堃，王伟军. 动脉瘤样骨囊肿的影像学诊断. 吉林医

学，2011，32（23）：4842-4843
7. 刘连锋，于文轩. 供血来自降主动脉的纵隔恶性神经鞘瘤误诊一例. 临床放射学杂志，2003，21：642
8. 上海第一医学院《X 线诊断学》编写组. X 线诊断学. 第 2 册. 上海：上海科学技术出版社，1978. 452
9. 李世民，党耕町. 临床骨科学. 天津：天津科学技术出版社，1996，912
10. 武忠弼. 病理学. 第 4 版. 北京：人民卫生出版社，1996，452-454
11. 方玉珍. 黑色素恶性周围神经鞘膜瘤一例. 临床放射学杂志，2003，22：697
12. 王云钊. 中华影像医学（骨肌系统卷）. 北京：人民卫生出版社，2002，462-463
13. 王仁法. 骨关节疑难病例影像诊断解析. 北京：人民卫生出版社，2009，145-160
14. 王云钊，曹来宾，骨放射诊断学. 北京：北京医科大学中国协和医科大学联合出版社，1994，240-269
15. Lin J，Martel W. Cross-sectional imaging of peripheral nerve sheath tumors：characteristic signs on CT，MRI imaging，and sonography. AJR，2001，176：75-82
16. Murphey MD，Smith WS，Smith SE，et al. Imaging of Musculoskeletal neurogenic tumors：radiologic-pathologic corelation. Radiographics，1999，19：1253-1280
17. 吴道珠，徐旭仲，李挺，等. 高频超声对臂丛神经显像和定位的价值. 中华超声影像学杂志，2006，15：449-452
18. 刘菊先，彭玉兰，向波，等. 神经鞘瘤的超声表现特征及其诊断价值. 四川大学学报（医学版），2008，（5）：865-867
19. 龚念梅，孙琳琳，张巳声，等. 彩色多普勒高频超声对外周神经鞘瘤的诊断价值. 江苏医药，2008，34（7）：743
20. Kevin P，Banks MD. The target sign：extremity. Radiology，2005，234：899-900
21. Hermann G，Abdelwahab IF，Miller TT. Tumor and tumor like conditions of the soft tissue：magnetic resonance imaging features differentiating benign from malignant masses. Br J Radiol，1992，65：14-19
22. Kransdorf MJ，Jelinek JS，Moser RP. Imaging of soft tissue tumors. Radiol Clinics North Am，1993，31：359-364
23. 石木兰. 肿瘤影像学. 北京：科学出版社，2003，884-890
24. 周正荣，李国栋，彭卫军，等. 臂丛神经鞘瘤的 MRI 诊断. 中华手外科杂志，2006，8：236-237
25. 王云钊. 中华影像医学肌骨系统卷. 北京：人民卫生出版社，2002，520-523
26. Riccardo C，Fabrizio M，Arrigo G，et al. Neurilemoma located at the patellar insertion of vastus medialis obliquus. Archives of Orthopaedic and Trauma Surgery，2004，124（4）：275-277
27. 胡孙君，陈舰，陈杰，等. Morton 神经瘤的诊治进展. 中国矫形外科杂志，2009，17（23）：1796-1799
28. Kennedy JG，Baxter DE. Nerve disorders in dancers. C. in Sports Med，2008，2：329-334
29. 陈隆恩，俞光荣，张长青. 实用足踝外科手术学. 上海：复旦大学出版社，2007，71-75
30. Bencard ino J，Rosenberg ZS，Beltran J，et al. Morton'sneuroma：is it always symptomatic. AJR，2000，175：649-653
31. Hassouna H，Singh D. Morton's metatarsalgia：pathogenesis，aetiology and current management. Actaorthop Belg，2005，6：646-655
32. 王旭. Morton 神经瘤的研究进展［M］. 国外医学. 创伤与外科基本问题分册. 1999，20（3）：132-134
33. Sheref MJ，Grande DA. Clin Orthop，1991；271：296-299
34. Willimas JW，Meaney J，Whitehouse et al. Clin Radio. 1997；52：46-49
35. 王金锐，刘吉斌，肌肉骨骼系统超声影像学. 北京：科学技术文献出版社，2007，118-123，173
36. 刘娟，向斌，方真华，等. 趾间神经瘤的超声诊断价值. 中国实验诊断学，2012，16（5）：914-915
37. 吴恩惠，王云钊，梁碧玲. 中华影像医学（骨肌系统卷）. 第 2 版. 北京：人民卫生出版社，2012，550，564-567
38. Coleman BG，Arger PH，Dalinka MK，et al. CT of sarcoma degeneration in neurofibromatasis. AJR，1983，140：383-387
39. 邵江，朱晓华，陈美，等. 胸部恶性神经鞘瘤的影像表现. 中华放射学杂志，2001，35：292-293
40. 陈小启，戚乐，黄峰，等. 小腿恶性神经鞘膜瘤一例. 中华放射学杂志，2008，42：104-105
41. 郭启勇. 实用放射学. 第 3 版. 北京：人民卫生出版社，2012，1239-1241